标记免疫分析

主　编　颜光涛

副主编　高艳红

编写委员会（按姓氏汉语拼音排序）

陈宝荣　　陈建魁　　陈秀发　　胡川闽　　敬　华　　李久彤　　林　斯

刘先成　　刘向祎　　任　辉　　宋德伟　　孙桂荣　　唐　波　　王永强

吴继华　　伍　波　　虞留明　　张国军　　郑嘉庚　　宗金宝

编　者（按姓氏汉语拼音排序）

鲍勇刚　　陈　超　　成志鹏　　迟红梅　　邓子辉　　冯　杰　　黄　峰

高荣凯　　韩艳华　　胡　滨　　胡琛光　　黄明贤　　江　军　　蒋世卫

李　波　　李　红　　李国歌　　李建军　　梁　辰　　刘　静　　刘春龙

刘涵轩　　卢文华　　彭瑞云　　彭颖静　　亓　敏　　尚　超　　邵　燕

佘　彬　　石德秀　　宋百灵　　孙慧颖　　万东菊　　王　军　　王　坤

王　明　　王创俊　　魏雪梅　　吴亚敬　　肖　燚　　杨宗兵　　尹秀云

张庆庆　　周桂生　　周雪雷　　邹宇飞

人民卫生出版社

·北京·

图书在版编目（CIP）数据

标记免疫分析 / 颜光涛主编. —北京：人民卫生
出版社，2023.8
ISBN 978-7-117-34730-3

Ⅰ.①标… Ⅱ.①颜… Ⅲ.①免疫学－医学检验
Ⅳ.①R446.6

中国国家版本馆 CIP 数据核字（2023）第 066149 号

人卫智网	www.ipmph.com	医学教育、学术、考试、健康， 购书智慧智能综合服务平台
人卫官网	www.pmph.com	人卫官方资讯发布平台

标记免疫分析
Biaoji Mianyi Fenxi

主　　编：颜光涛
出版发行：人民卫生出版社（中继线 010-59780011）
地　　址：北京市朝阳区潘家园南里 19 号
邮　　编：100021
E - mail：pmph @ pmph.com
购书热线：010-59787592　010-59787584　010-65264830
印　　刷：鸿博睿特（天津）印刷科技有限公司
经　　销：新华书店
开　　本：889×1194　1/16　印张：45
字　　数：1267 千字
版　　次：2023 年 8 月第 1 版
印　　次：2023 年 9 月第 1 次印刷
标准书号：ISBN 978-7-117-34730-3
定　　价：198.00 元

打击盗版举报电话：010-59787491　E-mail: WQ @ pmph.com
质量问题联系电话：010-59787234　E-mail: zhiliang @ pmph.com
数字融合服务电话：4001118166　E-mail: zengzhi @ pmph.com

序　言

　　标记免疫分析是现代临床医学诊断、治疗及预防的重要组成部分，亦是医疗决策的重要基础。标记免疫分析对体外诊断及临床医疗决策的影响及贡献率已超过 40%。随着标记免疫分析技术的不断发展，其在临床医学科学发展中的作用更加重要，标记免疫分析已成为我国也是世界上发展最快的学科之一。

　　颜光涛教授在标记免疫分析技术应用领域取得了丰硕的成果。在从事标记免疫分析技术研发工作的 20 多年中，他采用重组、多肽合成等方法制备出了 Leptin、Orexin-A、Ghrelin 抗原，免疫获取单克隆和多克隆抗体，在国内首先建立了高灵敏度的 Leptin、Orexin-A、Ghrelin 等蛋白和多肽的标记免疫分析方法，对创伤、感染导致的脂代谢紊乱患者和动物模型进行了系列研究，发现 Leptin 是一种失代偿应激因子，其水平缺乏是损伤加重的重要原因，通过外源性补充可显著改善机体的失衡状态。其研发标记免疫分析项目陆续在全国数百家医院和科研院所得到应用，为临床医生和研究人员从事炎症、感染、损伤和休克研究提供了有力的支持，在脏器损伤及炎症反应的信号转导机制研究方面处于领先地位。

　　《标记免疫分析》全书共分标记免疫分析基础、标记免疫技术、标记免疫研发与评价三个部分，系统阐述了标记免疫分析所涉及的方方面面，书稿每一部分每一章节编者都付出了辛勤的努力。相信本书的出版发行对提升我国标记免疫分析技术水平，对标记免疫技术的更好应用，对标记免疫实验室人员和体外诊断研发工作者都将是一部不可多得的专业性著作。

　　《标记免疫分析》的出版发行，是广大中国实验医学和体外诊断产业工作者的共同心愿，具有重要的学术和实用意义，将为我国实验医学和体外诊断产业的发展、为我国医药卫生事业和人民的健康事业贡献力量。

全国卫生产业企业管理协会医学检验产业分会会长

2022 年 11 月

前　言

标记免疫分析技术是免疫学检测技术的一个重要分支。其是利用特异性的抗体和抗原反应与高灵敏的标记技术结合而建立各种组织样本中特异的微量物质高灵敏度检测方法。最经典的就是放射免疫分析技术，曾在 1967 年由美国耶罗教授发明并获得了诺贝尔生理学或医学奖。该技术对生物技术的进步和临床医学的进步发挥了重要作用，在血液中的特异性检测能够达到皮克级水平。半个世纪以来标记免疫分析技术发生了突飞猛进的发展，逐渐形成了以酶免疫分析、荧光免疫分析、化学发光免疫分析、时间分辨荧光免疫分析以及电化学发光免疫分析技术等。特别是近十年来，标记免疫分析技术出现了质的飞跃，光机电一体化的技术集成和自动化技术，使检测灵敏度稳定性以及数据的存储都发生了非常显著的进步。目前，标记免疫分析技术是生命科学中发展最快的技术领域之一，研究的方法、途径、材料不断改进，新的设备仪器也不断涌现，而且获得了很多临床检测的具体应用，对人民健康水平的提升产生了不可估量的影响。根据 2022 年体外诊断市场分析，受化学发光市场的推动，标记免疫是近年来体外诊断领域规模最大、新品增加最多的细分领域。目前，其在国内体外诊断市场的占比超过了 30%，预计增速在每年 10% 左右。标记免疫产品主要被国外生物医药企业所主导，进口厂家项目产品主要集中在甲状腺功能、肿瘤标志物、激素以及药物滥用监测，国产试剂可以弥补进口产品在自身免疫、传染病、心肌损伤标志物等方面的缺口。根据国内外市场的巨大差异及我国居民对健康管理水平认识提高的需求，亟需一部理论、技术以及原材料等全面综合性的标记免疫分析技术专著。中国分析测试协会标记免疫分析专业委员会，团结体外诊断中从事标记免疫分析技术的使用者、研发人员，开展了多年学习交流，在此基础上，将系列成果和技术进行了总结。本书的第一部分是原材料部分，主要阐述抗体的制备和纯化技术、免疫磁珠技术、免疫标记和交联技术；第二部分论述各项分析技术的具体内容；第三部分讨论了免疫诊断产品的立项研发与评价、产品的上市后再评价、产品的参考物质以及计量溯源。

本书编者都是在标记免疫分析技术领域耕耘多年的检验专家、临床医生和研发人员，具有良好的专业素质和实践经验，书中涉及的很多检测产品已经进入临床，并且对临床检测发挥了重要作用。同时，我们还增补了很多新的标记免疫分析技术进展。希望本书能对所有从事标记免疫分析技术的企业、检验检测人员、研发人员以及相关专业的学生提供参考。谨借本书出版之际，对我国该领域的先驱者原中国人民解放军总医院李振甲研究员、原中国人民解放军军事医学科学院王仁芝研究员、天津医科大学尹伯元研究员等致以崇高的敬意，并对他们在我国标记免疫分析技术发展过程中的卓越贡献表示由衷的感谢。

　　由于时间仓促和编者的局限性，以及该领域技术日新月异的发展，本书难免有遗漏、错误之处，敬请同行学者、专家提出宝贵的意见和建议，并期望以后再版时修订。

中国分析测试协会标记
免疫分析专业委员会　主任委员
2022年11月

目 录

第一部分

标记免疫分析基础

第一章

标记免疫分析主要技术发展历程

标记免疫分析是当前生物检测中最为活跃、覆盖面最广、应用最为广泛的技术领域，是生命科学、基础与临床医学、农业与环境、食品与药物、进出口检疫检定、法医与刑侦等领域的关键技术支撑平台。

标记免疫分析技术是利用抗原和抗体之间的特异性反应检测待检物质的分析方法，目前已广泛应用于药物、激素、蛋白质、微生物等物质的检测和筛选。抗原抗体之间能特异性结合是基于二者分子结构的互补性与亲和性，而这种特异性的结合主要依靠氢键、静电作用力、疏水作用力以及范德华力这四种非极性共价键作用力的互相促进。因此，一种抗原分子只能识别特异的抗体，具有高度的特异性（图1-1-1）。免疫分析方法主要分为两大类：一类是建立在蛋白质组学（proteomics）基础上的免疫分析技术。蛋白质组学是指一种细胞乃至一种生物所表达的全部蛋白，其本质上是通过研究机体内蛋白质的活动特征（如蛋白质的表达、蛋白质翻译的后修饰以及蛋白质之间的相互作用等），从蛋白质水平研究疾病的发生，同时为阐明疾病的机理及攻克疾病提供理论根据。另一类是建立在标记物基础上的免疫分析技术。基于标记物的免疫分析技术是以某种特定的物质为示踪标记物，以反应抗原和抗体特异性结合的技术。现代标记免疫分析技术已经成为一门集基础医学、实验技术和临床应用为一体的综合性学科，由于具有良好的微量检测效果，获得了研究人员的广泛关注。

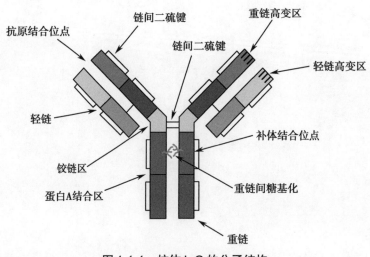

图1-1-1 抗体IgG的分子结构

现代标记免疫技术的起点开始于1959年美国科学家Berson和Yalow将放射性同位素测量的高灵敏度与抗原抗体的高特异性结合起来创立的放射免疫分析（radioimmunoassay，RIA）技术。各国学者相继研发了酶免疫分析（enzyme immunoassay，EIA）、荧光分析（fluorescence analysis，FIA）、时间分辨荧光免疫分析（time-resolved fluoroimmunoassa，TRFIA）和化学发光免疫分析（chemiluminescenceimmunoassay，CLIA）等标记免疫分析技术。

我国免疫诊断起步于 20 世纪 60 年代，经历了放射免疫、酶联免疫和化学发光免疫等技术阶段。放射免疫测定由于环境污染问题已基本淘汰，我国免疫诊断市场目前主要由胶体金、酶联免疫、时间分辨荧光和化学发光等类别组成。

标记免疫分析技术的基本原理是将多种高灵敏示踪物的标记技术与特异性免疫学技术相结合，以对极微量的生物活性物质进行定量或示踪。标记免疫分析技术包括酶联免疫吸附技术、放射免疫技术、免疫荧光技术、化学发光免疫技术、免疫胶体金技术等。

第一节　放射免疫分析技术

1959 年美国科学家 Berson 和 Yalow 将放射性同位素测量的高灵敏度与抗原抗体的高特异性结合起来创立了放射免疫分析（radioimmunoassay，RIA）技术。RIA 经过半个多世纪的发展，可以分析成百上千种物质，包括激素、维生素、肿瘤相关抗原、抗体、药物、病毒等。使那些曾被认为无法检测的微量而又具有重要生物活性的物质得以精确定量，为医学、生命科学的发展做出了划时代的贡献。1977 年 Yalow 荣获诺贝尔生理学或医学奖。

一、RIA 基本原理

放射免疫分析的本质是一种分子相同的被测物质和同位素标记物质，同另一种浓度有限的特异性结合试剂进行的竞争性结合。当同位素标记化合物和特异性结合试剂的量保持一定，加入的被测物或标准物的量与标记物的量之和多于特异性结合试剂有效结合的数目时，被测物或标准物与标记物 - 特异性结合试剂复合物之间就呈现一种函数关系。即被测物的量越多，标记物的被稀释程度也就越大，使标记物 - 特异性结合试剂复合物的量逐渐减少，放射性强度测定就越低。根据这种原理对生物体内的微量物质进行定量测定。

二、竞争性 RIA（传统 RIA）

主要特点是标记抗原。原理：未知抗原多，标记抗原与定量抗体结合的复合物就少，表现为负相关。临床上甲胎蛋白（alpha fetoprotein，AFP）、癌胚抗原（carcinoembryonic antigen，CEA）、β_2- 微球蛋白（β_2-microglobulin，β_2-MG）、铁蛋白、人绒毛膜促性腺激素 β 亚单位（human chorionic gonadotrophin-β，β-HCG）等的检测都是竞争性 RIA 法原理。

三、非竞争性 RIA（免疫放射分析 IRMA）

主要特点是标记抗体。按反应原理分为两种：①单位点 IRMA：抗原只有一个抗原决定簇，所测的抗原为小分子抗原，一般用聚苯乙烯塑料珠包被抗原；②双位点 IRMA：抗原有两个抗原决定簇，所使用的两种亚型抗体在与同一抗原分子结合时互不干扰，一般用聚苯乙烯塑料珠包被抗体双位点 IRMA，又称双抗体夹心法。

糖类抗原 CA50、CA125 用的是第三种方法（一步法），血清中的未知抗原与固相抗体和标记抗体同时反应，生成夹心状的抗体 - 抗原 - 抗体复合物，然后去除游离的标记抗体，测固相抗体 - 抗原 - 标记抗体复合物的放射性计数。

四、放射免疫技术的发展

虽然 RIA 具有灵敏度高、特异性强、测量简单、成本低等优点，但其最致命的弱点就是使用放射性核素，此外标记物有效使用时间短，难以实现操作和测量的自动化等，进一步发展受到一些局限。第五代 RIA 技术，是目前正在研发并使用的，以磁性微粒子与 RIA 或 IRMA 相结合为特点。

（一）双标记液相 IRMA 技术

双标记液相 IRMA 技术是五代 RIA 技术中最具推广意义的。主要特征是将两株高特异性单克隆抗体（monoclonal antibody，McAb）分别标记 125I 和异硫氰酸荧光素（fluorescein isothiocyanate，FITC）共同作为标记试剂，待测样品在液相中生成双标记夹心免疫复合物，以抗 FITC 磁性微粒子固相作为分离剂。

实验结果表明：①双标记液相 IRMA 比普通 IRMA 节省了时间。②对于中小化合物，双标记液相 IRMA 的灵敏度明显高于酶免疫法和化学发光法。③检测量程宽，特异性强，适宜大量样本检测。

（二）磁性微粒子二抗分离法和磁性微粒子固相一抗法

原理都是以磁性微粒子代替了原来的 PR 分离剂，免疫反应和分离时间都有不同程度的缩短。两种方法分析结果存在一定的系统误差，由于两种方法本身的差异以及检测时不可避免的环境因素影响，但并不影响实际样品的检测及临床诊断。

五、放射免疫技术的应用

（一）激素类检测

垂体性腺激素如卵泡刺激素（follicle-stimulating hormone，FSH）、黄体生成激素（luteinizing hormone，LH）、睾丸酮（T）、雌二醇（estradiol，E2）、孕酮（progesterone，P）以及甲状腺激素。

（二）肿瘤类检测

甲胎蛋白（AFP）、癌胚抗原（CEA）、糖蛋白抗原（CA19-9）、糖蛋白抗原（CA-125，CA15-3）、β_2 微球蛋白（β_2-MG）、铁蛋白放射免疫测定（SF）、前列腺特异性抗原（prostate-specific antigen，PSA）。

（三）放射受体分析

受体是存在于细胞表面、胞浆或细胞核内的生物活性物质，其功能是和细胞外的信息分子（配体）特异性结合，将信息转变为生物效应。放射受体分析（radioreceptor assay，RRA）或受体放射性配体结合分析（radioli-gand binding assay，RBA）是建立在放射性标记配体与受体之间的结合反应，是目前对受体分子进行定量和定位分析研究的一项灵敏、可靠的技术。临床上最常见的就是促甲状腺激素受体抗体（Thyroid stimulating hormone receptor antibody，TRAb）放射受体分析，血清中 TRAb 对甲亢与甲减的病因诊断有重要意义。

此外，在生物设计、药物作用机制、生物效应及疾病的病因探讨、诊断和治疗等方面的应用已有较大发展。

第二节　酶联免疫分析

1971 年瑞典学者 Engvall 和 Perlmann，荷兰学者 Van Weerman 和 Schuurs，分别报道将免疫技术发展为检测体液中微量物质的固相免疫测定方法，即酶联免疫吸附测定法（enzyme-linked immunosorbent assay，ELISA）。ELISA 现在已成为分析化学领域中的前沿分析技术，其是一种特殊的试剂分析方法，是在免疫酶标技术（immunoenzymatictechnique）的基础上发展起来的一种新型免疫测定技术。

一、基本原理

使抗原或抗体结合到某种固相载体表面，并保持其免疫活性。使抗原或抗体与某种酶连接成酶标抗原或抗体，这种酶标抗原或抗体既保留其免疫活性，又保留酶的活性。测定时，把受检标本（测定其中的抗体或抗原）和酶标抗原或抗体按不同的步骤与固相载体表面的抗原或抗体起反应。用洗涤的方法使固相载体上形成的抗原抗体复合物与其他物质分开，最后结合在固相载体上的酶量与标本中受检物质的量成一定比例。加入酶反应的底物后，底物被酶催化变为有色产物，产物的量与标本中受检物质的量直接相关，故可根据颜色反应的深浅来进行定性或定量分析。由于酶的催化频率很高，故可极大地放大反应效果，从而使测定方法达到很高的敏感度。

ELISA 可用于测定抗原，也可用于测定抗体。在这种测定方法中有 3 种必要的试剂：固相的抗原或抗体、酶标记的抗原或抗体、酶作用的底物（显色剂）。根据试剂的来源和标本的性状以及检测的条件，可设计出各种不同类型的检测方法。

ELISA 用血清来检测，首先血液要经过至少半小时的凝集，然后取血清。将酶复合物用稀释液稀释后，加血清及阴性、阳性对照，以及质控品。经过一个小时的孵育，然后洗板，加底物，半小时避光反应后加终止液即完成反应部分，然后读数。由数值来判断结果阴性或阳性。

二、检测方法

（一）双抗体夹心法

将大分子抗体分别制备固相抗原和酶标抗原结合物，即可用双抗原夹心法测定标本中的抗体。

在临床检验中，此法适用于检验各种蛋白质等大分子抗原，例如 HBsAg、HBeAg、AFP、HCG 等。只要获得针对受检抗原的特异性抗体，就可用于包被固相载体和制备酶结合物而建立此法。如抗体的来源为抗血清，包被和酶标用的抗体最好分别取自不同种属的动物。如应用单克隆抗体，一般选择两个针对抗原上不同决定簇的单抗，分别用于包被固相载体和制备酶结合物。这种双位点夹心法具有很高的特异性，而且可以将受检标本和酶标抗体一起保温反应，进行一步法检测。

在一步法测定中，当标本中受检抗原的含量很高时，过量抗原分别和固相抗体及酶标抗体结合，而不再形成"夹心复合物"，造成钩状效应（hook effect），因为标准曲线到达高峰后呈钩状弯落。因此在使用一步法试剂测定标本中含量可异常增高的物质（如血清中 HBsAg、AFP 和尿液 HCG 等）时，应注意可测范围的最高值。用高亲和力的单克隆抗体制备此类试剂可削弱钩状效应。

（二）双位点一步法

双抗体夹心法测定抗原时，如应用针对抗原分子上两个不同抗原决定簇的单克隆抗体分别作为固相抗体和酶标抗体，测定时可使标本的加入和酶标抗体的加入两步并作一步。这种双位点一步法不但简化了操作，缩短了反应时间，如应用高亲和力的单克隆抗体，测定的敏感性和特异性也显著提高。单克隆抗体的应用使测定抗原的 ELISA 提高到新水平。

（三）间接法测抗体

间接法是检测抗体最常用的方法，其原理为利用酶标记的抗体检测已与固相结合的受检抗体，故称为间接法。

间接法主要用于对病原体抗体的检测而进行传染病诊断。间接法的优点是只要变换包被抗原就可利用同一酶标记抗体建立检测相应抗体的方法。

间接法成功的关键在于抗原的纯度。应尽可能纯化，以提高试验的特异性。特别应注意除去能与一般健康人血清发生反应的杂质，抗原中也不能含有与酶标记抗体 Ig 反应的物质。另外，如抗原中含有无关蛋白,也会因竞争吸附而影响包被效果。另一种干扰因素为正常血清中所含的高浓度非特异性抗体。患者血清中受检的特异性 IgG 只占总 IgG 中的一小部分。IgG 的吸附性很强,非特异 IgG 可直接吸附到固相载体上,有时也可吸附到包被抗原的表面。因此在间接法中,抗原包被后一般用无关蛋白质(例如牛血清蛋白)再包被一次,以封闭(blocking)固相上的空余间隙。此外,检测过程中标本必须先行稀释(1:40~1:200),以避免过高的阴性本底影响结果判断。

(四)竞争法

竞争法可用于测定抗原,也可用于测定抗体。以测定抗原为例,受检抗原和酶标抗原竞争与固相抗体结合,因此结合于固相的酶标抗原量与受检抗原的量成反比。

当抗原材料中的干扰物质不易除去,或不易得到足够的纯化抗原时,可用此法检测特异性抗体。其原理为标本中的抗体和一定量的酶标抗体竞争与固相抗原结合。标本中抗体量越多,结合在固相上的酶标抗体越少,因此阳性反应呈色浅于阴性反应。如抗原为高纯度的,可直接包被固相。如抗原中有干扰物质,直接包被不易成功,可采用捕获包被法,即先包被与固相抗原相应的抗体,然后加入抗原,形成固相抗原。洗涤除去抗原中的杂质,然后再加标本和酶标抗体进行竞争结合反应。竞争法测抗体有多种模式,可将标本和酶标抗体与固相抗原竞争结合,抗 -HBc 的检测一般采用此法。另一种模式为将标本与抗原一起加入固相抗体中进行竞争结合,洗涤后再加入酶标抗体,与结合在固相上的抗原反应,抗 -HBe 的检测一般采用此法。

(五)捕获法

血清中针对某些抗原的特异性 IgM 常和特异性 IgG 同时存在,后者会干扰 IgM 抗体的测定。因此测定 IgM 抗体多用捕获法,先将所有血清 IgM(包括异性 IgM 和非特异性 IgM)固定在固相上,去除 IgG 后再测定特异性 IgM。

第三节 免疫层析检测法

1971 年,Taylor 和 Faulk 把胶体金带入免疫化学,借助免疫胶体金标记,金标抗原抗体复合物大量聚集,可见红色或粉红色斑点。免疫层析检测法,也叫胶体金免疫层析试纸条技术(gold immunochromatography assay,GICA),是近年来发展起来的一类将层析技术与免疫标记技术相结合的检测技术。具有检测更加迅速、操作更加简单、携带更加方便的优势。免疫层析试纸条的本质是亲和层析,主要由五个功能组成部分:①样品垫:样品垫的功能是接收检测样品,并以一种均匀一致的方式将样品转运至结合物释放区域。样品垫也有保证检测时不发生样品浸渍过重的功能,同时也可以过滤掉样品中过大的颗粒物质和细胞等,还可被化学物质浸润从而对样品进行修饰。②结合物释放垫:由于免疫层析试纸条所用的检测试剂通常都是抗体,并在其上标记了信号标记物(示踪标记物),因此结合物释放垫的功能即吸收这些检测试剂,使这些物质在保期内处于有效的状态,并能在样品流经释放垫时将其进行有效释放。同时,还需要有良好的流动性以保证样品能均一可靠地转移和结合到反应膜上。③反应膜:反应膜的功能是在检测线和控制线位置吸附并将特定目的分子(捕获分子)固定,通常为蛋白质类物质,同时引导样品和检测结合物流向反应区域。要达到这样的目的,反应膜必须具有统一的蛋白高吸附能力,同时还需具备一定的孔隙度和润湿性以保证水性样品的毛细流动。虽然许多聚合物多孔膜的特性能满足部分乃至全部要求,但目前最常用的膜材料仍是硝酸纤维素(nitrocellulose,NC)。④吸收垫:主要功能是作为试剂槽并为整个装置提供吸水动力,因此必须采用具有强吸水力和大吸水体积的亲水材料。⑤背衬:主要用于黏附上述构成部件,使其成为一个整体。

进行检测时,待测样品在检测装置的毛细管作用带动下流经由捕获分子固定后形成的捕获线,并在流经捕获线时捕获分子与样品中的待测分子形成复合物。按照原理可将免疫层析试纸条划分为两类:一是检测大分子物质(如肿瘤标志物)的三明治检测法;二是检测小分子物质(如毒品)的竞争性法。

目前市场上基于免疫层析检测产品的数量正快速并呈持续上升,主要原因在于试纸条的构成组件价格低廉,性价比高,成品试纸条适用于现场快速检测和诊断。在免疫层析发展初期,免疫层析法的信号标记物以胶体金和酶为主,检测多用来提供定性的结果以及用于简单回答"是"和"否"的试验检测。现在,简单的定性检测结果显然已经不能满足各种现场检测的需求,半定量甚至定量检测的需求日益增多,因此越来越多的电子识别装置已经开始与试纸条检测装置整合在一起。尽管这些检测装置设计上具有多样化,可选择不同的信号源(如磁信号或荧光信号),但归根结底,将免疫反应转化为信号的仍然是信号标记物,因此寻找更好的信号标记物为试纸条的检测提供更灵敏、准确的定量检测是免疫试纸条亟须解决的任务。

免疫层析可应用于各种传染病、早期癌症、性病、艾滋病、早孕、排卵、胎儿畸形早期检测等临床检测项目。对临床测定的样品要求、检测时间、仪器设备、人员要求、测试费用、安全性等诸多方面具有一般常规方法所不可比拟的优点。短短的 10 分钟左右就可以以极低的成本,快捷、简便、直观地检测出许多物质。

一、胶体金在免疫层析快速诊断技术中的应用

免疫层析法(immunochromatography)是近年来兴起的一种快速诊断技术,其原理是将特异的抗体先固定于硝酸纤维素膜的某一区带,当该干燥的硝酸纤维素一端浸入样品(尿液或血清)后,由于毛细管作用,样品将沿着该膜向前移动。当移动至固定有抗体的区域时,样品中相应的抗原即与该抗体发生特异性结合,若用免疫胶体金或免疫酶染色可使该区域显示一定的颜色,从而实现特异性的免疫诊断。

早孕诊断用的免疫层析试纸条(通常又叫尿妊娠试纸)的装配结构如下:在塑料底板上分别将吸尿用玻璃纤维、冻干金标记抗 α-HCG 玻璃纤维、已固定有抗 β-HCG 抗体的 NC 膜及硬质吸水滤纸按要求装配,配件与塑料底板的结合可用双面胶或其他黏性材料黏接。装配好的纸板按纵向剪切,裁成宽度为 4mm 的条状,即尿妊娠试纸。

本法检测速度快,一般 1~2 分钟可出结果;灵敏度高,可达 50IU/L;好的试纸条结果也是准确可靠的,这也是其能在尿妊娠诊断中得到广泛应用的主要原因。尿妊娠试纸条的快速特性来源于胶体金免疫层析法的固有特性,但与原材料选择特别是 NC 膜的孔径大小密切相关,准确性取决于抗 β-HCG 的特异性。

二、胶体金在快速斑点渗滤技术中的应用

ELISA 法耗时较长的主要原因,是由于液相中的抗原(或抗体)需经扩散才能与固相上的抗原或抗体反应,不适当地缩短反应时间将使灵敏度降至临床要求以下。为满足临床快速检测的需要,近年来发展了多种简便、快速的免疫学检测方法,快速斑点渗滤法即为其中一种,其标记物质用胶体金即称为快速斑点免疫金渗滤法(dot-immunogold filtration assay),又称滴金免疫法。

快速斑点渗滤法的基本原理仍是间接法或夹心法。间接法测抗体:固定于膜上的特异性抗原＋标本中的相应抗体＋金标记的抗抗体或 SPA 显色。夹心法测抗原:固定于膜上的多克隆抗体＋标本中待测抗原＋金标记的特异性单克隆抗体显色。

结果判断:快速斑点免疫金渗滤法在操作完成后即可直接观察结果。根据测定模式的不同可有不同的判定结果。快速斑点免疫金渗滤法检测速度快,结果观察一目了然,已应用于多种临床检测项目。

第四节　荧光免疫测定法

荧光免疫检测是标记免疫技术中最早发展起来的，以一种荧光素为示踪标记物的免疫分析方法，是建立在免疫学、生物化学与显微镜技术基础上的一项技术。早期主要通过荧光显微镜对待测物质进行观察和检测。基本原理是将荧光素标记在抗原分子或抗体分子上，被标记的抗原或抗体分子发生免疫反应时，会形成含有荧光素的免疫复合物，因此可以在荧光显微镜下观察免疫复合物是否能发出荧光，从而检测出目标抗体或抗原。

免疫荧光标记技术始创于 20 世纪 40 年代初，最先使用荧光素标记抗体的是 Coons 研究小组，他们在 1942 年报道了用异氰酸标记相应的抗体，用于检测小鼠组织切片中的可溶性肺炎球菌多糖抗原。但由于异氰酸荧光素本身的缺陷，该方法未能得到进一步推广使用。具有突破性的进展是，1958 年，Riggs 等研究小组报道了异硫氰酸荧光素（fluorescein isothiocyanate，FITC）的合成，同时还改进了荧光素标记抗体的方法，从而使免疫荧光技术逐渐推广应用。常用的荧光素有异硫氰酸荧光素和四甲基异硫氰酸罗达明。根据抗原抗体结合步骤的不同，免疫荧光标记技术可分为直接法、间接法、补体法和双重免疫荧光法四种。直接法是指用标记了荧光素的抗体直接与相应的抗原发生特异性反应，从而直接检测出待测抗原。间接法是指用荧光素标记的抗抗体与已经完成抗原抗体免疫反应的免疫复合物反应，形成抗原 - 特异性抗体 - 荧光抗抗体的复合物。由于间接法能使更多标记了荧光素的抗抗体与免疫复合物反应，因此灵敏度高于直接法。补体法是指先用与待测抗原能发生特异性反应的抗体和补体混合液进行反应，再将标记了荧光素的抗补体与免疫复合物反应，形成抗原 - 抗体 - 补体 - 抗补体荧光抗体复合物，该方法具有更高的灵敏度。双重免疫荧光法指需要同时检测两种抗原时，可将两种特异性抗体分别标记上具有不同颜色的荧光素，按照一定比例将二者混合之后，加于待测物上，通过此方法可以明确显示出两种抗原的位置。

荧光免疫检测具有特异性强、敏感性高、结果直观等优点，可用于微量检测，但也存在易发生荧光淬灭、荧光染色标本保存困难、易出现非特异性吸附等问题，导致镜检判断结果不准确。

荧光免疫检测可应用于快速检测病原体，也可检测患者血清中特异性抗体水平；检测抗核抗体、抗平滑肌抗体、抗线粒体抗体等自身抗体；检测组织中免疫球蛋白、补体、抗原抗体复合物以及肿瘤组织中肿瘤相关抗原的鉴定；淋巴细胞表面 CD 抗原、抗原受体、补体受体、Fc 受体等检测以及淋巴细胞及其亚群的鉴定和计数；将游离细胞作荧光抗体特异染色后，在流式细胞分析中通过喷嘴逐个流出，经单色激光照射发出的荧光信号由荧光检测计检测，并自动处理各种数据。

第五节　化学发光分析法

Halman 在 1977 年基于放射免疫分析的基本原理，将酶的化学发光与免疫反应结合起来，建立了化学发光免疫分析方法。美国 Ciba Corning 公司应用吖啶酯试剂开发出了全自动化学发光免疫分析系统 ACS-180 自动化学发光分析系统，配套吖啶酯标记试剂。通过不断改进，实现了商业化生产和大面积推广。

化学发光免疫检测法是将免疫反应和化学发光反应结合起来的一种免疫分析技术，某些化合物可以利用化学反应产生的能量使其产物分子或反应中间态分子上升至电子激发态，当此产物分子或中间态分子衰退至基态时，以发射光子的形式释放能量（即发光）。发光剂分为荧光素、生物发光剂、化学发光剂。

化学发光检测可以分为以下几类（表 1-1-1）：

表 1-1-1 常见化学发光免疫分析技术比较

	异鲁米诺化学发光	辣根过氧化物酶化学发光	碱性磷酸酶化学发光	吖啶酯化学发光	电化学发光
发展顺序	第一代	第二代	第二代	第三代	第三代
发光物质	异鲁米诺	鲁米诺	AMPPD	吖啶酯	三联吡啶钌
稳定性	差	差	中	高	高
发光类型	闪光	辉光	辉光	闪光	闪光
发光条件	H_2O_2	酶促	酶促	pH 值	电促发
增强剂	需要	需要	需要	无需	无需
灵敏度	低	低	中	高	最高
干扰因素	易受氧化剂影响	易受氧化剂影响	无	无	无
对抗体反应性影响	不影响	影响抗体结合位点	影响抗体结合位点	不影响	不影响

一、直接化学发光免疫分析

用吖啶酯直接标记抗体（抗原），与待测标本中相应的抗原（抗体）发生免疫反应后，形成固相包被抗体 - 待测抗原 - 吖啶酯标记抗体复合物，加入氧化剂（H_2O_2）和 NaOH 使反应相成碱性环境，吖啶酯在不需要催化剂的情况下分解、发光。

由集光器和光电倍增管接收、记录单位时间内所产生的光子能，这部分光的积分与待测抗原的量成正比，可从标准曲线上计算出待测抗原的含量。

二、化学发光酶免疫分析

化学发光酶免疫分析（chemiluminescence enzyme immunoassay，CLEIA）是用参与催化某一化学发光反应的酶如辣根过氧化物酶（horseradish peroxidase，HRP）或碱性磷酸酶（alkaline phosphatase，ALP）标记抗原或抗体，在与待测标本中相应的抗原（抗体）发生免疫反应后，形成固相包被抗体 - 待测抗原 - 酶标记抗体复合物，经洗涤后，加入底物（发光剂），酶催化和分解底物发光，由光量子阅读系统接收，光电倍增管将光信号转变为电信号并加以放大，再传送至计算机数据处理系统，计算测定物的浓度。

（一）辣根过氧化物酶标记的化学发光免疫分析

该分析系统采用辣根过氧化物酶（HRP）标记抗体（或抗原），在与反应体系中的待测标本和固相载体发生免疫反应后，形成固相包被抗体 - 待测抗原 - 酶（HRP）标记抗体复合物，加入鲁米诺发光剂、H_2O_2 和化学发光增强剂产生化学发光。

（二）碱性磷酸酶标记的化学发光免疫分析

该分析系统以碱性磷酸酶标记抗体（或抗原），在与反应体系中的待测标本和固相载体发生免疫反应后，形成固相包被抗体 - 待测抗原 - 酶标记抗体复合物，加入 AMPPD 发光剂，碱性磷酸酶使 AMPPD 脱去磷酸根基团而发光。

三、电化学发光免疫测定技术（ECLI）

1990 年，Leland 等建立的电化学发光反应系统，以电子得失过程中的电位差为能量激发源，进行电化学发光免疫分析。其是罗氏的专利技术,2017 年专利到期。电化学发光免疫分析(electrochemiluminescence immunoassay, ECLI)是指在电极表面发生的,由电化学引发的,特异性的化学发光反应,包括电化学和化学发光两个过程。其中电化学发光(ECL)是电启动发光反应,化学发光(CL)是通过化合物混合启动发光反应。常用三联吡啶钌[Ru(bpy)3]$^{2+}$ 作为化学发光剂标记抗体。

电化学发光免疫分析系统中,磁性微粒为固相载体包被抗体(抗原),用三联吡啶钌标记抗体(抗原),反应体系内待测标本与相应的抗原(抗体)发生免疫反应后,形成磁性微粒包被抗体 - 待测抗原 - 三联吡啶钌标记抗体复合物,将复合物吸入流动室,同时引入 TPA 缓冲液。

当磁性微粒流经电极表面时,被安装在电极下面的电磁铁吸引住,而未结合的标记抗体和标本被缓冲液冲走。与此同时电极加压,启动电化学发光反应,使三联吡啶钌和 TPA 在电极表面进行电子转移,产生电化学发光,光的强度与待测抗原的浓度成正比。

四、光激化学发光免疫分析

光激化学发光免疫分析最初由 Ullman 等在 1994 年报道,美国德灵公司研发成功,后由 PerkinElmer 公司生产相关试剂,西门子公司生产出免疫诊断试剂。

基于非竞争的免疫检测方法类似于 ELISA,而基于竞争的免疫检测方法类似于放射免疫分析法。以前者为例,双抗体夹心结构(抗体包被发光珠 - 抗原 - 生物素化抗体)与链霉亲和素包被的感光珠,通过链霉亲和素与生物素结合到一起,并拉近发光珠和感光珠的间距。然后,感光珠在 680nm 激发光的照射下,使周围氧分子激发变成单线态氧,后者扩散至发光珠并传递能量,发光珠发射 520～620nm 荧光信号并被光子计数器探测。此过程中,单线态氧的半衰期只有 4μs,且最大扩散距离大约 200nm。一般而言,当体系中不存在抗原抗体复合物时,发光珠和感光珠之间的距离大于 200nm。因此,此三级发光系统只有结合态发光珠才能传递单线态氧的能量并发光;非结合态发光珠由于相距较远,无法获得能量而不发光。

光激化学发光技术应用广泛,涵盖蛋白质、多肽激素、核苷酸检测等领域,在受体 / 配体、蛋白质 / 蛋白质、蛋白质 /DNA 相互作用方面的研究成果,对发病机制的研究和新药研发具有重要指导意义。

五、均相酶免疫测定技术

酶扩大免疫测定技术是最早取得实际应用的均相酶免疫测定方法,由美国 Syva 公司研究成功并定名的。我国已成功运用此项技术研发出甘胆酸测定试剂盒、治疗药物监测系列试剂盒、激素检验系列试剂盒等多种可用于临床检验的产品。

此法主要检测小分子抗原或半抗原,在药物测定中应用较多。均相酶免疫测定是将半抗原或小分子抗原如药物、激素、毒品、兴奋剂等与酶结合制成酶标记物,酶与抗原(半抗原)结合后仍保留酶和抗原(半抗原)的活性。是集合"抗原和抗体"及"酶和底物"两种系统优点于一身的国际领先的临床检验新技术。

测定时将待测样品、酶标记物、特异性抗体和底物溶液加在一起,待抗原 - 抗体和酶底物反应平衡后,即可直接测定结果,无须分离步骤,整个检测过程都在均匀的液相内进行。依据实验原理可分为竞争结合法和非竞争结合法两种类型。

六、上转换发光技术

上转换发光技术(up-converting phosphor technology, UPT)利用 UCP 颗粒(稀土离子)荧光材料,吸收较低能量长波红外光,发射高能量短波可见光实现能量转换,称反 Stokes 效应。上转换发光材料(upconversionphosphor, UCP）是无机基质及镶嵌在其中的稀土掺杂离子构成的晶体合成材料，具有与一般荧光颗粒不同的独特上转发光现象，即"低能光激发、高能光发射"。UCP 颗粒标记物具有无背景、无淬灭、可定量等显著优势，可实现高灵敏、特异、稳定的现场定量检测。

军事医学科学院、北京某生物技术有限公司、中国科学院为主体的多学科交叉研究团队，研制出纳米（10～20nm）尺度高发光效率 UCP 颗粒，已拥有获得国家认可的上转换发光免疫分析仪以及十余种即时检测急需的系列配套试剂。上转换发光技术已应用于床旁快速检测、生物活体成像、荧光标记肿瘤靶向成像、生物反恐现场检测、食品安全检测等领域。

第六节　量　子　点

现代量子点技术要追溯到 20 世纪 70 年代中期，是为了解决全球能源危机而发展起来的。通过光电化学研究，开发出半导体与液体之间的结合面，以利用纳米晶体颗粒优良的体表面积比来产生能量。1981 年，瑞士物理学家在水溶液中合成出了硫化镉胶体。Brus 博士与同事发现不同大小的硫化镉颗粒可产生不同的颜色。1983 年，贝尔实验室科学家 Brus 证明了改变硫化镉胶体的大小，其激子能量也随之变化。于是，Brus 将这种胶体与量子点的概念联系起来，首次提出胶状量子点（colloidal quantum dot）。这对了解量子限域效应很有帮助，该效应解释了量子点大小和颜色之间的相互关系，同时也为量子点的应用铺平了道路。

1997 年以来，随着量子点制备技术的不断提高，量子点已越来越可能应用于生物学研究。1998 年，Alivisatos 和 Nie 两个研究小组分别在 Science 上发表有关量子点作为生物探针的论文，首次将量子点作为生物荧光标记，并应用于活细胞体系，解决了如何将量子点溶于水溶液，以及量子点如何通过表面活性基团与生物大分子偶联的问题，由此掀起了量子点的研究热潮。2018 年 9 月，合肥工业大学与中国科学技术大学、广东省科学院合作，首次成功将石墨相氮化碳应用于下一代量子点显示技术，并成功制备了新型量子点显示器件。

量子点（quantum dot, QD）是一种细化的纳米材料。纳米材料是指某一个维度上的尺寸小于 100nm 的材料，而量子点则要求材料的尺寸在 3 个维度都要小于 100nm。更进一步的规定指出，量子点的半径必须小于其对应体材料的激子波尔半径，尺寸通常在 1～10nm。由于量子点半径小于对应体材料的激子波尔半径，量子点能表现出明显的量子点限域效应，此时载流子在三个方向上的运动受势垒约束，这种约束主要由静电势、材料界面、半导体表面的作用或三者的综合作用造成。量子点中的电子和空穴被限域，使得连续的能带变成具有分子特性的分离能级结构。这种分离结构使得量子点有了异于体材料的多种特性以及在多个领域的特殊应用。

一、量子点的特性

由于量子点中载流子运动受限，使得半导体的能带结构变成了具有分子原子特性的分离能级结构，表现出与对应体材料完全不同的光电特性。

（一）量子尺寸效应

纳米粒子中的载流子运动由于受到空间的限制，能量发生量子化，连续能带变为分立的能级结构，带隙展宽，从而导致纳米颗粒的吸收和荧光光谱发生变化。这种现象就是典型的量子尺寸效应。研究表明，随着量子点尺寸的缩小，其荧光将会发生蓝移，且尺寸越小效果越显著。

（二）表面效应

纳米颗粒的比表面积为 $A_m = \dfrac{S}{V} = \dfrac{4\pi R^2}{\dfrac{4}{3}\pi R^3} = \dfrac{3}{R}$，量子点比表面积随着颗粒半径的减小而增大。量子点

尺寸很小，拥有极大的比表面积，其性质很大程度上由其表面原子决定。当其表面拥有很大悬挂键或缺陷时，会对量子点的光学性质产生极大影响。

（三）量子隧道效应

量子隧道效应是基本的量子现象之一。简单来说，当微观粒子（例如电子等）能量小于势垒高度时，该微观粒子仍然能越过势垒。当多个量子点形成有序阵列，载流子共同越过多个势垒时，在宏观上表现为导通状态。因此这种现象又称为宏观量子隧道效应。

（四）介电限域效应

20世纪70年代Keldysh等首先发现了介电限域效应。该现象可以表示为在不同介质中，因两种不同材料接触界面引起的介电作用变强的现象。与未被介质包裹的量子点相比，被介质包裹的量子点屏蔽效应变弱，带电粒子间库仑作用变大，增加了激子的振子强度和结合能，体现到吸收光谱上就表现为光谱红移。

（五）Stark效应

在量子点上加上外电场时，激子会得到额外的能量，第一吸收峰会发生改变，这种现象称为Stark效应。对量子点而言，所有外加电场均会导致吸收光谱的红移，且红移程度随电场强度的增加而增加。

二、量子点的应用

量子点在生物医学、能源材料等领域都有巨大的应用价值。

（一）能源领域

量子点制备的初衷即为能源应用。随着工业发展，当今能源需求日益增加，如何解决能源危机已经成为当前热点。量子点太阳能电池的优点显而易见，一是量子点拥有较高的载流子迁移率，可以大幅度增加光电转化效率；二是带隙可调节，不仅可以使激发光谱覆盖太阳光谱，增加光能利用率，还可让量子点在特定环境中工作。量子点在太阳能电池领域有着巨大的潜力与优势。

（二）发光器材

量子点具有发光波长可调谐，发光线宽窄，发光效率高，光、热及化学稳定性好等优点，经过溶液加工、旋涂或喷墨印刷成膜后集成到电致发光器件（light-emitting device，LED）中，可以作为有效的激子辐射复合中心，是应用于固态照明和全色平板显示的新一代发光材料。量子点LED与传统的荧光粉LED以及有机LED相比，用于显示和照明时，具有色域广、色纯度高、低功耗、低成本、易加工等优点。

（三）光电探测

基于量子点可调节的吸收谱，研究人员可以合成具有特定吸收峰的量子点附着于探测器上，甚至可以制作特定的光电感应器件，用于特殊环境光强探测及校准。

（四）生物应用

量子点在生物上的应用最广泛也最为成熟，主要是细胞成像和分子示踪两方面。

1. 细胞成像现代医学已经到了一个全新的高度，研究者不仅可以定量研究药物的疗效，甚至能够实时监测药物的作用机制，因此，相应的细胞标记技术便成了至关重要的技术手段。与传统荧光材料相比，量子点具有宽吸收谱、窄荧光谱、高稳定性的特点，而能更好地应用于生物标记、细胞成像。

2. 分子示踪相较于细胞标记，分子示踪对技术要求更进一步。在临床上，研究者不仅可以检测细胞的动向，同时可以定向研究药物在病体中的趋势，具有实时分析的重要意义。

（五）激光器

由于量子点的限域效应，使其阈值电流降低、工作温度升高，这些因素都在一定程度上提高了激光器的质量。

（六）量子点的其他应用

由于量子点的特殊光电效应，在红外探测器、离子传感器等方面也得到很好的应用。

第七节　核酸适配体

从 1990 年第一篇核酸适配体相关文章发表，距今已有 30 多年的时间。最早由 Craig Tuerk 和 Larry Gold 在 Science 发表了相关研究成果，预测 T4 DNA 聚合酶可作为蛋白质配体，并首次提到 SELEX；同一年，EllingtonAD 和 Szostak 命名 aptamer，确认 RNA 有完整的配体结合位点，预测保守序列区的结合和催化功能；1992 年 Bock LC、John Toole JJ 首次筛选凝血酶 ssDNA，ssDNA 不存在生理作用，但却具有抑制凝血酶催化纤维蛋白凝结的功能。至今，已经有 2 000 多种靶标被报道。

核酸适配体是从一种人工合成的寡核苷酸文库中筛选得到的能与靶分子高亲和性和高特异性结合的单链寡核苷酸，可以是单链 DNA（ssDNA），也可以是 RNA。它能高亲和性和专一性地与金属离子、有机物、氨基酸、肽段、核酸、蛋白质甚至整个细胞结合。Gold 等和 Szostak 等首次各自独立地建立了寡核苷酸文库，并逐步发展成一种能从文库中筛选出与配体高效、专一性结合的 ssDNA 或 RNA 片段的指数富集配体系统进化技术，即配体指数富集系统进化（systematic evolution of ligands by exponential enrichment，SELEX）技术。

一、核酸适配体的特点

核酸适配体的特点包括：①适配体分子结构：是一种短链 DNA 或 RNA 序列；②靶物质结合基础：核酸分子形成的特定三维结构；③适配体对靶分子有特异性和亲和力；④适配体有易修饰性和稳定性。

二、基于核酸适配体的生物医学应用

由于核酸适配体拥有抗体无法比拟的优势，发展核酸适配体筛选技术，以及利用核酸适配体进行分子诊断和生物体内靶向治疗等在生物医学领域具有极其重要的意义。

（一）生物成像

核酸适配体的分子量小、无毒、组织渗透性好、血浆清除率高、信噪比高、成像效果好，特别适合作为非侵入性诊断成像试剂。另外，核酸适配体的高专一性和高亲和性使其能准确地靶向靶分子，并且能快速地通过血液循环扩散，所以使用核酸适配体可以增加诊断和分析结果的确定性。

（二）生物标志物的发现

生物标志物是一种可以反映机体变化的分子或细胞水平的内在指标，可以用来进行疾病的筛查和指导医疗。特异性检测恶性肿瘤相关基因和生物标志物是实现癌症早期诊断的一个有效方法。然而，目前肿瘤标志物种类少，特异性和灵敏度不够，无法确切地用于各种癌症的早期诊断。寻找可直接示踪癌症发生和发展过程的生物标志物，并能实现对这些生物标志物高度灵敏的检测，对癌症的早期诊断和治疗具有非常重要的科学意义和临床价值。

（三）毒品检测

Stojanovic 等构建了一种针对可卡因检测的核酸适配体传感器。其是在核酸适配体的两端分别标记荧光基团（F）和淬灭基团（D），当样品中存在可卡因时，可卡因与核酸适配体的结合会导致核酸适配体的构型发生变化，这时使荧光基团靠近淬灭基团，荧光淬灭而实现对可卡因的检测。除此之外，还设计了基于核酸适配体的比色探针用于可卡因的检测。核酸适配体与 cyanine 染料之间的非特异性结合可被可卡因与核酸适配体之间的特异性结合所取代，因此可通过测定染料分子在特定波长的吸光度变化计算可卡因浓度。

（四）抗病毒

迄今为止，已经通过 SELEX 筛选得到了逆转录酶、解螺旋酶、核衣壳蛋白和调节因子等多种类型的病毒靶分子的适配体，这些核酸适配体均可用于抗病毒治疗。经过多种病毒的研究，发现核酸适配体不仅能够识别和结合到病毒的特定部位，还可以作为功能阻断剂直接影响病毒复制和翻译的特定步骤，从而中断疾病的发生；也可以特异性地识别被病毒感染的细胞，从而用于诊断。

第八节　循环肿瘤细胞

1869 年，澳大利亚学者 Ashworth 在一例转移性肿瘤患者血液中首次观察到从实体肿瘤中脱离并进入血液循环的肿瘤细胞，并首次提出了循环肿瘤细胞（circulating tumor cell，CTC）的概念。1976 年，Nowell 将 CTC 的定义修正为：来源于原发肿瘤或转移肿瘤，获得脱离基底膜的能力并入侵通过组织基质进入血管的肿瘤细胞。20 世纪 90 年代，科学家开始对 CTC 的临床意义进行研究。2000 年以后，CTC 逐渐成为临床上液态活检标志物的研究热点，并越来越广泛地应用。

一、肿瘤循环细胞的特点

CTC 可能是单个细胞从病灶脱落进入外周血，也可能是成簇脱落；不同 CTC 在形态上有较大差别；CTC 有很强的异质性，不同类型的肿瘤 CTC 差别很大，即使同一患者来源不同 CTC 细胞所表达的标志物种类及表达量也有差异；CTC 可能在循环过程中发生上皮间质转化（EMT）逐渐丧失上皮标志物；血液中存在可检测 CTC 的患者比例因癌症类型的不同而不同，比如结直肠癌、卵巢癌和乳腺癌是 50%～70%，而非小细胞肺癌则低至 30%；CTC 活力强，有抗脱巢凋亡活性，有侵袭和转移潜能。

二、肿瘤循环细胞检测技术

血液大部分成分是白细胞和红细胞，CTC 所占的比例相对较少。每 10ml 血液中，含有 1 亿个白细胞和 500 亿个左右红细胞，而 CTC 的数目可能仅有几个到几十个。准确地检测 CTC 细胞数目依赖于非常灵敏的检测手段。近年来随着现代医学研究技术的进步和 CTC 临床应用价值凸显，许多研究机构和研发团队都在推出不同的 CTC 检测技术。CTC 检测技术包括 CTC 的富集（分离）和 CTC 的分析鉴定（识别）等。

三、肿瘤循环细胞研究现状

CTC 检测是"液态活检"的重要工具，是目前转化医学研究的热点。大量临床研究结果提示，CTC 具有重要的临床应用潜能。许多恶性肿瘤如肺癌、胰腺癌、前列腺癌、膀胱癌、大肠癌等均能发现 CTC。与传统的影像学诊断、内镜检查以及病理学诊断相比，CTC 检测具有明显优势：①CTC 比传统方法更敏感地发现肿瘤的变化，并对肿瘤患者的预后、复发和转移进行监控；②CTC 检测是一种非侵入性的诊断工具，其分离富集只需要抽取患者少量外周血，对患者无创，也无副作用，同一患者能够反复多次采集。目前有关 CTC 的研究主要集中在早期筛查、辅助肿瘤分期、预后评估、个体化治疗策略制定、疗效及耐药监测、复发和转移预警等方面。

第九节　微流控芯片

从 1990 年 Manz 等首次提出微型全分析系统的概念，到 2003 年 Forbes 杂志将微流控技术评为影响人类未来 15 件最重要的发明之一，微流控技术得到了飞速的发展，其中的微流控芯片技术作为当前分析科学的重要发展前沿，在生物、化学、医药等领域都发挥了巨大的作用，成为科学家手中流动的"芯"。

微流控，是一种精确控制和操控微尺度流体，尤其特指亚微米结构的技术。20 世纪 80 年代，微流控技术开始兴起，并在 DNA 芯片、芯片实验室、微进样技术、微热力学技术等方向得到了发展。

微流控分析芯片最初在美国被称为"芯片实验室"（lab-on-a-chip），在欧洲被称为"微整合分析芯片"（micrototal analytical systems），是微流控技术（microfluidics）实现的主要平台，可以把生物、化学、医学分析过程的样品制备、反应、分离、检测等基本操作单元集成到一块微米尺度的芯片上，自动完成分析全过程。微流控芯片具有体积轻巧、使用样品及试剂量少、反应速度快、可大量平行处理及可即用即弃等优点，在生物、化学、医学等领域有巨大潜力，近年来已发展成为一个生物、化学、医学、流体、电子、材料、机械等学科交叉的崭新研究领域。

一、微流控芯片的原理

微流控芯片采用类似半导体的微机电加工技术在芯片上构建微流路系统，将实验与分析过程转载到由彼此联系的路径和液相小室组成的芯片结构上，加载生物样品和反应液后，采用微机械泵、电水力泵和电渗流等方法驱动芯片中缓冲液的流动，形成微流路，于芯片上进行一种或连续多种的反应。激光诱导荧光、电化学和化学等多种检测系统以及与质谱等分析手段结合的很多检测手段已经被应用在微流控芯片中，对样品进行快速、准确和高通量分析。微流控芯片的最大特点是在一个芯片上可以形成多功能集成体系和数目众多的复合体系的微全分析系统。微型反应器是芯片实验室中常用的用于生物化学反应的结构，如毛细管电泳、聚合酶链反应、酶反应和 DNA 杂交反应的微型反应器等。其中电压驱动的毛细管电泳（capillary electrophoresis，CE）比较容易在微流控芯片上实现，因而成为发展最快的技术。它是在芯片上蚀刻毛细管通道，在电渗流的作用下样品液在通道中泳动，完成对样品的检测分析，如果在芯片上构建毛细管阵列，可在数分钟内完成对数百种样品的平行分析。自 1992 年微流控芯片 CE 首次报道以来，进展很快。首台商品仪器是微流控芯片 CE（生化分析仪，Aglient），可提供用于核酸及蛋白质分析的微流控芯片产品。

二、微流控芯片的发展

微全分析系统的概念在 1990 年首次由瑞士的 Manz 与 Widmer 提出，当时主要强调了分析系统的"微"与"全"，及微管道网络的 MEMS 加工方法，而并未明确其外形特征。次年，Manz 等即在平板微芯片上实现了毛细管电泳与流动。微全分析系统是当前的发展前沿。微流控分析系统从以毛细管电泳分离为核心分析技术发展到液液萃取、过滤、无膜扩散等多种分离手段，其中多相层流分离微流控系统结构简单，有多种分离功能，具有广泛的应用前景。已有多篇文献报道采用多相层流技术实现芯片上对试样的无膜过滤、无膜渗析和萃取分离。同时也有采用微加工有膜微渗析器完成质谱分析前试样前处理操作的报道。流控分析系统从以电渗流为主要液流驱动手段发展到流体动力、气压、重力、离心力、剪切力等多种手段。

三、微流控芯片的特点

芯片集成的单元部件越来越多，且集成的规模也归来越大，令微流控芯片有着强大的集成性。同时可以大量平行处理样品，具有高通量的特点，分析速度快、物耗少，污染小，分析样品所需要的试剂量仅几微升至几十微升，被分析的物质体积甚至在纳升级或皮升级。

微流控芯片的集成化和便携化优势为其在生物医学研究、药物合成筛选、环境监测与保护、卫生检疫、司法鉴定、生物试剂检测等众多领域的应用提供了极为广阔的前景。

四、微流控芯片的前景

微流控分析芯片最初只是作为纳米技术革命的一个补充，在经历了大肆宣传及冷落的不同时期后，最终实现了商业化生产。微流控分析芯片最初在美国被称为"芯片实验室"(lab-on-a-chip)，在欧洲被称为"微整合分析芯片"(micrototal analytical systems)，随着材料科学、微纳米加工技术和微电子学所取得的突破性进展，微流控芯片也得到了迅速发展，但还是远不及"摩尔定律"所预测的半导体发展速度。

原则上，微流控芯片可用于各个分析领域，如生物医学、新药物的合成与筛选以及食品和商品检验、环境监测、刑事科学、军事科学和航天科学等其他重要应用领域，其中生物分析是热点。目前其应用主要集中在核酸分离和定量、DNA测序、基因突变和基因差异表达分析等。另外，蛋白质的筛分在微流控芯片中也已有报道，针对病原微生物基因组的特征性片段、染色体DNA的序列多态型、基因变异的位点及特征等，设计和选择合适的核酸探针，经PCR扩增后检测，就能获得病原微生物种属、亚型、毒力、抗药性、致病性、同源性、多态型、变异和表达等信息，为疾病的诊断和治疗提供一个很好的切入点。

人口老龄化加速加之国内技术突破，我国体外诊断市场将保持持续快速发展。由于计划生育政策的影响以及经济发展水平提高后生育率的下滑，我国人口结构正逐步进入老龄化社会。45岁以后人类即进入慢性病高发的阶段，而众多慢性病的诊断均需要体外诊断试剂。2016年我国45岁以上人口数量已达5.36亿，占比达38.22%，并且占比仍在提升。据联合国预测，我国45岁以上人口占比在2040年前都将处于持续快速上升之中。人口老龄化叠加经济发展水平的提升带来卫生费用支出的快速增长，为体外诊断的发展打下了良好基础。目前我国体外诊断行业仍以海外巨头为主，国内体外诊断企业体量仍旧较小。但随着近几年国内体外诊断行业的快速发展以及国内部分企业在技术上开始取得突破，部分体外诊断企业开始依赖国内庞大的市场需求而崛起。近年来，体外诊断的A股上市公司逐年增加：2012年开始，体外诊断中部分在生化诊断领域取得突破的企业实现了上市；2015年开始，部分在免疫诊断领域取得突破的企业也相继上市；2017年在高端免疫领域取得技术突破以及在分子诊断领域有技术优势的企业纷纷上市。虽然我国体外诊断行业过去几年已经取得了快速发展，行业规模从2009年的108亿元增长到了2016年的369亿元，年均复合增长率高达16.6%。但是，目前我国体外诊断人均年消费金额仅3美元，相较于发达国家人均年消费30美元的水平还有巨大的增长潜力。未来随着人口老龄化的加剧，人均医疗费用支出的增长以及技术的进步，我国体外诊断行业未来5年都有望保持持续快速发展。

2011年开始我国密集出台了一系列支持体外诊断行业发展的产业政策，尤其支持国产化的试剂和仪器来实现进口替代。我国体外诊断行业以产业链核心的中游诊断试剂和仪器为主，目前试剂的国产化进程快于仪器。生化、免疫、分子等各个诊断领域的试剂均在一定程度上实现了国产化，仅在部分高端领域国产化率还较低。但从仪器来看，仅部分中低端的生化、免疫和分子诊断仪器实现了国产化，高端的仪器大多都依赖进口，整体国产化率还很低。鼓励进口替代、医保控费、分级诊疗等政策的落实都将支持国内体外诊断企业的发展。未来随着国内庞大的潜在市场需求的释放，行业将继续保持快速发展，叠加产业政策助力国产化和国内企业的技术突破。

（梁 辰 颜光涛）

参考文献

[1] 胡高爽，吴天琪，苏丹，等. 基于新型标记材料的免疫分析技术在真菌毒素检测中应用的研究进展 [J]. 食品工业科技，2021，42（12）：398-404.

[2] 李梦瑶，王书雅，谢云峰，等. 量子点标记荧光免疫法检测过氧化氢酶 [J]. 食品工业，2020，41（07）：152-156.

[3] 徐先慧. 定量免疫分析技术的应用现状与展望 [J]. 现代医学与健康研究电子杂志，2019，3（09）：20-22.

[4] 林伟琦. 食品安全快速检测技术的应用研究进展 [J]. 食品安全质量检测学报，2020，11（03）：961-967.

[5] 曹芷源，孙慧，苏彬. 量子点电化学发光研究进展及展望 [J]. 高等学校化学学报，2020，41（09）：1945-1955.

[6] 万成松. 埃博拉病毒上转发光免疫层析检测技术研究及快速检测试纸条研制 [D]. 广州：南方医科大学，2020.

[7] 吴益春，王晓煜，苏满，等. 核酸适配体技术在海洋生物毒素快速检测中的应用 [J]. 农产品质量与安全，2021（05）：36-41.

[8] 唐曲，胡文琪，陈欢欢，等. 微流控技术在循环肿瘤细胞异质性分析领域的应用 [J]. 中国科学：化学，2022，52（01）：52-70.

[9] HUANG E Q, HUANG D Z, WANG Y, et al. Active droplet-array microfluidics- based chemiluminescence immunoassay for point-of-care detection of procalcitonin[J]. Biosensors and Bioelectronics，2022（195）：113684.

标记免疫主要原材料

标记免疫技术是用荧光素、酶、放射性核素或化学发光物质等标记抗体或抗原,进行抗原抗体反应的检测。标记物与抗体或抗原连接后并不改变抗原抗体的免疫特性,具有灵敏度高、快速、可定性、定量、定位等优点。在医学临床诊断、食品安全检测、环境监测等各领域得到广泛应用。目前临床诊断常用的标记免疫分析技术有酶免疫技术、免疫层析技术、化学发光免疫技术、免疫比浊技术、免疫组织化学及流式细胞技术等,标记免疫的主要原材料有抗原、抗体、酶、阻断剂、发光剂、胶体金、荧光微球、乳胶微球等。

第一节 抗 原

一、抗原的释义及表位

(一)抗原的释义

抗原(antigen, Ag)是指所有能诱导机体发生免疫应答的物质。即能被 T/B 淋巴细胞表面的抗原受体(TCR/BCR)特异性识别与结合,活化 T/B 细胞.使之增殖分化,产生免疫应答产物(致敏淋巴细胞或抗体),并能与相应产物在体内外发生特异性结合的物质。因此,抗原物质具备两个重要特性:免疫原性(immunogenicity)和免疫反应性(immunoreactivity)。免疫原性指抗原诱导机体发生特异性免疫应答,产生抗体和/或致敏淋巴细胞的能力;免疫反应性指能与相应的免疫效应物质(抗体和/或致敏淋巴细胞)在体内外发生特异性结合反应的能力。

(二)抗原决定簇

抗原分子表面能与抗体结合的部位称为抗原决定簇。一般抗原决定簇是由 6~12 个氨基酸或碳水基团组成,它可以是由连续序列(蛋白质一级结构)组成或由不连续的蛋白质三维结构组成。

基于抗原决定簇的结构和与抗体结合部位的相互作用,可以分为三类:构象表位、线性表位和新抗原表位。

1. 构象表位 由抗原氨基酸序列的不连续部分组成,即这些表位是基于抗原的三维结构的表面特征和形状或三级结构与抗体结合部位相互作用。

2. 线性表位 由抗原的连续氨基酸组成,基于一级结构与抗体相互作用。

3. 新抗原表位 新抗原上的表位。新抗原是一种以前未被免疫系统识别的新形成的抗原,通常与肿瘤抗原相关。当蛋白质在生物反应(如糖基化、磷酸化或蛋白水解)中进一步修饰时,可以形成新抗原,并扩展形成新抗原决定簇。这种通过改变蛋白质结构而产生的新表位,称为新抗原决定簇。识别新抗原需要特异的抗体。

二、抗原的基本性质

抗原具有异物性、大分子性和特异性的基本性质。

(一)异物性

异物性是指进入机体组织内的抗原物质,必须与该机体组织细胞的成分不相同。抗原一般是指进入机体内的外来物质,如细菌、病毒、花粉等。

1. 异种物质 从生物进化过程来看,异种动物间的血缘关系越远,则免疫原性越强。如马的血清和各种微生物与人的血缘关系远,免疫原性强;而马的血清与驴、骡的血缘关系近,免疫原性相对就弱。

2. 同种异体物质 如人的红细胞抗原物质、人的白细胞抗原、血型、移植免疫等。

3. 自身物质 自身物质一般不具有免疫原性。有些物质如隐蔽的自身成分(如眼晶体蛋白、精子等),在正常情况下与免疫系统是隔绝的。然而,一旦屏障遭到破坏,这些物质进入血流,即可与免疫活性细胞接触而成为自身抗原异物。另外,自身物质在外伤、感染的影响下,其理化性质发生质的改变时,也可成为具有免疫原性的抗原物质。这些对自体具有抗原性的物质称为自身抗原,所产生的抗体称为自身抗体。由于自身抗体与自身抗原发生反应,就引起自身免疫性疾病,如过敏性眼炎、甲状腺炎等。机体其他自身组织的蛋白质因电离辐射、烧伤、某些化学药品和某些微生物等理化和生物因素的作用发生变性时,也可成为自身抗原,引起自身免疫性疾病,如红斑狼疮、白细胞减少病、慢性肝炎等。

(二)大分子性

大分子性是指构成抗原的物质通常是相对分子质量大于 10 000Da 的大分子物质,分子量越大,抗原性越强。绝大多数蛋白质都是很好的抗原。为什么抗原都是大分子物质呢?这是因为大分子物质能够较长时间停留在机体内,有足够的时间和免疫细胞(主要是巨噬细胞、T 淋巴细胞和 B 淋巴细胞)接触,引起免疫细胞作出反应。如果外来物质是小分子物质,将很快被排出体外,没有机会与免疫细胞接触,如大分子蛋白质经水解后成为小分子物质,就失去了抗原性。

(三)特异性

特异性是指一种抗原只能与相应的抗体或效应 T 细胞发生特异性结合。抗原的特异性是由分子表面的特定化学基团所决定的,这些化学基团称为抗原决定簇。抗原决定簇与相应淋巴细胞的抗原受体结合而激活淋巴细胞引起免疫应答。换言之,淋巴细胞表面的抗原识别受体通过识别抗原决定簇而区分"自身"与"异己"。抗原也是以抗原决定簇与相应抗体特异性结合而发生反应的。因此,抗原决定簇是免疫应答和免疫反应具有特异性的物质基础。

三、抗原的理化特性

(一)抗原分子的理化性质

1. 化学组成 总体来说,蛋白质的免疫原性较其他物质强,尤其是大分子蛋白质。分子量大于 10 000Da 者,可含有大量不同的抗原决定簇,是强的免疫原,如异种血清蛋白、酶蛋白及细菌毒素等。

多糖也是重要的天然抗原,纯化多糖或糖蛋白、脂蛋白以及糖脂蛋白等复合物中的糖分子部分都具有免疫原性。在自然界,许多微生物有富含多糖的荚膜或胞壁,细菌内毒素是脂多糖,一些血型抗原(A、B、C、H)也是多糖。

核酸分子多无免疫原性,但如与蛋白质结合形成核蛋白则有免疫原性。在自身免疫性疾病中,可见对天然核蛋白诱导的免疫应答产生的抗 DNA 或 RNA 抗体。

此外，多肽类激素如胰岛素虽为小分子量（6 000Da），亦具有免疫原性。来自一种动物的胰岛素，如长期用于另一种动物，亦能诱导免疫应答产生抗体。

2．分子量　凡具有免疫原性的物质，分子量都较大，一般在 1 万 Da 以上，低于 1 万 Da 者呈弱免疫原性，低于 4 000Da 者一般不具有免疫原性。许多小的免疫原性分子可激发细胞免疫，而不产生抗体。亦有大分子量物质，如明胶分子量可达 10 万 Da，但因其为直链氨基酸结构，易在体内降解为低分子物质，所以呈弱免疫原性。可见免疫原性除与分子量有关外，还与其化学结构相关。

3．分子结构与构象　在蛋白质分子中，含有大量芳香族氨基酸，尤其是含有酪氨酸的蛋白质，其免疫原性强；而以非芳香族氨基酸为主的蛋白质，其免疫原性较弱。蛋白质和多糖抗原，结构复杂者免疫原性强，反之则较弱，其复杂性由氨基酸和单糖的类型及数量等决定。如聚合体蛋白质分子较单体可溶性蛋白质分子的免疫原性强。

此外，抗原大分子所含抗原表位（即决定抗原免疫原性的关键部位）的性质、数目、位置和空间构象均可影响抗原免疫原性的强弱。

4．物理特性　一般来说，颗粒性抗原的免疫原性较强，可溶性抗原的免疫原性较弱。

（二）宿主遗传性

免疫原性物质进入机体后能否诱导产生免疫应答，除上述抗原因素外，还受宿主因素的影响。

宿主遗传性是指在同种动物不同个体间对感染的抵抗力存在明显差异的事实，已早为人知，但不能解释其产生的原因，只以个体差异说明。其后，用已知人工合成抗原对不同近交系动物免疫，每一近交系动物其遗传背景相同，结果发现有的品系能产生抗体，称为高应答品系（high responder）；有的品系不能产生抗体，称为无或低应答品系（nonresponder）。例如应用人工合成抗原二硝基苯 - 多聚 - 左旋 - 赖氨酸（DNP-poly-L-L）在荷兰猪品系 2（GP strain2）可以引起应答，而对品系 13（GP strain13）则不能引起应答。这充分证明个体遗传性对免疫应答的控制作用。20 世纪 70 年代 McDevitt 等应用人工合成抗原在近交系小鼠体内发现了控制免疫应答的基因座（immune response locus）定位于 H-2 复合体的 I 区，称此基因为免疫应答基因 -1（immune response, Ir-1）。

宿主年龄、性别与健康状态也与免疫应答有关。青壮年个体的免疫应答通常强于幼年和老年个体，雌性的免疫应答强于雄性，疾病状态的个体免疫应答弱于健康状态个体。

（三）抗原进入机体的方式

抗原进入机体的量、途径、次数、频率等均可影响免疫应答的强弱。

1．引入抗原剂量　具有免疫原性的物质进入机体后能否诱导免疫系统产生免疫应答，还受抗原剂量、免疫途径、免疫间隔时间等多种因素的影响。抗原剂量、免疫途径以及免疫间隔时间等因素都会影响免疫原性检测的结果。

抗原剂量与免疫应答有关，抗原的免疫剂量依照给予动物的种类、免疫周期以及所要求的抗体特性等不同而不同。剂量过低，不能引起足够强的免疫刺激；剂量过高，有可能引起免疫耐受。一般情况下外来抗原进入体内会引起体液和细胞免疫应答，但高剂量或低剂量反复静脉注射可溶性抗原则能在 4～5 天内造成抗原特异性 B 细胞无反应状态。用大剂量抗原诱导的免疫耐受状态要靠高浓度抗原维持。如果在 B 细胞进入活性封闭 24 小时之内撤去耐受抗原并辅以 T 细胞帮助，B 细胞能够得到挽救。

在一定范围内，抗体的效价随注射剂量的增加而增高，如蛋白质抗原的免疫剂量比多糖类抗原宽。一些资料显示，小鼠的免疫剂量为 50～400μg/ 次，大鼠为 100～1 000μg/ 次，兔为 200～1 000μg/ 次，加强剂量为免疫剂量的 1/5～2/5。

2．引入抗原途径　人工免疫时，多数抗原是非经口，采用皮内、皮下、肌肉、静脉以及腹腔注射机体才具有免疫原性。皮内和皮下注射最容易诱导免疫应答（这也是疫苗多选择皮内和皮下注射的原因），肌内注射次之，静脉注射效果较差。免疫剂量与注射途径有关，一般而言，静脉注射剂量大于皮下注射，而皮下注射又比掌内和跖内皮下注射剂量大，也可采用淋巴结内注射法。

3. 佐剂　在抗原中加入佐剂可以改变抗原物理性状，使抗原在体内缓慢释放，延长抗原与免疫细胞作用时间。而且抗原在佐剂的辅佐作用下，更易被巨噬细胞吞噬和有效加工处理及呈递。抗原中加入佐剂可以刺激单核/巨噬细胞活化，释放细胞因子调节和增强淋巴细胞免疫应答能力，还可以刺激淋巴细胞增殖、分化，从而增强和扩大免疫应答能力。因此应用佐剂可以增强免疫原性、增加抗体滴度和引起或增强迟发型超敏反应。

卡介苗、枯草分枝杆菌、短小棒状杆菌、百日咳杆菌、脂多糖、细胞因子等是一些具备免疫原性的佐剂。不具备免疫原性的佐剂有氢氧化铝、磷酸铝、磷酸钙、石蜡油、羊毛脂、表面活性剂、藻酸钙、多聚核苷酸、胞壁肽等。弗氏佐剂、细胞因子佐剂是应用较多的免疫佐剂，加佐剂比不加佐剂的注射剂量要小。对家兔而言，采用弗氏完全佐剂，需注射 $0.5\sim1mg/(kg\cdot次^{-1})$；如采用弗氏不完全佐剂，则注射剂量应高 10 倍以上。

四、抗原的分类

（一）按抗原性质分类

根据抗原性质可分为完全抗原和不完全抗原两类。

1. 完全抗原　完全抗原（complete antigen）简称抗原，是一类既有免疫原性，又有免疫反应性的物质，如大多数蛋白质、细菌、病毒、细菌外毒素等。

2. 不完全抗原　即半抗原（hapten），是只具有免疫反应性而无免疫原性的物质，故又称不完全抗原。半抗原与蛋白质载体结合后就获得了免疫原性。半抗原可分为复合半抗原和简单半抗原。复合半抗原不具有免疫原性，只具免疫反应性，如绝大多数多糖（如肺炎球菌的荚膜多糖）和所有的类脂等；简单半抗原既不具有免疫原性，也不具有免疫反应性，但能阻止抗体与相应抗原或复合半抗原结合，如肺炎球菌荚膜多糖的水解产物等。

根据抗原刺激 B 细胞产生抗体是否需要 T 细胞协助分类，可分为胸腺依赖性抗原（thymus dependent antigen，TD-Ag）和胸腺非依赖性抗原（thymus independent antigen，TI-Ag）。TD-Ag 是指需要 T 细胞辅助和巨噬细胞参与才能激活 B 细胞产生抗体的抗原性物质。TD-Ag 免疫应答特点：能引起体液免疫应答也能引起细胞免疫应答，产生 IgG 等多种类别抗体，可诱导产生免疫记忆。TI-Ag 是指无需 T 细胞辅助可直接刺激 B 细胞产生抗体的抗原。TI-Ag 免疫应答特点：只能引起体液免疫应答，只能产生 IgM 类抗体，无免疫记忆。

（二）按抗原来源分类

1. 异种抗原（xenoantigen）　病原微生物、类毒素等不同种族之间的抗原。

2. 同种异型抗原（alloantigen）　存在于同一种族不同个体之间的抗原，如人类白细胞抗原（human leukocyte antigen，HLA）、ABO 血型抗原、Rh 抗原、主要组织相容性复合体（major histocompatibility complex，MHC）等。

3. 自身抗原（autoantigen）　自身成分，分为隐蔽的自身抗原、改变的自身抗原等，如眼晶状体蛋白等。

4. 异嗜性抗原（heterophilic antigen）　又称 Forssman 抗原，存在于不同物种间表现无种属特异性的共同抗原，可存在于动物、植物、微生物及人类中，如溶血性链球菌与人心内膜或肾小球基底膜所具有的共同抗原。

5. 内源性抗原　指免疫效应细胞的靶细胞自身所产生的抗原。

6. 外源性抗原　指非抗原提呈细胞（antigen-presenting cell，APC）自身所产生的抗原。

7. 其他 天然抗原（native Ag）、人工抗原（artificial Ag）、合成抗原（synthetic Ag）等。

（三）人类有关抗原

1. 病原微生物 在医疗中将病原微生物制成疫苗进行预防接种，可以提高人体免疫力；也可以根据微生物抗原的特异性进行各种免疫学试验，协助诊断疾病。

2. 同种异体抗原 有两大类，一类是红细胞血型抗原，包括 A、B、O 血型抗原，Rh 血型抗原等，不同血型间相互输血，可引起严重的输血反应；另一类是存在于人类白细胞细胞膜上的人类白细胞抗原（HLA）。它们与血型抗原一样，也是由遗传决定的，受染色体上的基因控制。不同个体（同卵双生者除外）其组织细胞的组织相容性抗原绝大多数不完全相同，因此，在同种异体进行皮肤或脏器移植时，常因供者移植物中存在受者所没有的抗原成分，刺激受者产生对移植物的免疫反应，导致移植物受到排斥而坏死脱落。

3. 动物免疫血清 临床上常用的各种抗毒素血清，一般是用免疫马来制备的。一方面，抗毒素能中和与其相应的外毒素，起到防治疾病的作用；另一方面，其能刺激人体产生抗马血清蛋白的抗体，当再次接受马免疫血清时，有可能发生超敏反应。

4. 肿瘤抗原 由物理、化学因素或某些病毒诱发的实验动物肿瘤，其细胞中或细胞表面均出现特异性抗原，称为肿瘤特异性抗原。已证实在某些人类肿瘤中存在与病毒密切相关的抗原。

五、诊断用抗原

（一）抗原诊断原料分类

抗原诊断原料分为三类：天然抗原、重组抗原、合成多肽抗原。天然抗原是从动物组织或微生物体外提取纯化而来的抗原；重组抗原是指将抗原基因表达载体转入原核或真核细胞中，体外重组表达纯化而来；合成多肽抗原是以合成肽作为抗原，通常需要连接载体蛋白来增加其免疫原性。天然抗原、重组抗原、合成抗原的优缺点见表 1-2-1。

表 1-2-1 天然、重组、合成抗原的优缺点比较

分类	优点	缺点
天然抗原	天然序列，抗原表位全面	过长的抗原序列带来可能的非特异性结合；微生物有可能出现突变株；产量受来源影响
重组抗原	人工设计序列，突出重点表位；产量大，可控制，易提纯，可加上标签利于检测	一般只有线性表位，几乎没有空间表位；易聚集
合成抗原	纯度高，特异性好	需要偶联，产量小

（二）抗原制备

1. 天然提纯抗原 天然抗原是一种理想的抗原，主要从机体组织细胞提取纯化得到。天然抗原（主要是蛋白质）保持了抗原本身结构（自身修饰、正确构象）特点；但天然蛋白抗原的纯化难度比较大，并且只有表达丰度较高、性质稳定的天然蛋白才具备可纯化条件，可做抗原制备抗体，一般适合于 ELISA、免疫层析和免疫比浊等诊断用抗体的制备。

2. 重组蛋白抗原 重组蛋白抗原制备常用的有原核表达系统、酵母表达系统、真核表达系统（真核表达系统主要有昆虫细胞 - 杆状病毒表达）和哺乳动物细胞表达系统等。重组表达制备抗原一般会在蛋白序列上加上一段用于纯化的标签，除了便于纯化还可以增加蛋白的可溶性和分子量，更利于抗体制备，常用的标签主要有 GST、6xHis、Myc、MBP、Flag、Fc 等。根据下游实验对蛋白质的使用需求，如有需要可以切除标签；如不切除，后期抗体在使用时如遇标签抗体干扰，可先用标签蛋白免疫吸附去除免疫血

清中针对标签的抗体。重组蛋白与天然蛋白相比，在构象、修饰和蛋白活性上还是有差距的，真核与原核相比，更接近于天然蛋白；这类抗原制备一般适合于 Western Blot、IHC、ELISA 以及免疫层析、胶体金和免疫比浊等诊断类抗体的制备，制备的过程需要用含内源性蛋白样本进一步筛选验证。

科研用途的抗体，对质量标准要求远低于诊断用途的抗体，在抗原全长表达遇到瓶颈的时候，可以考虑选取抗原表位和特异性较强区段进行分段表达尝试。

抗原制备最为重要的环节就是抗原纯化，通过重组蛋白制备抗原当然也不例外，研发人员往往认为既然在抗原设计时融合了纯化标签，纯化过程按照标准流程操作，就能得到高纯度抗原，然而结果往往不尽如人意。诸如，明明带了标签的蛋白挂不上纯化柱子、洗脱下来的蛋白杂带比目的带还多、目的蛋白结合在柱子上洗脱不下来等。蛋白纯化在业界是一大难题，一个蛋白的纯化往往会用到几种方案和策略。根据探生科技团队的经验，纯化出一个符合抗体制备要求的重组抗原蛋白至少要用 2～3 种手段，常用手段包括离子交换层析、标签亲和层析、凝胶过滤分离层析等。

3. 小分子半抗原制备　大多数药物、毒素、环境污染物分子质量小于 1 000Da，属于仅有反应原性而无免疫原性的半抗原。目前制备小分子半抗原抗体的常规方法为：选择具有毒理学意义的代谢产物或原形药物作为待测物，设计合成保留待测物分子结构特征并带有活性基团的半抗原，通过共价键使半抗原与大分子质量蛋白质载体偶联，制备人工免疫原，经动物免疫程序制备针对半抗原的特异性抗体。其具体流程及各阶段简述如下：

（1）半抗原的设计及基本原则：半抗原设计的目的是使半抗原刺激机体产生特异性免疫应答，并获得对待测物分子具有高亲和力的抗体。半抗原设计的基本原则如下：①免疫原中的半抗原应在分子结构、立体化学和电子分布上与待测物分子尽可能相似；②半抗原结构中的连接臂应不易于诱导产生"臂抗体"，最好使用一定长度的碳链；③半抗原分子应具有便于与蛋白载体偶联的活性基团（如 $-NH_2$、$-COOH$、$-OH$、$-SH$ 等），且活性基团的存在对待测物分子的电子分布应没有影响；④半抗原与蛋白偶联后仍应保留待测物分子的基本结构。

（2）连接臂的引入：为突出待测物分子的特征结构，半抗原设计时常在特征结构和载体蛋白之间引入一定长度的连接分子，即连接臂。引入连接臂是半抗原抗体制备时较为常用的方案。

有研究报道，在制备小分子半抗原抗体时发现，当使用较短的连接臂或不使用连接臂时不能诱导产生针对半抗原的抗体，而具有较长连接臂的半抗原却能诱导产生针对半抗原的抗体。

对这种现象的解释是：当连接臂较短或没有连接臂时，半抗原有可能被载体蛋白的三维结构掩盖；而当连接臂足够长时，有利于小分子半抗原充分暴露于载体蛋白的表面，便于抗原呈递细胞对其的识别。通常认为连接臂的最适长度为 3～6 个直链碳原子，连接臂太短不利于半抗原的充分暴露，而连接臂太长又会因为疏水作用造成烷基链的折叠，导致半抗原分子仍然被载体蛋白所掩盖，不利于抗原呈递细胞的识别。

此外，有研究认为使用不同结构的连接臂、采用不同的偶联方法或改变连接臂的引入位置，也有利于抗体的产生，提高抗体的亲和力和结合力。

（3）活性基团的引入：活性基团的引入有两种方式：一种是利用待测物上已有的活性基团（$-NH_2$、$-COOH$、$-OH$、$-SH$ 等），通过双功能试剂［如 $NH_2(CH_2)_nCOOH$、$SH(CH_2)_nCOOH$、琥珀酸酐、戊二醛等］引入连接臂和活性基团，使之与载体蛋白偶联。这种方法的优点是比较容易实施，但对于一些待测物，若这些活性基团是其特征结构，或偶联后改变了分子的电子分布，则会影响抗体对待测物的识别。

另一种方法是直接合成待测物的带有 $-(CH_2)_nCOOH$、$-(CH_2)_nNH_2$ 等结构的衍生物，这种方法有利于保护待测物的特征结构，分子的电子分布不受影响，但合成上有时比较困难，往往需要多步反应才能实现。

（4）异质半抗原的使用：使用异质半抗原是一种间接提高抗体对待测物亲和力的方法。近年来，有研究者提出了利用"位阻效应"的半抗原设计理念，发现在人工免疫原的半抗原中合理引入不同程度的空间位阻，所诱导产生的多克隆抗体可以对一系列同系物中不同大小的分子进行选择性识别。

此外，有研究表明，在竞争性免疫学检测方法中，包被原或酶标记物使用位阻较大的半抗原结构，可降低其对抗体的结合能力，从而相对提高了游离待测物和抗体的亲和力，可以使灵敏度和特异性均得到较大提高。

（5）半抗原载体蛋白的选择：由于大多数药物、毒素、环境污染物等半抗原物质无免疫原性，通常需与大分子质量载体蛋白耦合制备完全抗原（免疫原），借助载体蛋白的 T 细胞表位获得免疫原性，以便刺激机体产生抗体。制备完全抗原时常用的载体有牛血清白蛋白（bovine serum albumin，BSA）、鸡卵清蛋白（ovalbumin，OVA）、钥孔血蓝蛋白（keyhole limpet hemocyanin，KLH）、兔血清白蛋白（rabbit serum albumin，RSA）、人血清白蛋白（human serum albumin，HSA）、多聚赖氨酸（polylysine，PLL）等。此外，为了获得更好的免疫效果，常使用免疫佐剂。

近年来，许多新型的载体和佐剂被应用于抗体的制备，其中一种由脂蛋白和 Th 细胞表面抗原决定簇的共价连接物（P3CS-Th）构成的低分子质量载体佐剂系统，在小分子抗体的制备中表现出较好的效果和广阔的应用前景。

半抗原通过与载体蛋白结合形成复合物，往往可以使半抗原获得免疫原性而产生较好的抗体。但对于分子量较小的半抗原，尤其是分子量小于 300Da 的半抗原，有时难以获得针对小分子的高亲和力抗体。

Chappey 等对分子质量为 111～1202Da 的半抗原诱导产生抗体的亲和系数进行了研究，结果表明，分子质量为 334～374Da 的半抗原诱导产生的抗体仍具有较高的亲和系数，但分子质量低于 300Da 的半抗原，获得高亲和力抗体的可能性显著下降，从而导致以竞争性酶联免疫吸附测定为代表的竞争性免疫分析方法检测灵敏度下降。近年来发展起来的基因工程抗体有望解决这一难题。

（6）基因工程抗体：噬菌体抗体库技术是利用基因工程技术发展起来的一种模拟自然免疫选择系统制备抗体的新技术，与多克隆抗体和单克隆抗体相比，噬菌体抗体库技术的筛选范围广、时间周期短、操作方便、规模生产成本低。其基本原理是，获取抗体可变区重链和轻链基因，通过一段接头 DNA 拼接后，再与噬菌体头部蛋白 G3P 等基因 5′ 端重组，通过噬菌体表面展示技术把单链抗体表达在噬菌体表面，经抗原固定化筛选，实现基因表达盒表达产物的亲和选择，也可以作为新的小分子半抗原抗体的来源。

此外，基因操作可以通过融合蛋白基因表达的方式获得包括若干功能域和报告域的融合蛋白，通过这种方式可以制备同时具有免疫学特性功能域和酶催化特性报告域（如碱性磷酸酶、荧光素酶、绿色荧光蛋白等）的融合蛋白，并利用其功能域对半抗原的亲和性和报告域的酶促级联放大作用进行免疫学检测，较传统使用酶联第二抗体的方法节约了检测时间和检测成本。

六、诊断用抗原的选择及性能评估

（一）体外诊断试剂中抗原的选择

在体外诊断中，天然抗原和重组抗原之间的选择应由预期的下游应用决定。如果开发免疫诊断试剂，则天然抗原更合适。这是因为天然抗原与临床样本中的相同抗原具有相似的特性，检出样本中目标抗体的可能性更大。

体外诊断试剂中，比如降钙素原（procalcitonin，PCT）项目，其多肽结构相对简单，线性表位居多，在免疫诊断中如作为参考品，对蛋白结构的要求相对低。

对于蛋白结构复杂的项目如病原体（病毒、细菌、寄生虫等），翻译后修饰的种类多样，蛋白结构复杂，抗原表位丰富，在免疫诊断中对蛋白质原材料的要求更高。天然抗原可以提供丰富且正确的抗原表位，应用在抗体检测中可以保障灵敏度和特异性。

目前免疫原料中天然蛋白与重组蛋白共存。两者各有优势，天然蛋白尤其是病原体类天然蛋白更加珍贵，出于生物安全考虑，天然蛋白的生产监管尤其严格。

已经施行的《中华人民共和国生物安全法》强调：把生物安全纳入国家安全战略，建立健全生物安全法律法规体系，加强对病原微生物实验室的安全管理。

国务院 2018 年修订《病原微生物实验室生物安全管理条例》，依照实验室生物安全国家标准的规定，将实验室分为 P1、P2、P3 和 P4 级。明确规定：从事高致病性病原微生物或疑似高致病性病原微生物实验活动，须在 P3 或以上等级实验室进行。

目前我国有 60 多个 P3 实验室，分布在疾控、科研院所、高校、海关和医院等单位，极少用于商业用途。商品化天然抗原来源少，是制约其广泛应用的主要因素。

（二）选购抗原诊断原料注意事项

1. 外观　大部分抗原原料为澄清均一的液体，不含异物、浑浊或颗粒；或为白色粉末，不含其他杂质。

2. 纯度和分子量　抗原诊断原料的纯度与分子量测定与抗体一致。主要方法是 SDS-PAGE 电泳后经考马斯亮蓝或硝酸银进行染色，然后对条带进行扫描分析。此外，高效液相层析也可用于纯度和分子量测定。作为体外诊断试剂用的 IVD 原料，用银染法染色后，纯度一般要求大于 90%；用考马斯亮蓝染色后，纯度一般都要求大于 95%。

3. 生物安全性　人源抗原必须要求原料供应商确保产品的 HBsAg、HCV、HIV、TP 病原检测呈阴性。

（三）诊断用抗原的性能评估指标

抗原诊断原料的性能评估指标没有统一的标准，一般以活性、纯度、批间差及稳定性等作为抗原诊断原料的评估指标。

1. 抗原活性　抗原活性的检测需要和天然抗原进行比对。通常，重组抗原的基因序列、氨基酸组成、分子量与天然抗原是一样的。抗原决定簇可能是由一级结构决定的线性连续的，也可能是由三级结构决定的不连续的空间构象。线性表位即使蛋白变性，也具有免疫原性；而构象表位只有在空间结构完整的情况下才具有免疫原性。因此，抗原诊断原料的生物活性与表位信息有关，如果是线性表位，则与活性没有很大关系；如果是构象表位，则需要抗原蛋白的正确折叠，保证其活性，才能与相应抗体特异性结合，避免产生假阴性。

2. 纯度　抗原的纯度可以用 SDS-PAGE 或 HPLC 进行测定，抗原诊断原料的纯度要求大于 95%。抗原与抗体一样，也需要标记，当其纯度不够时，可能会影响标记效率，从而影响特异性、反应信号、背景值等。同时，抗原纯度不够，其免疫效率也会降低，影响抗体的制备。

3. 批间差　指每批次产品的可重复性。重复性是保证体外诊断试剂降低批间差异并且稳定生产的前提条件。重复性和生产工艺密切相关，因此也是体现抗原诊断原料质量的关键指标。

4. 稳定性　稳定性作为体外诊断试剂安全有效的重要指标，对产品的生产、运输、保存和使用等环节具有重要的指导意义。抗原诊断原料并不像抗体那么稳定，需要特定的缓冲液进行储存，通常缓冲液包括 BSA、尿素、甘油、蛋白保护剂等。多数供应商提供的抗原储存条件为 −20℃ 或 −70℃，或 4℃ 储运的冻干粉，并强调抗原稀释分装后应冷冻保存。

第二节 抗　　体

一、抗体的定义及结构

（一）抗体的定义

抗体是免疫系统受到抗原刺激，由 B 细胞产生的一种免疫球蛋白，有独特的结构特点和结构域，能识别抗原并与之特异性结合。最初针对某种抗原制备抗血清得到的抗体数量有限，并且会由于不同批次而产生不同的种类、特异性以及结合能力，限制了抗体在临床和实验中的应用。直到 1975 年 Kohler 和 Milstein 建立了杂交瘤融合技术，使得分泌预定特异性抗体的融合细胞能够持续培养，从而可以利用融合细胞不断生产单克隆抗体。这种方法得到的抗体具有高度均质性、高度特异性、较高亲和力以及可以无限扩大产能等特点。随着现代生物技术的发展，已经能够根据不同需求对抗体进行抗体工程改造，通过改变抗体的大小、特异性、亲和力等特性，调节抗体与抗原的相互作用，或调节抗体与免疫受体相关的免疫效应等。这些创新的形式极大地突破了抗体分子结构固有的局限性，抗体在各个方面的应用得到极大的推广。如今，抗体已经用于多种疾病的诊断以及治疗，同时成为许多免疫学方法常用和必要的研究工具。

（二）抗体的结构

抗体有两个相同的重链（heavy chain）和两个相同的轻链（light chain），每一条轻链（L）通过链间二硫键和一条重链（H）连接在一起，两个重链也通过链间二硫键连接，这四条链 H_2L_2 连接形成一个 Y 字形（图 1-2-1），称为免疫球蛋白折叠。抗体轻链包含一个可变区（variable region，VL）和一个恒定区（constant region，CL）。重链包含一个可变区（VH），恒定区则会根据抗体不同亚类含有不同数量的恒定区（$CH_1 \sim CH_4$）。可变区的氨基酸序列在不同 B 细胞系的产生过程中是可变的，即不同抗体可变区序列不完全相同，而恒定区则相对保守。可变区中含有高变区（hypervariable region），该区域的氨基酸序列具有高度可变性，从而使抗体具有高度的多样性，由于该区域是抗体与抗原相互作用时直接接触的部位，因此又称为互补决定区（complimentarity-determining region）。轻链和重链的可变区共同参与抗原的识别与结合，重链的羧基端恒定区参与调理免疫效应功能，而轻链羧基端恒定区只是可能有助于稳定整个抗体分子的结构以及增加抗体分子多样性。

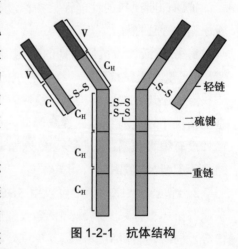

图 1-2-1　抗体结构

不同种属的抗体结构总体上是相似的，人类的抗体根据重链结构分为 5 种类型（α、δ、ε、γ 和 μ），根据轻链的类型分为两个子类（κ 和 λ）。通常抗体 IgA 为（α）重链组成，IgD 为（δ）重链组成，IgG 为（γ）重链组成，IgE 为（ε）重链组成，IgM 为（μ）重链组成。IgG、IgE、IgD 通常都是 H_2L_2 的单体形式；IgA 除了在血液中以单体形式存在，也可能在唾液和眼泪中通过 J 链（joining chain）连接形成二聚体形式，J 链是一个多肽链；IgM 也能通过 J 链或链间二硫键连接形成 5 聚体的形式。这些不同亚类在免疫系统中有不同的生物学特性以及功能，同时也在科研以及临床使用中有不同的应用场景。

抗体的不同亚类中，IgG 在血液免疫球蛋白中的占比高达 80%，通常也用作免疫球蛋白结构的范例，同时也是在各个领域应用最广的。人类的 IgG 有 4 种亚类：IgG1、IgG2、IgG3 和 IgG4。鼠类的 IgG

有 IgG1、IgG2a、IgG2b 和 IgG3。IgG 分子是最典型的 Y 字形结构,含有两个相同的轻链,轻链的氨基酸数量在 220 个左右,分子量约为 25kD;含有两个相同的重链,重链氨基酸数量在 450 个左右,分子量在 50kD 左右。轻链和重链连接在一起后分子量在 150kD 左右。IgG 的重链恒定区 CH_1 和 CH_2 通过铰链区连接,铰链区易被木瓜蛋白酶、胃蛋白酶等水解,产生不同的水解片段。用木瓜蛋白酶水解产生 3 个片段,2 个相同的片段分子量为 45kD,具有抗原结合活性,称为抗原结合片段(fragment antigen binding,Fab);另一个 55kD 片段在冷存储期间可结晶,称为可结晶片段(fragment crystallizable,Fc)。胃蛋白酶水解产生 100kD 的可与抗原结合的 F(ab′)₂,以及一些小片段 Fc′。在诊断和治疗中可以根据需求制备不同的片段,同时也可以利用基因工程技术制备不同的抗体片段产物。

二、抗体的分类

(一)单克隆抗体

1. 杂交瘤技术   1975 年,英国剑桥大学 Kohler 和 Milstein 共同创立了杂交瘤技术,利用该技术成功制备出单克隆抗体,将生物技术带入了一个新时代,因此也获得了 1984 年的诺贝尔生理学或医学奖。杂交瘤技术是将免疫后的脾细胞和骨髓瘤细胞在诱导剂的作用下,融合形成一个新的细胞,即杂交瘤细胞,融合后的杂交瘤细胞含有双亲本细胞的染色体,因而可以不断快速增殖的同时也能分泌表达抗体。通过对杂交瘤细胞株的筛选以及克隆化,得到纯一的单克隆细胞系,由此单克隆细胞系表达得到的抗体就是各种特性相同的高纯度单克隆抗体,所以该技术也称为单克隆抗体制备技术。整个过程可能需要几个月,涉及多个实验环节。首先要有目的抗原,然后免疫小鼠,多次免疫之后采集小鼠血清,测定血清中抗体滴度,在确定有目的抗原的抗体后取小鼠脾脏细胞与骨髓瘤细胞进行融合,融合完成的细胞使用药物进行筛选,去除没有融合的骨髓瘤细胞,然后利用如酶联免疫吸附试验(ELISA)选出能够表达抗体的杂交瘤细胞,再通过克隆化等方法得到杂交瘤单克隆细胞。

获得稳定的杂交瘤单克隆细胞后,根据不同的需求可选择多种方法制备单克隆抗体。目前大量制备单克隆抗体的方法主要包含动物体内诱生法和体外无血清培养法。动物体内诱生法是将杂交瘤细胞株接种于小鼠腹腔内,诱生出腹水瘤,从而产生含有单克隆抗体的腹水。体外培养制备单克隆抗体的方法是将杂交瘤细胞扩大培养,一种是贴附在固相基质上生长,然后收集含有单克隆抗体的细胞上清,但这种方法得到的抗体量有限,不适合规模化单克隆抗体的制备;另一种方法是将杂交瘤细胞驯化后在无血清培养基中高密度悬浮培养,通过在相应的培养系统中大量高密度培养,细胞数量越多,单克隆抗体产量就越高(图 1-2-2)。

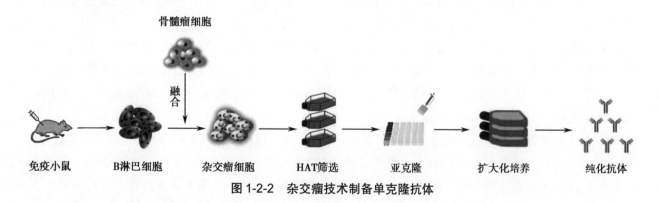

骨髓瘤细胞

融合

免疫小鼠   B淋巴细胞   杂交瘤细胞   HAT筛选   亚克隆   扩大化培养   纯化抗体

图 1-2-2 杂交瘤技术制备单克隆抗体

2. 鼠单克隆抗体生产纯化   通过上述方法制备得到的是含有抗体的混合物,其中含有大量杂质,包括其他抗体、白蛋白、转铁蛋白、脂蛋白、脂质、核酸和病毒等,需要将抗体从中分离纯化才能应用到其他实验和临床中。不同抗体的分子量、等电点、疏水性、溶解性以及和其他物质结合的特异性具有很大差别,也正是利用这些不同的理化性质将抗体分离纯化出来,制备成纯度高、活性好的抗体,以满足后续实验研究和临床需要。通常抗体纯化包括样品准备、样品捕获或粗提纯、中等纯度纯化和精细纯化的四个步骤。常用的方法包括沉淀法、离子交换层析、亲和层析、疏水层析和凝胶过滤层析等。通常需要将几种方法进行组合,没有一种组合方式适用于所有抗体,必须根据使用需求、抗体的理化性质来摸索方案。

3. 杂交瘤融合技术以及单克隆抗体生产流程

(1)免疫:按照免疫佐剂说明书,用抗原注射 Balb/c 小鼠,通常采用 8～12 周龄的雌性鼠。一般需要多次免疫,每次免疫抗原的剂量为 50～100μg。多次免疫后采用 ELISA 方法测定小鼠血清中抗体的滴度,抗体滴度越高,免疫效果越好,也与抗原的免疫原性相关。

(2)细胞融合前准备:选择对数生长期的小鼠骨髓瘤细胞 SP2/0,并且骨髓瘤细胞活率要尽可能高,一般大于 95% 的情况下,后续可以得到较好的融合效果。由于骨髓瘤细胞和脾细胞在选择性培养基中会大量死亡,单个的融合细胞不易存活,所以在融合的前一天准备饲养层细胞,目前有很多厂家提供饲养层细胞替代品。

(3)细胞融合:细胞融合的过程是细胞在促融剂的作用下,两种细胞的细胞膜和细胞质融合为一个,常用促溶剂是聚乙二醇(PEG),融合的操作手法非常重要,融合后立即进行选择性培养,最常用的是加含 HAT 的培养基,非正确融合的细胞会在选择性培养基中死亡,正确融合克隆才能正常生长。

(4)细胞筛选:检测杂交瘤细胞能否正确表达目的抗原特异性抗体,是非常关键的。一般在融合后第 10～11 天,可以对有克隆生长孔的培养上清进行 ELISA 检测。

(5)亚克隆:通常融合后长出细胞克隆的孔中会有多个克隆,成团的细胞集落不一定来自单个细胞,因此需要对阳性克隆孔进行亚克隆,通过有限稀释等方法得到单个细胞增殖形成的细胞系。

(6)细胞冻存和扩大培养:得到单克隆细胞系后应及时将一部分细胞进行冻存,另一部分再进行扩大培养,用于后续实验。

(7)单克隆抗体鉴定:扩大培养的细胞可以通过注射到小鼠体内,诱生腹水从而制备单克隆抗体,通过一定的纯化方法进行纯化,得到纯度较高的单克隆抗体后进行相关验证。此外,也可以大量收集培养上清,但培养上清中抗体含量一般较低,得到的抗体可能不足以用于后续鉴定。

(二)多克隆抗体

鼠单克隆抗体是用免疫原免疫小鼠后通过一系列技术手段获得,但由于一些蛋白与小鼠的蛋白同源性高,导致很难通过免疫小鼠获得高亲和力和特异性的抗体。因此除了免疫小鼠,通常还会免疫兔或山羊等实验动物而获得多克隆抗体。多次免疫后,动物的免疫系统将产生针对该抗原的抗体。通过收集动物体内含有这些抗体的血清(也称抗血清),抗血清中可能含有大量白蛋白,以及在动物生存期间受到其他物质刺激免疫系统产生的其他抗体。收集到的血清通过各种方法纯化,可以得到该抗原的多克隆抗体。由于大多数抗原是具有多个抗原表位的复杂结构,从而在实验动物体内产生多种针对不同表位的抗体。最后通过分离纯化得到的抗体就是多个表位抗体的混合物。

多克隆抗体在许多临床检测中都发挥着重要作用,可用来检测和量化多种蛋白质、病毒、细菌等抗原。多克隆抗体在制备过程中相对于单克隆抗体周期短,没有融合筛选等烦琐的步骤,并且一只动物通常可以提供大量抗血清,因此多克隆抗体产量通常也较高,成本低。多克隆抗体包含有针对抗原多个表位的抗体,所以即使抗原在环境中存在微弱变化也不会影响多克隆抗体和抗原的结合,并且一种抗原可以在不同种属的动物体内产生不同多克隆抗体,有利于筛选到适合后续研究的抗体。但是,多克隆抗体由于是多种表位抗体的混合物,可能与其他同源抗原存在交叉反应,导致临床检测中出现假阳性。此外，大规模生产多克隆抗体，需要大量的抗原以及大量的动物，然而动物的生命周期是有限的，同一种动物之间还有个体差异，导致多克隆抗体生产时每一批都可能出现较大差异，也就是批间差很难控制。

（三）基因工程抗体

通过杂交瘤技术制备的是鼠单克隆抗体，在鼠单克隆抗体用于治疗患者的过程中，对于人体来说是一个外源物质，会产生抗鼠抗体的抗体即人抗鼠抗体（human anti-mouse antibodies，HAMA），可能引起患者过敏反应，产生的免疫复合物对人体伤害大。例如世界上第一个鼠单克隆抗体药物 OKT3，是获得 FDA 批准的第一个治疗性单克隆抗体，用于治疗患者器官移植后的排斥反应。由于 OKT3 是鼠单克隆抗体，在人体中存在很强的免疫原性，会引起细胞因子风暴的过敏反应，并且疗效也不佳。

随着对抗体基因结构和功能的深入了解，以及基因工程技术的快速发展，为了减少鼠单克隆抗体的免疫原性，将鼠单克隆抗体的可变区嵌合到人的恒定区，可以很大程度上降低抗体的免疫原性，这种将不同种属的抗体组装在一起称为嵌合抗体（chimeric antibodies）。嵌合抗体的可变区相对于亲本抗体来说没有改变，恒定区对于抗体和抗原相互作用影响不大，因此能够保留亲本抗体的亲和力和特异性。通过基因工程的方法将鼠杂交瘤细胞中的轻链和重链可变区扩增得到可变区基因，然后和人恒定区的基因片段连接，转染细胞表达就可以成功制备人鼠嵌合抗体（图1-2-3）。构建嵌合抗体时，可以根据后续研究的需要，有目的地选择恒定区类型，例如一个鼠单克隆抗体可变区可以嵌合到人 IgG、IgM、IgE 及 IgA 等不同亚类的结构上，组装成研究所需要的嵌合抗体类型。不同恒定区的 Fc 不仅有不同的免疫效应，而且对于整个嵌合抗体的结构稳定性都有影响。

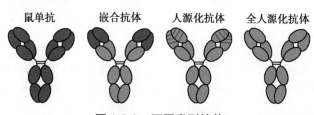

鼠单抗　　　　嵌合抗体　　　人源化抗体　　　全人源化抗体

图1-2-3　不同类型抗体

嵌合抗体中鼠源成分占 25% 左右，所以仍存在较高的免疫原性。后来许多研究人员成功将鼠抗体的与抗原有结合功能的互补决定区移植到人源抗体中，使得该抗体分子中人源成分占到 95% 左右，称为人源化抗体。在人源化过程中可能会使抗体活性发生改变，所以通常还需要对抗体进行亲和力成熟，才能达到亲本抗体的特性。随着生物信息学的快速发展，通过对抗体蛋白结构深入的认知，结合抗体建模等方法，极大地提高了人源化的成功率。尽管已经最大程度将抗体进行人源化，但在人体内应用时仍有可能存在一定的免疫原性，因此后来通过构建转基因动物，使得小鼠等动物能够表达人的抗体基因，对动物进行免疫后，理论上就可以使人的抗体基因在动物体内进行表达，得到全人源的抗体。但是这个技术难度较大，通常只在研发抗体药物时使用，甚至是在某些自身免疫性疾病中作为检测的对象，例如类风湿关节炎患者体内会针对自身的环瓜氨酸产生抗体，而检测患者自身的抗环瓜氨酸抗体是类风湿关节炎的一个诊断标准。本章不介绍全人源抗体的应用，成本相对较低的嵌合抗体和人源化抗体在疾病的诊断和其他学科的研究中有更广泛的应用。

嵌合抗体和人源化抗体不仅可以用于治疗疾病，还可以在临床检验中作为诊断试剂的原料。例如 HIV、HCV、COVID-2019 等全球流行的传染病检测中，通常用胶体金免疫层析法、ELISA 法等。为了保证产品质量，即检测结果准确性，临床实验室需要用阳性质控品进行质量控制，质评机构也需要质控品进行相应产品的质量评价。通常用于检测病原体的质控品为感染者的阳性血清或血浆，来源有限，且传染性强的血液样本不适合作为质控品，因此通过制备这些病原体的嵌合抗体或人源抗体，可以替代传统的血清样本，并可以通过基因工程的办法提高质控物的稳定性和通用性。鼠单克隆抗体是常用的诊断试剂原料，但有些鼠单克隆抗体由于本身的理化特性导致其结构不稳定，也有可能患者曾接受过鼠单克隆抗体的治疗，体内有 HAMA 抗体，就会产生假阳性结果，或干扰产品的灵敏度和准确性，因此也可以将该鼠单克隆抗体的可变区和人源的恒定区组装成嵌合抗体或人源化改造，尽可能避免结构不稳定和HAMA 效应。

随着嵌合抗体等基因工程抗体技术以及基因组学的发展，现在很容易将抗体基因从细胞株或动物体内扩增出来，可以只是可变区也可以是完整的抗体基因，然后通过细胞发酵技术表达得到相应抗体。目前扩增这些基因的来源包括：杂交瘤细胞、脾细胞、外周血淋巴细胞。从杂交瘤单克隆细胞中扩增出靶蛋白抗体基因，可以直接体外表达生产抗体，不需要使用腹水生产，也不受动物培养规模的限制，可以减少动物的痛苦，而且抗体的基因保存起来更加方便和安全。除了基因扩增的办法，目前单细胞测序技术或高通量测序技术都能成功获取抗体基因。从脾细胞或外周血淋巴细胞中克隆抗体基因，一方面减少了杂交瘤融合筛选的过程，节约大量人力和物力；另一方面，如果获得了免疫的兔、羊或其他动物的多克隆抗体基因，就能解决多克隆抗体的批间差较大、成本高、不易扩大生产等问题。一旦成功将这些动物体内的靶蛋白抗体基因扩增出来，就不需要再饲养这些动物，只要有了抗体基因，通过转染哺乳动物细胞就能永久性生产该抗体，并且生产规模理论上可以无限放大。例如，临床诊断中已有兔单抗和羊单抗应用到产品中，很多都是通过将抗体基因克隆出来进行体外表达生产的，并且有了抗体基因序列和抗体蛋白序列，抗体结构可以进一步工程优化以提高亲和力和特异性。因此基因工程抗体可以解决多克隆抗体的问题，并进一步降低生产成本，更好地应用于临床治疗和免疫检测中。

（四）纳米抗体

单域抗体（single domain）或纳米抗体（nanobody，Nb）不同于传统 IgG。近些年科学家在鲨鱼和骆驼体内发现的一种新型免疫球蛋白，只有重链，没有轻链，重链包含恒定区 CH_2 和 CH_3，通过一个较长的铰链区连接结合抗原的区域重链可变区（VHH）。VHH 中含有决定簇互补区（CDRs），相对保守的框架区，单独克隆并表达出来的 VHH 结构具有与原重链抗体相当的稳定性以及结合抗原的活性和特异性。虽然和传统抗体结构不一样，但纳米抗体仍然能够高亲和力和特异性地结合抗原，并且纳米抗体分子量只有约 15kD，晶体结构纳米级，所以被称为纳米抗体。纳米抗体很容易通过基因工程技术制备生产，同时纳米抗体可以融合其他标签蛋白而不改变其特性，例如组氨酸标签和绿色荧光蛋白等；纳米抗体分子量较小，具有更好的组织穿透性，因此在诊断和治疗中有非常好的应用前景。

已有纳米抗体应用于体外诊断试剂的报道，体内诊断包括免疫成像等。有研究报道：基于纳米抗体开发的侧向层析用于检测刚果锥虫，检测结果灵敏度和特异性都较好；基于纳米抗体成功开发了检测单核细胞增多性李斯特氏菌的 ELISA 试剂盒；基于纳米抗体可检测小分子（小于 1 000Da），例如甲氨蝶呤和嘧菌酯；基于纳米抗体的方法用在食品安全方面，可检测真菌毒素。尽管纳米抗体也有半衰期较短的缺点，但其具有的多方面优势正在被开发应用于多种检测方法和疾病治疗中。

（五）IgY 抗体

免疫球蛋白 IgY 是鸡和鸟类产生的主要抗体，IgY 的结构和 IgG 类似，但有重链恒定区 4 个，并且重链 CH_1 和 CH_2 之间没有铰链区，分子量在 180kD 左右。IgY 与 IgG 相比较有多个特点：①容易生产制备，因为 IgY 在血清中含量高达 7mg/ml，在鸡蛋黄里可以高达 100mg/ 个，而一只鸡每个月可以产 20 个鸡蛋，因此一个月可以产出近 2 000mg 的 IgY，通过提取鸡蛋黄中的 IgY 生产成本较低；②鸡的抗体和哺乳动物抗体特异性会有很大差别，可以得到在哺乳动物中高度保守蛋白的抗体，理论上可以得到哺乳动物蛋白更多表位的抗体；③制备时只需要采集鸡蛋，无须收集动物血液，可以减少动物疼痛；④IgY 不会和类风湿因子结合，类风湿因子通常会和哺乳动物抗体结合，在许多检测系统中造成假阳性或背景高的结果，而利用 IgY 时可以避免类风湿因子的影响。

　　IgY 在临床中应用广泛，特别是在病毒、真菌和寄生虫等病原体的诊断和治疗方面。早在 1985 年，Gottstein 等就成功制备出特异性抗寄生虫的 IgY 抗体。2007 年，有研究人员基于 IgY 开发了可以检测血吸虫的 ELISA 试剂，检测血吸虫可溶性抗原的灵敏度可以达到 2ng/ml。2000 年，Lee 等通过构建 IgY 的噬菌体展示库，筛选得到能特异性结合 SARS-CoV 病毒的刺突蛋白（spike protein）蛋白抗体，为 SARS-CoV 的诊断和治疗奠定了基础。2020 年，多篇文章报道抗 SARS-CoV-2 的 IgY 对诊断和治疗新冠病毒感染有较大的临床价值。许多机构研发出针对包括人流感病毒、禽流感病毒和猪流感病毒的 IgY，主要是抗特异的流感病毒蛋白，如流感病毒基质蛋白 2，该蛋白在感染期间会高表达，抗该蛋白的 IgY 就可以用于流感的诊断和治疗。此外，还有 IgY 成功用于诊断登革热、水产养殖中的呼肠孤病毒等。总之，基于 IgY 开发的 ELISA 方法已成功应用到多种病原体检测中，基于 IgY 的诊断方法可以作为基于哺乳动物抗体诊断方法的良好补充。

三、抗体的标记及应用

（一）抗体的标记

　　抗体在微生物学、基础医学等多个研究领域，多种疾病诊断和治疗中发挥着重要作用，目前已有数百种基于单克隆抗体的诊断试剂产品。这些诊断试剂特别是在体液如血液和尿液的样品检测中应用最广泛。例如基于单克隆抗体开发的人绒毛膜促性腺激素快速检验试纸，可以在 15 分钟内判断妇女是否怀孕。检测原理是利用抗人绒毛膜促性腺激素制备的双抗体夹心一步法，以胶体金作为指示标记，检测尿液中的人绒毛膜促性腺激素含量，判断是否怀孕。这一方法快捷方便，成本低廉，已得到市场的极大认可。

　　大多数免疫方法学研究中，抗体通常都是不可缺少的核心原料。这些免疫学方法中一般都需要有一个指示剂来定性或定量检测抗体和目标物质的结合情况。为了实现这一目标，通常会对抗体进行标记，也常称为偶联抗体，是通过一定的方法如稳定的化学键，同时又不影响抗体结合抗原特性的条件下，将特殊的标签连接到抗体分子上。抗体分子上常用偶联的位点是赖氨酸的游离氨基，一个抗体分子约有 20 个赖氨酸可以偶联标签，通过化学键或酶形成稳定的酶 - 抗体复合物。另一个可用的位点是抗体分子中的巯基，但由于抗体通常都是成对的半胱氨酸，会形成较稳定的二硫键，游离的二硫键不常见，还原后抗体结构会被改变，所以使用该位点的报道较少。随着基因工程技术的发展，可以对抗体基因工程改造后进行定点偶联，但这种情况多数都应用在抗体偶联药物中。标记抗体的物质包括放射性核素、酶、生物素、胶体金等。

　　20 世纪 70 年代就有应用核素标记抗体的报道，^{131}I 是早期用于抗体标记的核素之一，在肿瘤诊断和治疗中有很长的应用历史。但由于同位素具有放射性的安全性问题，在常见的研究领域中还广泛使用荧光素和酶进行标记抗体。荧光素标记抗体将抗体抗原特异性反应和荧光的敏感性结合起来，随着现代制造业技术的发展，大量新型的荧光和荧光检测仪出现，使得荧光标记抗体广泛应用于各个领域。常用于标记抗体的酶包括辣根过氧化物酶（horseradish peroxidase，HRP）、碱性磷酸酶（alkaline phosphatase，AP）和 β- 半乳糖苷酶（β-galactosidase，β-Gal）等。带标记的抗体结合目标物质后，经过酶催化底物，会产生一种可被检测的信号，然后通过仪器进行测定，从而对抗体或抗原进行定性或定量分析，以及对抗原抗体进行定位分析。另外，也可以将抗体进行生物素标记，生物素标记反应简单、条件温和且几乎不会抑制抗体活性，生物素标记的抗体可存放多年而不失活，通过亲和素和生物素级联反应后有助于放大信号，提高检测的灵敏度。

（二）抗体的标记方法

常用的抗体标记方法包括酶标记法、生物素标记法、荧光素标记法和胶体金标记法等。通过共价键经适当方法将酶连接在抗体上，制成酶标抗体，实验中常用偶联剂使酶与抗体结合，采用单、双或多功能试剂如戊二醛和高碘酸钠，戊二醛分子上对称的醛基分别与酶和蛋白质分子中游离的氨基、酚基等以共价键结合，生成酶-抗体偶联复合物。高碘酸钠先将 HRP 表面的糖分子氧化成醛基，然后再与抗体上的氨基相结合，所获酶标记抗体的产率高，近 70% 的 HRP 和抗体结合，酶与抗体的活性无重大损失。过碘酸钠标记法与其他偶联方法相比，具有操作简单、反应条件温和等优点，最常用。酶标记抗体的质量主要取决于纯度好、活性强及亲和力高的酶和抗体。

1. 酶标记法

（1）HRP 标记抗体 - 高碘酸钠（NaIO$_4$）法

1）称取 5mg HRP 溶解于 1ml 蒸馏水中。加入 0.2ml 新配的 0.1M NaIO$_4$ 溶液，室温下避光搅拌 20 分钟。

2）将上述溶液装入透析袋中，对 1mM pH 为 4.4 的醋酸钠缓冲液透析，至少 100 倍体积，4℃过夜。

3）加 20μl 0.2M pH 为 9.5 的碳酸盐缓冲液，使已经醛化的 HRP pH 升高到 9.0～9.5，然后立即加入 10mg 待标记抗体，在 0.01M 碳酸盐缓冲液中，室温避光轻轻搅拌 2 小时。加 0.1ml 新配的 4mg/ml NaBH$_4$ 溶液，混匀，4℃放置 2 小时。将上述液体装入透析袋中，用 0.15M pH 为 7.4 的 PBS 透析，至少 100 倍体积，4℃过夜。

4）4℃、10 000rpm 离心 30 分钟，去除沉淀，上清液即为酶结合物，加入等体积甘油后分装，4℃保存，不能加入叠氮化钠作为防腐剂，可以加入 BSA 或脱脂牛奶作为保护剂，使用时现配现用。

5）结果判定：以直接 ELISA 法对酶标抗体进行鉴定，检测酶标抗体活性、效价以及特异性。

（2）HRP 标记抗体 - 戊二醛法

1）称取 HRP 25mg 溶于 1.25% 戊二醛溶液中，室温静置过夜。

2）反应后的酶溶液用生理盐水透析，至少 100 倍体积。如体积大于 5ml，需浓缩至 5ml 再透析。完成后放置 25ml 小烧杯中，室温缓慢搅拌。

3）取待标记的抗体 12.5mg 用生理盐水透析至少 100 倍体积，透析完成后逐滴加入酶溶液中，室温缓慢搅拌。

4）加 1M pH 为 9.5 碳酸缓冲液 0.25ml，室温继续搅拌 3 小时。

5）加 0.2M 赖氨酸 0.25ml，混匀后，室温静置 2 小时。

6）搅拌下逐滴加入等体积饱和硫酸铵，4℃静置 1 小时。

7）4℃、3 000rpm 离心 30 分钟，弃上清。沉淀物用半饱和硫酸铵再洗一次，最后沉淀物溶于少量 0.15M 的 PBS（pH 为 7.4）中。

8）将上述溶液装入透析袋中，用 0.15M pH 为 7.4 的 PB 缓冲盐水透析至少 100 倍体积，去除铵离子后，可用奈氏试剂检测。

9）4℃、10 000rpm 离心 30 分钟，去除沉淀，上清液即为酶结合物，加入等体积甘油后分装，4℃保存，不能加入叠氮化钠作为防腐剂，可以加入 BSA 或脱脂奶粉作为保护剂，使用时现配现用。鉴定方法同上。

（3）碱性磷酸酶（AP）标记：常用戊二醛一步法即可获得满意的抗体——AP 结合物。该方法对酶和抗体的纯度要求比较高，并且生物体内有内源性碱性磷酸酶，所以 AP 标记抗体的使用有一定的限制。碱性磷酸酶的反应体系中不能使用磷酸盐缓冲液，不能有金属螯合剂 EDTA 等。其标记步骤如下：

1）将 5mg AP 加入 1ml 抗体溶液（10mg/ml）中溶解，装入透析袋，于 4℃用 0.1mol/L、pH 6.8 PBS 透析过夜，最好中间换液三次。

2）加入 2.5% 戊二醛 20μl，室温作用 2 小时，然后于 4℃用 PBS 透析过夜，其间换液三次。

3）换用 0.05mol/L pH 8.0 Tris-HCl 缓冲液透析，4℃过夜，换液三次。

4）取出标记抗体，用含 1%BSA 的 Tris-HCl 缓冲液稀释至 4ml，即为 AP 标记物原液。

5）原液在 4℃，12 000rpm 离心 15 分钟，取上清，然后每毫升中加入 0.5ml 甘油，小量分装，保存备用。

2. 抗体的生物素化标记　　生物素标记可使抗体氨基与酰化的生物素共价结合，然后生物素化的抗体与酶标 - 亲和素或荧光染料 - 链霉亲和素复合物相结合，从而催化底物产生有色物质。其主要步骤为：

（1）将待生物素化的蛋白质用 0.1mol/L 碳酸氢钠缓冲液（pH 8.0）或 0.5mol/L 硼酸缓冲液（pH 8.6）稀释到 1mg/ml，一般实验室应用的生物素化体积为 1～2.5ml；

（2）用 0.1mol/L 碳酸氢钠缓冲液（pH 8.0）或 0.5mol/L 硼酸缓冲液（pH 8.6），对蛋白质充分透析；

（3）用 1ml DMSO 溶解生物素琥珀酰亚胺酯（NHSB）1mg；

（4）向 1ml 溶解抗体溶液（1mg）加入 120μl NHSB 溶液（含 NHSB 120μg）；

（5）在室温下持续搅拌，保温 2～4 小时；

（6）加入 9.6μl 1mol/L NH$_4$Cl（每 25μg NHSB 加 1μl），室温下搅拌 10 分钟；

（7）在 4℃对 PBS 充分透析，至少 100 倍体积，以除去游离的生物素；

（8）样品 4℃、12 000rpm 离心 10 分钟，取上清，加入 5%BSA。将生物素化产物置 4℃、避光保存，也可以加入 50% 甘油，置 -20℃保存。

3. 荧光素标记法　　一些物质在光的照射下，吸收光能进入激发态，从激发态回到基态时，可以电磁辐射形式放出所吸收的光能，此现象称为光致发光。此现象中，如用短波长的光照射该物质，在极短的时间内能发射出波长比照射光长的光，即为荧光。异硫氰酸荧光素（fluorescein isothiocyanate，FITC）是目前较为常用的标记抗体的方法，FITC 一般呈黄色、褐色或褐黄色粉末或结晶，性质稳定，在低温中能保存多年。FITC 的碳酰胺键可与抗体蛋白上的赖氨酸氨基共价结合，形成 FITC- 抗体结合物。FITC 标记抗体可以准确、特异、高灵敏、快速地检测或定位抗原，目前广泛应用于生物学、临床医学等多个领域。

（1）直接标记法

1）抗体的准备：抗体溶于 0.5mol/L、pH 9.5 碳酸盐缓冲液，冰浴中搅拌 10 分钟；

2）荧光素的准备：按每毫克蛋白质加 0.02mg FITC 计算，准确称取后加入抗体溶液中；

3）标记：边缓慢搅拌边加入荧光素，避免粉末黏附于壁上，置于 4℃冰箱继续搅拌过夜；

4）透析：反应完成后，先将结合物以 3 000rpm 离心 20 分钟，除去少量沉淀物后装入透析袋中，再置于 pH 8.0 磷酸缓冲盐的烧杯中透析过夜，至少 3 次换液；

5）收集保存：取透析过夜的标记物，4℃、12 000rpm 离心 15 分钟，取上清，收集标记的荧光抗体进行鉴定。

（2）间接标记法

1）抗体的准备：4℃条件下，用 0.01mol/L、pH 8.0 磷酸盐缓冲液将待标记的抗体蛋白调整浓度至 30mg/ml，置于三角烧瓶内放入冰浴中；

2）荧光素的准备：按每毫克蛋白质加入 0.01mg 的荧光素称取，溶解于等量的 3% 重碳酸钠水溶液中；将抗体溶液与 FITC 溶液等量混合，置于 4℃冰箱搅拌过夜；

3）透析：反应完成后，先将结合物以 3 000rpm 离心 20 分钟，除去少量沉淀物后装入透析袋中，再置于 pH 8.0 磷酸缓冲盐的烧杯中透析过夜，至少 3 次换液；

4）收集保存：取透析过夜的标记物，4℃、12 000rpm 离心 15 分钟，取上清，收集标记的荧光抗体进行鉴定。

四、基于酶标记抗体的应用

（一）酶联免疫吸附试验

酶联免疫吸附试验（ELISA）是所有生物学和临床医学中最常见的一种用于测定抗体抗原相互作用的方法，是基于酶标记的抗体或抗原检测抗原或抗体的免疫检测技术。ELISA 方法是 1971 年 Engvall 等建立的，此后根据其基本原理建立了直接法、间接法、双抗体夹心法和竞争法等方法。ELISA 方法基本原理是，通过上述方法将酶标记抗体形成酶标记复合物，这里的抗体可以是单克隆抗体，也可以是多克隆抗体，标记复合物可以直接与包被在固相基质中的抗原相互结合，在相应酶的底物存在下，标记复合物催化底物产生有色物质，对有色信号进行定性或定量的检测，从而分析得到抗原和抗体相互作用的情况。ELISA 具有快速、敏感、简便、易于标准化等优点，得到迅速发展和广泛应用，许多 ELISA 试剂盒已成功应用到临床检验中，例如多种肝炎病毒等都有商业的 ELISA 试剂盒。此外，目前已有 ELISA 全自动处理工作系统，可以在临床应用中快速大量分析临床样本。

ELISA 方法实验流程　ELISA 方法中需要的实验材料包括酶标板、抗原、酶标记抗体、显色液、终止液及酶标仪。ELISA 方法包含直接法、间接法、竞争法及双抗体夹心法（图 1-2-4）。以检测杂交瘤细胞上清抗体为例，间接 ELISA 法的实验流程如下：

1．包被　将抗原固定在固相载体上，最常用的是聚苯乙烯制成的 96 孔板，也称为酶标板，不同厂家的酶标板吸附能力可能不一样，但一般不会相差太多，可根据实验需要进行选择。将抗原溶于碳酸盐缓冲液，加入酶标板孔中，放置一段时间，4℃过夜或 37℃放置 2 小时，蛋白会吸附在固相载体表面从而起到固定的作用。

2．封闭　由于包被过程中固相载体表面不能被抗原完全覆盖，在后续加入检测样品时，样品中的蛋白也可能部分吸附在固相表面，最后显色时造成假阳性等非特异性干扰，因此在封闭过程中可以用不与检测抗体相互作用的物质，例如牛血清白蛋白或酪蛋白来封闭固相表面，这样就能得到比较干净的本底。

3．洗涤　该过程是将没有结合在酶标板上的抗原和封闭液中的蛋白去掉，避免对样品和检测抗体的干扰。最常用的洗涤液是含去污剂的磷酸盐，如含有 0.5% Tween-20 的 PBS。

4．加样　将杂交瘤细胞上清液加入酶标孔中，一般 50～100μl 的上清液。然后将样品孵育 30 分钟至 1 小时，然后再洗涤去掉没有与抗原结合的样品。

5．加酶标抗体　常用 HRP 标记的抗鼠抗体的二抗，目前基本是羊或兔的多克隆抗体。酶标抗体一般孵育时间较短，如 10～60 分钟。孵育完成后也要充分洗涤，尽可能彻底去除没有特异性结合的酶标二抗，否则对整个实验结果影响较大，因为只需要非常少的酶就可以催化底物产生足够多的有颜色物质。

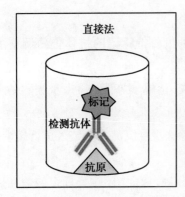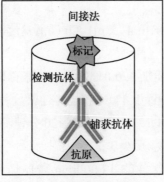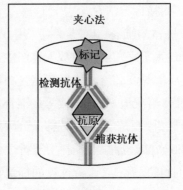

图 1-2-4　ELISA 方法分类

6. 显色及终止　使用不同的酶标二抗,显色时有一定的差别,HRP 标记的抗体显色较快,3~15 分钟内。尽可能避光显色,因为底物对光非常敏感。显色完成后加入终止液,10 分钟内测定结果。

7. 数据分析　酶标仪读取 450nm 波长的 OD 值,待测样本与阴性对照的比值大于 2.1 判定为阳性。在一定范围内,OD 值越高,说明样品中抗体浓度越高。

(二)蛋白质印迹法

蛋白质印迹法(western blotting, WB)也是利用标记的抗体检测抗原的一种方法。该方法是将包含目标蛋白的样品,根据蛋白特有的理化性质,通过电泳分开,然后转移到尼龙膜或硝酸纤维素膜上,然后与抗原特异性的抗体孵育,该过程中标记抗体会特异性结合靶标蛋白,然后洗去游离的抗体,再与酶标记的二抗孵育,最后用底物显色,检测抗原或抗体。如果已知抗原信息,就可以检测抗体的特异性和灵敏度等;如果已知抗体信息,就可以检测样品中是否存在或含有多少靶标抗原。该方法是蛋白质研究中常用的分析技术,目前已经广泛应用于蛋白工程、临床医学等领域中。

(三)免疫组织化学

免疫组织化学是将含有目的蛋白的组织样品固定在载玻片上,然后加入特异性的抗目的蛋白的抗体进行反应,该抗体可以是标记后的抗体也可以是未标记的抗体,未标记的抗体需要后面再加上标记的二抗。标记的抗体不限于 HRP 和 AP 等酶,还包括荧光素、胶体金等。经过显色后,在光镜下观测结果。免疫组织化学方法在病理学中占非常重要的位置,尤其在肿瘤诊断和鉴别中得到普遍应用。

(四)流式细胞技术

流式细胞技术(flow cytometry, FCM)是基于抗体进行的一种可以对细胞或亚细胞结构进行快速分析和分选技术。目前市面上有不少流式细胞仪,是结合单克隆抗体及免疫细胞化学技术、光学和计算机科学等多学科的结合产物。基本原理是采用一些复杂的结构设计,使粒子流可以依次通过激光聚焦装置和信号检测传感器,然后将实时监测到的信号传递显示出来,将不同信号的粒子进行分类。这些信号是由荧光标记的物质产生,例如被荧光标记抗体特异性结合的细胞或粒子,一个样本通常会有多种不同荧光标记的不同抗体,使得一个样本可以进行多维度分析。例如在淋巴细胞亚群分析、白血病免疫表型分析等方面的应用,可以使诊断更为精确。

(五)基于标记抗体开发的其他应用

上述多种方法是基于标记抗体而开发出来的,此外还包括一些方法如侧向免疫层析(lateral flow immunoassays, LFIAs)、化学发光酶联免疫分析法(chemiluminescence enzyme-linked immunoassay, CLIA)和免疫比浊法(immunonephelometry)等,在临床诊断中有广泛的应用。

第三节　酶

一、酶的定义

酶(enzyme)是由活细胞产生的,对其底物具有高度特异性和高度催化效能的蛋白质或 RNA。酶的催化作用依赖于酶分子的一级结构及空间结构的完整性。若酶分子变性或亚基解聚均可导致酶活性丧失。酶作为检测系统中的检测组分,在生物标记化学中有非常广泛的应用。酶可以催化底物分子生成有颜色的、荧光的或化学发光的产物,很容易通过成像、显微镜或光谱学检测或量化。如果一种酶被偶联到特定的目标分子,然后对某些物质进行分析,就可以开发成一个分析系统,用来定位或测量分析物。

生物学和医学中常用的酶联免疫吸附试验(ELISA)是利用酶标记的抗原或抗体来检测、分析样本中的抗体或抗原的方法。ELISA 方法重要的三个要素包含抗原抗体的特异性反应、标记抗体的酶进行的催化反应、底物显色后信号的检测。需要标记的酶能特异性、快速催化底物产生有色物质，然后对信号进行检测，根据信号的强弱判断抗原抗体复合物相互作用的情况。ELISA 方法分析的灵敏度与偶联物上酶的活性高度相关，同时 ELISA 方法标记用的酶要求性质稳定，在标记抗原或抗体后不影响酶的催化活性，另外其相应的底物应易于制备和保存。ELISA 中标记的酶主要有辣根过氧化物酶（HRP）和碱性磷酸酶（AP），也有报道使用 β- 半乳糖苷酶（β-galactosidase）。

二、酶的分类

（一）辣根过氧化物酶

HRP 最早是在辣根中提取的一种过氧化物酶，因此称为辣根过氧化物酶，酶学委员会编号 EC 1.11.1.7。HRP 是分子量约 44kD 的糖蛋白，由无色的酶蛋白和深棕色的辅基铁卟啉（又称亚铁血红素）结合形成一个球状分子，由一个短的 β 折叠、多个 α- 螺旋结构组成（图 1-2-5）。中性糖和氨基糖约占 18%，主要有甘露糖、木糖、阿拉伯糖和己糖胺等。HRP 的多糖链常用作偶联反应的位点。这些糖链经温和氧化可与高碘酸钠相结合生成活性醛基，然后与抗体中的氨基结合。实验中常用的偶联剂还有戊二醛和 SMCC [succinimidyl-4-（N-maleimidomethyl）cyclohexane-1-carboxylate]。

HRP 是一种以光血红素 IX 为辅基的血红蛋白。血红素结构的存在使 HRP 具有其特有的颜色和在 403nm 处的最大吸收率。溶液中 403nm 处的吸光度与 275nm 处的吸光度之比，称为 Rz 或 Reinheitahl 比值，可用来检测 HRP 的纯度，Rz>3.0 表明血红素相对含量高，酶纯度高。然而，HRP 至少存在 7 种同工酶，Rz 从 2.5～4.19 不等。因此除非酶的 Rz 非常确定，否则在酶标记产物中依靠 Rz 来测定 HRP 的纯度将产生较大误差。

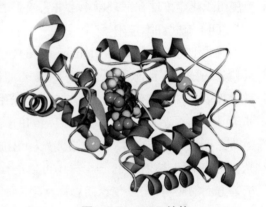

图 1-2-5　HRP 结构

HRP 常见的制备方法是以新鲜辣根为原料，经过水的抽提、硫酸铵和丙酮分级分离、锌离子纯化、透析除盐、冷冻干燥，最后制得高纯度的 HRP。

纯 HRP 在干燥、−20℃环境可稳定保存，纯化后的酶可在 4℃溶液中保存数月而不显著丧失活性。使用 1.36mol/L 甘油、10mmol/L 磷酸钠、30μmol/L 牛血清白蛋白和 20μmol/L 细胞色素 C（pH 7.4）溶液作为基质在 4℃保存，可使酶结合物稳定数年。HRP 非常好的稳定性是选择 HRP 标记抗体的显著优势。另外，HRP 即使在和抗体偶联之后，也能保持非常高的活性。HRP 对热及有机溶剂的作用都比较稳定，用甲苯与石蜡切片处理或用纯乙醇或 10% 甲醛水溶液固定做冷冻切片，均不能使其活性改变。氰化物或硫化物浓度为 10^5～10^6mol/L 时具有可逆性抑制 HRP 的作用；氟化物、叠氮化合物或羟胺仅在浓度高于 10^3mol/L 时抑制 HRP；HRP 还可被羟甲基过氧化氢不可逆地抑制；强酸如浓盐酸和浓硫酸也是 HRP 的强烈抑制剂。因此，酶免疫测定常选用硫酸和盐酸作为反应的终止剂。此外，配制酶免疫测定的稀释缓冲液时，为防止酶失活，应避免使用叠氮化钠作为防腐剂，尤其是在酶标记抗体的过程中，抗体保存缓冲液中常有叠氮化钠，需要特别注意去除。

许多化合物都可以作为 HRP 的供氢体，即作为 HRP 的底物，例如邻苯二胺（orthopenylenediamine，OPD）、四甲基联苯胺（3,3′,5,5′-tetramethyl-benzidine，TMB）和 2,2′- 连氮 - 双（3- 乙基苯并噻唑啉磺酸铵盐）[2,2′-azino-di-（3-ehtylbenzthiazolinesulfonate），ABTS]。其中 OPD 和 TMB 是 ELISA 中最常用的底物。一些底物与 HRP 形成可溶性有色产物，可用于分光光度检测系统；一些底物形成不可溶性产物，特别适用于染色技术；一些底物可在 HRP 氧化后产生荧光或化学发光产物。

在 HRP 催化底物过程中发生的级联反应，还可以通过添加各种增强分子显著提高，这些增强子可产生氧化中间体，导致化学发光底物（如鲁米诺）的氧化和光发射。这就让使用抗体 -HRP 或链霉亲和素 -HRP 偶联物开发的增强化学发光分析成为最敏感的检测方法之一。

HRP 分子大小是制备酶标抗体的一个优势，整个酶标抗体复合物相对不大。分子量较小的 HRP 偶联复合物比分子量大的 AP 偶联复合物能更好地穿透细胞结构。所以 HRP 酶标抗体通常是免疫组化（immunohistochemisty，IHC）和免疫细胞染色技术的优先选择。

近年来关于辣根过氧化物酶（HRP）的研究主要集中在酶学特性、利用多种表达系统进行重组表达，以及通过突变和化学工程方法进行改进及其应用。迄今为止，绝大多数的 HRP 研究都集中于一种 HRP 同工酶 C1A（UniProtKB：P00433）。

20 世纪 60 年代，Shannon 等通过分离纯化得到了多个同工酶，在特异性、反应的最佳 pH、与底物结合能力等多个方面都不完全一样。2014 年 Näätsaari 等报道了 70 多种编码 HRP 的基因序列，根据对模型植物拟南芥的研究发现，这些 HRP 基因都有一个保守的外显子 / 内含子结构，由 4 个外显子和 3 个内含子组成。HRP-C1A 蛋白序列包含 9 个 Asn-X-Ser/Thr-X 结构域，其中 X 代表除了 Pro 的任意氨基酸。植物中的 HRP-C1A 除了 Asn286，其他所有 Asn 都是潜在的糖基化位点，并且都在蛋白分子表面。HRP-C1A 蛋白结构的表面有 3 个赖氨酸（Lys174、Lys232、Lys241）可用于化学修饰或共价连接。

目前商业化的 HRP 多数是通过直接法从植物辣根中纯化分离。但这种分离方法中得到的是多种同工酶混合物，一些重组表达的方法可以选择性制备其中一种如 C1A 重组蛋白。HRP-C1A 有 4 个二硫键，所以在重组制备时如果选择大肠杆菌作为宿主，则会形成包涵体，如果用酵母表达系统则不需要变性复性的过程。大肠杆菌表达制备最早见于 1988 年的一篇专利报道，克隆了 HRP 基因，然后在大肠杆菌中成功表达。随后也有报道在大肠杆菌中成功表达并复性 C1A，制备时去掉了 C1A 的信号肽和羧基端的前肽。目前大多数通过大肠杆菌表达制备都是通过包涵体复性的方法。有些研究者尝试用 pelB 信号肽将 HRP 进行细胞周质表达，从而避免复性过程直接得到有活性的 HRP，但这个方法的产量很低。

酵母表达系统中能形成正确的二硫键，且具有糖基化修饰，所以许多研究者选择酵母表达系统进行重组表达 HRP。Vlamis 等 1992 年在酵母中成功制备了具有活性的高度糖基化 HRP。还有研究者发现 Asn175 突变成 Ser，能显著提高热稳定性。Capone 等将 C1A 所有能糖基化修饰的 Asn 位点进行了突变，发现催化活性下降了接近 300 倍。Utashima 等利用 Cryptococcus sp.S-2 酵母成功发酵制备了 C1A，且产量高达 100mg/L，是目前的报道中产量最高的。Segura 等使用昆虫表达系统制备的产量只有 40mg/L 左右。Kawaoka 等在烟草中对 HRP 成功进行了过量表达。Walwyn 等在烟草中进行瞬时表达，最后成功得到的 HRP 产量为 240mg/kg。

（二）碱性磷酸酶

碱性磷酸酶（ALP，E.C.3.1.3.1.）是一种从细菌到动物的生物体中普遍存在的膜结合糖蛋白，在碱性环境下催化磷酸单酯的水解。ALP 是一个同工酶大家族，根据在组织中的表达部位可分为四种同工酶，分别是肠碱性磷酸酶、胎盘碱性磷酸酶、生殖细胞碱性磷酸酶和组织非特异性碱性磷酸酶 [肝 / 骨 / 肾（L/B/K）ALP]。它们的共同特征是，磷酸酶活性在 pH 为 8～10 碱性条件下最佳，因此称为碱性磷酸酶，都是被二价阳离子激活，被半胱氨酸、氰化物、砷酸盐各种金属螯合剂和磷酸盐离子抑制。哺乳动物的碱性磷酸酶是含有 Zn 离子的二聚体金属酶，人体的 ALP（UniProtKB：P10696）还有一个结合 Mg^{2+} 离子的位点，有 500 多个氨基酸。人血清中的碱性磷酸酶是临床疾病诊断的指标，但绝大多数用于标记抗体或偶联的碱性磷酸酶是从小牛肠上皮细胞分离的，因此重点介绍与标记相关的碱性磷酸酶。

小牛肠碱性磷酸（calf intestinal alkaline phosphatases，CIAP）是由 500 多个氨基酸构成的分子量约为

140kD 的二聚体（图 1-2-6）。CIAP 的活性部位含有两个锌离子和一个镁离子，两个二价金属离子是酶活性必需的。因此，在开发使用 CIAP 时，缓冲液中应含有低浓度的这两种二价金属离子，才能维持 CIAP 的最佳活性构象，避免金属螯合剂比如 EDTA 的存在，螯合剂会严重抑制酶的活性。AP 反应的最适 pH 是 8 到 10，不同类型的同工酶有所差别。CIAP 通常在 pH 为 9.8 的二乙醇胺缓冲液中具有最高的催化速率常数，并且 CIAP 的催化速率常数相对其他同工酶更高，因此在生产上作为偶联物的应用较多。

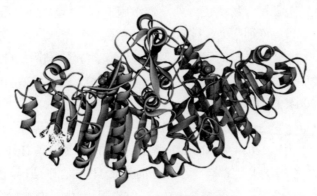

图 1-2-6　小牛肠碱性磷酸

CIAP 纯品在溶液中保存一般都需要稳定剂，通常是 3M NaCl。CIAP 也可以冻干，但随着每次冻融循环，酶的活性可能下降。CIAP 在酸性条件下不稳定。将 AP 溶液的 pH 降低到 4.5 会可逆性地抑制酶活性。因此建议所有处理、储存和使用 CIAP 都在 pH＞7.0 的条件下进行，以尽可能保持最高的催化活性。

碱性磷酸酶在用交联剂修饰或与抗体分子偶联后可能发生活性降低。简单地按照已有的酶标抗体实验方案并不能确保酶活性的保留，通常在标记不同待标记物时需要摸索最佳条件。在偶联蛋白前应选择纯度高、活性好的碱性磷酸酶，有时活性损失可以追溯到供应商的某个批次。但 AP 的敏感性很高，空白值也较低，所以生产中偶联蛋白或抗体也会经常使用。

辣根过氧化物酶和碱性磷酸酶底物的比较见表 1-2-2。

表 1-2-2　辣根过氧化物酶和碱性磷酸酶底物比较

分析指标	HRP	ALP
灵敏度	飞克级灵敏度	皮克级灵敏度
信号生成	即时	信号逐渐增加，30～60 分钟时最大
信号持续时间	长达 24 小时	24～96 小时
注意事项	与常用缓冲液相容，如 TBS 和 PBS	与磷酸盐缓冲液不相容
何时使用	与 HRP 标记抗体或探针一起使用	与 AP 标记抗体或探针一起使用

（三）β- 半乳糖苷酶

除了 HRP 和 AP 外，生产中用于标记蛋白或抗体的酶还有 β- 半乳糖苷酶（β-d-galactohydrolase，β-Gal，EC 3.2.1.23）。β-Gal 由 4 个相同的分子量为 135kD 的亚基组成分子量为 540kD 的四聚体，每个亚基都有一个独立的活性单位，在水存在下催化 β-d- 半乳糖水解成半乳糖和醇，其结构见图 1-2-7。β-Gal 含有大量的巯基和糖基化修饰。β-Gal 也需要二价金属离子例如 Mg^{2+} 激活和维持活性，在反应体系中加入适量的 NaCl 和低分子醇，如甲醇和乙醇，可增强底物的转化。β-Gal 常用的底物 4- 甲基伞酮基 -β-D- 半乳糖苷，经酶水解后产生荧光物质，可用荧光计检测。β-Gal 在微生物、植物和动物中广泛存在，商业用 β-Gal 通常从大肠杆菌中分离，最佳的反应 pH 是 7～7.5，对应的人源 β-Gal 最佳 pH 是 5.5～6.0，因此可以在一定程度上减少使用时的干扰。

由于β-Gal分子量较大，在偶联蛋白时，相对AP和HRP可以在更加广泛的条件下进行，但同时也因为β-Gal分子量太大，β-Gal标记的抗体很难穿透细胞结构，应用中受到很大限制。β-Gal可用于液体中乳糖的测定，被用于食品加工操作，也常被用作监测基因激活和转录的报告酶。

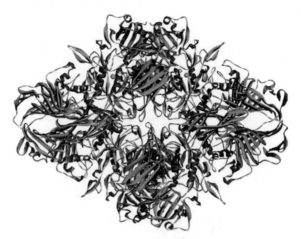

图1-2-7 β-半乳糖苷酶

第四节 阻 断 剂

一、免疫检测中的内源性干扰

任何免疫检测方法都有可能受到外源或内源性干扰出现假阳性或假阴性结果，其中内源性干扰往往是由于试剂中使用的抗体与样本中的内源性物质发生反应所致，消除干扰是免疫检测产品研发的重要任务。最易受到干扰的检测系统包括：双抗体夹心法、免疫竞争法、免疫比浊法。

（一）最常见的内源性干扰物质

1. 类风湿因子（rheumatoid factor，RF） ①以变性IgG为靶抗原的自身抗体；②IgM、IgA、IgG、IgD、IgE五型中，68%～80%为IgM；③易与人和动物的变性IgG或免疫复合物中的IgG结合。

2. 嗜异性抗体（heterophilic antibody，HA） ①与多种动物免疫球蛋白反应，特异性不强，亲和力较弱；②嗜异性抗体干扰的程度、频率与其浓度、亲和力以及检测系统有关。

3. 人抗动物抗体（human anti animal antibody，HAAA） ①抗动物蛋白抗体，由医源性与非医源性引起，最常见的是人抗小鼠抗体（HAMA）；②不同物种的HAAA相互之间有交叉；③针对抗原明确，亲和力较强。

（二）内源性干扰的原理

1. 双抗体夹心法 当靶抗原和捕获抗体及检测抗体结合时，产生信号。信号强度与样本中靶抗原的浓度成正比。阴性样本不发生干扰时，未结合的检测抗体被洗去，不会出现假阳性结果。

干扰抗体像桥梁一样连接捕获抗体和检测抗体，使检测抗体在没有靶抗原存在的情况下连接到固相上无法洗去，产生假阳性结果（图1-2-8）。

2. 免疫竞争法 靶抗体和检测抗体竞争结合捕获抗原，产生信号，信号强度与样本中靶抗体的浓度成反比。阴性样本不发生干扰时，检测抗体结合到捕获抗原上，不产生假阳性结果。

干扰抗体和检测抗体结合，阻止其与捕获抗原结合而被洗去，信号减弱或无信号，产生假阳性结果（图1-2-9）。

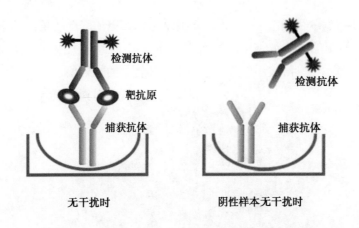

无干扰时　　　　　　　阴性样本无干扰时

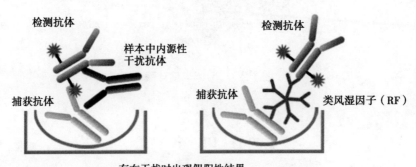

存在干扰时出现假阳性结果

图 1-2-8　双抗体夹心法内源性干扰的原理

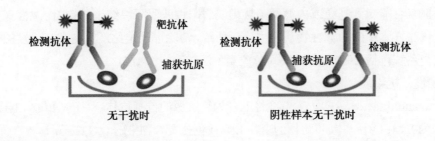

无干扰时　　　　　　　阴性样本无干扰时

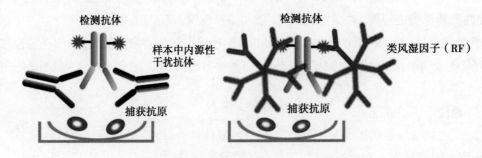

阴性样本有干扰时

图 1-2-9　酶联免疫竞争法内源性干扰的原理

（三）内源性干扰的解决方法

防止内源性干扰的解决方法包括加入免疫阻断剂、更换原料抗体的种属、改造检测抗体或捕获抗体或去除样本中的免疫球蛋白。最简单、最有效的方法，就是在检测系统中添加免疫阻断剂，直接阻断干扰物质与检测系统中抗体或抗原的结合。

二、阻断剂的分类

（一）主动阻断剂

一类对干扰抗体具有高亲和力的试剂。与干扰抗体结合后，可以通过位阻效应阻断干扰抗体与检测抗体或捕获抗体的结合。

（二）被动阻断剂

一般为正常动物血清或 IgG，通过高浓度添加，使干扰抗体优先与阻断剂结合而不与检测抗体或捕获抗体结合，从而降低干扰。

（三）IgM 检测专用阻断剂

检测前去除人血样本中 RF 因子和 IgG，可以显著提高 IgM 检测的灵敏度和特异性。

（四）交联阻断剂

通过化学交联的方法将单体分子变为多聚物，利用空间位阻效应，有效提升阻断效果。

第五节　化学发光剂与标记技术

一、化学发光剂的分类

化学发光免疫分析中的发光物质是在化学发光反应中参与能量转移并最终以发射光子的形式释放能量的化合物，称为化学发光剂或发光底物。化学发光免疫分析应用中最常采用发光剂的氧化发光。

1. 鲁米诺（luminol）、异鲁米诺（isoluminol）及其衍生物（ABEI）　鲁米诺类物质的发光为氧化反应发光。鲁米诺在碱性条件下和过氧化物酶或无机催化剂（包括卤素及 Fe^{3+}、Cu^{2+}、Co^{2+} 及其配合物）的催化下，生成激发态中间体，当其回到基态时发射波长为 425nm 的光。直接作为标记物时，多使用异鲁米诺或其衍生物。早期用鲁米诺直接标记抗原（或抗体），但鲁米诺因标记后发光强度降低，经改良用过氧化物酶标记抗体，进行免疫反应后利用鲁米诺作为发光底物，在过氧化物酶和起动发光试剂（NaOH 和 H_2O_2）作用下，鲁米诺发光，同时还可以加入增强剂（6- 羟基苯并噻唑衍生物类和对酚类物质）使体系的发光显著增强，发光强度可提高 1 000 倍，并且"本底"发光显著降低，发光时间也得到延长，便于重复测量，从而提高分析灵敏度和准确性，其发光原理如图 1-2-10。增强剂的使用，使化学发光免疫分析在蛋白质、核酸分析领域得到广泛应用。

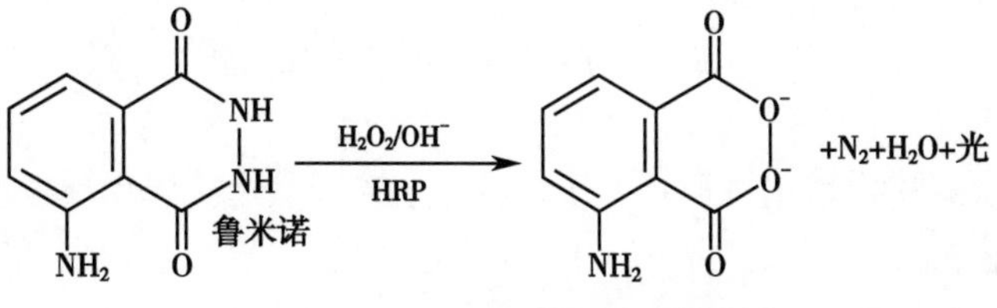

图 1-2-10　鲁米诺化学发光原理

2. 吖啶酯类（acridinium ester, AE）　包括吖啶酯Ⅰ、吖啶酯Ⅱ和吖啶酯Ⅲ，在碱性条件下被 H_2O_2 氧化，发出波长为 470nm 的光，是一类具有很高发光效率的发光剂，可用于半抗原和蛋白质的标记。吖啶酯作为标记物用于免疫分析，发光体系简单、快速，不需要加入催化剂，且标记效率高，本底低。吖啶酯的化学发光原理见图 1-2-11。

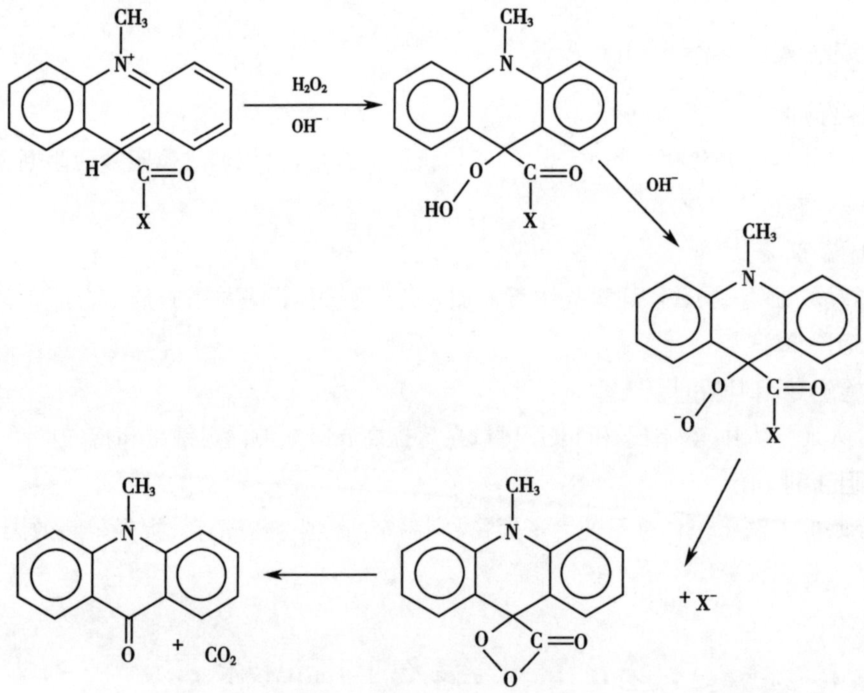

图 1-2-11 吖啶酯的化学发光原理（X＝Cl，OCH₃，OC₂H₅，OC₆H₅）

3. 二氧杂环丁烷类　常用 1,2- 二氧环乙烷（AMPPD），是一种超灵敏的 ALP 底物，性质十分稳定，热分解活化能 Ea＝136KJ/mol，5℃下保存的固态 AMPPD 几乎不分解。AMPPD 在碱性磷酸酶（ALP）作用下，磷酸酯基水解脱去一个磷酸基，得到一个中等稳定的中间体 AMPD⁻，AMPD⁻ 经分子内电子转移裂解为一分子的金刚烷酮和一分子处于激发态的间氧苯甲酸甲酯阴离子，当其回到基态时产生 470nm 的光，可持续几十分钟。其发光原理见图 1-2-12。

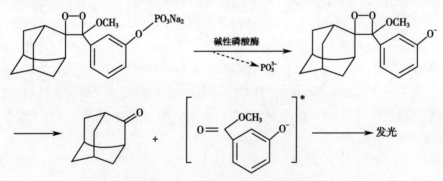

图 1-2-12 ALP-AMPPD 发光原理

4. 三联吡啶钌　三联吡啶钌标记抗体，三丙胺（TPA）参与氧化还原反应。其发生氧化还原反应产生光子的过程需在电极表面进行，因而，该系统专门用于电化学发光免疫分析，在电极表面，以上两种电化学活性物质可同时失去电子发生氧化反应，2 价的 [Ru（bpy）₃]²⁺ 标记物被氧化生成 3 价的 [Ru（bpy）₃]³⁺，TPA 被氧化成阳离子自由基 TPA⁺•，TPA⁺• 极不稳定，可自发失去 1 个质子，而形成自由基 TPA•，TPA• 为强还原剂，可将 1 个电子组 3 价的 [Ru（bpy）₃]³⁺ 还原，以便形成激发态的 [Ru（bpy）₃]²⁺*，TPA 自身被氧化成氧化产物，激发态的 [Ru（bpy）₃]²⁺* 衰减时可发射 1 个波长为 620nm 的光子，重新形成基态的 [Ru（bpy）₃]²⁺，该过程周而复始地进行，不断产生光子，其光子信号的强弱与免疫反应中形成的三联吡啶钌标记抗原 - 抗体复合物的量呈正相关，复合物越多，参与氧化还原反应的吡啶钌越多，光子信号越强。

二、发光剂及酶的标记

化学发光免疫分析过程中，无论发光剂还是参与发光反应的酶类物质，必须通过化学手段将一种分子共价连接到另一种分子上，参与偶联反应的两种物质分别称为标记物和被标记物。抗原和抗体的标记是化学发光免疫分析中十分关键的环节。标记免疫步骤不仅要求标记产物不易脱落、性质稳定，更主要的是标记后标记物应保持原抗原或抗体的活性、保持标记基团的发光活性。鲁米诺、异鲁米诺及其衍生物，吖啶类酯衍生物，辣根过氧化物酶（HRP）和碱性磷酸酶（ALP）是目前化学发光免疫中使用最多的四类标记物。

1. 标记方法

（1）碳化二亚胺（EDC）缩合法：常用试剂为 1- 乙基 -3-（3- 二甲氨基丙基）- 碳二亚胺（EDC）或二环己基碳二亚胺（DCC），其特点为制备过程较温和，应用范围广。

（2）重氮盐偶联法：常用试剂为 NaNO$_2$ 和 HCl，适用于标记分子含芳香伯胺基、脂肪伯胺基发光剂，ABEI 等伯胺基位于侧链者不适用，其特点为简易、成本低、重复性好。

（3）高碘酸盐氧化法：常用试剂为高碘酸盐、硼氢化钠，适用于芳香伯胺或脂肪伯胺发光剂；不适用于无糖基的蛋白质和含有糖基但氧化后会影响免疫学活性的蛋白质，其特点是稳定且标志物不易脱落。

（4）琥珀酸酐法（环内酸酐法）：常用试剂为琥珀酸酐＋EDC，琥珀酸酐＋三乙胺＋氯甲酸酯。该方法能避免双功能交联剂的不良反应，能实现标志物和蛋白质分子间的单向定量缩合，标记效率高。

（5）N- 羟基琥珀酰亚胺活化法：常用试剂为 N- 羟基琥珀酰亚胺。该方法能避免使用其他双功能交联剂时存在的不良反应，是标记物和蛋白质分子间的单项定量缩合，标记效率高。

（6）戊二醛法：常用试剂为戊二醛。该方法的特点是在标记反应中双方分子间有较大距离，减少了抗原抗体反应时的空间位阻，但因偶联不易定量控制且缺乏特异性等而未得到广泛应用。

2. 影响标记的因素

（1）发光剂的选择：根据发光剂的结构和性质选择合适的标记方法。使用氨基苯二酰肼类发光剂作为标记物时，应优先选用带有侧链的衍生物如氨丁基乙基异鲁米诺。吖啶酯类发光剂多选用 N- 羟基琥珀酰亚胺法进行标记，发光效率比鲁米诺高，且在较温和条件下，仅需 H$_2$O$_2$ 和高 pH 即可激发化学发光。

（2）被标记蛋白质的性质：抗原作为被标记物时，应具有较高的纯度和免疫学稳定性；抗体作为被标记物时，应具有较高的效价。用提纯的 IgG 代替全血清以减少血清中氧化酶类的影响，亦可排除其他物质对发光免疫测定的干扰。

（3）标记方法的选择：无论直接标记法还是间接标记法，都有其独特的反应条件和适用对象。应在熟悉标记方法原理和应用情况下，正确选择与发光剂和被标记物结构相适应的偶联方式。

（4）原料比：制备发光剂 -IgG 结合物时，IgG：发光剂：交联剂的摩尔比（mol：mol：mol）会影响结合物的发光效率。当确定一种交联剂后，必须仔细选择它们的摩尔比，求出最佳比例。

（5）标记率：指结合物中 IgG 与发光剂的摩尔比。由于每一种发光剂对应于被标记物都有最佳标记率，标记物选择不好，会造成标记率低、不易保存等现象。

（6）温度：对于较稳定的小分子标记物，温度影响较小；当被标记物是抗原或抗体等大分子（蛋白质）时，由于蛋白质的热不稳定性，应尽量选择较低温度，避免蛋白质在标记过程中丧失活性。

（7）纯化与保存：多数经偶联反应制备的结合物，使用前都需用透析法、凝胶过滤法或盐析法等及时进行纯化。对新制备或经长时间保存的结合物，使用前均需测定蛋白质的含量、免疫学活性及发光效率等指标以保证实验结果准确可靠。结合物一般可分装保存于 −70℃，最好冷冻干燥保存，这样可以保存数年而不丧失活性。

第六节 免疫层析原材料

一、免疫层析简介

（一）免疫层析技术简介

免疫层析技术是20世纪60年代在发达国家兴起并用于检测血清蛋白的一种结合免疫技术和色谱层析技术的快速检测分析方法。该分析技术操作简单、便捷，结果易于判断，无需特殊的检测设备。其原理是利用胶体金、磁性纳米材料、稀土纳米材料、量子点等着色标记物，层析时标记物与待测物的络合物被相应的配体捕获而浓集显色于硝酸纤维素膜上的检测线，以纤维膜上显色条带的有无、颜色深浅和反射光线来定性或定量，在医学、农牧业、食品安全、环境监测等领域应用较为广泛。

（二）免疫层析试纸条的基本组成

常见的免疫层析试纸条由样品垫、结合垫、硝酸纤维素（NC）膜、吸水垫、聚氯乙烯（PVC）底板等部分组成。按图1-2-13所示顺序，以层层叠加方式黏附于支撑底板上面，形成一个完整的试纸条结构。

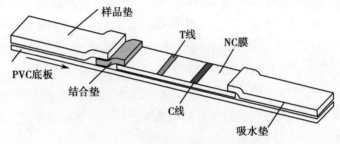

图 1-2-13　免疫层析试纸条结构

层析膜上一般固定有两条或多条具有不同生物活性的捕获分子作为检测线（test line，T 线）与质控线（control line，C 线）。T 线是判断检测结果的依据，C 线则是判断试纸条是否失效的依据。免疫层析试纸条的灵敏度、特异性与稳定性等关键性能参数与以下四部分材料密切相关。

1. **样品垫**　一般为纤维膜或玻璃纤维，其作用是快速吸收层析液，提高样品层析的均匀性，提升待检物与检测试剂的结合效率，并在一定程度上消除样品的基质干扰，进而提高检测灵敏度与稳定性。在实际应用中，样品垫需要进行相应的预处理，一般使用包含增稠剂、去污剂、阻滞剂等成分的溶液进行浸渍。

2. **结合垫**　结合垫是吸附具有生物活性的标记材料的载体，应具有优异的释放性能、较低的非特异性吸附、均一的层析性能及较低的阻逆性等特点。与样品垫类似，结合垫主要材料为纤维膜或玻璃纤维，使用前也需要用包含增稠剂、去污剂、阻滞剂等成分的溶液进行浸渍处理。

3. **层析膜**　层析膜是免疫层析试纸条的核心材料。其承载了 T 线与 C 线，是标记材料与待检物发生免疫反应的场所，也是检测结果的判读场所，直接影响免疫层析试纸条的检测灵敏度与检测时间。硝酸纤维素膜（NC 膜）由于具有较高的蛋白吸附容量与优异的亲水特性，是目前应用最广泛的层析膜材料。由于 NC 膜孔径可影响层析液在膜上的层析速度，因此可通过改变 NC 膜的孔径调控层析液中待检物与 T 线的反应时间进而调节检测灵敏度与检测时间。

4. **吸水垫**　吸水垫应为具有良好吸水能力的纸制材料，其作用是吸收流过层析膜的层析液，为层析提供动力，促使更多层析液流经 T 线与 C 线。可使用不同吸水效率的吸水垫调控待检物与 T 线的反应时间进而调节检测灵敏度与检测时间。

（三）免疫层析试纸条的分类

实际应用中，根据免疫层析时待检物与抗体结合方式的不同，免疫层析试纸条主要可分为双抗体夹心模式及竞争抑制模式。

1. 双抗体夹心模式 双抗体夹心免疫层析试纸条常用于检测含有两个以上抗原表位的目标物，如病毒、细菌、大分子蛋白与脂多糖等。其基本原理和检测流程如图 1-2-14 所示，将偶联有检测抗体的标记探针喷涂于结合垫上，并将与相应抗原另一表位结合的捕获抗体固定于 T 线，将抗检测探针的抗抗体固定于 C 线。检测时，将样品上样液滴加至试纸条样品垫上，在毛细管力作用下泳动至结合垫，并与标记探针发生免疫学反应形成"标记探针 - 抗原复合物"，随后该复合物进一步泳动至 T 线，被捕获抗体拦截并不断积累，从而产生肉眼或仪器可检测的条带。样品中待检抗原越多，积累于 T 线的标记探针也相应增加，进而产生更强的检测信号。未被 T 线拦截的标记探针将被 C 线捕获，同时产生可检测条带。C 线主要用于判断试纸条检测结果是否可信，当 C 线无可检测条带时，则判断试纸条检测结果无效。

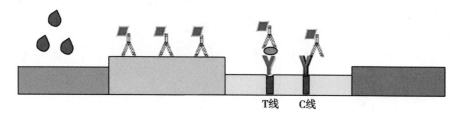

图 1-2-14 双抗体夹心免疫层析试纸条基本原理

2. 竞争抑制模式 竞争抑制免疫层析试纸条常用于检测只含有单抗原表位的分子，如真菌毒素、抗生素等。其基本原理和检测流程如图 1-2-15 所示，将偶联检测抗体的标记探针喷涂于结合垫上，T 线与 C 线分别固定有抗原与载体分子（载体分子通常为蛋白分子）的偶联物以及抗检测探针的抗体。检测时，将样品上样液滴加至试纸条样品垫上，在毛细管力作用下泳动至结合垫，并与标记探针发生免疫学反应形成"标记探针抗体 - 抗原"复合物，并进一步泳动至 T 线，由于待检抗原占据了标记探针上抗体的结合位点，使其无法与 T 线抗原反应，导致 T 线无法产生可检测条带。样品中待检抗原越多，T 线条带越弱，而未与 T 线反应的标记探针将被 C 线捕获，同时产生可检测条带。同样，当 C 线无可检测条带时，判断试纸条检测结果无效。

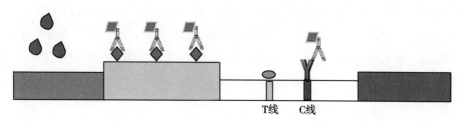

图 1-2-15 竞争抑制免疫层析试纸条基本原理

（四）免疫层析试纸的性能评估

诊断用试剂主要的性能评估指标包括特异度、灵敏度、线性范围、精密度及稳定性等。一个好的项目应具有较高的临床应用价值，能够有助于临床诊断、风险评估或疗效监测等。

1. 精密度 精密度（precision）指在规定条件下所获得独立检测结果的接近程度。精密度是检测系统的基本分析性能之一，也是各种方法学的评价基础。常用的术语包括不精密度、重复性、再现性、中间精密度。

2. 稳定性 稳定性是体外诊断试剂随时间推移保持其特性一致性的能力，是试剂必须具有的基本属性,也是确保试剂使用过程中有效性的重要指标。

3. 线性范围 线性范围(linear range)指覆盖检测系统的可接受线性关系的范围,非线性误差小于设定标准。当某分析物浓度或活性的测量值与真值呈数学上的直线关系时,则认为这种定量测定方法是线性的。对于分析和临床试验方法来说,线性特征非常重要。线性关系代表一种最简单的数学关系,使分析物的结果测量变得简单而容易。

4. 灵敏度 灵敏度(sensitivity)又称真阳性率(true positive rate,TPR),指在某疾病的患者中,用待评价诊断试验检出患者的百分率,即真阳性的病例数(a)占金标准诊断的病例数($a+c$)的比例,TPR = $[a/(a+c)]\times 100\%$。

5. 特异度 特异度(specificity)又称真阴性率(true negative rate,TNR),指在非某疾病的患者中,用待评价诊断试验排除患者的百分率,即真阴性的病例数(d)占金标准诊断的非病例数($b+d$)的比例,TNR = $[d/(b+d)]\times 100\%$。

任何诊断试验必须具备灵敏度、特异度这两大基本特性,两者缺一不可。对于某一诊断试验方法而言,可以通过调整临界值(critical value)提高灵敏度或特异度,但两者不能同时提高,提高灵敏度,必然会降低特异度;反之提高特异度,必然降低灵敏度。因此在选择临界值时必须权衡利弊,兼顾灵敏度和特异度。

在免疫层析试纸条的研发和制备中常为提高试剂灵敏度选择不同的层析标记物。

二、免疫层析技术中的标记材料

免疫层析试纸条的标记材料须同时具备将检测结果"可视化"与"抗体标记"两大功能,是影响灵敏度与稳定性的关键因素之一。优越的标记材料应具有强大的信号能力与简单快速的生物偶联特性。近年来,得益于材料学科的迅猛发展,大量新型标记物材料,包括碳纳米材料、超顺磁纳米颗粒、量子点、上转换荧光材料等被制备,并成功应用于免疫层析试纸条中,大幅度提高了其检测性能。

按照标记物的发展,侧向免疫层析技术经历了胶体金、彩色乳胶微球、纳米标记物三个主要阶段,与之对应,检测结果也经历了定性、半定量、定量三个阶段。纳米标记物的成功应用使 LFIAs 迈向定量检测的新台阶,根据标记物产生的信号不同,将其大致分为两类:有色型标记材料(如胶体金、超顺磁、碳纳米材料与乳胶微球等)与荧光型标记材料(如量子点、上转换荧光材料、荧光微球等)。

有色型标记物:胶体金(aurum nanoparticles,AuNPs)在水溶液中由于表面静电作用呈胶体状态,具有优异的理化性质且易于功能化,是 LFIAs 中最常用的标记物,其特点是会产生肉眼可见的颜色。

荧光标记物:由于有色型标记物信号放大能力有限,现已将许多新型荧光材料用于 LFIAs 的定量检测,常用的荧光标记物有量子点、荧光微球、镧系元素等。

(一)胶体金

胶体金(AuNPs)是最早应用于免疫层析试纸条的标记材料,其吸收波长在可见光区,且随着粒径与形貌的变化颜色呈红色、紫色、蓝色,易于肉眼直接观测。胶体金一般采用柠檬酸三钠还原氯金酸制备获得,该制备方法简单可靠,制备的胶体金表面携带大量负电荷,使其在溶液中或干燥状态下非常稳定。此外,大量的负电荷表面使其能够通过静电吸附的简单方式与蛋白质、核苷酸、多肽等生物分子进行温和的偶联,而这种静电结合能最大限度地保留生物分子的活性。以上优势使得胶体金成为免疫层析试纸条中应用最广泛的标记材料。

(1)优点:①特异性好,胶体金标记物多为特异性单抗或多抗,基本排除非特异性吸附作用。②灵敏度高且操作简便,无需任何仪器和设备,也无需专业人员的指导便可完成。③检测时间短,15min 左右,比 ELISA、PCR 等实验室方法大大缩短检测时间,肉眼便可直观判定,试纸条稳定性好,可长时间室温保存。④检测过程中无放射性同位素和有害物质的参与，不危害检测人员的身体健康，也不污染环境，是一种绿色环保的诊断手段。

（2）缺点：胶体金免疫层析技术已成为许多疾病的诊断手段，虽然目前已被广泛应用，但仍存在一些不可克服的问题。例如，由于不同产品的质量差异，检测过程中会出现假阳性和假阴性结果，影响试验结果的准确性；还存在制备胶体金过程中对使用的器皿要求高、胶体金溶液稳定性较差等缺点。

胶体金技术已在临床检验、食品安全监督与环境监控各领域得到了广泛应用。然而，胶体金在灵敏度和准确度方面仍受到很多质疑，只能应用于定性检测以及对准确度要求不高的项目，临床上通常只能用于筛查试验，呈现阳性反应后仍需要更精确的方法复检。

（二）彩色乳胶微球

乳胶微球一般由聚苯乙烯材料通过一定的化学反应聚合而成，并可以在其表面进行不同功能基团的修饰，如羧基（—COOH）、氨基（—NH$_2$）及醛基（—CHO）等，同时拥有高度的分散性、良好的重悬性，可以作为一种载体与生物抗原/抗体相结合，并结合仪器的测量达到相应的检测目的。实验分析中经常会用到乳胶微球等作为以免疫反应为基础的实验分析底物和支持物，包括最早应用的乳胶凝集实验和目前应用较多的乳胶增强免疫比浊分析、固相免疫分析以及捕获酶联免疫分析等。

（1）优点：色彩鲜艳而丰富，彩虹系列色彩均可调整，可实现多重检测；粒度均一、单分散性好、检测结果可重复性强；检测结果直观，肉眼可观察，使用方便；与胶体金相比，灵敏度更高。

（2）缺点：只能给出定性或半定量结果。

（三）荧光微球

荧光微球（fluorescent microspheres，FM）是一种新型的荧光标记材料，将荧光物质通过物理吸附法、化学键合法、共聚法、自组装法和包埋法等形成直径在纳米至微米级，通过相应激发光源激发后能发出荧光的固相球体。具有制备简单、球体比表面积大和吸附性强等特点，并且具有稳定的形态结构和高效的发光效率，在许多领域尤其是生物医学领域有重要的应用。

1. 荧光微球的优缺点 ①优点：荧光微球具有相对稳定的形态结构，粒度均一、单分散性好、偶联效率高、发光效率高；可进行定量检测且检测结果重复性好；有较好的生物相容性且基本不受外界环境变化的影响。②缺点：荧光微球的价格略高于彩色微球。

2. 荧光微球的制备 制备抗体与荧光纳米微球偶联后的免疫荧光微球是荧光免疫层析方法得以开展的前提，并且荧光纳米微球与抗体不同的标记条件会对荧光免疫层析试剂盒的检出限和灵敏度产生影响。

免疫荧光微球的制备是将荧光纳米微球通过共价偶联的方式和抗原或抗体结合的标记技术，而免疫荧光乳胶由荧光纳米微球以及共价偶联的抗原抗体组成。其基本步骤包括：①荧光微球乳胶清洗；②荧光微球活化；③抗体偶联；④微球封闭；⑤免疫荧光微球保存。

免疫荧光微球的制备通常使用共价偶联以及高分子微球功能化两种方式。由于共价偶联方法的功能度和交联度更好，通过共价键的结合方式也更为牢固，并且能延长荧光纳米微球的使用时间，因此更为常用。

（四）时间分辨荧光微球

时间分辨荧光微球（time-resolved fluorescent nanobeads，TRFN）是基于镧系元素发光的新型标记材料，其内部包埋稀土——镧系元素（如 Eu^{3+}、Tb^{3+}、Sm^{3+}、Dy^{3+}），镧系元素螯合物在紫外光源的激发下能发射特殊的荧光。时间分辨荧光免疫层析技术（time-resolved fluoroimmunoassay，TRFIA）是以微球作为标记物，标记抗原、抗体等物质，利用时间分辨荧光分析仪，确定待测抗原、抗体的量。其特点是通过延迟读取发射光时间以区分特异性荧光信号和基质背景荧光信号，是现在较为常用的标记研究材料。

（1）优点：灵敏度高，比金标、普通荧光灵敏度高 2～3 个数量级；标记物稳定，抗干扰强，检测结果重复性好；操作简便，检测时间短，可用于现场检查；可定量检测，无放射性污染。

（2）缺点：仪器设备要求和成本相对较高。

（五）量子点

量子点（quantum dots，QDs；又称半导体纳米粒子）是近年来发展起来的半导体纳米晶材料，是由 Ⅱ～Ⅵ 族或 Ⅲ～Ⅴ 族元素组成，半径小于或接近激光玻尔半径，能接受激发光产生荧光的一类半导体纳米颗粒。其中，研究较多的主要是 CdX（X = S、Se、Te），直径为 2～6nm，存在显著的量子尺寸效应和表面效应，具有常规材料所不具备的光吸收特性，其应用领域越来越广泛，特别是在免疫生物学和临床检验学等研究中的潜在应用价值，引起广大科学工作者的极大关注，近年来已从细胞标记等应用逐渐向多个领域的检测与诊断方向渗透。量子点作为荧光试剂探针标记生物大分子，是纳米材料在生物分析领域的重要应用之一，目前国内许多体外诊断企业开始采用这一材料作为其荧光免疫层析平台的标记物。

1. 量子点的优缺点

（1）与传统的标记材料相比，量子点具有以下特性和优点：①荧光强度高：量子点效率级数为 0.5，稳定性好，抗光致漂白，ZnS 包裹的 CdSe 比罗丹明 6G 分子亮 20 倍，稳定性高 100～200 倍，且可以耐受多次激发。②发光颜色多样：不同粒径大小的量子点发射光的颜色不同，也可以通过改变纳米晶的组成来达到调色功能，如：CdS 发射蓝光，InP 发射红光。③适应于空间及光谱的多重传输。④量子点的冷光寿命一般在 30～100ns，这个时间比背景荧光及大部分样本基质的拉曼散射光要长很多，因此可以减弱甚至消除背景荧光的影响。⑤量子点波谱范围宽：量子点有较宽的吸收光谱，吸收光谱刚好延伸到紫外区域。量子点的发射光波长基本上独立于激发光波长。因此，单一波长激发光、一个波段的光谱或整个激发光源均可激发量子点，使其在整个可见光区域产生一个波谱比较窄的荧光。

（2）缺点：量子点标记能诱导氧自由基的产生，因此对生物活性物质具有一定毒性，但这些毒性可以通过偶联到蛋白质分子上或覆盖一层低毒物质来降低。量子点和某些蛋白质结合后可能导致量子点的荧光减弱或淬灭，如铜 / 锌 - 超氧化物歧化酶对 CdSe 量子点的荧光有明显的淬灭作用。如果量子点标记用于试纸的制备，其使用过程中需要紫外光源用于色泽变化的观察，与肉眼观察即可判断检测结果的其他类型试纸相比，操作程序稍显复杂。

2. 量子点的制备　现阶段，在进行量子点纳米晶体的制备方面，依制备环境的差异可分为两类：有机相环境、水相环境。在有机相环境中，进行量子点纳米晶体的制备优点是具有较高的产率，量子点的稳定性和分散性都很好。然而，在有机相中制备量子点也有不少缺点，比如有机相中制备的量子点纳米晶体实验成本高，制备量子点所用试剂的毒性强，而且制备量子点的操作缺乏安全性。水相环境中，进行量子点的制备具有重复率高、操作简单、环境友好、廉价等优点。同时，在水相中制备的量子点生物相容性较为突出，能够在生物体上直接使用。但在水相环境中，早期制备得到的量子点大都不具有良好的发光性能（HgTe、CdTe 除外）。因此，当在水相环境中制备量子点纳米晶体时，通常需采取紫外光照、选择性沉淀、变动量子点结构等方法来提高量子点纳米晶体的荧光量子产率。

（1）在有机相中制备量子点主要采用有机金属法：将有机金属前驱体溶液注入 250～300℃ 的配体溶液中，前驱体在高温条件下迅速热解并成核，晶核缓慢生长成为量子点，通过配体的吸附作用阻滞晶核生长，并稳定存在于溶剂中。前驱体主要为烷基金属（如二甲基镉）或烷基非金属（如二三甲基硅烷基硒）化合物，主配体可选择三辛基氧化膦（TOP）、十二胺（DDA）吡啶或呋喃等，溶剂兼次配体为三辛基膦（TOP）。该法制备的量子点具有种类多、荧光量子产率高、光学性能优异、粒径可控等优点，是目前制备量子点的主要方法。

（2）在水相中制备量子点主要采用水热法和辅助微波法：水相制备量子点具有试剂无毒廉价、操作简单、重现性好、表面电荷和表面性质容易控制，容易引入官能团分子等优点，同时，水相制备的量子点具有优越的生物相容性，因此，量子点的水相制备技术已成为量子点制备中的新宠。目前水热法、辅助微波法是水相制备量子点的新技术。①水热法：在特制的密闭反应器（如高压反应釜）中，通过将水加热到超临界温度或接近超临界温度（此时，反应器内将产生高压）而制备量子点的一种方法。水热法继承和发展了水相法的全部优点，克服了常压下水相制备量子点的回流温度不能超过100℃的缺点。由于反应温度的提高，使得量子点的制备周期明显缩短；因成核与生长过程的相互分离，量子点表面缺陷明显改善，显著提高了量子点的荧光量子产率。②辅助微波法：利用微波辐射从分子内部加热，避免了普通水浴或油浴局部过热以及量子点生长速度缓慢等问题，制得的量子点具有尺寸分布均匀、半峰宽较窄和荧光量子产率较高等特点。

第七节 免疫比浊乳胶微球

一、乳胶微球的定义及性能参数

（一）乳胶微球的定义

乳胶微球一般指聚苯乙烯（polystyrene，Ps）微球，是一种常见的高分子微球材料。1955年，Vanderhoff和Brodford首次报道了窄粒径分布Ps微球的制备方法。Ps微球因具有高分子微球材料的通性，如粒径小、比表面积大、吸附性强、分散性好、易于改性和修饰等优点，被广泛应用于生物化学、电化学检测、催化剂、吸附剂、色谱填料、涂料等领域。

（二）乳胶微球的性能参数

微球的性能受多种参数的影响，如粒径大小、表面基团、单分散性等，这些参数最终都能影响诊断试剂的性能。因此，了解其性能参数以及如何选择微球非常重要，选择合适的微球，对开发稳定、可重复的优质诊断试剂至关重要。

单分散、不同粒径大小及在表面引入不同功能基团的Ps微球具有比表面积大、吸附性强、力学性能好、耐溶剂范围广、方便回收重复利用等优点，在许多领域有广阔的应用前景。

1. 乳胶微球的粒径大小 聚苯乙烯微球具有多种尺寸，粒径范围一般在0.05~20μm，且粒径均一。微球的大小与检测灵敏度以及线性范围密切相关。

一般而言，粒径越小，其线性范围越宽；小粒径聚苯乙烯微球的蛋白载量大，可以偶联更多的免疫结合抗体，往往可以获得更宽的待测物测量浓度范围。然而，小粒径微球的凝集导致吸光度值增量相对较小，检测灵敏度也相应较低，对于样本中含量极微的待测物，尤其是样本中含量极微且需要采用竞争免疫分析方式检测的小分子待测物，使用小粒径微球常常难以实现高灵敏检测。

粒径越大，则对灵敏度越有帮助。大粒径微球凝集导致吸光度值增量相对较大，检测灵敏度也相应较高，能实现临床检测所需的较高检测灵敏度。然而，大粒径聚苯乙烯微球往往无法获得更宽的待测物测量浓度范围，并且大粒径聚苯乙烯微球具有较大的体积，布朗运动以及表面电荷对微球悬浮稳定性所起的作用相对较弱，因此，在贮存过程中经常出现微球聚集、沉降，导致试剂失效。

2. 乳胶微球表面修饰的官能团种类 聚苯乙烯微球由于自身弹性低，没有极性基团可以与基体进行黏附等缺陷，大大限制了其实际应用，为了扩展其应用领域而对聚苯乙烯微球进行修饰变得十分有必要。聚苯乙烯微球的功能化方法主要是通过苯环、烯烃双键、特定官能团的反应等来进行修饰（图1-2-16）。

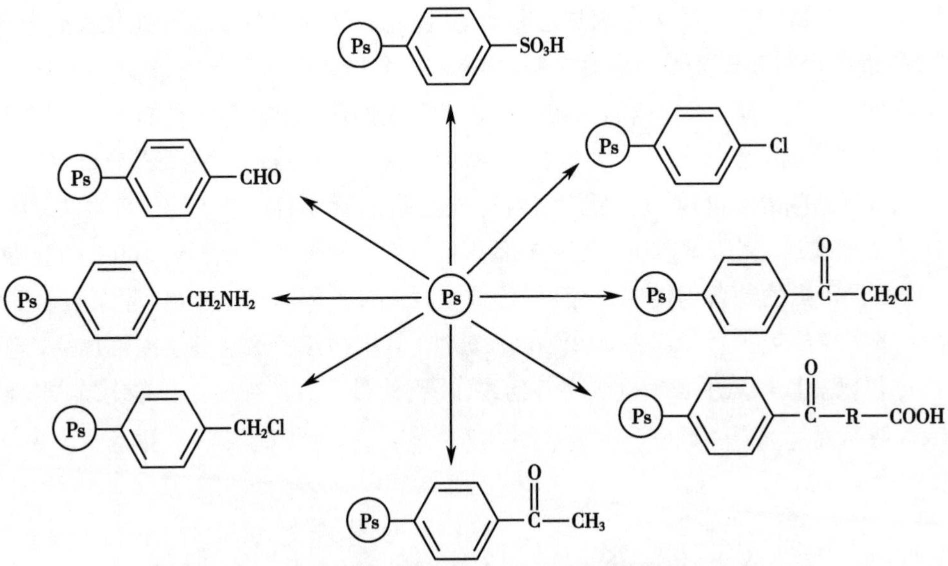

图 1-2-16　聚苯乙烯微球表面引入各种功能基团的示意图

目前聚合物微球的功能化可以按照加工方法不同,分为加工法和聚合法。加工法,即首先合成聚合物裸球,再进行后期加工处理得到功能化聚合物微球,处理包括但不限于溶胀、吸附功能分子或颗粒,得到聚合物微球。加工法的基体易于制备或购买,但后处理过程烦琐复杂,粒径分布不均,且容易破坏微球结构。聚合法是将单体和功能单体引发聚合的同时形成表面官能化的高分子微球,其缺点在于聚合过程中的高温、氧化性引发剂等反应条件容易使功能分子失活。

通常根据对乳胶微球表面进行修饰官能团的不同,将其分为羧基化乳胶微球、氨基化乳胶微球、甲苯磺酰基乳胶微球、醛基化乳胶微球等。蛋白与微球的结合,很大程度上取决于微球的表面官能团类型及其浓度。

表面无功能基团的聚苯乙烯微球,主要以物理吸附的方式结合抗原、抗体;表面修饰羧基、磺酸基、醛基等官能团的聚苯乙烯微球既可以被动吸附蛋白,以物理吸附的方式结合抗原、抗体,也可以通过共价结合的方式与抗原、半抗原、抗体、多肽及核酸探针等配体偶联,用于免疫比浊、侧向层析、乳胶凝集、流式测定和磁性分离等多个诊断领域的检测,为免疫诊断、生物分离提供了理想材料。

表面修饰羧基、磺酸基、醛基等官能团的聚苯乙烯微球都是疏水微球。羧基微球表面含带负电荷的羧基基团,在 pH 为 5.0 以上时保持稳定。磺酸基微球表面含带负电荷的磺酸基团,在酸性 pH 环境保持稳定。醛基微球表面也带有磺酸基团,但能和蛋白形成共价键。带有疏水基团的蛋白的吸附和配位结合,是最简单和直接的标记方法,这种方法中,微球溶液和含目标蛋白的溶液混合反应后,未结合的游离蛋白通过清洗步骤除去,从而获得乳胶微球蛋白复合物。疏水吸附方法只能用于疏水微球(硫酸盐、羧基、醛基表面修饰的微球)。醛基表面修饰微球是一个特例,其疏水吸附结果取决于后来的共价结合。虽然物理吸附不依赖 pH,但反应缓冲液的 pH 对蛋白结构有非常大的影响,从而影响蛋白吸附到微球上的反应效率。一般接近被吸附蛋白等电点 pH 时,物理吸附效率会很高。

3. 乳胶微球的单分散性　单分散通常指分散在连续相中的微球,其粒径分布较为均一,在直径、孔隙、表面性质和色谱峰形等方面具有一致性。单分散微球的粒径分布方差小于15%。

单分散微球适合应用于配体偶联以及一些准确定量要求的应用,微球的粒径均一度较好,能保证微球偶联的配体数量均一、定量的准确性及实验的重复性,与批间差有密切关联。

如偶联特定抗原抗体,链霉亲和素及 oligo 核酸片段的微球则需要单分散性较好的微球。这类单分散微球可广泛应用于免疫测定、蛋白纯化、细胞分选、靶向序列捕获、微球偶联引物 PCR 扩增,以及均一化、片段筛选等。

单分散聚苯乙烯微球具有良好的吸附性能、优良的力学性能及表面活性高、可回收利用等特性受到广泛关注,应用范围涉及标准计量、食品化工、医药学、生物工程、信息工程微电子技术等各个领域,特别是生物医学领域,对临床诊断、免疫技术、细胞学等研究意义重要,并形成专门的研究体系。

二、乳胶微球的制备方法与应用

(一)乳胶微球的制备方法

乳胶微球是通过乳液聚合合成的,表面活性剂分散在其中形成乳液,在合成过程中表面活性剂的疏水性尾部和亲水性头部在适当的浓度条件下形成胶束。当疏水性的苯乙烯单体加入时则会进入胶束的内部,然后加入引发剂使苯乙烯单体发生聚合反应从而形成粒径均匀的微球颗粒。通过独特的表面修饰工艺,可使微球表面带有不同的功能基团,如羧基、氨基等,便于微球表面的抗体/抗原偶联。

目前已经发现越来越多的聚合方法制备聚苯乙烯微球,比较普遍的有悬浮聚合法、乳液聚合法、分散聚合法、种子溶胀聚合法、无皂乳液聚合法等。

1. 悬浮聚合法 悬浮聚合法是指将单体、引发剂、交联剂等与分散剂混合,通过强力搅拌将单体分散成无数的小液珠,悬浮在水中进行聚合反应,故又称珠状聚合。这种方法的优点是反应容易控制,聚合后的产物只需经过简单的分离、洗涤、干燥等工序,就能得到反应产物;缺点是得到的微球粒径分布较宽,微球中残留的分散剂难以去除,不能用连续法进行生产。悬浮聚合法在工业上应用很广,聚苯乙烯微球主要采用悬浮聚合法生产。

2. 乳液聚合法 乳液聚合法是指单体借助机械搅拌,在乳化剂的作用下分散在水中形成乳状液,再加入水溶性单体引发聚合反应,制备的微球粒径分布在 $0.5\sim1\mu m$。乳液聚合的特点是聚合反应速度快、粒径分布相对均匀、聚合物分子量高,并且用水作为反应介质,避免了使用有机溶剂作为反应介质对环境造成的污染。但在聚合过程中添加的乳化剂很难完全去除,影响产物的纯净程度。

3. 分散聚合法 分散聚合法是 20 世纪 70 年代发展起来的制备大粒径单分散高分子微球的一种新的特殊类型的沉淀聚合方法,体系主要由单体、分散介质、稳定剂和引发剂组成。聚合最初形成的聚合物溶于体系,当链长达到一定程度后,聚合物便从反应体系中沉析,形成聚合物乳液的分散体系。在分散聚合的过程中,反应单体、引发剂、分散剂都溶于分散介质中,整个反应体系要借助分散剂的存在稳定分散系统,聚合反应生成的聚合物不溶于分散介质。分散聚合法适用于制备粒径分布窄的大粒径聚合微球,此外,分散聚合法也是向微球表面引入功能基团最方便的方法。

稳定剂的选择是分散聚合成败的关键,常用的分散剂有聚乙烯吡咯烷酮、丙烯酸、聚乙二醇等。

4. 种子溶胀聚合法 种子溶胀聚合法是近年来新兴起的制备单分散大粒径聚合物微球的有效方法,其用单体对悬浮聚合或分散聚合制备出的具有单分散小粒径的聚合物乳液进行溶胀,然后引发聚合反应,最终得到产物微球。种子溶胀聚合法通常分三步:溶胀、共聚、提取。该方法较容易控制微球的粒径,能制备出理想的微球。根据溶胀工艺的方法不同又可以分成常规溶胀法、二步溶胀法、多步溶胀法和动力学溶胀法。

5. 无皂乳液聚合法 无皂乳液聚合法是指在聚合反应过程中不添加乳化剂或乳化剂用量小于临界胶束浓度的乳液聚合。乳液聚合体系一般由单体(如苯乙烯)、水(分散介质)、水溶性引发剂及乳化剂(如十二烷基硫酸钠)四部分组成。聚合主要由三个阶段组成:①第一阶段,自由基从水相进入单体溶胀胶束,与溶胀胶束内的单体反应而生成核;②第二阶段,油滴内的单体向水相扩散继而被生成的核吸收并发生聚合,核不断成长为微球,直至油滴消失;③第三阶段,微球内的单体继续聚合,直至反应结束。成核反应在较短的时间内结束,而使用较长的时间来进行核的成长。

乳液聚合法的主要优点是：聚合速度快，可以较容易地得到数十至数百纳米的微球，且制得的微球单分散性很好。但乳液聚合产物中含有乳化剂，难于完全清除，影响产品的使用性能，同时乳液聚合所得的微球粒径较小，使其应用受到限制。无皂乳液聚合是为了解决因乳化剂的添加导致微球在实际应用时对产品的不良影响而研发的聚合技术。无皂乳液聚合省去了后续去除乳化剂的步骤，简化操作工艺，使产品纯净、单分散性良好。无皂乳液聚合过程本身需要引入亲水性或离子型单体，是制备表面改性聚合物微球较好的合成方法。

（二）乳胶微球的应用

为了实现免疫反应的检测和分析，通常会在乳胶上再偶联能特异性捕获待检物的特异性物质，如抗原、抗体、待检物的配体或受体、凝集素、核酸适配体等。由此，发生特异性反应时，免疫反应能够从宏观上被放大，进而更容易被检测和分析（图1-2-17）。因此，乳胶与特异性物质的偶联技术被广泛应用于免疫比浊、定量侧向层析、流式细胞技术、荧光酶联免疫吸附、生物传感器等分析平台。

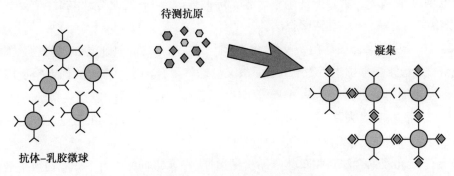

图 1-2-17　乳胶增强免疫比浊原理

白色聚苯乙烯微球通常用于乳胶增强免疫比浊法和乳胶凝集法，包括羧基化乳胶微球、氨基化乳胶微球、甲苯磺酰基乳胶微球、醛基化乳胶微球等。通常对乳胶微球表面官能团进行修饰，与抗体通过共价键的形式结合，一方面提高与抗体的结合率，另一方面提供了合适的三维结构有助于与抗原进行结合，提升检测的敏感性和特异性。乳胶微球通常是纳米级粒子尺寸，属于原子簇和宏观体系过渡区域，具有高比表面积的特性，加速吸附平衡的时间和吸附平衡的稳定性，大大增加了免疫比浊法在临床的广泛应用，乳胶增强免疫比浊法广泛应用于特种蛋白、肿瘤标志物等检测，是非常实用的免疫测定技术。

（胡川闽　刘　静）

参考文献

[1] 吕世静，李会强. 临床免疫学检验 [M]. 4 版. 北京：中国医药科技出版社，2020.

[2] 邹鸿燕. 免疫学检验理论与临床 [M]. 天津：天津科学技术出版社，2018.

[3] 夏圣. 临床免疫检验学 [M]. 北京：科学出版社，2019.

[4] 王建中，张曼. 实验诊断学 [M]. 北京：北京大学医学出版社，2019.

[5] ABUL K, LICHTMAN A H, SHIV P. Cellular and Molecular Immunology[M]. Amsterdam: Elsevier，2021.

[6] PUNT J, SHARON S, PATRICIA J. Kuby Immunology[M]. New York: Macmillan Learning，2019.

[7] BISHOP M L, FODY E P, SCHOEFF L E. Clinical Chemistry: Principles，Procedures，Correlations[M]. Philadelphia: Lippincott Williams & Wilkins，2000.

第三章

单个 B 细胞抗体制备技术进展

第一节 单个 B 细胞技术简介

单个 B 细胞技术是近年来新发展的一种独立于杂交瘤融合技术和噬菌体展示技术、新一代快速制备单克隆抗体的技术。这种技术以 B 细胞为起始点，利用每个 B 细胞只含有一条功能性轻链可变区和一条功能性重链可变区 DNA 序列，每个 B 细胞只产生一种特异性抗体的特性，获得单个 B 细胞所表达的抗原特异性抗体。同时亦可进一步直接从单个 B 细胞中获得抗体基因。

从抗体发现方面来看，目前已经批准的抗体主要来源于以下几种技术：杂交瘤、噬菌体展示、人源化小鼠、单个 B 细胞技术。究其本质，基本上所有抗体最终都来自 B 细胞（除外一些合成库），因此如何高效获取抗原特异性 B 细胞一直以来是抗体发现前进的方向。抗原特异性 B 细胞是获得抗原特异性单克隆抗体序列的主要来源，特别是使用人类样本，如外周血单个核细胞。此外，该技术也可以其他物种（如小鼠、大鼠和兔）B 细胞为来源制备单克隆抗体，从而使单克隆抗体的开发变得更加简单有效。基于 B 细胞培养方式的不同将现有抗体发现技术分为两大类共 6 种：①传统的基于孔板（96 或 384）或玻片等大体积培养的技术，如杂交瘤、抗体分泌细胞（antibody-secreting cells，ASCs）培养技术及基于 B 细胞抗原受体（BCR）的记忆 B 细胞荧光激活细胞分离法（FACS）技术；②在微小体积中培养的技术，如基于微流体的单个 B 细胞筛选技术、B 细胞复制方法、单个 B 细胞谱系分析以及克隆扩增鉴定。

一、B 细胞永生化技术

B 细胞在体外存活时间较短，为鉴别分泌特定抗体的 B 细胞带来了挑战。为了延长 B 细胞的存活时间，研究者开发了 B 细胞永生化技术，如将 B 细胞与骨髓瘤细胞融合或用 EB 疱疹病毒（Epstein-Barr virus，EBV）感染 B 细胞。

杂交瘤技术是第一代 B 细胞永生化技术，将能够分泌抗体的 B 细胞 ASCs 与骨髓瘤细胞融合，使 ASCs 能够获得瘤细胞无限繁殖的优势，并且在生长过程中将抗体分泌于培养上清以供筛选抗原特异性抗体的存在。最初的杂交瘤是小鼠脾细胞与骨髓瘤融合，之后研究者相继开发了骨髓、外周血单个核细胞等细胞的融合技术，并且该技术也被推广到不同种属如大鼠、兔等杂交瘤的制备。为了防止阳性克隆的丢失，一般在融合后的 1～2 周进行抗体特异性检测，并进行亚克隆形成单克隆（图 1-3-1）。

但是这种方法得到的鼠源抗体免疫原性高、半衰期短，临床疗效往往不显著。鼠源抗体的免疫原性弱化改造上，即使是进行完全人源化的基因工程改造，也不可能完全消除鼠源单抗的免疫原性，对临床疗效的改善依然有限。同时，ASCs/SP20 融合的成功率极低，使用最初的基于 PEG 的方式，通常大约每10 万个 ASCs 中仅有一个能融合上，因此融合后会丢失很多特异性 B 细胞。另外，阴性 B 细胞形成的杂交瘤会与阳性杂交瘤竞争,可能导致阳性杂交瘤的丢失。但由于该技术成熟度比较高,仍被广泛应用。

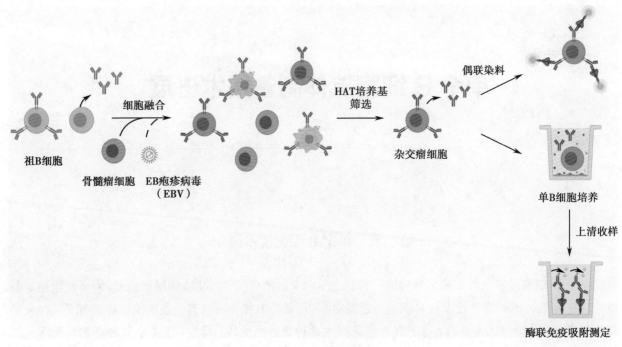

图 1-3-1　杂交瘤技术

二、记忆 B 细胞以及抗体分泌型细胞培养技术

随着过去 20 年 B 细胞培养技术的发展,记忆 B 细胞不再依赖于杂交瘤的制备或 EBV 永生化,也可以在化学成分确定的培养基中生长。大多数人类记忆 B 细胞培养依赖于表达 CD40 配体(CD40L)的饲养层细胞与 IL-4、IL-10 和/或 IL-21 等细胞因子的结合,或依赖于 EBV 感染与 TLR9 激动剂(CpG)结合,有时还依赖于同源抗原。另外,还可以通过半固体培养基,利用抗原包被磁珠,搭配荧光标记的二抗,筛选能够分泌目标抗体的 B 细胞。该方法利用半固体培养基,因此无须物理上对 B 细胞进行分离,其筛选基数会更大(见图 1-3-2)。

另一种方法是荧光聚焦法,这种方法检测单个浆细胞分泌的抗体,浆细胞与抗原包裹的磁珠和荧光标记的二抗同时放在半黏性介质中的显微镜载玻片上。分泌的抗体通过在半黏性介质中的低扩散限制在

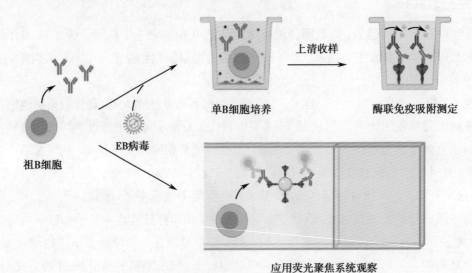

图 1-3-2　记忆 B 细胞及抗体分泌型细胞培养技术

ASCs 附近,利用微操作器检索感兴趣的 ASCs。通过特定方法将 B 细胞分选到 96 或 384 孔板进行培养,培养后既可以进行 ELISA 筛选也可以进行功能性筛选,如中和试验等。该方法可以筛选到一些特殊功能的抗体,如广谱中和抗体。总的来说,上述 B 细胞培养方案因其通量高、简单、成本有限而得以应用。

三、基于 BCR 的单个 B 细胞筛选技术

该筛选方法是基于记忆 B 细胞表面受体,主要是对抗原进行标记,如荧光标记、磁珠标记或核酸标记,然后利用这些标记的抗原对目标 B 细胞进行分离,如通过荧光进行细胞分离筛选。该方法在筛选中容易产生假阳性,因此实际筛选中经常对抗原进行不同标记,如双荧光或不同的 Tag 标签等,进行交叉筛选排除非特异性结合的 B 细胞(图 1-3-3)。

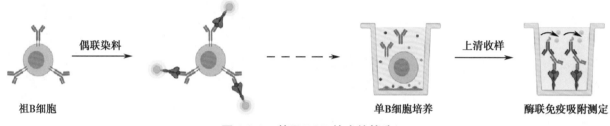

图 1-3-3　基于 BCR 技术的筛选

该技术是目前比较流行的筛选方法,具有较高的通量、较低的成本并且简便易操作。但由于该方法是基于 BCR 筛选,因此只能筛选记忆型 B 细胞,而没有 BCR 的一些 B 细胞则无法被筛选到。

四、基于微流控的单个 B 细胞筛选技术

除了使用细胞培养板和显微镜玻片等常规实验室设备来筛选抗原特异性 B 细胞外,最近研发的技术还使用了基于微流控技术的特殊微型化平台。这种对单个 B 细胞的空间限制不仅进一步改进了体外培养,而且允许在短时间内以高通量的方式鉴定单个抗原特异性 B 细胞。开放式系统包括 Beacon、微流控室、微雕刻系统以及微毛细管阵列。相比之下,基于油包水的液滴微流控体系可列为封闭式系统。总的来说,这些系统的主要优点是高 / 超高吞吐量和速度,主要缺点是需要较高的成本和专业知识(图 1-3-4)。

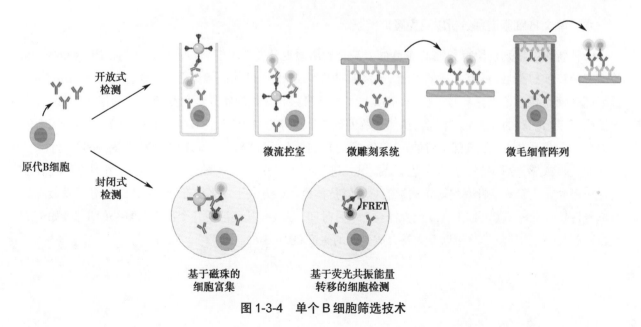

图 1-3-4　单个 B 细胞筛选技术

五、B细胞复制方法

目标 B 细胞的筛选首先提取 RNA 完成逆转录,后经 VH-VL 扩增获得目的序列后,将目的序列导入细胞进行表达。B 细胞"复制"方法技术路线如图 1-3-5 所示,首先分离单个 B 细胞,然后裂解 B 细胞并进行逆转录构建自然配对的 VH-VL 库,为了方便后续展示,VH-VL 在构建过程中加入链接,构建完成的 VH-VL 被导入完整的细胞,如哺乳动物细胞、酵母细胞或噬菌体中进行展示筛选。该方法已经被成功用于流感病毒特异性抗体的筛选。

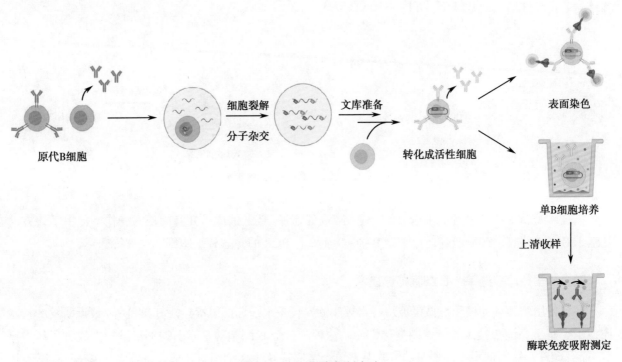

图 1-3-5　B 细胞复制方法

六、单个 B 细胞谱系分析以及克隆扩增鉴定

一种新颖的识别抗原特异性 B 细胞的方法是利用最近开发的单细胞转录组技术,如 10×Chromium 等。在免疫或感染后,所有扩增的克隆(自然配对的 VH-VL 独特的同源组合)中,抗原特异性 B 细胞流行率高。使用传统的批量免疫球蛋白 NGS 技术不能直接传递抗原特异性单克隆抗体的遗传信息,因为无法检索原始配对的 VH-VL 序列。虽然传统的批量免疫球蛋白 NGS 技术有一定的缺陷,但有研究者使用 B 细胞测序数据(不是天然配对的 VH-VL 序列),通过分析克隆扩增、高频克隆和突变频率等特性,已经证明免疫或感染后,抗原特异性克隆会扩增并进行高频突变。这一概念进一步发展,并且有研究者根据这一概念首次筛选了针对埃博拉病毒的单克隆抗体盘。该方法不足之处在于,从 B 细胞分选到最终抗原特异性抗体的检测(如 ELISA),至少需要 2 个月时间。此外,其还涉及几个昂贵而复杂的步骤,如单细胞封装芯片、生物信息学分析以及大量合成基因的生产(图 1-3-6)。

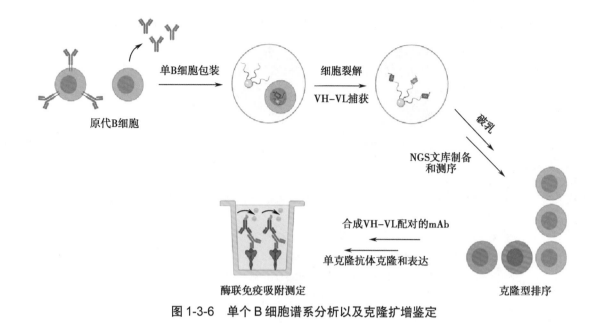

图 1-3-6 单个 B 细胞谱系分析以及克隆扩增鉴定

第二节 抗体发现技术的特性比较

1975 年杂交瘤技术问世拉开了单克隆抗体发展的序幕，之后单克隆抗体药物经历了鼠源抗体 - 嵌合抗体 - 人源化抗体 - 全人源抗体四个阶段，产生了抗体偶联药物、抗体融合蛋白、单域抗体等多种新型抗体药物，标志着免疫疗法黄金时代的开启。单克隆抗体药物的推陈出新归根于单克隆抗体技术的不断发展与创新。目前主要的抗体技术有：杂交瘤技术、噬菌体展示技术、转基因小鼠技术和单个 B 细胞技术（图 1-3-7）。

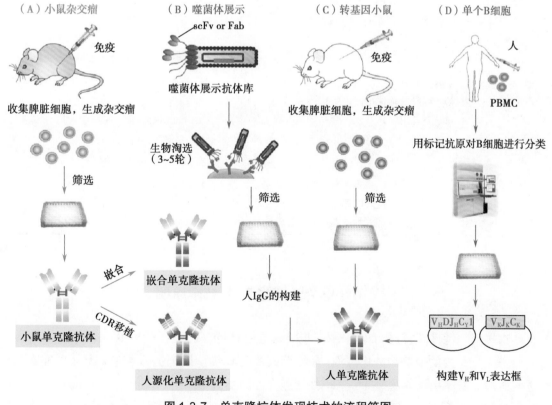

图 1-3-7 单克隆抗体发现技术的流程简图

传统 B 细胞培养方式的抗体开发策略如杂交瘤技术研发周期较长，非 B 细胞培养方式如噬菌体展示技术存在抗体轻链和重链非天然配对等显著不足，而单个 B 细胞技术由于通量大、效率高，且保留了抗体轻链和重链可变区的天然配对，同时具有基因多样性好、全人源等优势，目前已发展为针对病原体或目标抗原的抗体快速开发策略。单个 B 细胞 PCR 技术与其他抗体发现主流技术的优缺点比较见表 1-3-1。

表 1-3-1　单克隆抗体发现的主要技术比较

抗体发现技术	优点	缺点
基于 BCR- 单个 B 细胞 PCR 技术	1. 与杂交瘤相比，获得特异性 mAb 的效率更高 2. 从人 PBMC 中快速、高通量获得天然人抗体，简化人源化改造工程 3. 分离原生单抗，保留天然同源的 VH 和 VL 配对 4. 不需要培养 B 细胞，研发周期大大缩短 5. 有可能区分处于不同发育和分化阶段的 B 细胞 6. 可从多个样本中分离 B 细胞，不需要对动物实施安乐死 7. 特异性好、亲和力高、基因多样性丰富等	1. 单细胞分选设备价格昂贵 2. 针对 B 细胞标志物的抗体并不适用于所有物种
基于 B 细胞培养 - 微流控技术 Beacon 光导系统	1. 大大缩短抗体研发周期 2. 兼顾高通量和多重功能实验筛选，实现更早期的功能性抗体筛选，从而提高效率 3. 在早期就能将高活性的抗体分子筛选出来，从而大大提高抗体药物分子的多样性和获得高活性分子的概率	机器昂贵，需要较高的成本和专业知识
基于 B 细胞培养 - 杂交瘤技术	1. 技术成熟 2. 研发成本低，认可度高 3. 保留抗体轻链和重链基因组合的天然配对 4. 抗体在体内经历亲和力成熟	1. 细胞融合和杂交瘤分离效率低 2. 细胞系的产生和特定杂交瘤的选择需要相对较长的时间 3. 杂交瘤细胞系可能在遗传上不稳定 4. 持续存在细胞培养污染的风险 5. 基因组重排有非功能性轻链
非 B 细胞培养 - 噬菌体展示技术	1. 不需要动物宿主，展示库可以在市场上购买 2. 大量克隆的筛选提高产生优质 mAb 的机会 3. 可能分离出针对有毒和非免疫原性抗原的单抗 4. 重新设计天然 CDR 的可能性，以产生特异性和亲和力更高的 mAb	1. 噬菌体文库的多样性取决于细菌转化效率 2. 构建噬菌体展示文库成本高昂 3. 噬菌体对蛋白三维折叠不如真核细胞精细，要进行漫长的筛选和人工改造 4. 抗体形式仅限于 scFv 和 Fab
全人源转基因小鼠	1. 可采用杂交瘤技术直接获得全人源抗体 2. 对人蛋白具有良好的免疫原性 3. 抗体经过体内亲和力成熟，具有高亲和力	1. 存在免疫耐受 2. 仍无法完全排除鼠抗产生 3. 对毒性抗原较难免疫

第三节　单个 B 细胞 PCR 技术原理

人和动物接受外源性免疫原（如病原体、非同源蛋白等）的刺激后，体内 B 淋巴细胞受到该免疫原的刺激后会发生一系列的成熟和分化过程，最终形成效应 B 细胞或记忆 B 细胞，效应 B 细胞分泌大量的 IgG 进入血液等循环系统中发挥抗体依赖性细胞介导的细胞毒作用（antibody-dependent cell-mediated cytotoxicity，ADCC）等免疫原清除作用。同时记忆 B 细胞在外源性抗原清除后会长久存在，当相同的抗原再次感染机体时,抗原会刺激记忆B细胞分化出效应B细胞(浆细胞),效应B细胞迅速产生大量抗体,为机体提供持续的免疫保护(图1-3-8)。

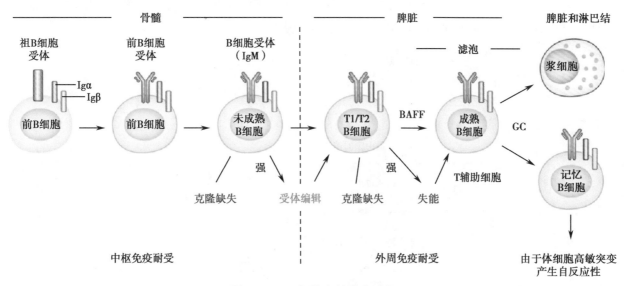

图1-3-8 B细胞生长发育过程

外源性免疫原刺激机体后,体内特定的单个B淋巴细胞在经历V-D-J重排、高频突变和体细胞成熟之后,只含有一对编码IgG重链和轻链的基因。因此,完成免疫后动物二级淋巴器官的单细胞悬液或外周血,接种疫苗后人体外周血等样本中收集得到B细胞样本库,基于B细胞表面的BCR,通过荧光偶联的BCR二抗和抗原,应用流式分选可以分离获得针对特异性抗原的单个B淋巴细胞。后经单细胞PCR技术制备单个B细胞cDNA、扩增得到编码抗体的重链和轻链可变区基因,然后在体外哺乳动物细胞内重组表达,获得具有生物活性的抗原特异性单克隆抗体。

第四节 单个B细胞PCR技术流程

基于BCR的单个B细胞PCR技术流程,除去动物免疫的时间,整个抗体发现流程的周期仅需要两周左右。

一、鉴定和分离单个B细胞

人体或动物体内的血清效价达到检测值后,即可采集人外周血、动物二级淋巴器官或外周血,经物理研磨或密度梯度离心获得单细胞悬液。B细胞分选技术的核心是从人体或动物体内筛选出针对特定抗原的B细胞。本节所述的抗体开发方法是基于BCR,应用流式细胞分选技术将抗原特异性的B细胞从B细胞库中筛选出来,并将每孔单个细胞分选到孔板如96孔中。

二、单个B细胞的cDNA制备

Ozawa等通过5'cDNA末端快速扩增(5' rapid amplification of cDNA ends,5'RACE)方法成功扩增出抗体基因编码框5'端的完整序列,该方法通过针对不同的同种型抗体恒定区保守序列的特异性反向引物序列-GSP引物混合物,直接从细胞中RT-PCR合成cDNA第一链。对第一链加多聚G尾后(通过末端脱氧核苷酸转移酶实现),继续用一条带有下游巢式PCR引物互补序列和多聚C的前向引物AP合成第二链,进而利用针对 AP 和恒定区保守序列的特异性引物混合物进行两步巢式 PCR,更加特异地扩增出目的基因(图 1-3-9)。单细胞 cDNA 的制备是本方法的难点之一。由于单个细胞内 RNA 含量少,适当的容器可以方便大批量操作、防止样品损失或交叉污染。另外,不同类型 B 细胞抗体分泌能力差异明显,如浆细胞中抗体基因转录本含量远高于记忆 B 细胞,因此从浆细胞中更容易扩增得到抗体基因。

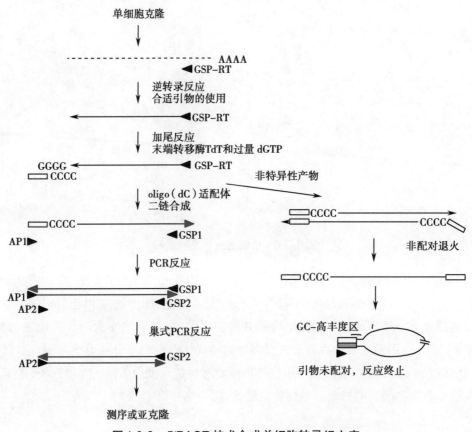

图 1-3-9 5′RACE 技术合成单细胞转录组文库

三、抗体轻链和重链基因的获取

单个 B 细胞 cDNA 成功制备后,应用针对 AP 和不同种属恒定区保守序列的特异性引物,经巢式 PCR 更加特异地扩增出抗体轻链和重链编码区基因,并经测序获取编码抗体轻链和重链的目的基因序列(图 1-3-10)。

从单个 B 细胞中扩增未知抗体基因,需使用合适的引物进行巢式或半巢式逆转录 PCR,该过程要求引物具有通用性、灵敏性、特异性,能避免非特异性扩增又能扩增出完整的抗体基因序列,因此合理设计引物序列至关重要。应用针对 AP 可以避免针对抗体重链和轻链可变区不同前导序列设计的前向引物混合物。根据实验目的,如果分离和扩增不同同种型的抗体,反向引物则是特异性互补于各种同种型抗体恒定区的混合物。

四、体外表达、筛选和鉴定抗原特异性抗体

单个 B 细胞的轻链和重链编码区基因成功调取后,经基因工程技术分别构建轻链和重链的线性表达框,通过哺乳动物细胞如 CHO、293 等对孔板如 96 孔进行高通量表达。细胞表达上清经过多轮抗原-抗体反应性的评测和筛选,最终确定孔板中能产生抗原特异性单克隆抗体的细胞孔。完成抗体初筛的细胞,经分子克隆技术获得抗体序列,并利用重组技术表达并纯化重组抗体,最终完成抗体质量和应用检测(图 1-3-11)。

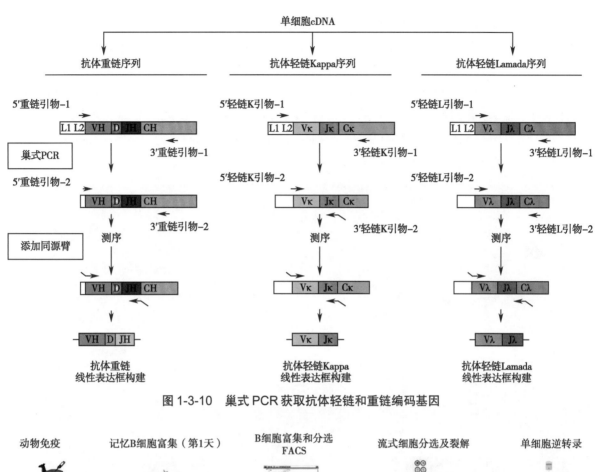

图 1-3-10　巢式 PCR 获取抗体轻链和重链编码基因

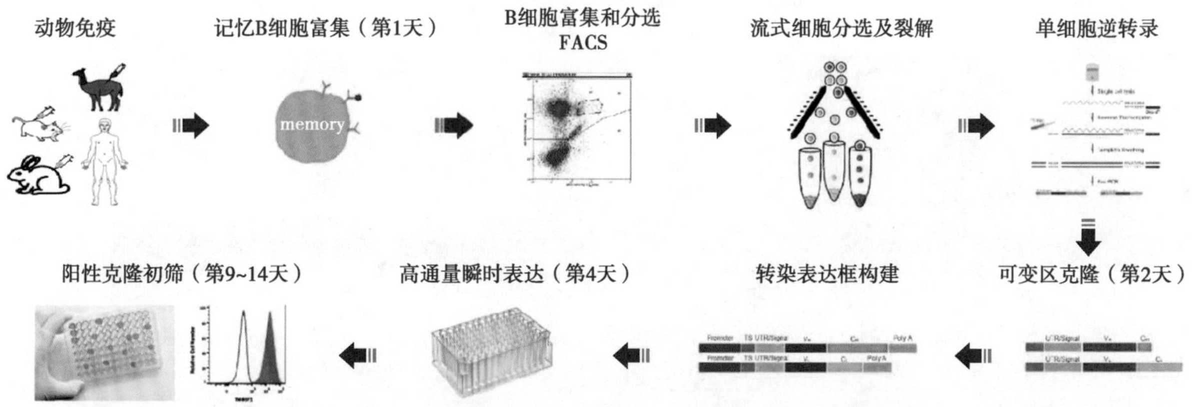

图 1-3-11　基于 BCR 的单个 B 细胞 PCR 技术研发流程图

第五节　单个 B 细胞 PCR 技术应用

单克隆抗体技术是现代生命科学研究的重要工具,在蛋白质的结构与功能研究、疾病诊断、药效学及临床应用等方面有着不可或缺的作用。近年来,随着分子生物学和细胞生物学的发展,单个 B 细胞抗体制备技术开始兴起并逐渐得到广泛应用。单个 B 细胞抗体技术制备的单克隆抗体具有全人源性、自身高度特异性和均一性的特点,在治疗病原微生物感染、肿瘤、自身免疫性疾病和器官移植等方面表现出独特的优势和良好的应用前景。目前单个 B 细胞 PCR 技术广泛应用于以下方面。

一、病原微生物感染治疗

单个 B 细胞 PCR 技术可以在患者感染病原体或接种疫苗后的几个月甚至多年仍然能快速分离到记忆

B 细胞制备单抗。目前单个 B 细胞技术已用于制备抵抗病原微生物感染的高度特异性人源抗体，如 HIV 中和抗体、H1N1 中和抗体。Morris 等从 HIV-1 疫苗接种者外周血中分离单个 B 细胞，并克隆得到能识别 HIV-1 *gp41* 保守位点且中和多株 HIV-1 的抗体，研究显示在 HIV-1 *gp41* 包被蛋白的 C 端存在多免疫原性靶点，可为 HIV-1 疫苗设计提供帮助。Wrammert 等通过单个 B 细胞抗体制备技术，从 H1N1 感染患者外周血中成功制备了针对 H1N1 病毒基因保守区的中和性抗体，动物保护实验发现，用于测试的具有代表性的 3 株抗体在小鼠感染 H1N1 病毒 70 小时后仍然都能起到保护作用，且 3 株抗体能抵抗绝大多数 H1N1、H5N1 毒株。因此，单个 B 细胞抗体制备技术能够高效高通量制备高亲和力人单克隆抗体（图 1-3-12）。

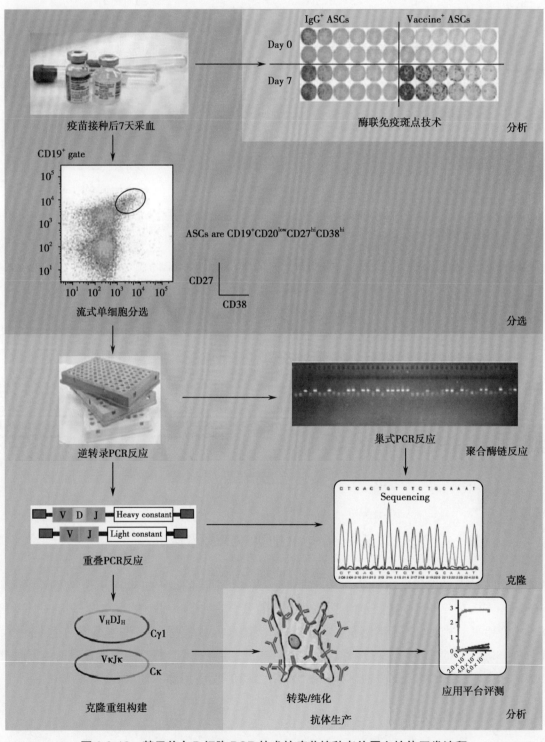

图 1-3-12 基于单个 B 细胞 PCR 技术的疫苗接种者外周血抗体开发流程

二、临床检测和诊断研究

单个 B 细胞 PCR 技术可广泛应用于大多数抗体开发项目，尤其在较强传染性的传染病临床检测和诊断方面。

三、全人源化单克隆抗体

单个 B 细胞 PCR 技术，尤其是应用人外周血单个核细胞开发全人源化单克隆抗体，无须考虑抗体人源化和体外不良反应等因素。

四、多种属单克隆抗体的开发

单个 B 细胞 PCR 技术可以其他物种（如小鼠、大鼠和兔）为来源制备单克隆抗体（图 1-3-13、图 1-3-14）。相较于传统的杂交瘤技术，单个 B 细胞分选技术有相对显著的优势。

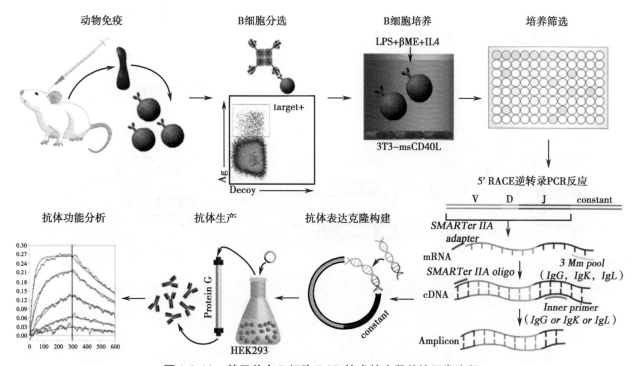

图 1-3-13　基于单个 B 细胞 PCR 技术的小鼠单抗开发流程

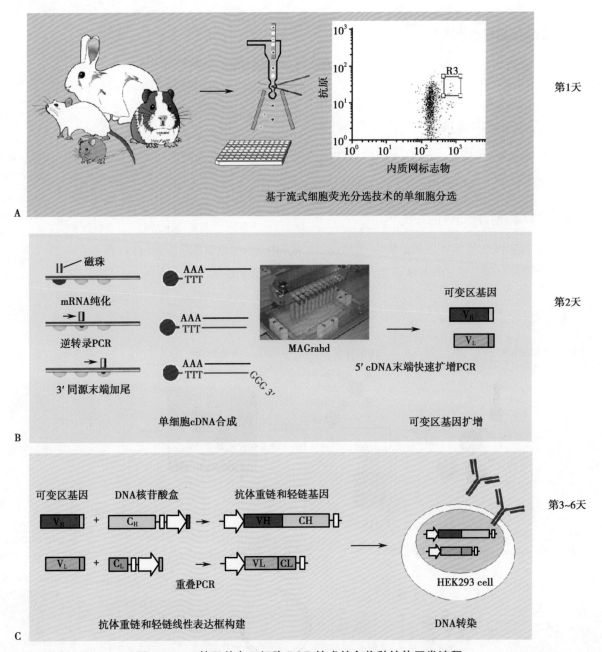

图 1-3-14　基于单个 B 细胞 PCR 技术的多物种抗体开发流程

　　从上述应用中可以看到，单个 B 细胞 PCR 技术具有效率高、全人源、基因多样性更丰富等优势，目前单个 B 细胞 PCR 技术已发展成为高性能抗体快速开发和全人源抗体开发的热门方法。随着 B 细胞分选技术、后续 PCR 扩增基因方法以及抗体基因高通量分析鉴定等方法的成熟和完善，未来单个 B 细胞 PCR 技术将在生命科学、体外诊断、药效学及临床应用中发挥前所未有的重大作用，引领抗体研发的崭新时代。

（唐　波）

参考文献

[1] ALESSANDRO P，ANNETTE O. Single B Cell Technologies for Monoclonal Antibody Discovery[J]. Trends in Immunology，2021，42（12）：1143-1158.

[2] KOHLER G，Milstein C. Continuous cultures of fused cells secreting antibody of predefined specificity[J]. Nature，1975，256（5517）：495-497.

[3] 高倩，江洪，叶茂，等. 全球单克隆抗体药物研发现状及发展趋势 [J]. 中国生物工程杂志，2019（3）：111-119.

[4] LU R M，HWANG Y C，LIU I J，et al. Development of therapeutic antibodies for the treatment of diseases[J]. J Biomed Sci，2020，27（1）：1-30.

[5] HOFFMAN W，LAKKIS F G，CHALASANI G. B Cells，Antibodies，and More[J]. Clin J Am Soc Nephrol，2016，11（1）：137-154.

[6] TATSUHIKO O，HIROYUKI K，ATSUSHI M. Amplification and Analysis of cDNA Generated from a Single Cell by 5′-RACE：Application to Isolation of Antibody Heavy and Light Chain Variable Gene Sequences from Single B Cells[J]. BioTechniques，2006，40（4）：469-478.

[7] TILLER T，BUSSE C E，WARDEMANN H. Cloning and expression of murine Ig genes from single B cells[J]. Journal of Immunological Methods，2009，350（1）：183-193.

[8] MORRIS L，CHEN X，ALAM M，et al. Isolation of a human anti-HIV gp41 membrane proximal region neutralizing antibody by antigen-specific single B cell sorting[J]. PLoS One，2011，6（9）：1-10.

[9] WRAMMERT J，KOUTSONANOS D，LI G M，et al. Broadly cross-reactive antibodies dominate the human B cell response against 2009 pandemic H1N1 influenza virus infection[J]. J Exp Med，2011，208（1）：181-193.

[10] KENNETH S. Rapid Generation of Fully Human Monoclonal Antibodies Specific to a Vaccinating Antigen[J]. Nature Protocols，2009，4（3）：372-384.

[11] 吕信萍，吴静，陈京涛. 单个 B 细胞抗体制备技术及其在肝脏疾病中的应用 [J]. 临床肝胆病杂志，2015，31（12）：2104-2109.

[12] SARA C. A Method for the Isolation and Characterization of Functional Murine Monoclonal Antibodies by Single B Cell Cloning[J]. Journal of Immunological Methods，2017（448）：66-73.

[13] NOBUYUKI K. Rapid Production of Antigen-Specific Monoclonal Antibodies from a Variety of Animals[J]. BMC Biology，2012，10（1）：80-94.

第四章

免疫磁珠的制备和应用

近年来，纳米磁性材料在化学、生物医学、环境保护以及信息学等领域引起了研究者的广泛兴趣，并显示出巨大的应用潜力。纳米磁珠结合了微观材料的纳米效应和磁性特点，纳米效应包括小尺寸效应和表面效应；纳米磁性材料的晶粒尺寸在单个磁畴范围，使其具有单畴铁磁性和超顺磁性。超顺磁性磁珠是大量超顺磁性纳米颗粒固定在非磁性的基质中形成的微纳米球，其直径在几十纳米到数百微米之间。纳米磁珠这种独特的磁性赋予了其使用方便、易自动化、表面易修饰的特点，极大地满足了生物分离纯化和生物检测的需要。

由于抗原和抗体的特异性作用以及抗体分子的不同标记方法，标记免疫分析方法在一般分析检测和体外诊断领域都得到了广泛应用。纳米磁珠作为一种有效载体，使免疫分析方法如虎添翼。在免疫检测中，纳米磁珠表面嫁接抗体，磁珠上的抗体与特异性抗原结合，形成抗原抗体复合物，在磁力作用下，特异性抗原与其他物质分离和富集，并在磁珠上直接进行后续检测，克服了放射免疫和酶联免疫测定方法的缺点。这种一体化的分析方法具有灵敏度高、检测速度快、特异性高、重复性好等优点。然而，磁珠的尺寸、制备方法、表面修饰和生物分子嫁接方法等都会对不同免疫分离分析应用的效果产生很大的影响并发挥关键作用。

第一节　纳米磁珠概念

纳米磁珠（nanostructured magnetic beads，NMB）是一类由大量纳米磁性颗粒包裹在非磁性介质中组成的，粒径从几十纳米到几百微米的微纳米球（引自最新发布的纳米磁珠国际标准 ISO/TS19807-2：2021）。如图 1-4-1 所示，纳米磁珠一般由很多晶粒组成，当这些晶粒的尺寸接近几纳米的时候，就形成一个一个的磁畴，单磁畴内部原子磁矩互相平行排列。大量的磁畴由于电子的热运动变成磁无序化，并

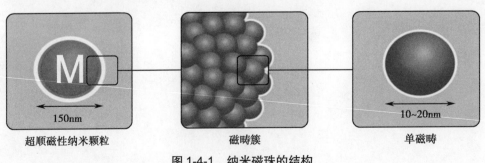

超顺磁性纳米颗粒　　　　　　　磁畴簇　　　　　　　　单磁畴

图 1-4-1　纳米磁珠的结构

不产生整体磁性；只有当磁场存在时，所有磁畴随磁场排列被迅速磁化，整体磁性就产生了。当磁场撤去后，磁化强度降为零，整体磁性又由于电子的热运动而消失，这就是所谓的超顺磁性。纳米磁珠的超顺磁性是其作为一个广泛使用的操作平台的基础。

在纳米磁珠的制备过程中，纳米颗粒的形成和聚集生长依据制备的方法和过程的控制。一般而言，颗粒的尺寸具有均一化趋势，这是由其表面自由能的下降趋势所决定的。但是，很多系统存在一个二级生长过程，也就是 Ostwald 熟化。在这个过程中小颗粒将加速溶解，之后在大颗粒表面重新生长。为了得到分散均匀、磁响应强的纳米磁珠，需要对反应条件进行严格控制。同时，由于纳米磁珠具有较高的比表面积、强烈的聚集倾向，通常对其表面进行修饰，得到分散性好、稳定性好、多功能以及生物兼容性好的磁性纳米材料。无机磁性纳米颗粒包括四氧化三铁、γ- 三氧化二铁以及以 MFe_2O_4 表示的分子结构，M 为除 Fe 以外的金属，比如 Co、Mg、Ni、Mn 或 Zn。纳米磁珠或称之为磁性微球通常由上述无机磁性材料、聚合物材料如聚苯乙烯或聚甲基丙烯酸酯、无机材料如二氧化硅、聚多糖如琼脂糖等组合在一起而形成。

目前纳米磁珠主要有三种结构（图 1-4-2）：核壳结构（粒径分布在 $300\sim500nm$）、夹心结构（粒径范围在 $1\sim20\mu m$）、分散结构（粒径分布在 $10\sim150\mu m$）。不同的非磁性基质被用于制作不同结构的磁珠，例如有机聚合物用于制备夹心结构，二氧化硅一般为核壳结构，琼脂糖适合制备分散结构。

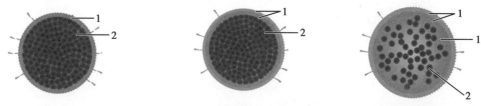

图 1-4-2　磁珠的三种典型结构示意图（1 为非磁性基质，2 为磁性纳米颗粒）

对免疫分析用纳米磁珠而言，其表面包覆、修饰以及生物分子的嫁接方案，是得到满意结果的关键。这主要是因为，具有免疫功能化的纳米磁珠必须具有选择性好、载量高、非特异性吸附低等特点。一般采用 PEG（聚乙二醇）、葡聚糖等对磁珠进行最后的表面包覆，同时，表面上具有能够结合生物配体的化学功能团，如羟基、羧基、氨基、环氧基、Tosyl（对甲苯磺酰基）和 NHS（N- 羟基琥珀酰亚胺）等。生物配体主要通过共价键以及相应的静电作用、疏水作用、氢键等特殊作用机制固载到磁珠表面，从而产生免疫功能化磁珠的作用。

第二节　纳米磁珠分类

针对不同的应用，纳米磁珠具有不同的形貌和尺寸以及组成。常用的磁珠可以按图 1-4-3 分类。另外，磁珠一般都是分散在某种悬浮液中，少部分磁珠也可以做成冻干粉。悬浮液是应用最广泛的形式，磁珠通常分散在液体中，作为悬浊液提供，液体的选择一般为纯水、缓冲液体系、抑菌剂、蛋白保护剂等。

琼脂糖磁珠是以天然的亲水性高分子琼脂糖与超顺磁性材料复合形成的一种功能化磁性微球。表面的琼脂糖材质为磁珠提供了巨大的比表面积和活性位点，具有良好的生物相容性、快速的磁响应性和更高的生物配基偶联量等特性。在特定化学试剂的作用下，能便捷高效地与多种生物配体（蛋白、多肽、寡聚核苷酸、药物分子等）进行高载量结合，具有非常高的目标物质结合能力，是分离纯化领域的首选材料。

二氧化硅磁珠表面为二氧化硅材质，含大量硅羟基基团，能在高盐、低 pH 条件下和溶液中的核酸通过疏水作用、氢键作用和静电作用等发生特异性结合，而不与其他杂质（如蛋白）结合，可迅速从生物样品中分离核酸。操作安全简单，非常有利于核酸的自动化和高通量提取。此外，二氧化硅结构稳定，其表面可以通过硅烷化试剂进一步键合和修饰，形成含功能团（如羧基和氨基）的有机涂覆层，之后可嫁接生物分子。

聚合物磁珠采用先进的高分子聚合技术将超顺磁性材料和高分子材料完美结合在一起，形成一种可功能化的磁性微球。其具有快速磁响应性、超顺磁性、良好的分散性、粒径均一、极低的非特异性吸附和丰富的结合位点等特点，能在特

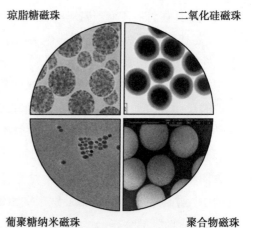

琼脂糖磁珠　　　　　　二氧化硅磁珠

葡聚糖纳米磁珠　　　　聚合物磁珠

图 1-4-3　不同基质磁珠微观形态

定化学试剂（例如 EDC/NHS，即碳酰二亚胺 /N- 羟基琥珀酰亚胺）的作用下，将多种生物配体（蛋白、多肽、寡聚核苷酸、药物分子等）共价偶联到磁珠表面。其作为良好的基础材料，进行偶联后常用于检测、捕获等实验，是医学、免疫学与体外诊断中重要的载体工具。

葡聚糖纳米磁珠是一款粒径一般小于 50nm 的纳米级磁性微球，外层包覆葡聚糖分子、表面修饰活性基团（如羧基、羟基、氨基等）或生物配体（如多肽、蛋白、抗体等）。这类磁珠材料具有较好的生物相容性，可以生物降解，对细胞损伤较小，当前多用于细胞分选等实验。

第三节　免疫磁珠的制备

一、免疫磁珠的制备方法

免疫磁珠（immunomagnetic beads，IMB）具有多种构成形式和组成种类，但其基本结构模式大同小异，即由内层的载体微球（magnetic beads）和外层的免疫配基组成。

通常，载体微球由核壳结构组成，其核心部分为磁性纳米粒子（magnetic nanoparticles，MNPs），具有超顺磁性和稳定的磁响应性；在磁性纳米粒子外层包裹着一层或多层非磁性、生物相容且可修饰的无机或有机材料，在其最外部含不同的功能团，如羟基、羧基、氨基、醛基、环氧基、对甲苯磺酰基等，可共价结合酶、细胞、抗体、抗原、DNA、RNA 等生物活性物质。

免疫磁珠的制备主要包括磁性纳米粒子的制备、载体微球的制备及表面功能化和免疫配基的偶联三个步骤。

（一）磁性纳米粒子的制备

磁性纳米粒子指由纳米级 Fe_3O_4、$\gamma-Fe_2O_3$ 或 MFe_2O_4（M 为 Fe、Co、Mg、Ni、Mn 或 Zn）组成的颗粒。磁性纳米粒子的制备方法包括物理法、生物法和化学法，其中常用的为化学法。化学法可进一步分为共沉淀法、高温分解法、微乳液法和溶剂热法等。

1. 共沉淀法　共沉淀法是指将一定比例的 Fe^{3+} 和 Fe^{2+} 盐溶液在惰性环境保护下加入碱溶液中，或将碱溶液加入一定比例的 Fe^{3+} 和 Fe^{2+} 盐溶液，使反应液中的铁离子形成沉淀物从溶液中析出，再经过滤、洗涤、干燥等手段得到所需磁性纳米粒子。共沉淀法具备操作简便、反应条件温和、反应时间短、产量高等优点。但是共沉淀法制备得到的磁性纳米粒子尺寸分布较宽，易于聚集和易被氧化。

2．高温热解法　高温热解法主要运用高沸点有机试剂，将有机金属化合物为前驱体如乙酰丙酮铁 $[Fe(acac)_3]$、五羰基铁 $[Fe(CO)_5]$、N-亚硝基羟基苯胺合铁（$FeCup_3$）、脂肪酸的铁盐等进行高温分解来制备磁性纳米粒子。高温热解法制备的磁性纳米粒子颗粒结晶度高、粒径分布窄，而且可通过调节反应调控尺寸和形貌，但该方法所需要的试剂通常较为昂贵，实验条件苛刻，且制备的磁性纳米粒子多为疏水性表面，限制了其在生物医学领域的应用。

3．微乳液法　微乳液法是指将化学反应限制在分散的微乳液滴内，以微乳液液滴为微型反应器制备纳米粒子。通过改变溶剂的量、表面活性剂的量以及适当的反应条件，可以实现对产物尺寸的精确调控。但是，微乳液法制备得到的磁性纳米粒子具有乳化剂用量大、单体浓度小、产物纯度较低和难以扩大量产等不足之处。

4．溶剂热法　溶剂热法是指在密闭反应器中，以水或有机溶剂为介质，通过加热创造一个高温高压的反应环境，使难溶或不溶的物质溶解、反应并重结晶，再经分离和洗涤得到产物。溶剂热法制备得到的磁性纳米粒子具有粒度分布均匀、结晶度高、形貌可调控、高收率和易于放大生产等优点。

（二）载体微球的制备

1．制备琼脂糖磁珠的技术流程　琼脂糖磁珠作为一种特殊的生物分子固定化载体，其表面的功能团能在特殊化学试剂（如 EDC）的作用下将多肽、蛋白、寡聚核苷酸等生物配体共价偶联到微球表面，还能借助磁场的作用实现快速分离，从而大大减少操作步骤和时间，是医学与分子生物学研究中的一个重要载体工具，在细胞分离、蛋白纯化、核酸分离等领域具有广泛应用。现有琼脂糖磁珠主要通过反相悬浮法和原位复合法来制备。

（1）反相悬浮法：反相悬浮法的主要步骤是将琼脂糖和 Fe_3O_4 纳米粒子加热溶解形成水相，之后在搅拌条件下加到含有乳化剂的有机溶剂中，经过充分乳化后，迅速降温固化得到琼脂糖磁珠，通过调节琼脂糖的浓度、乳化剂的类型和用量、水相/油相的体积比、乳化温度、搅拌速度、Fe_3O_4 纳米粒子浓度和乳化时间等参数，对琼脂糖磁珠的粒径进行调节。Gu 等研究者利用反相悬浮法，以含有 Fe_3O_4 纳米粒子的 4% 琼脂糖溶液为水相，以质量比 2∶1 的 Span-80 和 Tween-80 作为混合乳化剂，以真空泵油作为油相，在 70℃ 条件下，使用机械搅拌乳化 30 分钟，随后冷却固化，成功地制备了粒径范围为 86～178μm 的琼脂糖磁珠，其中 Fe_3O_4 纳米粒子和琼脂糖的质量比为 1∶4。使用此合成策略，在水相中加入少量固体碳酸钙，冷却固化成球后再通过盐酸蚀刻去除的方法，可以得到具有大孔结构的琼脂糖磁珠。Li 等研究者利用反相悬浮法，以含有 Fe_3O_4 纳米粒子的 1.25% 琼脂糖溶液为水相，以体积比 11∶6 的环己烷和正庚烷为油相，以 Triton X-100 为乳化剂，在 60℃ 条件下，机械搅拌乳化 10 分钟，冷却固化后得到粒径为 50～100μm 的琼脂糖磁珠，其中 Fe_3O_4 与琼脂糖的质量比为 1∶1，经过琼脂糖包覆后，Fe_3O_4 纳米粒子的稳定性显著提升。Tong 等研究者以含 Fe_3O_4 纳米粒子的 10% 琼脂糖溶液为水相，以大豆油为油相，使用 Span-80 作为乳化剂，于 90℃ 条件下，机械搅拌乳化 60 分钟，冷却固化后得到平均粒径为 148μm 的琼脂糖磁珠，其中 Fe_3O_4 与琼脂糖的质量比为 10∶6。可以看出，反相悬浮法制备琼脂糖磁珠具有操作简便、易于量产等优点，但其制备得到的琼脂糖磁珠粒径通常较大，且粒径分布较宽，必须经过筛分才能得到目标粒径产品。利用反相悬浮法制备琼脂糖磁珠的过程中，使用超声替代机械搅拌，可得到粒径为 1～10μm 的小粒径琼脂糖磁珠，还可以使 $Fe_3O_4@SiO_2$ 纳米粒子分散均一。在制备反相悬浮乳液的过程中，可采用膜乳化方法制备先出粒径均一的乳液，再经过冷却固化后得到粒径均一的磁性琼脂糖乳液，使用该法制得的琼脂糖磁珠粒径可在 1.5～50μm 之间进行调节，并且具有较低的 CV 值。Amiri 等研究者使用高剪切匀浆机作为乳化方式，当琼脂糖溶液浓度为 4.0%～8.0% 时，可以制备粒径为 50～150μm 琼脂糖磁珠。Liu 等研究者以琼脂糖溶液为水相，以 Span-80 为油相构建了一个均匀乳液，在此均匀乳液中加入 $Fe_3O_4@SiO_2$ 分散液，降温冷却固化，使用乙醇破乳后得到平均粒径为 28μm 的琼脂糖磁珠。

（2）原位复合法：原位复合法的主要原理是，在均相溶液中生成 Fe_3O_4 纳米粒子的同时，将琼脂糖包覆在 Fe_3O_4 纳米粒子的表面，得到琼脂糖磁珠。原位复合法制备得到的琼脂糖磁珠粒径普遍较小，通常在 20～300nm 之间。该方法虽然操作简便，但普遍存在磁性较弱、团聚严重等不足，同时，由于原位制备的 Fe_3O_4 纳米粒子表面缺乏保护，其耐酸和耐氧化性能较差。Adivi 等研究者提出了一种类似的合成策略，向 2.0% 琼脂糖溶液中加入一定量的 Fe^{3+} 和 Fe^{2+} 盐，之后逐滴加入氨水，之后得到粒径为 20～40nm 的磁性琼脂糖纳米粒子。Serenjeh 等研究者首先将少量含有 Fe^{3+} 和 Fe^{2+} 的铁盐溶液加入含有 span-85 的环己烷溶液中，随后将其逐滴加入含有 0.8% 琼脂糖的 NaOH 溶液中，通过调节实验参数，最终得到粒径为 20～40μm 的琼脂糖磁珠。Adivi 等研究者利用 NaCl 和过量的 SDS（十二烷基硫酸钠）对 $Fe_3O_4@SiO_2$ 表面进行改性修饰，之后重新分散在醋酸盐缓冲液中，随后加入 1% 琼脂糖溶液，搅拌 12 小时后得到粒径为 50～70nm 的琼脂糖磁珠。

除上述两种方法，一些制备琼脂糖微球的方法如微流控技术、喷雾冷却固化法、双水相乳液法等都有望用于琼脂糖磁珠的制备。

2. 制备二氧化硅磁珠的技术流程　Fe_3O_4 纳米粒子易于团聚，在水中或空气中易被氧化，在酸性条件下易被腐蚀，往往需要进行各种修饰才能满足各种应用。SiO_2 是一种常用的惰性包覆材料，包覆在磁性纳米粒子表面的 SiO_2 壳层不仅可以保护磁性纳米粒子，提高其在水中的分散性和生物相容性，还可以在一定程度上调节磁性纳米粒子的形貌，使磁性纳米粒子更趋于球形并降低尺寸多分散系数。此外，由于 SiO_2 表面存在丰富的硅羟基，使得复合磁性微球易于被表面修饰和功能化。常见包覆二氧化硅层的方法有 Stöber 法（见图 1-4-4）、溶胶凝胶法和微乳液法。

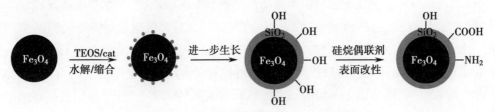

图 1-4-4　Stöber 法制备 SiO_2 磁珠的流程

（1）Stöber 法：Stöber 法是合成单分散 SiO_2 纳米微球最常用的方法，最早由 Werner Stöber 等研究者于 1968 年报道，主要是将氨水作为碱性催化剂，利用正硅酸四乙酯（tetraethoxysilane，TEOS）在乙醇 / 水溶液中发生缓慢水解、缩聚，最终形成尺寸均一的 SiO_2 纳米微球。基于 Stöber 反应体系，通过引入磁性纳米粒子，正硅酸四乙酯在氨水的催化作用下，不断发生水解，形成的 Si-OH 会与 Fe_3O_4 纳米粒子表面的羟基或羧基发生脱水缩合反应，最终使 SiO_2 化学键合在 Fe_3O_4 纳米粒子的表面；经过进一步生长，最终得到 $Fe_3O_4@SiO_2$ 纳米微球（图 1-4-4）。通过调节氨水的浓度、正硅酸四乙酯的用量以及其与水的比例可以精确调控 SiO_2 壳层的厚度。

Yin 等研究者以氨水为催化剂，在乙醇 / 水溶液中水解 TEOS，通过调节 TEOS 的用量，成功地在直径 110nm Fe_3O_4 纳米粒子表面包覆了 16.5～89nm 的二氧化硅壳层。与此类似，通过调节 TEOS 和 Fe_3O_4 纳米粒子的比例或反应时间，Hui 等研究者在直径 20nm 的 Fe_3O_4 纳米粒子表面成功包覆了一层厚度为 12.5～45nm 的 SiO_2 壳层。通过在 SiO_2 包覆过程中引入超声，Morel 等研究者将 SiO_2 包覆反应时间大幅度缩短。Deng 等研究者采用 Stöber 法，在直径 300nm 的超顺磁性 Fe_3O_4 纳米粒子表面包覆了厚度为 20nm 的 SiO_2 壳层，之后以十六烷基三甲基溴化铵（CTAB）为模板，进一步在该 SiO_2 表面生长了一层厚度为 70nm 的介孔二氧化硅，并研究了该复合微球对微囊藻毒素的吸附性能。Fu 等研究者在 Stöber 体系中加入经过 Tween-80 修饰的 Fe_3O_4 聚集体，通过 TEOS 的水解缩合，成功得到了近似单分散的 $Fe_3O_4@SiO_2$ 纳米微球。通过调节反应时间，可以将 SiO_2 壳层厚度在 25～45nm 之间进行有效调控。

（2）微乳液法：微乳液法是合成 $Fe_3O_4@SiO_2$ 微球的另一种常用方法，其主要原理是利用表面活性剂形成一个稳定的反相悬浮微乳液，微乳液中的胶束或反相胶束可以作为一个微型反应器，用于限制纳米粒子的成核、生长以及团聚。一般采用反相微乳液的方法，即在与水不互溶的油相中，加入磁性纳米粒子的碱溶液、表面活性剂和醇，随后加入正硅酸四乙酯。随着反应的进行，磁性纳米粒子和逐渐进入水相液滴的硅源发生反应，使合成的 $Fe_3O_4@SiO_2$ 纳米微球维持作为反应器的水相液滴的形态和尺寸，最终得到尺寸均一、球形的 $Fe_3O_4@SiO_2$ 纳米微球。通过调节水／表面活性剂的比例、表面活性剂的浓度等参数来调节最终 SiO_2 壳层的厚度。Ding 等研究者利用反相微乳液法，成功制备了 $Fe_3O_4@SiO_2$ 纳米微球，并详细研究了 SiO_2 包覆机制及调控机制，研究表明，当 Fe_3O_4 纳米粒子的数目与水相液滴的数目相当时，Fe_3O_4 纳米粒子的粒径会影响最终 SiO_2 壳层的厚度；可通过少量多次滴加 TEOS 的方法来实现更大厚度的 SiO_2 包覆。

（3）溶胶凝胶法：溶胶凝胶法也被广泛用于磁性纳米粒子的制备，Liu 等研究者利用溶胶凝胶法，以化学共沉淀法制得的 Fe_3O_4 纳米粒子为磁核，以硅酸钠为硅源，通过调节硅酸钠水溶液的 pH，使硅酸钠先在高 pH 环境下水解形成溶胶吸附在 Fe_3O_4 纳米粒子表面，之后在较低 pH 环境时形成凝胶，成功制得了 $Fe_3O_4@SiO_2$ 纳米微球，通过调节硅酸钠和 Fe_3O_4 纳米粒子的比例或通过多次包覆，可对 SiO_2 壳层的厚度进行有效调控。Zhang 等研究者首先使用共沉淀法制备了平均直径为 10nm 的 Fe_3O_4 纳米粒子，然后在 N_2 保护下将硅酸钠逐滴加入上述 Fe_3O_4 纳米粒子分散液中，通过盐酸调节反应体系 pH，反应 3 小时得到 $Fe_3O_4@SiO_2$ 纳米微球，随后使用 3,3- 巯丙基三甲氧基硅烷进行改性，最终得到硫醇基改性的 $Fe_3O_4@$ SiO_2-SH 纳米微球。Wang 等研究者利用类似的溶胶凝胶法，成功制备了 $Fe_3O_4@SiO_2$ 纳米微球，并进一步采用氨丙基三甲氧基硅烷（APTMS）对其进行修饰，得到 $Fe_3O_4@SiO_2$-NH_2，该功能化 SiO_2 磁珠在重金属离子吸附领域具有良好的应用前景。Jitianu 等研究者利用溶胶凝胶法，以 30% 硅溶胶（Ludox）作为硅源，成功制备了 $Fe_3O_4@SiO_2$ 纳米磁珠。

3．制备聚合物磁珠的技术流程　聚合物磁珠通常是由无机磁性材料和有机聚合物材料构成，同时具备磁分离性能和有机聚合物微球的众多特性（如可通过共聚、表面改性等途径，赋予其表面众多反应性官能团；通过吸附或共价键合的方式与酶、细胞、药物等生物活性物质结合）的复合材料。

聚合物磁珠的类型，按照结构特点可以大致分为以下几种类型（图 1-4-5）：①核壳式，即以磁性纳米粒子（或以磁性纳米粒子聚集体）为核，聚合物为壳层；②反核壳式，即以聚合物微球为核，磁性纳米粒子吸附在其表面形成壳层；③夹心式，即内外双层均为聚合物材料，中间夹层为无机磁性纳米粒子；④弥散式，即磁性纳米粒子呈弥散状分布在聚合物基质中；⑤中空式，即以聚合物为支撑，中间为空心结构，磁性纳米粒子分布在聚合物壳层的内壁或包埋在聚合物壳层中。

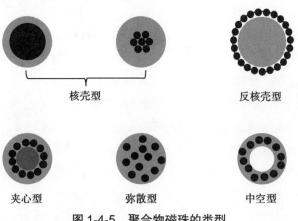

核壳型　　　　　反核壳型

夹心型　　　　弥散型　　　　中空型

图 1-4-5　聚合物磁珠的类型

聚合物磁珠是微米级均匀磁珠的典型代表，其制备方法可分为以下几种。

（1）原位沉淀法：原位沉淀法指先制备出聚合物微球，之后使用化学沉淀法在微球表面或内部原位沉淀形成磁性纳米粒子，制备聚合物磁珠的一种方法，最早由挪威科学家 Ugelstad 等提出，并利用该方法成功制备出一系列聚合物磁珠。该方法首先利用乳液聚合法制备单分散多孔聚合物微球，随后通过在制备过程中加入功能单体或通过后修饰方法，使微球带有大量能与铁盐形成配位或离子键的基团如氨基、羧基、磺酸基、硝基等，然后将一定量的 Fe^{3+} 和 Fe^{2+} 渗透到微球内部与上述功能基团作用而被固定，通过调节 pH 使 Fe^{3+} 和 Fe^{2+} 在聚合物微球孔道内形成 Fe_3O_4 纳米粒子，最终制备得到单分散的聚合物磁珠。采用类似的方法，Jun 等研究者成功制备了磁性组分含量分别为 26.1% 和 35.6% 的单分散聚合物磁珠。Lindlar 等研究者也采用类似方法成功制备出粒径 400~800nm 的单分散聚丙烯酸酯磁珠。原位沉淀法可以制备各种粒径的聚合物磁珠，且合成的聚合物磁珠粒径均一，磁响应性强，可以通过改变对聚合物微球的后处理方式使其表面具有不同功能基团，以满足特定聚合物磁珠的制备及应用。

（2）包埋法或组装法：包埋法指将磁性纳米粒子分散于天然或合成聚合物溶液中，利用磁性纳米粒子和聚合物之间的电荷相互作用，将磁性纳米粒子包埋在聚合物之中或聚合物胶体表面，之后通过喷雾、沉积、蒸发手段得到聚合物磁珠。Denizli 等研究者首先将聚甲基丙烯酸（PMMA）微球分散在氯仿中溶胀，随后加入 Fe_3O_4 纳米粒子，转移到含聚乙烯醇的水溶液中，反应后得到 PMMA/Fe_3O_4 复合微球。包埋法操作简单，但所得聚合物微球形貌难以调控，且粒径分布较宽，磁性纳米粒子分布不均匀等，因而其应用范围受到限制。Chung 等研究者将聚苯乙烯（PS）或聚苯乙烯 - 甲基丙烯酸缩水甘油酯微球分散至含有十二烷基硫酸钠的 N- 甲基 -2- 吡咯烷酮（NMP）- 水混合溶液中溶胀，之后加入超顺磁 Fe_3O_4，反应后得到单分散磁性聚苯乙烯微球。

（3）自组装法：自组装法是制备反核壳型聚合物磁珠的主要方法。一般以单分散聚合物微球为模板，磁性纳米粒子在其表面与带电荷聚合物进行交替层 - 层吸附及组装得到反核壳型聚合物微球。Spasova 等研究者以粒径 640nm 的单分散聚苯乙烯微球为模板，首先在其表面包覆一层聚二甲基二烯丙基氯化铵（PDADMAC），之后利用 PDADMAC 表面的正电性和 Fe_3O_4 纳米粒子表面负电荷之间的静电作用，使 Fe_3O_4 纳米粒子包覆在聚苯乙烯微球表面。Govindaiah 等研究者首先采用无皂乳液法合成了单分散 poly [St/MAA/NMA] 共聚物微球，表面富含羧基基团且带有负电荷，使用自组装法将 2- 吡咯烷酮修饰的表面带有氨基正电荷的 Fe_3O_4 纳米粒子组装到其表面。自组装法不仅可以保持聚合物微球良好的单分散性，还可以通过调节吸附的次数来调控壳层的厚度。然而，该方法制备的聚合物磁珠表面的磁性粒子可能会发生脱落，导致磁性显著下降。

（4）单体聚合法：单体聚合法是指在磁性纳米粒子和有机单体共存的体系中，加入引发剂、表面活性剂、稳定剂等，通过单体对磁性纳米粒子的包覆聚合制备聚合物磁珠。根据聚合原理的不同，可进一步分为乳液聚合法（包括无皂乳液聚合、种子乳液聚合、细乳液聚合和反向微乳液聚合等）、分散聚合法、悬浮聚合法和辐射聚合法等。Wu 等研究者将 Fe_3O_4 纳米粒子分散在壳聚糖溶液中，随后加入丙烯酸单体，加入过硫酸铵（KPS）引发丙烯酸和壳聚糖的聚合得到磁性 CS-PAA 纳米微球。Zeng 等研究者采用分散聚合法，在磁性纳米粒子存在的条件下，以过氧化二苯甲酰（benzoyl peroxide，BPO）为引发剂引发苯乙烯和丙烯酸发生分散聚合，最终制备得到含羧基的核壳结构聚合物磁珠。Dou 等研究者采用紫外光引发甲基丙烯酸缩水甘油酯（glycidyl methacrylate，GMA）单体聚合，在 Fe_3O_4 纳米粒子存在的条件下，反应 10 分钟即可制备得到环氧化的聚合物磁珠。Pollert 等研究者使用羧甲基化葡聚糖稳定的 Fe_3O_4 纳米粒子，通过乳液聚合法制备磁性聚甲基丙烯酸缩水甘油酯（PGMA）微球。Chen 等研究者首先以 3-（甲基丙烯酰氧）丙基三甲氧基硅烷（MPS）对 $Fe_3O_4@SiO_2$ 进行表面修饰，随后通过水相自由基聚合反应在 $Fe_3O_4@SiO_2$-MPS 表面包覆一层厚度为 20nm 的聚甲基丙烯酸甲酯壳层，最外层聚合物具有富集多肽和蛋白质的功能。

二、免疫磁珠的嫁接方法

生物偶联是通过共价键将两个或更多分子或生物大分子进行化学链接的过程,包括对蛋白质或多肽的固定化、标记与修饰等。蛋白交联试剂的重要特性在于其反应性化学基团,不同的活性基团决定了不同的偶联机制和化学修饰方法。蛋白质上常见的用于交联标记的官能团有:①伯胺($-NH_2$):该基团存在于每条多肽链的 N 端(称为 α- 氨基)和赖氨酸(Lys, K)残基的侧链(称为 ε- 氨基)。由于其在生理条件下带正电荷,通常面向蛋白质(即在外表面上),可以在不使蛋白质结构变性的情况下进行键合。②羧基($-COOH$):该基团存在于每条多肽链的 C 端以及天冬氨酸(Asp, D)和谷氨酸(Glu, E)的侧链中。与伯胺一样,羧基通常位于蛋白质结构的表面。③巯基($-SH$):该基团存在于半胱氨酸(Cys, C)的侧链中。通常作为蛋白质二级或三级结构的一部分,半胱氨酸通过二硫键($-S-S-$)把蛋白质侧链连接在一起。这些二硫键必须被还原为巯基,以使它们可通过不同的反应进行嫁接。④羰基($-CHO$):通过用偏高碘酸钠氧化多糖翻译后修饰(糖基化),可以在糖蛋白中产生酮或醛基。⑤其他一些比较受欢迎的偶联团体:例如巯基反应基团(马来酰亚胺、卤代乙酰基、吡啶基二硫化物),醛反应基团(酰肼、烷氧基胺),羟基反应基团(异氰酸酯),光反应(即非选择性、随机插入)基团(二氮嗪、芳基叠氮化物)等。常见的表面嫁接方式详见图 1-4-6。

(一)与胺反应的化学基团

蛋白质的伯胺($-NH_2$)基团存在于每条多肽链的 N- 末端(称为 α- 氨基)以及赖氨酸(Lys, K)残基的侧链中(称为 ε- 氨基)。由于伯胺在生理条件下带正电荷,因此其通常朝外使其更易于偶联而不会使蛋白质结构改变。许多化学反应基团均靶向伯胺(如异氰酸盐、磺酰氯、碳二亚胺、NHS 酯等),大多数通过酰化或烷基化与胺结合。

甲醛和戊二醛为进攻性羰基($-CHO$)试剂,可通过曼尼希反应和/或还原胺化作用与胺缩合。在免疫组化(IHC)分析中,这些化合物用于固定和保存组织或细胞。在蛋白质或多肽的交联和标记中,常用的是 NHS 酯和酰亚胺酯。NHS 酯是 EDC 活化羧酸分子形成的反应基团。带有活化 NHS 酯的交联剂和标记化合物在弱碱性条件下与伯胺反应,产生稳定的酰胺键。反应过程中重新释放出 NHS,可通过透析或脱盐等手段去除。NHS 反应通常在室温或 4℃下,在 pH 为 7.2～8.5 的磷酸盐、碳酸盐、羟乙基哌嗪乙磺酸(HEPES)或硼酸盐缓冲液中进行 NHS 酯交联反应。偶联反应过程中不能使用含有伯胺的缓冲液例如 Tris 等,因为这样会产生竞争反应。但在某些实验中,可以使用 Tris 或甘氨酸等终止反应。Sulfo-NHS 酯与 NHS 酯基本相同,只是 Sulfo-NHS 酯在 NHS 环上含一个磺酸盐($-SO_3$)基团。这一带电基团对化学反应没有影响,但可增加含有这种基团的交联剂的水溶性。此外,带电基团(水溶性)可防止交联剂穿过细胞膜(脂溶性),使该交联剂能用于细胞表面的交联方法。

(二)羧酸反应性化学基团

羧酸($-COOH$)存在于每条多肽链的 C- 末端以及天冬氨酸(Asp, D)和谷氨酸(Glu, E)的侧链中。与伯胺一样,羧基通常位于蛋白质结构的表面。羧酸对碳二亚胺具有反应活性。碳二亚胺(carbodiimides, EDC)是零长度交联剂,它使羧酸($-COOH$)活化然后与伯胺($-NH_2$)直接偶联,而不会成为靶标分子之间最终酰胺键交联的一部分。因为多肽和蛋白含有多个羧基和氨基,EDC 直接介导的交联通常会造成多肽的随机聚合。然而,这一化学反应广泛用于固定化实验(例如将蛋白质交联到羧化表面)和免疫原制备(例如将小肽交联到大载体蛋白上)。EDC 与羧酸基团反应形成活性 O- 酰基异脲中间体,该中间体易于被反应混合物中伯胺基团的亲核攻击并取代,伯胺与原始羧基基团反应形成一个酰胺键,EDC 副产物作为可溶性脲衍生物释放。O- 酰基异脲中间体在水溶液中不稳定,其未能与氨基反应会导致中间体水解,再生羧酸基团。鉴于反应过程的中间体易水解,通常会使用 Sulfo-NHS 来稳定偶联中间体,提高蛋

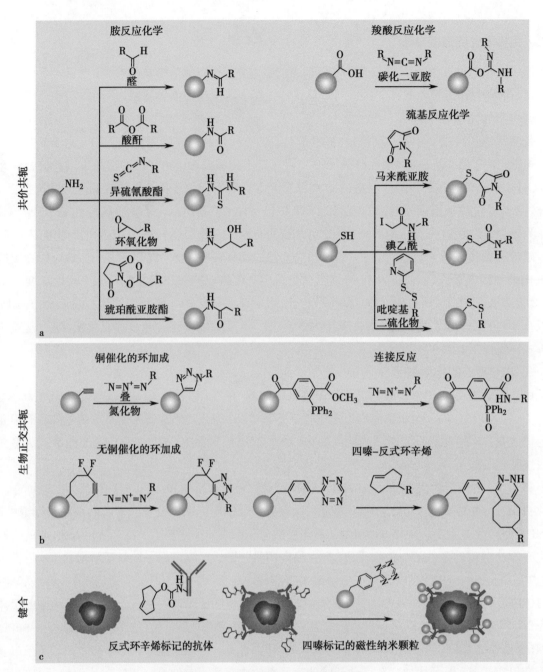

图 1-4-6 纳米磁珠的表面嫁接化学

白的偶联效率。EDC 交联通常在酸性条件下最有效,并且必须在没有外来羧基和氨基的缓冲液中进行。MES 缓冲液(4-吗啉乙磺酸)是一种适宜的碳二亚胺反应缓冲液,磷酸盐缓冲液和中性 pH 条件与化学反应相容,但效率较低。

(三)点击化学和生物正交化学

点击化学反应具有反应选择性高、反应快和反应完全的特点,广泛使用于纳米颗粒的表面修饰和分子嫁接。生物正交化学的特点是嫁接反应不影响生物分子甚至细胞的功能。因此,点击化学和生物正交化学是一种很有潜力的、具有独特反应选择性的化学修饰和嫁接方法。

第四节　免疫磁珠的应用

一、磁珠在分子诊断中的应用

（一）磁珠在核酸纯化中的应用

近年来，纳米磁珠以免疫学为基础，渗透到病理、生理、药理、微生物、生化以及分子遗传学等各个领域，在免疫检测、细胞分离、生物大分子纯化和分子生物学等方面得到了越来越广泛的应用。

分子诊断是指应用分子生物学方法检测患者体内遗传物质的结构或表达水平变化而做出诊断的技术。分子诊断是预测诊断的主要方法，既可以进行个体遗传病的诊断，也可以进行产前诊断。分子诊断主要指编码与疾病相关的各种结构蛋白、酶、抗原抗体、免疫活性分子的基因检测。相比于发展成熟的免疫诊断、生化诊断等技术，分子诊断处于快速成长期，是体外诊断领域发展最快的细分领域，具有检测时间短、灵敏度高、特异度强等优势，被广泛应用于传染性疾病检测、优生优育、血液筛查、遗传性疾病诊断、肿瘤伴随诊断等领域。

分子诊断前处理步骤包括对临床样本进行保存及核酸提取。其中，核酸提取方式多种多样，有化学沉淀法、柱式离心法和磁珠法等。然而，使用基于化学试剂沉淀或离心的方法纯化核酸的方案常常使用有毒试剂、需要专门的设备，并且难以实现高通量的提取，在经济上也不具备优势。纳米磁珠为这些问题提供了更好的解决方案，磁珠法核酸提取体现出来的快速、高通量、自动化等性质，是其他方法不可替代的。

磁珠法核酸提取主要步骤包括样本的裂解、磁珠特异性结合核酸、洗涤和洗脱（图 1-4-7）。将磁珠加入样品中，在一定的温度、pH、盐离子浓度和振荡条件下，磁珠上的官能团和核酸特异性结合。通过磁性分离，将磁珠上的目标核酸与杂质快速分离，之后对磁珠进行洗涤，最后将核酸从磁珠上洗脱，即可得到提取后的核酸。

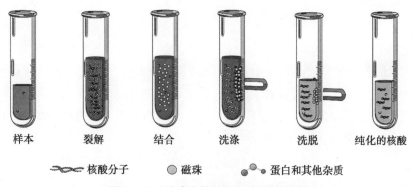

样本　　裂解　　结合　　洗涤　　洗脱　　纯化的核酸

～～ 核酸分子　　● 磁珠　　●● 蛋白和其他杂质

图 1-4-7　磁珠法核酸提取步骤示意图

在整个磁珠法核酸提取过程中，磁珠是技术的核心，关系到核酸提取的回收效率和检测灵敏度。目前临床检测市场上普遍使用硅基的羟基 / 羧基磁珠来进行核酸提取，磁珠与核酸作用的方式见图 1-4-8，原理是磁珠在某种酸碱条件或盐溶液下与核酸通过疏水作用、氢键作用、静电作用或盐桥作用等发生特异性结合，而不与蛋白等结合，迅速从生物样品中分离核酸。

采用硅羟基磁珠提取核酸时，通常需要高盐、低 pH 条件。该条件下，磁珠能够吸附核酸分子（氢键 + 范德华力）。常用的离液盐如胍基离子对 PCR 有抑制作用，因此必须在后续步骤中通过充分洗涤去除，去除效果可通过吸光度比值进行监控。

羧基磁珠与核酸分子的结合，一般是通过盐桥作用（图 1-4-9）。通过向溶液中加入一定浓度的 PEG 和 NaCl，可以使核酸分子从伸展的构象逐渐蜷缩成小球状，通过盐桥作用促使核酸分子吸附到磁珠上。核酸分子的分子量越大，越倾向于发生这种从伸展线团向蜷缩小球的构象变化，因此，通过调节体系中 PEG 和盐离子的浓度，能够实现较大分子量的核酸片段在羧基磁珠表面的优先吸附，达到片段筛选的效果。

氨基磁珠表面带有正电，核酸分子在特殊情况下呈现负电，通过调节 pH 能实现核酸分子在磁珠表面的可逆结合。然而，由于正电荷表面对核酸分子吸附过强，容易导致洗脱效率偏低，因此正电荷磁珠的使用不如硅羟基及羧基磁珠广泛。

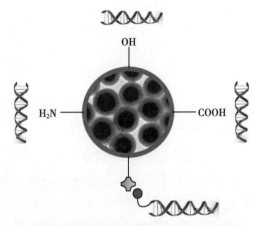

图 1-4-8　磁珠和核酸分子作用方式示意图

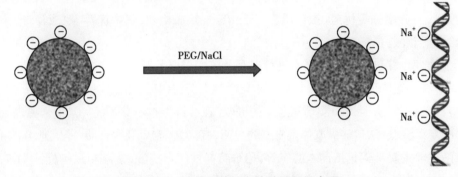

图 1-4-9　羧基磁珠结合核酸原理示意图

目前，磁珠法核酸提取已经可借助磁性分离设备，实现快速、高通量、自动化样本处理，被广泛应用于临床检测。

（二）磁珠在分子探针捕获中的应用

高通量测序或新一代测序（next generation sequencing, NGS）是对传统 Sanger 测序的革命性变革，解决了一代测序一次只能测定一条序列的限制，一次运行即可同时得到几十万到几百万条核酸序列信息，但这些测序数据分析的复杂程度大大增加了科研人员的工作量，且随着测序深度的增加，测序成本也日益增加。基于高通量测序技术的靶向捕获测序可以针对目标基因组区域进行分离、富集和测序，检测灵敏度高且数据分析难度低，在精准医疗时代发挥着越来越大的作用。

文库构建是靶向捕获测序获得有效结果的基础和关键，目标区域捕获又是影响文库构建质量的关键。杂交捕获的原理是人为设计探针（DNA 或 RNA 形式），探针可以和目标区段部分或全部互补。将样本和探针混合，探针会将目标区段捕获，未设计探针的区段会被洗脱丢弃，之后通过变性（一般调节 pH 到碱性）将探针和捕获区段分开，被捕获的片段即可进行二代测序文库构建。根据探针的状态不同，杂交捕获又根据杂交状况不同分为固态杂交和液态杂交。

固态杂交的本质就是芯片，芯片上布满探针，探针长度为 50～105bp。探针密度和序列都可以由研究者自行设置（相对而言，针对一个区段的探针密度越大，其捕获成功率越高）。液态杂交的过程中，探针存在于液相中，探针携带生物素，当探针和目标区段杂交完成后，通过链霉亲和素磁珠可以将探针吸附（此时有携带目标区段的探针和空探针），将未被捕获的片段扔掉（图 1-4-10）。之后通过变性可以将探针和目标区段分开，然后利用磁珠将所有空探针吸附丢弃，目标区段捕获完成。

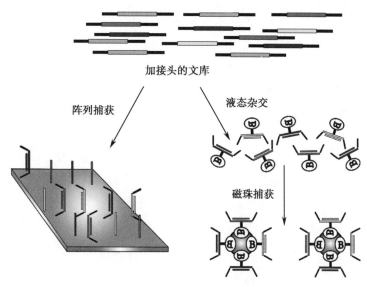

图 1-4-10 杂交捕获流程图

液态杂交过程是在液相中,DNA 片段和已带有生物素的标记探针直接杂交,然后通过生物素 - 亲和素的反应使目标 DNA 片段锚定在带有链霉亲和素的微珠上。洗去非目标 DNA,洗脱后富集的 DNA 用于测序。这种方法杂交效率更高,易于操作,时间短,便于自动化操作。两种杂交方法的优劣势比较见表 1-4-1。

表 1-4-1 两种杂交方法的优劣势比较

	芯片杂交捕获	液相捕获
成本	中等	<10 个样本,中等 >10 个样本,低
操作难度	中等	高
DNA 产量	对多达 30Mb 的目标,每种序列 10～15μg	对多达 30Mb 的目标,3μg
灵敏度	98.6% 的 CTR	>99.5% 的 CTR
特异性	多达 70% 图谱映射到外显子 CTR;对相邻区域更高	多达 80% 图谱映射到外显子 CTR[a];对相邻区域更高
均一度	60%CTR 在平均覆盖率的 0.5～1.5 倍以内（mapping qualities 30）	61%CTR 在平均覆盖率的 0.5～1.5 倍以内（mapping qualities 30）
重复性	对于 10^7 个双端序列,两个样本间大于 95% 的十倍重复性	对于 10^7 个双端序列,两个样本间大于 95% 的十倍重复性

注:CTR[a], capture target region 目标捕获区域;mapping qualities 30 指读取信息正确映射到基因组坐标的可信度,30 或更高的分数表明读取的质量很好,并且明确映射到该位置,几乎没有错配。

二、免疫磁珠在化学发光免疫诊断中的应用

(一)免疫诊断

体外诊断(in vitro diagnosis,IVD)是指在人体外,通过对人体样本(血液、体液、组织等)进行检测而获取临床诊断信息,进而判断疾病或机体功能的产品和服务。我国临床医疗机构中的检验项目包括了体外诊断的大多数细分种类,如生化诊断、免疫诊断、分子诊断、元素诊断、微生物诊断、尿液诊断、组织诊断和凝血诊断等。

免疫诊断主要包括化学发光、酶联免疫、胶体金、时间分辨免疫、放射免疫等技术方法。相较于其他

免疫诊断技术,化学发光技术具有特异性好、灵敏度高、精确定量、结果稳定、检测范围广等优势,在临床应用中迅速推广,正逐步取代酶联免疫和放射免疫,成为免疫分析领域的主流诊断技术。

(二)化学发光免疫分析技术

化学发光免疫分析(chemiluminescence immunoassay,CLIA)是将具有高灵敏度的化学发光测定技术与高特异性的免疫反应相结合,用于各种抗原、半抗原、抗体、激素、酶、脂肪酸、维生素和药物等的检测分析技术。

化学发光按发光类型不同,可分为三类:直接发光、酶促发光和电化学发光(表1-4-2)。直接发光是把发光剂标记在检测抗体上,无需酶的参与,发光迅速,但持续时间极短,属于闪光。酶促发光是通过偶联在检测抗体上的酶来催化底物进行发光,这类发光属于辉光,持续时间较长。电化学发光是三种发光中技术门槛最高的一种,用三联吡啶钌[Ru(bpy)₃]²⁺标记抗体,三丙胺(TPA)作为电子供体,激发态的三联吡啶钌[Ru(bpy)₃]²⁺跃迁回基态时发射出一个波长为620nm的光子,这一过程在电极表面不断重复,产生较强的光信号。

表1-4-2 不同发光类型对比

发光类型	直接发光		酶促发光		电化学发光
发光物质	吖啶脂(AE)	异鲁米诺衍生物(ABEI)	辣根过氧化物酶(HRP)+鲁米诺衍生物	碱性磷酸酶(ALP)+金刚烷胺(AMPPD)	三联吡啶钌+三丙胺(TPA)
发光波长	470nm	425nm	425nm	470nm	620nm
优缺点	灵敏度高,但受pH和温度影响	灵敏度高,但容易受空白干扰	底物在无酶情况下也能发光,易造成干扰	持续发光,稳定可靠,特异性强	电极容易污染,成本高

化学发光按照固相载体不同可以分为板式发光和管式发光。板式发光作为酶联免疫向化学发光的过渡产品,已经逐渐被取代。管式发光以磁珠为固相载体,以反应杯为反应容器,通过孵育、清洗等步骤在磁珠表面形成免疫复合物,最后通过底物或激发液,使免疫复合物发光,发出光子被仪器检测(图1-4-11)。

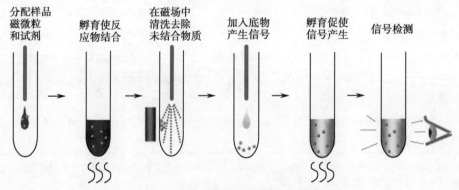

图1-4-11 磁微粒化学发光免疫检测工作原理

(三)化学发光应用中免疫磁珠的种类

管式发光以磁珠作为载体,采用直接或间接偶联的免疫磁珠来实现化学发光检测。其中最常见的间接偶联磁珠是通用型链霉亲和素磁珠(streptavidin,SA),链霉亲和素的配体是生物素(biotin),以链霉亲和素磁珠为固相载体时,结合抗体或结合抗原需要预先进行生物素分子标记。生物素和亲和素具有高度的结合特异性,结合迅速、专一、稳定,并具有多级放大效应。生物素与亲和素亲和常数(K)为10¹⁵mol/L,比抗原与抗体间的亲和力至少高1万倍。链霉亲和素是与亲和素(avidin,AV)有相似生物学特性的一种蛋白质,是链霉菌的分泌物,非特异性结合比亲和素更低,在化学发光体系中被广泛使用。然而,通用型

SA 免疫磁珠化学发光体系的风险是，SA 蛋白与样本中生物素类似物的结合会对发光体系造成干扰，导致假阳性结果。

直接偶联是把抗原/抗体直接共价偶联到裸磁珠上，这类免疫磁珠可以较好地规避 SA 蛋白与样本中生物素类似物结合导致的假阳性问题，基础磁珠主要包括羧基磁珠、氨基磁珠、甲苯磺酰基（tosyl）磁珠等。偶联抗体的免疫磁珠一般用于双抗夹心法或竞争法检测抗原，偶联抗原的免疫磁珠一般用于检测样本中的抗体，如测试人感染病原微生物后的免疫反应，也可用来检测过敏原。

还有一类免疫磁珠，磁珠表面偶联了与待测物质有特异结合的配体，如小扁豆凝集素（lens culinaris lectin，LCA）免疫磁珠。甲胎蛋白（alpha fetoprotein，AFP）是一种糖蛋白，有三种存在形式，分别是 AFP-L1、AFP-L2 和 AFP-L3，其中 AFP-L3 是肝癌诊断的高特异性指标，称为新一代肝癌标志物，对其检测有助于肝癌的早期鉴别诊断。LCA 能特异性识别 AFP-L3，利用 LCA 免疫磁珠检测甲胎蛋白异质体（AFP-L3）在良恶性肝病鉴别诊断中有重要的临床价值。

（四）免疫磁珠在化学发光免疫诊断中的优势

以免疫磁珠为固相载体的化学发光免疫分析具有多方面的优势：①磁珠的比表面积大，有助于提高免疫反应的效率和灵敏度。②只需要在磁珠上偶联上不同的蛋白，便可满足不同项目的检测需求，且特定的免疫磁珠特异性很高，发生交叉反应的概率较小。③磁珠最大的优点是可以通过磁场灵活操控，搭配全自动化学发光仪，可在 15～30 分钟内获取检测结果，每小时可完成上百个测试，实现了自动化和高通量的化学发光检测，不仅能显著减轻临床工作人员的劳动强度，加快临床免疫检验效率，还能提高测试结果的精确度和准确性，测试灵敏度更是达到纳克甚至皮克水平。

得益于免疫磁珠作为固相载体的优势，近年来，基于免疫磁珠的化学发光免疫分析成为临床上全自动免疫分析的主流方法。各种落地式和桌面式的全自动化学发光免疫分析仪，已广泛应用于我国临床医疗机构，涵盖了骨代谢、贫血、生殖激素、甲状腺功能、心脏功能、肾功能、肝功能、肿瘤标志物、产前筛查等数百种检测项目。

近年来，国产化学发光免疫分析仪和国产免疫磁珠已有较大的突破，但与进口品牌还有一定差距。免疫磁珠是化学发光检测试剂盒的重要原材料，基础磁珠制备工艺冗长复杂，偶联工艺也随着蛋白的不同各有变化。免疫磁珠是影响我国体外诊断行业发展的关键"卡脖子"原料技术，产业界替代进口迫在眉睫，任重而道远。

三、免疫磁珠法用于食品安全检测

目前，食品安全的检测方法主要有气相色谱法、气相色谱质谱联用法、液相色谱法、生物芯片法等。生物检测技术主要是借助微生物、化学、统计学理论和方法对食品中的微生物总量、种类、性质等进行检测。

免疫分析法是较为常见的生物检测技术，收集样品中的待测物发生免疫反应产生的信号。2020 年 7 月，国家粮食和物资储备局发布的《粮油检验　粮食中黄曲霉毒素的测定　免疫磁珠净化超高效液相色谱法》（LS/T 6138—2020）正式实施。该标准利用免疫磁珠的方法净化，基于液相色谱检测，建立一种高通量、快速、重复性好、易于自动化的黄曲霉毒素精准定量分析方法。标准编制说明中指出：使用免疫磁珠法进行样本处理既能保留免疫亲和柱良好的净化效果和稳定性，又能减低操作难度，减少操作时间和劳动强度，易于自动化处理。

应用案例：黄曲霉毒素的检测

黄曲霉毒素前处理方法包括多功能净化柱、液液萃取、固相萃取、免疫亲和柱净化等（图 1-4-12）。目前的前处理方法普遍存在操作步骤烦琐、样品损失严重、耗时长、需要消耗大量有机溶剂、回收率低等问题。

免疫亲和柱净化法，是基于免疫亲和的原理来实现净化除杂。虽然能够达到较好的净化效果，但该方法成本较高，难以被实验室普及使用。因此亟须建立一种快速、准确、方便的黄曲霉毒素前处理净化方法，以监控食品、调味品、饲料和茶叶中黄曲霉毒素的含量，保障食品安全。

采用免疫亲和柱净化法对样本处理，需要精提后进行净化，操作步骤烦琐，样品损失严重，耗时长，且需要消耗大量的有机溶剂，对环境污染大；采用免疫磁珠净化法对样本处理，只需粗提且步骤简单易操作，耗时也较短（图1-4-13，图1-4-14）。LS/T 6138—2020的实施，是对食品安全检验更有效率的保障。

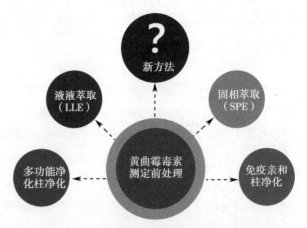

图1-4-12　黄曲霉毒素测定前处理方法

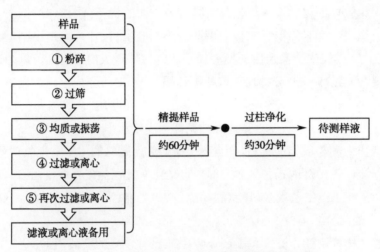

图1-4-13　免疫亲和柱法黄曲霉毒素检测的流程

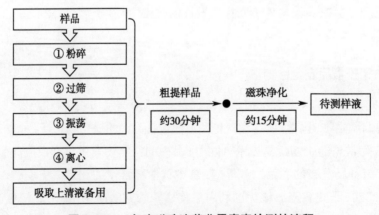

图1-4-14　免疫磁珠法黄曲霉毒素检测的流程

四、磁珠在单细胞测序中的应用

自1975年Sanger测序技术诞生以来，人类获得了探索生命遗传本质的能力，步入了基因组学时代。随着科学技术的发展，测序技术也在不断进步。传统测序手段检测的是组织或器官层面的遗传信息，单一细胞层面的差异被掩盖，而新一代的单细胞测序技术能很好地解决这个问题。

单细胞测序（single cell sequencing）是指获取单个细胞遗传信息的测序技术，即在单个细胞水平上，对基因组或转录组进行提取扩增和高通量测序分析。该技术能揭示单个细胞独有的基因结构和基因表达状态，包括结构变异、拷贝数变异、RNA表达水平等，精确区分不同细胞类型，并有助于科学家在单细胞水平进行分子机制的研究。单细胞测序技术自2009年问世，2013年被 *Nature Methods* 评选为年度技术，越来越多地被应用于科研领域。2015年以来，10X Genomics、Drop-seq、Micro-well、Split-seq等技术的出现，彻底降低了单细胞测序的门槛。自此，单细胞测序技术被广泛应用于基础科研和临床研究，对癌症早期诊断、追踪以及个体化治疗具有重要意义。

单细胞测序技术大致可分为单细胞分选、文库构建、上机测序、结果分析4个模块（图1-4-15）。其中单细胞分选和文库构建步骤中均见到生物纳米磁珠。目前，单细胞分选常用的方法包括流式分选和微流控技术，需要特定的仪器和操作人员才能完成实验操作；利用磁珠进行细胞分选，可简单快捷得到单一的细胞样本，从而使单细胞测序更加简便。

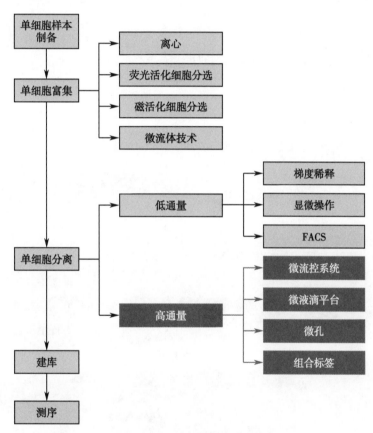

图1-4-15　单细胞测序流程

基因组文库是指将某生物的全部基因组DNA切割成一定长度的DNA片段克隆到某种载体上形成的集合。在测序技术中，文库的构建是极其重要的一步，文库构建的质量决定了测序能否实现。现有的单细胞建库平台应用微球/磁珠作为载体进行文库构建，方法是带有Cell Barcode和引物［UMI＋ploy（dT）VN］的凝胶微球或磁珠通过溶解释放或携带的方式提供ploy（dT），细胞裂解释放mRNA，从而获得含有Cell Barcode和UMI的cDNA，利用该cDNA进行文库构建，实现单细胞测序（图1-4-16）。与凝胶微球相比，磁珠具有超顺磁性，可以通过磁场轻松将磁珠合并，进行合并建库，提高操作效率（注：Barcode序列用来区分不同的细胞，UMI用来区分不同转录本的PCR产物）。

BD Rhapsody是利用铺满20万个直径50μm微孔的微孔板和携带细胞标签的直径35μm磁珠捕获细胞，将制备好的单细胞悬液铺至微孔板上，细胞靠自身重力沉降至微孔底部。加入细胞裂解液，细胞释放出的mRNA可以被poly dT的磁珠在微孔中捕获（图1-4-17）。

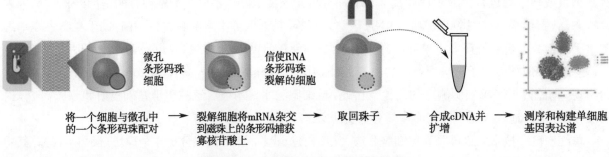

图 1-4-16 利用 cDNA 进行文库构建

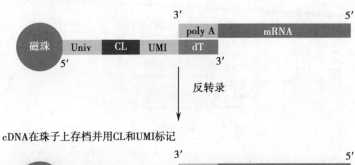

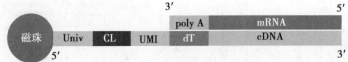

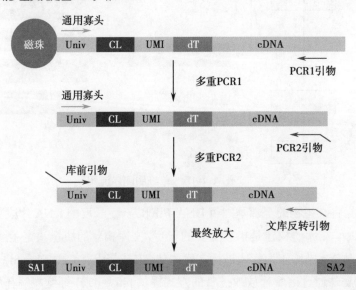

Univ：通用序列	CL：细胞标签	UMI：独特分子识别符
dT：寡脱氧糖核酸	SA：测序适配器	mRNA：信使RNA
cDNA：反向转录脱氧脱糖核酸		

图 1-4-17 BD 系统的分子生物学步骤，将条形码转录本转换为测序文库

注：A. 通过在磁珠上使用寡核苷酸捕获探针进行逆转录，将细胞标记（CL）和唯一分子标识符（UMI）序列附着到 cDNA 分子上；B. 对磁珠上捕获的 cDNA 进行靶向扩增和测序。

单细胞测序磁珠一般采用 20～50μm 的磁珠,其在显微镜下的微观形态见图 1-4-18。磁珠作为 mRNA 的捕获载体,是单细胞测序过程中不可或缺的一个原料。相比普通微球而言,磁珠能够通过磁铁简单、快速地从体系中去除,在样本处理过程中具有更明显的优势,受到越来越多科学家和产品开发者的青睐。

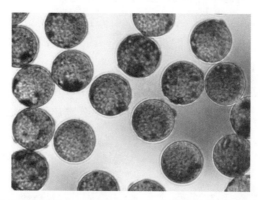

图 1-4-18　BeaverBeads® 20μm 磁珠显微镜下成像

同时,在二次取样或创建多个测序文库的过程中,磁珠可以提高性能标准化。此外,磁珠能够通过磁铁简单、快速地从体系中去除,在样本处理过程中具有更明显的优势,未来磁珠在测序中的应用会越来越广泛。

五、磁珠在蛋白富集和分离方面的应用

随着基因组学和基因工程技术的发展,快速获得目标蛋白的基因已相对容易。将目标基因构建到原核或真核细胞系统中进行蛋白质的重组表达是获得目标蛋白的有效方法。

以磁性微球为固相介质对蛋白质进行提纯是一项新兴的蛋白质分离技术,其工作流程见图 1-4-19。传统的蛋白质分离方法如盐析、有机溶剂、膜分离技术、离子交换技术和层析技术等,通过改变 pH、温度、离子强度、介电常数等因素来达到分离的目的,分离过程繁杂,而且目标蛋白质的损失大。磁珠法蛋白纯化与其他方法相比具有独特的优点,可纯化粗蛋白,无需烦琐的样本前处理步骤,磁珠与蛋白充分结合,载量比普通层析柱更高,可用于包涵体蛋白的纯化,可借助设备进行自动化样本纯化,节省操作时间。

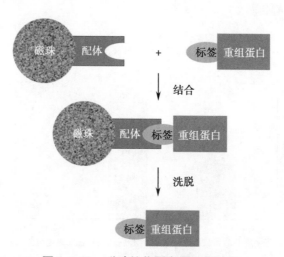

图 1-4-19　磁珠纯化蛋白原理及流程

蛋白质的磁分离是通过对磁性微球表面的改性,共价结合能被目标蛋白质识别和可逆结合的配基,然后进行目标蛋白质的分离。利用磁珠进行蛋白质纯化的一般原理包括离子交换作用、亲和作用和金属配位结合。根据结合的原理不同,其洗脱的方式也不相同。目前已有的蛋白纯化磁珠包括蛋白 A、蛋白 G、蛋白 A/G 修饰的磁珠,用于抗体的纯化;镍(Ni)和钴(Co)修饰的磁珠用于 His 标签蛋白纯化;谷胱甘肽(GSH)修饰的磁珠用于 GST 蛋白纯化;Strep-tactin 修饰的磁珠用于 strep tag Ⅱ蛋白纯化等(图 1-4-20)。

磁珠法抗体纯化的基本原理是,利用基因工程改造的蛋白 A 和蛋白 G 能特异性结合哺乳动物 IgG 的 Fc 区段。将蛋白 A 和蛋白 G 固定在磁珠表面,通过作用将 IgG 及其亚类与片段从细胞培养上清、血清等生物样本中通过磁珠纯化出来。

抗体纯化磁珠具有很高的抗体结合能力和较低的蛋白非特异吸附率,可在 10 分钟内完成抗体吸附过程,30 分钟内完成抗体纯化,一步纯化即可从血清样品中分离出纯度大于 90% 的抗体(图 1-4-21)。

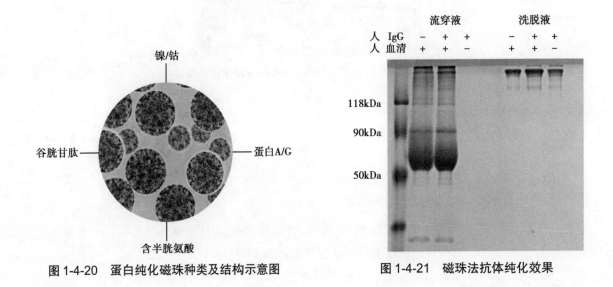

图 1-4-20　蛋白纯化磁珠种类及结构示意图　　　　图 1-4-21　磁珠法抗体纯化效果

磁珠高效的抗体结合能力和超低非特异性吸附的性能,从稀释 10 倍的人血清中提取抗体 IgG 的纯度,与直接从血清中提取的 IgG 纯度基本一致甚至更高。

磁珠法和填料柱纯化结果相比,由于与样本充分混合和接触,目标蛋白的得率更高、纯度更高,且无须离心,节省时间和步骤(图 1-4-22)。此外,磁珠法蛋白纯化可以依靠磁性样本处理仪器,实现高通量、自动化、快速的蛋白纯化和抗体筛选。

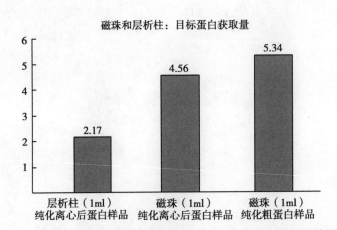

图 1-4-22　磁珠法与传统层析柱法纯化 GST-Lif 融合蛋白所得目的蛋白量

六、磁珠在细胞分选及免疫细胞治疗中的应用

磁珠分选细胞技术是一种集合磁力学、免疫学、细胞生物学等于一体的高度特异性细胞分选技术。该技术利用超顺磁性微珠磁性标记细胞或生物分子,在一个高强度、梯度的磁场中,分离出磁性标记的细胞,具有活性高、纯度高、回收率高等特点,在免疫学、干细胞学、肿瘤学和神经生物学领域的研究应用非常广泛。

细胞分选的策略主要包括:阳性分选(阳选,正选)、阴性分选(阴选,负选)、阴选后再阳选、多重分选等。阳性分选是根据特异性标志分选细胞,即磁性标记目的细胞后,当作阳性标记物直接分选出来,阳性分选的特点是纯度高、富集稀有的细胞回收率高、操作简单、快速等。阴性分选是磁珠标记非目的细胞,并将其从细胞混合物中去除。阴性分选法用于去除不需要的目的细胞,针对一些细胞表面缺乏特性抗原(如肿瘤细胞)而无法进行阳性分选的细胞,以及不需要抗体和细胞结合、需要再次阳选的细胞亚群。

磁珠细胞分选流程见图1-4-23。

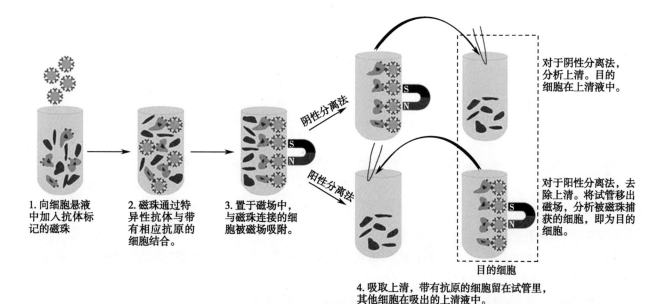

图1-4-23 磁珠法细胞分选流程

应用案例:

以磁珠法分选小鼠脾脏 CD4$^+$ T 细胞(阴选)为例,对分选后的 CD4$^+$ T 细胞进行纯度及细胞活性和功能分析(图1-4-24和图1-4-25)。流式检测结果显示,小鼠脾细胞分选 CD4$^+$ T 细胞后纯度均较高,大于95%,并且小鼠脾细胞分选 CD4$^+$ T 细胞后仍保持活性和相应功能。

免疫磁珠在分离癌细胞和正常细胞的动物实验和临床试验已获成功,在免疫磁珠外包被特异性抗体,用于小鼠骨髓中癌细胞和正常细胞的分离,分离率达99.9%以上。磁性亲和细胞分离在血液学研究和血液病治疗中取得了成效,骨髓移植临床试验中也曾采用免疫磁珠去除自体骨髓移植物中残存的瘤细胞,以降低白血病复发的机会,同样的方法可用于选择性去除异体骨髓移植物中的 T 细胞以防止移植物抗宿主病的发生。

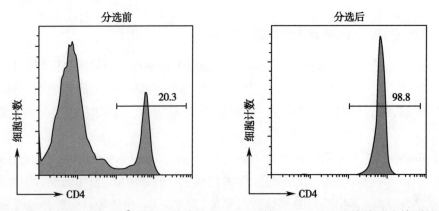

图 1-4-24　BeaverBeads® 分选小鼠脾脏 CD4⁺ T 细胞后，CD4⁺ T 细胞的纯度检测结果

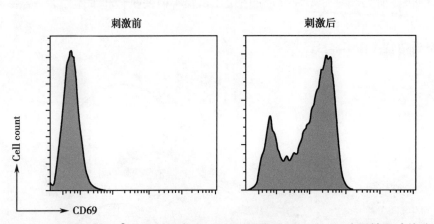

图 1-4-25　BeaverBeads® 分选小鼠脾脏 CD4⁺ T 细胞后，CD4⁺ T 细胞活性和功能分析

　　免疫细胞疗法从 20 世纪 80 年代开始在国外进入临床，目前应用的是第四阶段的 CAR-T 或 TCR-T 细胞疗法。CAR-T 细胞疗法是过继性细胞回输治疗方法，研究人员首先从患者处取得 T 细胞，随后将外源基因添加到 T 细胞内，使其能够识别癌细胞表面的某一抗原。在实验室培养扩增 T 细胞，然后再将它们注射回患者体内以寻找并攻击癌细胞。TCR-T 是 CAR-T 基础上的进一步发展。

　　免疫磁珠表面包被特异性的单克隆抗体，可特异性地与靶细胞结合使之具有磁响应性，同时可以保证被分离靶细胞的形态和功能完整性。目前，免疫细胞疗法中免疫磁珠应用最广泛的是在 CAR-T 或 TCR-T 技术中 T 细胞的分选与激活。无论是 CAR-T 还是 TCR-T 技术，T 细胞的分选及体外培养需要使用 CD3/CD28 抗体，激活 T 细胞使其获得功能活性。磁珠上偶联抗 CD3 和 CD28 抗体，可以提供 T 细胞活化和扩增的主要信号及共刺激信号，用于人 T 细胞在体外的分离、活化和扩增。

　　CAR-T 细胞疗法的主要步骤包括最初分离和富集 T 细胞、T 细胞活化、使用病毒或非病毒载体系统进行 CAR 基因转移、体外 CAR-T 细胞扩增，以及最后的末端工艺和冷冻保存，整个周期一般需要 2～4 周（图 1-4-26）。

　　生产 CAR-T 的第一步，通过白细胞分离术从患者（或同种异体的供体）处收集外周血单个核细胞（peripheral blood mononuclear cell，PBMC）；然后利用基于磁珠技术分离出特定的 T 细胞亚群，如 CD3⁺、CD4⁺、CD8⁺、CD25⁺ 或 CD62L⁺ T 细胞。分离后，CD3⁺ T 细胞在细胞激活磁珠的存在下培养。通过结合抗 CD3 和抗 CD28 抗体，磁珠可以提供 T 细胞活化和扩增所需的初级和共刺激信号。被激活的 T 细胞产生白介素 2（IL-2）、粒细胞 - 巨噬细胞集落刺激因子（GM-CSF）、干扰素 γ（IFN-γ）和肿瘤坏死因子 α（TNF-α），可以在体内发挥抗肿瘤作用。

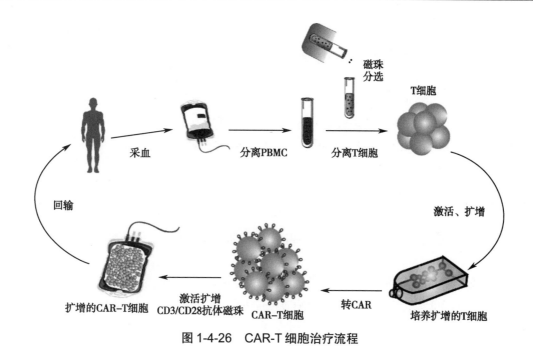

图 1-4-26 CAR-T 细胞治疗流程

第五节 生物纳米磁珠质量控制标准和方法

纳米磁珠的生产过程非常复杂,合成过程中微小的变化都会导致理化性质和生物性能的巨大差异。因此,生物学应用对磁珠的稳定性有很高要求。磁珠技术已经有 40 余年的发展历史,但行业内一直没有统一的质控标准。不同厂商往往提供不同的参数,多数厂商也不会公开测量手段。所以用户既难以比较不同产品的优劣,又很难证实这些参数。2021 年 10 月,国际标准《纳米技术 磁性纳米材料 第 2 部分:核酸提取用纳米结构磁珠特性和测量方法规范》(ISO/TS 19807-2: 2021)发布,对规范和推动磁珠在生物医学领域的应用具有重要意义。该标准主要对磁珠的质量浓度、粒径分布、核酸载量、剩磁强度、表面官能团类型、饱和磁化强度、初始磁化率、铁离子浓度、比表面积、磁核粒径、官能团密度等重要参数的定义和测量方法做了规范。本节仅摘录几项重要参数进行介绍,如需了解更详细的内容,可参考此标准。

磁珠的粒径分布是指单个磁珠有效外径的分布,单一尺寸的磁珠更适用于灵敏度要求很高的检测,如磁微粒化学发光。测量方法可采用激光粒度仪(dynamic light scattering,DLS)、扫描电镜(scanning electron microscope,SEM)、透射电镜(transmission electron microscope,TEM)、超声衰减光谱法和电灵敏区法等。

磁珠的饱和磁化强度是指为保持外磁场持续增长的情况下,磁珠样本能达到的最大磁感应强度。剩余磁化强度是指在外界磁场强度为 0 的情况下,磁珠仍然带有的磁化强度。剩余磁化强度和作用在磁珠上的机械力成正比,会造成磁珠团聚,并对核酸提取结果产生影响。在固体可磁化的表面存在时,磁珠也会积累在这些表面上。相对起始磁化率是指在一个足够小的绝对磁场下,材料磁化强度的变化与磁场变化幅度的微分比。其测量方法是将磁珠悬液进行烘干称重,用 SQUID 仪器或其他振动样品磁强计(vibrating sample magnetometer,VSM)测量。

比表面积是指所有磁颗粒的表面积和样本质量之比,是评价纳米材料活性的一个重要指标,可采用气体吸附法(通常是 BET 法)测量。

铁离子浓度可以帮助检测磁珠的包裹情况,该参数可以采用磁性分离结合超速离心去除上清液中残留的磁珠,之后采用电感耦合等离子体发射光谱仪(inductively coupled plasma optical emission spectrometer, ICP-OES) 测量。

磁珠表面官能团的种类和数量是决定磁珠性能的重要参数。表面功能基团一般包含羟基、羧基、氨基和环氧基等。表面官能团种类测量方法包含红外光谱法、X 射线光电子能谱法 (X-ray photoelectron spectroscopy, XPS) 等。表面官能团密度是指磁珠表面的官能团和磁珠的质量比。磁珠表面官能团含量是磁珠性能的重要指标，对生物配体结合能力有很大影响，测量方法为酸碱滴定法。

磁珠的生物学性能一般指磁珠对生物配体的捕获能力，如核酸的载量和纯度、蛋白/抗体的载量和纯度等，可采用紫外-可见光谱、凝胶电泳、PCR 或 BCA 等方法测量。

第六节 纳米磁珠发展趋势

纳米磁珠是分离纯化和分析检测领域革命性的微球技术突破，最早由挪威科学家 John Ugelstad 教授于 1976 年合成，之后在欧美及发达国家涌现出了 Dynabeads 系列磁珠、Magnosphere 系列磁珠、细胞分选系列磁珠等。

纳米磁珠具备与层析柱填料一致的可与生物活性物质作用的功能基团，同时具有超顺磁性，在外加磁场的作用下，能快速、简单地分离，使其在众多领域的研究日益活跃，并显示出较好的应用前景，已广泛应用于体外诊断、生物大分子纯化、废水处理、固定化酶、磁共振造影剂、细胞分选等领域，目前也有用于药物载体、食品检测等报道 (图 1-4-27)。

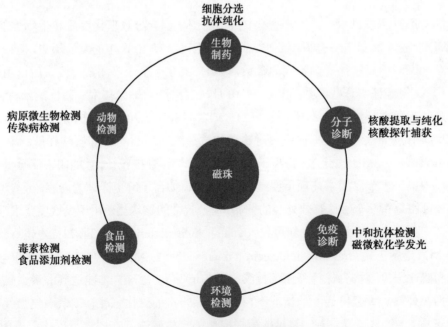

图 1-4-27 磁珠的应用领域

我国纳米磁珠工业化发展仅有十多年历史，但产业发展十分迅速。尤其是近五年来，用于核酸提取的二氧化硅磁珠逐步实现了规模化量产，基本完成了进口品牌替代。但在化学发光、探针捕获和细胞分选应用的功能性免疫磁珠领域，相关磁珠技术更为复杂，在规模化制备和性能等方面与进口品牌还有一定距离，是国内纳米磁珠产业界及上游原材料技术投资界共同关注并致力于快速突破的领域。

纳米磁珠具备在复杂体系捕获痕量目标蛋白或核酸分子的能力，相比之下，层析柱填料有较多的局限性。在当前被层析柱填料占据的分离纯化领域，未来纳米磁珠技术也会有更多的细分市场技术优势。

药物输送和靶向肿瘤治疗领域，是纳米磁珠技术体内应用的研究热点。随着纳米磁珠在临床检验及细胞治疗和药物递送方面的应用拓展，对磁珠生产制备流程和环境控制的要求以及监管要求也将逐渐升级。例如，痕量样本核酸检测、病原微生物检测及微生物发酵药物的痕量核酸含量检测等，需要核酸富集类纳米磁珠产品本身严格控制痕量核酸成分的污染；细胞治疗类磁珠原料有可能升级按照原料药的要求管控，做到无内毒素是对生产流程控制的新挑战。相信不久的将来，纳米磁珠可以实现从体外检测到体内治疗更加广泛的应用拓展。

纳米磁珠具备高分散性、高灵敏度、高通量和自动化的技术优势，在生物医药、临床诊断和分析检测市场展现了广阔的应用前景，我国巨大的市场需求和火热的上游原料技术投资环境，必然驱动国内企业研发生产出高性能、稳定工艺的磁珠产品替代进口，并引领新的市场需求。

（任 辉 黄明贤 邹宇飞 彭颖静 尚 超 万东菊）

参考文献

[1] ISO/TC229/WG4. Nanotechnologies - Magnetic nanomaterials- Part 2: Specification of characteristics and measurement methods for nanostructured magnetic beads for nucleic acid extraction: ISO/TS 19807-2: 2021[S]. ISO/TC229/WG4, 2021.

[2] MILLER M M, PRINZ G A, CHENG S F, et al. Detection of a micron-sized magnetic sphere using a ring-shaped anisotropic magnetoresistance-based sensor: A model for a magnetoresistance-based biosensor[J]. Applied Physics Letters, 2002, 81(12): 2211-2213.

[3] JAIN T K, MORALES M A, SAHOO S K, et al. Iron Oxide Nanoparticles for Sustained Delivery of Anticancer Agents[J]. Molecular Pharmaceutics, 2005, 2(3): 194-205.

[4] ALEXIOU C, SCHMID R J, JURGONS R, et al. Targeting cancer cells: magnetic nanoparticles as drug carriers[J]. European Biophysics Journal, 2006, 35(5): 446-450.

[5] COROT C, ROBERT P, IDÉE J-M, et al. Recent advances in iron oxide nanocrystal technology for medical imaging[J]. Advanced Drug Delivery Reviews, 2006, 58(14): 1471-1504.

[6] YANG H H, ZHANG S Q, CHEN X L, et al. Magnetite-Containing Spherical Silica Nanoparticles for Biocatalysis and Bioseparations[J]. Analytical Chemistry, 2004, 76(5): 1316-1321.

[7] HERMAN C. Biomagnetic Separation Attracting Users[J]. Genetic Engineering & Biotechnology News, 2012, 32(13): 22-24.

[8] 兰雄雕. 琼脂糖磁珠固定化猪肺血管紧张素转化酶分离长蛇鲻降血压肽的研究 [D]. 南宁: 广西大学, 2015.

[9] GU J L, TONG H F, SUN L Y. Preparation and preliminary evaluation of macroporous magnetic agarose particles for bioseparation[J]. Biotechnology and Bioprocess Engineering, 2017, 22(1): 76-82.

[10] LI J, GUO Z, ZHANG S, et al. Enrich and seal radionuclides in magnetic agarose microspheres[J]. Chemical Engineering Journal, 2011, 172(2-3): 892-897.

[11] TONG X, YAN S. Agar-based magnetic affinity support for protein adsorption[J]. Biotechnology Progress, 2010(17): 738-743.

[12] 任辉, 秦炜, 谭建雄. 一种小粒径琼脂糖磁珠的制备方法: CN201310420688[P]. 2014-01-01.

[13] 宋孟杰, 杜德状. 单分散琼脂糖超顺磁性微球制备方法: CN201810169120[P]. 2018-07-06.

[14] AMIRI S, MEHRNIA M R, ROUDSARI F P. Enhancing purification efficiency of affinity functionalized

composite agarose micro beads using Fe_3O_4 nanoparticles[J]. J Chromatogr B Analyt Technol Biomed Life Sci, 2017(1041-1042): 27-36.

[15] HONGMEI L, ANXIANG L, HAILONG F, et al. Affinity capture of aflatoxin B 1 and B 2 by aptamer-functionalized magnetic agarose microspheres prior to their determination by HPLC[J]. Microchimica Acta, 2018, 185(7): 1-11

[16] GHANBARI A F, HASHEMI P. Ultrafine agarose-coated superparamagnetic iron oxide nanoparticles (AC-SPIONs): a promising sorbent for drug delivery applications[J]. Journal of the Iranian Chemical Society, 2018, 15(5): 1145-1152

[17] SERENJEH F N, HASHEMI P, RASOOLZADEH F. A simple method for the preparation of spherical core-shell nanomagnetic agarose particles[J]. Colloids & Surfaces A Physicochemical & Engineering Aspects, 2015(465): 47-53.

[18] FATEMEH G A, PAYMAN H, ABBAS D T. Agarose-coated Fe_3O_4 @SiO_2 magnetic nanoparticles modified with sodium dodecyl sulfate, a new promising sorbent for fast adsorption/desorption of cationic drugs[J]. Polymer Bulletin, 2019, 76(3): 1239-1256.

[19] EUN Y J, UTADA A S, COPELAND M F, et al. Encapsulating Bacteria in Agarose Microparticles Using Microfluidics for High-Throughput Cell Analysis and Isolation[J]. Acs Chemical Biology, 2011, 6(3): 260-266.

[20] DESBOIS L, PADIRAC A, KANEDA S, et al. A microfluidic device for on-chip agarose microbead generation with ultralow reagent consumption[J]. Biomicrofluidics, 2012, 6(4): 11170-11171.

[21] BENGTSSON S, PHILIPSON L. Chromatography of animal viruses on pearl-condensed agar[J]. BBA - Specialised Section On Biophysical Subjects, 1964, 79(2): 399-406.

[22] LEE H, SHIN T H, CHEON J, et al. Recent developments in magnetic diagnostic systems[J]. Chemical reviews, 2015, 115(19): 10690-10724.

[23] LI C, LIU C. Characterization of agarose microparticles prepared by water-in-water emulsification[J]. Particulate Science and Technology, 2018, 36(5): 592-599.

[24] STÖBER W, FINK A, BOHN E. Controlled growth of monodisperse silica spheres in the micron size range[J]. Journal of Colloid & Interface Science, 1968, 26(1): 62-69.

[25] GE J, YIN Y. Magnetically Tunable Colloidal Photonic Structures in Alkanol Solutions[J]. Advanced Materials, 2008, 20(18): 3485-3491.

[26] HUI C, SHEN C, TIAN J, et al. Core-shell Fe_3O_4@SiO_2 nanoparticles synthesized with well-dispersed hydrophilic Fe_3O_4 seeds[J]. Nanoscale, 2011, 3(2): 701-705.

[27] MOREL A L, NIKITENKO S I, GIONNET K, et al. Sonochemical approach to the synthesis of Fe_3O_4@SiO_2 coreshell nanoparticles with tunable properties[J]. Acs Nano, 2008, 2(5): 847-856.

[28] DENG Y H, QI D W, DENG C H, et al. Superparamagnetic High-Magnetization Microspheres with an Fe_3O_4@SiO_2 Core and Perpendicularly Aligned Mesoporous SiO_2 Shell for Removal of Microcystins[J]. Journal of the American Chemical Society, 2008, 130(1): 28-29.

[29] FU R, JIN X, LIANG J, et al. Preparation of nearly monodispersed Fe_3O_4/SiO_2 composite particles from aggregates of Fe_3O_4 nanoparticles[J]. Journal of Materials Chemistry, 2011, 21(39): 15352-15356.

[30] DING H L, ZHANG Y X, WANG S, et al. Fe_3O_4@SiO_2 Core/Shell Nanoparticles: The Silica Coating Regulations with a Single Core for Different Core Sizes and Shell Thicknesses[J]. Chemistry of Materials, 2012, 24(23): 4572-4580.

[31] LIU X, MA Z, XING J, et al. Preparation and characterization of amino-silane modified superparamagnetic silica nanospheres[J]. Journal of Magnetism & Magnetic Materials, 2004, 270 (1-2): 1-6.

[32] ZHANG S X, ZHANG Y, LIU J, et al. Thiol modified $Fe_3O_4@SiO_2$ as a robust, high effective, and recycling magnetic sorbent for mercury removal[J]. Chemical Engineering Journal, 2013 (226): 30-38.

[33] WANG J, ZHENG S, YUN S, et al. Amino-Functionalized $Fe_3O_4@SiO_2$ Core-Shell Magnetic Nanomaterial as a Novel Adsorbent for Aqueous Heavy Metals Removal[J]. Journal of Colloid & Interface Science, 2010, 349 (1): 293-299.

[34] JITIANU A, RAILEANU M, CRISAN M, et al. Fe_3O_4-SiO_2 nanocomposites obtained via alkoxide and colloidal route[J]. Journal of Sol-Gel Science and Technology, 2006, 40 (2-3): 317-323.

[35] UGELSTAD J, ELLINGSEN T, BERGE A, et al. Process for preparing magnetic polymer particles[J]. US, 1988.

[36] JUN J B, UHM S Y, RYU J H, et al. Synthesis and characterization of monodisperse magnetic composite particles for magnetorheological fluid materials[J]. Colloids & Surfaces A Physicochemical & Engineering Aspects, 2005, 260 (1-3): 157-164.

[37] LINDLAR B, BOLDT M, EIDEN-ASSMANN S, et al. Synthesis of Monodisperse Magnetic Methacrylate Polymer Particles[J]. 2002, 14 (22): 1656-1658.

[38] DENIZLI A, GÜLEREN Ö, ARICA M Y. Preparation and characterization of magnetic polymethylmethacrylate microbeads carrying ethylene diamine for removal of Cu (Ⅱ), Cd (Ⅱ), Pb (Ⅱ), and Hg (Ⅱ) from aqueous solutions[J]. Journal of Applied Polymer Science, 2015, 78 (1): 81-89.

[39] CHUNG T H, LEE W C. Preparation of styrene-based, magnetic polymer microspheres by a swelling and penetration process[J]. Reactive & Functional Polymers, 2008, 68 (10): 1441-1447.

[40] SPASOVA M, VERÓNICA S M, SCHLACHTER A, et al. Magnetic and optical tunable microspheres with a magnetite/gold nanoparticle shell[J]. Journal of Materials Chemistry, 2005, 15 (21): 2095-2098.

[41] GOVINDAIAH P, JUNG Y J, LEE J M, et al. Monodisperse and fluorescent poly (styrene-co-methacrylic acid-co-2-naphthyl methacrylate)/Fe_3O_4 composite particles[J]. Journal of Colloid & Interface Science, 2010, 343 (2): 484-490.

[42] YAN W, JIA G, YANG W, et al. Preparation and characterization of chitosan-poly (acrylic acid) polymer magnetic microspheres[J]. Polymer, 2006, 47 (15): 5287-5294.

[43] ZENG H, LAI Q, LIU X, et al. Factors influencing magnetic polymer microspheres prepared by dispersion polymerization[J]. Journal of applied polymer science, 2010, 106 (5): 3474-3480.

[44] DOU J, ZHANG Q, MA M, et al. Fast fabrication of epoxy-functionalized magnetic polymer core-shell microspheres using glycidyl methacrylate as monomer via photo-initiated miniemulsion polymerization[J]. Journal of Magnetism and Magnetic Materials, 2012, 324 (19): 3078-3082.

[45] POLLERT E, K KNÍŽEK, MARYŠKO M, et al. Magnetic poly (glycidyl methacrylate) microspheres containing maghemite prepared by emulsion polymerization[J]. Journal of Magnetism & Magnetic Materials, 2006, 306 (2): 241-247.

[46] CHEN H, DENG C, ZHANG X. Synthesis of $Fe_3O_4@SiO_2@PMMA$ Core-Shell-Shell Magnetic Microspheres for Highly Efficient Enrichment of Peptides and Proteins for MALDI-ToF MS Analysis[J]. Angewandte Chemie, 2010, 49 (3): 607-611

[47] KO S M, KWON J, VAIDYA B, et al. Development of lectin-linked immunomagnetic separation for the

detection of hepatitis A virus[J]. Viruses，2014，6（3）：1037-1048.

[48] 汪晨，吴洁，宗晨，等. 化学发光免疫分析方法与应用进展 [J]. 分析化学，2012，40（1）：3-10.

[49] 范艳佳，陈美红，颜林林. 化学发光免疫法在肿瘤生物标志物检测中的应用价值 [J]. 实用预防医学，28（11）：1397-1399.

[50] 乔淑艳，胡万宁，韩素桂，等. 甲胎蛋白异质体在胃癌和肺癌患者血清中检测分析 [J]. 标记免疫分析与临床，2014，21（4）：492.

[51] 卓传尚，柳丽娟，吴秋芳. 小扁豆凝集素结合型甲胎异质体在肝癌诊断中的意义 [J]. 中国实验诊断学，2009，13（2）：208-210.

[52] 陈复华，龚波，胡晶莹，等. 纳米磁球法分离检测甲胎蛋白变异体方法的建立及应用 [J]. 肿瘤，2016，35（12）：1380.

[53] 张晨磊. 化学发光免疫分析法的研究进展 [J]. 医疗装备，2021，34（14）：191-192

[54] 余永雄. 临床免疫检验自动化的概念及现状研究 [J]. 中国社区医师，2021，37（3）：12-16.

[55] 陈昊，秦蕾影，项水兰，等. 生物技术在食品安全检测中的最新应用探讨 [J]. 农业与技术，2017（02）：249-256.

[56] 郭培源，刘硕，杨昆程，等. 色谱技术、光谱分析法和生物检测技术在食品安全检测方面的应用进展 [J]. 食品安全质量检测学报，2015，（08）：3217-3222.

[57] 张凤霞，王祝敏，马云龙，等. 磁性微球的应用研究进展 [J]. 应用化工，2013，42（12）：2279-2280.

[58] 张也，张会良，张会轩，等. 聚合物基磁性复合微球的研究近况 [J]. 高分子通报，2016（4）：47-60.

[59] 刘石锋，陈倩，洪广成，等. 生物素 - 亲和素系统的应用研究进展 [J]. 生物技术，2018，28（5）：503-507.

[60] SHUM E Y，WALCZAK E M，CHANG C，et al. Quantitation of mRNA Transcripts and Proteins Using the BD Rhapsody™ Single-Cell Analysis System[J]. Advances in Experimental Medicine and Biology，2019（1129）：63-79.

[61] MAMANOVA L，COFFEY A J，SCOTT C E，et al. Target-enrichment strategies for next-generation sequencing[J]. Nature methods，2010，7（2）：111-118.

[62] TRICKETT A，KWAN Y L. T cell stimulation and expansion using anti-CD3/CD28 beads[J]. Journal of immunological methods，2003，275（1-2）：251-255.

第五章

蛋白质常用连接技术及应用

蛋白质连接是指多种基因通过天然或人工方式与蛋白质的连接。蛋白质连接所用技术及相关试剂均属于生物共轭研究领域。生物共轭通常是一个分子与另一个分子通过共价键连接在一起组成复合物（图1-5-1）。大多数情况下，至少一个分子是生物来源，或是生物分子的片段或衍生物。某些情况下，形成的偶联物完全是合成的，但其是针对生物或生命科学应用的。生物偶联物的最终形式取决于所需的应用以及将其结合在一起的成分和方法。通过适当选择试剂、反应和条件来控制生物偶联过程。

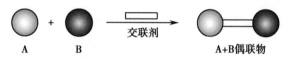

图1-5-1　生物分子共价连接

生物复合物具有合成它的每种分子的综合特性，同时形成了天然物质中通常不具有的新构造。生物偶联过程通常需要使用专门为此目的设计的反应性交联剂或通过在分子上使用适当的反应性基团来促进偶联。偶联反应也可以使用次级活化剂来完成，次级活化剂在待偶联的组分之一上产生中间反应性基团。该过程的大多数反应基团与一个或多个共轭分子上的特定官能团偶联，从而将它们连接在一起形成最终复合物。

通常用于形成生物偶联物的反应可以从数十个主要反应基团中选择，这些主要反应基团用于与生物分子上的各种官能团建立共价键。在这数十种反应选择中，可能只有不到10种被常规用于实现绝大多数生物偶联物的偶联。

生物共轭物可以通过两个或多个单独组分的偶联来构建，以创建具有两个或多个特性的多功能复合物。偶联物可包含一个或多个亲和分子，用于靶向、捕获或检测另一种生物分子；还可能包含一种或多种检测分子或酶、毒素、药物或具有某些其他特定活性或目的的其他成分。此外，一些生物偶联物是使用分子支架制成的，多价支架可能为偶联检测分子提供更多数量的连接点，从而有可能提高检测中生物偶联物的检测灵敏度；生物偶联物也可以设计成包含与其他蛋白质特异性相互作用的小分子亲和配体，这些蛋白质反过来可以作为支架，通过非共价相互作用增加偶联物的功能。

第一节　蛋白质交联基本策略

蛋白质交联指将小分子物质（如药物、半抗原等）或大分子物质（如酶、蛋白毒素等）以共价键的方式连接于蛋白质分子，以制备人工抗原、酶标抗体、载体释放药物、抗体导向药物和免疫毒素等。

一、设计蛋白质偶联物的前提

设计蛋白质偶联物需要考虑最终复合物的特性和使用方法，然后选择最佳成分和反应方法来生产所需产品。首先考虑其最终应用，例如：如果蛋白质偶联物用于检测，最合适的成分为与检测元件偶联的靶向分子，以便最终复合物可以与其靶标结合并相互作用，然后被检测到；如果蛋白质偶联物用于纯化目标分子，合适的偶联物可能由不溶性支持物或颗粒组成，亲和配体与之相连。

成功形成蛋白质偶联物的一个最重要方面，是充分了解要结合在一起的成分的结构、化学和活性特征。一个成功的反应不仅需要了解生物分子上存在的反应基团、试剂类型和官能团，还要了解生物分子的修饰可能如何影响其活性。

二、设计最佳的蛋白质偶联物

1. 利用蛋白质三维结构和功能的现有知识分析其活性部位成分、稳定性和活性特征。

2. 随着生物偶联技术的进步，某些已使用多年的偶联物连接类型可能会采用新技术进行重新设计，以提供更好的功能。

3. 使用更先进的交联剂并在反应过程中提供更多控制。

4. 在最可控和最优化的条件下，生物结合过程仍然可以产生许多不同的结构连接物，构成最终的组合物。造成这种现象的原因至少有两个：①反应产率从来不是 100% 有效的，因此一些分子将比其他分子更有效地被修饰；②当反应组分首次混合在一起时，引起的局部浓度差异，可能导致一些蛋白质分子在溶液完全均质后经历比其他蛋白质分子过量的反应。

即使存在如此大的不同程度分布，如果使用经控制修饰量的反应条件，将有助于最大限度地提高偶联物的活性，并使最终复合物的生产更具重现性。

5. 生物偶联物也可以呈现许多不同的形状或结构。

6. 生物偶联物设计的一个重要方面，是将偶联物组分连接在一起的不同交联剂。交联剂可以结合多个反应基团以及有机间隔分子，这些分子将组分分开并在生物偶联物中的连接分子之间形成桥梁。这些连接臂的特性会对最终试剂的特性产生重大影响。例如，一些交联剂含有由脂肪族或芳香族基团组成的疏水性间隔基团，它们在形成生物偶联物方面效果很好，但也可能对特定应用中的偶联物稳定性或非特异性产生不利影响。相反，一些连接分子是亲水性的，例如基于聚乙二醇（polyethylene glycol，PEG）的试剂，实际上增加了最终生物偶联物在水溶液中的溶解度。疏水和亲水交叉桥之间的性质差异也适用于修饰试剂，例如生物素化合物或硫醇化试剂，会影响中间体的性质以及最终的生物共轭物。生物偶联物两个组分之间横桥的长度和结构也可能显著影响其整体特性。尤其是在设计生物治疗剂时，连接的化学结构会可能会对其体内效力以意想不到的方式发挥作用。

7. 根据试剂的选择，使用疏水性或亲水性交联剂构建生物偶联物会对试剂稳定性和非特异性产生显著影响。

8. 加入可以对试剂稳定性和体内半衰期产生积极影响的修饰剂。该领域最重要的选择之一是使用聚乙二醇（PEG）改性剂或交联剂。

第二节　蛋白质偶联的功能靶点

一、蛋白质的结构特点

蛋白质分子是修饰或结合技术最常见的目标。许多蛋白质可以特异性结合特定的靶分子，以此构建的方法可以示踪或定量检测或分析的目标蛋白。如果此类蛋白质不具有易于检测的成分，通常可以对其进行修饰以包含化学或生物示踪剂，实现可检测性。这种类型的蛋白质复合物可以设计成保留其结合天然靶标的能力，而示踪剂部分可以提供寻找和测量靶分子位置和数量的方法。肽和蛋白质是通过肽键聚合在一起而形成的。形成多肽结构主链的肽键聚合物称为 α 链。α 链的肽键是一种氨基酸的 α- 氨基与另一种氨基酸的 α- 羧基反应形成的化学键。由于羰基 - 氨基酰胺键的部分双键特性，肽键不具有转动自由度，但 α- 碳原子周围的单键具有相当大的转动自由度。

氨基酸成分的序列和性质决定蛋白质的结构、反应性和功能。每个氨基酸由一个氨基和一个羧基组成，羧基与一个中心碳结合，称为 α- 碳。与 α- 碳结合的还有氢原子和每个氨基酸特有的侧链。自然界中有 20 种常见的氨基酸，每种氨基酸都含有一个具有特定化学结构、电荷、氢键能力、亲水性（或疏水性）和反应性的侧链。侧链不参与多肽形成，因此可以自由地与其环境相互作用和反应。

1. 氨基酸可根据其侧链的特性分组。有七种氨基酸含有相对非极性和疏水性的脂肪族侧链：甘氨酸、丙氨酸、缬氨酸、亮氨酸、异亮氨酸、甲硫氨酸、脯氨酸。甘氨酸是最简单的氨基酸，其侧链只有一个氢原子。其次是丙氨酸，其侧链只有一个甲基。缬氨酸、亮氨酸和异亮氨酸有三个或四个碳支链，成分稍复杂。甲硫氨酸的独特之处在于它是唯一的活性脂肪族氨基酸，在其碳氢链的末端含有硫醚基。脯氨酸是唯一的亚氨基酸，其侧链与 α- 氨基形成杂环结构。由于其独特结构，脯氨酸常引起多肽链的剧烈转动。

2. 苯丙氨酸和色氨酸含有芳香侧链，与脂肪族氨基酸一样，也是相对非极性和疏水性的。苯丙氨酸对常见的衍生试剂不起反应，而色氨酸的吲哚环则相当活跃。

3. 另一类氨基酸含有相对极性的成分，因此具有亲水性。天冬酰胺、谷氨酰胺、苏氨酸和丝氨酸通常存在于蛋白质分子的亲水区域。用于修饰和结合目的最重要的氨基酸是含有可电离侧链的氨基酸：天冬氨酸、谷氨酸、赖氨酸、精氨酸、半胱氨酸、组氨酸和酪氨酸。天冬氨酸和谷氨酸都含有与 C 端羧酸具有相似电离特性的侧链羧基。天冬氨酸的 β- 羧基（3.7～4.0）和谷氨酸的 γ- 羧基（4.2～4.5）的理论 pKa 略高于多肽链 C- 末端的 α- 羧基（2.1～2.4）。当 pH 高于其 pKa 时，这些基团通常被电离为带负电荷的羧酸根。因此，在生理 pH 环境下，它们使完整蛋白质的整体呈负电荷。

蛋白质中的羧基可以通过使用酰胺键形成剂，或通过活性酯和活性羰基中间体进行衍生。羧基作为改性基团的酰化剂，含胺的亲核基团可以与活化的羧基偶联，生成酰胺衍生物。虽然硫醇基团对活化的羧酸酯具有反应性并产生硫酯键，但它会形成相对不稳定的衍生物，可与其他亲核基团（如胺）交换或在水溶液中水解。

二、引入特定基团

大多数试剂系统的使用需要特定化学基团的存在以实现偶联。通常需要改变蛋白质分子的天然结构以提供修饰或结合的功能目标。例如，异型双功能交联剂包含两种针对不同功能的反应性物质。一个目标分子必须包含能与交联剂一端反应的化学基团，而另一个目标分子必须包含能与另一端反应的基团。有时所需的化学基团不存在于目标分子上，必须进行修饰。通常可以通过使现有化学基团与修饰试剂反应来完成，该修饰试剂在偶联时包含或产生所需的官能团。

这种相同类型的修饰策略也可用于从反应性低的官能团创建高反应性基团。例如，糖蛋白上的碳水化合物链可以用高碘酸钠修饰，将相对不活泼的羟基转化为高度活泼的醛基。与此类似，蛋白质中的胱氨酸或二硫化物残基可以被选择性地还原以形成活性巯基；也可以将间隔臂引入大分子中以将反应性基团延伸远离其表面。间隔物的额外长度可以为缀合提供更少的空间位阻，且通常会产生更多的活性复合物。

使用修饰试剂创建特定基团结构是蛋白质偶联的重要技术。从某种意义上说，该过程就像使用构建模块在目标分子上构建反应所需的任何官能团。结合方案的成功取决于正确化学基团的存在。在选择修饰策略时应谨慎，因为一些化学变化会从根本上影响大分子的天然结构和活性，例如蛋白质可能失去结合特定配体的能力，酶可能会失去作用于其底物的能力。许多情况下，失活可能与改变构象、阻断活性位点或修改关键官能团有关。常见的基团引入及方法如下：

（一）巯基

巯基是许多修饰剂的目标，交联剂通常在一端使用巯基反应性官能团以将缀合反应引导至目标大分子的特定部分。与氨基或羧基等其他基团相比，蛋白质或其他分子中巯基出现的频率通常较低。因此，使用巯基反应性化学物质可以将修饰限制在目标分子内有限数量的位点上。限制修饰极大地增加了结合后保留活性的机会，尤其在一些敏感的蛋白质（如某些酶）中。巯基通常需要通过还原天然二硫化物生成或通过适当的硫醇化试剂系统创建。常用的技术包括：

1. 用 Traut 试剂（2- 亚氨基硫烷）修饰胺 Traut 试剂（2- 亚氨基硫烷）是一种小型硫醇化合物，可与伯胺（例如赖氨酸侧链）反应以添加一个小间隔臂（8.1 埃，以游离巯基结束）。该试剂方法简单（一步即可从胺转化为巯基），具有特异性（在 pH 7～10 时选择性、自发修饰伯胺），同时可保留原始正电荷维持蛋白溶解度。

2. 用 SATA（N- 琥珀酰亚胺 -S- 乙酰巯基乙酸酯）修饰胺 SATA 是一种短链（2.8 埃间隔臂）试剂，用于伯胺的共价修饰以及添加受保护但可暴露的巯基，实现异型双功能交联策略。SATA 包含一个 N- 羟基琥珀酰亚胺（NHS）酯，可与伯胺（即蛋白的赖氨酸残基和氨基端）形成稳定的共价酰胺键并可将 NHS 作为副产物释放。脱保护（脱酰作用）通过使用盐酸羟胺产生游离巯基。

3. 用 SATP（N- 琥珀酰亚胺 -S- 乙酰巯基丙酸酯）修饰胺 SATP 是一种长链（4.1 埃间隔臂）试剂，用于伯胺的共价修饰以及添加受保护但可暴露的巯基，实现异型双功能交联策略。SATP 为暴露巯基提供比 SATA 更大的空间自由度。SATP 包含一个 NHS 酯，可通过伯胺形成稳定的共价键并可将 NHS 作为副产物释放。脱保护（脱酰作用）通过使用盐酸羟胺产生游离巯基。

4. 用 SPDP［琥珀酰亚胺 3-（2- 吡啶基二硫基）- 丙酸酯］修饰胺 SPDP 是一种短链交联剂，通过 NHS 酯和吡啶基二硫基反应性基团与半胱氨酸巯基形成可切割二硫键（可还原），实现胺与巯基的偶联。SPDP 具有膜可透过性，可在细胞内完成交联。

5. 用 SMPT［琥珀酰亚胺氧羰基 -α- 甲基 -α-（2- 吡啶基 - 二硫基）甲苯］修饰胺 SMPT 是一种长链交联剂，通过 NHS 酯和吡啶基二硫醇反应基团与半胱氨酸巯基形成强（受阻）但可裂解（还原）的二硫键，用于胺与巯基共轭。

6. 用 N- 乙酰高半胱氨酸硫内酯修饰胺 N- 乙酰高半胱氨酸硫内酯是高半胱氨酸的环状衍生物，含有封闭的 α- 氨基。该化合物可在开环反应中与伯胺反应以产生游离的巯基修饰。

7. 用 SAMSA（S- 乙酰巯基琥珀酸酐）修饰胺 SAMSA 是一种胺反应性试剂，含有受保护的巯基，类似于 SATA。

8. 用 AMBH（2- 乙酰氨基 -4- 巯基丁酸酰肼）修饰醛或酮　AMBH 是一种独特的酰肼衍生物，可以将醛和酮硫醇化以形成反应性巯基，特别适用于将氧化的碳水化合物转化为硫醇。

9. 用胱胺修饰羧酸盐或磷酸盐　胱胺是脱羧的胱氨酸[或 2,2′- 二硫代双（乙胺）]，一种两端带有伯胺的含二硫键的小分子。这种多功能试剂可用于多种偶联技术。胱胺可用于在蛋白质和其他分子中引入巯基，或作为二硫键交换交联反应中的活性物质，或可逆偶联过程中的活性物质。

（二）羧酸根

使用某些类型的试剂对大分子中的各种官能团进行修饰可引入羧基。氨基、巯基、组氨酸和甲硫氨酸侧链很容易被修饰为包含以羧酸结尾的短分子链。短链可以作为间隔基来增强空间调节，末端的羧酸根基团可以促进与胺基或酰肼的偶联。

酸酐对亲核基团具有高度反应性，能够酰化蛋白质和其他大分子的许多重要官能团。能与酸酐反应的蛋白质官能团包括 N 端的 α- 氨基、赖氨酸侧链的 ε- 氨基、半胱氨酸巯基、酪氨酸残基的酚羟基和组氨酸的咪唑环。

1. 琥珀酸酐　琥珀酸是一种四碳分子，两端都带有羧基。酸酐具有五原子环状结构，对亲核基团，尤其是胺具有高度反应性。亲核基团在其中一个羰基上的攻击打开酸酐环，与该羰基形成共价键并释放另一个以产生游离羧基。

2. 戊二酸酐　戊二酸是一种线性的五碳分子，两端都带有羧基。其比类似化合物琥珀酸多一个碳。戊二酸酐形成含有六个原子的环状结构。亲核基团攻击戊二酸酐一个羰基，将环打开，形成酰胺键并释放另一个羧基。

3. 马来酸酐　马来酸是一种线性的四碳分子，两端带有类似于琥珀酸的羧酸根基团，但在中心碳原子之间有一个双键。马来酸酐是一种环状分子，其环中含有五个原子。马来酰化产物对水解更不稳定，不饱和位点容易引起额外的副反应。

4. 柠康酸酐　柠康酸酐（或 2- 甲基马来酸酐）是马来酸酐的衍生物，在酰化后比马来酰化化合物更可逆。

5. 碘乙酸　碘乙酸盐（和溴乙酸盐）可以与蛋白质内的许多官能团反应，包括半胱氨酸的巯基、组氨酸侧链的两个咪唑氮、甲硫氨酸的硫醚以及赖氨酸残基等。

6. 3- 马来酰亚胺基丙酸（BMPA）　BMPA 的一端含有一个硫醇反应性马来酰亚胺基团，另一端含有一个羧酸酯基团。该化合物是短的异型双功能交联剂 3- 马来酰亚胺丙酸 -N- 羟基琥珀酰亚胺酯（BMPS）的前体。与 BMPS 一样，BMPA 通过其马来酰亚胺自发与巯基反应，但与 BMPS 不同的是，它必须使用碳二亚胺（如 EDC）激活，才能通过其羧酸末端与胺或酰肼偶联。

7. 氯乙酸　氯乙酸可将相当不活泼的羟基转化为可用于各种共轭反应的羧酸根基团。反应在碱性条件下进行，产生以羧甲基为末端的稳定醚键。

（三）伯胺基

蛋白质分子上通常存在大量的伯胺基，包括 N 端的 α- 氨基和赖氨酸侧链。然而，有时蛋白质或肽链没有足够量的胺基团以进行有效的偶联修饰。例如，辣根过氧化物酶（HRP）仅具有两种可以参与偶联的游离氨基。在 HRP 上产生额外的氨基可以进行更多的修饰，从而产生更多活性偶联物。以下试剂和技术可将羧基或巯基直接转化为活性胺官能团。

1. 用二胺修饰羧基　羧酸可以用在任一端含有伯胺的短化合物共价修饰以形成酰胺键。这种改变的结果是封闭羧基并形成末端氨基。过量的二胺可以确保化合物只有一端与每个羧基偶联并且不会交联被改性的分子。

2. 用 N-（β- 碘乙基）三氟乙酰胺修饰巯基　半胱氨酸残基或其他分子上的巯基向氨基的转化可以通

过用 N-（β- 碘乙基）三氟乙酰胺进行氨乙基化来完成。卤代烷基与巯基特异性反应，形成氨基烷基衍生物。在反应条件下，三氟乙酸胺保护基团会自发水解以暴露出游离的伯胺。

3. 用乙烯亚胺修饰巯基　环状化合物乙烯亚胺与蛋白质巯基反应，导致开环并形成氨基烷基衍生物，S-（2- 氨基乙基）半胱氨酸。在生理条件下，乙烯亚胺实际上对巯基具有特异性，对其他蛋白质基团没有交叉反应。在酸性 pH 条件下，甲硫氨酸残基会发生少量反应，形成 S-（2- 氨基乙基）甲硫氨酸锍离子。

4. 用 2- 溴乙胺修饰巯基　2- 溴乙胺在修饰蛋白质中的巯基时可能经历两种反应途径。在第一种途径中，半胱氨酸的硫醇阴离子攻击 2- 溴乙胺的碳以释放卤素并形成硫醚键。在第二种途径中，2- 溴乙胺在碱性条件下通过其伯胺对 2 号碳的分子内攻击转化为环状乙烯亚胺衍生物，导致卤素释放并形成环，然后乙烯亚胺继续与巯基反应形成氨基烷基化衍生物。

（四）醛基

大分子上醛基的形成可以产生非常有用的衍生物，用于修饰或共轭反应。在天然状态下，蛋白质和肽不含醛基。在这些分子内的特定位置产生反应性醛基创造了将修饰反应导向大分子内离散位点的可能性。

在生物大分子中引入醛基的基本方式有两种：①碳水化合物或含有二醇的分子的氧化；②用含有或产生醛的试剂修饰氨基。这两种情况都可以产生醛，通过席夫碱形成和还原胺化与含胺分子共轭。

1. 乙二醇和碳水化合物的高碘酸盐氧化　碳水化合物和其他含有多糖的生物分子，如糖蛋白，可以在其糖基上进行特殊修饰，产生反应性醛功能。对于蛋白质，这种方法通常只允许在特定的局部发生修饰，远离关键的活性中心或结合位点。

高碘酸盐氧化可能是将糖基相对不活泼的羟基转化为胺反应性醛的最简单途径。高碘酸盐裂解具有相邻羟基的碳 - 碳键，氧化羟基形成高活性醛。末端顺式乙二醇失去一个碳原子成为甲醛，并在另一个碳原子上产生一个醛基。

2. NHS- 醛（SFB 和 SFPA）对胺的修饰　对甲酰基苯甲酸琥珀酰亚胺酯（SFB）和对甲酰基苯氧基乙酸琥珀酰亚胺酯（SFPA）是含有末端醛基的胺反应试剂。其 NHS 酯末端在 pH 7～9 时与蛋白质和其他分子中的伯胺反应生成酰胺键。所得的甲酰基衍生物可用于与其他含胺或肼的分子偶联。

3. 戊二醛对胺的修饰　蛋白质上的氨基可以与双醛化合物戊二醛反应形成能与其他蛋白质交联的活化衍生物。这种修饰的反应机制通过多种途径进行。

4. N- 末端丝氨酸或苏氨酸残基的高碘酸盐氧化　高碘酸钠可用于在蛋白质和肽中未修饰的 N 端丝氨酸或苏氨酸残基上形成醛基。

5. 肼或酰肼官能团　含酰肼试剂可用于探测或偶联含羰基化合物，包括具有醛和酮的大分子。含酰肼基团的荧光或酶探针可用于测定或标记碳水化合物、糖蛋白、细胞表面的多糖部分、神经节苷脂和印迹上的糖缀合物。通过双酰肼修饰酶、铁蛋白和聚合物（如葡聚糖和多肽）产生多价形式的酰肼试剂可用于以高亲和力和灵敏度靶向甲酰基。

利用己二酸二酰肼和碳酰肼化合物衍生含有醛、羧酸盐和烷基磷酸酯的分子，适用于蛋白质的修饰，包括酶、可溶性聚合物以及用作微载体或色谱支持物的不溶性聚合物。

（1）用双酰肼化合物对醛的修饰：含醛的大分子会与酰肼化合物自发反应形成腙键。腙键是席夫碱的一种形式，比由醛和胺相互作用形成的席夫碱更稳定。

（2）用双酰肼化合物对羧基的修饰：羧酸可以用己二酸二酰肼或碳酰肼共价修饰以产生稳定的二酰肼键，其还包含延伸的端酰肼基团。

（3）用 6- 丙酮腙基烟酸琥珀酰亚胺酯（SANH）或 6- 肼基烟酸琥珀酰亚胺酯盐酸盐（SHNH）对胺的

修饰：可以使用作为肼-醛化学选择性连接试剂一部分的双功能交联剂引入肼或酰肼官能团，用双酰肼化合物对烷基磷酸酯进行修饰，这些是胺反应性化合物，一端都有 NHS 酯，当与伯胺偶联时形成酰胺键。

三、封闭或保护

蛋白质修饰过程中通常需要封闭大分子上的特定基团，以防止它们参与修饰或缀合反应。大多数封闭方法中，对化学基团与大分子上不需要的官能团共价偶联以掩盖或消除其反应性。封闭剂通常为含有能与被掩盖基团偶联的官能团的小分子有机化合物。

某些情况下，执行封闭程序以将缀合反应引导至大分子中的离散位点。其他情况下，在两个需偶联的大分子之一上封闭一个基团可以防止自聚合并促进所需的分子间共轭。例如，HRP 可在过氧化物氧化之前用胺特异性偶联剂封闭，以防止其两个氨基在随后与抗体分子偶联期间发生反应。

封闭剂还有其他用途，通过使用适当的试剂封闭巯基，可以防止使用变性剂和二硫键还原剂分解成亚基的蛋白质重新缔合或氧化它们的巯基；可以在用异型双功能交联剂活化之前在蛋白质上封闭巯基，该交联剂包含胺反应性和巯基反应性末端，胺反应性末端将与蛋白质的胺偶联，而巯基反应性末端不发生反应，这可以防止在活化过程中形成低聚物，从而确保巯基反应性官能团用于与所需分子缀合。

蛋白质活性中心的受控功能研究，可以通过阻断特定基团并观察其对活性的影响来进行。通常，这种阻断过程通过使用可逆阻断剂进行，随后再生活性，从而证明影响是针对活性位点中存在的功能。也可以通过封闭目标功能基团终止进一步的修饰或缀合。例如，高碘酸盐氧化的糖蛋白通过还原胺化与另一种蛋白质结合后可能仍含有醛基。当偶联物用于测定或靶向操作时，用含胺的小分子封闭醛可防止发生不需要的反应。对于在共轭反应后可能与其他巯基分子发生二硫化物交换的过量巯基也是如此，用适当的试剂封闭这些基团可防止发生此类不良反应。

蛋白质上氨基的封闭也已被用于创建测量蛋白酶活性的敏感试剂。当酪蛋白上的伯胺几乎都被阻断后，其与三硝基苯磺酸（TNBS）等氨基测试剂与蛋白质的反应很少。但当有蛋白酶裂解蛋白质时，会产生伯胺 α-氨基，可与 TNBS 反应并形成典型的橙色衍生物。蛋白酶活性越高，形成的颜色就越深。

1. 封闭或保护氨基　大分子中最常见的胺官能团是伯胺，几种酰化试剂可以有效封闭这些伯胺，其中一些在合适的条件下是可逆的。马来酸酐和柠康酸酐都是可逆的，并且更多地用于临时掩蔽而不是永久封闭。为了更稳定地封闭胺类化合物，磺基-NHS 醋酸盐和醋酸酐是最佳选择。

2. 封闭或保护巯基　巯基是生物大分子亲核基团中反应性最高的基团之一。蛋白质中的半胱氨酸巯基，与修饰和偶联试剂中使用的大多数反应基团迅速发生共价反应。为了防止在这些位点发生修饰，通常需要使用封闭剂封闭巯基以防止其发生下一步反应。有两种类型的巯基封闭剂：永久性和可逆性。永久性封闭剂形成不易分解的硫醚键；可逆封闭剂形成二硫键，通过添加适当的还原剂，二硫键容易断裂。当反应在另一个位点进行时，可以用可逆巯基封闭剂暂时保护巯基。当巯基形成蛋白质活性中心的关键部分时，尤其有用。最终修饰完成后，可以去除封闭剂，恢复活性。

常用试剂包括：N-乙基马来酰亚胺、碘乙酸衍生物、四硫酸钠、甲硫代磺酸甲酯、埃尔曼试剂、二吡啶基二硫化物试剂等。

3. 阻断或保护醛或酮基　醛基可用于促进修饰或共轭反应，在还原胺化过程中容易与含氨基分子形成仲胺键，或与酰肼形成腙键。用于这些反应的经过修饰的大分子应在结合后进行处理，以去除任何多余的甲酰基官能团。当偶联物用于测定或靶向应用时，封闭步骤可防止随后的非特异性相互作用。

4. 阻断或保护羧酸酯基团　大分子中不需要的羧基可以很容易地使用通过碳二亚胺程序偶联的含胺小分子来封闭。

第三节　蛋白质偶联反应的分类

每个化学修饰或共轭过程都涉及一个官能团与另一个官能团的反应,从而形成共价键。具有自发反应性或选择反应性官能团的生物共轭试剂的产生,构成了对目标分子进行简单且可重复交联或标记的基础。了解这些基本反应可以在生物偶联试剂应用于实际问题之前深入了解它们的性质和用途。

一、胺反应

能与含胺分子偶联的反应性基团是目前交联或改性试剂上最常见的官能团。胺偶联过程可用于与几乎所有蛋白质或肽分子以及许多其他大分子偶联。胺的主要偶联反应通过酰化或烷基化途径进行。大多数反应是快速的并且以高产率发生以产生稳定的酰胺或仲胺键。

（一）异硫氰酸酯

异硫氰酸酯可由二硫化碳与芳胺反应或硫脲衍生物在浓盐酸作用下获得。该基团与亲核基团如胺、巯基和酪氨酸侧链的酚羟基反应。这些反应的唯一稳定产物是伯胺基团。因此,异硫氰酸酯化合物几乎完全选择性地修饰赖氨酸侧链中的 ε- 氨基和蛋白质中 N 端 α- 氨基或其他分子中的伯胺。该反应涉及亲核基团对异硫氰酸酯基团的中心碳的攻击（图 1-5-2）。

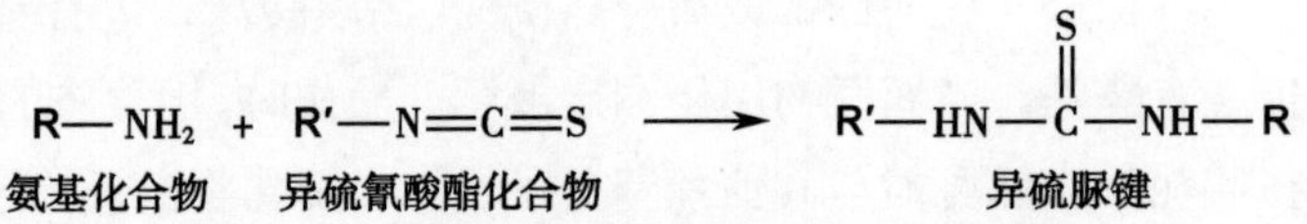

$$R—NH_2 \ + \ R'—N=C=S \ \longrightarrow \ R'—HN—\overset{\overset{S}{\|}}{C}—NH—R$$

氨基化合物　　异硫氰酸酯化合物　　　　　　异硫脲键

图 1-5-2　异硫氰酸酯与氨基发生偶联反应

（二）异氰酸酯

异氰酸酯类似于异硫氰酸酯,不同之处在于一个氧原子取代了硫。异氰酸酯可由芳香胺与光气反应形成,该基团也可以在 80℃ 环境中,在乙醇存在下由酰基叠氮化物产生。在这些条件下,酰基叠氮化物重排形成异氰酸酯。异氰酸酯可与含胺分子反应形成稳定的异脲键。异氰酸酯的反应性高于异硫氰酸酯,但同样其稳定性不高。含异氰酸酯的试剂也可用于交联或标记含羟基的分子（图 1-5-3）。

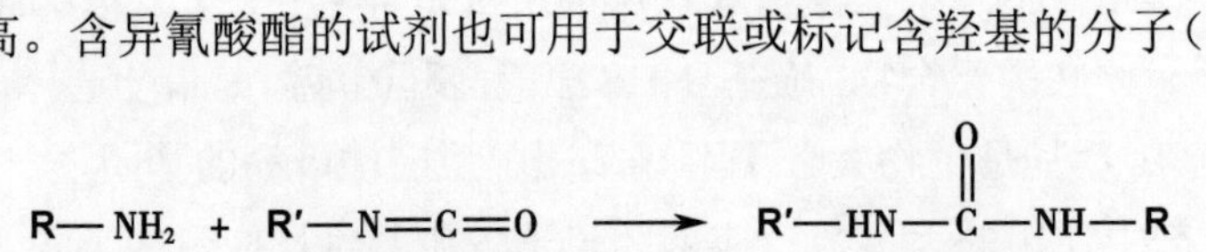

$$R—NH_2 \ + \ R'—N=C=O \ \longrightarrow \ R'—HN—\overset{\overset{O}{\|}}{C}—NH—R$$

氨基化合物　　异氰酸酯化合物　　　　　　异脲键

图 1-5-3　异氰酸酯与氨基发生偶联反应

（三）酰基叠氮化物

酰基叠氮化物可与伯胺反应形成酰胺键。酰基叠氮化物可以在 0℃ 下用亚硝酸钠处理酰肼形成。与胺基团的偶联反应通过亲核基团在缺电子羰基上的攻击而发生。反应的最佳条件是在不含竞争胺或其他亲核基团的缓冲液中,pH 范围为 8.5～10（图 1-5-4）。

（四）NHS 酯类

N- 羟基琥珀酰亚胺（NHS）酯可能是用于产生活性酰化剂最常见的活化剂。NHS 酯首先作为同双功能交联剂的反应性末端引入,通过羧基与 NHS 在碳二亚胺存在下反应形成。NHS 或含磺基 -NHS 酯的试剂与亲核基团反应,释放 NHS 或磺基 -NHS 离去基团,形成酰化产物。这些酯与巯基或羟基的反应不会产生稳定的共轭物,而分别形成硫酯或酯键。这两种键都可能在水性环境中水解或与相邻的胺交换形

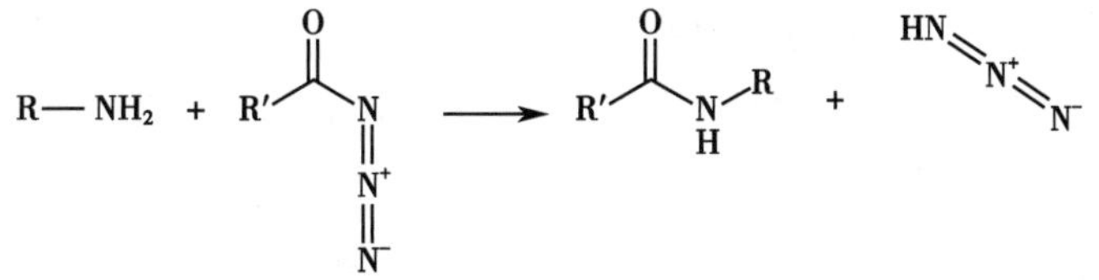

氨基化合物 酰叠氮衍生物 酰胺键 叠氮化物离去基团
图 1-5-4 酰基叠氮化物与氨基发生偶联反应

成酰胺键。组氨酸侧链咪唑环上的氮也可用 NHS 酯试剂酰化,但在水性环境中水解非常快。因此,反应缓冲液中咪唑的存在仅用于增加活性酯的水解速率。然而,其与伯胺和仲胺的反应分别产生稳定的酰胺和酰亚胺键,不容易分解。因此,在蛋白质分子中,NHS 酯交联剂主要与 N 端的 α- 氨基和赖氨酸侧链的 ε- 氨基偶联(图 1-5-5)。

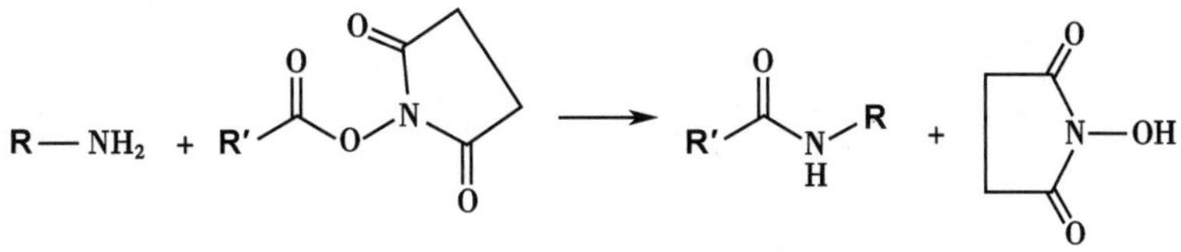

氨基化合物 NHS酯衍生物 酰胺键 NHS离去基团
图 1-5-5 NHS 酯与氨基发生偶联反应

(五)磺酰氯

磺酰氯是活性磺酸衍生物,其性质和反应性与酰氯相似。然而,磺酸基团是一种空间位阻较大的分子,含有四面体结构的取代基。亲核分子对磺酰氯的攻击包括暂时形成高度拥挤且不稳定的五价中间体。与制备羧酸根和胺之间的酰胺键时使用其他缩合剂(如碳二亚胺)不同,磺酸无法形成这种庞大的活性中间体。因此,与磺酸盐一起使用的主要活化反应是产生磺酰氯衍生物。磺酰氯与含伯胺分子的反应进行时会失去氯原子并形成磺酰胺键(图 1-5-6)。

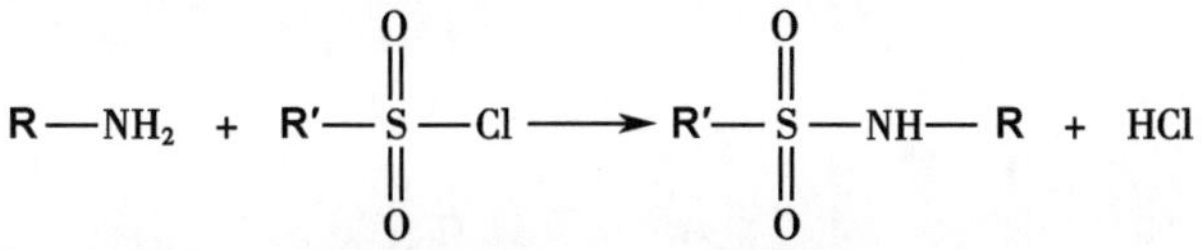

氨基化合物 磺酰氯衍生物 磺酰胺键
图 1-5-6 磺酰氯化合物与氨基发生偶联反应

(六)甲苯磺酸酯

由甲苯磺酸酯组成的反应性基团可通过 4- 甲苯磺酰氯(tosyl chloride,TsCl)与羟基反应生成磺酰酯衍生物形成。磺酰酯是一种亲电反应基团,可与亲核基团偶联产生共价键。这可能导致仲胺与伯胺连接,硫醚与巯基连接,或醚与羟基连接。甲苯磺酸酯通常用于有机合成和将亲和配体固定到不溶性载体材料或表面。该反应是用正在反应的亲核基团取代用 TsCl 活化的原始羟基。对反应性磺酸酯的亲核攻击实际上发生在与酯相邻的碳原子上,导致磺酰酯裂解,形成甲苯磺酰磺酸盐。

(七)醛和乙二醛

醛、酮和乙二醛等羰基可与胺反应形成席夫碱中间体,该中间体与其游离形式处于平衡状态。某些化合物,尤其是一些还原糖,在形成席夫碱后可能会发生重排,形成稳定的酮胺结构。这种反应发生在体内,因为葡萄糖修饰血液中的含胺成分以形成糖化衍生物,这种修饰被认为与衰老有关,是蛋白质和细胞再生的信号。

101

不稳定的席夫碱相互作用可以通过还原稳定。将硼氢化钠或氰基硼氢化钠添加到含有醛和胺的反应介质中，会导致席夫碱中间体还原和共价键的形成，在两个分子之间形成仲胺键（图1-5-7）。

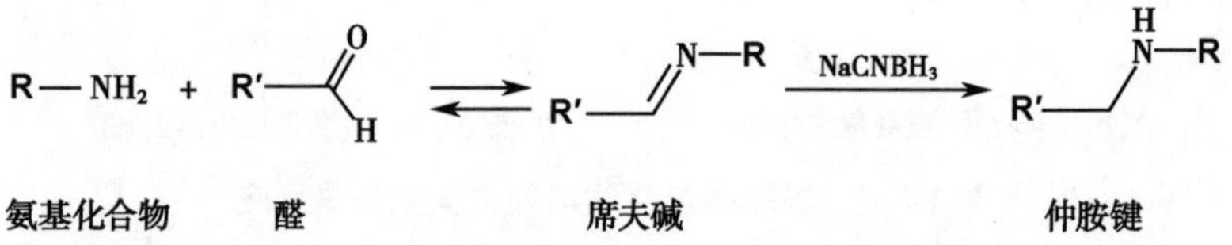

图1-5-7　醛类在氰基硼氢化钠为中间介质情况下与氨基的反应

尽管硼氢化物和氰基硼氢化物均已用于还原胺化目的，但硼氢化物将反应性醛基还原为羟基，同时将席夫碱转化为仲胺。

（八）环氧化物和环氧乙烷

环氧化物或环氧乙烷基团将在开环过程中与亲核基团反应。该反应可与伯胺、巯基或羟基发生反应，分别生成仲胺、硫醚或醚键。偶联过程中，环氧化合物开环上形成一个 β- 羟基。巯基是与环氧化物反应性最高的亲核基团，需要缓冲系统更接近 pH 7.5～8.5 的生理范围以实现有效偶联（图1-5-8）。

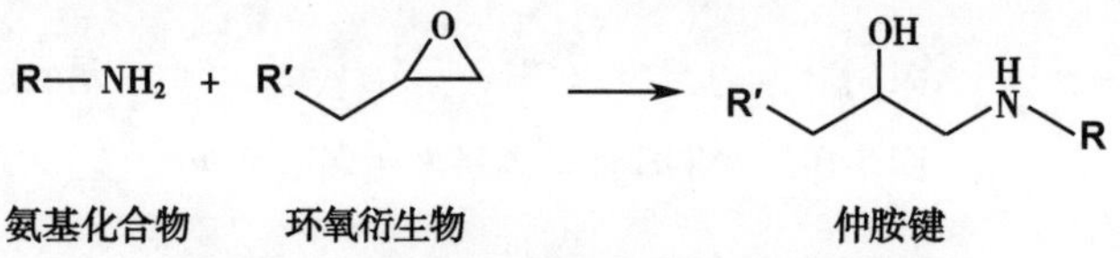

图1-5-8　环氧化物与氨基发生偶联反应

（九）碳酸酯

碳酸酯是碳酸与羟基化合物缩合形成的二酯衍生物。这些基团可以通过双功能碳酸化合物如光气或羰基二咪唑与两种醇的反应产生。碳酸盐可与亲核基团快速反应形成氨基甲酸酯键，非常稳定。一种常用的双官能碳酸酯化合物——碳酸二琥珀酰亚胺酯，可用于活化含羟基的分子，形成与胺反应的琥珀酰亚胺碳酸酯中间体。这种碳酸酯活化程序可成功用于将聚乙二醇（PEG）与蛋白质和其他含胺分子偶联（图1-5-9）。

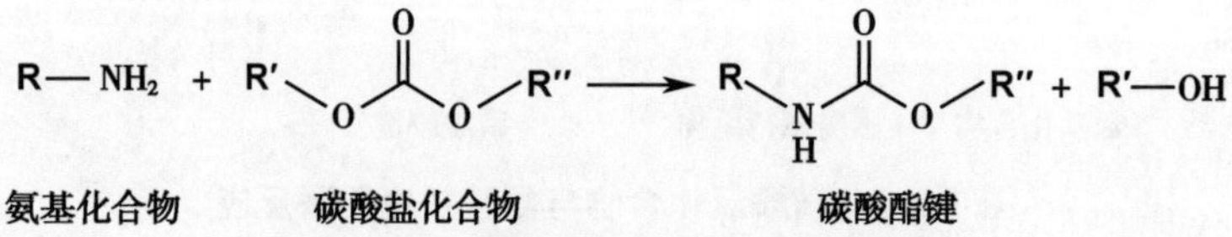

图1-5-9　碳酸酯与氨基发生偶联反应

（十）芳基卤化物

芳基卤化物如氟苯衍生物，可与含胺分子形成共价键。然而，芳基卤化物的反应性并非完全专用于胺。其他亲核基团，如硫醇、咪唑基和氨基酸侧链的酚羟基也可以与之发生反应。与巯基形成的共轭物是可逆的，可用过量的硫醇裂解。氟苯类化合物已被用作同型双功能交联剂中的官能团，与胺的反应涉及氟原子与胺衍生物的亲核置换，产生芳胺键（图1-5-10）。

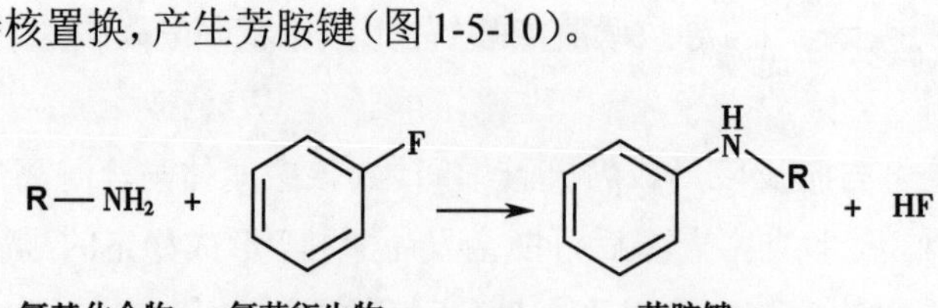

图1-5-10　芳基卤化物与氨基发生偶联反应

（十一）亚胺酯类

亚胺酯（或亚胺酸酯）官能团是用于改性伯胺的最具体的酰化剂之一。与多数其他偶联化学物质不同，酰亚胺酯对蛋白质中的其他亲核基团具有最小的交叉反应性。蛋白质的 α- 氨基和 ε- 氨基可在 pH 7～10 条件下与同型双功能亚胺酯反应，从而被靶向和交联。该反应的产物亚胺酰胺（或脒）被质子化，因此在生理 pH 范围内带有正电荷（图 1-5-11）。

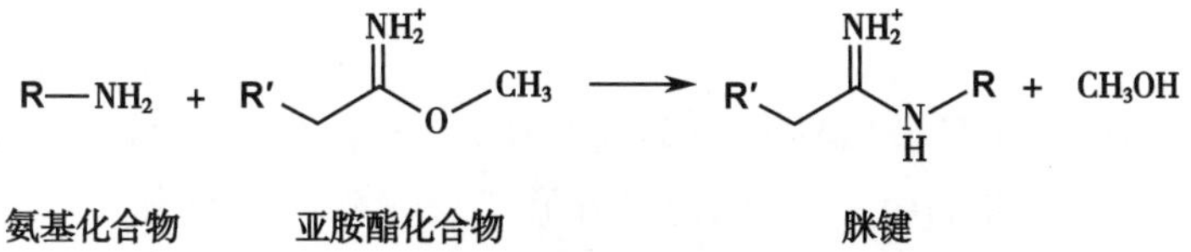

图 1-5-11　亚胺酯与氨基发生偶联反应

（十二）碳二亚胺

碳二亚胺是零长度交联剂，用于介导羧基与氨基或磷酸根与氨基之间形成酰胺或磷酰胺键。其被称为零长度试剂，因为在形成这些键时没有在共轭分子之间引入额外的化学结构。N- 取代的碳二亚胺可与羧酸反应，形成活性极强的 O- 酰基异脲衍生物，寿命极短。该活性物质可与亲核基团（例如伯胺）反应形成酰胺键，与其他亲核基团也具有反应性。巯基可能会攻击活性物质并形成硫酯键，但不如与胺形成的键稳定（图 1-5-12）。

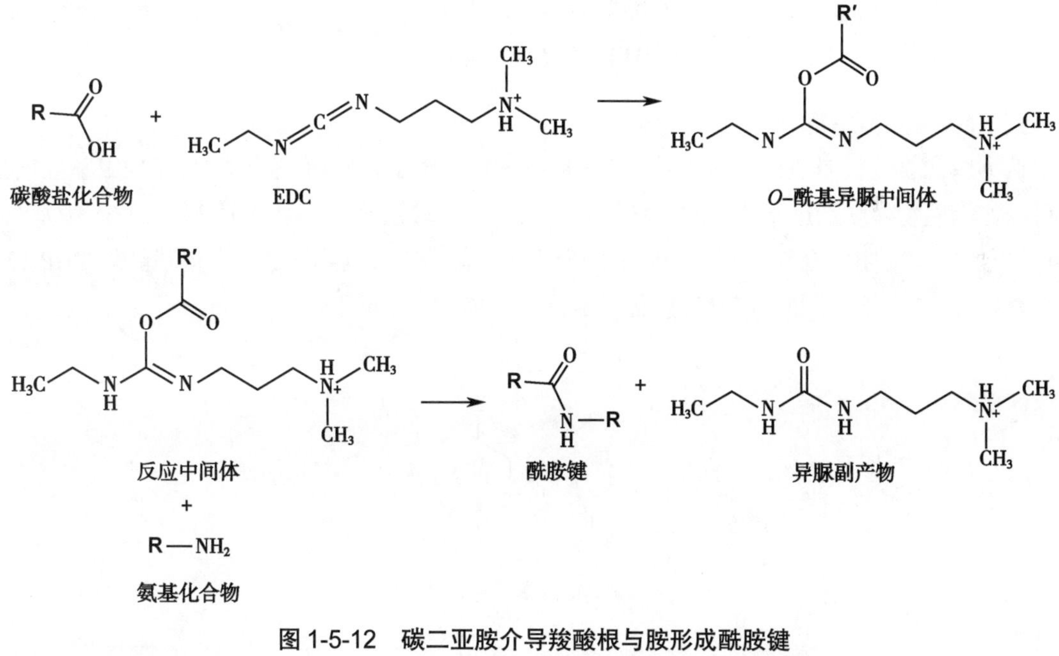

图 1-5-12　碳二亚胺介导羧酸根与胺形成酰胺键

（十三）酸酐

酸酐由两个羧酸基团的脱水反应形成。酸酐对亲核基团具有高度反应性，并且能酰化蛋白质和其他大分子的许多重要官能团。在亲核攻击时，酸酐为每个酰化产物生成一个羧酸。如果酸酐是由一元羧酸（例如乙酸酐）形成的，则酰化会随着一个羧酸根基团的释放而发生。对于二羧酸酐，例如琥珀酸酐，与亲核基团反应时，酸酐的环结构打开，形成改性后含有新的羧酸根的酰化产物。因此，酸酐试剂可用于封闭官能团和将现有官能团转化为羧酸（图 1-5-13）。

能与酸酐反应的蛋白质官能团包括 N 端的 α- 氨基、赖氨酸侧链的 ε- 氨基、半胱氨酸巯基、酪氨酸残基的酚羟基和组氨酸的咪唑环。然而，半胱氨酸、酪氨酸和组氨酸侧链的酰化形成不稳定的复合物，这些复合物很容易逆转以再生原始基团。只有蛋白质的氨基能稳定地与酸酐试剂酰化，形成酰胺键。蛋白质分子中酸酐的另一个潜在反应位点是任何附着的碳水化合物链的修饰。除了多肽链中的氨基修饰外，糖蛋白还可以在其多糖羟基上进行修饰以形成酯化衍生物。

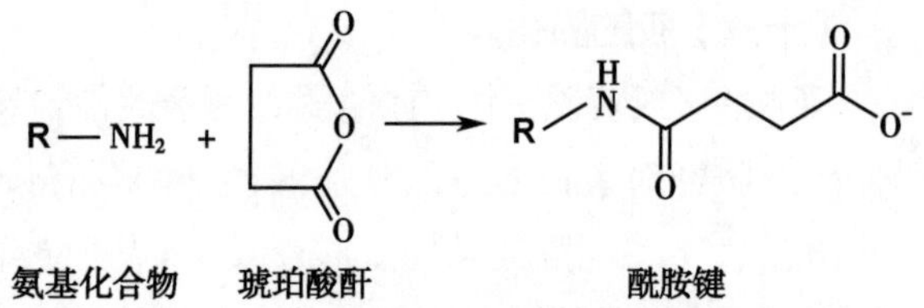

图 1-5-13　琥珀酸酐与氨基发生偶联反应

（十四）氟苯酯

另一种与胺反应的羧酸衍生物由氟酚化合物的酯组成，其产生一个能与蛋白质和其他分子形成酰胺键的基团。以下类型的氟苯基酯已用作反应基团：五氟苯基（PFP）酯、四氟苯基（TFP）酯和磺基四氟苯基（STP）酯。所有这些衍生物都与胺类具有相似的反应性，但不带电荷的衍生物是疏水性的，磺化的衍生物在水溶液中带负电荷，为活性酯化合物提供了水溶性。氟苯基酯在弱碱性条件下与含胺分子反应，产生与 NHS 酯相同的酰胺键连接（图 1-5-14）。

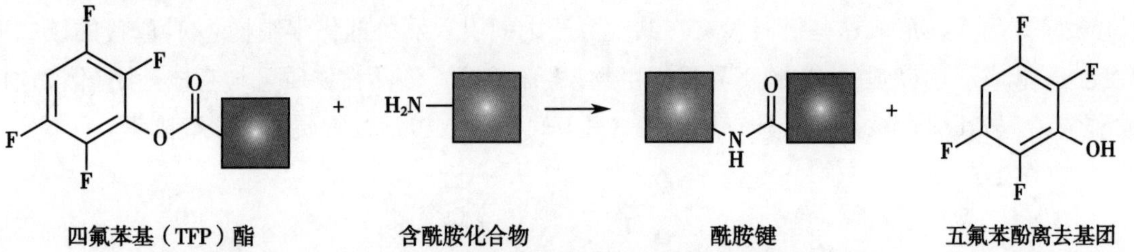

四氟苯基（TFP）酯　　含酰胺化合物　　酰胺键　　五氟苯酚离去基团

图 1-5-14　四氟苯基酯与含氨基分子反应

（十五）羟甲基膦衍生物

通常认为膦化合物仅具有还原剂特性，尤其是在生物应用中。然而，有几类具有羟甲基取代基的膦衍生物可以作为生物偶联剂用于偶联或交联目的。三（羟甲基）膦（THP）和 3-[三（羟甲基）膦基]丙酸酯（THPP）是小的三官能团化合物，可与亲核基团（如胺）自发反应形成共价键。亲核基团与 THP 和 THPP 的羟甲基臂发生反应，形成仲胺或叔胺键（图 1-5-15）。

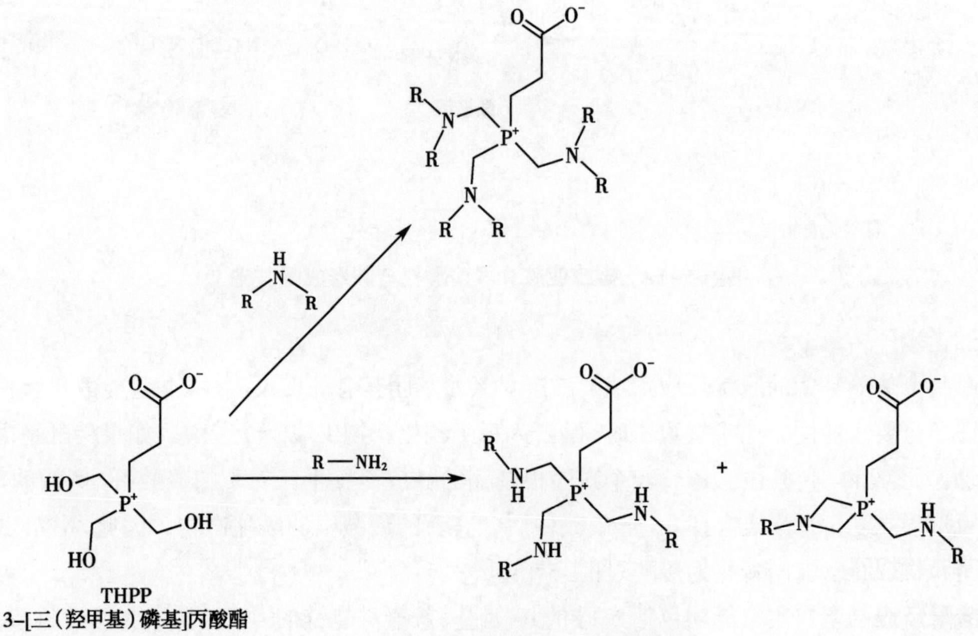

THPP
3-[三（羟甲基）磷基]丙酸酯

图 1-5-15　THPP 与氨基反应形成叔胺键

（十六）胺的胍化

可用化合物 O- 甲基异脲（作为半硫酸盐）向含胺分子添加胍基。胍基已被用于增加含赖氨酸肽的电离能力，以提高质谱分析的灵敏度。该过程还用于向胰蛋白酶肽添加稳定同位素标记。胰蛋白酶消化后，蛋白质样品在精氨酸和赖氨酸残基处被切割，产生在其 C 端包含这些氨基酸的肽片段。精氨酸的胍基有助于肽的电离以进行 MS 分析。O- 甲基异脲半硫酸盐与赖氨酸 ε- 氨基反应生成高精氨酸，其电离效果远优于赖氨酸，有助于检测这些肽（图 1-5-16）。

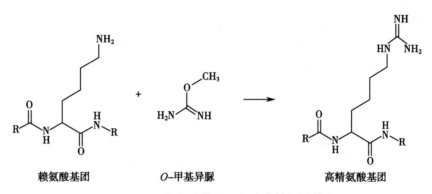

图 1-5-16　赖氨酸基团胍化为高精氨酸基团

二、硫醇反应

能与含巯基分子偶联的反应性基团，可能是存在于交联或改性试剂上第二个最常见的官能团。由于胺酰化的不稳定性，此类交联剂的另一端通常是在巯基反应性末端之前与目标分子偶联的胺反应性基团。巯基修饰的主要偶联反应通过两种途径进行：烷基化或二硫化物交换。

（一）卤代乙酰基和烷基卤化物衍生物

三种形式的活化卤素衍生物可用于产生巯基反应性化合物：卤代乙酰基、通过共振激活过程与相邻苯环反应的苄基卤，以及具有氮原子或硫原子的卤素 β 的卤代烷。这些化合物中，卤素基团很容易被亲核物质取代，形成烷基化衍生物，失去 HX（其中 X 是卤素，氢来自亲核基团）。卤乙酰化合物和苄基卤通常是碘或溴衍生物，而卤芥子气主要是氯和溴形式。碘乙酰基也已成功用于将亲和配体偶联到色谱支持物上（图 1-5-17）。

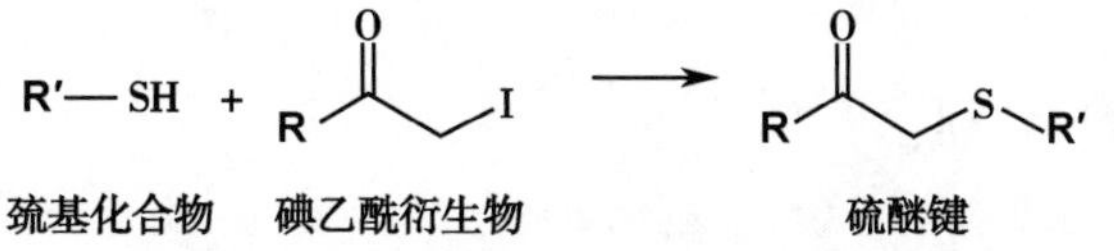

图 1-5-17　半胱氨酸巯基的烷基化反应

尽管活性卤素化合物的主要用途是修饰蛋白质或其他分子中的巯基，但该反应并不完全具有特异性。碘乙酰（和溴乙酰）衍生物可与蛋白质内的许多官能团反应，包括半胱氨酸的巯基、组氨酸的咪唑基、甲硫氨酸的硫醚等。

（二）马来酰亚胺

马来酰亚胺是马来酸酐与胺反应的产物。马来酰亚胺的双键可与巯基发生烷基化反应，形成稳定的硫醚键（图 1-5-18）。

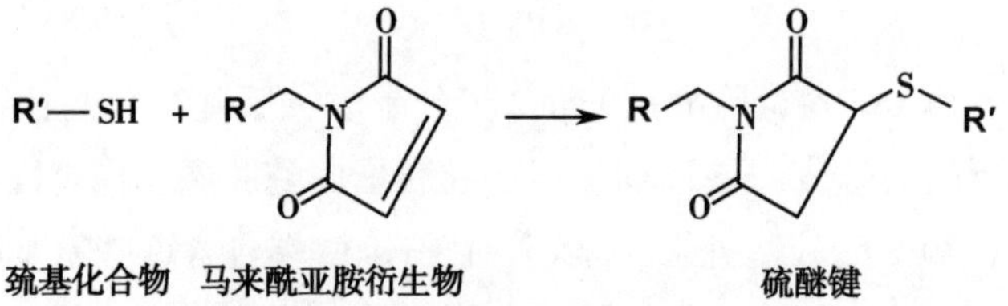

图 1-5-18 马来酰亚胺的烷基化反应

（三）氮杂环丙烷

氮杂环丙烷是由一个氮原子和两个碳原子组成的环状小分子。这种杂环对亲核基团具有很强的反应性。巯基会在开环过程中与含氮杂环丙烷的试剂反应，形成硫醚键。最简单的氮杂环丙烷化合物乙烯亚胺可用于将巯基转化为氨基（图 1-5-19）。

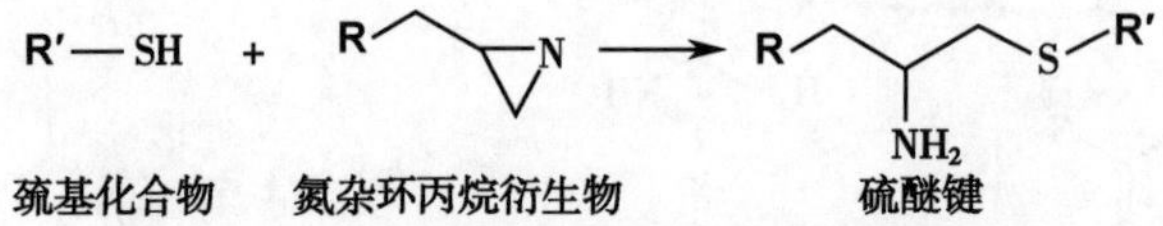

图 1-5-19 氮杂环丙烷与巯基反应形成硫醚键

（四）丙烯酰衍生物

反应性双键能与巯基发生附加反应，丙烯酰化合物与巯基发生反应，产生稳定的硫醚键（图 1-5-20）。

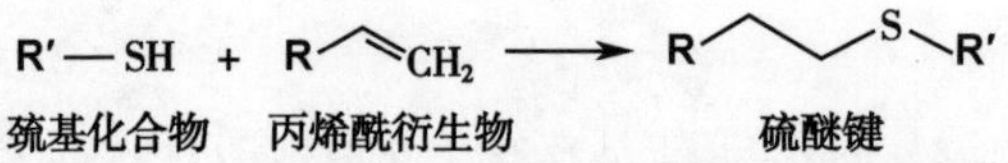

图 1-5-20 丙烯酰衍生物与巯基反应形成硫醚键

（五）芳基化剂

芳基化剂是活性芳香族化合物，其环上含有可以进行亲核取代的成分。最常见的芳基化剂是苯衍生物，环上具有卤素或磺酸盐基团。氟苯类化合物已被用作同型双功能交联剂中的官能团（图 1-5-21）。

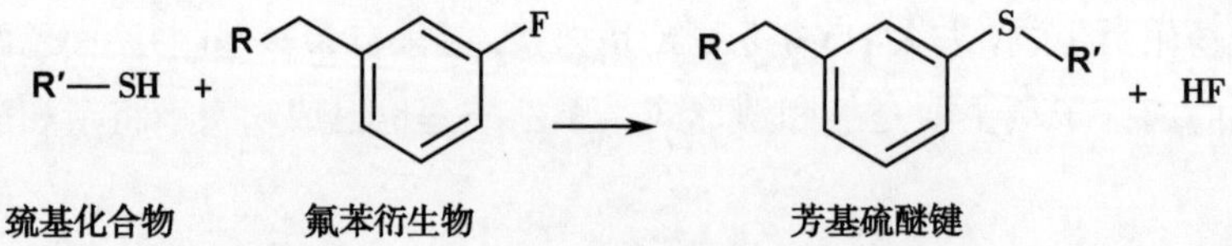

图 1-5-21 芳基化剂与巯基反应形成硫醚键

（六）硫醇 - 二硫化物交换试剂

含有二硫键的化合物能与硫醇的二硫键交换反应。二硫键交换过程涉及硫醇对二硫键的攻击，破坏原有二硫键，随后形成新的二硫键，其中包含原始二硫化物的一部分（图 1-5-22）。

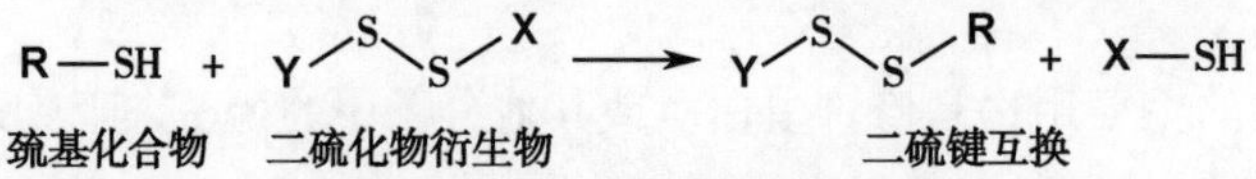

图 1-5-22 二硫键交换反应

（七）乙烯基砜衍生物

乙烯基砜基团可在水溶液中、温和条件下与亲核基团，尤其是硫醇基团结合。除了硫醇外，还可以在较高的 pH 条件下与胺和羟基反应（图 1-5-23）。

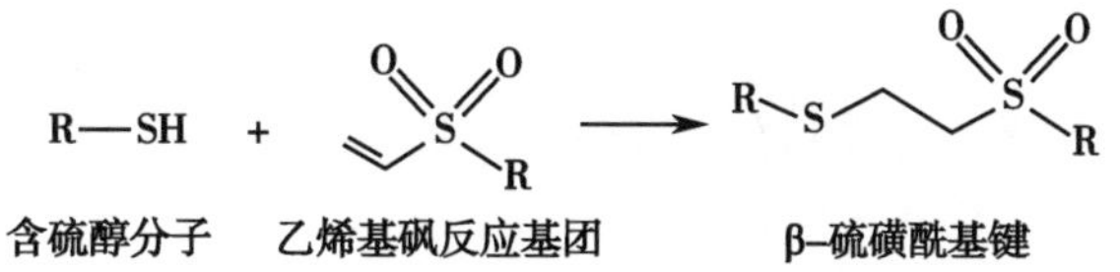

含硫醇分子　　乙烯基砜反应基团　　　β–硫磺酰基键

图 1-5-23　乙烯基砜基团与巯基偶联反应

（八）金属 - 硫醇配位

含硫醇的分子可与金属离子和金属表面相互作用形成配位键。配位键也称配位共价键，不同于普通的共价键，其是由来自单个原子的两个电子形成的，而不是两个原子各提供一个电子。在与硫醇形成的配位键中，硫原子上的未共享电子对能与金属原子形成配位键。从这个意义上说，即使二硫化物也能与金属表面成对连接，而无须先还原为硫醇（图 1-5-24）。

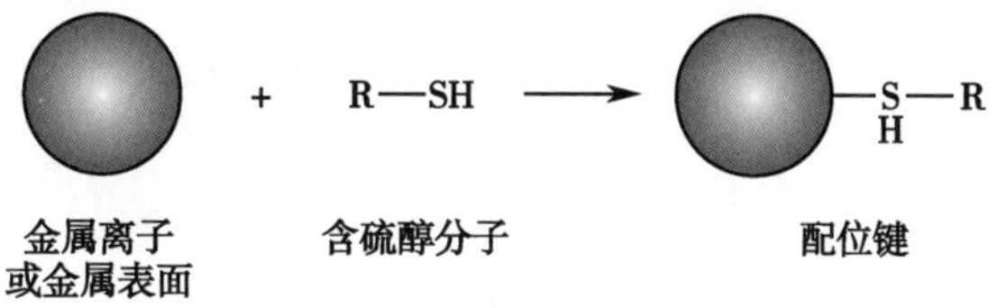

金属离子　　　　含硫醇分子　　　　　　配位键
或金属表面

图 1-5-24　含硫醇的分子与金属表面共价连接

三、羧酸盐反应

与羧酸特异反应的化学基团种类有限。在水溶液中，羧酸根官能团显示出相当低的亲核性，因此其与大多数通过亲核加成过程偶联的生物共轭试剂不反应。随着技术进步，目前已开发了几种重要的化学物质，允许通过羧酸根进行缀合。

（一）重氮烷和重氮乙酰化合物

重氮甲烷和其他重氮烷基衍生物长期以来一直用于标记羧酸根以进行分析。此类试剂的主要应用是低分子量化合物（如脂肪酸）的高效液相色谱法（high performance liquid chromatography，HPLC）分析。重氮烷烃和重氮乙酰化合物（酰胺和酯）可自发与羧酸酯基团反应，无须添加其他反应物或催化剂。反应机制包括带负电荷的羧酸盐氧原子攻击质子化的重氮烷基，释放氮气并形成共价键（图 1-5-25）。

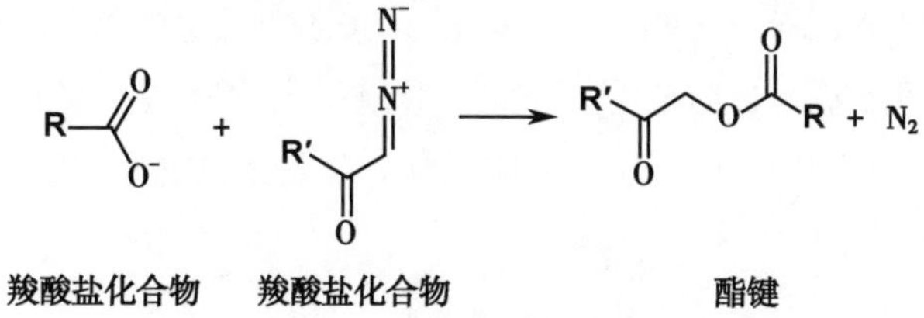

羧酸盐化合物　　羧酸盐化合物　　　　　　酯键

图 1-5-25　羧酸盐氧原子与质子化的重氮烷基反应

（二）N,N′- 羰基二咪唑

N,N′- 羰基二咪唑（CDI）是一种活性羰基化剂，含有两个酰基咪唑离去基团。CDI 羧酸反应形成高反应性的 N- 酰基咪唑（图 1-5-26）。由于二氧化碳和咪唑的释放产生驱动力，活性中间体以优异的产率形成。然后，活性中间体可与胺反应形成酰胺键或与羟基反应形成酯键（图 1-5-27）。该反应已成功用于肽合成，使用 CDI 活化苯乙烯 /4- 乙烯基苯甲酸共聚物，通过其可用氨基将溶菌酶固定到基质的羧基上。

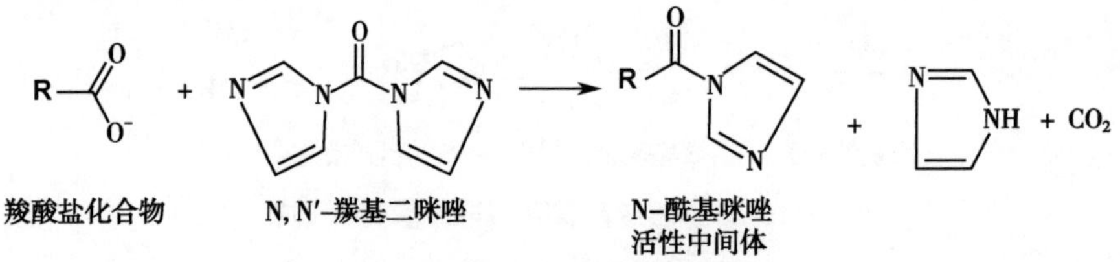

图 1-5-26　CDI 羧酸反应

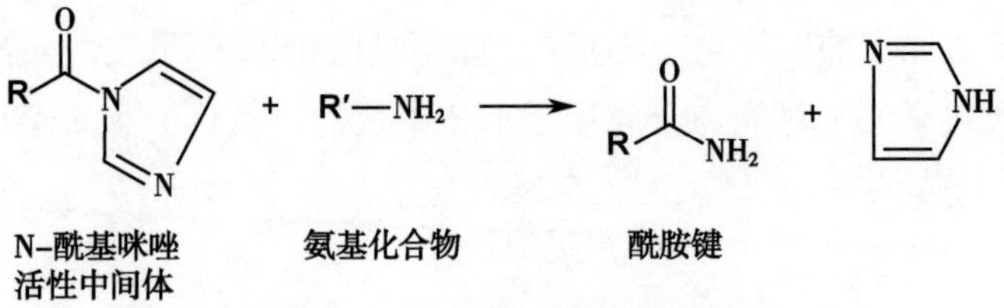

图 1-5-27　N- 酰基咪唑与氨基反应

四、羟基反应

羟基反应性化合物不仅包括能够直接与羟基形成稳定连接的改性剂,还包括一系列暂时激活该基团以与二级官能团偶联的试剂。许多用于修饰羟基的化学方法最初是为了在亲和配体偶联中与色谱支持物一起使用而开发的。这些相同的化学反应有些已在生物共轭技术中得到应用,用于将含羟基的分子与另一种物质(通常含有亲核基团)交联。例如,含碳水化合物的分子,如多糖或糖蛋白,可以使用羟基特异性反应通过糖残基进行偶联。此外,聚合物和其他含有羟基的有机化合物(如 PEG)可以使用这些化学物质与另一个分子缀合。

(一)环氧化物和环氧乙烷

环氧化物或环氧乙烷基团可以在开环过程中与亲核基团反应。该反应可与伯胺、巯基或羟基发生反应,分别生成仲胺、硫醚或醚键。

(二)N,N′- 羰基二咪唑

N,N′- 羰基二咪唑(CDI)是一种活性羰基化剂,含有两个酰基咪唑离去基团。该化合物可与羧酸盐反应形成能与含胺分子偶联的活性酰基咪唑基团,也可以与羟基反应生成活性中间体。CDI 与羟基团反应形成的活性中间体是咪唑基氨基甲酸酯(图 1-5-28)。胺的攻击会释放咪唑,但不会释放羰基。因此,含羟基的分子可通过单碳间隔基与含胺的分子偶联,形成稳定的氨基甲酸乙酯(N- 烷基氨基甲酸酯)键(图 1-5-29)。这种偶联程序已应用于含羟基色谱的活化,以支持固定含胺的亲和配体以及活化聚乙二醇用于修饰含胺大分子。

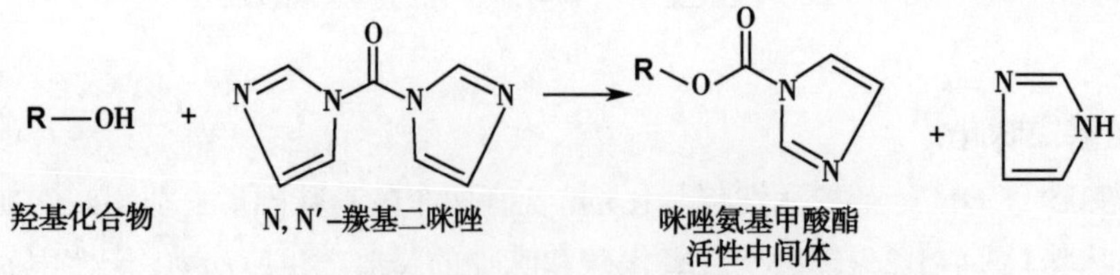

图 1-5-28　CDI 与羟基反应形成咪唑基氨基甲酸酯

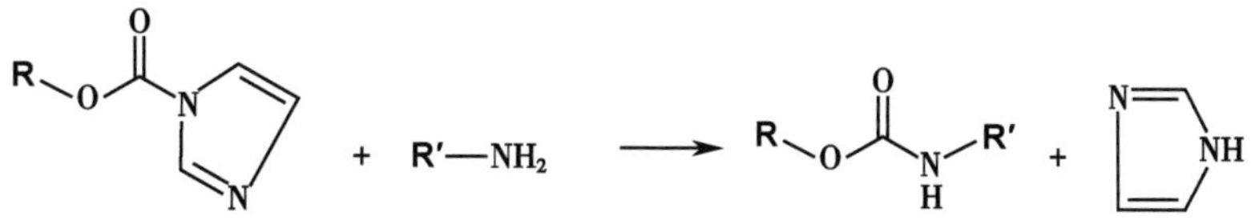

图 1-5-29 咪唑基氨基甲酸酯与氨基反应

（三）N,N′-二琥珀酰亚胺碳酸酯或 N-羟基琥珀酰亚胺氯甲酸酯

N,N′-二琥珀酰亚胺碳酸酯（DSC）由一个羰基组成，本质上包含两个 NHS 酯。该化合物对亲核基团具有高度反应性。在水溶液中，DSC 水解形成两分子 NHS，同时释放一分子 CO_2。在非水溶环境中，DSC 可用于将羟基活化为琥珀酰亚胺碳酸酯衍生物（图 1-5-30）。DSC 活化的羟基化合物可用于与含氨基分子结合以形成稳定的交联产物。该反应产生的键是氨基甲酸酯衍生物或氨基甲酸酯键，显示出优异的稳定性（图 1-5-31）。

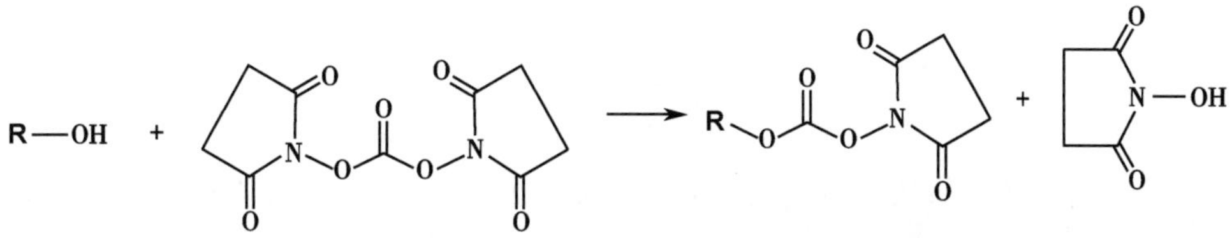

图 1-5-30 DSC 与 -OH 基团反应形成琥珀酰亚胺碳酸酯衍生物

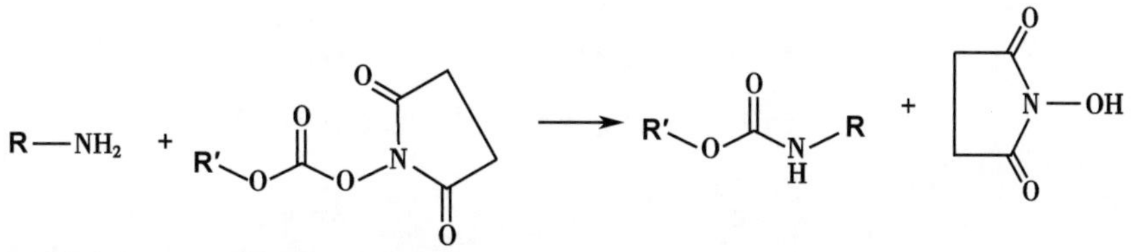

图 1-5-31 琥珀酰亚胺碳酸酯衍生物与氨基反应

相关试剂 N-羟基琥珀酰亚胺氯甲酸酯也是一种双功能羰基衍生物，含有 NHS 酯和酰氯。在水溶液中，该化合物对水解不稳定，会迅速分解为 NHS、CO_2 和 HCl。然而，在非水溶环境中，NHS-氯甲酸酯可用于激活类似于 DSC 的羟基。氯甲酸酯与羟基残基的反应形成与 DSC 和羟基反应相同的琥珀酰亚胺碳酸酯衍生物。随后与含胺化合物结合产生氨基甲酸酯键。该键和由 CDI 活化的羟基与含胺化合物反应形成的键相同。

（四）高碘酸盐氧化

高碘酸钠可用于氧化相邻碳原子上的羟基，形成适合与含胺或酰肼分子偶联的反应性醛残基。该反应发生在两个相邻的仲羟基上，使它们之间的碳-碳键断裂并产生两个末端醛基。当相邻的羟基之一是伯羟基时，与高碘酸盐的反应会释放一分子甲醛并在原始二醇化合物上留下末端醛残基。这些反应可用于在碳水化合物或糖蛋白中生成交联位点，以便之后通过还原胺化作用结合含胺分子。高碘酸钠还与2-氨基乙醇衍生物反应，在相邻碳原子上含有伯胺和仲羟基的化合物。氧化使碳碳双键断裂，在具有原始羟基残基的一侧形成末端醛基。该反应可用于在肽的 N 端丝氨酸残基上产生反应性醛。

（五）异氰酸酯

异氰酸酯可使用芳香胺通过光气法制成。在转化过程中，酰基叠氮基团重排形成异氰酸酯，该异氰酸酯可与含羟基的分子反应形成氨基甲酸酯键（图1-5-32）。

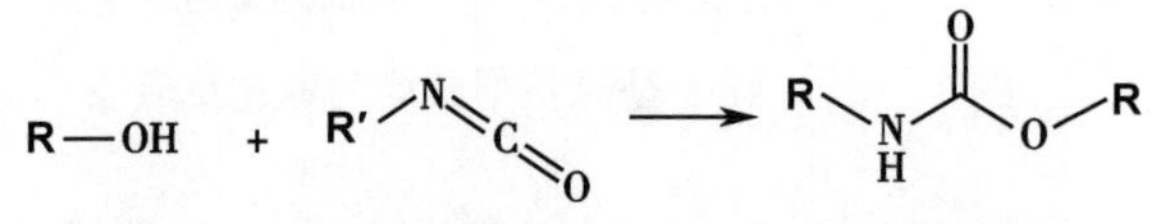

图1-5-32　异氰酸酯与含羟基分子反应

五、醛酮反应

醛和酮基团是许多生物共轭策略分子中重要的反应位点。尽管一些试剂含有酮，但这些基团通常不存在于蛋白质中。然而，即使分子不包含这些功能团，也可以通过许多过程创建。

（一）肼和酰肼衍生物

肼的衍生物，特别是由羧酸酯基团形成的酰肼化合物，可以与目标分子中的醛或酮官能团发生特异性反应产生腙键。如果该键与酮形成，则相对稳定；如果是与醛基反应，则不稳定。肼衍生物与醛的反应速率通常比与酮的反应速率快。与醛反应形成的腙键相比，胺与醛的易可逆席夫碱相互作用产生更稳定的键。为了进一步稳定酰肼和醛之间的键，可以与氰基硼氢化钠反应以减少双键并形成安全的共价键（图1-5-33）。

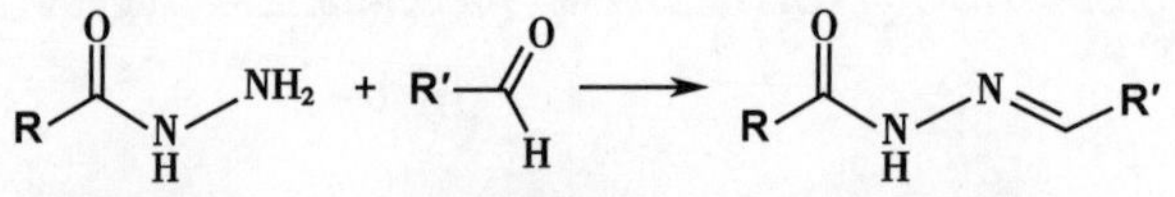

图1-5-33　肼类化合物与含醛类官能团分子反应

（二）席夫碱

醛和酮可以与伯胺和仲胺反应形成席夫碱，脱水反应生成亚胺。席夫碱的形成是一种相对不稳定、可逆的反应，在水溶液中很容易通过水解裂解。席夫碱的形成在碱性条件下会增强，但仍然不够稳定以用于交联应用，除非其被还原胺化减少（图1-5-34）。

二羰基化合物（例如乙二醛或苯基乙二醛）与胍基（例如精氨酸残基的胍基）的反应会由于形成环状衍生物而产生更稳定的连接。

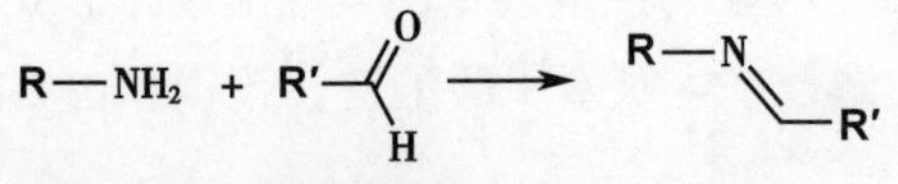

图1-5-34　胺基化合物与含醛类官能团分子反应

（三）还原胺化

还原胺化（或烷基化）可用于将含醛或酮的分子与含胺分子偶联。醛和胺之间的席夫碱形成很容易在水溶液中发生，尤其是在碱性条件下。然而，这种类型的连接是不稳定的，除非还原为仲胺或叔胺键（图1-5-35）。许多还原剂可用于专门将席夫碱转化为仲胺键。一旦还原，键就非常稳定，在水环境中不易水解。

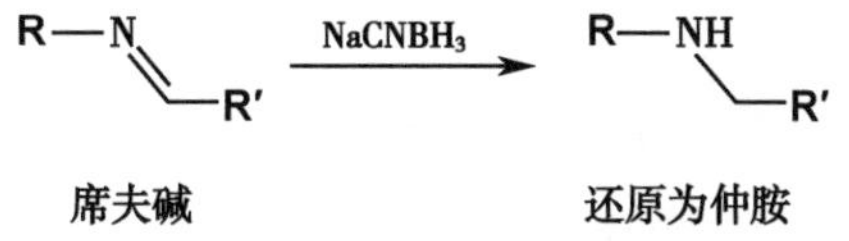

图 1-5-35　席夫碱的还原胺化

使用还原胺化将含醛分子与含胺分子共轭会导致零长度交联过程,其中分子之间没有引入额外的间隔原子。氨或二胺化合物与醛的还原胺化反应是一种生成伯胺官能团的方法。

（四）氨氧基衍生物

氨氧基在－ONH_2旁包含一个末端伯胺基团,其中氧原子可以连接到生物偶联试剂的连接臂或连接到固相,例如颗粒或表面。醛基和氨氧基之间发生的化学选择性连接反应产生肟键,已用于许多生物偶联反应以及配体与不溶性支持物(包括表面)的偶联(图 1-5-36)。该反应对酮也非常有效,形成酮肟。其发生在醛或酮与小分子化合物羟胺反应时。

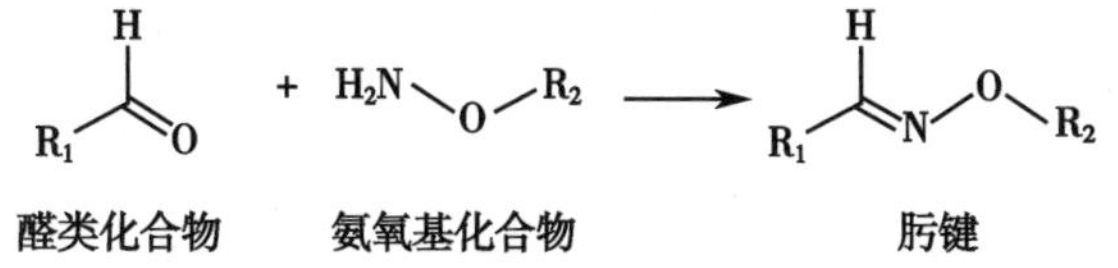

图 1-5-36　含醛类官能团分子与氨氧基衍生物反应

肟键是非常稳定的键,与酰肼基团和醛之间的腙键不同,不需要通过还原进一步稳定以消除泄漏。通过使用苯胺作为催化剂,可进一步加速肟的形成。芳胺基团首先与醛反应,形成中间体席夫碱,然后受到氨基氧基的有效攻击,导致苯胺损失并形成肟键。

（五）曼尼希缩合

醛可参与胺化合物和含有足够活性氢的物质的缩合反应,生成烷基化衍生物,通过醛的羰基有效地将两个分子交联。该反应可用伯胺或仲胺,甚至酰胺来代替氨进行(图 1-5-37)。

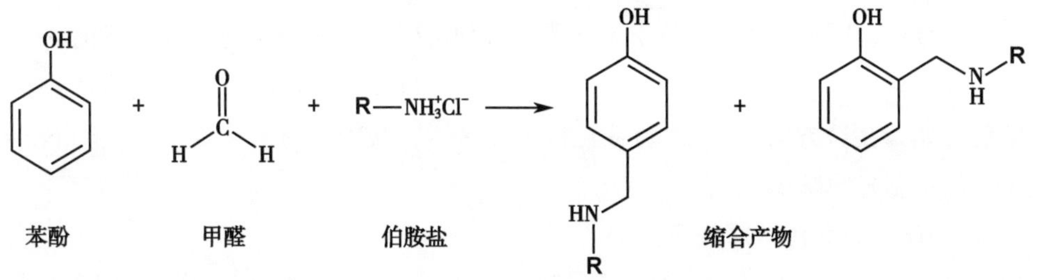

图 1-5-37　苯酚、甲醛和伯胺盐的缩合反应

六、活性氢反应

许多化合物含有反应性(或可替代)氢,这些氢能够参与使用某些化学反应的结合过程。这些氢通常与芳香基团相关,其中一个给电子基团会激活环上的位置以进行取代反应。在这样的碳原子上,氢很容易被能形成新的共价键的攻击性亲电基团取代。以下几种常见的修饰反应用于生物共轭化学,以在活性氢位点标记或交联分子。

（一）重氮衍生物

重氮基团与芳环上的活性氢位反应生成共价重氮键。重氮官能团的生成通常是由芳香胺在 0℃ 的酸性条件下与亚硝酸钠反应生成。高活性和不稳定的重氮在 pH 8～10 时立即与含活性氢的化合物反应。通常，在 pH 为 8.0 时，重氮基团主要与组氨酸残基反应，攻击富电子氮咪唑环。在较高的 pH 条件下，可以修饰酪氨酸侧链的酚基。反应通过重氮基团向目标分子上的富电子点进行亲电攻击而进行（图 1-5-38）。酚类化合物在芳族羟基的邻位和对位被修饰；对于酪氨酸侧链，只有邻位可被修饰。

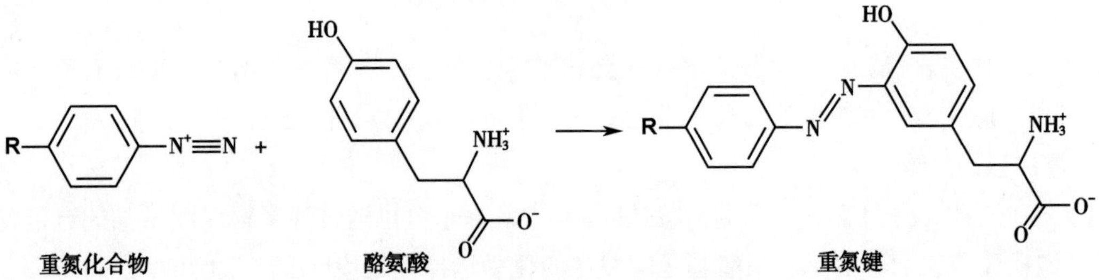

图 1-5-38　重氮化合物与酪氨酸反应

（二）曼尼希缩合

曼尼希反应包括在甲醛存在下含活性氢的化合物与含胺化合物的缩合反应，根据产物的不同也可称作胺甲基化反应或氨甲基化反应。

（三）碘化反应

放射性碘化涉及用放射性碘原子取代目标分子中的活性氢位点。该过程通常涉及强氧化剂的作用，将碘离子转化为高反应性的亲电碘化合物（通常为 I_2 或混合卤素物质，如 ICl）。这种亲电子物质的形成导致含有强活化基团的芳香族化合物（例如芳基化合物）快速碘化的潜力。特别是，具有给电子基团的芳香族成分可以充分活化环上的碳以进行亲电取代反应。因此，分别含有 OH、NH_2 或 NHR 成分的苯酚、苯胺衍生物或烷基苯胺非常容易被碘化。例如在蛋白质分子中，酪氨酸侧链的酚基团和组氨酸侧链的咪唑基团。

七、光化学反应

通过暴露于紫外线，可以诱导光反应性基团与目标分子偶联。在光解之前，光敏官能团在典型的热化学过程中相对不反应。因此，设计有光反应基团的试剂可用于高度受控的反应。标记反应可以在实验方案中的预定点通过紫外闪光诱导。例如，共价键的形成可以在光标记配体与受体结合后或在一些其他生化过程发生后开始。在这方面，光化学反应已成为众多生物共轭应用的重要方法。以下为可用于设计改性或交联试剂的主要光敏基团。

（一）芳基叠氮化物和卤代芳基叠氮化物

最常用的光敏官能团类型是芳基叠氮化物衍生物。光解后，苯基叠氮基团形成短寿命的氮烯，与周围的化学环境迅速反应。氮烯可以非特异性地插入目标分子的化学键中，包括与双键发生加成反应以及在 C-H 和 N-H 位点插入活性氢键的反应。芳基叠氮化物的光解中间体可产生亲核基团反应性脱氢氮杂（图 1-5-39）。

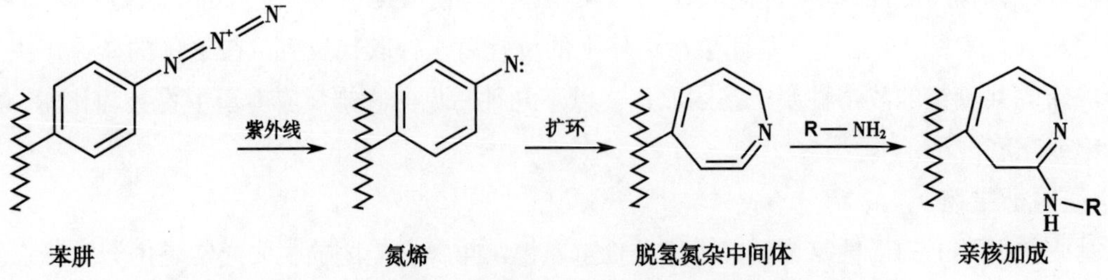

图 1-5-39　芳基叠氮化物衍生物光解后与氨基化合物交联

具有全氟化环结构或被卤素原子完全取代的芳基叠氮化物在形成所需的氮烯中间体方面非常有效，环取代阻止了氮烯形成后的环膨胀，从而使反应性中间体能够存活足够长的时间与目标分子反应。卤代苯基叠氮化物会发生既往归因于未取代芳基叠氮化物的插入反应。

（二）二苯甲酮

由二苯甲酮残基组成的光反应基团暴露于紫外线时会发生光解，产生高反应性的三线态酮中间体。与光解苯基叠氮化物的反应性氮烯类似，活化的二苯甲酮的带电电子可以插入氢 - 碳键和其他活性基团，与目标分子形成共价键（图 1-5-40）。与苯基叠氮化物不同，光活化物质的分解或衰变不产生非活性化合物。在没有形成共价键的情况下已经失活的二苯甲酮可再次被光解为活性状态。由于这种多重激活特性，二苯甲酮试剂有不止一次机会与其预期目标形成共价键。因此，通常比类似的苯基叠氮化物交联剂产生更高的光交联产率。

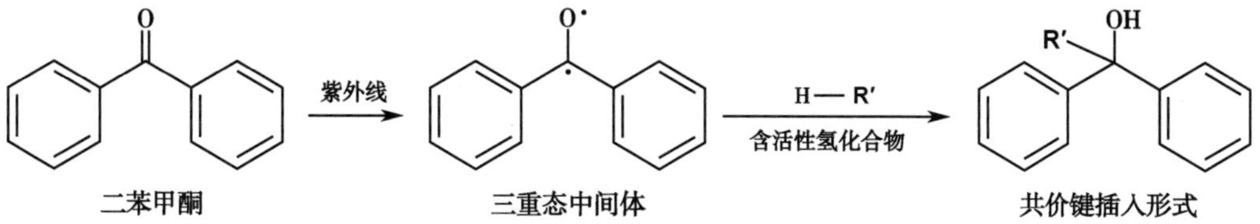

图 1-5-40　二苯甲酮光解与目标分子形成共价键

（三）蒽醌类

蒽醌基团通过暴露在 340～360nm 范围内的紫外光下具有高度的光反应性。与在光活化后形成中间氮烯或卡宾前体的光反应基团不同，蒽醌通过自由基产生过程进行反应，这在与 C－H 底物偶联方面效率更高。光活化产生高度反应性的激发物质，成为强大的电子受体。如果存在含有反应性 C－H 键的有机底物，则激发的蒽醌能引起快速的质子提取，形成还原的苯氧基自由基中间体，并在供氢底物上形成第二个自由基。然后，该自由基对可以发生反应，使蒽醌基团与底物共价连接，形成醚键并将试剂有效地固定在底物上。

（四）某些重氮化合物

某些重氮化合物可用紫外线光解生成高反应性的碳烯。与氮烯类似，碳烯可以插入活跃的 C－H 或 N－H 键或添加到双键，与目标分子形成共价键。很少有重氮光反应试剂被合成，可能是因为其在光活化后倾向于与水分子反应，从而严重降低与预期分子的偶联产率。

重氮丙酮酸盐是另一类具有独特偶联机制的光反应性重氮化合物。重氮官能团可通过暴露于 300nm 的辐射光解，形成高反应性的碳烯，碳烯可以重排产生烯酮酰胺中间体。在目标分子存在亲核物质的情况下，乙烯酮可发生酰化反应形成稳定的丙二酸衍生物。因此，光解产物可与含酰肼或含胺的靶标偶联形成共价键（图 1-5-41）。

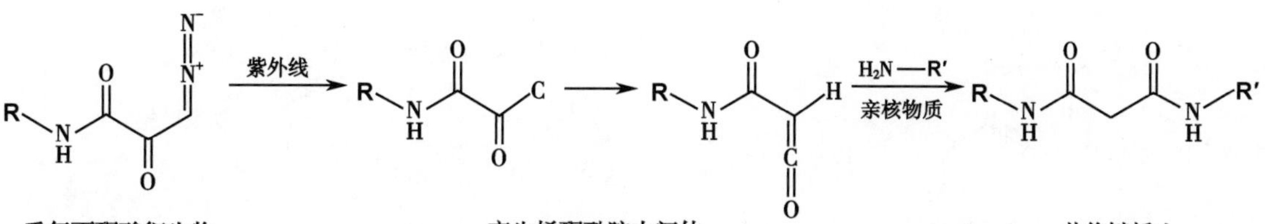

图 1-5-41　重氮丙酮酸盐光解产物与含氨基目标分子偶联

（五）二嗪啉衍生物

二嗪啉化合物的光活性与重氮基化合物类似，在约360nm的紫外线照射下形成高度反应性的羧基中间体。二氮丙啶由包含两个通过双键连接的氮原子的三元环系统组成。在光反应性交联剂的设计中，光敏二氮丙啶可能仅次于苯基叠氮化物。

八、环加成反应

以下为可用于形成生物偶联物的两种环加成反应。这些反应代表具有化学选择性的高度特异性反应对，意味着它们主要相互反应，而不是与其他官能团反应。

（一）狄尔斯 - 阿尔德反应

狄尔斯 - 阿尔德反应包括二烯与烯烃的共价偶联形成六元环复合物。该过程已广泛用于有机合成，近期才应用于生物偶联反应。该反应在室温或略升高温度条件（30℃）下进行，得到 2+4 环加成产物，一个含有单双键的己环（图 1-5-42）。该反应可使用马来酰亚胺基团作为烯烃衍生物和己二烯基团作为二烯。

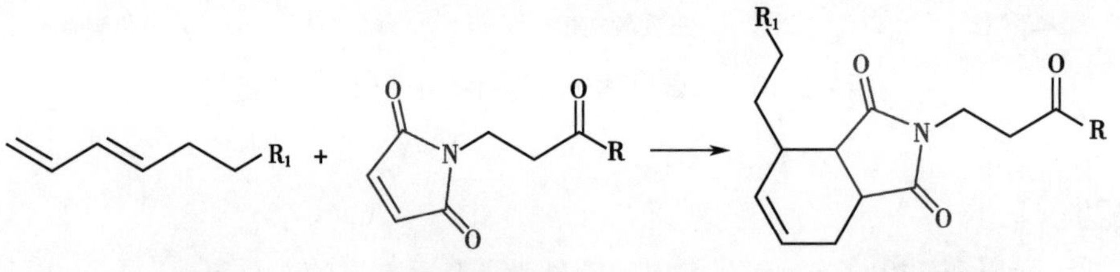

己二烯基团　　　马来酰亚胺基团　　　2+4环加成产物

图 1-5-42　马来酰亚胺基团与己二烯基团的狄尔斯 - 阿尔德反应

（二）与硼酸衍生物形成络合物

硼酸衍生物能与具有相邻官能团的其他分子形成环结构，该官能团包括 1,2- 或 1,3- 二醇、1,2- 或 1,3- 羟基酸、1,2- 或 1,3- 羟胺、1,2- 或 1,3- 羟基酰胺、1,2- 或 1,3- 羟基肟，以及含有这些物质的各种糖类。这些反应的产物是五元或六元杂环，在某些情况下，随着 pH 的变化或通过添加具有竞争性官能团的反配体，反应是可逆的（图 1-5-43）。

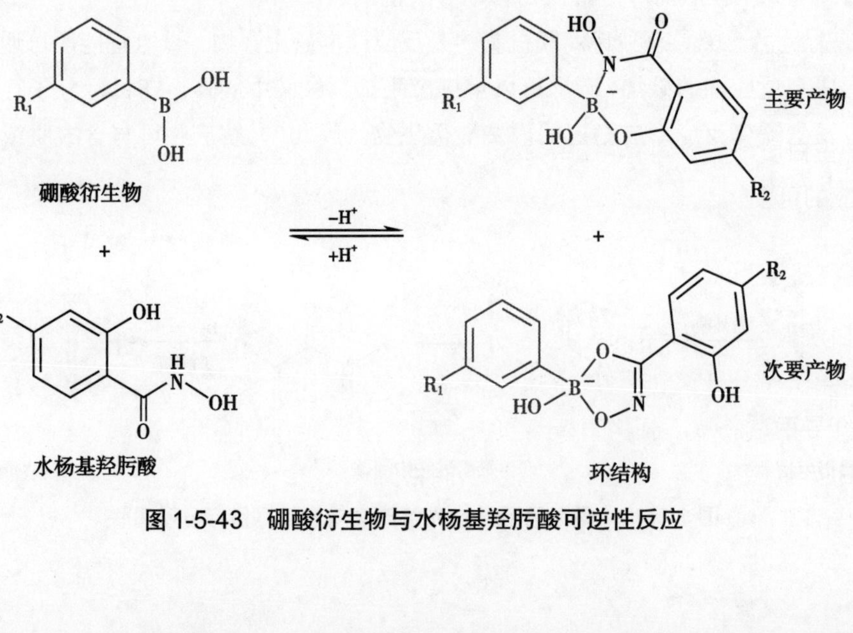

硼酸衍生物　　　　　　主要产物

水杨基羟肟酸　　　　　环结构

图 1-5-43　硼酸衍生物与水杨基羟肟酸可逆性反应

第四节　蛋白质交联方法及试剂

目前较简单的方法是使用同型双功能试剂使两种蛋白质交联，这种方法可能会产生广泛的偶联物。该试剂最初可与任一蛋白质反应，形成活性中间体。这种活化的蛋白质可以与另一种蛋白质或与同一蛋白质的另一个基团形成交联，还可以在其自身多肽链的一部分上与其他官能团发生分子内反应。其他交联分子可能继续与这些共轭物质反应形成各种混合产物，包括可能从溶液中析出的严重聚合的蛋白质。产物不确定的问题在使用同型双功能试剂的单步反应过程中被放大。一步法涉及将所有试剂同时添加到反应混合物中，这种技术对交联过程的控制最少，并且总是产生大量的产物，而其中只有一小部分为所需的或最佳的产物。过度结合可能导致形成由非常高分子量的聚合物组成的不溶性复合物。例如，抗体和酶的一步戊二醛偶联通常会产生显著的寡聚体和沉淀偶联物。为了克服这个缺点，研究者已经开发了使用同型双功能和异型双功能试剂的多步反应程序。受控的多步偶联方案缓解了聚合问题并形成相对低分子量的可溶性抗体——酶复合物。

在两步法中，先将待结合的蛋白质之一与交联剂反应或活化，并去除多余的试剂和副产物。第二步中，活化的蛋白质与待结合的另一种蛋白质或分子混合，并发生最终的共轭过程。两步法中使用同型双功能试剂仍然会面临与单步法相同的问题，因为第一个蛋白质可以在添加第二个蛋白质之前就与自身交联和聚合。由于同型双功能试剂在交联分子的两端具有相同的反应基团，要激活的蛋白质在每个分子上都具有可与交联剂上的反应基团偶联的目标官能团，因此试剂的两端都可能发生反应。这种不可控聚合的固有潜力是所有同型双功能试剂的特征，即使在多步法中也是如此。

使用异型双功能试剂可提供交联过程中更大程度的控制。由于异型双功能交联剂在分子两端具有不同的反应基团，因此每一侧都可以专门针对蛋白质上的不同功能基团。使用异型双功能试剂的多步结合方案可以激活一个大分子，去除多余的交联剂，然后添加第二个大分子以诱导最终连接。只要被激活的第一个蛋白质没有能与交联剂第二端偶联的基团，就可发生定向偶联。有时，第二种蛋白质不具有与交联剂第二端偶联所需的目标基团，这种情况下，通常可以创建特定的功能来使偶联成功。在类似的三步系统中，第一个蛋白质被异型双功能试剂激活并从多余的交联剂中纯化出来；然后对第二个蛋白质进行修饰以包含第二阶段偶联所需的特定目标；最后，在第三步将两种修饰的蛋白质混合以引起偶联反应。使用异型双功能交联剂的两步法和三步法通常围绕胺反应性和巯基反应性化学反应设计。许多试剂在一端利用 NHS 酯与第一个蛋白质上的胺基偶联，在另一端使用马来酰亚胺基团与第二个蛋白质上的巯基反应。NHS 酯末端与待结合的第一个蛋白质反应，形成含有活性马来酰亚胺基团的活化中间体。这种交联剂的马来酰亚胺末端对降解相对稳定，可以在不损失巯基偶联能力的情况下分离活化蛋白质。此外，如果第二种蛋白质不包含固有的巯基，则可以通过多种方法来创建。通常随着偶联方法越来越复杂，结果发生副反应的可能性越来越小，因此形成的产物也越来越少。

一、零长度交联剂

最小的蛋白质偶联试剂是零长度交联剂。这些化合物通过形成不含额外原子的键来介导两个分子的共轭。因此，第一个分子的一个原子与第二个分子的原子共价连接，没有中间的接头或间隔基。零长度交联剂通过介导两种物质之间的直接连接来消除交叉反应的可能性。本节描述的试剂可以引发三种键的形成：由伯胺与羧酸缩合形成的酰胺键，由有机磷酸基团与伯胺反应形成的氨基磷酸酯键，以及通过伯胺或仲胺与醛基的还原胺化反应形成的仲胺键或叔胺键。

（一）碳二亚胺类

碳二亚胺类交联剂用于介导羧酸盐和胺之间的酰胺键以及磷酸和胺之间的氨基磷酸酯键的形成。它们是最常用的零长度交联剂类型，可以有效地在两个蛋白质分子之间、肽和蛋白质之间、寡核苷酸和蛋白质之间、生物分子和表面之间形成偶联物，包含水溶性和水不溶性两种基本类型的碳二亚胺。

1. EDC EDC［1-乙基-3-（3-二甲氨基丙基）碳二亚胺盐酸盐］是最常用的碳二亚胺，用于连接含有羧基和胺的生物分子。EDC 是最常用的交联剂，其与 NHS（N-羟基磺基琥珀酰亚胺）或磺基－NHS 一起在粒子和表面缀合过程中的应用几乎是通用的。这一特性使其成为目前最常用的生物偶联试剂。EDC 是水溶性的，可以直接添加到反应中，而无须事先在有机溶剂中溶解。试剂本身和作为交联反应副产物形成的异脲都是水溶性的，可以通过透析或凝胶过滤去除。

使用 EDC 可以形成多种化学共轭物，前提是其中一个分子包含氨基，另一个包含羧基。碳二亚胺可以与羧酸反应形成高反应性的 O-酰基异脲活性中间体，然后该活性物质可与亲核基团（例如伯胺）反应形成酰胺键（图 1-5-44）。其他亲核基团也具有反应性，巯基可能会攻击活性物质并形成硫羟酸酯键，但不如与氨基形成的稳定。

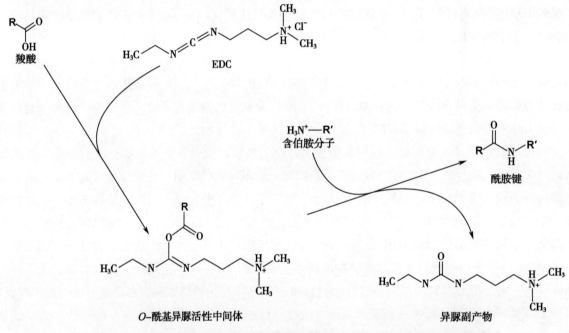

图 1-5-44 EDC 与羧酸反应生成活性酯中间体，与含胺化合物偶联成酰胺键

研究 EDC 酰胺键在水溶液中形成的反应显示，该反应使用含有丙烯酸或马来酸的聚合物或其他羧酸盐分子的水凝胶提供可活化基团和乙二胺或苄胺作为胺官能团以共轭。

EDC 已广泛用于将含氨基与含羧基的颗粒共轭，包括小微粒和纳米颗粒。在弱碱性条件下也可以进行偶联以限制蛋白质的聚合，同时仍然促进每个蛋白质在较低取代水平下的含羧酸盐分子的偶联。

2. EDC＋Sulfo-NHS 水溶性碳二亚胺 EDC 可使用水溶性化合物 N-羟基磺基琥珀酰亚胺（Sulfo-NHS）与羧酸酯基团形成活性酯官能团。Sulfo-NHS 酯是亲水性反应基，可与目标分子上的胺快速偶联。许多非磺化 NHS 酯相对不溶于水，在加入水溶液之前必须先在有机溶剂中溶解。Sulfo-NHS 酯通常是水溶性的，寿命更长。然而，可以攻击酯的羰基的胺亲核基团存在的情况下，Sulfo-NHS 基团与胺形成稳定的酰胺键。巯基和羟基也将与此类活性酯反应，但与酰胺键相比，此类反应的产物硫酯和酯相对不稳定。

在 EDC 反应中加入磺 Sulfo-NHS 的优点是增加活性中间体的溶解度和稳定性，最终与攻击性胺基团反应。EDC 与羧酸酯基团反应形成活性酯（O-酰基异脲）离去基团。这种反应性复合物与胺反应缓慢并且可以在水溶液中水解。如果目标胺在水解之前没有找到活性羧酸盐，则无法偶联。此外，如果含羧酸盐的化合物可从 O-酰基异脲中间体反应酯形成酸酐，则酰胺键形成的产率就会增加。在类似方法中，通过磺基 -NHS 上的羟基与 EDC 活性酯复合物反应形成磺基 -NHS 酯中间体，显著增加了所得酰胺键的形成。由于加入的磺基 -NHS 浓度通常远大于目标分子的浓度，所以反应优先通过更有效的磺基 -NHS 酯中间体进行。该两步反应的最终产物与单独使用 EDC 获得的产物相同，均为活化的羧酸盐与胺反应生成稳定的酰胺键。

EDC/ 磺基 -NHS 偶联反应效率很高，通常比单独使用 EDC 获得的偶联产率显著增加。蛋白质可以在 EDC/ 磺基 -NHS 存在下孵育，分离出活性酯形式，然后与第二种蛋白质或其他含胺分子混合以进行缀合。这两步过程允许活性物质仅在一种蛋白质上形成，从而更好地控制缀合反应。

3. CMC　CMC［1- 环己基 -3-（2- 吗啉乙基）碳二亚胺］通常合成为甲氧基对甲苯磺酸盐，是一种水溶性试剂，用于在含有羧基的分子和含有氨基第二个分子之间形成酰胺键。正电荷吗啉基的存在使其具有水溶性，CMC 是唯一可用于蛋白质交联的水溶性碳二亚胺类交联剂。其首先应用于肽合成，还被用于定量修饰和估算蛋白质分子中的总羧基和研究核酸的二元结构，以及将抗体与量子点结合。

CMC 通过在其一个二亚胺键上添加羧基与羧酸基团反应，产生所有碳化二亚胺机制共有的特征活性酯、O- 酰脲活性中间体。与伯胺反应，对该中间体的亲核攻击产生酰化产物，通常为酰胺键（图 1-5-45）。

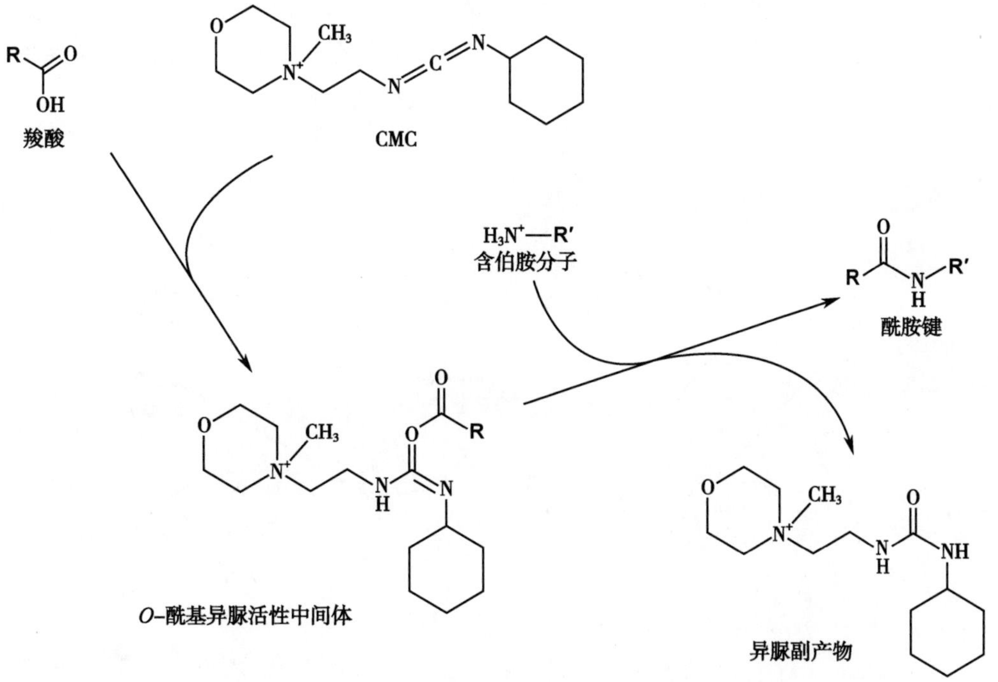

图 1-5-45　CMC 与羧酸反应生成活性酯中间体，与含胺化合物偶联成酰胺键

4. DCC　DCC（二环己基碳二亚胺）是最常用的交联剂之一，特别是在有机合成应用中。DCC 不溶于水，但可溶于 80% 的 N,N- 二甲基甲酰胺（DMF）中，可将小分子固定在含羧基的色谱载体上，用于亲和分离。除了形成酰胺键外，DCC 还用于使用 NHS 或磺基 -NHS 制备羧基的活性酯。DCC 的活性酯合成通常在有机溶剂中进行，因此不存在水溶性 EDC 形成酯的水解问题。DCC 最常用于合成含有交联和修饰试剂的活性酯（图 1-5-46）。

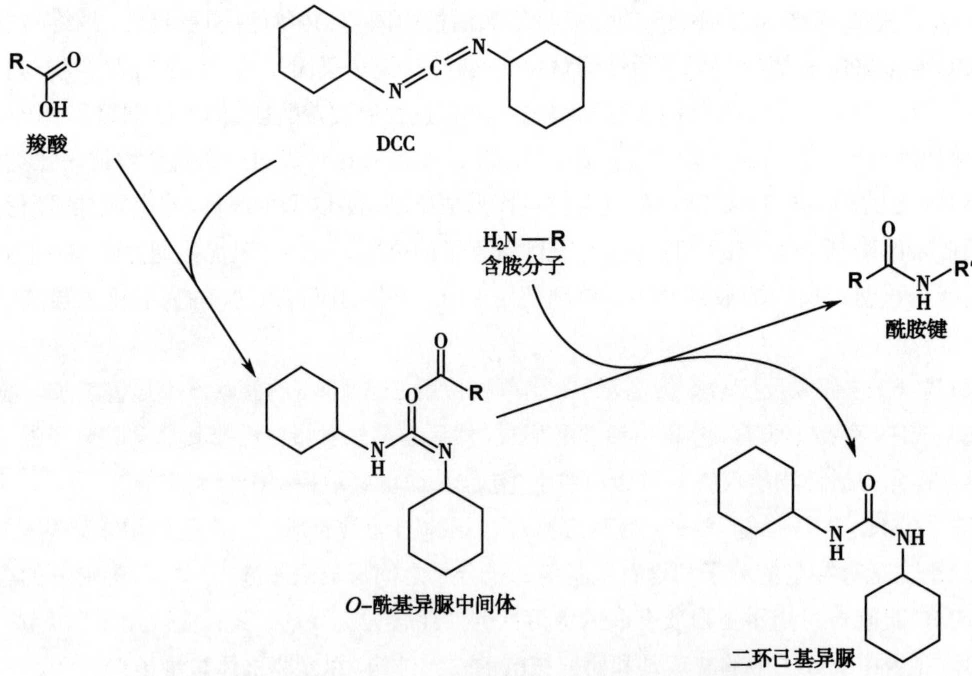

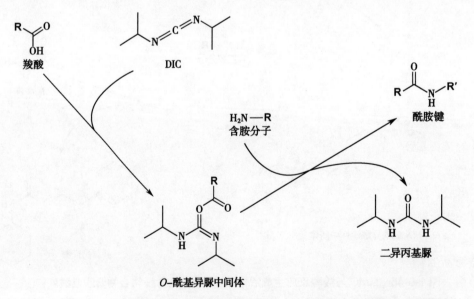

图 1-5-46　DCC 在水不溶性化合物之间形成酰胺键

5. DIC　DIC（二异丙基碳二亚胺）是另一种水不溶性酰胺键形成剂，与 DCC 相比具有优势。其是室温下的液体，比 DCC 更容易分配；其与羧酸盐、二异丙基脲和二异丙基 -N- 酰脲活化反应的副产物比 DCC 反应的 DCU 副产物在有机溶剂中更易溶解。DIC 与 DCC 的反应类似，形成带有羧基的活性 O- 酰脲中间体，该活性中间体之后可与亲核基团（如胺）反应形成酰胺键（图 1-5-47）。

图 1-5-47　DIC 与羧酸盐反应生成活性酯中间体，与含胺化合物偶联形成酰胺键

（二）伍德沃德试剂 K

伍德沃德试剂 K 是 N- 乙基 -3- 苯基异噁唑 -3′- 磺酸盐，一种能使羧酸和胺缩合形成酰胺键的零长度交联剂。活化羧酸的反应机制包括在碱性条件下将试剂转化为反应性酮亚胺，然后该中间体与羧酸反应生成烯醇酯。烯醇酯对亲核攻击高度敏感，与胺反应继续形成酰胺键，失去惰性的二酮衍生物

（图 1-5-48）。在水溶液中，主要的副反应是水解，水解速度很快。伍德沃德试剂 K 已成功用于与蛋白质和其他分子共轭以形成酰胺键。

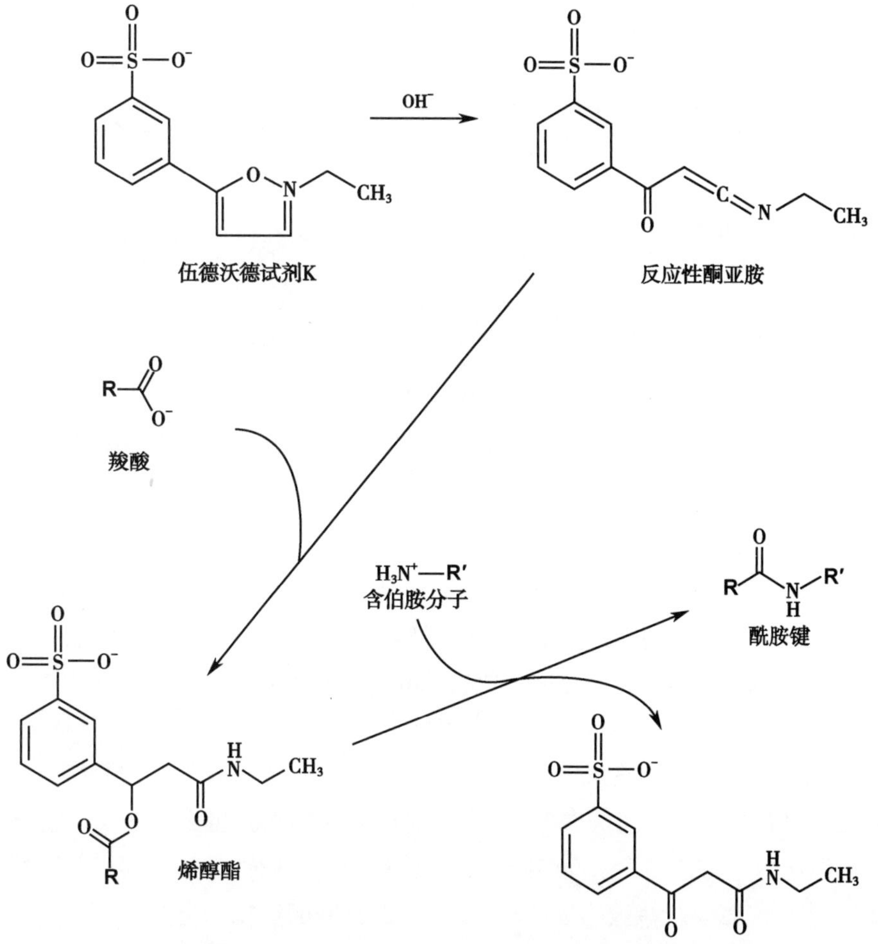

图 1-5-48 伍德沃德试剂 K 用于羧酸盐和胺缩合形成酰胺键

（三）CDI

CDI（N,N′- 羰基二咪唑）是一种高活性羰基化剂，含有两个酰基咪唑离去基团。CDI 可以激活羧基或羟基以与其他亲核基团结合，在交联分子之间产生零长度的酰胺键或一个碳长度的 N- 烷基氨基甲酸酯键。羧酸基团与 CDI 反应形成高反应性的 N- 酰基咪唑。由于二氧化碳和咪唑释放产生的驱动力，活性中间体以优异的产率形成。然后，活性羧酸酯可与胺反应形成酰胺键或与羟基反应形成酯键（图 1-5-49）。两种反应机制都已成功用于肽合成。此外，使用 CDI 活化苯乙烯 /4- 乙烯基苯甲酸共聚物用于通过其可用氨基将溶菌酶固定到基质的羧基上。其他含羧酸的聚合物也可被 CDI 活化，形成甚至可用于治疗的生物偶联物。

如果被激活的物质是羧基，CDI 用作零长度交联剂，因为另一个亲核基团的攻击释放了咪唑离去基团。如果使用 CDI 来激活羟基，则反应进行的过程完全不同。CDI 与羟基反应形成的活性中间体是咪唑基氨基甲酸酯，胺的攻击会释放咪唑，但不会释放羰基。因此，含羟基的分子可与含胺的分子偶联，结果是一个碳间隔基和稳定的氨基甲酸乙酯（N- 烷基氨基甲酸酯）键的形成。该偶联程序已应用于含羟基色谱支持物的活化，用于固定含胺亲和配体等。

CDI 活化的羟基也可能发生副反应形成活性碳酸酯。该反应发生在氨基甲酸咪唑基酯与另一个羟基反应之前，第二个羟基有机会被 CDI 激活。特别是对于同一分子上的相邻羟基，如果需要特定的活性物质，可能是一个问题。然而，形成的任何碳酸酯仍然对胺具有反应性，可产生氨基甲酸酯键。

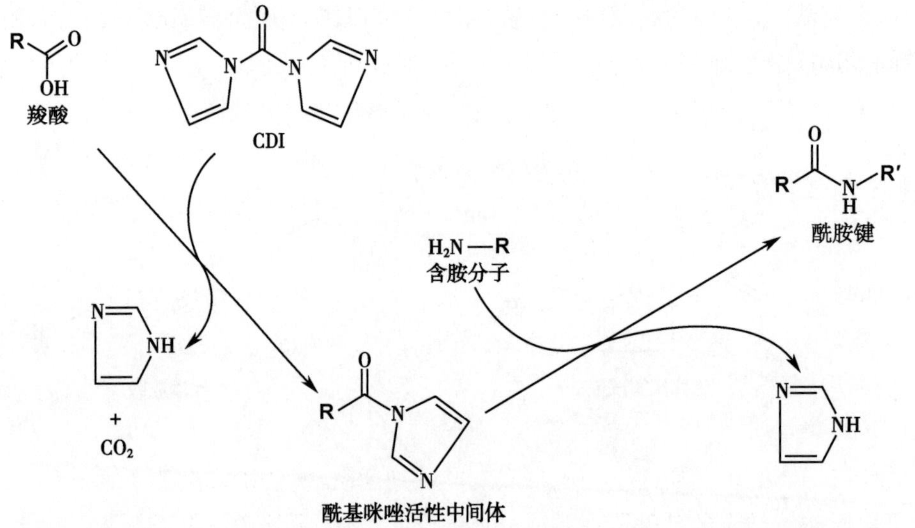

图 1-5-49　CDI 与羧基反应生成活性酰基咪唑中间体，与含胺化合物偶联成酰胺键

（四）席夫碱形成和还原胺化

醛、酮可以与伯胺、仲胺反应形成席夫碱。席夫碱是一种相对不稳定的键，在水溶液中很容易通过水解逆转。在碱性 pH 下席夫碱的形成会增强，但仍不完全稳定，可还原为仲胺或叔胺。许多还原剂可用于将席夫碱特别转化为烷基胺。使用还原胺化将含醛分子与含胺分子结合会导致零长度交联，分子之间没有引入额外的间隔原子。

还原胺化（或烷基化）可用于将含醛或酮的分子与含胺分子缀合。还原反应最好使用还原剂，如氰基硼氢化钠，这种试剂是特异性针对席夫碱的，不会影响原来的醛基。相比之下，硼氢化钠也可用于该反应，但其强大的还原能力可将任何尚未反应的醛迅速转化为非反应性羟基，有效消除它们进一步参与共轭过程。硼氢化物也可能影响一些敏感蛋白质的活性，而氰基硼氢化物更温和，可以成功保持一些不稳定的单克隆抗体的活性。在使用抗体的还原胺化过程中，氰基硼氢化物已被证明比硼氢化物温和。用于还原胺化的其他还原剂还包括各种胺硼烷等。

可以通过多种方法将醛基引入蛋白质分子中。糖蛋白可以使用高碘酸钠或使用特定的糖氧化酶在其糖基处氧化。通过与 NHS- 醛化合物或对硝基苯重氮丙酮酸反应，可以修饰氨基以产生甲酰基。

二、同型双功能交联剂

第一批用于大分子修饰和共轭的交联试剂由两端具有相同功能的双活性化合物组成。大多数这些同型双功能试剂在设计上是对称的，碳链间隔区连接两个相同的反应端（图 1-5-50）。这些试剂可以通过与两个分子上相同的基团发生共价反应，将一种蛋白质与另一种蛋白质连接起来。因此，一种蛋白质的赖氨酸 ε- 氨基或 N- 末端 α- 氨基可以通过同型双功能试剂将两者混合在一起，交联到第二种蛋白质上。

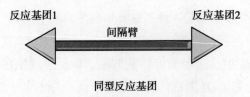

图 1-5-50　同型双功能交联剂的设计组成

使用简单的同型双功能试剂的主要缺点是,可能产生范围广泛的非目标偶联物。例如,当交联两种蛋白质时,试剂最初可能与其中一种蛋白质发生反应,形成活性中间体。这种活化的蛋白质可以与第二种蛋白质形成交联或与另一种相同类型的分子反应,还可以与自身多肽链上的其他官能团发生分子内反应。此外,其他交联分子可能继续与这些中间体反应形成各种混合低聚物,包括甚至可能沉淀的高聚物。

使用同型双功能试剂的单步反应程序中,难以确定结合产物问题更加严重。单步程序涉及将所有试剂同时添加到反应混合物中,对交联过程的控制最少,并且产生大量的产物,其中只有一小部分为所需的共轭物。过度的共轭反应可能形成由非常高分子量的聚合物组成的不溶性复合物。例如,抗体和酶的一步戊二醛偶联通常会产生显著的低聚物和沉淀偶联物。为了克服这个缺点,已经开发了使用同型双功能试剂的两步反应程序。受控的两步偶联方案在一定程度上缓解了同型双功能试剂的聚合问题,但无法完全避免。

在两步法中,待结合的蛋白质之一与同型双功能试剂反应,并去除多余的交联剂和副产物。在第二阶段,活化的蛋白质与待结合的其他蛋白质或分子混合,并发生最终的结合反应。两步法的一个潜在问题是,在加入待偶联的第二个分子之前水解活化的中间体,例如 NHS 酯同型双功能试剂在水性缓冲液中水解,并可能在交联的第二阶段开始之前降解。此外,两步程序中使用同型双功能试剂仍然会产生与单步程序相同的问题,因为第一个蛋白质可以在添加第二个蛋白质之前就与自身交联和聚合。由于第一个被激活的蛋白质在每个分子上都有目标官能团,可以与交联剂的两个反应基团偶联,因此试剂的两端都可能发生反应。

(一)同型双功能 NHS 酯

用 NHS 酯活化的羧基对胺亲核基团具有高度反应性。20 世纪 70 年代中期,NHS 酯被引入同型双功能交联剂的反应末端。许多含 NHS 酯的交联剂不溶于水性缓冲液,大多数方案将化合物以相对较高的浓度溶解在有机溶剂中,并转移到反应介质中。NHS 衍生物有助于提高 NHS 酯交联剂的水溶性。N- 羟基磺基琥珀酰亚胺(sulfo-NHS)酯在琥珀酰亚胺环的 2 号或 3 号碳上具有带负电荷的磺酸盐基团。含有磺基 -NHS 酯的交联剂水解半衰期为数小时,有时甚至比 NHS 酯类似物还要好。磺基 -NHS 酯通常为交联剂提供足够的电荷和极性,以提高水溶性,从而避免使用有机溶剂。此外,磺基 -NHS 酯交联剂可用于膜和细胞的表面改性,因为其更具亲水性并且不会渗透膜的脂质环境。相比之下,许多疏水性更强的 NHS 酯交联剂可用于穿过细胞膜并修饰细胞内成分。

含 NHS 酯或磺基 -NHS 酯的同型双功能交联剂与亲核基团反应释放 NHS 或磺基 -NHS 离去基团并形成酰化产物。此类酯可与巯基或羟基反应,但不会产生稳定的共轭物,因为会形成硫酯和酯键,可能在水性环境中水解。组氨酸侧链咪唑基环的氮也可以用 NHS 酯试剂酰化,但它们水解得太快。与伯胺和仲胺的反应会分别产生稳定的酰胺和酰亚胺,不容易分解。在蛋白质分子中,NHS 酯交联剂主要与 N端的 α- 氨基和赖氨酸侧链的大量 ε- 氨基反应。

1. DSP 和 DTSSP　二硫代双(琥珀酰亚胺丙酸酯)(DSP)是一种同型双功能 NHS 酯交联剂,含有一个 12 埃长的八原子间隔基,围绕中心二硫化物基团对称构建,与典型的二硫化物还原剂缀合后可裂解。

由于 DSP 是一种疏水性试剂,能穿透细胞膜并结合膜成分,在研究膜蛋白的相互作用方面非常重要。DSP 与赖氨酸残基侧链上的 ε- 氨基或蛋白质 N 端的 α- 氨基反应形成酰胺键(图 1-5-51)。含氨基的大分子可以用这种试剂可逆地交联,然后用二硫苏糖醇(DTT)或 2- 巯基乙醇裂解。DSP 是所有交联剂中最常用的一种,特别适用于蛋白质相互作用研究。

DSP 的磺基 -NHS 版本,二硫代双(磺基琥珀酰亚胺基丙酸酯)(DTSSP)是 DSP 的水溶性类似物,可以直接添加到水性反应体系中,无需先用有机溶剂溶解。DTSSP 仍包含可用适当还原剂裂解的二硫键中,并且磺基 -NHS 末端具有与 DSP 几乎相同的反应性。然而,由于其亲水性,DTSSP 不像 DSP 那样可穿透细胞膜,因其是在不影响细胞内物质的情况下交联细胞表面成分的绝佳选择。DSP 和 DTSSP 都被广泛用于蛋白质相互作用和细胞内多种蛋白质的寡聚状态研究。

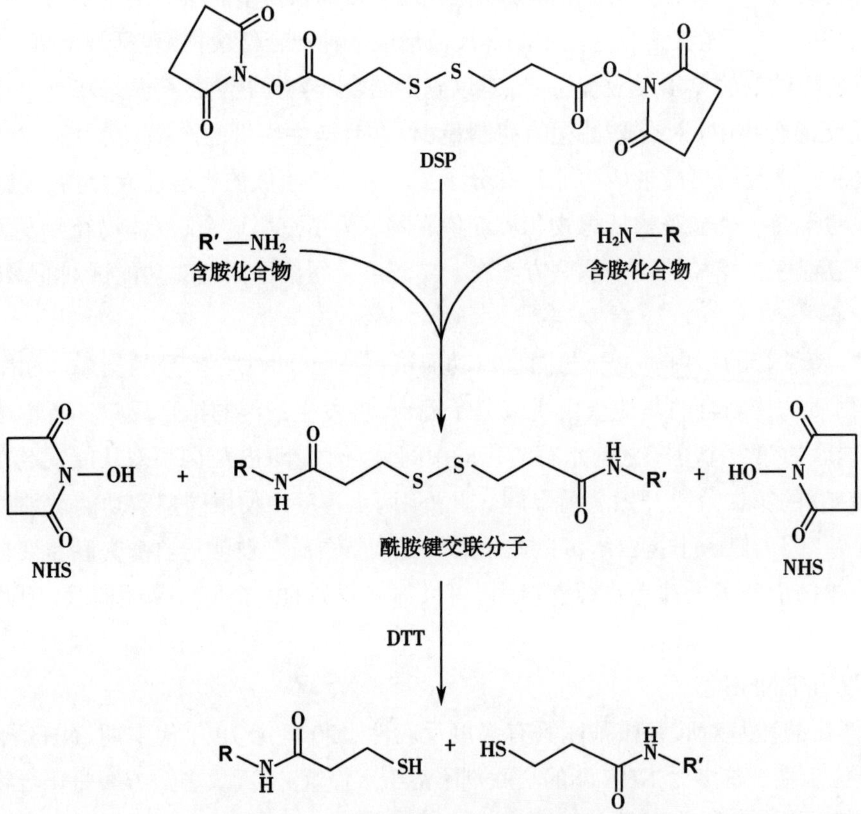

图 1-5-51　DSP 与含胺分子反应生成酰胺键

2. DSS 和 BS³　二琥珀酰亚胺辛二酸酯(DSS)是一种胺反应性、同型双功能、NHS 酯交联剂,可在共轭分子之间产生八原子桥(11.4 埃)。其烃链是不可切割的,因此形成的交联是不可逆的(图 1-5-52)。许多已报道的 DSS 应用涉及使用放射性标记分子研究细胞表面受体 - 配体结合。

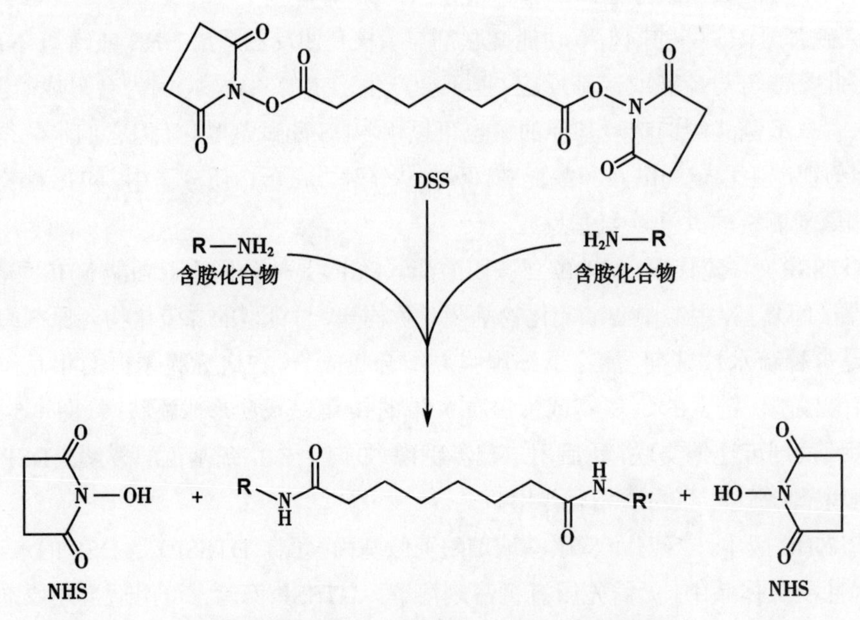

图 1-5-52　DSS 与含胺分子反应生成酰胺键

　　二(磺基琥珀酰亚胺)辛二酸酯(BS³)是 DSS 的类似物,在两个羧酸酯上都含有磺基 -NHS 酯。与 DSS 一样,BS³ 也是不可裂解的,因此形成的所有交联都是不可逆的。DSS 和 BS³ 广泛用于蛋白质相互作用和细胞系统内单个蛋白质结构的研究。

　　3. DST 和 Sulfo-DST　双琥珀酰亚胺酒石酸酯(DST)是一种具有相同双功能的 NHS 酯交联试剂,其中含有易与高碘酸钠裂解的中心二醇。DST 与蛋白质的 α- 氨基和 ε- 氨基或其他含胺分子形成酰胺键(图 1-5-53),交叉桥的中心二醇可通过高碘酸钠处理进行切割。

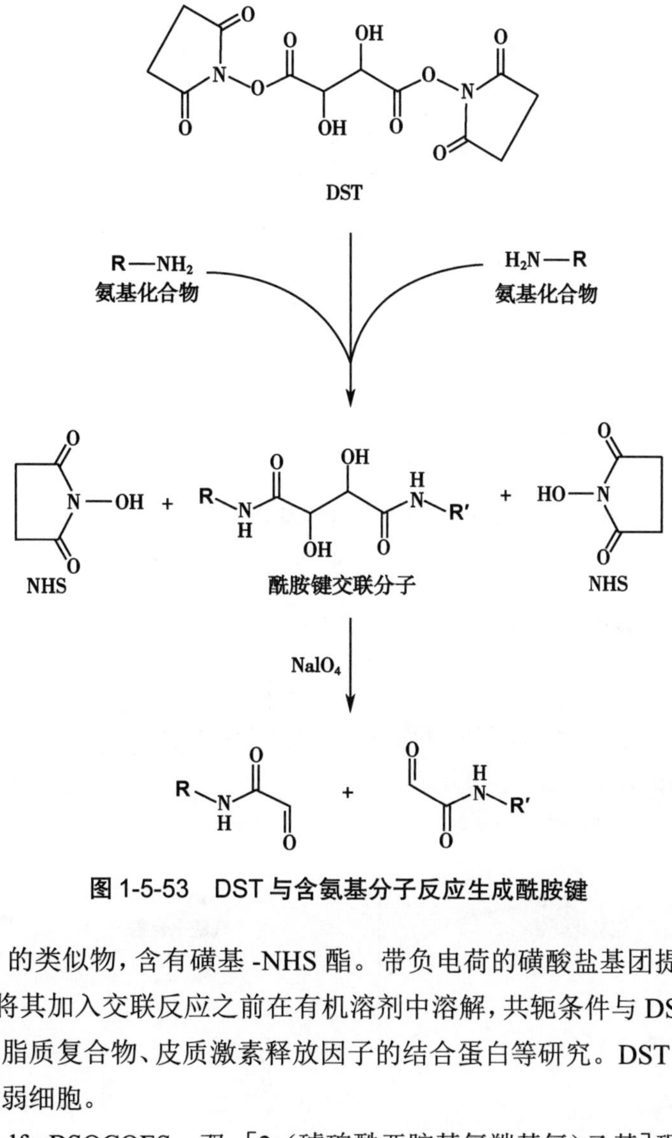

图 1-5-53　DST 与含氨基分子反应生成酰胺键

　　Sulfo-DST 是 DST 的类似物,含有磺基 -NHS 酯。带负电荷的磺酸盐基团提供足够的亲水性,为试剂提供水溶性,无需在将其加入交联反应之前在有机溶剂中溶解,共轭条件与 DST 相同。DST 和 Sulfo-DST 也被用于蛋白质 - 脂质复合物、皮质激素释放因子的结合蛋白等研究。DST 和 Sulfo-DST 也被用于通过交联膜蛋白稳定脆弱细胞。

　　4. BSOCOES 和 Sulfo-BSOCOES　双 -[2-(琥珀酰亚胺基氧羰基氧)乙基]砜(BSOCOES)是一种水不溶性、同型双功能 NHS 酯交联试剂,含有中心砜基,在碱性条件下可裂解。两个 NHS 酯端与蛋白质和其他分子中的氨基反应,形成稳定的酰胺键,内部砜基在碱性条件下可裂解(图 1-5-54)。

　　该试剂的水溶性版本 Sulfo-BSOCOES 与 BSOCOES 具有相同的化学结构,但在其两个琥珀酰亚胺环上都含有带负电的磺基。磺基的存在提供了足够的电荷和亲水性,使整个试剂具有水溶性。

　　5. EGS 和 Sulfo-EGS　乙二醇双(琥珀酰亚胺琥珀酸酯)(EGS)是一种双功能交联剂,两端含有 NHS 酯基。其中心桥由两侧用琥珀酸酯化的乙二醇基团构成,其末端羧基通过形成 N- 羟基琥珀酰亚胺酯而活化。这两种 NHS 酯具有胺反应性,在 pH 为 7～9 的范围内,交联分子之间形成稳定的酰胺键(图 1-5-55)。由蛋白质或其他分子的特定相互作用的 EGS 交联产生的共轭物可用羟胺裂解以进行分析。

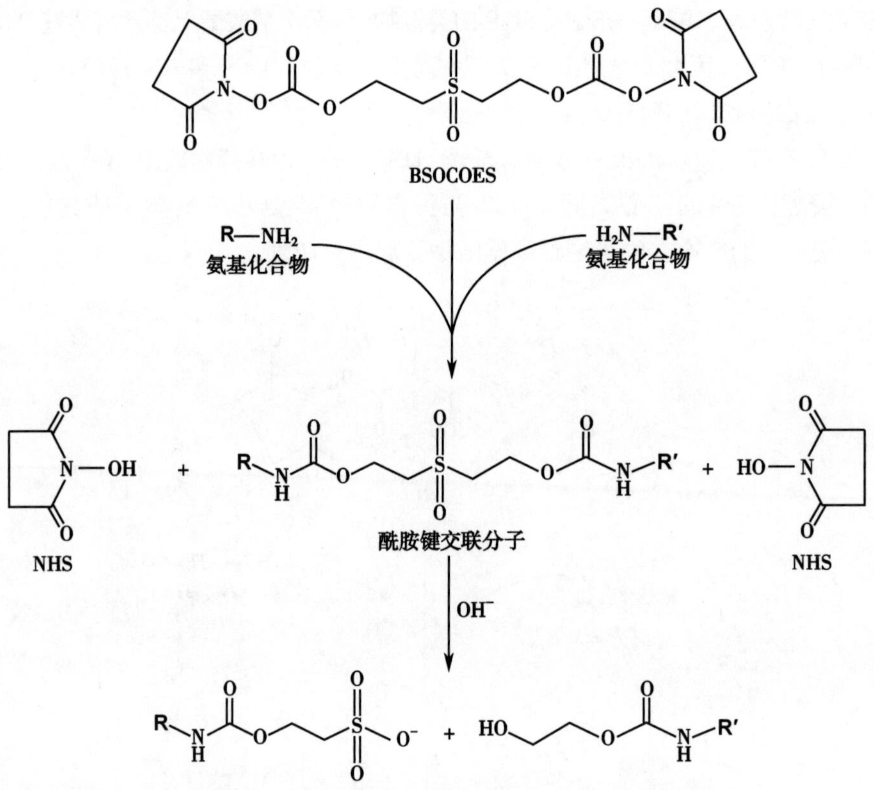

图 1-5-54　BSOCOES 与含氨基分子反应生成酰胺键

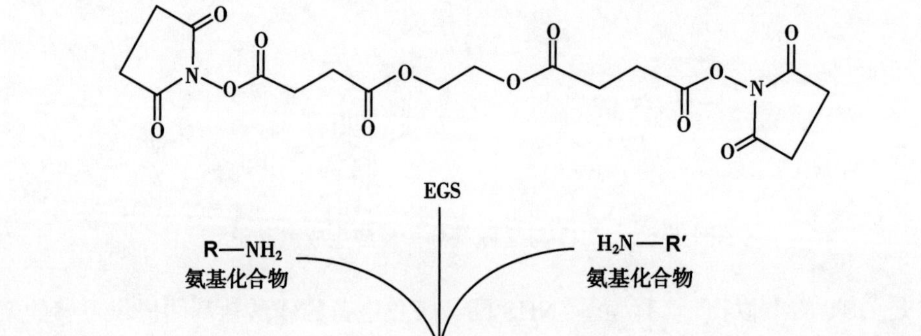

图 1-5-55　EGS 与含氨基分子反应生成酰胺键

Sulfo-EGS 在其 NHS 环上含有带负电荷的磺基,为整个化合物提供了水溶性,因此无需事先在有机溶剂中溶解。

6. DSG　双琥珀酰亚胺戊二酸酯(DSG)是一种不溶于水的同型双功能交联剂,其两端均含有胺反应性 NHS 酯。活性酯在 pH 为 7~9 的范围内与蛋白质分子中的氨基反应形成酰胺键(图 1-5-56)。DSG 是一种不可裂解的试剂,在含胺分子之间形成稳定的五碳桥。

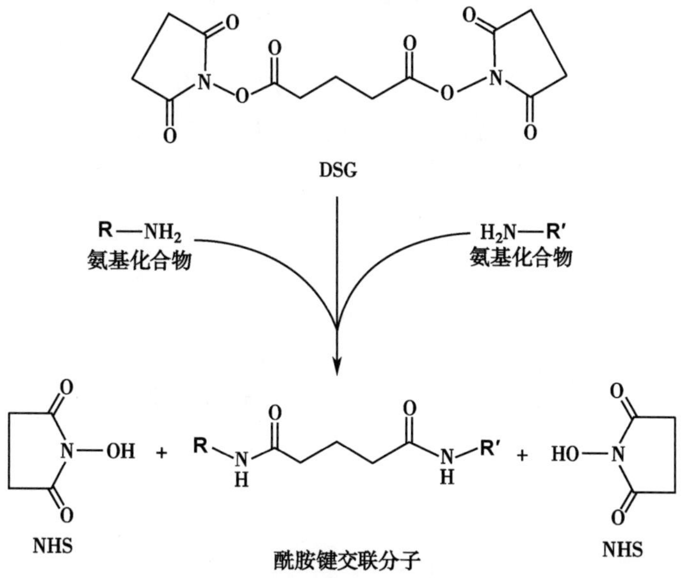

图 1-5-56　DSG 与含氨基分子反应生成酰胺键

7. DSC　N,N'- 二琥珀酰亚胺碳酸酯(DSC)是最小的同型双功能 NHS 酯交联剂,其本质上只是一个包含两个 NHS 酯的羰基。该化合物对亲核基团具有高度反应性。在水溶液中,DSC 会迅速水解形成两个分子的 NHS,并释放出 CO_2。在非水环境中,其可与两个氨基反应生成取代的脲衍生物,同时失去两分子 NHS。DSC 活化的羟基化合物可用于与含胺分子偶联以形成稳定的衍生物。该反应产生的键是氨基甲酸酯衍生物或氨基甲酸酯键,表现出优异的稳定性(图 1-5-57)。

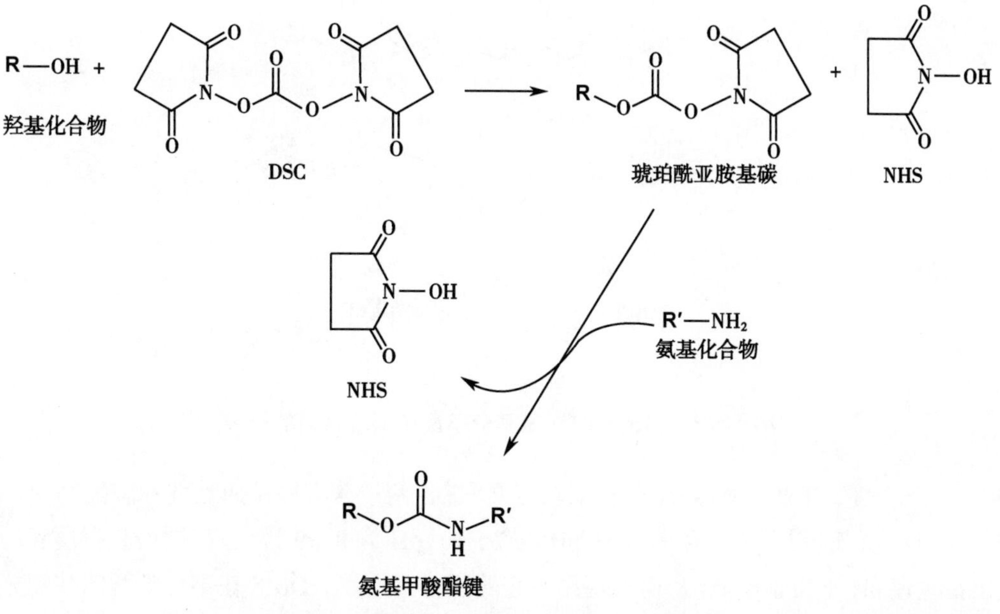

图 1-5-57　DSC 与羟基反应生成丁二酰亚胺碳酸酯中间体,与含氨基分子反应生成氨基甲酸酯键

（二）同型双功能酰亚胺酯

两端含有酰亚胺酯的交联化合物是用于蛋白质缀合的最古老的同型双功能试剂之一。酰亚胺酯（或亚胺酸酯）官能团是可用于修饰伯胺的最具体的酰化基团之一，与蛋白质中其他亲核基团的交叉反应性最小。蛋白质的 α- 氨基和 ε- 氨基可在 pH 为 7～10 条件与同型双功能酰亚胺酯反应而被靶向和交联。酰亚胺酯可以保护交联附近的结构，比调节蛋白质净电荷的试剂能更好地保留天然结构和活性。脒键在酸性 pH 下非常稳定，在碱性 pH 下容易水解和裂解。衍生的蛋白质可以在酸水解后通过氨基酸分析进行测定，而不丢失亚胺修饰。

1. DMA 己二酰亚胺二甲酯（DMA）是一种短链、同型双功能交联剂，两端均含有酰亚胺酯。与目标分子上的氨基反应后，会产生一个不可裂解的六原子桥，带有末端脒键（图 1-5-58）。

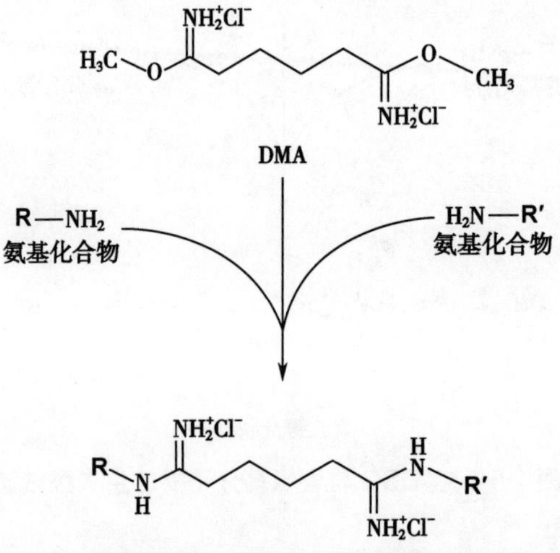

图 1-5-58　DMA 与含氨基分子反应形成带电的脒键

2. DMP 庚二亚胺二甲酯（DMP）是一种同型双功能交联剂，其两端均具有酰亚胺酯基团，可与目标分子的氨基反应形成稳定的脒键。由于质子化的脒键，由 DMP 交联产生的七原子桥在生理 pH 下不可切割并带正电（见图 1-5-59）。

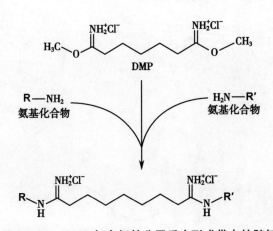

图 1-5-59　DMP 与含氨基分子反应形成带电的脒键

3. DMS 辛二酸二甲酯（DMS）是一种双功能交联剂，两端含有胺反应性酰亚胺酯基团。该化合物对赖氨酸残基的 ε- 氨基和 N- 末端 α- 氨基在 pH 为 7～10（pH 为 8～9 最佳）范围内具有反应性。由此产生的酰胺键在生理 pH 下带正电荷，从而保持原始胺的正电荷贡献。DMS 在不可裂解的共轭分子之间建立八原子桥（图 1-5-60）。

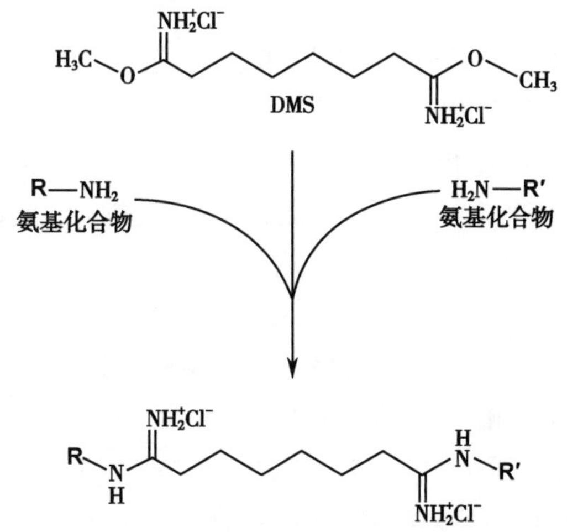

图 1-5-60　DMS 与含氨基分子反应形成带电的脒键

4. DTBP　3,3′- 二硫代双丙亚氨酸二甲酯（DTBP）是一种双功能、可逆的交联剂，在两端都含有酰亚胺酯基团。该化合物是水溶性的，在 pH 7～10 范围内与胺反应生成脒键（图 1-5-61）。之后可以通过 DTT 还原八原子桥的内部二硫键来裂解共轭分子。利用二硫键的简单可逆性，可以通过一维或二维电泳分析交联分子。

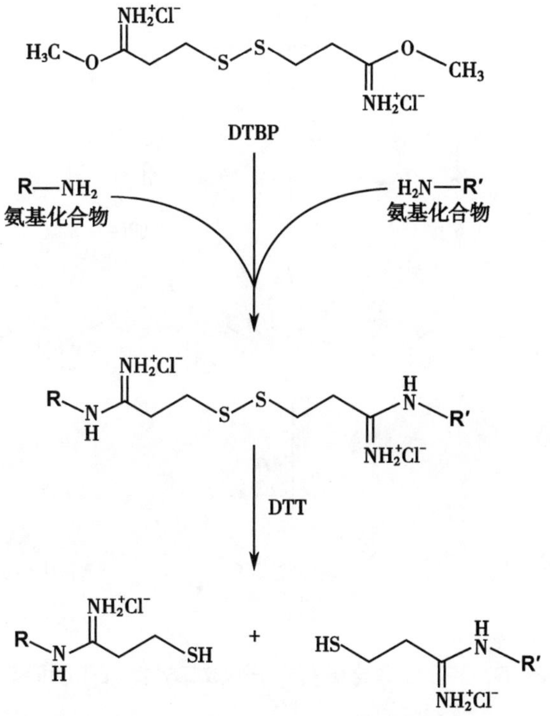

图 1-5-61　DTBP 与含氨基分子反应形成带电的脒键

（三）同型双功能巯基反应交联剂

在任一端包含同型双功能巯基反应性基团的交联剂分为两大类：与可用巯基产生永久键的交联剂和产生可逆键的交联剂。与巯基产生永久连接的反应性基团通常形成非常稳定的硫醚键。巯基偶联基团也可以用还原剂逆转。

文献中已经报道了多种同型双功能巯基反应性交联剂。有些是基于双汞盐，此类汞反应基团也已用于可逆共价色谱以纯化含硫醇的蛋白质。其他同型双功能巯基反应试剂基于与 TNB（5- 硫代 -2- 硝基苯甲酸）形成混合二硫化物活性基团。TNB 活性基团与含巯基的大分子反应产生可逆的二硫键。由双硫代磺酸盐组成的活性基团也已用于产生 SH 反应性交联剂。硫代磺酸盐基团与可用的巯基反应形成二硫键，失去磺酸。所有这些二硫键都可以用二硫键还原剂裂解。

许多双烷基卤化物反应性基团被用于产生同型双功能巯基反应性交联剂，与巯基反应生成稳定的、不可逆的硫醚键。使用各种双马来酰亚胺衍生物已经实现了类似的硫醚键形成。巯基添加到马来酰亚胺的双键上以产生硫醚键。

1. DPDPB　1,4- 二 -[3′-(2′- 吡啶基二硫基) 丙酰胺基] 丁烷（DPDPB）是一种同型双功能交联剂，其两端均含有巯基反应性二硫代吡啶基。这些偶联基团与异型双功能交联剂琥珀酰亚胺 3-(2- 吡啶基二硫基)- 丙酸酯（SPDP）的巯基反应端相同。蛋白质和其他分子上的可用硫醇可与吡啶基二硫化物基团反应形成二硫键并释放吡啶 -2- 硫酮。两个大分子与 DPDPB 的共轭产生长度约为 16 埃和 14 埃的原子间隔基，可使用二硫键还原剂（如 DTT）破坏共轭物（图 1-5-62）。

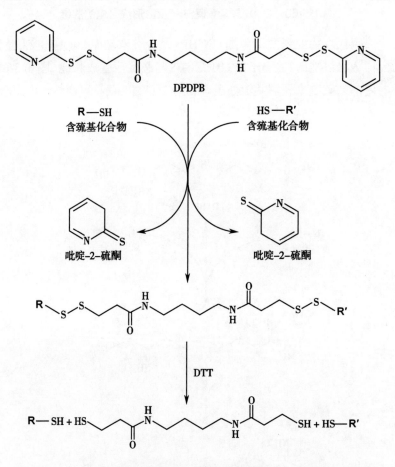

图 1-5-62　DPDPB 交联含巯基分子形成二硫键，DTT 可破坏共轭物

DPDPB 有两个吸光度峰值，一个峰值在 237nm，另一个峰值在 287nm。吡啶基二硫基团的还原导致分子吸光特性发生变化，从而使 237nm 处的峰移至 272nm，而 287nm 处的峰移至 343nm。这种吸光度变化与吡啶 -2- 硫酮基团的释放有关。

2. BMH　双马来酰亚胺己烷（BMH）是一种同型双功能试剂，在末端马来酰亚胺之间含有不可切割的 6 原子间隔基。马来酰亚胺基团可与巯基反应形成稳定的硫醚键（图 1-5-63）。用这种试剂形成的交联在共轭大分子之间形成一个 16.1 埃的交叉桥，在 pH 为 6.5～7.5 时反应最佳，在此 pH 范围内，反应对巯基非常专一。

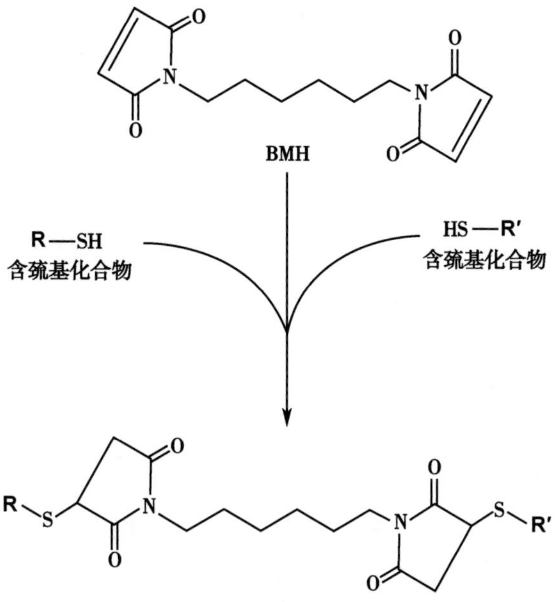

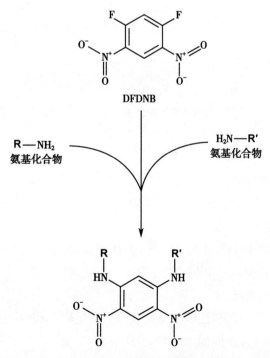

图 1-5-63 BMH 交联含硫基分子形成硫醚键

（四）二氟苯衍生物

二氟苯衍生物是与氨基反应的小型同型双功能交联剂，使用这些化合物的共轭作用只产生约 3 埃的原子桥，可能提供有关大分子之间非常密切相互作用的信息。

1. DFDNB 含芳基卤化物化合物（DFDNB），其结构名称为 1,5- 二氟 -2,4- 二硝基苯或 1,3- 二氟 -4,6- 二硝基苯。该试剂含有两个反应性氟原子，可与含胺分子偶联，产生稳定的芳胺键（图 1-5-64）。然而，芳基卤化物的反应性并非完全针对胺，与氨基酸侧链的巯基、咪唑基和酚羟基也能发生反应。通过使用过量的硫醇（如 DTT）进行裂解，与巯基形成的共轭物是可逆的。该化合物尤其适用于交联细胞膜蛋白，因为其能穿透脂质双层的疏水区域。

图 1-5-64 DFDNB 与含氨基分子反应形成共价键

2. DFDNPS　4,4'- 二氟 -3,3'- 二硝基苯砜（DFDNPS）是一种含有中心砜基团的二芳基卤化物试剂。芳族氟可与蛋白质的氨基、巯基、酚羟基和咪唑基发生反应。与胺反应形成稳定的芳胺键（图 1-5-65）。通过用过量的硫醇处理，在碱性条件下与巯基的反应是可逆的。

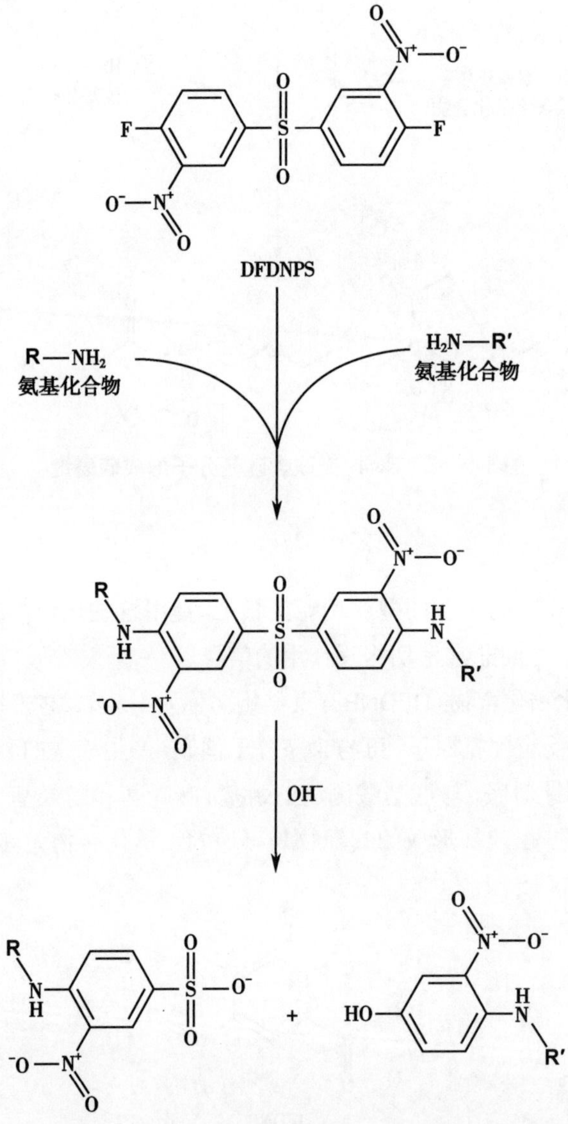

图 1-5-65　DFDNPS 与含氨基分子反应形成芳胺键

（五）同型光反应交联剂

尽管有许多光敏偶联化学物质已用于修饰和共轭反应，但主要是芳基叠氮化物在同型双功能交联剂中得到应用。光解反应需要将叠氮化苯暴露于波长为 265～275nm 的强光源下。如果芳环含有一个与叠氮化物官能团间位的硝基，则光解可以在更高的波长（300～460nm）下发生。光解过程最初会形成高反应性的芳基氮烯，但这些芳基氮烯会迅速发生扩环，形成脱氢氮杂环。这种活性物质主要与亲核基团反应，而不是插入 C—H 或 N—H 键或添加到双键。因此，可以取代非选择性偶联到分子结构的几乎任何部分，芳基叠氮化物最终与伯胺的反应比其他官能团都多。

同型双功能芳基叠氮化物的结构包括联苯衍生物和萘衍生物、含有中心可裂解二硫键的联苯衍生物和含有中心 1,3- 硝化的苯基叠氮环之间的二氨基 -2- 丙醇桥。

双 -[β-（4- 叠氮水杨酸酰氨基）乙基] 二硫化物（BASED）是一种双功能光反应性交联剂，在两端都含有叠氮基团（图 1-5-66）。其中心桥包含一个可裂解的二硫键，与适当的还原剂结合后可能会断裂。芳基叠氮化物是水杨酸酯衍生物，含有羟基官能团，可激活环进行亲电反应。因此，酚环可以使用传统的氧化放射性碘化试剂 ^{125}I 改性。

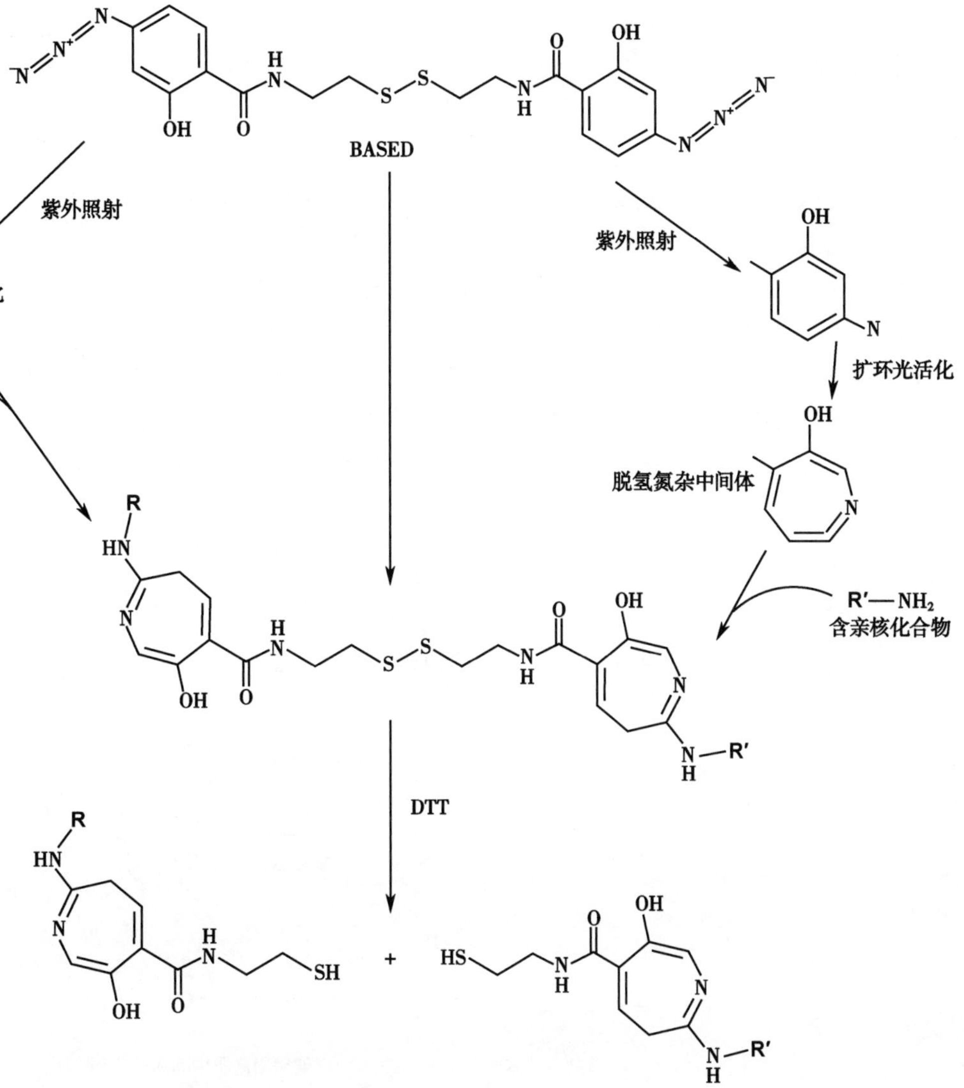

图 1-5-66 BASED 与含胺分子反应

（六）同型双功能醛

多种双醛试剂已用于结合生物分子。几乎每一种含有两个醛基的小分子有机化合物都在交联反应中进行过尝试，可用的同型双功能醛包括甲醛、乙二醛、丙二醛、琥珀醛、戊二醛、己二醛及其 α-羟基衍生物，以及几种可被酸或碱在内部裂解的吡哆醛-多磷酸衍生物。到目前为止，甲醛和戊二醛是两种最常用的双醛试剂。

1. 甲醛　甲醛是分子量最小的交联剂，虽然严格意义上不是同型双功能试剂，但可发生交联反应，好像其拥有两个功能基团一样。在高浓度溶液中，它可形成通常在福尔马林制剂中观察到的低分子量聚合物。在低浓度溶液中，主要以单体状态存在。

使用甲醛的共轭反应可以通过两种途径之一进行：曼尼希反应或通过亚铵阳离子中间体。曼尼希反应包括甲醛与氨（以其盐的形式）和另一种含有活性氢化合物的缩合反应。该反应可以用伯胺或仲胺，甚至酰胺代替氨进行（图 1-5-67）。曼尼希反应可用于固定某些药物、甾体化合物、染料或其他不具有能参与传统偶联反应的典型亲核基团的有机分子。当半抗原不包含可进行偶联的亲核基团时，其还可以用于将半抗原分子偶联到载体蛋白上。

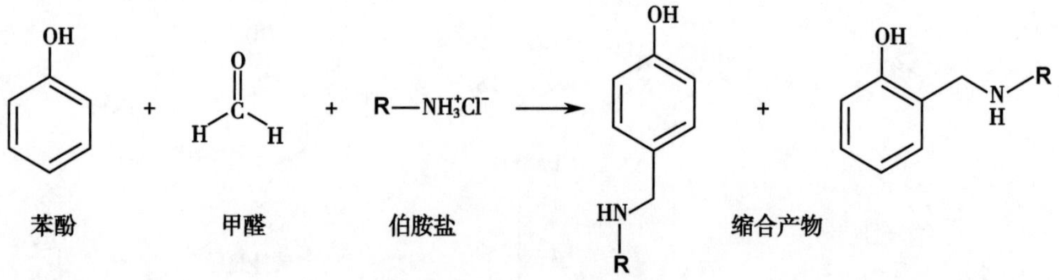

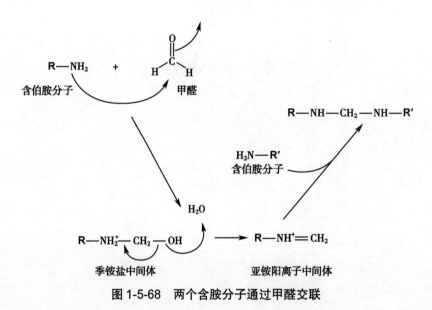

图 1-5-67　曼尼希反应

在甲醛促进的缀合中，次级反应途径也是可能的。甲醛可与伯胺反应形成季铵盐。该中间体自发反应生成高活性亚铵阳离子，同时损失一分子水。亚铵阳离子对蛋白质和其他分子中的亲核基团具有反应性，包括氨基、巯基、酚羟基和咪唑氮。该反应在两个亲核基团之间产生亚甲基桥，将大分子与单碳端结合（图 1-5-68）。

图 1-5-68　两个含胺分子通过甲醛交联

很明显，曼尼希反应途径和亚铵阳离子机制可能同时发生，尤其是在室温或更高温度的条件下。含有亲核基团分子之间的甲醛促进交联反应可能主要通过亚铵离子途径发生，因为曼尼希反应以较慢的速度进行。此外，曼尼希反应会导致同时具有活性氢和胺基团的分子发生聚合反应。只有当一个分子不包含亲核基团但至少包含一个活性氢，而另一个分子包含伯胺或仲胺时，才最好使用曼尼希反应。甲醛还可用于通过交联和捕获蛋白质复合物来研究细胞或组织切片中的蛋白质相互作用。

2. 戊二醛　戊二醛是目前最常使用的双醛同型双功能交联剂。戊二醛与蛋白质和其他含胺分子的反应通过形成席夫碱进行。之后用氰基硼氢化钠或其他合适的还原剂还原可产生稳定的仲胺键。

由于羟醛的形成，戊二醛在水溶液中可以形成含有不饱和点的聚合物。此类 α, β- 不饱和戊二醛聚合物对亲核基团具有高度反应性，尤其是伯胺。其与蛋白质反应导致可用胺烷基化，形成稳定的仲胺键。戊二醛修饰的蛋白质仍然可以通过席夫碱基途径或通过在其他不饱和点添加。使用这些聚合物偶联物的偶联反应机制可以解释未还原的戊二醛交联蛋白质的稳定性。单独的席夫碱形成不会生成稳定的交联产物而不被还原。此外，戊二醛在水溶液中的许多其他潜在反应也有助于其稳定的交联能力，包括与醛醇形成产物结合的半缩醛环反应，这些产物可以与氨基偶联而不形成席夫碱键。

使用戊二醛聚合物进行交联难以重现和扩大规模。由于溶液中戊二醛的确切状态（其聚合物尺寸和结构）难以确定，因此该方法形成的共轭物的确切性质也无法确定。一些控制戊二醛活化和偶联过程的方法已成功用于亲和配体的固定，因此，也有可能使用这些方法来更好地控制溶液中结合物的形成。

在偶联反应中使用戊二醛的第三种方法是通过其与酰肼基团快速反应的能力。含有酰肼官能团或经过修饰包含酰肼官能团的分子可以与另一个含有胺或酰肼的分子缀合。戊二醛将与酰肼基团反应形成腙键（图 1-5-69）。当两个大分子在含有多个共轭位点的溶液中交联时，多价腙键的强度足以产生稳定的共轭物。但是，如果涉及小分子，建议用氰基硼氢化钠还原腙以产生防漏键。

戊二醛已被广泛用作同型双功能交联试剂，特别是用于抗体 - 酶偶联和疫苗免疫原生产。

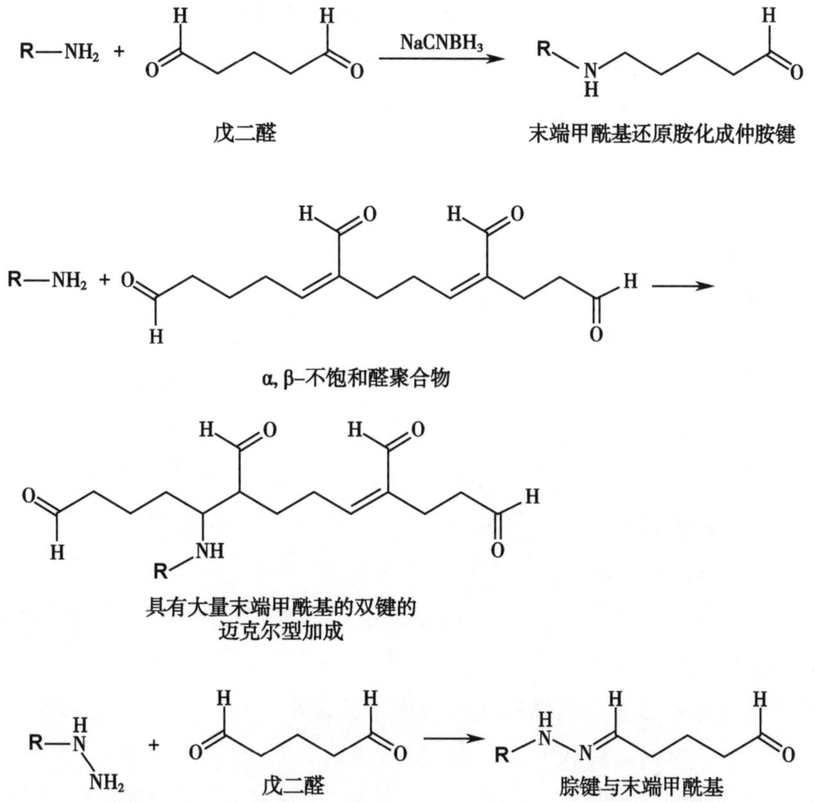

图 1-5-69　戊二醛与含胺分子发生共价交联反应的途径

（七）双环氧化物

两端均含有环氧基团的同型双功能化合物可用于交联含有亲核基团的分子，包括氨基、巯基和羟基。反应随着环氧化物开环进行，从而与这些官能团形成仲胺、硫醚或醚。在开环过程中会产生一个 β- 羟基。在不与亲核基团偶联的情况下水解环氧官能团会产生相邻的羟基，这些羟基可以被高碘酸钠氧化产生反应性醛。环氧基团在碱性 pH 下会与其他亲核分子发生反应，而在酸性 pH 下可以水解成二醇。某些双环氧化物试剂已被用于活化羟基基团，偶联含有氨基、巯基或羟基的配体，或用于亲和色谱目的。

最常用的同型双功能环氧化物是 1,4- 丁二醇二缩水甘油醚。该试剂可与羟基、氨基或巯基反应，分别生成醚、仲胺或硫醚。1,4- 丁二醇二缩水甘油醚是一种黏性液体，是具有难闻气味的吸湿性腐蚀性化合物。双环氧化物的水溶液通常在其表面具有特征性的油膜，表明该试剂的溶解度有限。

（八）同型双功能酰肼

两端均含有酰肼基团的同型双功能交联剂可用于共轭含有羰基或羧基的分子。双酰肼化合物可在水溶性 EDC 的存在下与蛋白质的羧基反应，产生酰肼包含末端烷基酰肼的键。然后可以使用酰肼活化的蛋白质与先前用高碘酸钠氧化生成反应性醛残基的糖蛋白结合。生成的腙键可以通过用氰基硼氢化钠还原得到仲胺键进一步稳定。

这些技术已被用于通过使用酰肼活化酶、抗生物素蛋白或链霉抗生物素蛋白连接、检测，或分析溶液中或细胞表面上的糖蛋白；含双酰肼的分子也可用于活化含醛基的可溶性聚合物。

1. 己二酸二酰肼　己二酸二酰肼（ADH）衍生物可能是最常用的同型双功能酰肼化合物。该试剂在缀合后在交联分子之间提供一个十原子桥。己二酸二酰肼是一种可溶于水的固体，但需要适度加热以形成浓缩溶液。可以用该试剂修饰含醛物质，以与适合与其他含甲酰基分子反应的烷基酰肼间隔物形成腙键。从这个意义上说，亲和层析基质已被 ADH 激活以产生酰肼衍生物，用于与含醛配体偶联，酶已在可用的羧基上使用一种 EDC 促进的反应，以产生适用于靶向氧化糖蛋白的酰肼活化衍生物，并且生物素结合蛋白亲和素和链霉亲和素已被双酰肼激活，以使用生物微量化酶测定糖缀合物。

2. 碳酰肼　碳酰肼（碳酸二酰肼或 1,3- 二氨基脲）是一种分子量较小的同型双功能试剂，其两端都含有反应性酰肼基团。其缺乏内部脂肪族桥，碳酰肼易溶于水，但几乎不溶于乙醇和其他有机溶剂。分子的两个酰肼官能团可以与醛或酮基反应形成腙键。当与含有羰基的分子过量反应时，碳酰肼修饰会导致短衍生物终止于可用的酰肼。

（九）同型双功能重氮衍生物

重氮基团与芳环上的活性氢反应生成共价重氮键。重氮反应性基团的生成通常在 0℃的酸性条件下与亚硝酸钠反应从芳香胺中完成。高活性且不稳定的重氮基团在 pH 为 8～10 时立即与含活性氢化合物反应。在 pH 为 =8.0 时，重氮基团主要与组氨酸残基反应，攻击咪唑环上的富电子氮。在较高的 pH 下，酪氨酸残基的酚基可以被修饰。该反应通过重氮基团向目标分子上的富电子点进行亲电攻击进行。酚类化合物在羟基的邻位和对位被修饰。对于酪氨酸侧链，只有邻位可被修饰。

1. 重氮化邻甲苯胺　邻甲苯胺或 3,3′- 二甲基联苯胺是一种含双芳香胺的化合物，可通过与亚硝酸钠反应重氮化为同型双功能重氮交联剂。该试剂通常用于一步共轭反应，其中两个含活性氢的分子在酸性条件下通过与亚硝酸钠反应重氮化后，立即通过添加邻甲苯胺进行交联。重氮形成后将 pH 调节至碱性条件可迅速导致交联发生。由于重氮化形式的邻甲苯胺在水溶液中不稳定，因此必须快速使用。该试剂已用于将含活性氢的半抗原偶联到载体蛋白上，以形成适合生产抗体的免疫原。

2. 双重氮化联苯胺　联苯胺或对二氨基二苯基可与亚硝酸钠重氮化形成同型双功能重氮交联剂，可用于结合含活性氢的分子。偶联反应通过对含有活性氢的基团进行亲电攻击而进行。特别活泼的是酪氨酸残基的酚羟基和组氨酸基团的咪唑环。

（十）双卤代烷

两端含有反应性卤素基团的同型双功能试剂能通过亲核取代交联含巯基、氨基或组氨酸的分子。三种形式的活化卤素功能可用于制备这些试剂：卤代乙酰衍生物、通过共振活化过程与相邻苯环反应的苄基卤化物，以及具有氮或硫原子的 β- 卤素的烷基卤化物，如 N- 和 S- 硫原子。卤代乙酰基化合物通常是碘代或溴代衍生物，其中最简单的是 1,3- 二溴丙酮和短二胺烷基间隔基的各种碘代乙酰基衍生物。苄基卤化物通常也是碘或溴衍生物，而卤代化合物主要采用氯和溴形式。反应性卤素交联剂在生理 pH 下主要针对巯基，但在更碱性的 pH 下，很容易与胺和组氨酸残基的咪唑氮发生交叉反应。

三、异型双功能交联剂

异型双功能交联剂包含两个不同的反应基团,可以与蛋白质和其他大分子上的两个不同功能目标偶联(图1-5-70)。例如,交联剂的一部分可包含胺反应性基团,而另一部分可由巯基反应性基团组成。结果是能将交联反应引导到目标分子的选定部分,从而更好地控制缀合过程。异型双功能试剂可用于在两步或三步过程中交联蛋白质和其他分子,这限制了通常使用同型双功能交联剂获得的聚合度。

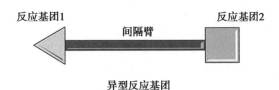

图1-5-70 异型双功能交联剂的设计组成

在典型的偶联方案中,首先使用交联剂反应性较活泼的末端,用异型双功能化合物修饰一种蛋白质。然后通过凝胶过滤或快速透析从过量试剂中纯化修饰的蛋白质。大多数异型双官能团包含至少一个在水性环境中表现长期稳定性的反应性基团,因此允许在添加第二个要结合的分子之前纯化活化的中间体。这种多步骤方案对偶联物的最终大小和交联产物组分有更好的控制。偶联物的构型或结构可以通过第一种蛋白质的初始修饰程度和调节加入最终偶联反应中的第二种蛋白质的量来调节。因此,可以获得低分子量或高分子量的缀合物以更好地将产品设计成适合其预期用途。

异型双功能交联剂也可用于将缀合反应定点指向目标分子的特定部分。胺可以偶联在一个分子上,而巯基或碳水化合物则靶向另一个分子。定向偶联对保留大分子内的关键表位或活性位点很重要。例如,抗体可以与其他蛋白质偶联,同时引导交联反应远离抗原结合位点,从而最大限度地提高偶联物中的抗体活性。

含有一个光反应末端的异型双功能试剂可用于通过紫外线照射非选择性地插入目标分子。对受体具有特异性亲和力的配体可以用光反应性交联剂标记,允许与其靶相互作用,然后光解以在其结合位点永久标记受体。光反应基团在暴露于紫外线波长的高强度光之前是稳定的。光亲和标记技术是确定结合位点特征的重要研究工具。

所有异型双功能试剂的第三个组成部分是将两个反应末端连接在一起的交叉桥或间隔基,不仅可以根据其反应性,还可以根据其所具有的跨桥长度和类型来选择交联剂。一些异型双功能家族仅在其间隔区的长度上有所不同,交叉桥的性质也可以控制试剂的整体亲水性。

(一)胺反应性和巯基反应性交联剂

最常用的异型双功能试剂是含有胺反应性和巯基反应性末端的试剂。胺反应性基团通常是活性酯,最常见的是 NHS 酯,而巯基反应性部分可以是几种不同的官能团之一。这些交联剂的胺反应性末端通常是具有良好离去基团的酰化剂,该离去基团可以进行亲核取代以与伯胺形成酰胺键。相比之下,巯基反应性部分通常是一种烷基化剂,能与含巯基的分子产生硫醚或二硫键。根据所选择的化学性质,与含巯基分子的连接可以是永久共价键或可逆二硫键,可通过使用合适的二硫键还原剂来裂解。

这些交联剂胺反应末端的活性酯化学特征是最不稳定的官能团,在共轭反应的水性条件下容易快速水解。然而,巯基反应性基团通常在水性环境中更稳定,不易分解。因此,这些试剂通常用于多步法,其中一个蛋白质或分子首先通过胺进行修饰以产生巯基反应性中间体。通过凝胶过滤除去过量交联剂,加入含有巯基的第二种蛋白质或分子以实现最终结合。与单步法相比,交联剂的巯基反应末端的稳定性可以更好地控制交联过程。

1. SPDP、LC-SPDP 和 Sulfo-LC-SPDP 琥珀酰亚胺 3-（2- 吡啶基二硫基）- 丙酸酯（SPDP）是最常用的异型双功能交联剂之一。SPDP 的活化 NHS 酯末端与蛋白质和其他分子中的氨基反应形成酰胺键。另一端的 2- 吡啶基二硫醇基团与巯基残基反应，与含硫醇的分子形成二硫键。交联剂广泛用于免疫测定或标记 DNA 探针技术的酶缀合物，也经常用于制备体内给药的免疫毒素偶联物。此外，该试剂可有效地在蛋白质和其他分子上产生巯基。一旦用 SPDP 修饰，蛋白质可以用二硫苏糖醇（DTT）处理以释放吡啶 -2- 硫酮离去基团并形成游离巯基。然后可使用末端 SH 基团与任何含有巯基反应性基团的交联剂偶联（图 1-5-71），例如马来酰亚胺或碘乙酰基（用于共价偶联）或 2- 吡啶基二硫醇基团（用于可逆偶联）。

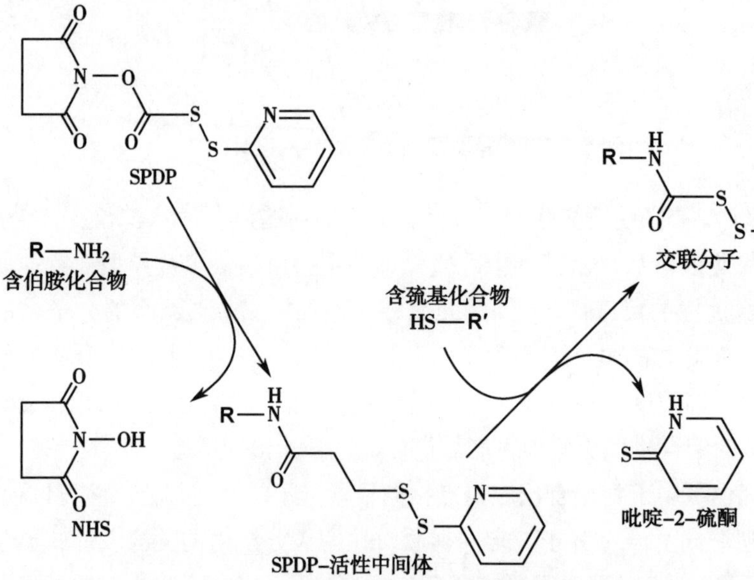

图 1-5-71 SPDP 交联含胺分子与含巯基分子

目前市场上有三种形式的 SPDP 类似物：标准 SPDP、长链形式的 LC-SPDP 和水溶性的 Sulfo-LC-SPDP。标准 SPDP 和 LC-SPDP 都不溶于水，必须先溶于 DMSO，然后才能加入反应溶液。Sulfo-LC-SPDP 可以直接溶解在水或缓冲液中。长链形式的 LC-SPDP 延长了交联剂的长度，适用于需要更容易与空间位阻官能团反应的应用。由于在疏水性更强的结构域中的蛋白质结构表面下方发现了许多巯基残基，因此较长的 LC 型间隔臂与这些基团结合时可能更有效。

2. SMPT 和 Sulfo-LC-SMPT 琥珀酰亚胺氧羰基 -α- 甲基 -α-（2- 吡啶 - 二硫基）甲苯（SMPT）是一种异型双功能交联剂，一端含有胺反应性 NHS 酯，另一端含有巯基反应性吡啶基二硫化物基团。因此，SMPT 是 SPDP 的一种类似物，其不同之处仅在于横桥，包含一个芳环和一个受阻二硫化物基团。SMPT 的间隔臂（11.2 埃）比 SPDP 稍长（6.8 埃），但苯环和与二硫化物相邻的 α- 甲基的存在在空间上阻碍了结构，以增加体内偶联物的半衰期。

使用 SMPT 进行偶联反应通常通过多步法进行，包括通过一种蛋白质的胺基对其进行修饰以产生吡啶基二硫化物活化的中间体。该试剂的 NHS 酯端与 ε- 氨基和 N 端 α- 氨基反应生成稳定的酰胺键。通过凝胶过滤或透析去除多余的交联剂后，加入含有巯基的第二种蛋白质以实现最终结合（图 1-5-72）。由此产生的蛋白质 - 蛋白质交联包含一个二硫键，该键易于被还原裂解。SMPT 通常用于制备免疫毒素偶联物，偶联物含有针对某些细胞表面抗原（通常是肿瘤相关抗原）的单克隆抗体，抗体与蛋白质毒素分子交联。研究表明，抗体和毒素分子之间的可裂解连接有助于确保产生有效的免疫毒素。与不可切割的连接相比，含有跨桥二硫键的免疫毒素偶联物通常会增加细胞毒性。在偶联物结合到细胞表面后，可裂解性可能促进毒素从抗体中释放。

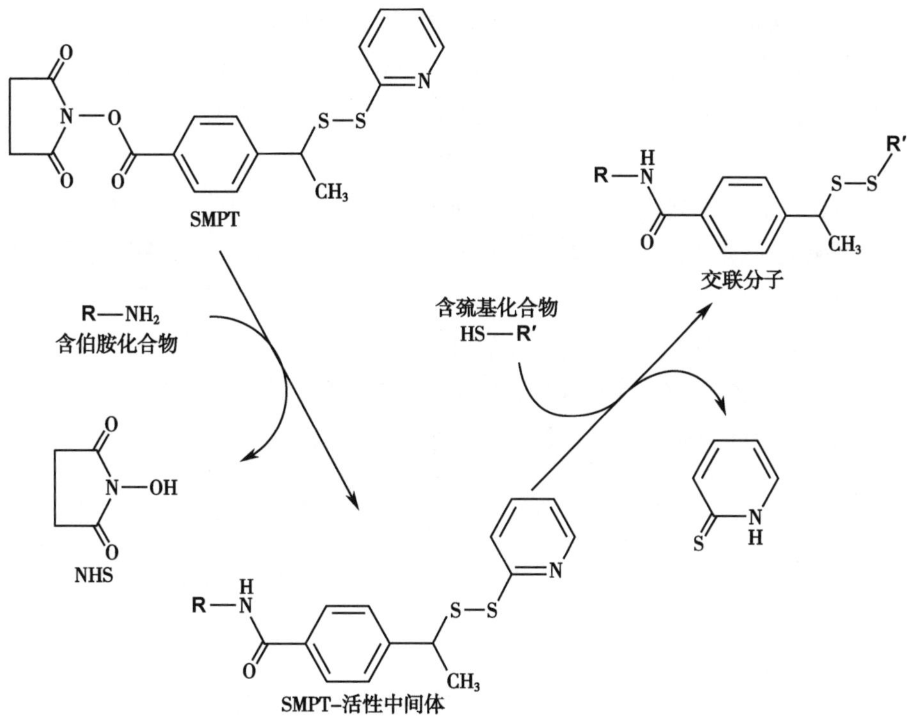

图 1-5-72　SMPT 交联含胺分子与含巯基分子

SMPT 的水溶性类似物 Sulfo-LC-SMPT 的反应性和用途与 SMPT 基本相同，只是该试剂可以直接添加到水性反应介质或预先溶解在水中。

3. SMCC 和 Sulfo-SMCC　4-（N- 马来酰亚胺基甲基）环己烷 -1- 羧酸琥珀酰亚胺酯（SMCC）是一种异型双功能试剂，在蛋白质交联方面具有重要的实用性，特别是在抗体 - 酶和半抗原 - 载体偶联物的制备。该试剂的 NHS 酯端可与蛋白质的伯胺基团反应形成稳定的酰胺键（图 1-5-73）。当 pH 在 6.5～7.5 的范围时，SMCC 的马来酰亚胺末端专用于与巯基偶联。

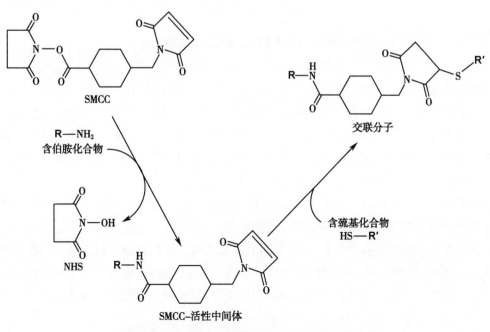

图 1-5-73　SMCC 交联含胺分子与含巯基分子

SMCC 常用于制备半抗原 - 载体或抗体 - 酶偶联物。在这两种应用中，其中一个分子（通常是载体或酶）被交联剂激活，纯化以去除多余的试剂，然后与含巯基的第二个分子混合以制备最终的偶联物。

Sulfo-SMCC 是 SMCC 的水溶性类似物，在其 N- 羟基琥珀酰亚胺环上具有带负电荷的磺酸基。

4. MBS 和 Sulfo-MBS　M- 马来酰亚胺基苯甲酰 -N- 羟基琥珀酰亚胺酯（MBS）是一种异型双功能交联剂，一端含有 NHS 酯，另一端含有马来酰亚胺基团。NHS 酯可与蛋白质和其他分子中的伯胺反应形成稳定的酰胺键，马来酰亚胺末端几乎完全与巯基反应产生稳定的硫醚键。这些特性允许使用 MBS 进行两步或三步法进行高度受控的缀合反应。从这个意义上说，NHS 酯末端通常与第一个待交联的蛋白质反应，形成马来酰亚胺活化的中间体。马来酰亚胺基团比 NHS 酯更容易被水解分解，因此活化的中间体可以快速从过量的交联剂和反应副产物中纯化出来，然后再将其添加到含巯基的第二个分子中（图 1-5-74）。然而，由于芳香环与其马来酰亚胺官能团相邻，MBS 对马来酰亚胺开环的稳定性低于 SMCC。

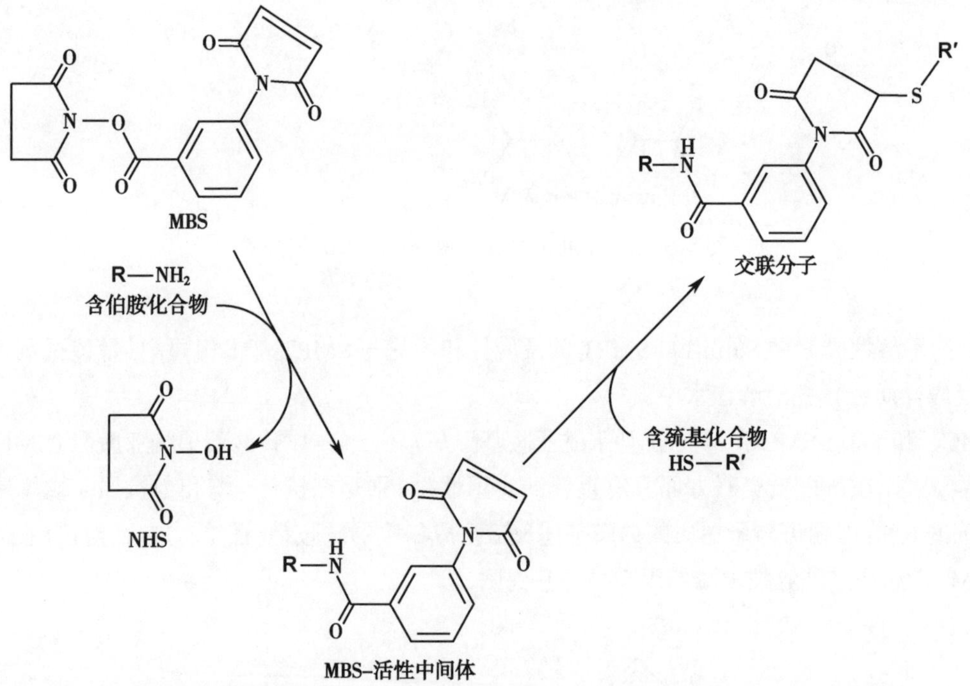

图 1-5-74　MBS 交联含胺分子与含巯基分子

Sulfo-MBS 是 MBS 的水溶性类似物，在其 NHS 环上含有带负电荷的磺酸盐基团。

5. SIAB 和 Sulfo-SIAB　琥珀酰亚胺基（4- 碘乙酰）氨基苯甲酸酯（SIAB）是一种异型双功能交联剂，含有胺反应性和巯基反应性末端。SIAB 的 NHS 酯可与含伯胺的分子偶联，形成稳定的酰胺键。另一端包含一个碘乙酰基，专用于与巯基残基偶联，形成稳定的硫醚键。氨基苯甲酸酯横桥是一种疏水性间隔物，可帮助试剂完全渗透膜结构。

用 SIAB 完成的缀合通常通过多步法进行。由于 SIAB 的 NHS 酯末端是其最不稳定的官能团，因此含氨基的蛋白质或分子首先反应生成碘乙酰活化中间体。这种碘乙酰衍生物在水溶液中足够稳定，可以从过量试剂和其他反应副产物中纯化出修饰的蛋白质，而不显著降低活性。反应过程中需保护碘乙酰衍生物免受光照，光照可能会生成碘并降低中间体的活性。最后，修饰的蛋白质与含巯基的分子混合通过硫醚键实现缀合（图 1-5-75）。该反应的结果是将偶联仅导向第二个分子上的巯基，同时避免单步程序可能出现的聚合问题。

Sulfo-SIAB 是 SIAB 的水溶性类似物，在其 NHS 环上含有带负电荷的磺酸基。

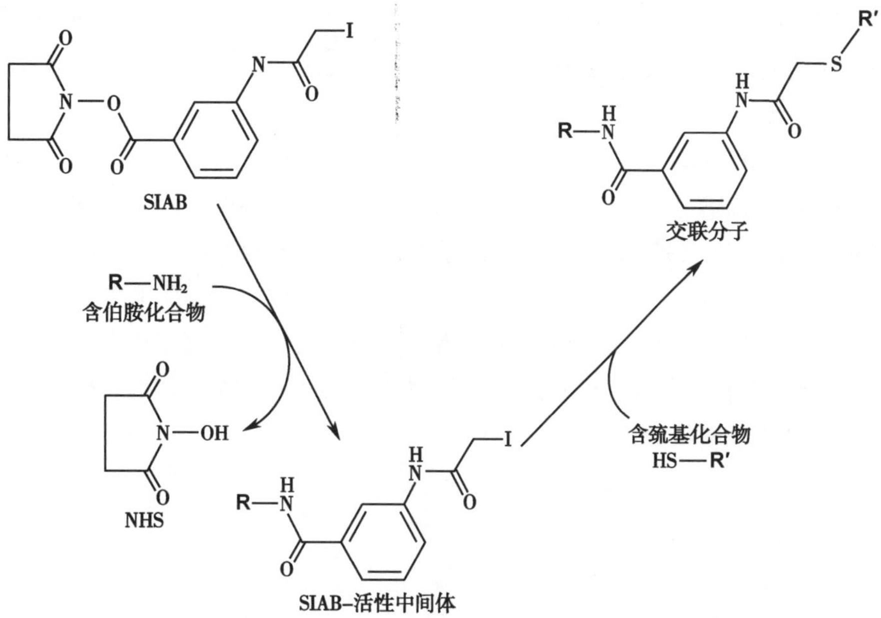

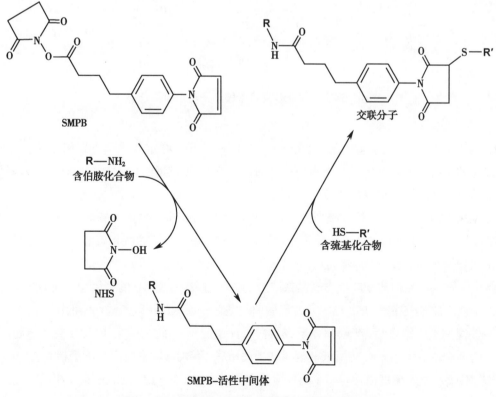

图 1-5-75 SIAB 交联含胺分子与含巯基分子

6. SMPB 和 Sulfo-SMPB 4-（4- 马来酰亚胺基苯基）丁酸琥珀酰亚胺酯（SMPB）是 MBS 的异型双功能类似物，包含一个扩展的横桥。该试剂在一端具有胺反应性的 NHS 酯，另一端具有巯基反应性的马来酰亚胺基团。因此，使用 SMPB 形成的缀合物通过稳定的酰胺键和硫醚键连接。与 SMPB 产生的结合物更稳定，可以在体内存在更长时间。用 SMPB 进行的缀合反应通常是多步法，其中蛋白质通过其氨基进行修饰，纯化以去除多余的试剂，然后与含巯基的分子混合以实现最终缀合（图 1-5-76）。SMPB 的马来酰亚胺基团对偶联含巯基的蛋白质和其他分子具有高度的特异性，因此将偶联引导到第二个分子上的

图 1-5-76 SMPB 交联含氨基分子与含巯基分子

离散点。然而,这种马来酰亚胺在水溶液中比 SMCC 的马来酰亚胺基团更容易开环,因为其靠近芳环。因此,第一个用 SMPB 修饰的蛋白质(以获得马来酰亚胺活化的中间体)应快速纯化,以防止水解和马来酰亚胺开环造成大量活性损失。

Sulfo-SMPB 为的 SMPB 水溶性类似物,含有带负电荷的磺酸基,可赋予分子相当大的亲水性。

7. GMBS 和 Sulfo-GMBS　4- 马来酰亚胺基丁酸 -N- 羟基琥珀酰亚胺酯(GMBS)是一种异型双功能交联剂,一端包含 NHS 酯,另一端包含马来酰亚胺基团。其内部横桥包含一个线性四碳间隔基,导致共轭分子之间产生 10.2 埃的交联。GMBS 可用于多步法中,首先通过 NHS 酯末端(其最不稳定的反应基团)修饰含胺分子或蛋白质以创建稳定的酰胺键。此时的衍生物含有反应性马来酰亚胺基团,能与第二个蛋白质或分子上的可用巯基偶联。然后纯化该活性中间体以去除过量的试剂和反应副产物,并立即添加到含巯基的分子中以实现最终缀合(图 1-5-77)。

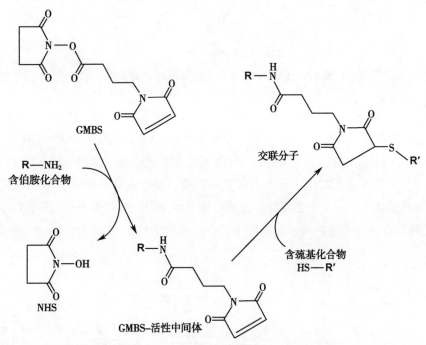

图 1-5-77　GMBS 交联含胺分子与含巯基分子

GMBS 的马来酰亚胺基团与脂肪族间隔基相邻,因此其开环稳定性优于含有相邻芳基的 MBS。马来酰亚胺基团的水解导致巯基偶联能力丧失。然而,GMBS 不如 SMCC 的受阻马来酰亚胺基团稳定,因为该试剂的环己烷环会抑制水解和开环。

Sulfo-GMBS 是 GMBS 的水溶性类似物,在其 NHS 环上含有带负电荷的磺酸基。

8. SPAB　琥珀酰亚胺基 -3-(溴乙酰胺)丙酸酯(SPAB)是一种短的胺和硫醇反应试剂,由中心 β- 丙氨酸核心构成。可使用该化合物修饰叔丁氧羰基(BOC)保护的赖氨酸 ε- 氨基,以将溴乙酰反应基团结合到合成肽中。在交联蛋白质或其他含有胺或硫醇的分子过程中,SPAB 的使用与 SIAB 类似。

9. SIA　碘乙酸 NHS 酯(SIA)也称为碘乙酸琥珀酰亚胺或 NHS- 碘乙酸,是可用的最短的胺反应性和硫醇反应性交联剂。结合后,交联的分子或蛋白质仅通过一个 1.5 埃的间隔物结合在一起,该间隔物由乙酸盐核的两个碳长度表示。使用该试剂偶联蛋白质时,不太可能将任何与桥接相关的伪影引入偶联物中,例如极端疏水性或免疫原性。SIA 的反应性和用途与 SIAB 相似,SIAB 具有相同的反应基团,但建立在更长的横桥上。

SIA 的 NHS 酯末端通常首先与含胺的蛋白质或分子反应,因为它是试剂中最不稳定的末端。在处理和使用过程中,SIA 应避光以防止碘乙酰基降解。此外,应避免存在还原剂(特别是含硫醇的化合物),它们会与碘乙酰基反应并使其失活。

(二)羰基反应性和巯基反应性交联剂

有一种相对较新的异型双功能交联剂,其一端含有羰基反应性基团,另一端含有巯基反应性官能团。这些试剂的主要用途是将含糖基的分子(如糖蛋白)与含巯基的分子结合。糖基和巯基通常以有限数量分散存于蛋白质分子上。某些情况下,通过这些基团的结合可以引导偶联反应远离关键的活性中心或结合位点,从而在交联后保持蛋白质的活性。将抗体分子与其他蛋白质(如酶)偶联时,可以看到此类定向偶联优势的主要例子。免疫球蛋白分子的糖基通常出现在 Fc 部分,远离抗原结合位点。将交联反应引导到抗体上的抗原结合位点去除部分的偶联程序最有可能在偶联物形成后保持活性。然而,一些抗体在分子的 Fab 区确实含有糖基化位点,因此通过碳水化合物的缀合策略对其抗原结合活性的影响不太确定。

这些交联剂上的羰基反应基团是酰肼,可与醛残基形成腙键。为了将这个官能团用于含糖基的分子,必须首先通过高碘酸钠处理将糖基上的邻位二醇温和地氧化成醛基。

这些试剂有两种类型的巯基反应性官能团:吡啶基二硫化物基团和马来酰亚胺基团。吡啶基二硫化物基团与巯基反应产生二硫键,通过用二硫键还原剂处理,这种连接是可逆的。马来酰亚胺基团与巯基反应形成具有良好稳定性的永久性硫醚键。因此,可以使用这些异型双官能团设计可逆的或永久的缀合物。

1. MPBH　4-(4-N-马来酰亚胺基苯基)-丁酰肼三氟醋酸盐(MPBH)是一种异型双功能交联剂,一端含有羰基反应性酰肼基团,另一端含有巯基反应性马来酰亚胺基团。两个功能端之间的横桥提供了一个 17.9 埃的间隔物。酰肼基团以盐酸盐的形式产生。MPBH 通过其马来酰亚胺端与含巯基的分子反应生成硫醚键。然后,其酰肼基团可与含羰基的分子(如高碘酸盐氧化糖基而成的醛基)结合,形成腙键(图 1-5-78)。

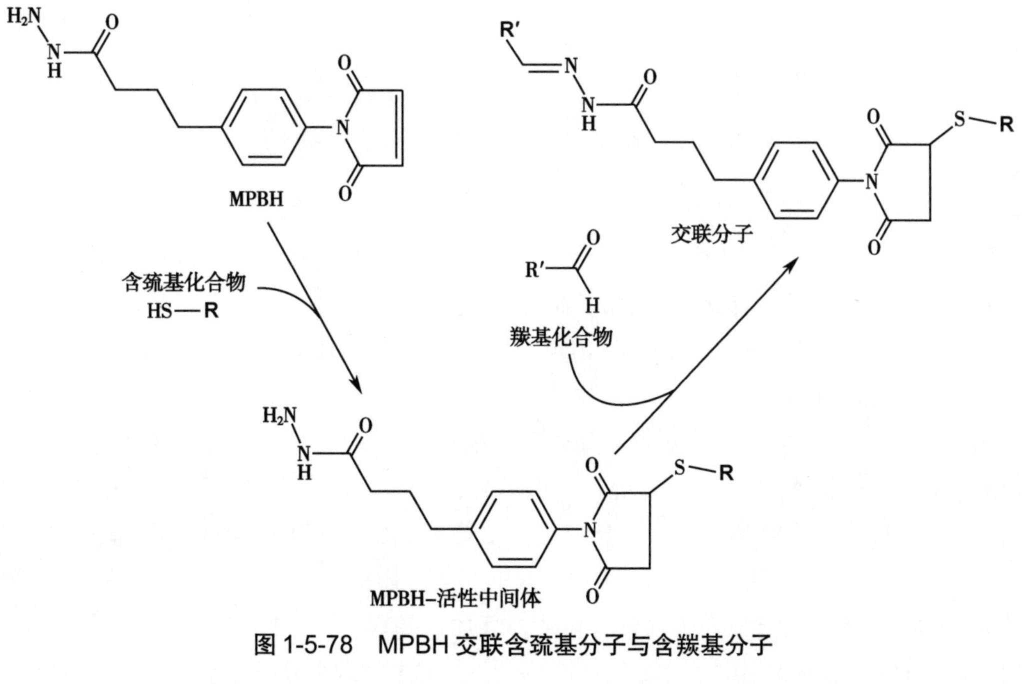

图 1-5-78　MPBH 交联含巯基分子与含羰基分子

MPBH 的马来酰亚胺基团与芳环相邻，因此在水溶液中可能表现出对水解的不稳定性，尤其是在碱性 pH 下，水解打开马来酰亚胺环并破坏其与巯基的偶联能力。然而，交联剂的两个反应端都足够稳定，可以在多步偶联方案中存活而不会大量损失活性。因此，含巯基的蛋白质或分子可通过 MPBH 的马来酰亚胺末端进行修饰，该衍生物通过凝胶过滤纯化以去除多余的反应物，然后与糖蛋白（先前已被氧化以提供醛基）混合以形成最终的共轭。相反的方法也可以：首先修饰糖蛋白，纯化，然后与含巯基的分子混合。然而，对于第二种选择，应快速完成纯化步骤，以防止马来酰亚胺基团的广泛水解。

2. M_2C_2H 4-（N-马来酰亚胺甲基）环己烷-1-酰肼（M_2C_2H）是一种异型双功能交联剂，一端含有羰基反应性酰肼基团，另一端含有巯基反应性马来酰亚胺基团。该试剂类似于 MPBH，但 M_2C_2H 上的马来酰亚胺基团在水溶液中更稳定，因为其与脂肪族环己烷环相邻，而不是芳香族苯基。从这个意义上说，M_2C_2H 的横桥几乎与 SMCC 的横桥相同，后者包含已知最稳定的马来酰亚胺基团。环己烷环的疏水、受阻环境提供与该试剂类似的稳定性优势。马来酰亚胺基团与巯基的反应形成稳定的硫醚键（图 1-5-79）。

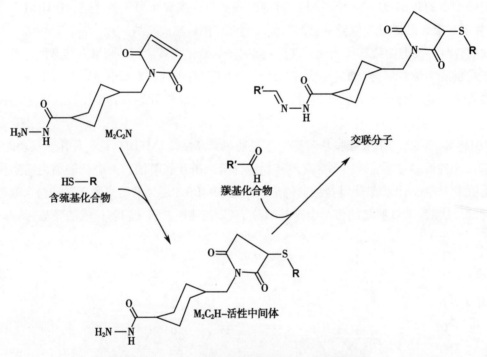

图 1-5-79 M_2C_2H 交联含巯基分子与含羰基分子

在交联剂的另一端，酰肼官能团可与高碘酸盐氧化的糖基反应形成腙键。因此，糖蛋白修饰可以专门针对其多糖链，避免在活性位点交联，从而导致活性损失。

3. PDPH 3-（2-吡啶基二硫代）丙酰肼（PDPH）是一种异型双功能试剂，一端具有羰基反应性酰肼基团，另一端具有巯基反应性吡啶基二硫化物基团。因此，含巯基的蛋白质或其他硫醇分子可能与含糖基的分子结合，再用高碘酸钠处理多糖部分以产生醛残基（图 1-5-80）。使用这种交联剂，糖蛋白可以通过其糖链进行特异性偶联，在许多情况下，和与多肽基团偶联相比，可以更好地避开活性中心或结合位点。由于吡啶基二硫化物基团与巯基反应生成二硫键，因此可以通过 DTT 还原来裂解交联的蛋白质。

PDPH 也可用作硫醇化试剂，为碳水化合物分子添加巯基官能团。在这个意义上可以使用试剂，类似于 AMBH。用 PDPH 的酰肼末端修饰氧化多糖后，通过 DTT 处理去除吡啶基，留下暴露的巯基。

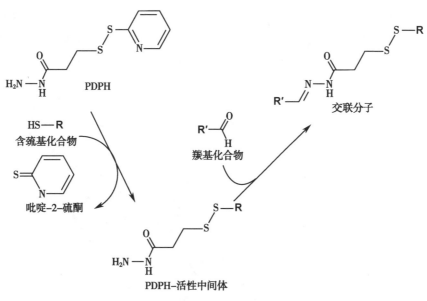

图 1-5-80 PDPH 交联含巯基分子与含羰基分子

（三）胺反应性和光反应性交联剂

有一类重要的异型双功能试剂是光反应交联剂，其一端可被光解以引发偶联。光反应性交联剂可以是利用多种光敏基团中的任何一种，包括芳基叠氮化物、氟化芳基叠氮化物、二苯甲酮、蒽醌、某些重氮化合物和二氮丙啶衍生物。最好的光反应性基团在避光的水溶液中是稳定的，并且可以在所需时间通过适当波长的光脉冲激活。这些异型双功能基团的另一端通常包含一个自发反应的基团，该基团将与目标分子上存在的某些基团快速偶联。这种次要功能有时称为热反应性，以将其与光反应性末端区分开来，并强调其易反应性或有时其在水性环境中的不稳定性。热反应性末端通常是胺反应性、巯基反应性、羰基反应性、羧基反应性或精氨酸反应性。另一类光反应性异型双功能分子可能在一端使用生物素手柄与亲和素或链霉亲和素分子特异性但非共价交联。

光反应性基团可以根据光解时产生的反应性物质进行分类。最常用的光敏基团类型是芳基叠氮化物衍生物，其形成一种短寿命的氮烯，与周围的化学环境反应极快。芳基叠氮化物的光解中间体可以进行扩环以产生亲核基团反应性脱氢氮杂。与非选择性插入活性碳氢键不同，脱氢氮杂环类倾向于优先与亲核基团反应，尤其是胺。然而，一些研究表明，具有全氟化环结构或被卤素原子完全取代的芳基叠氮化物在形成所需的氮烯中间体方面非常有效。一些交联剂现在使用卤素取代的苯基叠氮化物来提供更高的光反应插入目标分子的效率。

芳基叠氮化物光反应性交联剂的一个优点是具有相对较低的活化能，这在长紫外区域是最佳的。此外，许多芳基叠氮化物在其相关的芳环结构上具有硝基。这些吸电子基团倾向于将光解的最佳波长增加到接近 350nm 范围。这种方法的好处是在较高能量紫外线波长下，相对较低的光照避免了某些敏感化合物在光解时可能发生的潜在键断裂。

其他含叠氮化苯基的试剂在其芳环上具有羟基。这些给电子基团激活环系统，使交联剂在使用前发生亲电取代反应。这种能力的一个主要应用是放射性碘化光反应末端，从而允许交联和检测样品中的蛋白质。

在以下胺反应性和光反应性交联剂中，绝大多数使用芳基叠氮基团作为光敏官能团。只有少数使用替代的光反应化学物质，特别是全氟化芳基叠氮化物、二苯甲酮或重氮化合物。

1. NHS-ASA　N-羟基琥珀酰亚胺基-4-叠氮基水杨酸（NHS-ASA）是一种异型双功能试剂，一端含有 NHS 酯，另一端含有光反应性芳基叠氮化物（图 1-5-81）。胺反应性 NHS 酯可以与蛋白质或其他含伯胺的分子反应，以产生适合探测生物相互作用位点的光敏衍生物。使用长紫外光源进行光解后，芳基叠氮化物末端被激活以与密切相关的目标分子共价复合。NHS-ASA 的小横桥由芳环上含有羟基的水杨酸酯衍生物构成。该基团的环活化性质在交联剂上提供了一个碘化位点，以跟踪修饰的分子。

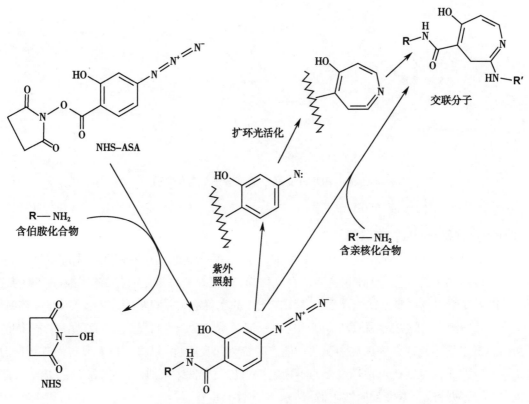

图 1-5-81 NHS-ASA 与两种胺分子反应

2. SASD 磺基琥珀酰亚胺基 -2-（对叠氮水杨酰胺基）乙基 -1,3′- 二硫代丙酸酯（SASD）是一种异型双功能交联剂，含有光反应基团和胺反应 NHS 酯（图 1-5-82）。NHS 环具有带负电荷的磺酸盐基团，使试剂具有水溶性。SASD 的交叉桥包含一个中心二硫键，在缀合后提供可切割性。与二硫键还原剂（如DTT）的反应会破坏二硫键并释放交联的分子。SASD 的光敏末端由含环活化羟基的水杨酸衍生物构成。由于该基团的存在，交联剂可以在缀合反应之前用 ^{125}I 进行放射性标记。碘化发生在苯环上羟基的邻位或对位，紧邻芳基叠氮化物功能。

放射性标记和可裂解性的结合提供了检测在二硫键还原后保留放射性标记的蛋白质的能力。因此，对于涉及生物分子相互作用的研究，纯化的蛋白质可以在交联剂的 NHS 酯端通过其胺基用 SASD 标记，允许在体内与未知目标蛋白质相互作用，并光解以实现与这些未知物质的交联。随后复合物可以定位在细胞中或通过遵循放射性标记有效分离。或者，可以通过还原裂解偶联物，导致标记被转移到未知的相互作用蛋白质上，并通过放射性标记揭示未知蛋白质的身份。

3. HSAB N- 羟基琥珀酰亚胺基 -4- 叠氮基苯甲酸酯（HSAB）是一种异型双功能交联剂，一端含有胺反应性 NHS 酯，另一端含有光反应性叠氮化苯基。由苯甲酸基团构建的小横桥提供短分子间距离的交联能力。一种蛋白质通过交联剂的 NHS 酯末端反应提供一种稳定的衍生物，可以与目标分子一起孵育，然后光解以实现最终结合。

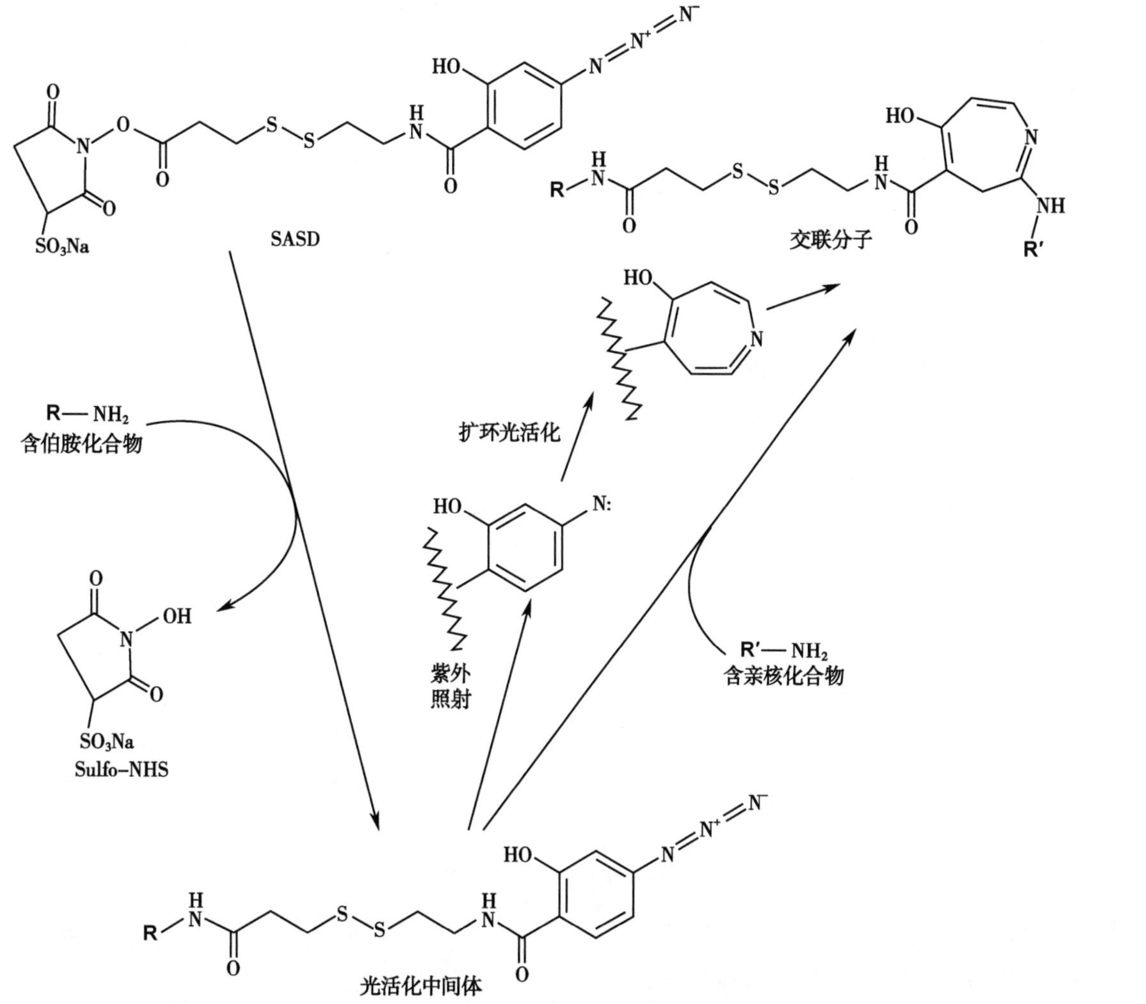

图 1-5-82　SASD 与两种胺分子反应

4. SANPAH　琥珀酰亚胺 6-(4′- 叠氮基 -2′- 硝基苯氨基) 己酸酯 (SAMPAH) 是一种异型双功能交联剂, 含有 NHS 酯和光反应性叠氮化苯基。NHS 酯末端可以与蛋白质和其他分子中的氨基反应, 形成稳定的酰胺键。光反应末端对长紫外线敏感, 被选择性激活为高反应性氮烯中间体。这些光解物质中的任何一种都可以与目标分子偶联, 迅速形成共价键。SANPAH 的横桥是一种不可切割的 6- 氨基己酸衍生物, 其在共轭分子之间提供了一个长间隔。

5. ANB-NOS　N-5- 叠氮基 -2- 硝基苯甲酰基氧琥珀酰亚胺 (ANB-NOS) 是一种光反应性异型双功能交联剂, 含有胺反应性 NHS 酯基团。其横桥由苯甲酸衍生物组成, 允许分子以相对较短的 7.7 埃距离共轭。ANB-NOS 的苯环含有一个硝基, 其作用是将最佳活化波长转移到更长的紫外线区域。光反应通过暴露于 320～350nm 范围的光而引发。ANB-NOS 通常用于通过 NHS 酯末端标记含胺的蛋白质或分子。

6. SAND　磺基琥珀酰亚胺 -2-(间叠氮 -O- 硝基苯甲酰胺)- 乙基 -1,3′- 二硫代丙酸酯 (SAND) 是一种异型双功能交联剂, 一端含有胺反应性磺基 -NHS 酯, 另一端含有光反应性叠氮化苯基。由于 NHS 环上的磺酸盐基团在水溶液中带有负电荷, 因此其具有水溶性。此外, 苯基叠氮基团含有硝基成分, 可将光活化的最佳范围移向更高波长 320～350nm 区域, 从而降低对其他敏感基团的光解损伤可能性, 这些敏感基团可能在交联过程中出现。SAND 的扩展横桥提供了一个长间隔臂(18.5 埃), 以适应相互作用分子之间甚至相对较远的位点。横桥内存在二硫键表明该试剂也可通过使用二硫键还原剂裂解, 从而在纯化偶联物后可能破坏交联。

7. SADP N- 琥珀酰亚胺基 -（4- 叠氮基苯基）1,3'- 二硫代丙酸酯（SADP）是一种光反应性异型双功能交联剂，可通过二硫键还原剂处理而裂解。交联剂包含胺反应性 NHS 酯和光活化叠氮化苯基，在一端提供特定的定向偶联，在另一端提供非选择性插入能力。

SADP 首先用于通过交联剂的反应性 NHS 酯末端结合氨基修饰蛋白质。在允许修饰的蛋白质与目标分子相互作用后，光反应基团用于与范德华距离内的任何分子偶联。光解反应需要 265～275nm 范围内的紫外线照射以形成最终连接。在结合反应完成后，SADP 交叉桥中的二硫键可以用二硫键还原剂（DTT）破坏交联。

8. Sulfo-SAPB 磺基琥珀酰亚胺基 4-（对叠氮基苯基）丁酸酯（Sulfo-SAPB）是一种光反应性异型双功能交联剂，一端含有胺反应性磺基 -NHS 酯。交联剂在设计上类似于 Sulfo-HSAB，但其包含一个更长的三碳横桥。由于磺酸基带负电荷，磺基 -NHS 酯为试剂提供水溶性。苯基叠氮化物末端可通过暴露于 265～275nm 范围的紫外线进行光解。

9. SAED 磺基琥珀酰亚胺 2-（7- 叠氮 -4- 甲基香豆素 -3- 乙酰胺）乙基 -1,3'- 二硫代丙酸酯（SAED）是一种光反应性异型双功能交联剂，还包含一个荧光基团。该试剂的磺基 -NHS 酯末端与蛋白质和其他分子中的伯胺反应形成稳定的酰胺键。光反应末端是一种 7- 氨基 -4- 甲基香豆素 -3- 乙酸（AMCA）衍生物，在芳环上含有一个光敏叠氮化物基团。用长紫外线范围内的光进行光解可导致在范德华距离内与亲核基团和活性碳氢键形成非选择性键。

10. Sulfo-SAMCA 磺基琥珀酰亚胺基 -7- 叠氮基 -4- 甲基香豆素 -3- 乙酸酯（Sulfo-SAMCA）是一种异型双功能交联剂，其设计类似于 SAED。交联剂的一端含有胺反应性磺基 -NHS 酯，另一端是含有光敏叠氮化苯基的 AMCA 衍生物。与 SAED 不同，Sulfo-SAMCA 包含一个不可切割的短横桥（12.8 埃），其中活性酯官能团直接从 AMCA 的羧酸根基团构建，没有其他中间间隔基团。共轭分子将保留荧光标记，从而为形成的复合物提供可检测性。然而，由于与该试剂形成的交联是不可切割的，因此 Sulfo-SAMCA 不能像 SAED 那样用作荧光标记转移剂。

11. 对硝基苯基重氮丙酮酸盐 重氮丙酮酸盐代表一类独特的光反应试剂，在异型双功能交联剂设计中不常使用。重氮丙酮酸的对硝基苯酯衍生物提供胺反应性、酰化能力，而光敏基团可以用紫外线激活以生成反应性醛。具体来说，重氮官能团可通过暴露于 300nm 的辐射光解，形成高反应性的碳烯，该碳烯可以进行沃尔夫重排，产生烯酮酰胺中间体。在目标分子上存在亲核物质时，烯酮可以发生酰化反应形成稳定的丙二酸衍生物。因此，光解产物可以与含酰肼或含胺的靶标偶联以形成共价键。

12. PNP-DTP 对硝基苯基 -2- 重氮 -3,3,3- 三氟丙酸酯（PNP-DTP）是一种光反应性异型双功能交联剂，一端含有胺反应性基团，另一端含有光敏重氮基团。对硝基苯酯与 NHS 酯的反应类似，但在这种情况下，在与亲核基团反应时使用对硝基苯酚作为离去基团。含胺的目标分子（如蛋白质）可用该试剂修饰以形成具有光活化功能的酰胺键衍生物。该试剂足够小，可以深入探测受体分子的活性中心和其他生物分子相互作用位点。

（四）巯基反应性和光反应性交联剂

非选择性光反应性交联的优点是可以与巯基反应性官能团的定向偶联能力相结合，以产生比普通胺和光反应性试剂具有更大效用的异型双功能试剂。在交联剂的一端具有巯基反应性基团，允许在照射影响最终光敏反应之前在蛋白质和其他分子上更多离散位点发生初始结合。

以下试剂含有多种巯基反应性基团，包括碘乙酰基衍生物、马来酰亚胺化合物和吡啶基二硫化物。碘乙酰基和马来酰亚胺与含有游离巯基的目标分子形成永久性硫醚键。吡啶基二硫化物衍生物与 SH 基团反应形成可逆的二硫键，可用二硫键还原剂（如 DTT）裂解。交联剂的光反应端也从传统的芳基叠氮化物基团发展到较新的二苯甲酮和氟化芳基叠氮化物衍生物等。氟化苯基叠氮化物官能团将光解为真正的氮烯,而没有芳基叠氮化物的扩环副反应特征。氟化芳基叠氮化物可更有效地插入活性碳氢键,而不像苯基叠氮化物可能发生亲核反应。此外,与使用传统苯基叠氮化物获得的产率相比,二苯甲酮基团通常与预期目标分子形成更高程度的共价键,这是因为其能够重复光解而不会将前体物质分解为非活性形式。

1. ASIB   1-(对叠氮基水杨酰胺基)-4-(碘乙酰胺基)丁烷(ASIB)是一种异型双功能交联剂,一端含有巯基反应性碘乙酰基,另一端含有光敏叠氮化苯基。苯基叠氮环被环活化羟基取代,这提供了在进行共轭反应之前对化合物进行放射性碘化的能力。由于碘乙酰基和苯叠氮基官能团在水溶液中相对稳定,因此碘化和交联所涉及的步骤不会对后续反应产生不利影响。ASIB 的交叉桥在交联的分子之间提供了一个 18.8 埃的间隔区(图 1-5-83)。

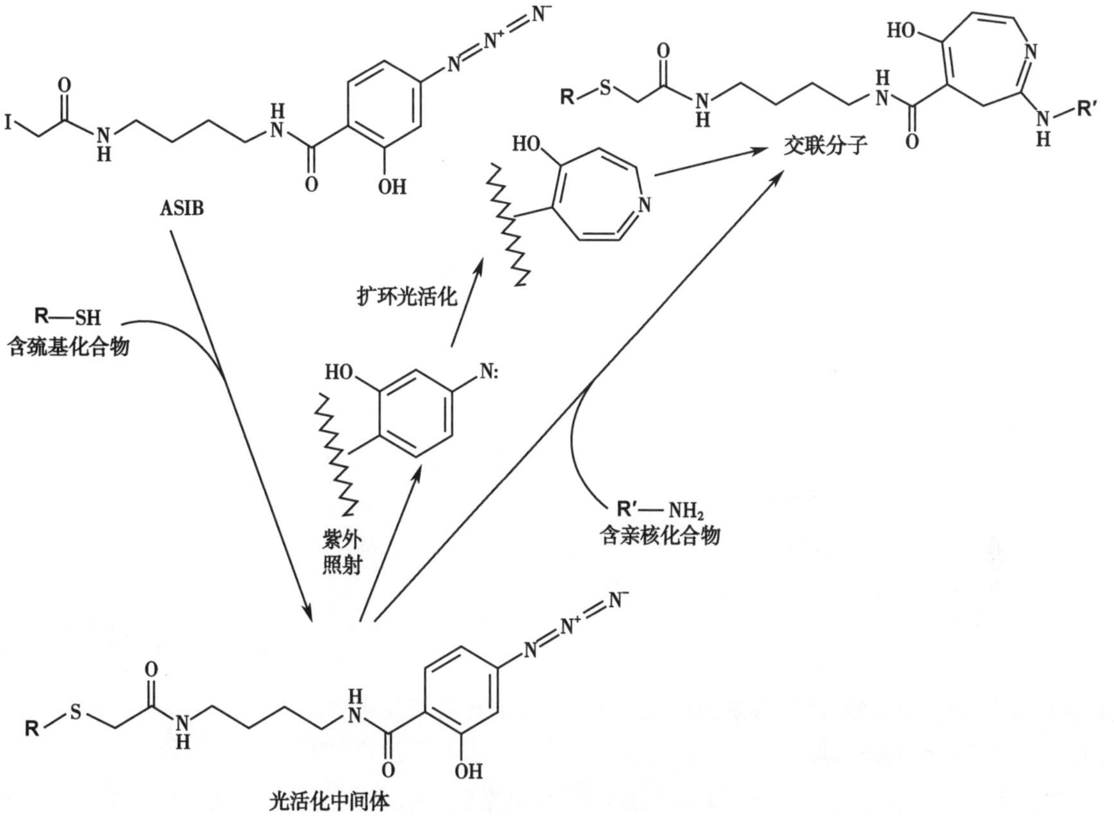

图 1-5-83   ASIB 交联含胺分子与含巯基分子

ASIB 与含巯基分子的反应可以在弱碱性条件下进行,具有极好的特异性。较高的 pH 可能导致与胺的交叉反应。用紫外线进行光解可能导致氮烯中间体与范德华距离内的目标分子立即发生反应,或可能导致环扩展成与亲核基团反应的脱氢氮杂。扩环产物主要与氨基反应。

2. APDP   N-(4-[P-叠氮水杨酰基]丁基)-3′-(2′-二硫吡啶)丙酸酰胺(APDP)是一种可放射性碘化的异型双功能交联剂,一端含有巯基反应性吡啶基二硫化物基团,另一端含有光敏苯基叠氮化物(图 1-5-84)。可放射性碘的交联剂消除了对其中一种反应蛋白质进行放射性标记的需要,从而避免了由于重要残基的修饰而导致潜在活性损失。它们还允许对与最初修饰的蛋白质相互作用的未知目标分子进行放射性标记。APDP 与含巯基的蛋白质和其他分子反应形成可逆二硫键。如果交联剂在缀合前进行放射性标记,则在交联后用 DTT 裂解二硫键可有效将碘化部分转移到二级光偶联蛋白上。这种放射性标记转移过程允许在与其互补配体缀合后跟踪特定受体。因此,APDP 可用作研究蛋白质相互作用的标记转移试剂。

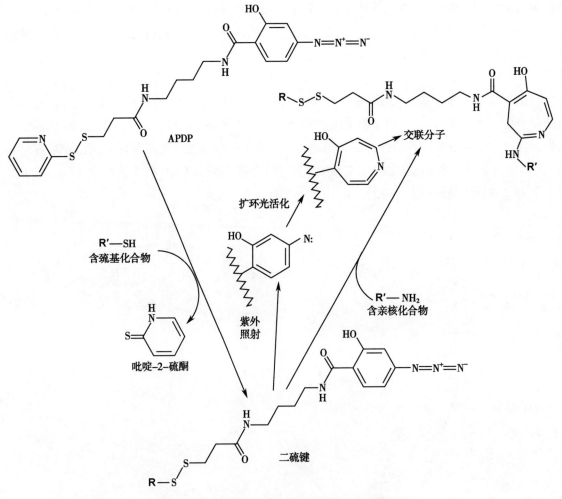

图 1-5-84 APDP 交联含胺分子与含巯基分子

APDP 的横桥提供了一个长 21.02 埃的间隔区，能够到达两个相互作用分子的远处点。用二硫键还原剂裂解交联会再生原始巯基修饰的蛋白质，而不会留下任何其他化学基团。交联剂的其余部分保持附着在第二个相互作用的蛋白质上。

3. 二苯甲酮 -4- 碘乙酰胺 由二苯甲酮残基组成的光反应基团暴露于紫外线时会发生光解，产生高反应性的三线态酮中间体。类似于光解苯基叠氮化物的反应性氮烯，活化二苯甲酮的带电电子可以插入活性氢 - 碳键和其他反应基团，与目标分子形成共价键。然而，与苯基叠氮化物不同，光活化物质的分解或衰变不会产生非活性化合物。相反，在没有形成共价键的情况下已经失活的二苯甲酮可再次被光解为活性状态。这种多重激活特性的结果是，与预期目标形成交联的机会不止一次，而且光交联的产率较高。异型双功能交联剂二苯甲酮 -4- 碘乙酰胺是一种光反应试剂，一端含有巯基反应性碘乙酰衍生物，另一端含有二苯甲酮基团（图 1-5-85）。

4. 二苯甲酮 -4- 马来酰亚胺 二苯甲酮 -4- 马来酰亚胺是一种异型双功能光反应交联剂，其巯基反应性类似于二苯甲酮 -4- 碘乙酰胺，巯基反应部分由马来酰亚胺基团提供，该基团通过添加到双键与硫醇偶联。马来酰亚胺基团在生理条件下对巯基具有特异性，反应产生非常稳定的硫醚键。用这种试剂修饰的含巯基蛋白质或其他分子可用于光亲和标记研究，以研究两个分子之间的特定相互作用。将修饰的蛋白质与样品混合后，溶液可被光解在相互作用的物质之间产生共价交联。

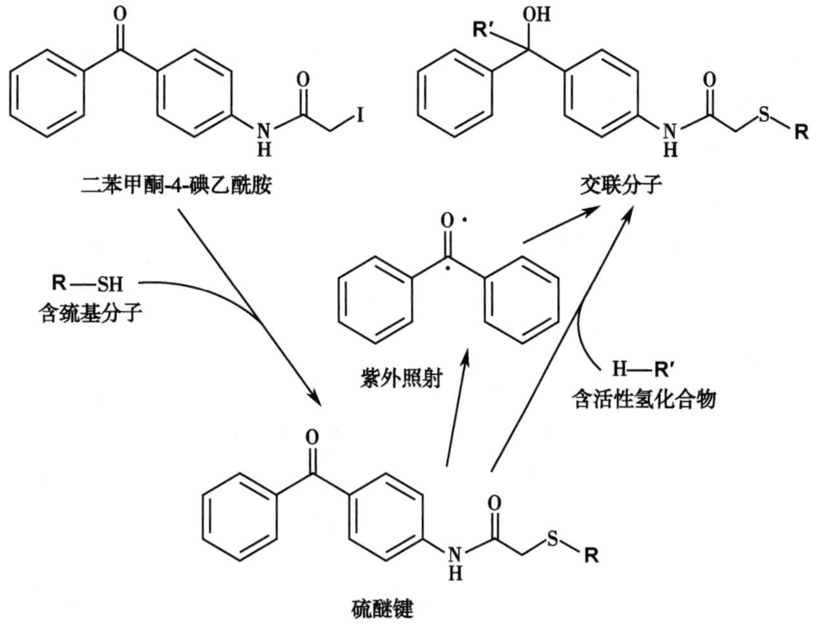

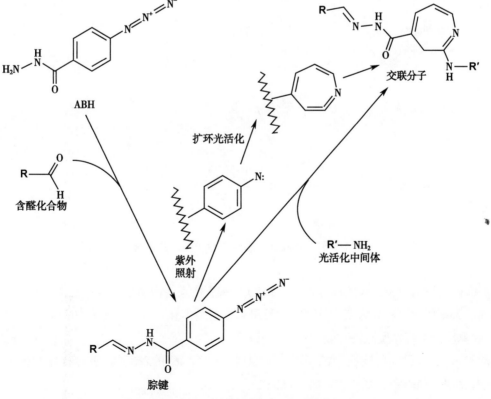

图 1-5-85　二苯甲酮 -4- 碘乙酰胺交联含活性氢化合物与含巯基分子

（五）羰基反应性和光反应性交联剂

一端含有光反应性基团而另一端含有羰基反应性基团的交联剂很少见。已经描述了在光敏异型双功能试剂一端使用氨基，但需要酰肼的存在才能对羰基进行自发反应。

对叠氮基苯甲酰肼（ABH）是一种小的异型双功能交联剂，一端含有光反应性苯基叠氮化物基团，另一端含有酰肼官能团。用高碘酸钠氧化后，酰肼可以与含糖基的分子反应产生醛残基，该反应形成腙键（图 1-5-86）。因此，糖蛋白可以在其多糖链上进行特异性标记，以便后续研究其与受体分子的相互作用。

图 1-5-86　ABH 交联含胺分子与含醛化合物

149

从这个意义上说，可以通过直接修饰结合位点处或附近的糖基来研究凝集素 - 多糖的相互作用。但由于缺乏足够接近多糖结构的氨基或巯基，其他胺或巯基反应性探针可能不适合此类研究。

ABH 的横桥由苯甲酸衍生物组成，因此在共轭分子之间提供了一个短间隔。在对糖蛋白进行 ABH 修饰并与潜在目标分子孵育后，可用紫外线光解溶液以引发最终交联。在光解之前，试剂和所有改性物质应避光以防止苯基叠氮基团降解。

（六）羧基反应性和光反应性交联剂

羧酸盐反应性交联化合物通常包含伯胺官能团，可以通过使用合适的活化剂（例如碳二亚胺）与蛋白质或其他分子的羧基偶联。碳二亚胺形成活性酯中间体，然后与胺反应生成酰胺键。

4-（对叠氮基水杨酰胺基）丁胺（ASBA）是一种羧基反应性交联剂，一端含有伯胺，另一端含有光敏叠氮化苯基。交联剂不会与羧酸自发反应，而必须与另一种促进键形成的活化剂一起使用。例如，其可以与碳二亚胺（EDC）或其他可以引发与羧酸形成共价键的试剂系统结合使用。EDC 能激活目标分子上的羧基，形成活性酯中间体。在 ASBA 的存在下，发生衍生化，导致酰胺键形成，从而使含羧基的分子被光反应基团修饰（图 1-5-87）。

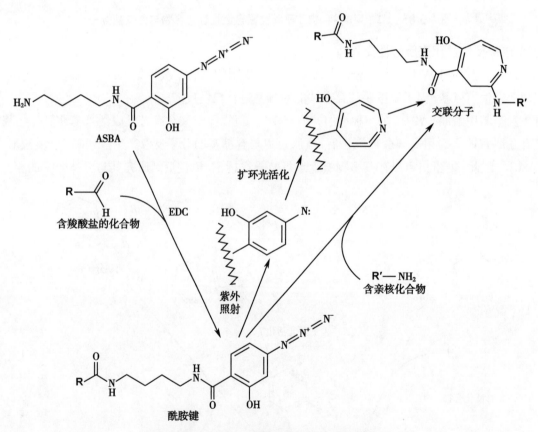

图 1-5-87 ASBA 交联含胺分子与含羧基分子

ASBA 的横桥提供了相当长的间隔区（16.3 埃）。苯基叠氮化物部分由水杨酸衍生物构成，因此具有环活化羟基。该基团的存在允许在交联之前对环进行放射性碘化。

（七）胍基反应性和光反应性交联剂

精氨酸侧链上的胍基可以通过 1,2- 二羰基试剂（例如乙二醛的双酮基）进行特异性靶向。在碱性条件下，这类基团可与胍基缩合形成类似席夫碱的络合物。

对叠氮苯基乙二醛（APG）是一种异型双功能交联剂，一端含有精氨酸特异性二酮基团，另一端含有光敏苯基叠氮基团。该试剂是苯基乙二醛的衍生物,苯基乙二醛是一种长期用作精氨酸胍基改性剂的化合物。APG 与蛋白质反应导致精氨酸的选择性修饰,留下光反应基团可用于后续与相互作用分子交联,暴露在紫外线下会影响最终的交联(图 1-5-88)。APG 交联的横桥长度仅为 9.3 埃,可用于研究邻近相互作用或蛋白质中精氨酸区域的不可逆标记。

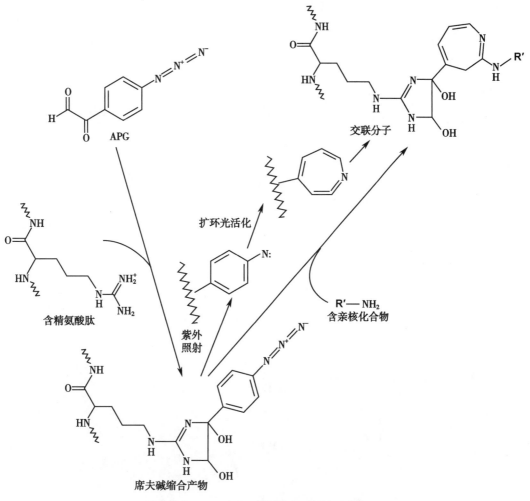

图 1-5-88　APG 交联含胺分子与含胍基分子

四、三功能交联剂

三功能交联剂代表一类相对较少但重要的生物偶联试剂,每个分子具有三个不同的反应基团或络合基团。三功能方法结合了异型双功能概念的元素,其中接头的两端包含能与目标分子上两个不同官能团偶联的反应性基团。三功能试剂具有终止于另一个能特异性连接第三化学物或生物靶标基团的第三臂。

构建三官能团的常见分子是 L- 赖氨酸。其三个官能团,α- 羧基、α- 氨基和 ε- 氨基,可以独立衍生为包含三个臂。每个臂都可设计为终止于能参与特定类型的偶联反应或亲和相互作用的复合基团。

生产三功能试剂最初尝试使用生物胞素作为核心化合物。生物胞素是生物素的赖氨酸衍生物,其戊酸侧链酰胺键合到氨基酸的 ε- 氨基。因此,建立在该化合物上的交联剂的三功能臂之一以生物素标记结尾,该标记能与抗生物素蛋白或链霉抗生物素蛋白探针特异性复合。从生物胞素的 α- 羧基和 α- 氨基基团产生两个额外的反应臂导致完整的三功能。

(一) ABNP

4- 叠氮 -2- 硝基苯生物素 -4- 硝基苯酯(ABNP)包含一个硝基苯酯基团,可以与蛋白质和肽中的氨基反应,类似于 NHS 酯与胺的反应。该基团可用于在配体(如胰岛素)与特定受体分子结合之前对其进行修饰。ABNP 的第二个化学反应性官能团是光敏叠氮基团,能通过暴露在紫外线下被激活。在标记的配体与其受体相互作用形成复合物后,混合物被光解以产生共价连接点。ABNP 的第三个臂是生物素手柄,该组分允许在固定化亲和素或固定化链霉亲和素上通过亲和层析纯化复合物。或者,使用标记的亲和素或链霉亲和素试剂,生物素基团可用于配体与受体的结合(图 1-5-89)。

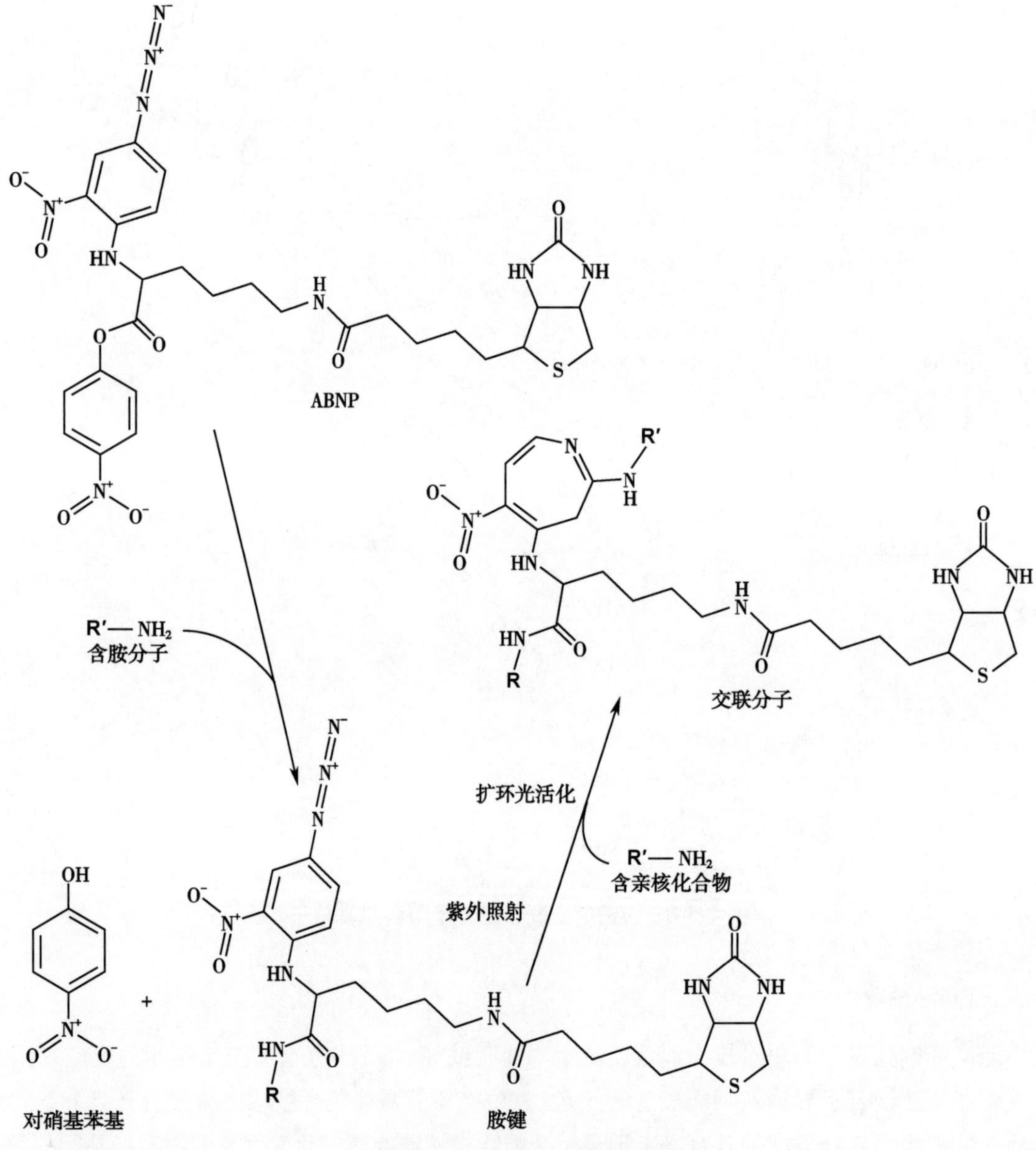

图 1-5-89 ABNP 交联反应

(二) Sulfo-SBED

另一种三功能交联剂是 Sulfo-SBED。与 ABNP 类似,Sulfo-SBED 建立在生物胞素骨架上。三功能化合物的一个臂由生物素手柄组成,可用于使用亲和素或链霉亲和素探针进行纯化或检测。Sulfo-SBED 的化学反应基团包括磺基 -NHS 酯和苯基叠氮基团。磺基 -NHS 酯提供胺偶联能力,与目标分子形成酰胺键连接。苯基叠氮化物可以通过暴露于波长 >300nm 的紫外线而被激活。大多数苯基叠氮化物通过扩环反应生成脱氢氮杂,随后与亲核基团反应。

Sulfo-SBED 的磺基 -NHS 酯带负电荷,为整个分子提供一定程度的水溶性。由于分子的活性酯末端会发生水解（室温条件下在磷酸盐缓冲液中的半衰期约为 20 分钟），因此应在光解反应前与含胺的蛋白质或其他分子完成偶联。

Sulfo-SBED 的另一个特点是 NHS 酯臂的横桥中存在可裂解的二硫键。发生偶联反应后，可首先使用固定化抗生物素蛋白或固定化链霉抗生物素蛋白纯化复合物，然后通过二硫化物还原剂处理释放偶联物。这种特性应用于分析复合分子，例如二硫键可在未知蛋白质相互作用和捕获后裂解，从而将生物素标记转移到诱饵蛋白质上，然后可使用生物素标签检测或纯化未知的相互作用蛋白。这种标记转移是研究蛋白质 - 蛋白质相互作用的重要选择。

由于 Sulfo-SBED 具有三个功能臂，在进行涉及相互作用蛋白质的缀合研究时应考虑每个部分的长度。生物素手柄的有效长度为 19.1 埃，包括赖氨酸成分的侧链长度。磺基 -NHS 酯臂长约 13.7 埃，从赖氨酸基团的同一点开始测量。苯基叠氮臂最短，只有 9.1 埃。

（三）MTS-ATF- 生物素和 MTS-ATF-LC- 生物素

MTS-ATF- 生物素和 MTS-ATF-LC- 生物素是三功能交联剂，其设计与 Sulfo-SBED 相似，但除了生物素手柄外，其还包含一个硫醇反应基团和一个增强的光反应性、全氟化苯基叠氮化物基团。这两种试剂仅在光反应臂中的横桥长度不同，MTS-ATF-LC- 生物素包含扩展的氨基己酰基间隔物。因此，相对于这些化合物上反应基团之间可能的间距，MTS-ATF-LC- 生物素提供的最大分子距离几乎是其较短类似物的两倍（21.8 埃和 11.1 埃）。因此，可以通过使用长交联或短交联来捕获相互作用的蛋白质，取决于蛋白质之间的最佳距离，或至少到诱饵蛋白质上最近的硫醇。

MTS-ATF- 生物素和 MTS-ATF-LC- 生物素的一个臂上都含有甲硫醇磺酸基（MTS），能与硫醇偶联。该反应会随着甲基磺酸盐离去基团（亚磺酸）的丢失而继续进行，并形成二硫键。然而，与吡啶基二硫化物基团不同，它与硫醇反应形成二硫键，MTS 基团对水溶液中的水解不稳定，特别是如果存在其他强亲核基团。其与硫醇也具有非常快速的反应性。MTS 基团与诱饵蛋白上的硫醇反应可在几分钟内以高产率发生。这两种三功能标记转移化合物都是疏水性的，因此它们在水相中的 MTS 反应性可能比相应的亲水性 MTS 试剂慢一些。

（四）羟甲基膦衍生物

尽管膦化合物通常用作生物共轭中的二硫化物还原剂，但有几类含三个羟甲基的有机膦试剂可作为三功能生物共轭剂用于偶联或交联。三（羟甲基）膦（THP）和 β-[三（羟甲基）膦基]丙酸（THPP）是小的三功能化合物，可与亲核基团自发反应形成共价键。亲核基团通过攻击缺电子碳原子并失去水与羟甲基臂反应形成仲胺或叔胺。

THP 也被用作有机合成中的还原剂，能与金属形成配位络合物以产生有效的加氢催化剂。THP 和 THPP 在水溶液中都是稳定的，因为水解的唯一潜在产物是羟甲基的重整。胺反应性官能团在水或缓冲液中具有长期稳定性是不容易的，因此这些试剂特别适合创建反应性表面或反应性分子，以便后续与蛋白质或其他含胺化合物结合。羟基色谱支持物也已用羟甲基膦衍生物活化以固定酶。羟甲基膦易于氧化形成氧化膦，因此，应避免在施陶丁格反应中与膦反应的过量氧气、氧化剂或叠氮化合物。此外，金属表面可通过膦基团进行改性，导致羟甲基基团被取代。

第五节　（链霉）亲和素 - 生物素系统

最常见的非共价结合方法之一是利用（链霉）亲和素与小分子生物素的天然强结合。（链霉）亲和素 - 生物素相互作用的强度使其成为特定靶向应用和检测设计中的常用工具。（链霉）亲和素分子是由 4 个相同亚基组成的复合四聚体（图 1-5-90），是自然界中发现的与生物素具有最强亲和力的物质，因此可以利用其相互作用来增强免疫测定系统中的信号强度。

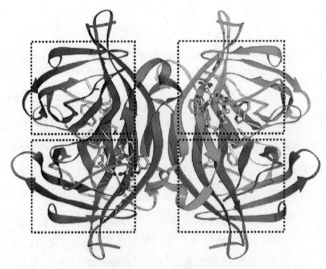

图 1-5-90　亲和素的结构

目前，为蛋白质、核酸和其他分子添加功能性生物素基团的修饰试剂有多种形状和反应性。根据生物素化的化合物上存在的功能，抗体或其他蛋白质上的特定反应基团可能会被修饰以创建（链霉）抗生物素蛋白结合位点。通过选择适当的生物素衍生物，胺、羧基、巯基和糖基可以专门针对生物素化。此外，光反应性生物素化试剂用于将生物素基团非选择性地添加到不含便于修饰的官能团的分子中。

一、（链霉）亲和素 - 生物素相互作用

亲和素蛋白是一种在蛋清中发现的糖蛋白，包含四个相同的亚基，每个亚基分子量为 16 400Da，完整的分子量约为 66 000Da。每个亚基包含一个生物素或维生素 H 的结合位点，以及一个寡糖修饰（Asn连接）。亲和素蛋白是高度碱性的，pI 约为 10。生物素与亲和素的相互作用是已知最强的非共价亲和力之一。每个亚基中的色氨酸和赖氨酸残基参与形成结合域。

亲和素的四聚体天然结构即使在极端条件下仍可抵抗变性。当生物素与亲和素蛋白结合时，这种相互作用促进了复合物更大的稳定性。由于亲和素中的亚基不是通过二硫键结合在一起的，导致变性的条件也会导致亚基解离。

非共价亲和素 - 生物素相互作用的强度及其抗分解性使其在生物共轭化学中非常有用。生物素化分子和抗生物素蛋白偶联物可在最极端的条件下找到彼此并结合在一起。相互作用的生物特异性类似于抗体 - 抗原或受体 - 配体识别，但在亲和力常数方面更高。缓冲盐、pH、变性剂或去污剂的存在以及极端温度的变化不会阻止相互作用的发生。

使用亲和素的缺点是，由于其高 pI 和糖基含量，倾向于与生物素以外的成分非特异性结合。蛋白质上的强正电荷会导致与更多带负电荷的分子发生离子相互作用，尤其是细胞表面。此外，细胞上的糖蛋白可与亲和素分子上的多糖部分相互作用，从而在没有靶向生物素化分子的区域与其结合。这些非特异性相互作用会导致某些测定中的背景信号升高。

链霉抗生物素蛋白是一种类似于抗生物素蛋白的生物素结合蛋白，但其是细菌来源。由于链霉亲和素的结构差异，其可以克服亲和素的一些非特异性结合缺陷。与亲和素类似，链霉亲和素包含四个亚单

位,每个亚单位都有一个生物素结合位点。经过分泌修饰后,完整的四聚体蛋白分子量约为60 000Da,略小于抗生物素蛋白。

链霉亲和素的一级结构与亲和素的一级结构大不相同,尽管它们都以相似的亲和力结合生物素。亲和素氨基酸序列的变异导致链霉亲和素的等电点(pI 5～6)低得多。由于与其他分子的离子相互作用,链霉亲和素总电荷的适度大大减少了非特异性结合。更重要的是,链霉亲和素不是糖蛋白,因此很少发生与糖基的非特异性结合。这些因素导致使用链霉亲和素-生物素相互作用的测定比使用亲和素-生物素的测定具有更好的信噪比。

亲和素和链霉亲和素均可与其他蛋白质结合或用各种检测试剂标记,而不会丧失生物素结合活性。生物素结合蛋白也可固定在表面、色谱支持物、微粒和纳米颗粒上,用于偶联生物素化分子。链霉亲和素在水中的溶解度略低于亲和素,但两者都是非常稳定的蛋白质,可以耐受各种缓冲条件、pH和化学修饰过程。生物偶联技术可以利用这些蛋白质上的ε-氨基或N末端α-氨基进行直接偶联,或使用修饰试剂将现有的官能团转化为其他反应性基团。

二、(链霉)亲和素–生物素相互作用在检测系统中的应用

生物素与(链霉)亲和素结合的特异性为开发检测或定量分析物的分析系统提供了基础。通过使用适当的(链霉)抗生物素蛋白偶联物,可以在复杂的混合物中靶向生物素化分子。如果生物素化组分对结合特定抗原具有亲和力,则可通过使用含有可检测分子的(链霉)抗生物素蛋白偶联物来定位抗原。可利用每个四聚体(链霉)亲和素分子的多价性质,进一步增强对目标的检测能力。与使用直接靶向分析物的抗体分析相比,建立在(链霉)亲和素-生物素相互作用基础上的免疫分析可提高灵敏度并降低检测限。

(链霉)亲和素-生物素的一个常见应用是免疫测定。抗体分子的特异性提供了识别和结合特定抗原分子的靶向能力。如果抗体上有生物素标记,可为(链霉)亲和素的结合创建多个位点。如果(链霉)亲和素依次被酶、荧光团等标记,则会创建一个非常灵敏的抗原检测系统。超过一种标记(链霉)亲和素通过其多个生物素化位点附着在每个抗体上的可能性,与通过直接使用可检测标签标记的抗体相比,测定灵敏度显著提高。

有几种基本的免疫分析设计利用(链霉)亲和素-生物素相互作用可增强灵敏度。尽管也可以使用其他标记物(例如荧光团),但大多数测定都使用(链霉)亲和素与酶的结合物,例如辣根过氧化物酶(HRP)或碱性磷酸酶。在标记亲和素-生物素(LAB)系统(图1-5-91)最简单分析设计中,允许生物素化抗体孵育并与其目标抗原结合。引入(链霉)抗生物素蛋白-酶偶联物并使其与结合抗体上的可用生物素位点相互作用。与其他酶联免疫吸附测定(ELISA)测试一样,底物开发提供了量化抗原所需的化学可检测性。

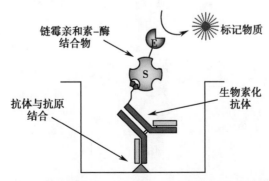

图1-5-91　标记亲和素-生物素(LAB)分析系统的基本设计

在复杂一些的设计中,桥联抗生物素蛋白 - 生物素(BRAB)系统使用(链霉)抗生物素蛋白的多个生物素结合位点来创建一种可能比 LAB 具有更高灵敏度的检测(图 1-5-92)。生物素化抗体与其靶标结合,下一步引入未修饰的(链霉)抗生物素蛋白与抗体上的生物素结合位点结合。最后,添加生物素化酶以提供检测载体。由于结合的(链霉)亲和素仍有额外的生物素结合位点可用,因此存在一种以上生物素化酶与每个结合的(链霉)亲和素相互作用的可能性。

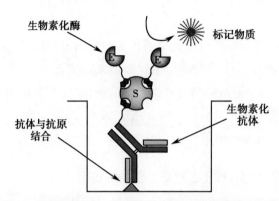

图 1-5-92 桥联亲和素 - 生物素(BRAB)检测系统的基本设计

ABC 系统(针对亲和素 - 生物素复合物)通过在添加到抗原结合的生物素化抗体之前形成生物素化酶和(链霉)抗生物素蛋白的聚合物,将抗原的可检测性提高到超过 LAB 或 BRAB 设计(图 1-5-93)。当(链霉)亲和素和生物素化酶在溶液中以适当的比例混合在一起时,(链霉)亲和素上的多个结合位点会形成一个连接基质,从而形成一个高分子量的复合物。如果生物素化酶的过量不足以结合(链霉)亲和素上的所有结合位点,则该复合物上仍有额外的位点可用于结合与其互补抗原结合的生物素化抗体。大型复合物提供了多种酶分子,以提高检测抗原的灵敏度。因此,ABC 系统是目前可用于免疫测定工作的灵敏度较高的方法之一。

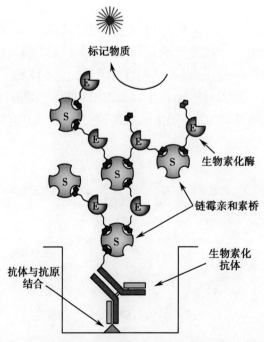

图 1-5-93 抗生物素 - 生物素复合物(ABC)体系的分析设计

非酶检测系统也可以设计为(链霉)亲和素 - 生物素相互作用。荧光标记的(链霉)亲和素分子可用于检测生物素化分子与靶标结合后的情况。荧光(链霉)亲和素衍生物的单一制备可作为任何生物素化靶向分子的通用检测试剂。该技术的主要应用是细胞化学染色,其中荧光信号用于定位细胞和组织切片中的抗原或受体分子。此外,阵列上分析物的检测通常使用荧光标记的(链霉)抗生物素蛋白偶联物与生物素化的一抗结合,与阵列表面的特定靶标相互作用。其他标签或探针可与(链霉)抗生物素蛋白偶联并用于类似检测。例如,放射性标记(链霉)亲和素可用作放射免疫分析设计中的通用检测试剂。用 ^{125}I 标记的(链霉)亲和素可用于在体内定位针对肿瘤细胞的生物素化单克隆抗体,应用于成像。化学标签,例如酰肼 -(链霉)亲和素衍生物,可用于定位(链霉)亲和素与氧化糖基的相互作用,以特异性检测糖缀合物。胶体金标记(链霉)亲和素可用作显微镜技术的高灵敏度检测试剂。与(链霉)抗生物素蛋白偶联的细胞毒性物质可用于将细胞杀伤活性导向肿瘤细胞结合的生物素化单克隆抗体(或其他靶向分子),用于癌症治疗。

通用检测试剂也可以通过生物素化技术构建。例如,用生物素标签修饰免疫球蛋白结合蛋白,产生一种可用于抗体分子一般检测的试剂。从这个意义上说,生物素化蛋白 A 或生物素化蛋白 G 可用于检测任何一抗 IgG 与其抗原靶标的结合(前提是不存在其他抗体分子导致蛋白 A 组分的非特异性结合)。随后添加标记的(链霉)亲和素分子与生物素化蛋白 A 结合,完成检测复合物的形成。

为了开发利用(链霉)亲和素 - 生物素相互作用的分析系统,首先需要产生相关的(链霉)亲和素结合物和/或生物素化组分。采用实验室技术时,(链霉)亲和素结合物是使用交联剂而不是生物素化试剂制备的,以保持(链霉)亲和素四聚体对其他生物素化分子的结合能力。在 BRAB 分析系统中,(链霉)亲和素不结合,只是作为多价桥联分子,而靶向分子和检测分子都是生物素化的。ABC 系统分析的组件与 BRAB 系统相同。

第六节 蛋白质连接的应用

蛋白质连接在生物相关科学领域中的应用通常可以分为五个方面:①分析和定量;②检测、跟踪和成像;③纯化、捕获和清除;④催化和化学改性;⑤治疗和体内诊断。

一、分析和定量

蛋白质偶联物最普遍的用途是对目标分析物进行分析或定量,其中待测物质存在于包含许多其他成分的复杂样品混合物中。设计合适的生物偶联物和测定策略来测量目标分子,首先应创建双组分偶联物,该偶联物由通过共价键连接到检测分子的特定靶向分子组成。靶向分子可以是在其他生物分子存在的情况下能与所需靶标结合并相互作用的任何物质,包括抗体、特定相互作用蛋白、肽、核酸序列、底物类似物或其他亲和配体,其以足够高的亲和力专门结合目标分子的一部分,以在测定条件下相互作用并保持结合。

在大多数分析应用中,选择的靶向分子是抗体或抗体片段,其特异性结合分析物上的离散表位;也可以是对待测物质具有生物特异性或化学亲和力的任何其他生物或非生物分子,此类亲和基团可能包括可以与某些凝集素结合位点结合的糖类、对某些官能团(例如带有组氨酸标签的融合蛋白或磷酸化蛋白上的磷酸基团)具有亲和力的金属螯合物、能够结合酶的活性位点,以及对蛋白质受体结合位点具有亲和力的有机配体。

大多数对目标分析物具有必要结合特异性的分子本身并不具备定量所需的检测特性。通常需要将专门的检测分子与靶向分子偶联，才能为生成的复合物提供足够的可检测性，以测量目标分析物。

应用中使用靶向分子（如抗体）与检测分子（如荧光标记、酶和化学发光化合物）形成生物偶联物。具有此类检测成分的抗体生物偶联物可以构成强大的分析系统的基础，该系统几乎可以测量复杂混合物中的任何生物分子，通常使用吸光度、荧光或发光进行测量。

（一）非均相免疫分析

要使用大多数检测生物偶联物对目标分子进行定量，必须首先从样品溶液中分离目标分子。为了捕获目标分子，需要另一种生物偶联物，其包含第二个特异性亲和配体，能与目标相互作用、结合，然后将其与其他样品分子分离。该捕获步骤有两个重要功能：去除样品中其他不相关的成分，并富集目标分子以增强检测中的潜在信号。为了使分离步骤尽可能简单和快速，捕获生物偶联物通常由共价连接到不溶性支持基质上的捕获分子组成。将合适的亲和配体固定在不溶性颗粒或表面上产生生物偶联物，只需用缓冲液清洗亲和支持物即可轻松将其与可溶性分子分离。随后将检测生物偶联物结合到目标分子复合物上，再进行另一个洗涤步骤以去除多余的检测试剂，从而建立定量方法。

在生物分子的所有定量测量中，非均相免疫分析至少使用两种生物共轭物来测量特定的目标分子。根据可用材料、使用的测量仪器以及是测量单个目标还是同时分析多个目标，分析采用的具体方法可能有很大差异。如微孔板、管、平面阵列表面、珠状色谱支持物、微粒、纳米颗粒和膜等固相已被用于固定捕获分子以促进分析中的分离步骤。此类捕获结合物与适当的检测结合物相结合，可以为几乎任何目标分子创建可行的分析方法，包括蛋白质、核酸、其他生物大分子以及各种有机小分子。测定中使用的各种类型的捕获和检测生物偶联物是生命科学研究中使用最广泛的试剂。

1. 酶联免疫分析（ELISA）　ELISA 是以免疫学反应为基础，将抗原、抗体的特异性反应与酶对底物的高效催化作用相结合的一种具有高特异性和高敏感性的实验技术，几乎所有的可溶性抗原 - 抗体系统均可用以检测，最小可测值达纳克甚至皮克水平。医学研究中，ELISA 试剂检测的项目主要可分为以下几类：①各种病原体及其抗体的检测：如肝炎病毒、巨细胞病毒、风疹病毒、疱疹病毒、艾滋病病毒等；②蛋白质：肿瘤标志物如甲胎蛋白、癌胚抗原等；激素如 HCG、FSH、TSH 等；细胞因子如 TNF-α、VEGF、NFκB 等；载脂蛋白如 Apo A-I、ApoE 等；③非肽类激素：如 T_3、T_4、雌二醇、皮质醇等；④血液中的药物浓度：如治疗心脏病的药物地高辛、抗癫痫药物茶碱、抗生素庆大霉素等。用于基础研究的标本来源多种多样，如临床血液标本、实验动物血液标本、实验动物组织标本、培养的细胞以及细胞培养液上清等，均可作为待测样本用于检测其中某种物质的含量。具体应选取何种样本进行特定指标的检测，取决于实验研究目的以及待测物质的表达特性。

2. 化学发光　用于许多免疫分析诊断的独特检测生物偶联物由靶向分子（例如抗体）和有机化学发光化合物（例如吖啶酯）之间的复合物组成。根据化学发光所用的标记物和发光原理的不同，一般可分为 3 类：直接化学发光免疫分析、酶促化学发光免疫分析和电化学发光免疫分析。常用的发光体系有吖啶酯类、鲁米诺类（luminol）、三联吡啶钌类、过氧化草酸酯类（TCPO、DNPO）和强氧化剂高锰酸钾、$Ce(SO_4)_2$ 等。

以吖啶酯为例，标记缀合物可用于从靶向分子上存在的每个吖啶修饰产生光子的分析。在典型的免疫测定程序结束时加入含过氧化氢（H_2O_2）的触发溶液，然后加入 NaOH 产生强碱性条件以快速氧化吖啶酯化合物。该氧化反应形成中间体二氧杂环丁酮，随后分解为单重电子激发态（N- 甲基吖啶酮），在返回基态时发射光子，本方法测量目标分析物灵敏度较高。

3. 提高检测灵敏度的分子支架　为增强检测信号和检测灵敏度，多价支架可用于生物偶联物构建，以增加与单个靶向分子相关的检测分子数量。在这种方法中，由于支架设计，一个靶向分子与其目标分析物的对接带来了更多的检测成分，提高了特定分析的灵敏度。以此方式构建以增加检测信号的缀合物包括由树枝状聚合物、线性或支化聚合物、颗粒和其他相互作用分子组成的支架成分，以及大复合物生物素 -（链霉）亲和素系统。

（二）均相免疫分析

该方法将样品和检测试剂在单一反应溶液中混合，无须进行任何分离步骤即可获得分析结果。均相单步检测必须设计为即使存在过量检测偶联物也能检测分析物。因此，用于此类检测的生物偶联物与目标分析物结合时，必须产生可检测信号。均相单步检测设计的优势在于，样品和试剂混合后可以立即完成测试，无须洗涤、试剂添加或长时间的孵育。这种方法在即时检测（point-of-care test，POCT）和药物筛选领域应用广泛，这两种应用都对价格和检测时间有较高要求。

均相分析常用的三种方法：①荧光共振能量转移（FRET）；②生物发光共振能量转移（BRET）；③蛋白质片段互补分析（PCA）。前两个系统涉及光发射体和光受体之间的非辐射能量转移，其中受体可以是不同波长的发射体，也可以是发射体能量的猝灭剂（吸收剂）。蛋白质片段互补分析，涉及使用蛋白质的截短部分，只有当这些片段被定位并保持在彼此适当的分子距离内时，这些蛋白质才能结合在一起，从而导致蛋白质独特检测特性的恢复。在这个系统中，每个片段本身不会产生检测信号，需要分子的其他部分来恢复天然结构和活性。

1. 荧光共振能量转移（FRET） 用于 FRET 系统的生物偶联被设计为包含荧光标记或结合淬灭标记的荧光标记。靶向分子（例如针对目标分析物表位的单克隆抗体）与这些分子之一结合，第二靶向分子（例如针对目标分析物第二表位的另一单克隆抗体）与适当的互补检测分子结合。为了使 FRET 以良好的效率和信号强度发生，供体和受体检测偶联物必须放在一起并保持小于 50 埃（5nm）的分子距离内，最好保持在小于 20 埃（2nm）的距离内。

使用普通有机荧光染料的 FRET 分析通常不能产生足够强的分析信号，因为由此产生的荧光之间的分子距离很容易超出有效能量转移的范围。同时使用两个荧光标记的 FRET 检测抗体偶联物对接大型蛋白质分析物可能会生成复合物，其中附着的荧光团彼此相距太远而无法产生良好的信号。这种系统中的能量转移通常不会以足够的效率进行大量分析物的均相测定，除非将两种靶向抗体设计为与空间上靠近的靶标表位相互作用。通过在靶向抗体之一（供体）上使用荧光镧系元素螯合物标记和在第二抗体上使用强吸收荧光受体（例如花青染料或藻胆蛋白），可以克服大分子分析的这种情况。对于蛋白质测定，FRET 信号可以使用镧系元素螯合物在更远的距离完成，通常高达 8～10nm，具有良好的效率和信号强度。

2. 生物发光共振能量转移（BRET） BRET 供体发色团是一个生物发光分子，其电子由生物发光的化学反应激发。基于 BRET 的检测系统主要优势之一是可以在活细胞体内研究蛋白质相互作用。在此设计中，生物发光酶组分与待研究的两种蛋白质之一融合以进行潜在的相互作用。

3. 蛋白质片段互补分析（PCA） 在用于均相分析的分离报告系统中，这两种成分可以是几种类型：①一种酶，可以作用于底物产生显色或荧光产物；②一种生物发光酶，可以转化底物产生光子；③具有特征激发和发射特性的荧光蛋白，例如绿色荧光蛋白（GFP）。此类报告基因的片段被设计为稳定但在与抗体等靶向分子缀合时无活性。靶向分子与其在溶液中或固相上的靶向分析物相互作用，偶联的报告片段能在互补过程中相互作用，从而恢复其天然功能。

4. 定量质谱的质量标签 结合稳定同位素标记结构的生物偶联试剂在使用质谱法对蛋白质表达进行定量分析中变得越来越普遍。质量标签可用于分析细胞样品中多种蛋白质的表达水平，从一次仅几个蛋白质到同时跨多个样品的全局蛋白质组变化。用作质量标签的修饰试剂通常包含一个质量报告单元、一个间隔基和一个可用于修饰肽或蛋白质上特定位点的反应基。质量标签通常有两种类型：①一种简单的同位素标记化合物，例如含有氚、^{14}C 等；②复杂的串联质谱标签。

在进行质谱分析之前，同位素或同量异位质量标签用于共价修饰蛋白质样品中的肽。质量标签可以设计为包含胺反应性、硫醇反应性或羧基反应性基团，用于在已知位点对肽进行共价修饰。然后通过质谱仪检测到的肽加标签的组合分子质量来识别每种修饰的蛋白质。这些标签还可用于通过特定官能团衍生出蛋白质或其他生物分子的翻译后修饰。

二、检测、跟踪和成像

生物共轭技术的第二个主要应用领域是生物分子的检测、跟踪和成像，一般无需对目标分子进行量化。该领域的方法通常涉及使用由与检测组分结合的靶向组分组成的生物结合物鉴定细胞、组织或生物体中的生物分子，还包括在电泳分离和印迹后对特定生物分子进行半定量分析，例如使用抗体 - 酶偶联物对蛋白质印迹进行化学发光检测。用于检测、跟踪和成像的生物偶联物推动了免疫化学染色、荧光显微镜和高内涵分析（high content analysis，HCA）等技术的快速发展。

通常一抗的数量少，价格高，无法经济地制备偶联物。在这种情况下，二抗偶联物可用于检测成像应用中的一抗。制作一抗偶联物的另一种方便的替代方法是使用生物素化一抗，然后可以使用标记的链霉亲和素偶联物进行检测。在检测、跟踪和成像应用中，使用二抗偶联物或链霉亲和素偶联物是检测一抗的最常用策略。

除了抗体之外，靶向分子还可由合成的或小的生物亲和结合分子组成，例如肽或适配体以及能与某些受体相互作用的酶或配体的活性位点探针。一些靶向剂可以是细胞自然吸收的分子，例如转铁蛋白，由于细胞的快速生长特性，与正常细胞相比其更容易被肿瘤细胞吸收。一些设计用于细胞的生物偶联物已被标记促进细胞快速吸收的短肽序列，例如运输分子，将其他附着的分子运送到特定细胞器或位置。此外，某些具有已知细胞内靶点的小分子药物可用于将检测试剂递送到细胞内的特定位点。

与检测、跟踪或成像探针结合的检测模块可由许多不同的可追踪成分组成，例如荧光标记、酶、放射性标记、高对比度试剂、纳米颗粒、中间生物素 -（链霉）亲和素试剂、合成支架如树枝状聚合物或富勒烯、碳纳米管或荧光融合蛋白。

生物偶联物中常用的检测试剂包括金纳米颗粒、荧光蛋白（如 GFP）、碱性磷酸酶、量子点纳米晶体、荧光染料、辣根过氧化物酶、β- 半乳糖苷酶、荧光素酶、藻胆蛋白和荧光镧系元素螯合物。

（一）荧光标记抗体和链霉亲和素

细胞成像最常见的生物偶联物是荧光标记抗体。荧光显微镜已成为研究细胞生物学的标准技术，而荧光抗体生物偶联物是这一技术中必不可少的工具。由有机分子、金属螯合物或纳米颗粒组成的荧光标记能为细胞内特定抗原目标的成像提供灵敏的检测。与高度特异性靶向剂（例如抗体）结合的明亮荧光标记可以产生细胞生物学状态的相关信息，包括表达水平、蛋白质的翻译后修饰、细胞运输、形态和表型。最常用的抗体是二抗，可以靶向与细胞靶标结合的一抗。另外，荧光标记的链霉亲和素生物偶联物可用于靶向生物素化的一抗。

（二）基于 FRET 的蛋白酶探针

基于 FRET 的蛋白酶探针可评估细胞内蛋白酶的活性，只有当细胞具有蛋白酶活性时，探针才会产生荧光信号，该蛋白酶对切割肽序列具有特异性。胱天蛋白酶（caspase）生物偶联探针可以设计成带有荧光标签、用于与酶结合的短肽识别序列和反应弹头末端，在结合时与活性位点共价偶联。这种类型的生物偶联物是使用（近红外）NIR 染料制成，用于对药物治疗后正在经历凋亡的体内肿瘤细胞进行成像。其他荧光染料也可以结合到探针中，用于基于细胞的成像或流式细胞术应用。

（三）相互作用的蛋白质或结构域

可用于特定细胞靶向的靶向成分是相互作用的蛋白质或肽域，能通过天然生物特异性相互作用与另一种蛋白质结合；也可以包括仅与目标蛋白的活化状态结合的相互作用蛋白，例如磷酸化发生后。细胞通路中的蛋白质具有特定的相互作用伙伴，可以用这种方式检测某种蛋白质的伙伴。

（四）通过化学选择性连接进行探测

使用非天然氨基酸或糖衍生物的体内标记蛋白质或碳水化合物含有独特的反应基团，可以促进后续与检测或亲和成分的生物偶联。某些氨基酸和糖可以被衍生化以包含相对较小的功能基团，这些功能基团允许它们与细胞内翻译机制或碳水化合物生物合成酶一起使用，从而将这些修饰的残基置于新合成的蛋白质或聚糖中。在有限量的非天然氨基酸或糖衍生物存在的情况下生长的细胞将慢慢开始将此类修饰整合到蛋白质、碳水化合物和聚糖中。

这种生物正交反应可用于在细胞或细胞裂解物的复杂环境中产生生物结合物，而不与其他生物成分发生交叉反应。通过这种方式，可使用含有互补生物正交反应基团的荧光染料对修饰的糖蛋白进行靶向和成像。许多生物正交反应可用于检测、跟踪和成像，包括点击化学、Staudinger 连接、酰肼 - 醛反应、氨氧基 - 醛反应等。

对于活细胞内的检测，无铜点击化学可能是最佳选择，因为其反应动力学快速且成分对细胞相对无毒。环辛炔化学的唯一不足是三键可能与生物分子内的其他亲核基团反应，尤其是游离硫醇。然而，只要细胞活力没问题，铜催化的炔基点击反应可用于荧光标记叠氮氨基酸或叠氮糖，具有更高的特异性。

（五）抗体 - 酶结合物染色

检测细胞和组织内标记物最早的方法之一是使用抗体 - 酶结合物进行特异性免疫组织化学（IHC）染色。IHC 的生物结合试剂是最早开发的用于从显微镜载玻片上组织切片中的活检成像疾病的试剂之一，病理学市场仍然广泛使用这些生物结合物进行诊断测试。常用于检测的酶有辣根过氧化物酶（HRP）、碱性磷酸酶或 β- 半乳糖苷酶，其都能在特定底物的翻转过程中形成显色或荧光产物。

三、纯化

使用专门的生物结合物，包括亲和介导的生物分子富集、纯化或清除，将生物特异性亲和配体固定在不溶性树脂或其他固体载体材料上，使目标分子从复杂溶液中分离。固定化配体可以是天然生物亲和分子或合成分子，可逆地结合所需靶分子，以便亲和支持物可以捕获和释放靶标以进行分离。合适的亲和配体通常使用与在溶液中形成可溶性生物偶联物的方法相似或相同的固定反应共价连接到不溶性基质上，或使用中间的高亲和力生物相互作用对非共价固定亲和配体。

亲和分子可以固定在各种不溶性载体材料上，包括各种形状和大小的多孔树脂和无孔颗粒，以及磁性颗粒、平面、微孔板、内管或微流体通道、膜和多孔整体结构。

（一）固定化亲和配体纯化

生物大分子（如蛋白质）、较小的生物亲和性配体（如短肽、核酸或碳水化合物），甚至合成的有机分子（如底物类似物或药物）都可以共价偶联到不溶性表面或颗粒上，以创建一个亲和基质用于特异性结合特定蛋白质，为了创建固定的亲和支持物，目标蛋白质使用其可用的氨基、硫醇基或偶尔使用糖基。

从抗血清或可能含有其他非相关 IgG 分子的培养基中纯化特异性抗体通常涉及使用固定抗原柱，确保从具有其他特异性的抗体中分离出正确特异性的抗体。然而，如果所需抗体存在于不含其他抗体的溶液中，例如制备单克隆抗体或细菌产生重组抗体时，则可以使用固定化免疫球蛋白结合支持物通过其对 IgG 的 Fc 或 Fab 区的亲和力而不是通过特定的抗原结合位点相互作用来分离抗体。使用固定蛋白 A、蛋白 G 或蛋白 A/G 制备的亲和支持物已被用于从培养物上清液和腹腔积液中分离和纯化抗体。使用固定亲和配体纯化抗体的第三种选择是合成的有机结合分子。

固定亲和配体的分离可用于纯化更多的生物分子，而不仅仅是抗体。例如，固定化的糖类、碳水化合物或复合聚糖可用于分离对目标糖或糖序列具有结合特异性的蛋白质；固定化凝集素可用于根据目标分子中包含的特定糖类分离某些碳水化合物或糖蛋白；小分子底物类似物或抑制剂也已被用作固定亲和配体以从生物溶液中捕获或纯化某些酶。

（二）免疫沉淀技术

抗体的特异性和二价性质允许通过来自生物样品的蛋白质和其他分子的免疫亲和相互作用，直接靶向，有效地将它们从免疫复合物的样品溶液中沉淀出来。如果抗体与不溶性支持物偶联，所得生物偶联物也可用于捕获目标分子并通过洗涤去除剩余成分。尽管从免疫学的角度来说，这不是严格的免疫沉淀，但在不溶性支持物上的免疫亲和层析，基本上实现了将目标抗原从溶液中沉淀出来的相同效果。几乎可以为任何目标蛋白质或生物分子制备多克隆或单克隆抗体，并用于免疫沉淀技术以捕获这些目标。在实践中，通常有两种策略用于制备免疫亲和支持物：①将抗体直接固定在树脂或固相上；②使用中间高亲和力相互作用对，例如链霉亲和素 - 生物素相互作用，在抗体与其特定靶抗原相互作用后捕获抗体。

使用多种反应性化学物质将抗体直接偶联到活化的支持物上，这些化学物质可以与氨基、硫醇基甚至免疫球蛋白的糖基共价连接。通过氨基固定是最常见的途径，可导致抗体在载体表面上随机分布；也可以通过抗体硫醇基团进行偶联，在抗体铰链区附近形成连接点，对于将 F（ab′）2 片段的二硫键还原以制备 Fab′ 片段后将其固定到不溶性支持物上特别有效。该策略确保了与抗体基质的每次偶联反应都发生在每个单价片段上抗原结合位点的另一端。多克隆抗体和一些单克隆抗体在 Fc 区被糖基化，糖基被高碘酸盐氧化以产生醛基。所有这些方法都可以通过产生直接共价键将抗体固定在固体支持物上。

进行免疫沉淀分离的另一种策略是使用固定化链霉亲和素作为亲和支持物，然后使用溶液中的生物素化抗体捕获目标抗原。这种方法很方便，链霉亲和素基质可作为通用支持物，用于任何可用生物素化抗体偶联物免疫沉淀程序。这种情况下，只需要一种亲和支持物，即固定的链霉亲和素。

为免疫沉淀应用制备固定化抗体的另一种选择是使用固定化免疫球蛋白结合蛋白，例如蛋白 A、蛋白 G 或蛋白 A/G，它们是细菌蛋白，主要通过其 Fc 与 IgG 结合。在这种方法中，固定的免疫球蛋白结合支持物通过其 Fc 区捕获一抗，从而使 IgG 分子的抗原结合位点自由地与目标抗原相互作用。然后，这种亲和复合物使用同型双功能交联剂共价交联，永久稳定相互作用。

四、催化与化学改性

固定化配体最广泛应用之一是催化溶液中的反应。这通常是使用酶来完成的，但也可能涉及使用固定的反应基团，在目标分子上产生某些修饰。这些固定的反应物可以促进蛋白质中肽键的特异性裂解、碳水化合物中糖苷键的水解或促进化学反应以改变目标分子的结构或合成特定物质。此类反应剂与固相的缀合形成了一个系统，该系统允许修饰目标分子而不会被反应剂污染溶液。反应后，通过过滤和洗涤固相回收样品溶液，即实现固定催化剂或反应化合物的分离。许多可以催化反应或与目标分子反应的试剂可共价连接到树脂或表面以形成固定的类似物，具有适用于多种应用的便利特性。在蛋白质组学分析、生物工程等领域运用较多。

五、治疗和体内诊断

生物共轭技术最大和最重要的应用领域之一是人类疾病治疗和诊断领域。在过去的几十年中，为这些应用开发的生物偶联试剂为诊断、生物技术和制药行业的发展做出了重大贡献。靶向治疗的出现是因为能够创造出能够专门针对疾病，同时限制其对正常组织影响的治疗性生物偶联物。理想的治疗性生物偶联物，可能由与药物或效应分子偶联的靶向成分组成，该成分可以将活性有效载荷直接传递给肿瘤细胞,攻击入侵的病原体,或靶向体内其他部位进行治疗,几乎没有结合或毒性非靶向细胞和器官。

靶向生物偶联物也已用于体内诊断程序以检测和成像肿瘤部位,并用于体外测定以量化患者血清中的疾病标志物或药物浓度。许多诊断程序的特异性和敏感性取决于开发可与特定靶标相互作用并提供灵敏的检测能力,这些结合物包括由抗体、酶、蛋白毒素、肽、小分子有机物、放射性标记物、金属螯合物、无机纳米粒子、聚合物和生物亲和配体组成的组合物。

第七节　几种特定的蛋白质偶联

一、抗体修饰和偶联

将抗体与另一种蛋白质或分子偶联对生命科学研究、诊断和治疗中的许多应用至关重要。抗体偶联物已成为与癌症和其他疾病靶向治疗相关的最重要的生物制剂之一。目前已在肿瘤细胞上鉴定出数十种标记物,针对这些标记物开发了用于靶向治疗的单克隆抗体。制备抗体偶联物以在体内发现和摧毁癌细胞已成为新药研究的主要策略之一。大多数情况下,药物的位点特异性递送涉及成功开发单克隆抗体偶联物,该偶联物可以靶向患病细胞而不影响正常细胞。

此外,抗体分子在免疫分析或检测技术中的应用涵盖了多个研究领域。具有精确特异性、相对廉价的多克隆和单克隆抗体的可用性,使得能与任何可能的分析物以高亲和力相互作用的试剂系统的设计成为可能。纯化免疫球蛋白的定向特异性为构建免疫试剂提供了强大的工具。使用多种结合和修饰技术,可以对特定抗体进行修饰,以便在复杂的混合物中轻松追踪。例如,用酶、荧光化合物或生物素标记的抗体分子提供了一种可检测的复合物,能通过其标签进行量化或可视化。

为了保持源自多克隆抗血清的抗体偶联物的特异性,只能使用亲和纯化的免疫球蛋白。使用相应的固定抗原,通过亲和层析从抗血清中分离出这些纯化的制剂,仅包含具有所需抗原特异性的抗体分子群。应避免对整个免疫球蛋白组分进行修饰或结合,因为其他抗体群会存在并导致试剂活性相当大的非特异性。即使二抗也应该经过亲和纯化,并与其他物种抗体类型的免疫球蛋白高度交叉吸附,以防止非特异性相互作用。

单克隆抗体也应在进行生物偶联之前通过亲和层析进行纯化。这可以通过使用固定化抗原来实现,如果抗原的数量不够,则可以使用固定化免疫球蛋白结合蛋白。大多数能在成功纯化的同时保持活性的单克隆抗体一般也足够稳定,可以承受化学修饰的考验。然而,有时特定的单克隆抗体会通过修饰反应部分或完全失活,有时活性损失是由偶联过程中物理阻断抗原结合位点引起的。在其他情况下,互补决定区(CDR)的构象变化是问题的原因,使用单克隆药物以确定修饰是否会严重影响活性时,经常需要反复试验。

抗体分子的独特结构特征为修饰和偶联方案提供了多种选择。最基本的免疫球蛋白 G 分子(IgG)由两条轻链和两条重链组成,通过非共价相互作用和许多二硫键连接在一起。轻链分别在 CL 和 C1 区域与重链形成二硫键。重链又在铰链区彼此二硫键合(图 1-5-94)。每个免疫球蛋白分子中的两条重链是相同的。根据免疫球蛋白的类别,这些亚基的分子量范围为 50 000～75 000Da。同样,抗体的两条轻链相同,分子量约为 25 000Da。对于 IgG 分子,代表四个亚单位的完整分子量在 150 000～160 000Da 范围内。

在抗体中可以发现两种形式的轻链。单个抗体具有 λ 或 κ 型的轻链亚基,但不会在同一分子中同时具有这两种类型。然而,免疫球蛋白的类别由抗体的重链决定。单个抗体也仅具有一种类型的重链(γ、 μ、α、ε 或 δ）。因此，有五类主要的抗体分子，每一类都由其重链类型决定，分别命名为 IgG、IgM、IgA、IgE 或 IgD。其中，IgG、IgE 和 IgD 由包含两条轻链和两条重链的基本单体结构组成；IgA 分子可作为这种基本单体结构的单线态、双线态或三线态存在；IgM 分子是大的五聚体结构。IgA 和 IgM 都包含一个额外的亚基，称为 J 链，是一种非常酸性的多肽，分子量为 15 000Da，富含糖基。免疫球蛋白分子的重链也被糖基化，通常在 Fc 片段区域内的 CH2 结构域中，但也可能在抗原结合位点附近含有糖基。

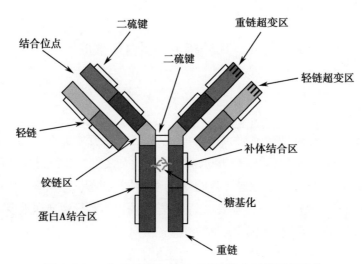

图 1-5-94 免疫球蛋白 G（IgG）抗体分子的详细结构

每个免疫球蛋白单体结构上都有两个抗原结合位点，由"y"结构尖端的 N 末端超可变区的重/轻链邻近形成。这些亚基配对产生的独特三级结构产生了与互补抗原分子相互作用所必需的构象。IgG 抗体的两种主要消化形式可用于制备免疫试剂。用木瓜蛋白酶酶切产生免疫球蛋白分子的两个小片段，每个片段都包含一个抗原结合位点（称为 Fab 片段），一个较大的片段仅包含两条重链的较低部分（称为 Fc 片段）。或者，胃蛋白酶裂解产生一个包含两个抗原结合位点的大片段［称为 F（ab′）2］和许多由 Fc 区广泛降解形成的小片段。F（ab′）2 片段通过保留铰链区中的二硫键而保持在一起。使用 2-巯基乙胺盐酸盐（2-MEA）、二硫苏糖醇（DTT）、三（2-羧乙基）膦（TCEP）或其他还原剂对二硫键进行还原会产生两个 Fab′ 片段，每个片段有一个抗原结合位点。

抗体分子具有许多适用于修饰或缀合目的的官能团。交联剂可用于靶向赖氨酸 ε-氨基和 N-末端 α-氨基，C-末端以及天冬氨酸和谷氨酸残基也可以通过羧基与另一个分子偶联。尽管氨基和羧基在抗体中与大多数蛋白质一样丰富，但其在免疫球蛋白三维结构中的分布在整个表面拓扑中几乎是均匀的。出于这个原因，抗体分子之间或与其他大分子的偶联方式是随机的，基团之间会以最容易结合的方式偶联。这反过来又导致抗体在复合物结构内的随机取向，可能会阻止抗原结合位点对抗另一个偶联蛋白质或分子的表面。与未缀合的抗体相比，以这种方式隐藏结合位点导致复合物中抗原结合活性降低。控制修饰和缀合的水平通常会导致抗体复合物在预期应用中具有最高可能的活性。

如果所使用的官能团数量有限或仅存在于分子上的离散位点，则使用抗体分子进行的偶联在保持活性方面可能会更成功。这种"定点偶联"方案利用了交联试剂，与仅在免疫球蛋白表面特定位置的残基发生特异性反应。通过应用偶联化学和抗体结构知识，可以定向修饰免疫球蛋白分子，最大可能保持其对抗原的结合潜力。

两种定点化学反应在这方面特别有用。铰链区中将重链固定在一起的二硫键可以用还原剂（如MEA、DTT 或 TCEP）裂解，以显示完整抗体中的一些巯基，或在某些情况下产生两个半抗体分子，其具有可用的巯基且每个都包含一个抗原结合位点。或者,较小的抗原结合片段可由胃蛋白酶消化制成,使F(ab′)2片段缺少大部分Fc区,并类似地还原以形成含有巯基的单价Fab′分子。这两种制剂都含有游离巯基,可以使用巯基反应性探针或交联剂靶向结合。使用铰链区巯基完成的缀合将使附着的蛋白质或其他分子远离抗原结合位点,从而防止这些区域的阻塞并更好地保持活性。

第二种定点偶联抗体分子的方法利用了在杂交瘤合成后用糖基进行翻译后修饰的聚糖。在细菌中生长的重组抗体也可能不含糖基。在尝试使用通过多糖区域偶联的方法之前,最好先测试抗体,确定是否含有糖基,特别是免疫球蛋白是杂交瘤或重组来源的。

(一)抗体-酶偶联物的制备

抗体和酶分子交联方法的开发——保留高抗原结合活性和高酶活性的方法,已经形成当今大部分诊断行业的基础,对健康产业产生了巨大影响。偶联化学方法围绕抗体和酶结构的知识设计。ELISA技术中使用的主要酶包括辣根过氧化物酶(HRP)、碱性磷酸酶(AP)、β-半乳糖苷酶(β-gal)和葡萄糖氧化酶(GO)。迄今为止,HRP是抗体-酶偶联物中最常用的酶。大约80%的抗体偶联物都包含HRP,其中大部分用于诊断分析系统。AP是抗体-酶偶联的第二大选择,近20%的商业酶联分析使用AP。尽管β-gal和GO在实验研究中经常使用并在文献中被多次引用,但在商业ELISA应用中的使用率不到1%。将酶连接到抗体分子的缀合方法因可用的官能团而异。HRP是一种糖蛋白,很容易被高碘酸盐氧化,通过还原胺化与免疫球蛋白上的氨基偶联。β-gal在天然状态下含有丰富的游离巯基。巯基可用于偶联异型双功能交联剂如SMCC的巯基反应末端。这些酶都可以通过其氨基使用交联剂如戊二醛或各种异型双功能试剂缀合。

(二)标记抗体的制备

除了用酶标记免疫球蛋白以对底物的催化作用提供可检测性之外,抗体分子还可以用可直接或间接提供可检测特性的小化合物进行标记。偶联物的抗体组分特异性可用于结合独特的抗原决定簇,附着的标签提供检测所需的特性。这种小的化学标记通常是以下几种类型中的一种:强荧光分子、造影剂、亲和标签或不稳定的放射性同位素。

带有^{125}I的放射性标记抗体构成了大多数放射免疫测定(RIA)的基础。由于与放射性化合物的处理和处置相关的危险性以及使用酶标记提供的更好的灵敏度,放射性同位素在抗体标记中的使用较少用于体外免疫测定。然而,放射性同位素用于癌症治疗或检测的体内诊断或治疗偶联物的单克隆抗体标记非常重要,直接连接到抗体或通过金属螯合基团连接的放射性同位素已成为体内靶向和检测肿瘤细胞的重要策略。此外,放射性标记可能比其他化学标签具有明显的优势,其不受抗体分子内构象变化或化学环境变化的影响,而酶或具有独特光谱特征的标记容易受影响。因此,在某些情况下,放射性标记仍然可以提供一种重要的检测手段,接近目前可用的最敏感和最可靠的标签,特别是用于体内成像目的。

用于标记抗体分子的另一种形式是用生物素基团进行化学修饰。生物素化在免疫球蛋白上创建一个亲和手柄,能在已知的两种最紧密的非共价相互作用中强烈结合亲和素或链霉亲和素。在这种类型的系统中,不是用可检测探针直接标记抗体,而是将抗生物素蛋白(或链霉亲和素)分子修饰为包含检测复合物,由酶、荧光探针、造影剂或放射性标记组成。然后通过添加此类标记的亲和素或链霉亲和素试剂来放大和检测生物素化抗体与其靶向抗原的相互作用。

(三)免疫毒素偶联物

针对肿瘤抗原的单克隆抗体可作为靶向剂,将某些细胞毒性物质传导至恶性细胞进行选择性杀伤。已知许多细胞表面标志物在人类实体瘤中增殖,针对这些标志物的单特异性抗体,创造了靶向肿瘤的能力,导致细胞死亡,同时留下健康细胞。抗体提供识别和结合能力,而相关毒性成分会影响细胞死亡。

构建肿瘤抗体免疫偶联物的方法有多种。最早的设计之一是使用单克隆抗体与毒素的结合物，能在细胞内的核糖体水平上阻断蛋白质合成。此外，可使用放射性标记，通过在抗体结合发生的位置附近过度暴露于辐射来杀死细胞；还有方法构建了药物偶联物，将化学疗法与单克隆药物的靶向能力相结合。此外，单克隆抗体与某些生物调节剂（如淋巴因子或生长因子）的偶联物也可影响肿瘤细胞活力。

一些免疫偶联物利用由聚合物分子组成的中间载体系统，如多糖，特别是葡聚糖。活化的葡聚糖与单克隆抗体和细胞毒剂交联，提供多价结合位点以产生更大的复合物。脂质体可以通过将抗体锚定在其外表面并用细胞毒性化合物对囊泡放电。此外，具有抗体靶向分子和细胞毒性成分的树枝状聚合物偶联物已被用于制造多价免疫毒素偶联物。

部分偶联物的设计使用两阶段方法，其中抗体与中间试剂结合，当与另一种因子结合时，可能会引起细胞毒性。例如，已经使用了酶偶联物与单克隆抗体，可在体内将无活性的前药转化为化学细胞毒剂。抗体导向的酶前药疗法（ADEPT）已成为抗体疗法设计中的一个重要选择。单克隆抗体也可以用生物素标签和二级抗生物素蛋白 - 毒素偶联物进行标记，一旦抗体与肿瘤细胞结合，用于靶向抗体。通过使用硼中子俘获治疗也尝试了两阶段放射治疗。

二、酶修饰和结合

酶在生物共轭化学中广泛用作测定系统的检测组分。酶的催化活性可将底物分子转化为显色、荧光或化学发光产物，很容易通过成像、显微镜或光谱学检测或量化。如果酶与分析物特异的靶向分子结合，则可以构建分析系统来定位或测量分析物。最常见的靶向分子是对待测物质具有抗原结合特异性的抗体。与这种抗体偶联的酶可用于显现抗原的存在，酶联免疫吸附测定（ELISA）已成为最重要的免疫测定系统类型。此外，可以选择底物产生可溶产物，这些产物可通过其吸光度或荧光进行准确定量。或者，可使用形成不溶性、高度着色的沉淀物的底物，将抗原定位在印迹、细胞或组织切片中。基于酶的检测系统的灵活性使酶偶联化学成为生物偶联技术中最重要的应用领域之一。

用于催化转化的酶的固定化（称为固定化反应器）也成为使用这些蛋白质的一个重要领域，专门的固定化反应器用于切割或修饰生物分子、合成复杂的有机化合物、生产食品以及从生物原料中生产生物能源分子。

（一）常见酶的性质

1. 辣根过氧化物酶 辣根过氧化物酶（HRP）分子量为 40 000Da，可催化 H_2O_2 与某些有机、给电子底物的反应，产生高度着色的产物。HRP 与其基本底物 H_2O_2 反应形成稳定的中间体，该中间体可以在合适的电子供体存在下解离，氧化供体并产生颜色变化。供体可由可氧化分子组成，如抗坏血酸、细胞色素 C、亚铁氰化物或许多染料的无色形式。大量的供电子染料底物可用作 HRP 检测试剂，其中一些可用于形成分光光度检测系统的可溶性有色产物，其他底物则形成特别适用于染色技术的不溶性产物。此外，还可以使用通过 HRP 氧化产生荧光或化学发光产物的底物。化学发光底物是所有检测试剂中最灵敏的，有助于检测低至阿克级的目标分析物。

在过氧化物酶催化的增强化学发光检测中，使用抗体 -HRP 或链霉亲和素 -HRP 偶联物成为 ELISA 和蛋白质印迹应用中检测目标分析物最灵敏的检测方法之一。通过添加各种增强剂分子，可以显著改善 HRP 催化过程中发生的级联反应，这些增强剂分子会产生氧化中间体，导致化学发光底物（如鲁米诺）的氧化和发光。使用多因素实验设计方法分析该反应，确定 H_2O_2、鲁米诺和两种不同增强剂化合物 3-（10′-吩噻嗪基）丙烷 -1- 磺酸盐和 4- 吗啉代吡啶这种优化浓度的组合可产生最佳的信噪比和最长的化学发光发射。

HRP 是一种含有亚铁血红素的血红素蛋白。血红素结构赋予酶的颜色和其在 403nm 处的最大吸收率。其在溶液中 403nm 处的吸光度与其在 275nm 处的吸光度之比，称为 Rz，可用于估算酶的纯度。然而，至少存在七种 HRP 同工酶，Rz 范围为 2.50～4.19。

HRP 是一种糖蛋白，含有大量糖基。其多糖链常用于交联反应，将酶与靶向分子偶联。用高碘酸钠轻度氧化其相关的聚糖残基会产生反应性醛基，可用于与含胺分子缀合。在氰基硼氢化钠存在下将氧化的 HRP 还原胺化为抗体分子，可能是用这种酶制备高活性偶联物的最简单方法。

HRP 结合的其他方法包括使用同型双功能交联剂戊二醛和异型双功能交联剂 SMCC。使用戊二醛，通常采用两步法来限制低聚物形成的程度。即使使用最高度控制的反应，这种方法也经常导致不可接受的偶联沉淀物产量。尽管有这个缺点，戊二醛偶联仍然是常规使用，特别是用于已建立的诊断分析的抗体 - 酶试剂制备中。使用交联剂 SMCC 可以更好地控制结合过程。SMCC 首先与 HRP 反应生成含有巯基反应性马来酰亚胺基团的衍生物。天然酶的 HRP 活化应导致蛋白质上最多两个氨基的修饰，因为 HRP 仅包含两个赖氨酸。EDA 修饰的 HRP 比未修饰的更稳定，因此阳离子化可能有利于保留酶活性。马来酰亚胺活化的酶可以被纯化和冷冻干燥，从而提供修饰的 HRP 与含巯基的抗体反应。

HRP 的分子量是制备抗体 - 酶偶联物的一个优势，因为整个复合物可以设计得很小。相对低分子量的结合物比大的聚合物复合物能更好地渗透细胞结构，因此 HRP 偶联物通常是免疫组织化学（IHC）和免疫细胞化学染色技术的最佳选择。小的偶联物尺寸意味着更容易接近组织切片内的抗原结构。

2. 碱性磷酸酶　碱性磷酸酶（AP）代表了从细菌到动物的生物体中普遍存在的同工酶大家族。在哺乳动物中有两种形式的 AP，一种形式存在于各种组织中，另一种形式仅存在于肠道中。它们的共同点在于磷酸酶活性在 pH 为 8～10 时最佳，二价阳离子存在时被激活，并被半胱氨酸、氰化物、砷酸盐各种金属螯合剂和磷酸根离子抑制。

AP 同工酶可以从多种底物上切割相关的磷酸单酯基团。这些酶的确切生物学功能尚不完全清楚，但其功能与激酶相反，从磷酸化蛋白质中去除磷酸基团，从而影响细胞内的信号转导过程。碱性 pH 下，AP 同工酶在体内表现出经典的磷酸水解酶作用；中性 pH 下，其可充当磷酸转移酶。从这个意义上说，可以使用合适的磷酸盐受体分子来提高 AP 在选定底物上的反应速率。典型的磷酸盐受体添加剂包括二乙醇胺 Tris 和 2- 氨基 -2- 甲基 -1- 丙醇。底物缓冲液中这些添加剂的存在可以显著提高基于 AP 的 ELISA 测定灵敏度，即使底物反应是在碱性条件下进行的。

在制备酶偶联物时，AP 通常难以使用，用交联剂修饰或与抗体分子偶联后可能损失活性。简单遵循制备抗体 -AP 偶联物的既定方案并不总能确保酶活性的保留，有时活性损失可以追溯到特定批次或某些酶的供应商。使用高度纯化、高活性的 AP 制剂有助于在偶联物中保持良好的合成活性。

AP 比 HRP 能更好地承受与杂交测定相关的适度高温，因此 AP 通常是标记寡核苷酸探针的首选酶。AP 还能在底物发育的延长时期内保持酶活性。如果背景干扰低，可以将底物孵育时间延长至数小时，有时甚至数天，在 ELISA 程序中提高灵敏度。

通常与 AP 一起使用的缀合方法包括戊二醛介导的交联和使用异型双功能交联剂 SMCC 或 SPDP。异型双功能交联剂提供对交联过程的最佳控制，通常会产生高活性的抗体 - 酶偶联物。许多缀合流程包含磷酸钠缓冲系统，以在化学修饰过程中可逆地阻断 AP 活性位点，防止在催化位点发生衍生化，从而更好地保留所得缀合物的活性。

3. β- 半乳糖苷酶　β- 半乳糖苷酶（β-gal）在水溶液中催化 β-d- 半乳糖苷水解为半乳糖和醇。β-gal 广泛存在于微生物、植物和动物中，可用于测定生物体液中的乳糖，并用于食品加工操作，特别是以固定形式。β-gal 通常用作监测基因激活和转录的报告酶，与抗体分子或链霉亲和素结合用于 ELISA 系统时也具有良好的特性。

β-gal 的分子量为 540 000Da，由四个相同的亚基组成，分子量为 135 000Da，每个亚基都有一个独立的活性位点。该酶由二价金属作为辅助因子，需要螯合 Mg^{2+} 来维持活性位点构象。NaCl 或低分子量醇（甲醇、乙醇等）稀释溶液（5%）的存在会导致底物周转率增加。β-gal 含有许多巯基并被糖基化。

β-gal 通常从大肠杆菌中分离，最佳 pH 为 7～7.5。相比之下，哺乳动物 β-gal 的最佳 pH 通常为 5.5～6，因此，可以避免免疫组织化学染色过程中内源性 β-gal 的干扰。

由于 β-gal 分子量相对较高，与抗体和 β-gal 形成的偶联物可能比与 AP 或 HRP 相关的偶联物大得多。出于这个原因，在免疫组织化学或免疫细胞化学染色技术中，用 β-gal 制成的抗体偶联物比用其他酶制成的抗体更难穿透组织结构。

可以使用异型双功能交联剂 SMCC 将 β-gal 与抗体分子缀合。该交联剂首先通过其胺反应性 NHS 酯末端与抗体反应，以形成马来酰亚胺活化的衍生物。这与大多数使用 SMCC 的抗体 - 酶偶联方案形成对比，其中酶通常首先被修饰，然后含有巯基的抗体被偶联。然而，由于 β-gal 已经含有丰富的游离巯基，可以参与马来酰亚胺激活的蛋白质偶联，因此与 β-gal 的结合通常是在抗体作为第一个修饰成分的情况下完成的。该途径避免了通过还原或用巯基化试剂修饰在抗体分子上产生巯基。

4. 葡萄糖氧化酶　葡萄糖氧化酶（GO）是一种黄素酶，可催化 β-d- 葡萄糖氧化为 d- 葡萄糖酸内酯。催化的中间产物是还原的酶 -FADH2 复合物，在有氧情况下，随着过氧化氢的释放，该复合物被氧化成酶 -FAD。该酶由通过二硫键结合在一起的两个相同亚基组成。GO 包含两个紧密结合的黄素腺嘌呤二核苷酸（FAD）辅因子，每个亚基一个，对其氧化还原酶活性至关重要。每个亚基还含有一分子螯合铁。完整的蛋白质由大约 74% 的氨基酸、16% 的中性糖和 2% 的氨基糖组成（总分子量为 160 000Da）。GO 可在 pH 为 4～7 相对较宽范围内运行，最佳 pH 为为 5.5。GO 制剂通常是从黑曲霉中分离出来。

葡萄糖氧化酶广泛用于诊断测定，用于测定生理液体中的葡萄糖浓度。氧化产物的可检测性是通过酶偶联反应完成的，其中释放的 H_2O_2 与过氧化物酶和合适的显色底物反应。

可以使用交联剂戊二醛或 SMCC 制备 GO 抗体偶联物。异型双功能交联剂 SMCC 提供了对结合过程的最佳控制，通常会产生高活性的制剂。

（二）偶联用活化酶的制备

酶可以被修饰以包含用于与其他蛋白质缀合的反应基团。该操作可以使用同型双功能或异型双功能交联剂，这些试剂可以与酶上的某些化学目标共价偶联，并产生可与另一个分子交联的末端反应基团。也可以利用多糖成分激活酶，用高碘酸钠氧化以形成反应性醛。

无论采用何种方法产生共轭物，最重要的因素是保持复合物中的活性并防止可能导致沉淀的大量低聚物生成。主要包括以下方法：①戊二醛活化酶；②高碘酸盐氧化技术；③ SMCC 活化酶；④酰肼活化酶；⑤ SPDP 活化酶。

（三）生物素化酶的制备

生物素化酶可用作（链霉）亲和素 - 生物素分析程序中的检测试剂。特别是在桥联抗生物素 - 生物素（BRAB）方法或 ABC 技术中，生物素标记的酶与生物素化抗体的抗原和（链霉）抗生物素桥联分子结合后用作信号剂。酶表面的生物素能与（链霉）抗生物素抗体复合物结合，提供高特异性的近共价相互作用。

在酶分子上添加生物素标签非常简单，有各种各样的选择。例如，NHS-LC 生物素可用于修饰氨基，这是许多涉及蛋白质的生物素化过程的常用选择。当存在游离巯基时，如在 β- 半乳糖中，巯基反应性生物素标签可能更合适，例如生物素 -BMCC。然而，比这些常用试剂更好的选择是使用含有 PEG 间隔臂的亲水性生物素化合物。生物素 - 聚乙二醇反应性化合物具有不同的反应性和间隔长度，可适应几乎任何应用。使用这些生物素化试剂修饰的酶和其他蛋白质比使用脂肪族生物素化合物能更好地保持其水溶性。亲水性 PEG 间隔区可防止修饰蛋白的聚集，并显著减少非特异性结合。

第八节　多肽连接方法

一、化学连接

现有的多肽拼接方法分为化学法与酶促法两大类。化学法包括自然化学连接（native chemical ligation，NCL）、无痕施陶丁格连接（traceless Staudinger ligation）、酮酸 - 羟胺连接（ketoacidhydroxylamine ligation，KAHA）、丝氨酸 / 苏氨酸连接（serine/threonine ligation，STL）以及二硒醚 - 硒酯连接（diselenide-selenoester ligation，DSL）等（图 1-5-95）。这些化学方法均采取了相似的策略，即两条多肽片段的末端化学基团发生选择性反应形成共价键，之后通过分子内重排形成肽键。

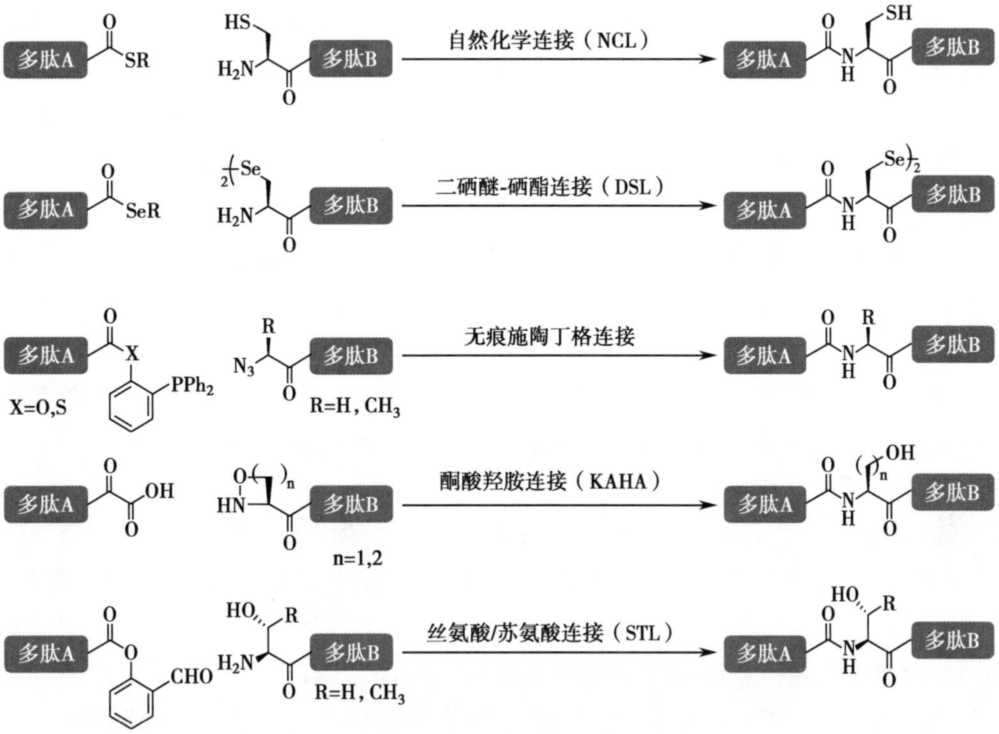

图 1-5-95　主要化学连接方法

NCL 是目前应用最广泛的一种方法，该方法的原理为将一条多肽的 C 端活化为硫酯形式，而另一条多肽的 N 端第一个残基固定为 Cys，二者经过硫醇 - 硫酯交换与分子内重排两步反应形成肽键。多肽硫酯可通过 Boc（叔丁氧羰基）固相合成法（保护基为叔丁氧羰基）直接合成，也可通过 Fmoc（9- 芴甲氧羰基）固相合成法（保护基为 9- 芴甲氧羰基）制备多肽酰肼，再经过一步反应生成叠氮或吡唑中间产物，加入硫醇得到对应的多肽硫酯。若待连接片段为重组蛋白，则需要通过分子生物学方法在蛋白 N 端添加 Cys 残基，或将蛋白质 C 端活化为硫酯形式。

一般认为，自然化学连接反应经过三步完成。首先，烷基硫酯与芳基硫醇发生硫酯交换反应形成活性较高的芳基硫酯。其次，芳基硫酯与 N 端 Cys 肽发生分子间硫酯交换，实现由双分子到单分子的转变。最后，分子内经过五元环发生 S 到 N 的迁移，形成最终产物。通常实验观察不到第二步形成的中间体，主要是由于紧随其后的分子内酰基迁移速率极为迅速。因此，第二步为该反应的速控步。

对于高位阻的氨基酸,硫酯的交换非常缓慢致使连接效率低,如 Val、Ile、Pro(研究认为超共轭作用是减低硫酯活性的主要原因)。通过筛选硫醇试剂发现,对羧乙基苯硫酚(MPAA)是催化活性最好的催化剂。MPAA 较好的催化能力主要由于芳基硫醇具有强的亲核性和离去性,同时羧基提高了 MPAA 的水溶性。

NCL 方法的主要缺陷在于,Cys 是天然蛋白质中丰度最低的氨基酸种类之一,严重限制了拼接位点的选择范围。因此,突破该反应对 Cys 的限制十分有意义。

(一)突破 Cys 限制

1. 辅基参与连接反应　将含有巯基的基团引入 N 端多肽的 α-氨基,形成类似 Cys 的结构,并成功与多肽硫酯发生高效化学选择性连接。连接后,该基团可以被锌粉还原脱去。该策略拉开了辅基参与连接反应研究的局面,然而需要指出,这种辅基参与的连接反应受位阻影响大,要求连接位点至少含有 Gly。

将容易脱去的巯基修饰基团引入 N 端 α-氨基,实现其与 C 端硫酯的高效连接。然而,该方法仍要求连接位点含有 Gly。为实现与硫酯的连接性反应,可将含有巯基化的糖基引入 Asp、Ser、Thr 侧链。由于糖基辅助的连接中酰基迁移是通过大环来实现的(15 元环),反应需要较长时间完成,同时需要外加有机溶剂。此外,糖基修饰多肽的固相合成存在困难,存在辅助基团脱除不彻底问题。

2. 氨基酸的巯基化　通过脱硫反应可将 Cys 转变为 Ala。利用 Raney Ni、Pd 试剂可将连接位点的 Cys 选择性氢化去硫,间接实现硫酯肽与丙氨酸的连接。目前更常用的试剂为自由基引发剂 VA-044(偶氮二异丁咪唑啉盐酸盐),丙氨酸是少数丰度很高的氨基酸之一,因而该反应大大拓展了自然化学连接的应用范围。设计合成 β-巯基化的 Phe,并实现与硫酯肽的选择性连接反应,进一步证实氨基酸巯基化方案的有效性。近年来,研究者突破了 Lys、Leu、Pro、Val、Thr 氨基酸的巯基化,并成功实现了与硫酯肽的选择性连接反应。基于桥头效应,γ-巯基化的 Pro 能高效与硫酯肽发生选择性连接反应。自由基脱硫策略解决了传统金属脱硫操作复杂、选择性差的问题。自由基脱硫反应促使巯基化氨基酸策略成为突破 Cys 限制最为有效的方案。需要指出,现有巯基化氨基酸的合成路线存在步骤多、成本高、难于工业化的问题。

3. 特殊氨基酸的连接　利用侧链官能基团的特殊活性,少数几种氨基酸可以通过特殊的方式与硫酯肽发生连接反应。利用组氨酸侧链咪唑基团弱的亲核性,可对 N 端组氨酸肽与过硫酯肽选择性连接。此外,利用高半胱氨酸与硫酯的选择性反应和烷基化策略实现了甲硫氨酸的连接反应。可将 Cys 侧链巯基转变为羟基,将连接位点拓展到 Ser。有研究将巯基引入 Ser 和 Thr 侧链,实现了该位点的连接反应。这些方法在实际运用中存在修饰氨基酸合成困难、连接效率低的问题,因而没有被推广使用。

4. 硒代氨基酸参与的连接反应　研究发现硒代氨基酸能与硫酯肽发生高效连接,并成功用于合成核糖核酸酶。与硫相比,硒具有更强的亲核性和离去性。因此,硒代氨基酸的连接反应速率较快。在弱酸性条件下(pH 为 4.0),硒代半胱氨酸仍能与硫酯肽高效地连接,也可利用 TCEP/DTT 实现巯基存在下的选择性脱硒,拓展硒代氨基酸的应用。硒酯肽与 N 端 Cys 肽的连接反应,具有高活性的硒酯有利于实现高位阻的连接。需要指出,由于硒代氨基酸非常活泼,难以保存和制备,同时硒基容易与巯基形成高度稳定且不易被还原的化合物,这些问题没有得到有效解决前,硒代氨基酸的连接难以推广使用。

5. 硫酯胺解连接反应　有研究通过优化溶剂实现了硫酯肽与 α-氨基的高效连接、磷酸辅助硫酯连接和谷氨酸辅助连接反应。另外可利用 O 到 S 迁移原位形成硫酯。然而,硫酯胺解反应要求非反应位点的氨基保护,同时对溶剂的要求比较苛刻。

(二)Fmoc 固相合成硫酯

硫酯在哌啶中不能稳定存在,因而不能直接采用 Fmoc 法合成,只能利用 Boc 法制备。由于使用了高腐蚀性的 HF,Boc 法固相合成已成为即将淘汰的技术。此外,含有多种修饰的多肽不能采用 Boc 法制备，如糖基化、硫酸化和磷酸化肽。目前，Fmoc 合成硫酯的基本思路均采用掩蔽硫酯的方案。

1. 新型解 Fmoc 试剂　Fmoc 法固相合成采用哌啶试剂，因而不能直接用于合成硫酯肽。经优化的可用于高效脱除 Fmoc 的"鸡尾酒"混合溶剂，不影响硫酯键（N- 甲基四氢吡咯：六亚甲基亚胺：1- 羟基苯并三唑）。该方法仍存在一些问题，要求硫酯为三级硫醇的酯，同时存在不明原因的消旋问题。

2. O 到 S 原位迁移制备硫酯　邻位巯基通过 O 到 S 酰基迁移反应能原位形成硫酯，在硫醇的存在下，通过分子间的转硫酯化可以产生硫酯。相关应用包括：采用该技术合成了葡萄球菌的抑制剂环状硫酯肽；实现氧酯肽参与的动力学控制连接反应。

3. N 到 S 原位迁移制备硫酯　自然化学连接反应时 Cys 连接位点能通过分子内 N 到 S 的原位迁移形成硫酯。在外加硫醇的条件下，该方法可以制备出相应硫酯肽。这一发现拉开了 N 到 S 迁移法制备硫酯的序幕。应用包括：将巯甲基引入 Pro 的 γ 位，实现在弱酸和微波条件下通过 N 到 S 的原位迁移制备硫酯肽；在 Hojo 结构中引入杂原子实现中性缓冲体系的高效转硫酯化反应；将烷基引入 Cys 的骨架酰胺键中，降低酰基迁移的能力，提高转硫酯的效率；利用首位为 Pro 的氧酯肽易于形成二酮哌嗪的原理，设计合成硫酯的 CPE（cysteine-proline ester）策略等。

4. 活化酰胺法制备硫酯　酰胺键非常稳定，难以被水解。利用活化酰胺键可以转变为活化酰胺，实现活化酰胺法制备硫酯。采用"Kenner's Safety-Catch Linker"构建 Fmoc 法固相合成多肽硫酯。磺酰胺在哌啶中失去酸性质子，形成磺酰胺盐。由于同种电荷的相互排斥力，磺酰胺在碱性溶液中能稳定存在。当目标肽完成固相合成后，在烷基化试剂的作用下，磺酰胺弱亲核性的酰胺键通过烷基化被活化。硫醇能够高效地与烷基化的磺酰胺反应产生多肽硫酯。

（三）多次自然化学连接

固相合成多肽仅适用于 50 个以内氨基酸组成的多肽的高效合成，而自然界大多数蛋白质由 300 个以上氨基酸残基组成。因此，化学合成手段需要采用多片段技术制备较大的蛋白质。在进行两片段以上连接反应时，选择有效的合成策略和技术有利于避免过于烦琐的分离过程和副反应干扰。人工合成蛋白质的能力取决于多片段连接的效率，因此发展高效的多片段连接技术十分重要。从路线设计和反应实现的手段看，多次自然化学连接主要为以下几种：①顺序合成；②收敛式合成；③固相负载连接；④"一锅法"合成；⑤"His6"标记辅助分离技术；⑥动力学控制连接。

二、酶介导

化学连接方法通常用于合成蛋白质 - 蛋白质和蛋白质 - 功能分子生物共轭物，允许通过共价键轻松连接。然而，化学方法通常会产生异质产物，并由于随机修饰导致蛋白质活性降低。最近，已经报道了多种用于修饰蛋白质或合成生物缀合物的技术，包括更复杂的化学修饰方法、非共价亲和力的利用和蛋白质剪接。由于酶的底物特异性，酶促方法尤其引起了很多关注，使得蛋白质与其他蛋白质或功能分子的位点特异性连接成为可能。

（一）转谷氨酰胺酶

转谷氨酰胺酶（transglutaminase，TGase）催化酰基从 Gln 残基的 γ- 羧酰胺基团（作为酰基供体）转移到各种伯胺（作为酰基受体），包括 Lys 残基的 ε- 氨基。在没有胺底物的情况下，TGase 还催化 Gln 残基的 γ- 羧酰胺基团水解。当 Gln 残基的 γ- 羧酰胺基团和 Lys 残基的 ε- 胺之间发生 TGase 催化的酰基转移反应时，肽链通过 ε-（γ- 谷氨酰）-Lys 键交联。TGases 存在于大多数动物组织中，并在许多生物过程中发挥重要作用。在微生物中也发现了 TGases，除了用于食品加工之外，还可利用 TGases 进行生物共轭合成。

豚鼠肝脏来源的 TGase（G-TGase）可识别多种伯胺，因此，已经使用 G-TGase 介导的反应合成了多种生物偶联物，例如聚乙二醇化治疗蛋白和探针标记的重组细胞表面蛋白。涉及 G-TGase 介导的连接方法对位点特异性生物偶联非常有用，因为 G-TGase 对 Gln 残基具有严格的底物特异性，并且适合温和的反应条件。

微生物 TGase（M-TGase）对酰基受体的底物特异性比 G-TGase 更广泛，因此更适合作为治疗应用的催化剂。M-TGase 与 G-TGase 一样有效催化酰基转移反应，但不同的是，M-TGase 不依赖 Ca^{2+}，可以由微生物大量产生。除了在食品加工中的应用外，M-TGase 被越来越频繁地用于蛋白质修饰和结合。M-TGase 的底物特异性使这种酶非常适合蛋白质的位点特异性修饰，因此其已被用于催化各种治疗性蛋白质的聚乙二醇化。此外，M-TGase 也被用于许多其他应用，包括蛋白质功能分子缀合和蛋白质固定。

使用 M-TGase 交联完整蛋白质时，由于 M-TGase 的交联能力受其底物特异性影响，靶蛋白的数量相对有限。研究包括将独特的 M-TGase 识别的肽基接头（K-tag：含有肽标签的 Lys；Q-tag：含有肽标签的 Gln）融合到靶向蛋白质中，位点特异性蛋白质交联；使用特定的肽基接头在 M-TGase 催化的反应中，成功地用细菌（大肠杆菌）碱性磷酸酶（BAP）标记了单链 Fv 片段（scFv）；使用 M-TGase 介导的方法合成多种生物偶联物，包括蛋白质 - 荧光团、蛋白质 - 寡核苷酸和蛋白质 - 脂质偶联物。

（二）磷酸酯基转移酶

辅酶 A 由硫代半胱氨酸、泛酸和三磷酸腺苷改编而来，在生物体中具有重要作用。磷酸泛酰巯基乙胺转移酶（PPTases）是翻译后修饰酶，可催化源自辅酶 A 的 4′- 磷酸泛酰巯基乙胺（Ppant）基团共价转移至酰基载体和肽载体蛋白中的特定丝氨酸残基。已有一种将目标蛋白质融合到源自非核糖体肽合成酶的肽载体蛋白（PCP）的方法。Sfp 型 PPTase 用于位点特异性标记带有 Ppant 偶联物的 PCP。PCP 结构域由 80 个氨基酸组成，细胞裂解液中的标记反应在 30 分钟内完成。细胞裂解物中生物素标记的 PCP 融合蛋白可以直接固定在链霉亲和素表面，用于后续的高通量筛选。

尽管 Sfp PPTase 可用于位点特异性标记，但该方法不适用于以非天然 Ppant 接头作为底物标记辅酶 A 类似物。因此，开发了一种突变的 SfpPPTase，其通过化学探针催化 PCP 的标记，化学探针通过合成接头与 5′- 二磷酸腺苷（ADP）直接偶联。ADP 结合探针使用简单的偶联反应制备，该反应在探针和 ADP 之间容纳不同结构的接头。

基于 Sfp PPTase 方法的另一个限制是，PCP 标签明显大于其他酶促蛋白质连接方法中使用的多种标签。为了克服此问题，开发了一种称为 ybbR 的肽标签，其可以短至 11 个残基，且可以通过 Sfp PP-Tase 和各种小分子探针进行有效修饰。缩短底物标签的发展拓宽了 Sfp PPTase 催化的翻译后修饰方法用于位点特异性标记的应用范围。事实上，这种技术已经被用于蛋白质标记和蛋白质固定。

（三）氨酰 tRNA 转移酶

氨酰 tRNA 转移酶（AaT）催化疏水性氨基酸（如 Phe、Leu 和 Met）从 tRNA 分子的 3′ 端转移到蛋白质 N 端 Lys 或 Arg 残基。AaT 已被用于通过化学酶促偶联将非天然氨基酸和修饰的生物分子引入蛋白质中，已有研究将含酮的非天然氨基酸引入 N 端具有赖氨酸的缓激肽中。生成的酮 - 赖氨酸 - 缓激肽通过酮部分和生物素 - 肟偶联物之间的偶联成功生物素化。

大肠杆菌 AaT 可用来自氨酰基寡核苷酸供体的氨基酸修饰 N 端 Arg 或 Lys 残基。此外，AaT 能结合苯丙氨酰腺苷并将 Phe 转移。然而，尚未探索使用腺苷单核苷作为 AaT 的供体。有研究报道了一种用于 N 端蛋白质标记的最小系统，该系统仅使用酶和天然或非天然氨基酸的腺苷酯。研究发现多种疏水性氨基酸可以从腺苷供体转移，这些氨基酸由氨基酸活性酯合成，证明了 α- 酪蛋白的修饰。

（四）转肽酶

1. 转肽酶 A　许多革兰氏阳性菌用于毒力和黏附相关蛋白和酶的细胞外展示。转肽酶分选酶负责将蛋白质共价连接到这些细菌的细胞壁肽聚糖层，这些细菌通常具有多个转肽酶基因。转肽酶 A（Sortase A，SrtA）被称为管家分选酶，负责将含有 Leu-Pro-Xaa-Thr-Gly 序列的蛋白质锚定到肽聚糖上。

源自金黄色葡萄球菌的转肽酶 A（SrtAsa）是研究最彻底的分选酶之一。该酶识别底物蛋白 C 末端的 Leu-Pro-Xaa-Thr-Gly 序列并在 Thr 和 Gly 残基之间切割形成酶 - 底物中间体，随后位于肽聚糖的寡聚甘氨酸肽桥进攻中间体，与目标蛋白 C 端之间形成新的肽键。另一种新的 SrtAsa 介导的位点特异性蛋白质连接方法，使用包含 Leu-Pro-Xaa-Thr-Gly 序列的重组 GFP 作为模型蛋白质，证明了强大的位点特异性蛋白质连接。这种 SrtAsa 方法的稳健性和多功能性引发了研究者对其用于蛋白质工程的极大兴趣。与内含肽介导的 EPL 策略相比，使用 SrtA 催化蛋白质拼接时，仅需在目标蛋白末端融合表达长度仅有几个氨基酸残基的标签序列，虽然最终会留下一段"疤痕序列"，但与融合表达内含肽的策略相比，已大幅降低了蛋白质表达与折叠可能受到的影响，并且底物末端无须活化，获取底物的难度与成本较低。

由于 SrtAsa 的多功能性，已经为此酶开发了多种生物技术应用。例如，SrtAsa 可用于活细胞的位点特异性标记、蛋白质纯化系统、蛋白质固定等。

2. 化脓性链球菌分选酶　由化脓性链球菌（SrtAsp）产生的转肽酶 A 也已用于合成生物偶联物。与 SrtAsa 一样，SrtAsp 识别并切割含有 Leu-Pro-Xaa-Thr-Gly 基序的蛋白质。然而，SrtAsp 也识别 Leu-Pro-Xaa-Thr-Ala 序列，其在 Thr 和 Ala 残基之间切割，从而能够修饰基于丙氨酸的亲核基团。

有研究提出了一种策略，通过 SrtAsa 和 SrtAsp 的独特反应，在同一多肽的 N 端和 C 末端放置离散标记。研究还开发了一种使用 SrtAsa 和 SrtAsp 进行治疗性蛋白质聚乙二醇化和环化的方法，该方法涉及分子缝合，允许发生相同蛋白质的位点特异性聚乙二醇化和共价环化。

3. Butelase 1 转肽酶　Butelase 1 转肽酶是热带药用植物蝶豆合成环肽的过程中催化多肽环化的连接酶，识别多肽 C 端的 N/D-HV 序列并切断 N/D 的 C 端肽键形成酶 - 底物中间体，之后底物 N 端进攻中间体从而完成多肽的环化。Butelase 1 转肽酶的连接位点最终仅留下一个氨基酸残基（Asn 或 Asp）的"疤痕"，底物 N 端的序列限制也比 SrtA 低得多，因此 Butelase 1 转肽酶在环肽合成方面更具优势。研究利用 Butelase 1 转肽酶合成了多种环蛋白，例如环状细菌素 AS-48。可被 Butelase 1 转肽酶环化的多肽长短不一，大到含有约 250 个氨基酸残基的 GFP（环化速率约为 SrtA 的 20 000 倍），小到九肽，更短的多肽片段则一般会先寡聚后成环。

Butelase 1 转肽酶的活性比 SrtA 高 2～3 个数量级，酶用量低至底物物质的量的百分之一，然而 Butelase 1 转肽酶一直是从植物材料中提取，目前仍无法重组表达。

（五）连接酶

1. Subtilisin 人工连接酶　Subtilisin 是来自解淀粉芽孢杆菌的丝氨酸蛋白酶，具有六个广谱的氨基酸残基识别口袋，最初作为一种具有广泛切割位点的蛋白水解酶而受到关注。相比 SrtA 和 Butelase 1 转肽酶，Subtilisin 人工连接酶对连接位点的序列限制更少，不会出现"疤痕"序列，因此具有更广阔的应用范围。Subtilisin 人工连接酶目前最主要应用方向是蛋白质 N 端修饰，首先用 Subtilisin 人工连接酶将带有生物素标签的多肽连接在混合蛋白样品的 N 端，再用待研究的蛋白水解酶处理样品，酶切后用亲和素富集带有生物素标签的样品 N 端片段，最后进行液相色谱 - 质谱联用 / 质谱技术（HPLC-MS/MS）分析。

2. 生物素连接酶　链霉亲和素 - 生物素和亲和素 - 生物素相互作用具有高度特异性且非常强，解离常数约为 10^{-15}M。因此，蛋白质和其他分子的生物素修饰被广泛用于生物技术研究。如前所述，有多种酶促方法可将生物素定点引入感兴趣的蛋白质中。一种方法涉及大肠杆菌生物素连接酶（BirA），其催化 15 个氨基酸肽（生物素受体肽，AP）内 Lys 侧链的位点特异性生物素化。利用 BirA 的严格序列特异性，使用这种酶可在体外和体内对 AP 融合重组蛋白进行位点特异性生物素化。

有研究设计生物素结合位点以适应各种生物素类似物，利用 BirA 的特异性将蛋白质与其他生物物理探针连接起来。研究显示，BirA 还接受生物素的酮的电子等排体作为辅助因子，并开发了一种新的高效蛋白质标记方法，涉及野生型 BirA 和酮的电子等排体而不是生物素。由于在细胞表面未发现酮，因此可以在生理条件下使用含酰肼或羟胺的探针将靶蛋白定点选择性地引入细胞表面。研究人员还开发了一种使用酵母生物素连接酶（yBL）和 BirA 对细胞表面蛋白进行双色成像的方法。其使用噬菌体展示为 yBL 发现了一种新的 15 个氨基酸底物（yAP）。BirA 不识别 yAP，因此，能够用不同颜色的量子点特异性标记在同一细胞中共表达的 AP 和 yAP 融合蛋白。

3. 硫辛酸连接酶 在大肠杆菌中，硫辛酸连接酶（LplA）催化硫辛酸与与 ATP 结合生成活化的中间产物硫辛酰 -AMP。研究显示，LplA 接受辛酸、6- 硫代辛酸和硒硫辛酸代替硫辛酸，表明小分子结合位点具有相当大的可塑性，可利用 LplA 进行荧光标记。一种烷基叠氮化物底物可以被 LplA 有效地代替硫辛酸使用。叠氮化物官能团可以用任何与环辛炔反应伙伴偶联的荧光探针进行位点选择性衍生。

（刘涵轩 颜光涛）

参考文献

[1] HERMONSON G T.Bioconjugate Techniques[M]. 3rd ed. San Diego：Academic Press，2013.

[2] 刘石锋，陈倩，洪广成，等. 生物素 - 亲和素系统的应用研究进展 [J]. 生物技术，2018，28（05）：503-507.

[3] 杨新宇，朱彤，李瑞峰，等. 从药物多肽到蛋白质全合成：酶促拼接的方法原理与前沿应用 [J]. 合成生物学，2021，2（01）：33-45.

[4] 宋娟，王榕妹，王悦秋，等. 半抗原的设计、修饰及人工抗原的制备 [J]. 分析化学，2010，38（08）：1211-1218.

[5] MATSUMOTO T，TANAKA T，KONDO A. Enzyme-mediated methodologies for protein modification and bioconjugate synthesis[J]. Biotechnol J，2012，7（9）：1137-1146.

[6] SCHMIDT M，TOPLAK A，QUAEDFLIEG P J，et al.Enzyme-mediated ligation technologies for peptides and proteins[J]. Curr Opin Chem Biol，2017（38）：1-7.

[7] CONIBEAR A C，WATSON E E，PAYNE R J，et al. Native chemical ligation in protein synthesis and semi-synthesis[J]. Chem Soc Rev，2018，47（24）：9046-9068.

[8] GENTILUCCI L，TOSI P，BAUER A，et al.Modern tools for the chemical ligation and synthesis of modified peptides and proteins[J]. Future Med Chem，2016，8（18）：2287-2304.

[9] GIESLER R J，ERICKSON P W，KAY M S. Enhancing native chemical ligation for challenging chemical protein syntheses[J]. Curr Opin Chem Biol，2020（58）：37-44.

[10] 方葛敏. 酰肼连接反应应用于蛋白质化学合成 [D]. 北京：清华大学，2012.

第二部分

标记免疫技术

第一章

放射免疫分析

第一节　放射免疫分析概述

一、放射免疫分析定义

放射免疫分析是将放射性核素示踪技术的高灵敏度和免疫学抗原抗体反应的高特异性相结合的一种分析方法。放射免疫第一次将临床检测带入纳克级领域。

放射免疫分析问世后被看作分析方法上的重大突破，受到生物医学研究工作者的高度评价。放射免疫分析灵敏度高、特异性强，且还具有操作简便、重复性好、准确性高、易于商品化等优点。

严格意义的放射免疫分析专指放射性核素（^{125}I）标记竞争性放射免疫分析，即以放射性碘 125 为示踪物，标记小分子或蛋白抗原（标记抗原，*Ag）。标记抗原和样本中的非标记抗原共同竞争限量抗体上有限的结合位点，形成抗原 - 抗体复合物。通过适当的分离方法将带有放射性的复合物与未结合抗体的标记抗原（*Ag）分离，并测量结合部分的放射性计数。通过加入不同浓度的校准品进行模型实验，即可得到一条竞争性抑制曲线即剂量 - 反应曲线。未知样品中待测物的含量可以从曲线上读出。

通常所说的放射免疫分析还包括所有以放射性核素进行标记与测量的免疫分析方法，除了放射性核素标记竞争性放射免疫分析外，比例最大的是免疫放射分析（immunoradiometric assay，IRMA）亦称非竞争性免疫分析，即以放射性碘 125 为示踪物，标记特异性抗体（标记抗体，*Ab），另一株特异性抗体则预包被于固相载体上。样本中的待测抗原（Ag）一方面与标记抗体结合，另一方面被包被于固相载体上的抗体捕获，形成三明治夹心。通过洗涤等分离方法将未被捕获的标记抗体洗去，测量结合部分的放射性计数。通过加入不同浓度的校准品进行模型实验，即可得到一条正相关的结合曲线即剂量 - 反应曲线。未知样品中待测物的含量可以从曲线上读出。

二、放射免疫分析的起源与国外发展概况

1959 年 Yalow 和 Berson 创建了放射免疫分析法（radioimmunasay，RIA），他们在研究胰岛素抗体的基础上，将抗体和胰岛素之间的免疫反应和放射同位素技术相结合，成功建立了血浆中胰岛素的放射免疫分析法，是医学上第一次进入纳克级超微量分析，推动了内分泌学的发展，提高了医学诊治水平。在放射免疫分析法诞生之前，激素含量只能通过生物学方法来测定，非常烦琐，致使临床内分泌疾病往往只能根据经验进行诊断。1977 年 Yalow 和 Berson 因为这个成果荣获诺贝尔生理学或医学奖。

20 世纪 60 年代，放射免疫分析（RIA）处于实验研究阶段，研究项目涉及 200 多种，主要以医疗机构为研究主体，需要采购和自制原材料建立方法进行检测。70 年代，RIA 技术广泛用于小分子化合物的检

测，在有条件的国家，开始出现专业的公司来生产商品化的试剂盒，极大促进了临床应用。因为在超微量分析领域，制作过程的质量控制非常重要。因此，商业化配备标记物、抗体与标定的校准品，加之固定的操作方法流程，使结果稳定可控。

1968 年 Miles 和 Hales，1971 年 Addison 建立了免疫放射分析法（immunoradiometric assay，IRMA）。这种方法的主要特点是应用放射性核素标记抗体作为示踪剂，在反应体系中加入过量的抗体以用来检测抗原，在此基础上可以实现双抗体夹心法测试。直到 20 世纪 80 年代单克隆抗体技术普及，高亲和力的单克隆抗体制备变得简易，进一步将 IRMA 的灵敏度优势发挥出来，后期新开发的检测指标通常是小分子物质的检测使用放射免疫分析，大分子物质使用免疫放射分析。例如肿瘤标志物指标甲胎蛋白（AFP）、癌胚抗原（CEA）早期使用放射免疫分析，后期逐步向免疫放射分析转换；前列腺特异性抗原（PSA）这一指标出现比较晚，开发时即使用免疫放射分析。

经过几十年的发展，放射免疫分析药盒应用已经非常广泛，其测定品种几乎涵盖了基础医学和临床诊断中所有的生物活性物质，包括各种激素、蛋白质、传染病、免疫因子以及药物等。几百种放射免疫分析检测项目中，由于指标本身的价值以及临床病例数量有限，部分项目未能广泛推广：如血管活性肠肽、胰岛素原、雄烯二酮、甲状腺素结合球蛋白、人胎盘催乳素、甲状旁腺素等；一些项目基本上已被其他方法取代，如酶联免疫法检测病毒、细菌与寄生虫等；一些项目后期才逐步在临床上流行起来，如维生素 D、维生素 B_{12}、白细胞介素 -6 等；也有少量项目直到现在开发仍有难度，如促甲状腺激素受体抗体。

三、放射免疫分析的国内发展概况

国内最早报道的放射免疫相关工作是 1964 年协和医院进行的胰岛素放射免疫研究。按时间推算，我国放射免疫分析的起步比国外约晚十年。放射免疫分析的商业化应用在 20 世纪 80 年代迅速发展，商业化的一种途径是医疗机构建立方法并向全国推广，如北京的解放军总医院、天津协和医院、上海的放射医学研究所等；另一种是在此方法学产业链上的单位通过参与科研协作，从而认识到商业价值。1982 年，中国原子能科学研究院建成标记化合物、放射免疫药盒研制生产设施，这是我国最早的 RIA 生产设施。1989 年，中国原子能科学研究院同位素所的甲状腺放射免疫分析药盒、北京北方生物技术研究所的三碘甲腺原氨酸（T_3）放射免疫分析药盒获得国家医疗卫生博览会银奖。

1980 年和 1984 年的全国核医学学术会议对放射免疫分析发展起到了推动作用。全国在 20 世纪 90 年代有 30 余家放射免疫试剂生产厂家，涉及近百种检测项目。同时中国的放射免疫分析药盒还出口到韩国、孟加拉国等，检测仪器也根据市场需求从单通道、多通道发展到自动进样、模拟全自动等。全国最多时有 3 000 余家医疗单位开展放射免疫分析。中国食品药品检定研究院设立专门部门负责试剂盒的质量监测。1995 年 12 月卫生部药政局发布了《放射免疫分析药盒通则》。

随着化学发光检测技术的市场扩张，2000 年之后 RIA 产业增速明显放缓，2010 年后行业规模逐年萎缩，基本没有新项目推出。至 2020 年，国内放射免疫分析药盒生产单位仅剩三家。

四、辐射测量

在放射免疫分析技术中目前应用最多的标记放射性核素是 ^{125}I。^{125}I 衰变时产生低能量的 γ 射线，γ- 闪烁测量技术是用闪烁计数器来探测 γ 射线。在放射免疫分析技术发展早期往往使用通用型 γ- 计数器，这种仪器是为探测高能量 γ 射线设计的，当探测以 ^{125}I 为主的放射性标记化合物时，其效率低，本底计数较高。之后，仪器厂很快推出探测低能量 γ 射线的专业化放射免疫分析 γ- 计数器。

1. 放射免疫 γ- 计数器结构

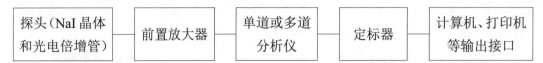

2. γ- 计数器探测原理　　γ- 射线照射闪烁体 NaI（Tl）晶体，使闪烁体原子或分子激发，激发的闪烁体原子或分子在退激发时将激发能量转化为荧光光子，光子透过闪烁体射到光电倍增管，由光电倍增管将极微弱的荧光转换成光电子并放大 10^7 倍。从光电倍增管输出的电信号经过放大器放大，再由甄别系统把无用的电信号去除，有用的电信号在定标器上显示出来。数据可输送到打印机，也可输送到计算机数据处理系统进行数据处理，打印及显示测量结果。

探头是探测器的关键部件，主要由闪烁晶体和光电倍增管组成，闪烁晶体对仪器的品质因素起决定作用。闪烁晶体是用含 1% 碘化铊的碘化钠晶体制成，为了防止受潮，晶体由一层铝包裹，晶体的一面有一个玻璃密封窗，用硅油与光电倍增管耦合，晶体产生的荧光通过这个玻璃窗进入光电倍增管。碘化钠晶体通常做成圆柱形。为提高探测效率，放射性样品放在晶体上被称作"井"的圆洞里。

3. γ- 计数器的主要指标

（1）优质因数：也叫优值（merit figure，M），即计数效率的平方与本底计数之比（公式 2-1-1）。

$$M = E^2/B \qquad \text{（公式 2-1-1）}$$

其中：本底（B）是探测系统所测量到的核素放射性计数以外的一切外来计数。效率（E）即仪器的计数效率，其表达式见公式 2-1-2。

$$E = \frac{每分钟计数率（cpm）}{每分钟衰变率（dpm）} \times 100\% \qquad \text{（公式 2-1-2）}$$

商业化的放射免疫 γ- 计数器都可以做到计数效率≥70%，本底≤100cpm。

如果一台 γ- 计数器的计数效率很高，同时本底计数又很低，该 γ- 计数器的品质因数必然很高，说明其灵敏度高，是衡量 γ- 计数器性能的重要指标之一。

（2）分辨率：单一能量射线的能谱应该是一条直线，但由于种种原因所测出的却是一条峰线。峰越窄越接近于单能谱线，即分辨率越好。

（3）稳定性：衡量 γ- 计数器的另一个重要指标，包括仪器长期工作的稳定性和不同批实验间的测量稳定性。仪器波动越小，稳定性越高。

（4）自动化程度：随着科学技术的发展和人们生活水平的提高，降低劳动强度、提高劳动效率已越来越受到重视，γ- 计数器的自动化程度越来越高，探头数也越来越多。

鉴于 γ- 计数器的性能对分析质量的重要性，全国电离辐射计量技术委员会发布了《γ 放射免疫计数器》（JJG 969—2002），全国核仪器仪表标准化技术委员会也发布了国家标准《γ 放射免疫计数器》（GB/T 10255—2013）。

4. γ- 计数器的分类

（1）按自动化程度分类：手动测量仪和自动测量仪。自动测量仪一般是增加一个自动进管装置，每次测量需要 30 秒或 1 分钟，因此大量样本时自动进管可以实现无人化进管与测量，减少工作量。

（2）按探头数量分类：单探头测量仪、双探头测量仪、多探头测量仪。多探头测量仪在提高工作效率的同时，引入了通道间的误差，因此实验室必须经常检查与校准仪器。

5. 影响 γ- 计数器探测效率的因素

（1）测量管的材料种类、厚度对测量结果的影响：放射免疫分析中用于 γ- 射线测量管的原材料包括塑料和玻璃，这两种材料对于 ^{125}I 的弱 γ- 射线有一定的吸收作用（表 2-1-1）。

表 2-1-1　玻璃和塑料测量管对 ^{125}I γ- 射线的吸收率

管壁厚度	玻璃管	塑料管
0.5mm	14%	3%
1.0mm	25%	4.5%
1.5mm	35%	6%

从表 2-1-1 可知，玻璃管对 ^{125}I γ- 射线的吸收率远高于塑料管，所以，放射免疫分析中应用最多的测量管是聚苯乙烯塑料管，测量管的管壁越厚，对 γ- 射线的吸收率越高。

（2）被测样品的体积对测量结果的影响：被测样品体积对 γ- 射线测量计数率有一定的影响。当放射性强度不变时，增加被测物体积，由于几何位置的变化致使计数效率下降，特别是较细的测量管，计数率下降得更多。

（3）放射性样品在晶体中的位置对测量结果的影响：放射性样品越贴近于晶体，计数效率越高；反之，放射性样品越远离晶体则计数效率越低。

6. 实验室辐射防护　放射免疫试剂含有微量放射性，很多实验人员会担心放射性污染。辐射防护的要求使生产与使用单位备受困扰。我国生态环境部已对放射免疫药盒的使用放射性进行了豁免"对放射免疫药盒最大日使用量不超过 10^6Bq 的医院及专业体检机构实行豁免管理。上述单位使用、转让放射免疫药盒，不需办理辐射安全许可证和放射性同位素转让审批，也不再逐一向当地环境保护部门办理豁免手续。"这一公告证实了放射免疫药盒低剂量放射的安全性，大大减少了因使用放射免疫药盒产生的繁杂行政手续，方便了应用。

我国《放射卫生防护基本标准》（GB 4792—1984）将职业工作人员的工作场所分甲、乙、丙三种。丙种最低，5mSv（0.5rem）以下有效剂量当量的工作人员，工作场所根据需要进行监测。一个放射免疫试剂盒所含 ^{125}I 一般为 3.7×10^4Bq（1uCi），操作标记物时一般距离 20cm，按照一天照射 4 小时，并且不考虑 ^{125}I 半衰期的情况下，需要几百年才能达到国家标准限值。

第二节　放射免疫分析技术

一、^{125}I 标记技术

^{125}I 易于标记、标记物比活度高、γ 射线测定方便。^{125}I 的半衰期为 60 天。从环境污染角度看，半衰期越短越好；从商业化要求来说，半衰期越长越好。60 天是一个比较好的折中。因此，利用 ^{125}I 制备放射性示踪物在放射免疫分析中应用最广泛。

^{125}I 标记方法最成熟的是氯胺 T 标记法，于 1963 年由 Greenwood 等提出。随后研究者不断尝试一些新的标记方法，如氯甘脲法（Iodogen）、乳过氧化物酶（LPO）法、联结标记法（Bolton-Hunter）。

（一）碘化标记对标记底物的要求

用于标记的化合物分子中必须有碘原子可结合的基团，也就是说化合物的分子结构中应含有酪氨酸残基或组氨酸残基等可与碘在氧化剂作用下结合的部位。大多数的蛋白质、多肽类、酶等分子结构符合以上条件可直接用于放射性碘化标记。甾体类化合物、前列腺素、环核苷酸和某些药物等小分子化合物，因缺乏可供碘化标记的部位，多采用化学方法合成衍生物即联结上可供碘化标记的基团后标记，同时又保留其免疫结合反应的活性，这类化合物也可采用联接标记法又称间接标记法，即将碘标记的配位体联

接在被标记的分子上。

半抗原中有一些特殊的品种,如甲状腺激素 T_2 标记后成为 T_3 标记物,T_3 标记后成为 T_4 标记物,rT_2 标记后成为 rT_3 标记物。当然,这些标记化合物已和未标记之前化合物的免疫化学性质不同。

用于标记的底物应有足够的纯度,添加物或所含杂质不应对碘化标记产生明显的影响。

(二)氯胺 T 标记法

氯胺 -T(Ch-T,分子量:234Da)是一种温和的氧化剂。氯胺 T 标记法是最常用的碘化标记法,简便、易行、重复性好、产率稳定,方便微量(抗原 $1\sim10\mu g$)操作,一般在偏碱性条件下标记(pH 为 $7.2\sim7.6$)。其反应过程包括:

1. Ch-T 氧化

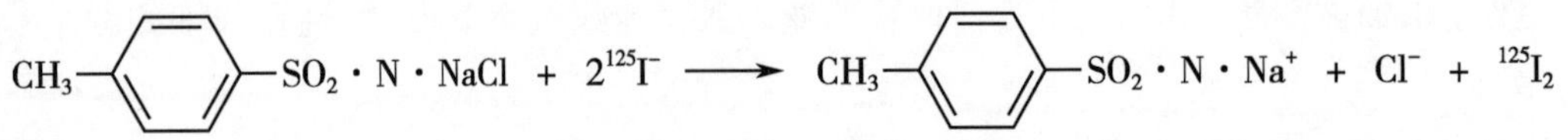

$$CH_3 - \boxed{} - SO_2 \cdot N \cdot NaCl + 2^{125}I^- \longrightarrow CH_3 - \boxed{} - SO_2 \cdot N \cdot Na^+ + Cl^- + {}^{125}I_2$$

2. 酪氨酸残基标记,$^{125}I_2$ 可以置换酪氨酸残基苯环上羟基邻位的氢原子,使其碘化为单碘酪氨酸或双碘酪氨酸。除了酪氨酸外,色氨酸和组氨酸也可以标记。但要求空间结构暴露。

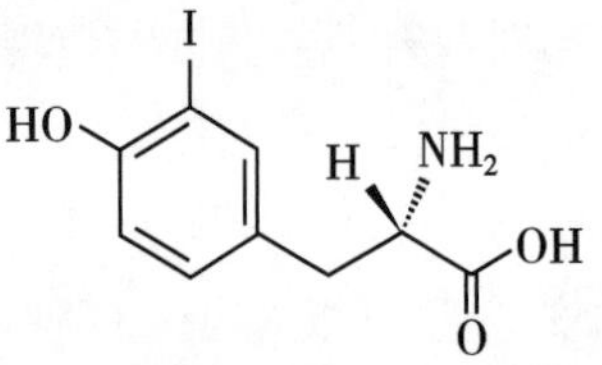

酪氨酸 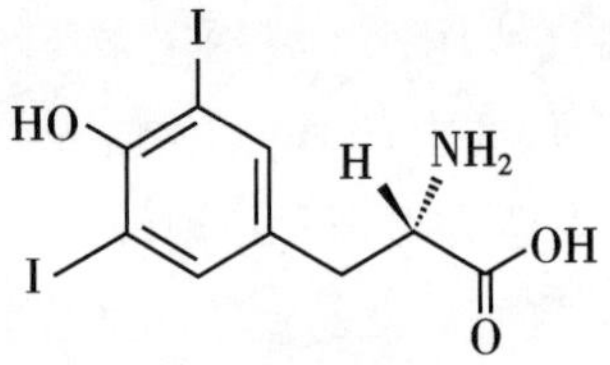　　　　　　　　　酪氨酸

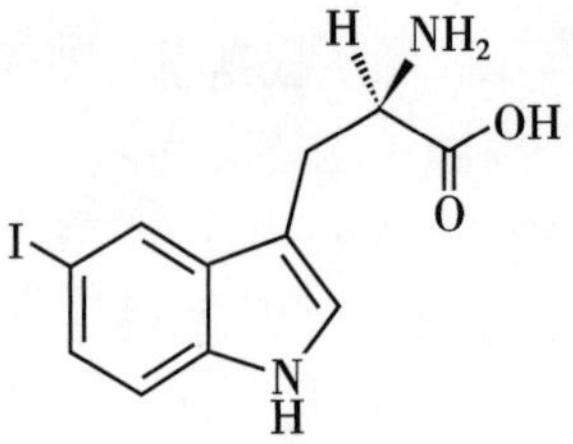

色氨酸 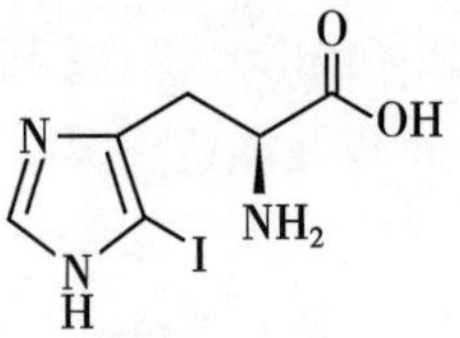　　　　　　　　　组氨酸

氯胺 -T 在偏碱性条件下(pH 为 7.5)能氧化 NaI,使碘成为碘分子。遇酪氨酸残基时,碘取代苯酚环上羟基的邻位。因此,如果酪氨酸残基在蛋白的表面则容易标记。

标记过程不使用有机溶剂,反应在中性条件下完成,因此对蛋白质与多肽的免疫活性保护有利,反应时间比较快速,但有发热,可能会对多肽有损伤。

例:白蛋白 $5\mu g/1\mu l$,加入 $50\mu l$ 0.02M 磷酸盐缓冲液(PB)(pH 为 7.4)平衡。加入 ^{125}I 2mCi,氯胺 -T $100\mu g$,迅速振荡混合,反应 2 分钟,加入 $200\mu g$ $Na_2S_2O_5$ 中止反应。用 Sephadex G50 柱层析分离纯化(表 2-1-2)。

表 2-1-2　氯胺 T 标记法步骤表

序号	步骤	操作	注意事项
1	底物	1 支,于玻璃瓶,聚丁烯塞	底物的投量不同产品有不同要求,底物预先分装冻存
2	PB	加入 $50\mu l$ 0.02M PB(pH 为 7.4)平衡	PB 可选 $0.05\sim0.5M$,体积 $50\sim100\mu l$
3	$Na^{125}I$	用微量注射器穿刺加入 $1\sim10mCi$	
4	混合	轻摇晃混匀	

序号	步骤	操作	注意事项
5	氯胺-T	用微量注射器穿刺加入 100μg	氯胺-T 用 0.05M PB 现溶为 1mg/ml 氧化过程碘易飞散,不能开放操作
6	混合	振荡器振荡反应 2 分钟	必要时冰水浴
7	$Na_2S_2O_5$	用微量注射器穿刺加入 200μg	用 0.05M PB 当天溶解,其用量一般为氯胺-T 的 2 倍
8	混合	振荡器振荡反应 2 分钟	必要时冰水浴
9	上柱	Sephadex G50 预装柱分离	柱直径 10mm,高度 40cm,预先用 0.05M PB 平衡,用 100μl 小牛血清饱和

(三)Iodogen 法

1978 年 Fraker 和 Speck 首先用 Iodogen 法标记多肽、蛋白质及生物活细胞。Iodogen 法在部分物质的标记中确有明显效果,但操作麻烦,成功率低,限制了其推广应用。

Iodogen 法和氯胺 T 标记法同属氯酰胺碘化反应类型,Iodogen 是一种不溶于水的固相氧化剂,能将放射性负价碘离子氧化成碘分子,从而与蛋白质或多肽分子中酪氨酸残基上羟基邻位的氢发生置换反应。Iodogen 不溶于各种水溶液,在标记蛋白时使用 Iodogen 法具有标记率高,反应体积大,可用低浓度 ^{125}I、蛋白免疫活性损失小等优点。

1. 方法与步骤

(1)Iodogen 用三氯甲烷溶解:配成 1mg/ml 溶液,用 1～5μg(1～5μl)涂在反应管底部,氮气吹干或减压抽干,密封后低温干燥贮存,有效期为 6 个月。

(2)碘化标记:取一之涂 Iodogen 的反应管,分别加入 0.05M,pH 为 7.4 的 PB 50μl,加入待标记蛋白或多肽 5μg,Na^{125}I 1mCi,室温下反应 5～15 分钟,间歇轻轻摇动。加入 0.05M pH 为 7.4 的 PB 200μl,终止反应。

(3)产品分离纯化:将反应混合液全部转移到 Sephadex G50 柱上,用 0.05M pH 为 7.4 的 PBS 淋洗,收集第一峰即为产品,4℃保存待用。产品也可以用高效液相色谱 HPLC 分离纯化。

2. 优缺点 氧化反应结束后只需从标记瓶中取出即可终止反应,而无须加入还原剂。相应的缺点是反应瓶制备较为复杂,反应时间较长。

(四)同位素加成标记法

该方法专指甲状腺素类本身含有碘元素的底物的标记,T_2 标记后成为 T_3 标记物,rT_2 标记后成为 rT_3 标记物,T_3 标记后成为 T_4 标记物。标记方法同氯胺 T 标记法,因为是小分子,标记后应使用 HPLC 进行分离。

二、^{3}H 标记技术

放射免疫分析中,用放射性同位素标记高纯度抗原,并使之不损失免疫活性是一个关键环节。使用的放射性同位素主要有 ^{3}H、^{14}C、^{57}Co、^{75}Se、^{125}I 和 ^{131}I。除了 ^{125}I 外,^{3}H 早期报道较多,主要在类固醇激素、环核苷酸、前列腺素上使用。

^{3}H 标记放射免疫分析是用放射性氢作为示踪物,与 ^{125}I 相比,是用放射性氢元素来取代抗原分子中的非放射性氢,所有的有机分子与氨基酸、蛋白质内都含有氢元素,因此都能实现放射性标记。此外,该标记理论上对原分子结构没有任何影响,从而免疫位点与亲和性能没有任何差异,形成一个完美的示踪物。

^{3}H 是一种软 β 射线,必须进行液体闪烁测量,样品处理费时,仪器成本远高于 ^{125}I 使用的 γ- 计数器。

另外，^{3}H 标记物的比活度低，影响方法的灵敏度。但 ^{3}H 的半衰期为 12.3 年，意味着一次成功标记可以分装后长期使用。该方法的商业化应用在 20 世纪 90 年代逐渐淘汰，原因可能是主要应用范围局限在类固醇激素，同时方法灵敏度不高，需要对激素进行提取。

^{3}H 标记类固醇激素常用的方法有不饱和前体还原、催化氚卤置换法、催化氚氢交换法，这些方法可联合使用。

例：^{3}H 标记测量血清醛固酮（aldosterone，Ald）试剂盒使用说明

1. 试剂组成

（1）0.05M pH 为 7.4 PB。

（2）Ald 溶于甲醇，配为 100μg/ml 贮存液，使用前用甲醇稀释成 25、50、100、200、400pg/ml。

（3）[^{3}H]-Ald：用甲醇稀释至 10^{6}cpm/ml。

（4）DCC：取 1.0g 活性炭，100mg 右旋糖酐 T$_{70}$，加 100ml PB（含 0.6% 明胶），搅拌混匀 10 分钟。

（5）闪烁液：5g 聚苯醚 PPO、100mg 二苯基噁唑苯 POPOP、60g 萘，溶于 1 000ml 甲苯中，再加 570ml 无水乙醇。

2. 操作

（1）血浆 Ald 提取：取 0.5ml 肝素抗凝血浆，加 4ml CH_2Cl_2，在冰浴中振摇 10 分钟，室温 3 000rpm、离心 5 分钟，将提取管插入冰浴，去水相，取 2ml 下层 CH_2Cl_2 于测定管中，氮气吹干。

（2）校准品管：加入不同浓度的 Ald 100μl 到相应的校准品管中，再加入 2ml CH_2Cl_2，吹干。

（3）按表 2-1-3 在样品管与校准品管中加样。

表 2-1-3　^{3}H 标记测量 Ald 的加样步骤

单位：μl

	NSB 管	S$_0$	S$_1$～S$_5$	样品管
缓冲液	300	200	200	200
抗血清	—	100	100	100
[^{3}H]Ald	100	100	100	100
混匀，37℃ 30 分钟或 4℃ 2 小时				
DCC	400	400	400	400

注：NSB，非特异性结合（nonspecific binding）。

（4）混匀，室温放置 5 分钟，离心 10 分钟，取 0.4ml 上清液，加闪烁液测量。

三、液相分离技术

液相分离技术是放射免疫竞争法的独特设计。在抗原 - 抗体结合反应完成后，反应液中的标记抗原以两种形式存在：一种是结合相（B），即标记抗原 - 抗体复合物；另一种是游离相（F），即没有与抗体结合的标记抗原。放射免疫分析是利用抗体 - 抗原结合后的沉淀效应来分离结合相与游离相。

抗原 - 抗体的沉淀效应是指抗原抗体在等价带结合时，相互交叉连接成具有立体结构的网格状复合体，形成肉眼可见的沉淀。但放射免疫的沉淀反应更多是第二抗体与抗体形成的。小分子的抗原对形成沉淀反应并无帮助，大分子的蛋白对形成沉淀有作用。因此，不同的产品形成沉淀效果有差异。

通过合适的配方可以加速这种沉淀，并通过离心来分离。但正是引入了离心这一操作，导致放射免疫很难形成自动化操作。所以后期的免疫检测分离步骤都是采取其他方式代替离心。放射免疫常用的液相分离方法见表 2-1-4。

表 2-1-4 放射免疫常用液相分离方法

分离试剂	性能评价
二抗法	非特异结合率最低,特别适用于多肽激素,流程长
PEG 法	非特异结合率较高,简便快速,受温度影响较大,不适用于分离大分子蛋白质抗原
硫酸铵法	非特异结合率最高,简便快速,受温度影响较大,应用相对较少,不适用于分离大分子蛋白质抗原
二抗+PEG 法	非特异结合率低,简便快速,应用最广泛

理想的分离方法应具备下列条件:① B 和 F 分离完全而迅速;②非特异结合低,非特异性结合率 NSB/T≤5%;③试剂来源容易,稳定性好,通用性强,操作简便,价格低廉;④抗干扰能力强,重复性好。

1. 硫酸铵法 过量硫酸铵加纯化水煮沸,冷却到室温会有晶体析出,上清液即为室温下的饱和硫酸铵溶液。使用时取一定体积的上清液作为分离试剂加入待分离的反应液中,混合均匀后可马上离心,弃上清,测定沉淀管的计数。

注意事项:待分离的反应液中必须含有足量的载体蛋白(如 γ- 球蛋白),否则,没有沉淀产生,也就谈不上 B 与 F 的分离。如果载体蛋白含量不足会造成沉淀量少,B 与 F 的分离不完全。

2. PEG 法 将 PEG 20000 配制成 15%~30% 水溶液,使用时取一定体积的 PEG 溶液,加入待分离的反应液中,混合均匀后可马上离心,弃上清,测定沉淀管的计数。

注意事项:待分离的反应液中必须含有足量的载体蛋白(如 γ- 球蛋白),否则,没有沉淀产生,也就谈不上 B 与 F 的分离。如果载体蛋白含量不足会造成沉淀量少,B 与 F 的分离不完全。另外,PEG 在分离体系中的浓度一般在 10%~20% 才能达到较好的分离效果,低于 10% 时沉淀量少,分离不完全;而高于 20% 时沉淀量大,但非特异结合率高。

3. 二抗+PEG 法 或称为免疫分离剂,一般配方为 0.02M Triss-HCl(pH 为 8.0),3%~5% 二抗,0.3%~0.5% 载体血清(或 IgG),0.1% NaN_3,并加入一定比例的 PEG。此法通用性强,不受抗原分子大小的影响。

二抗的使用量与其效价有关,优质二抗使用量小,NSB 低,B_0/T 高,B 与 F 分离完全。在抗体效价高用量少时,可以加入匹配的载体血清(或 IgG),否则,分离剂不稳定,B 与 F 分离不完全,B_0/T 下降快。

4. 二抗法 二抗法的作用与二抗+PEG 法一致,但因为不含 PEG,沉淀略慢。同时,各组分的浓度需要经过加浓。在某些项目上,二抗法的性能指标要优于二抗+PEG 法。

四、固相分离技术

从液相分离转向固相分离涉及多种原因,其中方便以及自动化操作是重要驱动力。在放射免疫方法使用过的固相材料有聚氯乙烯、聚苯乙烯、纤维素、尼龙、多孔玻璃微球、凝胶颗粒、磁性微球等;形状有试管、微孔、小珠、乳胶微球以及微粒子等;结合的方式有物理吸附与共价结合。对于固相材料的基本要求是:牢固吸附而又不影响抗体活性,非特异性结合低;理化性质稳定,批间变异小,价廉易得。这些要求困扰了放射免疫的发展。以下主要为一些得到商业化应用的固相分离技术。

1. 固相包被管 将抗体或二抗结合到固相材料上,制成固相包被管。这样的放射免疫试剂不再需要离心沉淀,可以实现自动化。固相包被管出现后,IRMA 得到了长足的发展。但固相包被管与现在流行的磁微粒相比,结合容量与变异都较差,主要是因为表面积不足。有很多研究试图提高固相包被管的性能,包括共价结合法如马来酸酐、戊二醛等,或物理法如酸化或碱化蛋白、试管辐照等。但所有容量的提升在实践中会不方便或可能带来更大的变异。实际上包被管本身表面积有限,强行包被过多容易导致 IgG 密度过大,引起抗体的堆集或重叠。所以筛选高亲和力的抗体,或对抗体进行亲和纯化更为实用。

另外，普通的聚苯乙烯管，在内表面增加六根棱柱以提高表面积的方法也很有效。

（1）固相抗体管：主要用于双抗体夹心法检测抗原，是最常规的应用。次外，也有直接竞争法用于检测抗原，但由于包被后抗体的亲和常数变化，引起校准曲线形态变化，批间差异大，导致试剂盒性能改变。

（2）固相亲和素管：采用亲和素 - 生物素放大系统，一般先按物理吸附法制成固相亲和素管，在双抗体夹心法时，将一株单抗生物素化，另一株标记 ^{125}I，这样固相亲和素管可通用。同样，固相亲和素管也可以用于竞争法。

（3）固相二抗管：主要用于竞争法。首先将羊抗兔 IgG 包被试管，将样本、^{125}I 标记物与抗体一起加入固相二抗管中温育反应。或采取二步法反应，先将抗体加入固相二抗管中，反应后洗涤除去游离部分，再将样品和 ^{125}I 标记抗原加入固相抗体管中。

（4）固相抗原竞争法：在测定甾体激素时，用半抗原 - 蛋白偶联物包被试剂，再封闭或用无水乙醇固定。反应过程是固相半抗原与液体中的待测物共同竞争标记抗体。

2. 固相包被珠　固相包被珠最早由国外企业商业使用，国内进行了仿制。使用固相珠的方法也称固相放射免疫（solid phase radioimmunoassay，SPRIA）。固相珠外观呈球形，$d=6.35$mm，无吻合线，表面细毛玻璃样，因为表面积大，吸附蛋白性能良好。此外，固相包被时可以将大量的包被珠浸泡于包被液中，操作方便，相对包被管要明显节约原料。

固相包被珠主要用于乙肝类产品的检测，以下为乙型肝炎表面抗原固相珠法实验操作过程。

取圆底聚苯乙烯试管若干，用记号笔或特殊铅笔编号阴性对照（−）管、阳性对照（+）管、质控管及样本血清管等，然后用微量加样器按表 2-1-5 加样。加样前所有试剂要摇匀，并且平衡到室温。

表 2-1-5　加样顺序表

单位：μl

管别试剂	总 T	（−）管	（+）管	质控管	样本血清管
阴性对照	—	100	—	—	—
阳性对照	—	—	100	—	—
质控血清	—	—	—	100	—
样本血清	—	—	—	—	100
包被珠（粒）	—	1	1	1	1
标记物	100	100	100	100	100

注：轻轻振荡试管架以去除固相珠上吸附气泡，44～46℃反应 1 小时，吸除反应液，用蒸馏水或去离子水洗涤 3～5 次，每管每次洗涤液不少于 3ml，最后一次尽量吸干。

用放射免疫测定仪测各反应管 1 分钟计数，测量时将待测珠依次从反应用塑料试管转移入测量管中，不可直接带反应管测量，所有珠应于 24 小时内测定。仪器本底测 5 次，取其平均值。计算阳性对照血清 CPM 均值（PcX）、阴性对照血清 CPM 均值（NcX）、质控血清及样本血清 CPM 均值（QcX）、阴性对照血清与阳性对照血清 CPM 均值计数比（NcX/PcX）、精密度 CV。

从上述过程可以看出，试管仅是反应载体，反应在包被珠表面进行。对此，可以设计双标记物测量。如用包被珠测甲胎蛋白（AFP），用包被管测癌胚抗原（CEA），两者可以放在一起，同时加样，最后分开测包被管与包被珠的放射性，即实现一次实验测量两项指标。

3. 磁分离技术　1975 年 Hersh 等首先报告了在地高辛 RIA 中用磁性微粒作为分离剂，这一技术很快引起关注。开始受技术条件所限，磁性微球粒径过大，均一性差，悬浮时间短。

早期的磁微粒没有商业化，需要自行制备。某工艺如下：取 10g 微晶纤维素溶解于铜氨溶液中，加入 Fe_3O_4，悬液滴入 2mol/L 盐酸中，超声、过夜、离心、洗涤、脱水、烘干、水磨成 0.1～1.5μm 的颗粒。偶联抗体时在强碱性环境下，用溴化氢活化，$NaHCO_3$ 反复洗涤，加入抗体搅拌，过夜、离心洗涤，乙醇胺封闭，洗涤后 4℃ 贮存备用。

五、多克隆抗体应用

目前的免疫检验大都采用单克隆抗体，从单克隆细胞株中筛选出配对抗体。液相分离放射免疫试验一般使用多克隆抗体，有利于形成抗原 - 抗体沉淀。双抗体夹心法早期是多克隆抗抗与单克隆抗体混用，现在一般使用配对单克隆抗体。

单克隆抗体应用优势：①经过筛选后有更高的亲和力与效价；②建成株后能长期稳定复现。而优质的多克隆抗体具有不确定性，往往几年才获得一个。

多克隆抗体应用优势：①很容易与任一单抗配对，成功率比较高；②兔多克隆抗体与鼠单克隆抗体是两种不同种属抗体，不会出现同种属抗体的聚合效应，嗜异性抗体桥接形成的非特异结合也较少，因此假阳性较少；③对于结构因为糖基化不固定，序列存在突变、缺刻或本身是混合型的蛋白，以及亚型较多的病毒，多克隆抗体不容易丢失抗原，因此漏检率较低，例如乙型肝炎表面抗原，习惯使用一个多克隆抗体与单克隆抗体进行配对。

随着单克隆抗体筛选通量的进步，研究人员可以很方便地从几十、几百个细胞株中筛选单克隆抗体，多克隆抗体的应用领域越来越局限。但在特殊场合，双单抗夹心构建检测方法出现困难时，多克隆抗体或许会带来惊喜。

第三节　放射免疫分析的基础反应模式

免疫检测的基础反应模式是竞争法与夹心法，因为亲和素、荧光素以及二抗的应用，可以衍生出一些放大反应模式以及通用反应系统，称为扩展模式。随着固相分离的应用，可以扩展的模式更多。对反应模式的选择是研发过程易被跳过的步骤。有些项目如游离甲状腺激素的开发，反应模式与原料筛选同等重要，不同的原料适合构建不同的反应模式。本节内容包括放射免疫商业化中常用的反应模式，以及一些曾出现过的有价值的反应模式。

一、液相放射免疫分析

液相放射免疫分析（radioimmunoassay，RIA）是最早也是应用最多的反应模式。以放射性碘 125 为示踪物，标记小分子或蛋白抗原。标记抗原和待测抗原共同竞争限量抗体。通过沉淀的方式将带有放射性的抗原 - 抗体复合物沉淀并测量放射性计数。以 RIA 法测定促甲状腺激素（TSH）为例描述具体实验过程。为提高灵敏度，该项目采用了非平衡竞争法，采取了两步反应。

1. 准备

（1）TSH 校准品使用前准确加入 1.0ml 蒸馏水，充分溶解后混匀使用。溶解后其浓度分别为 0、1、3、9、27、81μIU/ml。

（2）^{125}I-TSH：用 10ml 缓冲液溶解。

（3）羊抗 -TSH 抗体根据标识用 10～12ml 缓冲液溶解。

（4）驴抗羊免疫分离试剂，预先摇匀。

2. 操作步骤 取圆底聚苯乙烯试管若干，用记号笔或特殊铅笔编号 NSB、$S_0 \sim S_5$ 和待测样品管等，然后用微量取样器按表 2-1-6 加样。加样前所有试剂（尤其分离剂）以及待测样品要摇匀，并且最好平衡到室温。

表 2-1-6　加样程序表

单位：μl

试剂	总 T 管	NSB 管	标准管	样品管
缓冲液	—	300	—	—
TSH 标准品（$S_0 \sim S_5$）	—	—	200	—
样品	—	—	—	200
羊抗-TSH 抗体	—	—	100	100
摇匀，2~8℃过夜或 37℃水浴 2.5 小时				
^{125}I-TSH	100	100	100	100
摇匀，37℃水浴 2 小时				
驴抗羊免疫分离剂	—	—	500	500	500

注：充分摇匀后，室温放置 20~30 分钟，3 500rpm 离心 15 分钟，吸弃上清，测各沉淀管的放射性计数（cpm）。

3. 计算公式 设 S_0 管计数为 B_0，各标准管或样品管计数为 B，非特异管计数为 NSB，则百分结合率计算公式如下：$B/B_0 = (B - NSB)/(B_0 - NSB) \times 100\%$，$logit = \ln[(B/B_0)/(1 - B/B_0)]$，以标准浓度取 log 值为横坐标，对应的 logit 值为纵坐标。回归标准曲线以及曲线参数：NSB/T、B0/T、S 首、S 末、ED_{25}、ED_{50}、ED_{75}，根据临床样品及质控血清的计数可反查出样本的测定值。

二、免疫放射分析

免疫放射分析（immunoradiometric assay，IRMA）以固相抗体与 ^{125}I 标记抗体形成三明治夹心法来检测抗原，也就是常说的双抗体夹心法。由于采用正相关的模式，IRMA 的灵敏度和特异性均较 RIA 有所提高。以下以 IRMA 法检测促甲状腺激素（TSH）为例描述具体试验过程。

1. 准备

（1）ITSH 标准品加入 1.0ml 蒸馏水，充分溶解后摇匀使用。浓度为 0、0.15、0.5、1.5、4.0、15、60μIU/ml。

（2）^{125}I-TSH-Ab 标记物为液体，直接使用。

2. 在固相包被管上进行编号，按照表 2-1-7 加样步骤进行加样。

表 2-1-7　加样程序表

单位：μl

试剂	NSB 管	标准管（$S_1 \sim S_6$）	样品管
零标准 S_0	200	—	—
标准品（$S_1 \sim S_6$）	—	200	—
样本	—	—	200
标记物	100	100	100
37℃水浴 2.5 小时			
抽弃废液；加半管（2ml）蒸馏水或去离子水，抽弃废液；再加满管蒸馏水或去离子水，抽弃废液，重复 2 次；抽干水分，测各管放射性计数			

3. 用 γ- 计数器进行测量，计算各标准点的计数均值减去零管计数值为 B，以标准点 cpm 计数（B）与浓度值（C）作 logB-logC 直线回归，得标准曲线，回归曲线质量参数：曲线相关系数 r 值、A 值、B 值，用样本的计数求得质控或样本 TSH 的浓度。

从上案例可以看到，RIA 法检测 TSH 曲线范围为 1～81μIU/ml，IRMA 法检测 TSH 曲线范围为 0.15～60μIU/ml。IRMA 的灵敏度更高且范围更宽。

三、放射抗体分析

放射抗体分析用于测定人体内的自身抗体。采取限量的 ^{125}I 标记抗原，在液相环境中与样本中的抗体反应，再加入第二抗体，将结合部分与游离部分进行沉淀分离。最终的放射性计数与样本中的抗体呈正相关。以下用胰岛素抗体（Ins Ab）为例，胰岛素分子量为 5 807Da，免疫原性不强，分子上有多个抗原决定簇，但位点太接近，能参加免疫化学反应的平均抗原决定簇数目为 1.5，因此用夹心法检测胰岛素较难。此外，如果胰岛素上标记酶或大一点的配体，会影响胰岛素与抗体的结合，因此胰岛素自身抗体的免疫检测更困难。^{125}I 标记对胰岛素分子的结构影响非常小，且只使用一个抗体，因此测得的胰岛素抗体效价准确可靠。

1. 准备

（1）anti-Ins 阳性血清加入 0.5ml 蒸馏水溶解。

（2）阴性血清加入 1ml 蒸馏水溶解。

（3）^{125}I-Ins 用 10ml 缓冲液溶解。

2. 操作步骤　取圆底聚苯乙烯试管若干，用记号笔或特殊铅笔编号阴性、阳性血清管和待测样品管等，然后用微量取样器按表 2-1-8 加样。

表 2-1-8　加样程序表

单位：μl

试剂	NSB 管	样品管	阴、阳性血清管
Ins 抗体缓冲液	100	—	—
待测样品	—	100	—
Ins 抗体阴、阳性血清	—	—	100
^{125}I-Ins	100	100	100
混匀，37℃水浴 2 小时，任取三管测放射性计数取均值作为总 T			
阴性血清	100	—	—
Ins 抗体缓冲液	—	100	100
Ins 抗体分离剂	500	500	500
充分摇匀后，3 500rpm 离心 15 分钟，吸弃上清，测各沉淀管的放射性计数（cpm）			

3. 用 γ- 计数器测半分钟放射性计数 CPM 值，计算 NSB、阴阳性血清结合率，NSB%＝（NSB－BG）/（T－BG）%，阴阳性血清结合率＝（阴阳性血清计数－NSB）/（T－NSB）。

四、放射受体分析

放射受体分析（radioreceptor assay，RRA）是用放射标记的抗原，与受体结合来进行免疫分析，主要用来分析受体的活性。RRA 不仅可以测定激素和药物的浓度，也可以采用 Scatchard 法直接计算受体的数量及亲和常数。但受体的制备和选择较困难，因此开发难度较大。

放射受体分析的优点：①激素和受体结合代表生理活性，与生理效应一致，临床意义更大。②动物与人之间的受体有类似反应，可以使用动物受体进行抗原分析。③一种受体可用于多种激素的分析。国外报道的放射受体分析用于临床如氯丙嗪 RRA，RRA 值不受失活的药物代谢产物的影响，可以直接反映血清药物或其活性代谢产物。

国内用雌激素受体测定来区分雌激素响应性或不响应性肿瘤，甲状腺兴奋性放射受体分析判断甲亢的预后。由于半抗原抗体技术不成熟，因此放射免疫分析中更多应用结合蛋白。1960 年，Ekins 测定血清 T_4 时，使用的是甲状腺素结合球蛋白（TBG），1963 年 Murphy 使用类固醇结合球蛋白（CBG）测定皮质醇。但使用结合蛋白的灵敏度和特异性都不及抗体，因此基本被放弃。如果能获得高亲和力的受体，可以尝试代替抗体使用。因为使用受体测定的是生物结合活性，使用抗体测定的是免疫活性，对于同一样品来说，测定有时是有差异的，显然受体测定的临床符合性更高。但受体的稳定性与纯化难度较大。放射受体分析也可以用于检测受体，称为受体的放射配体结合分析。临床上最常见的是促甲状腺激素受体抗体（TRAb）放射受体分析。血清中 TRAb 对甲状腺功能亢进与甲状腺功能减退的病因诊断有重要意义。

五、火箭电泳自显影

火箭电泳基于放射性核素标记的蛋白在电场的作用下，与样品中未标记的抗原一起泳动，共同与抗体组成免疫复合沉淀物。然后利用含放射性蛋白本身所放出的射线，使胶片感光。记录样品中蛋白的火箭峰值，再与标准相比，求得蛋白含量。

火箭电泳可用于检测血清中的 IgG、IgM、IgD，以及 AFP 蛋白等，以火箭电泳检测 IgG 为例描述具体试验过程。

1. 准备

（1）^{125}I-IgG：一瓶（冻干），临用前用 pH 为 7.4、0.05M PB 稀释成每微升含 8 000cpm。

（2）校准品：六小瓶，每瓶浓度分别为 1μg/ml、6.25μg/ml、12.5μg/ml、25μg/ml、50μg/ml、100μg/ml。

（3）抗 IgG 血清：一瓶。

（4）琼脂糖。

2. 操作步骤 在 7cm×11.5cm 的 1% 琼脂抗体板上，打两排直径为 3mm 的孔，每排 10 孔。两排孔间距 4.5cm，第一排孔距琼脂板边缘 1cm。第 1～6 孔为 1、6.25、12.5、25、50、100μg/ml 六种不同的校准浓度，用于制作校准曲线。第 7～20 孔为样品检测孔。每孔均加入 12μl 样本，随后用微量进样器在各孔加入 1μl ^{125}I-IgG。以四层纱布搭桥进行电泳。电泳液为 pH 8.6、0.05M 巴比妥钠盐缓冲液。电压为 120V，电流强度为 30mA，通电 4 小时。电泳完毕后贴上拭镜纸，于 80℃烘箱中烘干。将琼脂面与 X 线片紧贴曝光 24～48 小时，然后显影、定影、冲洗，测量火箭峰值。根据校准曲线以及稀释倍数，可以获得血清中 IgG 的量。

第四节 放射免疫方法的建立

作为第一代免疫检测技术，放射免疫方法学的建立对其他免疫检测方法有很大借鉴意义。标记物、校准品、抗体、分离试剂是放射免疫分析方法不可缺少的组成部分。为了使药盒更加稳定以及方便用户使用，商品药盒中还可提供缓冲液、抗凝剂、抑肽酶、样品稀释液等辅助试剂。由于产品组分多，研发调试的工作量更大。同时，由于商品化的配套不足，在小规模生产时批间差大，因此产品质量控制更为细致。

一、标记

在放射免疫分析中,传统上认为每个抗原分子标记一个 ^{125}I 原子为适宜。这样标记物的稳定性较好,免疫位点不会出现结构破坏,同时抑制率也最理想。例如, ^{125}I 标记的血管紧张素,单碘时免疫活性较高,双碘时虽能与抗体结合,但失去竞争能力。然而,对于一些大分子蛋白质,标记多个 ^{125}I 后仍能保持稳定,同时也有提高灵敏度的效果。此时,标记率实际上也能在一定程度上调节方法的灵敏度。

在实际应用中,不同的标记率也会影响临床测值。原因是标记后抗原与抗体的亲和力可能受到影响,因此反应的平衡情况达不到理想状况,导致批间差异,严重时会导致临床测值的飘移。

标记工序使用的放射性剂量相当于几百到几千个试剂盒,因此需要在密闭负压的标境中进行,对工作人员进行适当保护。

1. 氧化与还原　氯胺 -T 标记法是最常用的标记方法。对于氯胺 -T 的用量,有研究主张使用计算量 1～2 倍的氯胺 -T,理由是氧化剂越少,对抗原的破坏越小;也有研究认为 10～100 倍的氧化剂用量也可以接受(表 2-1-9),推测部分原因是氧化剂在保存过程中存在吸潮而部分失效、底物中可能含有微量的还原剂等。因此,实际工作中主张对氧化剂用量进行选择,并且定期验证,以防止抗原性质变化、氧化剂变质等原因导致标记物的性能改变。

表 2-1-9　白蛋白用氯胺 -T 法标记研究

	计算量氯胺 -T	10 倍量氯胺 -T	100 倍量氯胺 -T	500 倍量氯胺 -T
标记底物投量	50μg/10μl	50μg/10μl	50μg/10μl	50μg/10μl
Na^{125}I 投入量	2.4mCi	2.4mCi	2.4mCi	2.4mCi
氯胺 -T 加入量	0.26μg/20μl	2.6μg/20μl	26μg/20μl	130μg/20μl
氧化反应时间	室温 2 分钟	室温 2 分钟	室温 2 分钟	室温 2 分钟
Na$_2$S$_2$O$_5$ 加入量	0.52μg/20μl	5.2μg/20μl	52μg/20μl	260μg/20μl
标记率	0	51.1%	95.2%	95.4%
免疫活性检验(B$_0$/T,第 1 天)	—	91.6%	94.9%	94.1%
稳定性(B$_0$/T,第 40 天)	—	83.0%	77.0%	72.9%

从表 2-1-9 可以看出,加入等量的氯胺 -T(与加入 ^{125}I 的摩尔数相同)标记失败,加入 10 倍量氯胺 -T 标记率也不高,而加入 100 倍或以上的氯胺 -T 时标记率很高。基于充分中和氧化剂的理由,还原剂 Na$_2$S$_2$O$_5$ 加入量是氧化剂的 2 倍。

2. pH　一般控制在中性偏碱性 pH 7.0～7.4。当 pH 为 8.0～8.5 时,蛋白上组氨酸残基的咪唑环会被 ^{125}I 标记。

3. 反应温度　氧化还原反应很迅速,因此温度上升对蛋白的影响不大,但对于一些易变性的物质仍需要预冷,且在冰水浴中反应。

4. 反应时间　氧化在 0.5 分钟内效率达到 80%。为了工艺容易控制与重复,反应时间延长至 2 分钟较合适。如果进一步延长时间,标记率仅轻微提升,但对蛋白的免疫活性可能有影响。

5. 反应体积　与很多标记反应一样,体积越小混合越快、效果越好。反应体积一般控制在 100～200μl。因此 Na^{125}I 的浓度是其质量的重要指标。早期国产 Na^{125}I 的使用效果不好,与其浓度低有关系。

6. 投料比　即抗原与 Na^{125}I 摩尔数之比。这是控制标记物比活度的主要手段。根据经验,一般 30%

的 Na^{125}I 得不到利用。因为氧化反应太快，反应不够均匀。小分子物质（含多肽类），为防止抗原被破坏，往往控制 Na^{125}I，平均下来一个抗原分子标记不到一个 ^{125}I。而大分子蛋白在追求灵敏度时，往往标记多个 ^{125}I。

7．分离纯化　分离纯化的目的是去除游离碘，对于小分子，将标记不同数量 ^{125}I 的分子进行细致区分也是有益的。对大分子用分子筛葡聚糖凝胶层析柱进行分离，对小分子用高压液相进行分离。其他分离方法也可以尝试，但要考虑放射性带来的污染问题。标记物分离一般使用放射性活度计指示游离峰与产品峰的位置。

8．葡聚糖凝胶层析柱分离法　常用的 G25 或 G50 能达到很好的分离效果。在标记完成后向反应瓶中加入 0.5ml 10% 小牛血清，可以对标记物进行保护。或上样前向层析柱里预跑小牛血清，也可以减少葡聚糖的吸附。黄色的小牛血清还可以相对指示蛋白峰的位置。部分项目要求将产品、聚合物、碎片充分分离，应根据产品的分子量大小选择型号合适的葡聚糖凝胶。淋洗液一般采用 0.05M pH＝7.4 的磷酸缓冲液。

9．高压液相色谱仪分离　小分子肽类和甾体化合物等可用高压液相分离。C-18 反相层析柱可分离分子量小于 6 000Da 的多肽类或甾体类激素。淋洗液一般有两种：0.02M NaH$_2$PO$_4$＋乙腈；0.02M NaH$_2$PO$_4$＋无水甲醇。一般多肽类激素用乙腈体系，而小分子量的甾体类激素、药物、甲状腺素等用甲醇体系。分离过程中采用逐渐增加有机相比例达到分离目的。一般分子量较小的成分先被淋洗下来，分子量较大的成分则后流出，即先出 ^{125}I 峰，后出产品峰。HPLC 分离速度快，产品纯度高，NSB 低，B$_0$/T 高。但往往出现多个杂质峰，产品峰也不止一个，因此检验工作要做细。

10．标记原料的保存　放射免疫分析对标记原料用量较少，一般是微克级，同时体积也是微升级。为保持原料的均一性以及避免原料冻融次数过多而失活，一般将原料要按用量进行预分装并冻存。原料冻融次数不超过 3 次。

11．标记产品质量鉴定　标记物可能有多个产品峰可以选择，也可以选择产品峰的不同位置。选择标记物的原则：选取非特异性结合率（NSB/T）低、零管结合率（B$_0$/T）高、标准曲线抑制好（斜率大）、质控血清符合要求、临床符合率高的标记物。

此外，标记物还可以测定放化纯度，蛋白类标记物可用三氯醋酸法测定，还有一种应用较广的纸层析法测定。一般标记物放化纯度要求≥90%。

放射性比活度（简称比活度）指一定化学量的标记化合物中所含的放射性强度，一般采用 μCi/μg 表示。

$$放射性比活度 = \frac{投入 Na^{125}I 强度（μCi）}{投入底物量（μg）} × 标记率$$

放射性比活度可粗略估算，例如：某标记底物投量为 10μg，收集产品 1mCi，标记瓶、吸管、柱子的吸附等大约 30%，产品的比活度约 1mCi/7μg＝143μCi/μg。

标记化合物放射性比活度在放射免疫分析测定中至关重要，直接影响测定方法的灵敏度和稳定性。高比活度的标记物可提高分析方法的灵敏度，但比活度过高时，一方面可能缩小测定方法的可测范围；另一方面，由于掺入过多放射性物质，可能会引起标记化合物的自身辐射分解和免疫活性下降，从而影响标记物的稳定性。低比活度的标记化合物一般比较稳定，但比活度过低会使测定方法的灵敏度达不到要求。同时，标记化合物放射性比活度高低会对临床测定值产生一定的影响。

为了说明标记物放射性比活度对标记物稳定性及临床测定值的影响，以对甲胎蛋白（AFP）标记物的研究为例：为获得不同放射性比活度的 ^{125}I-AFP，取四支 AFP 蛋白（25μg/ 支），除加入不同 Na^{125}I 外，用同样的标记方法进行标记，并用同一根 Sephadex G25 层析柱进行分离，结果见表 2-1-10 和表 2-1-11。

表 2-1-10 不同比活度 ^{125}I-AFP 制作与检验结果

标记编号	1	2	3	4
投料比(^{125}I:AFP,摩尔比)	1.15	2.00	3.93	7.30
标记率	87.1%	88.4%	90.4%	88.8%
放射性比活度	33.0μCi/μg	58.3μCi/μg	114.7μCi/μg	214.7μCi/μg
每个 AFP 分子平均标记碘原子数	1.03	1.82	3.59	6.71
免疫活性(5 倍过量抗体实验)	93.9%	93.8%	96.3%	92.1%
NSB(第 2 天)	3.1%	3.7%	4.0%	4.1%
产品 B_0/T(第 2 天)	82.4%	81.1%	85.2%	79.8%
NSB(第 40 天)	2.7%	2.9%	4.4%	3.8%
产品 B_0/T(第 40 天)	74.6%	68.6%	61.8%	31.7%

表 2-1-11 不同比活度的 ^{125}I-AFP 对测定值的影响

^{125}I-AFP 比活度 /(μCi·μg^{-1})	AFP 质控血清 /(ng·ml^{-1})		
	高值	中值	低值
33.0	160.5	79.1	17.9
58.3	170.2	81.0	19.0
114.7	170.1	90.2	20.0
214.7	171.4	92.7	21.6

从以上数据可知,经过实际标记 ^{125}I-AFP 的放射性比活度范围为 33.0～214.7μCi/μg,四种标记物的免疫活性都很好,过量抗体(5 倍)B/T 均超过了 92%,高于放射免疫分析的一般要求。

从跟踪实验的结果来看,放射性比活度越高,B_0/T 下降越快即标记物的稳定性越差,趋势非常明显。所以,综合考虑 ^{125}I-AFP 放射性比活度在 33～115μCi/μg 是较稳定的。

四种放射性比活度的标记物,NSB<5%,B_0/T>25%,|R| 值均在 0.999 以上,符合《放射免疫分析药盒通则》要求。

放射性比活度升高,质控血清测定值有升高的趋势。放射免疫试剂的生产周期是一个月,即每个月都要制备新批次标记物。因此,对标记方法进行充分验证,控制标记物的批间差非常重要。这是与其他免疫检测方法的差别,但也因为这个原因,其他免疫检测方法往往对标记物放射性比活度与参数的研究不够重视,导致产品性能波动或达不到最佳。

12. 标记产品的试样检验 标记物的试样检验是指将标记物配为应用浓度,在产品中进行检验。在产品的性能指标中,有些指标受标记物的影响较大,列举如下:

(1)零管结合率;《放射免疫分析药盒通则》要求,最大结合率(B_0/T)应不小于 25%,商业化试剂一般要求零管结合率在 35%～70% 之间。产品灵敏度要求越低,零管结合率越高。因此该要求因产品而异,但保持长期稳定是产品质量控制的重要指标。

(2)非特异性结合率(NSB/T):非特异性结合是指在没有抗体的情况下,标记物被沉淀的比例,与分离方法有很大关系。免疫分离剂法一般要求 NSB<5%;PEG 法、硫酸铵法 NSB 较高,但应<10%。

(3)标准曲线的位置与斜率,也受标记物质量的影响。

(4)质控血清与临床样本的测定,也是试样检验的必要指标。

13. **标记的稳定性**　放射免疫产品的效期一般是 30～60 天,该指标源自 ^{125}I 的半衰期。有两层含义,一是衰减后计数较低,测量误差变大;二是标记物比活度变化,对测值有影响。实际应用中,影响标记物稳定性的还有以下因素:

（1）抗原的分子结构及底物本身质量（内因）。

（2）标记化合物的辐射分解及脱碘。

（3）标记过程中,氧化剂和还原剂导致标记底物的聚合或分解。

（4）由于碘原子的渗入,导致抗原结构和性质发生改变,从而影响其免疫活性。

（5）比活度:一般放射性比活度越高标记物越不稳定。

（6）所使用的缓冲体系会对标记物的稳定性造成一定影响,包括 pH,缓冲液种类,保护剂类型、浓度、厂家甚至批号。

（7）标记物状态:一般冻干品较液态稳定。

不同的标记物稳定性差异较大。对于部分产品,60 天以后仍可以直接使用或提高放射性计数后使用,对临床测值没有明显影响。

14. **标记物的贮存**　标记物的应用浓度,一般是将产品标准曲线中最低的计数控制在 1 000cpm 以上,根据 r- 计数器的性能,在该计数处已经有 10% 左右的变异系数,因此计数不易再降低。其外,为了产品使用方便,一般也会相对规范一个零管计数或总 T 的计数区间。最后折合一个试剂盒的剂量,放射免疫产品一般在 1～3μCi/100T,免疫放射产品一般在 10～20μCi/100T。

早期放射免疫的商业化制剂大多对标记物进行冷冻干燥,在后期商业化进程中逐步采取了即用性的液体制剂以提高方便性。因此在早期国内运输周期长、没有冷链保护的条件下,仍能保证产品性能,推动了我国免疫检测行业的发展。

二、缓冲体系

缓冲体系是指由标记物稀释液、抗体稀释液构成的混合反应液。缓冲体系直接影响方法的稳定性、样品分析的准确性等。缓冲液体系选择不当可能造成的影响包括:最大结合率偏低、测出的样本值为零甚至负值、样品测定值与临床不符、药盒不稳定等。

1. 放射免疫分析方法中常用的缓冲液类型

（1）磷酸盐缓冲液（PB）:由 Na_2HPO_4 与 NaH_2PO_4 或 KH_2PO_4 按一定比例配制。此缓冲液在放射免疫分析方法中应用最多,浓度一般为 0.02～0.1M,pH 为 7.2～7.6,呈弱碱性。

（2）醋酸缓冲液（NaAc-HAc）:pH 为 4.75～5.4,偏酸性,如环 - 磷酸腺苷（cAMP）的测定。

（3）巴比妥缓冲液（BB）:pH 为 8.4～8.6,偏碱性。多用于甲状腺素和胃泌素的测定,因为 BB 可抑制补体的活性,而且 T_3、T_4、rT_3 等在较高 pH 下稳定性较好。

（4）Tris-HCl 缓冲液:优点是可以配成较高浓度和较大范围的 pH,缺点是 pH 不易调整准确。

2. 缓冲体系组分

（1）保护蛋白:多用牛血清白蛋白（BSA）,也可以加入一定比例的动物血清（如小牛血清、马血清、羊血清等）,有降低塑料试管吸附、保护抗原抗体、降低非特异的作用。其他还有水解明胶、酪蛋白等。

（2）防腐剂:一般用 NaN_3（0.1%）、硫柳汞（0.01%）、proclin-300（0.1%）、溶菌酶或抗生素等。

（3）酶抑制剂:如抑肽酶,对某些不稳定的多肽类产品提供保护。抑肽酶在采血时使用或加在已分离的血清或血浆中,起到稳定待测物的作用。

（4）乙二胺四乙酸二钠（EDTA-Na$_2$）或乙二胺四乙酸二钾（EDTA-K$_2$）:抑制磷酸二酯酶的活性,同时还可抑制补体活性,免除补体可能造成抗体对抗原结合的干扰。

（5）阻断剂：在测定甲状腺素和某些甾体激素时，一般需要加入阻断剂，使和蛋白质相结合的激素变为游离型。常用的阻断剂有 ANS（8- 苯胺 -1- 萘磺酸）、硫柳汞、水杨酸钠、三氯醋酸钠等。另外，EDTA 有时也可起到与阻断剂类似的作用。

（6）载体蛋白：采用第二抗体作分离剂时，应向反应液中加入适量正常第一抗体同种动物血清或 IgG；测定不含血浆蛋白的样品，用 PEG（聚乙二醇）或硫酸铵溶液作为沉淀剂时，必须在反应体系中加入适量 γ 球蛋白或正常人（或动物）血清作为载体蛋白，否则不能产生沉淀，达不到分离结合相和游离相的效果。

（7）Tween-20 等表面活性剂：用于降低非特异性结合率，一般用量≤0.05%。最好当月配制，否则效果不明显。表面活性剂的存在易使沉淀不稳定。

（8）NaCl：用于调整反应体系的离子强度，增加试剂盒稳定性。

三、抗体

经典的放射免疫采用一种多克隆抗体，并且抗体直接稀释使用，不做标记、包被处理。在多克隆抗体的性能指标中，其亲和力很重要。

1．多抗的筛选　在制备多抗时，要免疫多只兔或羊，并从中筛选合适的一只动物。不同动物产生的抗体亲和力有差异。结合常数 Ka 明显影响测定的灵敏度，结合常数越大，抗体的稀释度越高，同时结合 / 游离（B/F）曲线斜率越大，灵敏度增加。在制备多抗时，往往要根据经验选择免疫动物，并多只免疫，从中选取最佳。成功制备出的抗体，可分装超低温或冻干保存后使用很多年。抗体的筛选指标还包括特异性。

2．抗体滴度（效价）的选择　将抗体进行稀释，如果从灵敏度最佳来考虑，B/T 控制在 33%～50%。如果灵敏度不要求最佳，B/T 在 80% 以内也是可以接受的。如果灵敏度有进一步提升的必要，B/T 也不应低于 20%。考虑到放射性衰减以及失活导致的 B/T 进一步下降，过低的 B/T 会带来很多问题。

3．抗体的配制　也是使用缓冲体系，其主要成分与标记物缓冲液一样，但在同一个试剂盒中，抗体缓冲液与标记物缓冲液并不一定相同，因为还要考虑到标记物与抗体的不同特点。

4．影响抗体稳定性的因素

（1）抗血清本身的质量。

（2）抗体冻干液或抗体稀释液配方是否合理。

（3）抗体缺少血清蛋白的保护或血清蛋白的质量好坏。

（4）抗体冻干情况好坏，如：含水量高或冻干过程不科学造成冻干品失活或不溶。

5．抗体的稀释度　抗体需要稀释后使用，一般稀释度在 1∶1 000 到 1∶10 万之间。判定抗体稀释度合适的依据：①零管结合率，应在 40%～70% 之间。②首点结合率，应在 70%～90% 之间，抑制率在 10%～30% 之间。③末点结合率，应在 5%～15% 之间，抑制率在 85%～95% 之间。

随抗体稀释度提高，零管结合率降低，首点结合率下降，灵敏度提高。首点结合率过高，首点与零管区分度下降，当首点结合率达到 97% 时，考虑到随机变异的存在，首点与零管没有显著差异，导致首点低于检出限。首点结合率过低，说明还可以插入更低浓度，没有充分利用检测范围。末点结合率过高，曲线斜率小，往往是由于抗体亲和力不足。末点结合率过低，末点计数只在几百，则计数的测量误差过大。

四、校准品与校准曲线

试剂盒校准曲线范围应当涵盖正常值范围和异常值范围，浓度采用国际单位，其中 IU 是 WHO 专用的国际活性单位,当对蛋白生物学活性的关注超过其物质的量或质量时使用。一般蛋白质分子量较大时,其糖基化程度、异构体、碎片以及基因表达差异导致其实际上不是固定的分子结构,而结构不同时其生物学活性也不同。比如评价抗体活性时常用 IU,但因为免疫学检测的是免疫活性,与生物学活性有差异,因此使用 IU 单位时,应评价试剂盒检测的免疫学活性与生物学活性的相关性。

校准点一般设 5~6 个,邻点之间一般为倍数关系,这是因为关注的是相对误差而非绝对误差。

配制标准品的基质最好与待测物基质大致相同,如测定血清中待测物时最好使用正常人混合血清或去激素血清作为基质;测定血浆中待测物时最好使用正常人血浆或去激素血浆基质。采用替代品时,应进行健全性分析。

《放射免疫分析药盒通则》要求校准曲线回归系数 $R \geqslant 0.990$;而作为商业化试剂盒的内部质量控制,要求回归系数 $R \geqslant 0.996$。

五、反应总体积

反应总体积是指反应管中标准品(或样品)、标记抗原、抗体的总体积。反应体积越大,反应速度越慢,反应达到平衡的时间越长;反应体积越小,反应速度越快,反应达到平衡的时间越短。反应总体积一般控制在 0.3~0.5ml。

反应总体积也可以轻微调整测试的灵敏度。

六、分离

一般使用成熟的通用分离剂,如果抗体是羊抗,则可采用驴抗羊分离剂。如果抗体是兔抗,则可采用驴抗兔分离剂。如果最终产品的非特异等指标异常,可以考虑对分离剂进行配方调整。但事实上,由于抗体的使用效价在 1:1 000 至 1:10 万较广的范围内波动,二抗-抗体形成复合的沉淀效应要求两者保持一定的量的比例,因此抗体过少时应加入相应的动物血清或 IgG,或调整二抗的比例以获得最佳的分离效果。

分离剂的加样体积从 100~1 000μl 均有使用。加样体积小,需配制的浓度高,易造成加样误差大、NSB 高等现象;加样体积大,需配制的浓度低,NSB 相对较低,但容易破坏原有抗原-抗体反应的平衡,从而造成 B_0/T 有所下降。

使用免疫分离剂时,加入前必须充分摇匀,这是因为免疫分离剂长期静置存放后,有效成分沉积于容器的底部。免疫分离剂的分离过程以免疫反应为主,因此,为了加快反应速度,分离剂最好平衡至室温后再加入,且加入免疫分离剂后必须充分摇匀;反应时间一般采用室温反应 10~20 分钟。一般在 1 500~1 800rpm 离心 10~20 分钟,吸弃上清,测定沉淀的放射性计数。

以硫酸铵或 PEG 作为分离剂时,沉淀速度快,加入后充分摇匀即可离心。

沉淀与上清液的分离最容易产生较大误差,因此要关注沉淀的凝聚状态。如果过于疏松,则需要调整分离剂配方。另外,更换二抗或载体蛋白(如 IgG)批次时,必须进行匹配性实验,确定二者最佳匹配关系。

七、反应程序

1. 加样程序包括平衡法与非平衡法　平衡法是一次反应,即依次加入标准或待测样品,再加入标记抗原、抗体,非标记抗原与标记抗原同时与限量的抗体进行竞争结合反应。多数放射免疫分析药盒采用此方法。非平衡法又称顺序饱和法或顺序温育法,即先加入标准或样品再加入抗体,温育反应一段时间,使非标记抗原和抗体先行结合,然后加入标记抗原进行温育,此时标记抗原与反应液中剩余的抗体结合位点结合。此种方法的特点是标准曲线抑制好，灵敏度高。缺点是程序复杂，反应时间长，变异也会增大。因此仅对于待测物含量低、对灵敏度要求高的药盒采用此方法。

平衡法与非平衡法测定同一待测物时，样品测定值可能会有较大区别。一般平衡法测定值明显高于非平衡法，但有时二者临床测定值区别不大。

2. 反应温度　一般实验温度条件可选 4℃、室温、37℃、45℃下进行反应。温度升高反应速度加快，反应达到平衡的时间短，但 K 值下降，B_0/T 降低，标准曲线抑制变差。

一些生理体液中含量很低、对灵敏度要求较高，而抗原（含待测物）又不稳定的多肽类产品，一般采用 4℃过夜反应，如心钠素、脑钠肽、C- 肽等。

生理体液中含量较高、对灵敏度要求较低的产品，一般采用 37℃温育反应，如甲状腺素、白蛋白、甲胎蛋白等。

室温变化往往较大，对临床测定值有影响。液相反应一般较少使用。但在固相反应时，为了使反应速度加快，可采用室温振荡的反应条件。

3. 反应时间　一般为 1～24 小时。一般原则是免疫结合反应达到平衡或基本达到平衡，实验能够满足大部分用户的临床要求。

由于手工加样速度的问题，为了减少前后加样时间间隔（约 5 分钟）带来的测值飘移，反应时间不应低于 1 小时。

反应时间在 6 小时以上的，一般直接采用过夜时间，以方便实验操作。

第五节　数　据　处　理

一、数学模型

放射免疫分析的基本原理建立在标记抗原（Ag^*）和非标记抗原（Ag）对抗体的竞争性反应上。反应可以表示为：

$$Ag^* + Ab \rightleftharpoons Ag^* - Ab$$

$$Ag + Ab \rightleftharpoons Ag - Ab$$

放射免疫是均相反应，^3H 与 ^{125}I 对分子结构的影响小，因此可以认为非标记抗原和标记抗原与抗体的结合能力是相同的。同时，抗体是限量的。在反应体系中非标记抗原的量增加时，就会抑制标记抗原与抗体的结合，呈游离状态的标记抗原数量相对增加，这种特异性的竞争性抑制的数量关系就是放射免疫测定的定量基础。

抗原与抗体之间的实际反应相当复杂，为了能定量描述其反应关系，可以用简单模型进行模拟。为简化采用了以下假设：①抗原、抗体的反应服从一级质量作用定律，因此，认为不存在协同效应（cooperative effects）；②标记抗原和非标记抗原具有相同的物理、化学性质（标记的性质除外）和参加反应的性质；③反应过程能完全达到平衡；④结合在抗体上的抗原可以和游离抗原完全分离，其平衡不受影响；⑤结合抗原与游离抗原的比率能够精确测定。因为这些假设，放射免疫推导出的数学模型可能并不完全适用于其他方法学。目前放射免疫使用的数学模型有：

1. 双对数函数模型

$$\log(Y) = A + B \times \log(X)$$

2. log-logit 函数模型

$$\text{logit}(Y) = A + B \times \log(X)$$

3. 四参数 logistic 函数模型

$$U = \frac{D - C}{1 + \left(\dfrac{Z}{A}\right)^{B}} + C$$

其中，Z 为自变量，浓度剂量；U 为应变量，标记抗原计数率；A 为回归方程截距；B 为回归方程斜率；C 为 NSB 管计数率；D 为零管计数率。

log-logit 函数模型适用于竞争法的放射免疫；双对数函数模型广泛应用于免疫放射分析；四参数 logistic 函数模型最符合免疫化学的规律，可用于放射免疫分析和免疫放射分析，是 WHO 推荐使用的模型。

研究者认为 log-logit 函数模型与双对数模型是直线模型，直线模型优势在于单个校准点的实验飘移会被其他校准点分摊，从而减少在飘移处的误差。而曲线模型这种校正能力较差，所以对于实际应用效果来说，前两种模型价值更大。但在使用中要注意，直线段是整个剂量 - 反应曲线中的一段，浓度范围有限，标准曲线两端有偏离现象，要想获得更长的校准曲线范围，建议通过分段处理。

4. 五参数 logistic 模型很早就获得专家推荐。对于对称性曲线，采用四个参数；而对于非对称性曲线，采用五个参数。该拟合模型的适应性更强，在电脑广泛使用后得到了快速发展。

二、log-logit 函数模型

log-logit 函数模型（图 2-1-1）被《放射免疫分析药盒通则》选为推荐使用的数学模型，理由如下。

1. 适用于绝大多数（包括由不同抗原种类和不同分离方法形成的）放射免疫分析体系剂量 - 反应曲线的拟合，可以满足数据计算的精度要求和曲线评价的基本需要。

2. 公式简单，一个普通的函数型计算器即可用于计算工作，易于普及。

3. 对曲线的函数作拟合处理时，参数还是质量控制的重要指标。拟合参数 A 代表斜率，B 代表截距应保持稳定。可统计 10~20 次实验中每个参数的均值（$\bar{x}$）和标准差（s），以 $\bar{x} \pm 2s$ 为允许范围对实验作出评价。

保持参数的稳定很有意义，参数稳定就是曲线稳定，代表反应条件的变化在可控范围内，实验符合预期。因此，预期的试剂盒性能指标是有效的，包括临床测值的可信度。

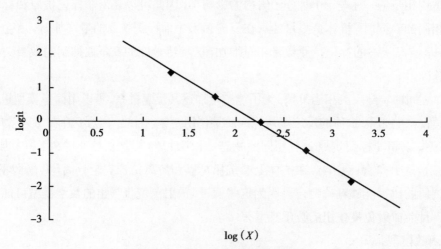

图 2-1-1　log-logit 函数标准曲线

log-logit 函数模型拟合的评价指标

（1）相关系数（r）：相关系数（coefficient of correlation）是表明两个变量（x, y）间关系密切程度的统计学指标。相关系数越接近于 1，表示拟合得越好。《放射免疫分析药盒通则》规定 $|r| \geqslant 0.990$。而对于试剂厂商来说，出厂时要求 $|r| \geqslant 0.996$。相关系数差，可能是曲线模型不合适或线性范围太广纳入了非直线段、校准品标定不准确、实验操作波动大等原因。

（2）有效剂量值（ED_{25}、ED_{50}、ED_{75}）：有效剂量（effective dose）是指在剂量-反应曲线范围内，与给定结合率相对应的剂量。文献中有使用 ED_{25}、ED_{50}、ED_{75} 的，也有使用 ED_{20}、ED_{50}、ED_{80} 的。《放射免疫分析药盒通则》规定 ED_{25}、ED_{50}、ED_{75} 应在剂量-反应曲线范围内。实际上，这是规定曲线上最小剂量点的 B/B_0 必须大于 75% 和最大剂量点的 B/B_0 必须小于 25%，也即确定了分析的取代比必须大于 3。这条规定确保曲线上每个剂量点的结合率计数之间有足够的落差。对于 ED_{25} 或 ED_{75} 超出剂量-反应曲线范围的分析，可以试用增加剂量点的方法使之变宽。

在曲线截距 A 和斜率 B 两个参数中，如果有 1 个或 2 个发生较大改变，有效剂量值就会有较大变化。表 2-1-12 列出了 A 或 B 的变化对有效剂量值的影响。

表 2-1-12　log-logit 线性回归参数改变对有效剂量值的影响

变化	曲线参数		ED_{75}		ED_{50}		ED_{25}	
	截距	斜率	数值	增减	数值	增减	数值	增减
曲线平移	$A=3.1$	$B=-1$	7.40	+10.4%	22.2	+10.4%	66.6	+10.4%
	$A=3.0$	*$B=-1$*	*6.70*	*0*	*20.1*	*0*	*60.3*	*0*
	$A=2.9$	$B=-1$	6.06	−9.60%	18.2	−9.60%	54.5	−9.60%
斜率改变	$A=3$	$B=-0.95$	7.40	+10.4%	23.5	+16.9%	74.8	+24.0%
	$A=3.0$	*$B=-1$*	*6.70*	*0*	*20.1*	*0*	*60.3*	*0*
	$A=3.0$	$B=-1.05$	6.12	−8.70%	17.4	−13.4%	49.6	−17.7%
曲线旋转	$A=2.85$	$B=-0.95$	6.32	−5.70%	20.1	0	63.8	+5.80%
	$A=3.0$	*$B=-1$*	*6.70*	*0*	*20.1*	*0*	*60.3*	*0*
	$A=3.15$	$B=-1.05$	7.06	+5.40%	20.1	0	43.0	−28.7%

表中斜体字部分系初始的剂量-反应曲线参数（$A=3$，$B=-1$）及其有效剂量值；非黑体字部分系改变后的剂量-反应曲线参数及其有效剂量值。曲线范围为 5～80μg/L。从表 2-1-12 中的数据可以看出，斜率的微小变化将导致有效剂量值的大幅度改变。如果 B_0 计数下降和 NSB 计数上升，将导致斜率下降。

（3）ED_{50} 的批间变异系数：《放射免疫分析药盒通则》规定 ED_{50} 的批间变异系数 $\leqslant 15\%$，这限制了剂量-反应曲线的平移范围。如果曲线平移的幅度较大，往往提示校准试剂（药盒标准品）的效价可能有变化。如果曲线围绕 ED_{50} 点旋转，则 ED_{50} 的批间变异系数接近于零，而 ED_{25} 或 ED_{75} 的批间变异系数将变大，所涉及的曲线可能出现偏离平行的状况。

应用 log-logit 函数转换时，要注意以下几方面问题：①进行 logit 计算前，必须在结合率计数中减去非特异性结合率计数，否则将造成非线性化的后果。同样，伴有高 NSB 或 NSB 不恒定的分析，不宜使用 logit 函数转换，这些情况将导致相关系数变差。②在进行 logit 函数转换时，如果某些剂量点的 B/B_0 大于 90% 或小于 10%，那么，在线性回归时这些点常常偏离直线；为求得剂量-反应曲线的最佳拟合，也即保证 $|r| \geqslant 0.99$，可以将这些值剔除。同理，未知样品的 B/B_0 大于 90% 或小于 10% 时，也可以将其剔除。

③在某些分析体系中，logit 函数转换后并不能得到一条理想的直线，这是由抗血清的多价性造成的，可以试用其他数学模型。

三、双对数函数模型

双对数函数因自变量与因变量均取对数而得名。为使公式表达简洁明了，通常对变量 X 和 Y 取以 10 为底对数或自然对数。根据需要和习惯，应变量 Y 可以是每对反应管净计数率（cpm）、结合率（B/T）或对最大结合管（B/B_{max}）的均数。无论采用哪种方法计算应变量 Y，每对反应管都要先求出其计数率的均数，然后减去零剂量管（又称非特异性结合管）计数率的均数，得出净计数率。

log-log 函数模型拟合的评价指标：相关系数 $r \geqslant 0.990$。根据实践经验，这个规定一般都能达到。对于 $r < 0.990$ 的分析，在排除实验操作方面可能存在的问题后，应考虑剂量是否准确；IRMA 法包被抗体的量及标记抗体的量是否不足；系列标准品是否设置过宽而超出了线性范围等因素。

四、健全性

健全性（validity）是放射免疫分析可靠性指标之一。和任何免疫化学分析一样，放射免疫分析要求校准试剂（药盒标准品）与被测物质的免疫化学性质相同。即使两者之间的结构有些差异，但剂量 - 反应曲线应不互相偏离平行。一般采用含被测物质的高值血清，按一定的比例稀释，然后测定其含量。如果稀释倍数与含量呈线性关系，则该分析具有良好的健全性。也可以在线性回归之后，对校准试剂（药盒标准品）剂量 - 反应曲线的斜率（b_1）与高值血清稀释曲线的斜率（b_2）的差别进行显著性测验，以判断这两条曲线是否显著偏离平行。健全性好坏可以证明未知杂质或被测样品中是否存在交叉反应物质。

应使用分析体系中的"零"制剂或分析缓冲液作为稀释剂来稀释高值血清样品，以保证稀释样品在理化状态上与其他样品的一致性。

应该注意的是，稀释曲线应做几次重复实验，以排除偶然因素的影响；稀释曲线有时与剂量相关，尤其在偏离平行时要慎重下结论。

五、抗原 - 抗体最大结合率

抗原 - 抗体最大结合（maximum bounding of antigen-antibody），俗称零管结合率（B_0/T），是指标准抗原剂量为零时，标记抗原与限量抗体的结合，此时结合率（B/T）最大。其是衡量放射免疫分析药盒的一个重要指标，影响抗原 - 抗体最大结合率的因素如下：

（1）标记物的放射性比活度及免疫活性：标记物的放射性比活度越高、免疫活性越强，B_0/T 越高。

（2）标记物的用量：用量越少，B_0/T 越高。

（3）抗体的亲和力（亲和常数）：亲和力越强，B_0/T 越高。

（4）抗体的有效浓度：有效浓度越高，B_0/T 越高。

（5）反应条件：反应温度越低，达到反应平衡时 B_0/T 越高；反应时间越长反应越接近于平衡，B_0/T 越高。

（6）分离方法的完善性：好的分离方法应使结合部分与游离部分迅速完全分开。

六、放射免疫异常结果的原因分析

放射免疫结果异常的原因见表 2-1-13。

表 2-1-13 放射免疫异常结果原因分析

异常结果	可能原因
NSB 结合率升高	标记抗原脱落、降解或聚合
	吸附分离剂的量不足
	沉淀分离剂浓度过高
	试管非特异性吸附
S_0 结合率降低	抗体部分失活
	温育时间短,未达到平衡
	二抗、PEG 等沉淀分剂浓度低
S_0 结合率升高	抗体浓度过高
	标记抗原量低
校准曲线右移	校准物失活
	抗体浓度过高
标准曲线左移	抗体部分失活
样品管结合率大于 S_0 管结合率	基质效应
	血清中含有结合标记抗原的蛋白质
	方法灵敏度不足

第六节 放射免疫分析技术的未来

一、放射免疫分析技术优缺点

放射免疫技术在加速医药科学现代化中所做出的贡献是公认的,但其也具有如下缺点:

(1)含有微量的放射性,导致环保成本高。

(2)有效期短(1~2 个月)。

(3)由于部分检测项目操作的离心环节导致难于实现全自动化。

(4)反应时间长:因为使用的多克隆抗体亲和力低,以及追求反应达到 70% 以上的完成度,因此放射免疫反应的时间偏长,大都采用过夜条件。

放射免疫为免疫检测带来的一些经验与方向:

(1)理想的标记物应当对蛋白的结构影响最小。因此,大分子酶类不是最终选择,小分子衍生物是相对优质的选择,目的是使标记物能同效率参与免疫反应。

(2)理想的标记过程应当对蛋白损伤最小,因此标记过程应避免有机相、避免发热、避免快速反应。

(3)在灵敏度允许的情况下,反应步骤越简洁越好,操作过多可能引来更多的变异。

(4)因为静电、空间等原因,固相反应存在先天的缺陷。

我国在放射免疫分析商业化的过程中,积累了很多经验:

(1)放射免疫效期短,因此需要每月进行标记与调试,使得技术人员对标记与调试做得极为精细。之后发展起来的酶联免疫、发光免疫,因为标记物效期较长,从而调试频次较低,不同批次标记物之间的差异较大。标记率与纯度的差异,对夹心法影响小,对竞争法影响大。所以竞争法的抗原标记需要仔细控制,稳定标记条件,检测标记质量。

（2）放射免疫是手工测试，每次试验均测试非特异与最大结合率，以及通过 ED_{25}、ED_{50}、ED_{75} 来评估标准曲线的波动，从而评估其试剂的内在功能性。酶联免疫与发光免疫研究人员则更重视临床溯源以及全自动化，在分析试验结果时，容易忽略对实验质量进行评估。

（3）液相放射免疫是均相反应，化学发光即便是磁微粒也是在固相表面进行反应。固相表面的反应会引入一些不确定因素，同时更易受到干扰。相比较而言，放射免疫的结果可信度更高。比如在测试 AFP 指标时，如果化学发光报告强阳性，是临界值的几十倍，而液相放射免疫报告阴性，那么放射免疫结果应该是可信的。反过来，RIA 竞争法强阳性，夹心法阴性，那么样本真阳性的可能性大。

二、放射免疫分析的发展总结

非放射性的免疫分析方法的出现比放射免疫分析晚几年，具备的优点使其出现伊始就确立了取代放射免疫分析的目标。但由于性能指标的问题，早期发展缓慢。首先是酶联免疫法在定性领域获得推广，将放射免疫分析基本局限到定量领域。其次是磁微粒分离技术成熟，化学发光商业化越来越成功。

放射免疫分析在商业化之后，促进了研究者持续对标记方法、分离方法进行研究。1983 年巴黎第三次世界核医学和核生物学大会，^{125}I 标记占主要地位；之后的研究涉及各种标记方法、分离方法。但科研角度重视灵敏度，忽视精密度、稳定性、简便性，导致越来越多的实用化技术被企业掌握和主导。

中国 20 世纪 80 年代开始的免疫检测商业化是成功的，放射免疫分析在商业模式上的衰落，一个原因是国内企业的同质化思维，往往复制技术，抢占市场。在有利润的情况下，优先投入市场营销，而非投入技术更新。到 20 世纪 90 年代，国际上 70% 的检测项目实现了固相包被管，而国内到 2000 年这一比例不足 50%，并且在法规要求严格按批准工艺生产后，企业纷纷停产固相包被管，只保留原来的液相法，导致固相管的采用率下降到 20%。

国内自动化检测设备发展落后，也加速了放射免疫分析市场的衰落。同样面临化学发光产品竞争，日本、韩国等 RIA 占体外诊断的使用比例远高于我国。

对生产企业的经验教训：

1. 国内沿用实验室模式，以个人责任制生产某种试剂盒，适合小批量生产，品控上人为因素较大。

2. 原材料自制或外购，但对原材料的品控与管理未完全到位，反而要根据原材料来调整工艺。

由于放射免疫分析的特点，在检测的临床符合率方面仍有优势，部分临床科室仍坚持使用放射免疫试剂盒。同时，在针对小分子检测的科研上，也保持一定的应用价值。

（郑嘉庚）

参考文献

[1] EKINS R P. Lagand assays: from electrophoresis to miniaturized microarrays[J]. Clinical Chemistry, 1998, 44（9）: 2015-2030.

[2] 李振甲, 韩春生, 王建勋. 实用放射免疫学 [M]. 北京: 科学技术文献出版社, 1989: 50.

[3] 宫斌, 方军. 免疫分析实用指南 [M]. 北京: 原子能出版社, 1992: 30.

[4] 郑柳. 放射免疫检测技术面临的现状与前景 [J]. 当代医学, 2010, 16（3）: 31-32.

[5] 叶维新. 放射免疫分析的方法学研究现状 [J]. 国外医学（卫生学分册）, 1995（1）: 1-6.

[6] 肖祥熊, 章华础. 放射免疫分析的现状和进展 [J]. 放射免疫学杂志, 1997（6）: 321-323.

[7] 林汉. 放射免疫分析的现状和瞻望 [J]. 医学研究通讯, 1986（8）: 237-239.

[8] 王丁泉. 放射免疫分析发展历史和建议 [J]. 同位素, 2019, 32（3）: 204-207.

[9] 尹东光, 贺佑丰, 刘一兵, 等. 标记免疫分析技术的发展点评 [J]. 标记免疫分析与临床, 2003（1）: 40-42.

[10] 贺佑丰. 放射免疫分析及其进展 [J]. 同位素, 1993（2）: 116-124.

[11] 陈素娟, 王永强, 李振甲. 放射免疫分析技术自动化现状及展望 [J]. 国外医学（放射医学核医学分册）, 1990（2）: 77-79.

第二章

酶联免疫斑点分析

第一节 酶联免疫斑点分析技术概述

免疫分析技术经历了创立于 20 世纪 40 年代的荧光免疫技术（FIA）、发展于 60 年代的放射免疫分析技术（RIA）和兴起于 70 年代的酶免疫技术（EIA），在此基础上开创了体外检测各类蛋白质和激素的新纪元。自 70 年代，单克隆抗体技术的发展使酶免疫技术成为理想的免疫检测技术，广泛应用于抗原、抗体的组织定位及体液中游离抗体测定。酶免疫技术包括酶联免疫吸附试验（enzyme linked immunosorbent assay，ELISA）、细胞 ELISA（CELISA）、体外细胞（酶）增殖反应技术和酶联免疫斑点试验（enzyme linked immunospot assay，ELISPOT）等。标准 ELISA 是检测可溶性抗原的抗体技术；CELISA 是测定细胞表面分子的技术；体外细胞（酶）增殖反应技术被认为可以取代标准的 ^{3}H- 胸腺嘧啶核苷参入试验；ELISPOT 是从单细胞水平检测抗体生成细胞的技术。

ELISPOT 技术的建立可追溯到 1963 年 Jerne 等设计的溶血空斑技术（hemolytic plaque forming cell assay，HPF），可用于识别并计数单个抗体形成的细胞，是免疫方法学的一项进步。HPF 系用羊红细胞（SRBC）免疫动物后取出其淋巴结或脾脏制成细胞悬液，然后再与高浓度 SRBC 结合，加到琼脂凝胶中，产生溶血抗体的细胞能够致敏其周围的 SRBC，再通过加入补体使致敏 SRBC 溶解，产生局部溶血区，即为溶血空斑。每个空斑表示一个免疫活性淋巴细胞，空斑大小表示免疫活性淋巴细胞产生抗体数目的多少。但是，利用补体介导的 SRBC 溶血区作为指示物不够灵敏，有时分泌的抗体也很难偶联到 SRBC 上，或许多抗原决定簇与 SRBC 偶联困难，使该技术的应用受到限制。70 年代，CELISA 首次以酶标记物取代放射标记物，定量细胞表面分子。该方法先使细胞吸附于预先用多聚 -L- 赖氨酸处理的 96 孔平板上，然后加入单克隆抗体上清，再加入酶标记的 IgG 和底物，着色区表明单克隆抗体与细胞结合。但本方法也有一些缺陷，所用的辣根过氧化物酶或碱性磷酸酶都是内源性的，由于细胞的存在，可产生较深的背景；细胞需要固定于平板，也会引起非特异性结合，产生假阳性结果；固定还会引起一些细胞表面抗原的破坏。1983 年，在地球南北两个半球，地理位置相距遥远的两个研究小组几乎同时、独立地创立了 ELISPOT 技术。一个研究小组位于澳大利亚西部，带头人是当时正在当地 Margaret 女王医院儿童医学研究所攻读博士学位的 SedgwichJ D；另一个研究小组位于北欧瑞典城市哥德堡，带头人是哥德堡大学医学微生物系的学者 CzerkinskyCC。前者开创 ELISPOT 方法是为了研究 B 淋巴细胞分泌 IgM 抗体的情况；而后者除了用于研究 B 淋巴细胞分泌抗体的情况，还应用于大肠杆菌分泌肠毒素和成纤维细胞分泌纤维连接蛋白的研究。尽管研究对象不一样，但当时两个小组所采用的实验技术原理及方法步骤和目前标准的 ELISPOT 几乎完全相同。从那时起，世界各国免疫学者便开始了长期的 ELISPOT 细胞因子检测技术的开发和推广，每个团队都希望能率先将此技术推广进行 T 细胞免疫研究及监测 T 细胞分泌的各类细胞因子，从而定量体内免疫反应起始者的族群大小，同时预测体内免疫系统即将进行的下游免疫反应。到90年代末，研究人员开发出斑点计数系统，使 ELISPOT 成为一种更快速、更客观、更准确的检测方法。

在免疫学领域中，对疾病及疫苗研究不仅仅局限于体液免疫应答（B 细胞免疫），细胞介导免疫应答（cell-mediated immune response，CMI）也是研究者所关注的，其中 T 淋巴细胞在细胞介导免疫应答中发挥了非常关键的作用。在研究免疫应答机制时，既往常用酶联免疫吸附法（ELISA）检测体液中游离的细胞因子（CK）或抗体，即通过捕获与测定细胞因子或宿主针对疾病特异性及相关抗原的抗体而实现，但由于游离的循环抗体或细胞因子的半衰期不同，使之在体液中不断被代谢或与靶器官结合，而不能确切反映体内的抗体及细胞因子水平。此外，机体免疫应答过程中，宿主也常同时活化细胞免疫，但一直没有可以对抗原特异性 T 淋巴细胞进行定量的技术手段。20 世纪 80 年代，科研工作者根据 ELISA 技术的基本原理，建立了体外检测特异性抗体分泌细胞和细胞因子分泌细胞的固相酶联免疫技术，即酶联免疫斑点法（ELISPOT）。

ELISPOT 是指用抗体捕获细胞分泌的细胞因子，并以酶联斑点显色的方式将结果呈现出来，该技术是从单细胞水平检测能分泌抗体或细胞因子的细胞的一项细胞免疫学检测技术，其结合细胞培养技术，不仅可以检测分泌量，还可以检测抗体分泌细胞，尤其在检测单个细胞分泌可溶性细胞因子或抗体时具有更重要的意义。ELISPOT 是检测抗原反应性效应细胞最可靠的实验方法之一，目前已成为抗原特异性 T 淋巴细胞免疫学研究的主流技术。

ELISPOT 源自 ELISA，又突破传统 ELISA 的技术方法，是定量 ELISA 技术的延伸和新发展。两者都是检测细胞产生的细胞因子或其他可溶性蛋白，最主要的不同在于：① ELISA 是通过显色反应，在酶标仪上测定吸光度数值，再与标准曲线比较，从而对可溶性蛋白的总量进行定量；② ELISPOT 也是通过显色反应，在细胞分泌可溶性蛋白的相应位置上显现出清晰可辨的斑点，然后可直接在显微镜下人工计数斑点或通过 ELISPOT 分析系统对斑点进行计数，1 个斑点代表 1 个细胞，从而计算出分泌该蛋白的细胞的频率（某些研究不仅要测细胞因子生成量，还需检测分泌此细胞因子的细胞频率）。ELISPOT 是单细胞水平的检测，其灵敏度高于 ELISA 和有限稀释法等，能从 20 万～30 万个细胞中检出 1 个分泌该蛋白的细胞。

ELISPOT 具有较高的特异性和敏感性，易操作，成本相对流式细胞分析术也较低，这些独特的技术优点使其在基础与临床研究中的应用越来越广泛。目前，ELISPOT 技术为抗原表位筛查、抗原特异性 T 淋巴细胞定量、T 淋巴细胞受体功能亲和力研究以及疫苗效果评价等提供了极其重要的技术平台。ELISPOT 在基础研究领域广泛应用的同时，在临床中的应用也逐渐受到重视。目前，ELISPOT 技术在疾病诊断与鉴别诊断、患者免疫状态和治疗效果评价以及疾病预后判断等方面发挥着重要作用。

第二节　酶联免疫斑点分析技术原理和技术特点

一、技术原理

ELISPOT 采用类似于 ELISA 的酶学方法，将抗原或特异性单克隆抗体预先包被在贴有聚偏氟乙烯（PVDF）膜或硝酸纤维素（NC）膜的 96 孔微孔板上，再将经适量抗原刺激后的免疫细胞加入微孔中，于 37℃含 5% CO_2 的培养箱中孵育，预包被的抗原或抗体与免疫细胞分泌出的抗体或细胞因子结合，将细胞和未结合的成分洗掉后，加入酶标记的单克隆抗体或多克隆抗体，与被检测的抗体或细胞因子结合，加入底物后，可在有相应抗体、细胞因子的位置产生有色斑点，每个斑点代表一个分泌抗体或细胞因子的细胞。斑点可以在 ELISPOT 阅读仪上进行自动化计数或在显微镜下进行人工计数。其技术原理一句话概括就是：用抗体捕获培养中的细胞分泌的细胞因子，并以酶联斑点显色的方式将其表现出来。其主要步骤可分为：①特定细胞因子的单克隆抗体包被 96 孔板，并封闭剩余的空白位点；②加入细胞悬液，用特异性抗原刺激、活化细胞，产生细胞因子，细胞因子会扩散并与之前包被的抗体进行特异性结合；③洗掉细胞；④加入特异性酶标二抗与细胞因子结合，通过底物的显色反应，在一个细胞所在的位置就会出现斑点，最后利用显微镜或特定的读板机计算样品中被激活的细胞数目。以上是检测分泌细胞因子细胞的流程，如果是检测分泌特异性抗体的细胞，只需要把包被特异性抗体改为特异性抗原即可。

ELISPOT 按照技术原理又可细分为 T 细胞与 B 细胞两种类型。T 细胞 ELISPOT 主要检测刺激后细胞所分泌的痕量细胞因子，将特定指标的抗体包被在培养孔底部捕获对应细胞因子，用生物素偶联的抗体进行检测。T 细胞 ELISPOT 广泛应用于细胞介导的免疫应答研究，如传染性疾病、癌症、过敏反应以及自身免疫性疾病的研究，并且 T 细胞 ELISPOT 也被视为检测和评价疫苗最有利的研究工具之一。在疫苗治疗前后，如何准确定性、定量判断抗原特异性 T 细胞反应，评价疗效是疫苗发展的关键。例如，Th1 细胞主要分泌 IFN-γ、IL-2 和 TNF-α，Th2 细胞主要分泌 IL-4、IL-5 以及 IL-13。ELISPOT 可以测定疫苗治疗前后 T 细胞应答反应的细胞因子表达量变化，从而对疫苗进行评价。T 细胞 ELISPOT 的技术总原理见图 2-2-1。

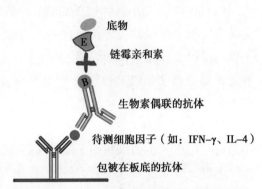

底物

链霉亲和素

生物素偶联的抗体

待测细胞因子（如：IFN-γ、IL-4）

包被在板底的抗体

图 2-2-1　T 细胞 ELISPOT 技术原理示意图

以 IFN-γ 检测为例，实验在 96 孔培养板上进行，直接以培养板的塑料板底或 PVDF 膜或硝酸纤维素膜为基质，包被上特异性单克隆抗体（实验过程中涉及细胞培养，此单克隆抗体的要求要远高于 ELISA 中的捕获抗体，该抗体需要无菌、无毒、不含内毒素，同时还要具有亲和力高等特点，用以捕获细胞分泌的细胞因子。之后，在培养板的孔内加入细胞培养基（随着无血清培养技术的发展，培养基中可以不再含有血清）、待检测的细胞以及抗原刺激物进行培养。在特异性的抗原或非特异性的有丝分裂原刺激下，数小时之内，T 细胞就会开始分泌各种细胞因子。细胞因子当即就被预包被于膜上的单克隆抗体所捕获。在洗去细胞之后，被捕获的细胞因子可与生物素标记的第二抗体结合，然后用酶标亲和素再与生物素结合，进行化学酶联显色，可以在膜的局部形成一个个圆形的斑点。每一个斑点对应当初一个分泌细胞因子的细胞，这些细胞被称为斑点形成细胞（spots forming cells，SFCs）。统计膜上斑点的数目，再除以当初加入孔内的细胞总数，就可以计算出阳性细胞的频率。其实验原理流程如下：①特异性单克隆抗体包被在培养板的孔底部；②封闭所能结合单抗的其他部位；③加入细胞以及刺激物培养，阳性细胞分泌细胞因子，被细胞下方的单克隆抗体捕获；④移出细胞，洗涤；⑤加入生物素标记的第二抗体（和双抗体夹心法 ELISA 类似）；⑥加入酶标链霉亲和素；⑦加入显色底物，在酶的催化分解下产生不可溶的色素，就近沉淀在局部的膜上形成斑点；⑧斑点计数（可以人工计数，也可以使用自动的读板仪来计数），数据处理，结果分析（图 2-2-2）。

B 细胞 ELISPOT 检测抗体分泌 B 细胞（浆细胞）的频率，用于研究浆细胞的应答反应，主要包括感染后以及疫苗接种后应答反应的研究。目前，B 细胞 ELISPOT 是仅有几个能直接关注浆细胞的检测工具之一，而其他分析方法多为检测液体中游离的抗体。相比于其他检测方法，研究者借助 B 细胞 ELISPOT 可以更准确地识别出样本中的浆细胞，并测定出浆细胞数量及针对特异性抗原分泌的抗体的数量。B 细胞 ELISPOT 可以分为以下三种方法：①将特异性抗原包被在培养板底部用于捕获 IgG，再用生物素偶联的抗体进行标检测；②使用抗 IgG 的抗体进行包被，用生物素偶联的抗原进行检测；③总 IgG 的检测：使用抗 IgG 的抗体进行包被，再使用生物素偶联的抗体进行检测。其技术原理见图 2-2-3。

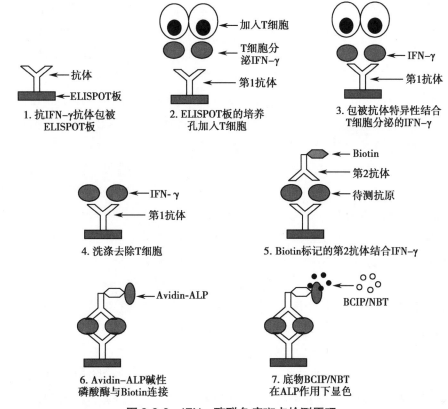

图 2-2-2　IFN-γ 酶联免疫斑点检测原理

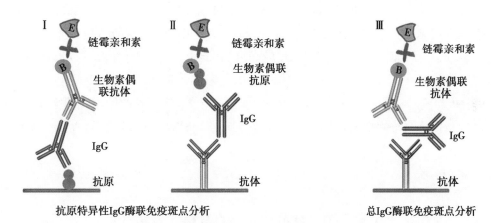

图 2-2-3　B 细胞 ELISPOT 不同方法的原理示意图

二、技术特点

ELISPOT 技术具有三大优点：①灵敏度高，在一百万个阴性细胞中只要有一个分泌细胞因子的阳性细胞都可被检测出来，这是目前为止最灵敏的检测技术，其灵敏度比传统 ELISA 方法高 2～3 个数量级。②单细胞水平，活细胞功能检测。ELISPOT 检测的是单个细胞分泌，而非细胞群体的平均分泌。其检测是一个动态过程，有活细胞培养与抗原刺激阶段，检测的是活细胞的功能，而非死细胞的遗留物。③操作简便经济，可以进行高通量筛选。ELISPOT 无需复杂的细胞体外扩增过程，不使用同位素，不需要大型、专属的实验仪器设备，按照标准化的实验操作，一个实验者可以同时处理数百个样品，效率远远高于其他检测方法。与同类其他方法比较，ELISPOT 更能体现出其优异的技术特点：①与 ELISA 比较：ELISA 通过显色反应，在酶标仪上测定吸光度，与标准曲线比较计算可溶性蛋白的总量。ELISPOT 也是通过显色反应,在细胞分泌可溶性蛋白的相应位置上显现清晰可辨的斑点,可直接在显微镜下人工计数斑点或通过计算机辅助的分析系统对斑点进行计数,从而计算分泌该蛋白的细胞频率,不仅测定了细胞因子生成量,还可以检测分泌此细胞因子的细胞频率。并且,ELISPOT 是单细胞水平检测,比 ELISA 更灵敏,能从 20 万～30 万个细胞中检出 1 个分泌该蛋白的细胞。ELISPOT 的捕获抗体是具有高亲和力、高特异性、低内毒素的单克隆抗体,以刺激剂激活细胞时不会影响活化细胞分泌细胞因子。②与有限稀释法(limiting dilution analysis, LDA)比较:LDA 能对特异性细胞毒性 T 淋巴细胞(cytotoxic T lymphocyte, CTL)进行定量,曾被认为是 CTL 检测的金标准,使人们能够详细了解免疫反应动力学和记忆毒性 T 淋巴细胞(memorial CTL, mCTL)亚群的细胞周期。但是,该方法需要高强度抗原刺激,这会加快效应 CTL(eCTL)的凋亡,并且不能定量测定 eCTL 数量或测定值偏低。此外,该方法较烦琐,培养时间可长达 2～3 周,而且容易造成 T 细胞数量损失。③与四聚体法(tetramer)比较:近些年出现了 MHC I 类分子抗原肽四聚体法。该方法的优势在于迅速、直接、灵敏且特异性强,即使体内 mCTL 水平低于 1%,用 MHC I 类分子抗原肽四聚体法仍可直接测得准确的值,比有限稀释法敏感度高 5～10 倍。但是,该技术存在较多应用上的困难:除了合成及稳定 MHC I 类分子的技术困难外,最主要的缺点是表位的选择。每次反应只能分析单一的抗原表位,而 MHC I 类分子结合的各种表位能否形成 CTL 反应,却随着基因背景及时间的变化而变化,因此选择正确的表位显得尤为重要。优势表位的筛选可以通过 ELISPOT 进行,但对整个肽库进行扫描并不是一件容易的事。当然,生物信息学的运用对表位的筛选有很大帮助。同时,有研究结果表明,并非所有经过四聚体法鉴定的阳性细胞都有确切的功能,四聚体法阳性的细胞数是用 ELISPOT 分析能分泌 IFN-γ 细胞数的 10 倍,但其中很多是不表现功能的惰性细胞,可能仅代表了记忆型 CTL 前体细胞。四聚体法只增加了分析的灵敏度,同时测定其功能很重要。④与靶细胞杀伤实验(Cr51 释放法)比较:此方法是一种比较经典的方法,虽然在检测 CTL 识别的抗原多样性方面非常有效,且能精确阐明 CTL 识别的最佳表位,但此方法至多为半定量层面,而且 Cr51 标记细胞的自发释放效率较高,不适于较长时间培养;同时标记时所需要的细胞浓度较高,给实验带来诸多不便;此外,Cr51 释放法所测定的是一个细胞群体的特性,而不是单个细胞。⑤与胞内细胞因子(CK)染色法比较:胞内 CK 染色法(intracellular CK staining, ICS)主要应用细胞内累积细胞因子的染色和多色参数的流式细胞荧光分选技术,是检测循环淋巴细胞中抗原特异性 T 淋巴细胞的可行方法;ELISPOT 法可以检测所有分泌细胞因子的效应 CTL。

第三节 酶联免疫斑点分析的方法

一、ELISPOT 技术总流程

从原理上来说,ELISPOT 看似很简单,但在操作过程中有许多条件需要摸索,所以这里先介绍一下 ELISPOT 总的步骤流程:①将适量捕获性抗体预先包被于 96 孔 ELISPOT 板上,用胶带封板并在 4℃孵育过夜。②将孵育过夜的板子用 PBS 洗 6 遍。③用含体积比为 10% 胎牛血清的培养基室温下封闭至少 1 小时。④将阴性对照和细胞样品分装于 ELISPOT 板孔中,再加入特异性的刺激物(如多肽或基因表达产物、提取的抗原等),阴性对照孔中只加入培养基,阳性对照孔加入植物血凝素或阳性多肽,37℃,体积比为 5% 的二氧化碳培养箱培养 24～48 小时。⑤用含体积比为 0.01%Tween-20 的 PBS 洗 6 次,弃去细胞,加入生物素化抗细胞因子的检测抗体,孵育 3 小时,再洗 6 次后加入碱性磷酸酶(AP)或辣根过氧化物酶(HRP)标记的链霉亲和素,室温孵育 3 小时。⑥用 PBS-Tween-20 再洗 5 次,加入底物,室温下显色,待出现紫色（AP 和底物的产物）或红色（HRP 和底物的产物）斑点时，即可用显微镜或计算机辅助成像分析系统计算斑点数，并用斑点形成单位记录结果。每一个斑点代表一个特异分泌细胞因子的细胞。若预先包被抗原，则可用于浆细胞测定，这时每一个斑点代表一个分泌特异性抗体的细胞。⑦ ELISPOT 斑点的判读分析。

二、ELISPOT 实验准备工作及标准操作程序

由于有商品化的试剂盒，ELISPOT 操作本身已经大大简化。目前的 ELISPOT 试剂盒按抗体的包被情况分为已包被板的和未包被板的两类。前者实验操作简单，但背景较高且价格较贵，应用不如后者广泛。按照 ELISPOT 底板材料，可以分为 PVDF 膜板和非 PVDF 膜板。PVDF 板由于疏水性问题，需要用乙醇预先润湿，在洗涤过程中也更复杂一些（表 2-2-1）。

表 2-2-1　常见酶联免疫斑点分析试剂盒的分类及特点

分类	抗体包被情况		底板材料	
	已包被	未包被	PVDF 膜板	非 PVDF 膜板
特点	操作简单	操作稍复杂	需要乙醇预先润湿	无须乙醇润湿
	背景较高	背景少	洗涤过程复杂	洗涤过程简单
	价格较贵	价格便宜		

各个公司的试剂盒使用起来大同小异，以下以荷兰某公司的 PVDF 板 IFN-γ 试剂盒为例，列出其技术及操作流程。

（一）实验的准备工作

1. 设备与耗材

（1）超净工作台。

（2）5% CO_2，37℃细胞培养箱。

（3）P20、P200、P1000 微量移液器。

（4）P300 8 通道微量移液器，P300 12 通道微量移液器。

（5）Biosys ELISPOT Reader。

（6）P20、P200、P1000 枪头。

（7）多道移液器吸槽。

（8）0.5ml、1.5ml EP 管。

2. 溶液配制

（1）PBS：分析纯试剂，超纯水配制，高压灭菌。

（2）PBST：PBS 加入 0.05% 的 Tween-20，注意无菌操作。储存于 20～25℃，可存放 1 个月。

（3）70% 乙醇：分析纯乙醇 70ml，加入超纯水至 100ml。

（4）30% 乙醇：分析纯乙醇 30ml，加入超纯水至 100ml。

（5）包被抗体：按照试剂盒说明书，加入双蒸水溶解。使用时，用 PBS 稀释 50 倍，每孔 50μl。

（6）封闭液：用 PBS 将试剂盒中的封闭存储液稀释 10 倍，每孔 200μl。

（7）抗体稀释液：注意，只是用来稀释检测抗体和酶联亲和素。用 PBS 将试剂盒中的稀释存储液稀释 10 倍。

（8）检测抗体：照试剂盒说明书，加入双蒸水溶解。使用时，用抗体稀释液稀释 100 倍，每孔 100μl。

（9）酶联亲和素：照试剂盒说明书，加入双蒸水溶解。使用时，用抗体稀释液稀释 100 倍，每孔 100μl。

（10）AEC 显色液：按照试剂盒说明书，用 100ml 30% 乙醇溶解底物缓冲液胶囊，然后加入 3.3ml AEC 储存液，混合均匀后 10ml 每支分装，-20℃保存。使用时，解冻，每孔加入 100μl。

（11）PHA 刺激物：将储存液分装成 20μl/EP 管，-20℃长期冻存。使用时，加入 980μl 无血清培养基（或 1640 基本培养基），成为工作液（40μg/ml，10 倍终浓度），每孔加入 10μl，终浓度 4μg/ml。

（12）无血清培养基：推荐无血清 ELISPOT 技术，能排除血清的干扰，结果更加稳定可靠，背景也更好。如果没有，可用含 10% 血清的 1640 培养基代替。

（二）ELISPOT 的标准操作程序

1. 第一天：ELISPOT 包被程序

（1）设计好实验，明确每个孔要加入的试剂。

（2）每孔加入 15μl 70% 的乙醇预湿 30 秒。注意：未润湿的 PVDF 膜是洁白、不透明的，经过乙醇润湿之后，颜色变暗，变成半透明状，很容易观察二者的区别。加乙醇的时候，枪头应靠在孔壁接近孔底的地方，注意枪头不要刺到 PVDF 膜；有时加入的乙醇挂在孔壁上，这时要盖上板盖，轻轻叩击，让乙醇顺势滑落。乙醇一旦接触到 PVDF 膜，就会在表面张力和毛细作用下迅速浸润整块膜，使得膜的颜色和透明度发生变化。15μl 是经过优化的体积，它能保证刚好完全浸润整块膜而不会有剩余。如果加大使用量，乙醇溶液就会透过膜而积存在膜的背面，加深实验的背景。

（3）加入 100μl 去离子水洗涤三次，尽量减少乙醇的残留。

（4）按照试剂盒的使用说明，将包被抗体储存液稀释在 PBS 缓冲液中，每孔加入 50μl，4℃包被过夜。

（5）（次日）倾倒包被液，用 PBS 洗涤 5 次，最后一次在灭菌的吸水纸上扣干。

（6）加入 200μl 试剂盒自带稀释好的封闭液，37℃封闭 1 小时。

（7）倾倒封闭液，无须洗涤，直接可以进行细胞培养（也可以用 PBS 缓冲液或纯水洗涤一次，拍干，封口，4℃保存，可以在 4℃保存数周）。

2. 第二天：铺细胞、加刺激物、培养

整个实验设置一组正对照（PHA 刺激），每一个细胞样品要设一个负对照（不加刺激物），整块板还要加一个背景负对照（不含细胞，只加培养基和所有检测试剂）。

（1）每一个细胞/刺激物的组合设置 2~4 个孔的重复。

（2）取出封闭好的板，准备加入细胞。如果是以前做的封闭，可加入 200μl 无血清培养基，室温静置 10 分钟，倾倒，然后再重复一次。

（3）按照实验安排，加入不同浓度的细胞，100μl/孔，细胞在孔中的分布要尽量均匀（加入细胞之后，不要再震动或拍击 ELISPOT 板，有人认为拍击板子会让细胞更分散，实际情况刚好相反）。正对照的细胞浓度为 1×10^5/孔，实验组的样品细胞浓度请自行调整。

（4）加入 100μl 无血清培养基到背景负对照孔。

（5）正对照孔加入 10μl PHA，终浓度 4μg/ml，该浓度能有效刺激 IFN-γ 的分泌。

（6）实验孔加入刺激物（配制成 10×终浓度，10μl/孔）。加完刺激物之后不要再拍击 ELISPOT 板。有人认为拍击板子会让刺激物在孔中混合均匀，实际上，通过扩散，刺激物也会很快混合均匀。拍击板子会让细胞成圈地分布在孔的外周。

（7）当加完所有的样品之后盖上板盖，放入 CO_2 培养箱，37℃培养 18~24 小时。整个培养过程中避免移动、碰撞培养板。为了取得更好的结果，甚至应禁止开关培养箱的箱门，因为碰撞会造成细胞的移位，导致斑点模糊、拖尾。

3. 第三天：培养后操作

（1）倾倒孔内的细胞及培养基。

（2）低渗法将细胞裂解，每孔加入 200μl 冰冷的去离子水，将板置于冰上冰浴 10 分钟。

（3）每孔用 200μl PBST 洗涤 10 遍，洗涤最后一遍后将板倒扣在吸水纸上拍干。

（4）按照试剂盒说明的浓度，用抗体稀释液稀释检测抗体，每孔加入 100μl 生物素标记的检测抗体，37℃ 静置 1 小时。

（5）每孔用 200μl PBST 洗涤 5 遍，洗涤最后一遍时将 PVDF 膜板背面的塑料保护层取下，同时洗涤膜的正反两面，盖上保护层，将板倒扣在吸水纸上拍干（注意：一定要将膜背面和塑料保护层上的液体甩干之后，再合拢盖上，不要伤害到膜）。

（6）按照试剂盒说明的浓度，用抗体稀释液稀释酶标的链霉亲和素，每孔加入 100μl，37℃ 静置 1 小时。

（7）每孔用 200μl PBST 洗涤 5 遍，洗涤最后一遍时将 PVDF 膜板背面的塑料保护层取下，同时洗涤膜的正反两面，盖上保护层，将板倒扣在吸水纸上拍干。

（8）按照试剂盒的说明，解冻已配好的 AEC 显色液。每孔加入 100μl 显色液，室温静置 20～30 分钟，注意避光。

（9）待斑点生长到适合的大小之后，以去离子水洗涤 2 遍，终止显色过程。将板倒扣在吸水纸上，拍干细小的水珠，之后取下保护层，放在通风处，室温静置 10～30 分钟，让膜自然晾干（注意不要将板放到烤箱内，防止膜发脆、破裂）。

（10）将 ELISPOT 板置于自动读板仪内，调节好合适的参数，斑点计数，并记录斑点的各种参数，进行统计分析。

三、ELISPOT 操作过程中需要把握的技术关键

1. 板底膜的选择 ELISPOT 板底所使用的载体是固相膜，早期常用的是硝酸纤维素膜（NC 膜），其结合蛋白的能力为 80～90μg/cm²，大于常规酶联免疫分析（ELISA）或放射免疫分析（RIA）所用的一般固相吸附材料，如聚苯乙烯板或琼脂糖小珠等。孔径的大小会影响蛋白的吸附力。因此，应根据蛋白分子的大小来选择相应的底板滤膜。一般情况下选取孔径为 0.22μm 的滤膜，如包被抗原分子量较小（如多肽等），则选用 0.1μm 的更小孔径滤膜。但 NC 膜的缺点是较脆，结合在膜上的蛋白质容易被去污剂洗脱，并且未处理的膜上往往有一层灰白色粉末，点样时样品与粉末结合后吸附在膜上，容易出现假阳性和背景不清。为了改善微孔滤膜对蛋白质的吸附性，有研究者采用化学活化的重氮苄氧甲基纤维素纸（DBM纸），但该膜的化学活性不稳定；也有采用阳离子型的尼龙膜，具有膜表面比较粗糙、蛋白吸附性好（可达 500μg/cm²）、不易脆等优点，但也有非特异性吸附较强、背景较深的缺点。有一种以尼龙膜为基本材料的微孔滤膜，不需要预先活化就可使用，结合蛋白的能力与 NC 膜相当，70～120μg/cm²，并且结合的蛋白质不会被去污剂洗脱，但该膜价格昂贵。目前最常见的是 PVDF 膜，比 NC 膜有更优的蛋白吸附性质，可以提供较大面积吸附单株抗体，使 T 细胞分泌的各类细胞因子能在细胞周围就近被捕获，从而让呈色斑点更集中、清晰，更加精细的显色条带及更高的分辨率，大大提高了 ELISPOT 分析的敏感度。因此，PVDF 膜的引入是继 NC 膜之后，ELISPOT 底板材料的又一次重大突破，如今，PVDF 膜几乎完全取代了 NC 膜。

2. 封闭剂 封闭剂的作用是防止非特异性吸附，常用的封闭剂包括 3% 牛血清白蛋白（BSA）、10% 胎牛血清（FCS）、5% 脱脂牛奶等，也有研究者采用非离子型去污剂。但有学者认为，非离子型去污剂会将连接在膜上的蛋白一起洗脱，如 NP-40、TritonX-100 可使 80%～90% 的蛋白从膜上被洗脱下来，0.5% 的 Tween-20 可造成所包被的抗原流失 47%。因此，选择合适的封闭剂也非常重要。

3. 洗涤剂 洗涤过程中，洗涤剂中是否加入去污剂目前尚有分歧，由于 NP-40 和 TritonX-100 能洗脱蛋白质，因而不采用。Tween-20 因能减少非特异性吸附而被广泛采用，但 Tween-20 使某些蛋白，如

BSA、人血清蛋白等从膜上洗脱，故仅在采用不纯的抗原包被时才考虑使用。使用 Tween-20 时应先进行预实验，防止吸附在膜上的蛋白质被洗脱。

4. 抗体标记物

（1）酶标记物及其底物：最常用的酶是辣根过氧化物酶（HRP）和碱性磷酸酶（AP），AP 比 HRP 更敏感，且显色后结果稳定，易于保存，但价格昂贵，因此临床上普遍采用 HRP。HRP 的底物主要是二甲基联苯胺（DAB）和 4- 氯 -1-1 萘酚（CN）。DAB 敏感度高，但背景深，有致癌作用；CN 背景清晰，无毒性，但敏感度差。有研究者主张采用 DAB 和 CN 的混合底物，使其具有 DAB 的敏感性且背景清晰。四甲基联苯胺（TMB）敏感性高，无毒性，可制备成储存液保存，有利于制备成套试剂盒。然而，有研究者认为在酶免疫技术中，使用 TMB 水溶性底物难以沉积在斑点上，必须在底物中加入一定浓度的气溶胶方能使斑点集中，色彩鲜艳。有报道显示，用 10% 硫酸右旋糖苷封闭膜，再加入 TMB 底物，膜上可见蓝色斑点，且不褪色。

（2）胶体金标记：直径在 20nm 以上的胶体金可用于肉眼水平的标记，蛋白通过点样或转移电泳可以在 NC 膜上形成斑点。胶体金依靠表面电荷的相互吸引而与蛋白质结合，形成红色复合物，其优点是不需要底物，可直接显色。胶体金是一种化学物质，受外界因素影响小，故胶体金比酶标记物稳定，很少引起蛋白质变性，试剂对人体无害。为提高检测敏感度，利用银放大系统，形成黑色斑点，有利于结果观察。

（3）生物素 - 亲和素（BAS）系统：生物素 - 亲和素系统是 20 世纪 70 年代后期发展起来的一种新型生物反应放大技术。生物素经过羟基丁二酰亚胺活化为生物素 -N- 羟基丁二酰亚胺（BNHS），其酯键可与抗原、抗体、酶共价结合，并达到很高的比活性，即一个大分子上可连接多个生物素分子。生物素与抗体、酶结合后不影响抗体及酶的活性。亲和素对生物素有很强的亲和力，亲和素的 4 个亚基可与多个生物素分子结合，后者又可大量连接在酶或抗体上，起到多级放大作用，从而显著提高方法的敏感性，加之特异性高和稳定性好，因此广泛应用于酶免疫技术，如用链霉亲和素酶法检测 T 细胞亚群。

第四节　酶联免疫斑点分析的标准化及质量控制

ELISPOT 检测的是单个活细胞分泌细胞因子的情况，检测中需要进行体外细胞培养、抗原刺激以及检测等一系列过程。由于 ELISPOT 检测的超高灵敏度，其斑点形成容易受诸多因素的影响。如果不采取措施，检测的重复性很难保证。不同实验室、不同操作者、甚至同一操作者不同批次之间的结果也很难进行直接比较，这就要求对 ELISPOT 进行标准化和质量控制，同时还要对数据结果进行准确处理。

一、ELISPOT 技术的标准化

为了提高 ELISPOT 检测结果的可重复性，增加实验的可信度，必须建立一套标准化实验操作规范。标准化实验操作规范不仅仅是实验操作，更是一个系统工程，需要提升到实验室管理与制度架构上来建设，包括实验室制度的建立，实验人员的培训，实验程序的建立和标准化，实验设备、试剂、耗材的选择与标准化等。单就实验流程而言，标准化规范从实验样品的采集阶段就开始了，一直延续到整个实验结束，即完成数据分析处理。

影响 ELISPOT 斑点频率的因素很多，如 ELISPOT 板的选择、包被程序、细胞准备、细胞计数、刺激物的质量、洗涤与斑点形成过程、结果的判读等。随着技术的发展和试剂耗材及抗体质量的提升，很多影响因素均得到了很好改善，但对于整个流程来说仍然有一些重要的影响因素需要关注。

1. 细胞类型　通常用来进行 ELISPOT 检测的细胞有血液来源的 PBMC 和脾脏来源的淋巴细胞，也

有的实验者需要用到骨髓细胞。来源不同，细胞的组成就有差别，因此要考虑到这些差别，不能直接做比较。细胞来源不同导致 ELISPOT 结果不同的因素主要有以下两个方面：①阳性细胞在生物体内的分布。细胞免疫多发生在局部免疫反应部位，比如发生黏膜免疫时，各种免疫细胞会富集在黏膜器官；发生自身免疫反应时，致敏细胞多集中在受累器官。所以，局部器官的淋巴细胞中阳性细胞的比例与血液或脾脏中阳性细胞占淋巴细胞的比例可能不相同。血液与脾脏之间也可能有差别。②抗原呈递细胞（APC）含量。不同组织器官来源，甚至不同分离方法，在淋巴细胞中混合的 APC 细胞含量也有差异。极端情况（比如待测细胞经过磁珠纯化）APC 含量不足，需要添加 APC（人工培养的 DC 细胞或"饲养细胞"）。所以，细胞类型和细胞组成在标准化过程中必须考虑。

2. 细胞状态　细胞状态涉及细胞来源（包括组织取样）、细胞分离方法以及细胞是否需要冻存复苏等方面，是一个很难量化的主观因素。尽管量化困难，但长期做 ELISPOT 检测的实验者都能够感觉到：凡是状态好、活力高、功能保持完好的细胞，ELISPOT 检测时背景干净，阴性对照斑点少，实验组斑点圆润漂亮，并且结果的可重复性好，数据真实可信。反之亦然。

保持细胞的良好状态，不同的情况有不同的应对措施。总体来说，做 ELISPOT 检测的细胞可以分为两类，一类是新鲜分离的细胞，一类是经过冻存复苏的细胞。对于新鲜分离的细胞，为让细胞始终处于最佳状态，需要采取经过优化、标准化的细胞分离方法，尽量减少机械损伤（比如通过机械方法将小鼠的脾脏分解成单个细胞）和有毒化学物质（比如淋巴细胞分离液）对细胞的损害。实际应用中直接检测新鲜分离的免疫细胞相对较少，而检测冻存复苏的细胞较多。ELISPOT 检测的是细胞的免疫功能，细胞不仅需要保持较高的存活率，还要保证免疫功能不受影响。因此 ELISPOT 检测冻存复苏的细胞情况更加复杂。冻存与解冻本身对细胞就是很大的伤害，对 HIV 感染者 PBMC 的冻存研究表明，冻存对细胞的功能有明显影响。对癌症患者的细胞免疫分析也发现，新鲜分离和冻存的细胞分泌细胞因子的能力有明显差异。进一步研究发现，细胞冻存复苏后的存活率与细胞免疫应答功能密切相关，细胞复苏后存活率大于 70% 才能保证较好的细胞功能。因此，细胞免疫检测过程中，对细胞的处理非常关键。细胞的冻存方法有很多种，自动控制程序降温可以提供逐步智能降温，在细胞最佳冻存及其标准化程序中是必需的。血液样本处理、分离及冻存的最佳时间范围应在 8 小时内或采集当天完成，样本放置时间过长或在不合适的温度下放置过久，会影响细胞功能，导致斑点形成细胞大量减少。细胞冻存过程还会使用一些保护剂（比如 DMSO），能减少冻存对细胞的伤害，但这些保护剂本身具有生物毒性，也会伤害细胞，影响细胞状态。细胞复苏时使用 DNA 酶能提高细胞的产量并降低细胞团块形成，同时冻存复苏细胞的运输要使用专用的液氮装置，液氮缓慢挥发使气态液氮充满运输容器，从而使样本可在接近 −140℃ 的恒定温度下保持 10~18 天。不断变化的温度会对细胞功能造成致命影响，不推荐用干冰运输标本。国外这方面的研究开展较早，通过对冻存复苏 PBMC 的过程进行了优化，其中最主要的两个方面是在冻存液中添加人血清白蛋白和对复苏后的细胞用预热至 37℃ 的培养液稀释。前者可以有效减轻冻存对细胞的损伤，后者可以提高细胞的存活率。采用优化后的方法对 PBMC 进行冻存和复苏，并将其与新鲜分离的 PBMC 功能活性进行比较，分别用四聚体染色、流式细胞术细胞因子检测、ELISPOT 三种方法分析。结果显示，这两种细胞的结果显著相关。目前，该冻存、复苏方法可以保证较高的细胞存活率（90%），并且 SFCs 频率保持不变。

3. 细胞计数　细胞计数看起来很简单，是一个很容易被忽视的因素。但是，细胞计数对 ELISPOT 结果可信度与重复性的影响至关重要。由于 ELISPOT 检测的是细胞频率，所以其结果的分子是斑点的数目，分母则是细胞的数目。如果仅把重点放在关注分子上（即斑点呈现很漂亮也很准确），而忽略了分母，那结果（阳性细胞频率）也不可能准确。细胞计数最常见的装备是血球计数板。细胞稀释也必须认真仔细，取样之前注意混匀。做重要实验时，最好让两名实验员独立稀释和计数，结果相差控制在 10% 以内。

4. 内毒素 内毒素，即使是很低的浓度也可以非特异性刺激 T 淋巴细胞，使其分泌细胞因子，对 ELISPOT 斑点频率有非常大的影响。控制 ELISPOT 检测中活细胞接触的内毒素，要从各个关口严格控制。最先控制的是 ELISPOT 试剂，应选择口碑好、产品内毒素含量低的产品。其次要控制培养基和血清，最好选购低内毒素产品，每一批次要做验证。最后，应控制整个实验操作，做到严格无菌。特别指出的是血清，除了含有内毒素，会增加负对照的斑点数目之外，还可能含有其他未知 ELISPOT 敏感成分，或增加或抑制斑点的生成。为了彻底解决这一问题，最好采用无血清 ELISPOT 技术，即在 ELISPOT 刺激孵育中使用不含血清的培养基。目前，适用于人 PBMC 细胞的无血清培养技术已经成熟，荷兰某公司开发了专门针对人 PBMC 细胞的 ELISPOT 无血清培养基，化学成分完全限定，和 ELISPOT 兼容，完全消除了血清对检测的干扰作用。

5. 刺激物 选择特异性的刺激物有一个原则，即成分尽可能简单，纯度尽可能高。①首选 T 细胞表位肽，其成分简单，特异性好。但由于涉及 MHC 分子类型匹配问题，如果实验对象的 MHC 类型未知，应多选择几个 T 细胞表位肽，验证实验效果。②其次推荐重叠多肽池。重叠多肽池可用来鉴定 $CD4^+$ 和 $CD8^+T$ 细胞识别的最佳表位。肽段越短，重叠越多，鉴别 MHC-I 表位越精确，而不需要考虑可能的 MHC-II 类反应，因为 MHC-II 表位的氨基酸序列长度相对较长，所以检测 MHC-I 表位（$CD8^+T$ 细胞反应）、MHC-II 表位（CD_4^+T 细胞反应）时考虑合成肽价格的同时需要找到一个理想的平衡点。如果没有抗原蛋白的 T 细胞表位信息，也无相应的文献可以参考，那最好选择重叠多肽池。目前的生物信息学的发展，可以帮助预测蛋白质序列上潜在的 T 细胞表位肽，根据预测结果在潜在的 T 细胞表位肽附近合成一系列重叠多肽，混合成多肽池，也能对特异性的细胞免疫反应作出有效刺激。以上两类多肽都是人工合成的，特别要注意合成的纯度（最好在 90% 以上，越纯越好）以及合成过程中的质量控制，注意避免内毒素的污染，以降低非特异性细胞因子的产生。③第三推荐的刺激物是重组蛋白，可以用来检测 $CD4^+T$ 细胞介导的反应，对 $CD8^+$ 细胞介导的反应有限。重组蛋白的反应依赖于抗原呈递细胞（APCs），APCs 在冻存后数量减少，同时重组蛋白在不同储存温度下会出现溶解性和稳定性问题。在大肠杆菌中重组表达的蛋白质不可用，因为其含有的大肠杆菌成分以及内毒素水平较高。最好选择在哺乳动物细胞中表达的蛋白质，与 ELISPOT 的相容性最佳。昆虫杆状病毒载体表达的蛋白纯度比较高，也可以使用。如果使用酵母载体表达的蛋白，需要多做验证，有时效果较好。重组病毒载体或病毒感染细胞株表达的蛋白也存在不同储存温度下出现溶解性和稳定性问题。如果实在没有办法获得化学成分单一且已知的抗原刺激物而被迫使用成分未知的提取物，一定要多进行验证，多设置对照和重复孔。一般来说，该类刺激物会产生很多非特异性斑点，在不同的实验对象个体之间会产生很大差异。

6. 洗涤剂 洗涤程序可以手工，也可以使用自动洗板机。大批量洗涤时，手工需要很长时间，从而造成孵育时间不一致。另外，手工洗涤时，如果缓冲液过少或压力过低均不能完全洗去细胞和试剂，从而造成膜上的假阳性斑点增多以及孔的周边颜料聚集。因此，批量操作时建议使用自动洗板机，一般要求至少可以使用两种不同的清洗缓冲液，同时能调整清洗探针的高度和缓冲液的流量。斑点形成规程和 ELISA 规程相似，正确的抗体及浓度必须通过实验验证后加以选择，最佳抗体量需要参考试剂盒生产厂商的要求。目前 ELISPOT 有三套显色系统，一套是 PVDF 膜上的 HRP/AEC 显色系统，显红色斑点；一套是 PVDF 膜上的 AP/BCIP·NBT 显色系统，显蓝色斑点；一套是透明板上的 GABA/银染系统，显黑色斑点。这些显色系统之间的灵敏度与背景控制没有显著差别，但一旦选定一种显色系统之后，最好长期坚持，以满足标准化的需要。对于亲和素酶复合物也必须给予重视，酶的批间变异要很小，以保证实验的可比性。底物的选择能影响斑点的检测数量，同一种酶的不同底物以及不同生产厂商生产的同一底物可能在敏感性上不同，从而造成斑点计数产生很大区别。显色问题除了显色系统的选择之外，还要注意显色温度与显色时间。显色是所有 ELISPOT 操作中唯一在室温完成的操作步骤。但要注意生物学与化学中的"室温"严格指 25℃±5℃，而不是所谓"室内温度"。为了实现 ELISPOT 的标准化，显色最好在恒温箱内进行，温度控制在 25℃±5℃，显色 25 分钟为宜。另外，在 37℃显色也是不错的选择，但要注意相应缩短显色时间至 12～18 分钟。

7. 斑点计数与数据处理

（1）人工斑点计数：ELISPOT 检测的结果是细胞频率，即在细胞群体中受某种抗原刺激而分泌某种细胞因子的阳性细胞的比例。在操作过程中，每个孔中加入的细胞数量已经明确，需要统计的是斑点形成细胞（SFCs）的数目。斑点计数是 ELISPOT 数据处理最重要的一步，什么样的点判定为 ELISPOT 有效斑点，什么样的点不判定或判定为无效点，这就是斑点计数的"尺度"。如多数的细胞分析技术一样，ELISPOT 斑点计数也是相当耗时耗力的工作，到目前为止，以目视法判读少量细胞族群的特性如激活 T 细胞的激素分泌仍被视为免疫学技术上的一大挑战。为了实现标准化，必须统一"尺度"。斑点的大小主要取决于微孔板材料、抗体的来源和浓度、酶活性、底物以及分泌细胞因子的细胞状态等。一般来说，30～150μm 大小肉眼很难直接计数，采用显微镜计数又费时费力。如果孔中的斑点数比较多，通常是对其中部分区域进行计数，然后对整个孔进行估算。此外，受肉眼分辨率的限制，很难区分各种人为产生的斑点，当斑点小、颜色浅或斑点靠得很近时，很难准确计数。另外一个不容忽视的缺点就是人工计数的主观差异，很难保证在计数过程中始终保持完全相同的判定标准，例如有意或无意在计数阳性孔时尺度放松，而在计数对照孔时尺度变严。科学实证的本质在于如何使实验结果尽可能客观、精确，同时有高度重复性，传统的人工计数法显然无法达到此要求。因此，统一尺度的前提是采用机器自动计数。

（2）自动分析仪斑点计数：一些科研团队自行开发了 Plate Scanner 与自动分析软件，其中以 Paul Lehmann 教授研究开发的 Immunospot Analyzer 自动分析仪最具代表性。分析 ELISPOT 实验数据的过程中，仪器先以高分辨率镜头捕捉微小孔中膜上呈色影像，储存成 TIF 文档，这些影像可以进一步使用手动或自动方式计算斑点数目。如果使用 Immunospot 分析软件，可以先设定条件，然后同时分析斑点的大小，以推测激素分泌的多少。Immunospot 这一类自动图像扫描分析仪器可以克服传统显微镜判读方法耗费人力及人为客观性等缺点，解决 ELISPOT 分析技术的瓶颈问题，进一步推广该技术的应用。Immunospot 影像扫描分析仪可以提供不同的数据格式，包括未处理与处理过的膜表面影像、每个小孔中的斑点数目、每个小孔中的平均斑点数目、每个小孔中斑点大小的直方统计图。ELISPOT 分析仪解决了以下问题：①哪些斑点是特异性 T 细胞产生的（具有进一步分析的价值），哪些是无关细胞产生的（没有 T 细胞研究价值）；②斑点大小的意义；③对不同细胞因子计数和分析时，如何定义斑点最大和最小尺寸，如何从单个细胞基础上分析实验精确度？如果一个细胞产生相似的细胞因子，在多大程度上会干扰分析结果？几次重复实验才能使结果更有意义？例如在疫苗的临床评价中，自动图像分析系统已被强制性用于 ELISPOT 中，能有效避免偏差，增加客观性、重复性以及计数速度。但是，对于自动读板分析系统来说仍有一个重要的挑战，那就是正确读出阳性斑点，排除人为因素或背景产生的斑点。因此，自动读板系统对斑点的大小、颜色、形状以及斑点外颜色的渐变幅度（slope）均有不同的参数设定，使用特异性刺激 CD8⁺T 细胞的肽库 CEF 作为阳性对照，刺激产生的斑点作为斑点参数的定义，比非特异性刺激物 PHA 更有利于读数的标准化。另外，使用统一的读数仪和操作者同样具有重要意义。Ryan 等对 117 名注射过荨麻疹 - 腮腺炎疫苗儿童冻存的 PBMC 进行了特异性 IFN-γ 的 ELISPOT 检测，研究由实验室和疫苗厂家同时进行，二者结果具有显著的相关性（$r = 0.83$, $P < 0.000\,1$），但是厂家计数的频率中位值（0.01%）却是实验室结果的 2 倍（0.005%）。Janetzki 等对人工计数与自动读板计数的结果进行了系统比较，其中仪器自动读数又进一步分为由操作者独立设定参数和统一设定参数两种情况。3 名操作者在 3 个不同时间使用三种计数方法，对任意选择的 50 个孔（平均斑点数在 0～1 000 个）进行计数，结果显示人工计数的变异性最高，其次是操作者自己设定参数的自动读板，设定统一参数的自动读板结果变异最小。人工计数

和操作者自己设定参数的自动计数,随着孔中斑点数的增加,结果的变异性也相应增加,将阳性对照肽库刺激产生的斑点作为斑点的定义尺度,则会显著降低由操作者产生的变异,并且不会随斑点数的增加而增加。此外,通过多次扫描、多次计数的方法能在一定程度上降低方法自身的变异。总体来说,只要参数相同,斑点计数的"尺度"就相同,标准化的斑点计数就有保障。

（3）数据处理:包括数据综合、阴阳性判断、数理统计等。对阳性结果的判断是临床观察结果分析中最重要的一环。随着肽库种类的增加、每种肽含量的降低以及对每种肽库实验孔数的增加,阳性结果的判断变得更加复杂,需要更科学的统计分析方法对结果进行准确判定。复孔数目的增加为结果统计分析提供了更多的选择,并能更有效地控制错误率。临床观察中通常采用的经验标准法是以斑点数减去阴性对照大于 10,并且大于阴性对照的 2 倍为阳性标准（2×10^5 细胞 / 孔）。这种方法判定简单,但忽略了数据内在的变异性。当一个实验孔的 SFC 值偏高,而另外几个平行孔与背景值接近时,容易产生假阳性结果;当实验孔 SFC 略低于设定的阈值,而所有阴性对照均为零时,则容易产生假阴性结果。常用的分析方法还有 t 检验、Wilcoxon 秩和检验、二项分布、Bonferroni 校正法等。随着临床观察中肽库种类的多样化,假阳性率不断增加,对判定标准如何进行调整尚无统一定论。置换再抽样法（permutation-based resampling criterion,PR）可用于对各种肽库的结果进行系统比较,其对假阳性结果的控制优于传统的经验标准法。

综上所述,ELISPOT 标准化的思想就是:在 ELISPOT 实验的每一个环节都采用切实有效的步骤和方法,并且固定下来,最终保证实验结果的重复性与可信度。

二、ELISPOT 检测的质量控制

仅仅有标准化的操作规范,不同实验者、不同实验室的 ELISPOT 结果仍无法直接比较,还需要有一种定量的质控系统。目前,国际上的艾滋病疫苗项目需要在不同国家、不同实验室共同实施完成。为了评估疫苗的效果,在进行 ELISPOT 质量控制时,采取了核心参比实验室质控的方法,即让分布在各地的实验室将有代表性的样品细胞冻存,运输到中心实验室,中心实验室统一对代表样品做 ELISPOT 检测,以这个检测结果和各实验室自己的实验结果进行比较和校正,然后汇总校正的全局实验结果。这种定量质控的方式可以称为"收上来"的质控方式。还有一种相对的定量质控方式,即在一个核心实验室制备好标准品（包括标准刺激物和冻存细胞）,然后分发到参与质量控制的各个一线实验室。各一线实验室在做 ELISPOT 检测的同时也做标准品的检测。如果标准品的实验结果在预先设定的范围之内,那么一线实验室的该批 ELISPOT 检测结果就是可信的。如果各一线前线实验室的检测都以同一种标准品做质控,并且在质控范围之内,那么这些一线实验室之间的 ELISPOT 结果则可以相互比较,能共同参与实验数据的统计分析。

疫苗的临床观察需要在多个医院或实验室同时对几种候选疫苗进行比较,才能选择最好的疫苗进入下一期观察。这就要求不同地点、不同时间的 ELISPOT 结果具有可比性、重复性。免疫分析方法早期的标准化主要是由多个实验室检测疫苗产生抗体的 ELISA 验证,以细胞为基础的免疫分析也主要集中在流式细胞术的标准化研究,关于 ELISPOT 方法的多中心实验室验证还需要不断完善。

目前,全球许多疫苗研究机构都相继组建了网络实验室,对 ELISPOT 的标准化及验证进行研究。除了美国国立卫生研究院（NIH）下属的 ELISPOT 合作组织已经开始的首个大范围 ELISPOT 验证计划外,另一个验证计划由癌症疫苗协会发起,包括全球 37 个从事癌症研究的实验室。NIH 下属的变态反应与感染性疾病研究所（national institute of allergy and infectious diseases,NIAID）于 2000 年组织成立了 HIV 疫苗实验室网络（HIV vaccine trial network,HVTN）,由美国和国际 HIV 疫苗试验单位（HIV vaccine trials unit,HVTU）组成,主要负责疫苗各期的临床观察,对新的或改进的 HIV 候选疫苗安全性及免疫效果进行评价,在 ELISPOT 标准化与质量控制研究方面做了大量工作。2005 年,来自美国、加拿大、南非、欧洲

的 11 个实验室（大部分为 HVTN 成员）组成 ELISPOT 专业小组对 ELISPOT 方法的变异性进行了系统考察。选择 11 份冻存的 PBMC 样品，其中包括 CEF 肽库的刺激后可产生高、中、低、无 4 种不同应答程度的样品。将样品和其他试剂分发给上述 11 个实验室后，各实验室使用各自的操作规程对细胞复苏、培养过夜，并进行检测和计数分析。结果显示，细胞的回收率和存活率在不同实验室之间、不同样品之间存在明显差异（回收率和存活率的中位值分别为 35% 和 86%）；各实验室对应答和无应答的判定具有明显一致性，但 11 份样品的 SFCs 数目在各实验室之间却存在一定程度的差异，其中高度应答样本的变异系数为 36%～57%，而低中应答则为 42%～121%。HVTN 一项由 4 个不同实验室共同开展的研究中，采用共同的标准操作规程和试剂获得了理想的结果，各实验室之间 LogSFCs 的相关系数不低于 0.85。

法国国家艾滋病研究署（Agence Nationale De Recherches Surlesida, ANRS）将在 HIV 和癌症临床协作研究中经验丰富的 4 个实验室共同组建成一个"标准化组织"，对 HIV 特异性 T 细胞进行检测，并分析各实验室间结果的差异。一项研究中，每个实验室分别准备 2 名 HIV 感染者和 2 名非感染者的冻存细胞用于相互交换检测，每个实验室用各自的操作方法分别测定了 HIV、EB、巨细胞病毒和流感病毒特异性分泌 IFN-γ 的细胞，所用的肽和读数系统是统一的。细胞复苏后的平均存活率为 90%，各实验室间的变异系数为 6.1%，各实验室对病毒特异性 T 细胞频数的测定结果变异系数为 18.7%。这一结果表明，各实验室相互交换冻存细胞进行检测并进行定性结果的比较是可行的。研究人员提出，在多个实验室同时进行检测，除了刺激肽和读数系统的统一外，还应遵照统一的标准操作规程，并且设立内部质量保证体系。

国际艾滋病疫苗行动组织（International AIDS Vaccine Initiative, IAVI）也在全球建立了 HIV 疫苗评价网络实验室，采用冻存细胞作为内质控，应用 ELISPOT 方法对盲样进行检测，结果提示通过系统培训及严格按照标准操作规程，有望实现 ELISPOT 的标准化操作。

ELISPOT 是一项检测细胞免疫的技术，但由于操作过程相对复杂，很多因素可能会影响检测结果，因此，很多国际组织建立了验证该技术的网络实验室，并制定了一系列标准操作规程，为该技术的广泛应用提供了实验数据及经验。我国也有部分实验室使用该项技术，但由于所用试剂、操作程序以及实验环境等不同，不同实验室的检测结果是否具有可比性尚不清楚。因此，为规范各实验室的检测结果，提高检测数据的可比性，借鉴国际经验，在我国开展 ELISPOT 标准化研究势在必行。

第五节　酶联免疫斑点分析技术的应用

ELISPOT 技术的独特优点已经让其在细胞免疫学研究上独占鳌头，是目前唯一能够检测到百万分之一阳性细胞率的检测技术。如此高的灵敏度，即便是流式细胞技术和 Tetramer 技术也望尘莫及。此外，得益于淋巴细胞冻存复苏问题的完美解决，经过冻存复苏的细胞并不丧失免疫功能。这对于临床试验非常重要，使科研人员能在治疗前后及在多个临床试验机构或不同实验室进行检测，以便进行比较和判断。所以，ELISPOT 技术的应用在国内外已经非常普及，总体来说，ELISPOT 技术的应用可分为以下几方面：①疫苗的研究、评价及质控；②疾病的诊断和预后判断指导临床；③生物学和医学基础研究。

一、疫苗的研究、评价及质控

在免疫学领域中，相关疾病和疫苗研究均是基于体液免疫应答（humoral mediated immune response，HMI）和细胞介导免疫应答（cell mediated immune response，CMI），因此，当机体受到病原微生物感染或经疫苗免疫后，研究体内免疫应答规律是非常关键的一步。以往的免疫应答机制研究中常使用酶联免疫吸附法（ELISA）检测体液中游离的细胞因子或抗体，但由于游离的循环抗体或细胞因子半衰期不同，使之在体液中不断地被代谢或与靶器官结合,因此 ELISA 并不能真实反映体内抗体及细胞因子的实际水平。

ELISPOT 方法是检测和评价疫苗细胞免疫水平的国际公认的标准工具,通过测量疫苗诱导较强 T 细胞反应的能力,评价疫苗的效果。在疫苗研发和设计时,可应用 ELISPOT 方法筛选确定抗原的特异性 T 细胞表位,还可用于评估合适的免疫策略以及免疫途径。目前已经有许多关于 ELISPOT 评价动物用疫苗免疫效果的报道。国外研究者将 ELISPOT 技术用于分析不同自然途径加工的抗原肽,并应用体外方法分析针对单核细胞增生李斯特菌的 CD8$^+$T 细胞应答。国内研究者则应用 ELISPOT 与 ELISA 方法同时检测 ImmunEasyTM 及弗氏佐剂免疫小鼠的脾脏中分泌不同类和亚类的抗 APRIL 抗体的 B 细胞频率。结果显示,ELISPOT 能反映短时间内(6h)分泌特异性抗体的脾细胞比率,而 ELISA 所测免疫血清中抗体效价则反映体内一段时期内脾细胞分泌的抗体量。小鼠血清中 IgM 的半衰期只有 1 天,是各亚类免疫球蛋白中半衰期最短的,说明 ELISPOT 检测结果对这两种佐剂 IgM 亚类的比较比 ELISA 所测结果更准确;并且,应用 ELISPOT 检测证实,表达大肠杆菌 Ma1E 蛋白的重组卡介苗(rBCG. Ma1E)诱导的 T 细胞应答是 CD4$^+$T 细胞依赖的,rBCG.Ma1E 诱导的特异性 CD4$^+$T 细胞应答存在 Th1/Th2 平衡转换现象,并逐步形成 Th1/Th2 混合应答。Bastos 等在表达猪繁殖与呼吸障碍综合征病毒(PRRSV)GP5 级 M 蛋白的重组卡介苗(rBCG)免疫猪 67 天后,用 ELISPOT 检测 BCG 抗原产生的 IFN 应答。通过 ELISPOT 可以筛选出有效激发机体免疫球蛋白产生和细胞因子产生的疫苗,对疫苗研究具有重要意义。

在疫苗的效价评估人体试验中,ELISPOT 技术是一种相对快速、简便且非常重要的方法和指标。2003 年 1 月,世界卫生组织与中国疾病预防控制中心性病艾滋病预防控制中心达成合作,在国际艾滋病疫苗行动计划中,大量监测新型 HIV 候选疫苗的试验均采用 ELISPOT 技术用于监测 HIV 疫苗免疫应答及对 T 细胞功能进行评价。中国食品药品检定研究院在《预防用 DNA 疫苗临床前研究技术指导原则》及《预防用以病毒为载体的活疫苗制剂的技术指标原则》等规定中均指出,ELISPOT 方法是检测和评价疫苗细胞免疫效价的有效方法。ELISPOT 技术作为检测 T/B 细胞特异性分泌的敏感方法,对于检测数量较少的抗原特异性的记忆 T 细胞尤为重要,已广泛用于预防性疫苗和治疗性疫苗,如艾滋病疫苗、乙肝疫苗、流感疫苗及各种肿瘤疫苗等的研制和评估。

国际上普遍采用 ELISPOT 法来监测疫苗研究中的免疫应答。针对病毒的重组蛋白疫苗、灭活疫苗、DNA 疫苗等在进入临床试验或临床前期的动物实验研究中,都选择 ELISPOT 方法检测 IFN-γ 评估疫苗引起的细胞免疫效应。IFN-γ 作为免疫活性细胞分泌的细胞因子在诱导抗病毒免疫中起着重要的免疫调理作用,包括激活细胞毒性 T 淋巴细胞(CTL)、自然杀伤细胞(natural killer cell,NK)和吞噬细胞等,而在疫苗免疫后机体产生 IFN-γ 的水平实际上反映辅助性 T 细胞的活动。因此,检测 IFN-γ 的水平就是间接检测辅助性 T 细胞活性。目前,检测 IFN-γ 水平已经逐渐代替各种传统的细胞免疫检测手段,成为检测细胞免疫效果的一种重要方法,可作为检测和评价疫苗细胞免疫的有效方法。

除用于预防性疫苗外,ELISPOT 技术还广泛应用于治疗性疫苗,如乙肝疫苗、黑色素瘤疫苗、肝癌疫苗和自身免疫病疫苗等开发研究,评价疫苗在重新激发人体内被抑制的针对病原的细胞免疫反应。国内研究人员用 ELISPOT 技术研究发现,肝细胞癌患者中有针对 HLA-A2 阳性限制性抗原肽 NY-ESO-1b(p157-165)特异性 CD8$^+$T 细胞频数的增加,并认为 NY-ESO-1 抗原是一种适用于肝细胞癌患者治疗的有效疫苗候选成分。目前 ELISPOT 技术已成为疫苗引起的细胞免疫效应评估的"金标准"。

二、疾病的诊断和预后判断指导临床

许多疾病的发生、发展都与人体免疫系统异常相关。如各种自身免疫疾病:1 型糖尿病、多发硬化症、系统性红斑狼疮、牛皮癣 / 银屑病、结核病、自身免疫性心肌炎、自身免疫性感音性耳聋、风湿性关节炎、视神经脊髓炎等。在这些疾病的诊断、病因查找中，ELISPOT 检测可以提供非常重要的信息，甚至成为诊断的金标准。

第一个被 SFDA 批准的基于 ELISPOT 法的诊断平台（T-Spot.TB），用于检测结核分枝杆菌感染，通过测量结核分枝杆菌特异性抗原刺激后的 IFN-γ 分泌情况来检测特异性的 T 细胞免疫反应。病原微生物侵入机体后引起机体产生针对该病原的免疫应答。细胞介导的免疫应答，特别是由 T 淋巴细胞介导的细胞免疫在控制感染的过程中发挥着重要的作用。结核病是青年人容易发生的一种慢性和缓发的传染病，潜伏期一般 4～8 周，其中 80% 发生在肺部，其他部位（颈淋巴、脑膜、腹膜、肠、皮肤、骨骼）也可继发感染。人与人之间呼吸道传播是传染的主要方式，传染源是排菌的肺结核患者。全球每年有近千万的人口患结核病，一直以来，结核病感染筛查的首选方法是结核菌素试验，但作为诊断或排除结核分枝杆菌感染的标准仍存在许多问题。国内外许多研究致力于 ELISPOT 在结核分枝杆菌潜伏感染中的检测，Lalvani 等研究证实，ELISPOT 比结核菌素试验更敏感、特异和方便。用 ELISPOT 可以从 6 000 个白细胞中检测到 1 个产生 IFN-γ 的单核细胞，可在结核分枝杆菌感染率较低的地区对人群进行筛选，使处于感染潜伏期阶段的患者得到及时有效的治疗，同时对于结核分枝杆菌感染率较高的地区，可以在结核菌素试验阳性患者中筛选出真正的感染者，能为菌阴肺结核、肺外结核及 AIDS 合并结核分枝杆菌感染的确诊提供一定的诊断依据，并且 ELISPOT 不受卡介苗影响，可区分卡介苗接种和结核分枝杆菌感染。ELISPOT 还可用于其他感染性疾病如乙型肝炎、丙型肝炎、EB 病毒、巨细胞病毒、莱姆病等的抗感染免疫研究与诊断。因此，ELISPOT 在感染性疾病的诊断中具有重要作用。

在 1 型糖尿病的诊断中，ELISPOT 可以提供最终的判定依据，对有糖尿病史的家族进行 ELISPOT 检测，甚至可以在疾病发作之前 5～10 年作出预测。根据检测的细胞因子不同，ELISPOT 可以区分被激活的不同的 T 细胞亚群。例如 Th1 细胞主要分泌 IFN-γ、IL-2 和 TNF-α，而其他一些细胞因子如 IL-4、IL-5 和 IL-13 一般由 Th2 细胞分泌。在过敏研究中的一个热点就是采用 ELISPOT 测定 Th2 型细胞因子，Th2 反应是过敏的主要反应，但通常都是低频率出现，需要高度灵敏方法才能被成功检测到。在针对特异反应性过敏的免疫治疗中监测 T 细胞免疫反应，在细胞介导的接触过敏的体外检测诊断的应用中，ELISPOT 方法受到越来越多过敏研究者的关注。Th2 型反应主要细胞因子 IL-4 很难通过其他方法检测到，应用高灵敏度的 ELISPOT 方法对于研究过敏原特异性免疫反应显得尤为重要。研究人员采用 ELISPOT 技术对比自身免疫性肝炎患者、原发性胆汁性肝硬化患者与病毒性肝炎患者对可溶性肝抗原（soluble liver antigen，SLA）的 T 淋巴细胞免疫反应强度，发现有 58% 的自身免疫性肝炎患者对 SLA 产生 T 淋巴细胞免疫反应，而原发性胆汁性肝硬化患者与病毒性肝炎患者中仅有 1 例产生反应，表明 SLA 特异性 T 淋巴细胞反应是自身免疫性肝炎患者较为特异的指标。这种利用特异性抗原 T 淋巴细胞免疫反应的差异进行鉴别诊断也是 ELISPOT 技术重要的应用领域之一。谈华等对比类风湿关节炎（rheumatoid arthritis，RA）与非 RA 患者对环瓜氨酸肽（cyclic citrullinated peptide，CCP）抗原的 T 淋巴细胞免疫反应，发现 RA 患者对 CCP 抗原的 T 淋巴细胞免疫反应显著高于非 RA 患者，表明利用 CCP 抗原进行 ELISPOT 测定可以区别 RA 与非 RA 免疫性疾病。

ELISPOT 除了直接用于临床诊断，还可为治疗和用药提供重要参考信息。比如对于器官移植者，用 ELISPOT 监视患者体内的免疫排斥反应，可以有针对性地用药，避免盲目使用免疫抑制剂，这对于增加移植手术的成功率，延长移植器官的存活率，提高患者的生活质量意义重大。类似的 ELISPOT 免疫监视也用于基因治疗的患者。再比如对于乙肝患者，用 ELISPOT 检测患者所处的免疫阶段（急性期、平稳期、耐受期、恢复期），有针对用药，同时评估各种药物对患者的治疗效果，远优于盲目治疗。前期研究表明，使用 ELISPOT 技术检测鼻咽癌患者放射治疗前及放射治疗后 3 个月的 EB 病毒肽段 LMP1、LMP2、EBNA1 和 EBNA3 的反应性，并分析其与近期疗效的关联性，结果显示，治疗 3 个月后鼻咽癌患者外周血中 LMP1 抗原多肽产生特异性反应的细胞毒性 T 淋巴细胞频数显著增加,对 LMP2、EBNA1 和 EBNA3 多肽反应性无统计学意义。并且在放疗后 3 个月的 CT 或 MRI 显示肿瘤占位或增强信号消失的患者中,肿瘤体积明显缩小 50% 以上的患者放疗后较放疗前的 LMP1T 淋巴细胞数目增多,肿瘤体积增大超过 25% 或出现新的病灶者放疗后较放疗前的 LMP1T 淋巴细胞数目减少,不同疗效组治疗前后差异有统计学意义。因此,应用 ELISPOT 法检测外周血 LMP1 抗原相关多肽的变化可能有助于临床疗效的判定,这将为今后个体化免疫治疗方案的实施提供实验室依据。在肿瘤免疫研究中,ELISPOT 已用于分析和评价在癌症患者中诱导肿瘤特异 T 细胞的疫苗试验,在治疗前后检测特异性细胞免疫应答水平,可有效评估治疗效果,为后续治疗和用药提供重要的参考信息,对指导患者日常生活,提高治疗效果有重要的现实意义。此外,应用 ELISPOT 方法监测肾移植受者体内供者人白细胞 DR 座位抗原(HLA-DR)抗原肽通过间接呈递途径激活的 T 淋巴细胞反应性,发现在 HLA-DR 错配的受者体内更易检测间接呈递推进激活的 T 淋巴细胞,与未发生急性排斥反应的受者相比,经历急性排斥反应的受者外周血中经间接途径呈递的供者 HLA-DR 抗原特异性 T 淋巴细胞频率显著升高。因此,使用 ELISPOT 技术可以检测机体的免疫状态,为临床方案的制定提供指导性建议。

三、生物学和医学基础研究

ELISPOT 技术本来就是在基础研究中创立和发展起来的,生物学和医学的基础研究日新月异,ELISPOT 有不可磨灭的功勋。但也正是由于基础研究的快速发展及 ELISPOT 的广泛应用,在基础研究方面,难于进行分门别类的叙述。总体来说,在免疫学研究的前沿领域,ELISPOT 是最有力的研究工具之一。

在人体免疫系统功能研究方面,国内研究者曾采用 ELISPOT 技术动态研究卡他性莫拉菌脱毒脂寡糖蛋白质结合疫苗诱导的抗体分泌细胞的应答状态,认为该疫苗经滴鼻免疫能刺激产生脂寡糖特异性的黏膜和全身抗体分泌细胞的应答。利用 ELISPOT 技术进行免疫表位的筛查:T 淋巴细胞受体仅能特异性识别一小段肽的序列,一般识别 CD8$^+$T 淋巴细胞的 8～10 个氨基酸序列和 CD4$^+$T 淋巴细胞的 12～15 个氨基酸序列。为了观察识别特定表位的 T 淋巴细胞频率与功能,通常需要首先找到 T 淋巴细胞识别序列(表位)。这部分工作量很大,需采用敏感性好、通量高及易操作的技术进行检测。ELISPOT 技术正好满足这些要求,因而,在基础免疫学和临床免疫学研究中,对 T 淋巴细胞表位的筛查常采用 ELISPOT 技术。但是,即使应用 ELISPOT 技术,对于大规模样本量的表位筛查也是极为困难的。研究人员利用肽构建矩阵肽库或分段肽库,以减少工作量。

抗原特异性 T 淋巴细胞的定量:利用 ELISPOT 技术高通量及易标准化的特征,可以对较大规模的临床样本进行抗原特异性 T 淋巴细胞定量;临床标本量进一步扩大时,定量工作可以同时在多个实验室平行进行。这在 Ⅱ/Ⅲ 期临床试验的疫苗评价与大规模临床免疫学研究中尤为重要。此外,由于具有易操作的特点,ELISPOT 技术也常用于小规模样本的抗原特异性 T 淋巴细胞或其他细胞因子分泌细胞的定量检测。如采用 ELISPOT 技术对体外扩增的自然杀伤 T 淋巴细胞(NKT)进行定量,发现 ELISPOT 定量的数据与 ELISA 数据具有很好的相关性,即分泌细胞因子的细胞数多时,所分泌的细胞因子也多。

T 淋巴细胞受体功能亲和力研究:T 淋巴细胞受体功能亲和力既是反映 T 淋巴细胞反应敏感性的指标,又是反映 T 淋巴细胞质量的重要参数。Hesse 等采用 ELISPOT 技术研究特异性识别血凝素(hemagglutinin,HA)抗原肽 307～319 的 CD4$^+$T 淋巴细胞克隆与 HLA-DRB1*0101-HA307～319 复合体的反应,直观呈现了细胞因子 IFN-γ 分泌量与抗原肽浓度之间的关系。激活 5%～95% 的 T 淋巴细胞的抗原肽浓度跨越 1 个 log 值的范围,说明尽管 T 淋巴细胞克隆表达同样的 T 淋巴细胞抗原受体,但激活单个 T 淋巴细胞的抗原阈值有很大差异。其他方面包括研究 Th0/Th1/Th2 细胞转换分析,研究机体的过敏机制,研究癌症的免疫机制等方面都有成功应用。ELISPOT 不仅可以定量研究机体内抗原特异性 T

细胞克隆族群大小，还可以了解免疫效应细胞的信号传导路径，预测体内免疫系统即将发生的下游免疫反应。因此，ELISPOT 已成为目前免疫学中 T 细胞功能研究的标准技术。

第六节 酶联免疫斑点分析技术的发展趋势

一、ELISPOT 技术的不足之处

ELISPOT 技术检测细胞的免疫功能，因此对细胞的状态提出了较高要求，待检测细胞不仅需要保持较高的存活率，还要保证免疫功能不受影响，在无法直接检测新鲜细胞时，若冻存复苏后的细胞状态不好，则无法用于 ELISPOT 检测或检测结果不可信。采用优化的冻存方法及改良冻存液后，该问题在一定程度上得到了解决。此外，由于淋巴细胞的冻存复苏问题得到了完美解决，经过冻存复苏的细胞并不丧失免疫功能。ELISPOT 检测过程中有多种因素可能影响其检测结果，而目前 ELISPOT 方法在全球还没有完全标准化，研究人员必须采用最佳匹配的包被抗体和检测抗体、ELISPOT 板、形成斑点的底物及其显色时间等。如果上述因素都能标准化，就可以在许多研究领域中快速获得具有可比性、更有价值的免疫学研究成果，从而为免疫学研究开辟新的研究思路和方法。

ELISPOT 技术应用到目前已有三十多年，基本技术并没有重大变化，但该技术并没有被成功应用在体外 T 细胞功能的研究。ELISPOT 技术从 B 细胞免疫走向 T 细胞免疫的检测，要面对两个主要问题：第一个主要问题是灵敏度的提升，这是因为 T 细胞因子较 B 细胞免疫球蛋白的产量极少。早期 ELISPOT 的分析条件不是非常理想，成对抗体的品质、呈色底膜的材质等技术性的问题，使当时多数研究团队很难获得清晰的斑点，结果是敏感度不够、数据分析重现性低。第二个技术性问题是 ELISPOT 细胞因子实验分析的基本假设缺乏科学实证，使得该技术在当时并没受到重视。实验所得的斑点是抗原特定 T 细胞所生产，还是旁观细胞受细胞因子刺激的次级效应？斑点的大小有何生理意义，如何决定具体数值？能否相信斑点是由单一的细胞造成？ELISPOT 细胞因子分析技术能准确测量的频率范围？如果效应相互拮抗的细胞因子同时产生，是否会互相妨碍？这些重要的问题早期限制了 ELISPOT 的发展和广泛应用，但随着实验材料的改进，实验的灵敏度与重复性均得到了提高，ELISPOT 的应用领域也逐渐拓宽。

二、ELISPOT 技术的未来发展

展望未来的 ELISPOT 技术，在技术进步和应用领域扩展两个方面要有长足的发展。就技术本身来说，更好的底板材料、无血清检测技术、双因子检测、多因子荧光检测，都会逐渐成熟。ELISPOT 敏感性高，易操作，成本相对流式细胞分析术也较低，鉴于其技术特点，ELISPOT 的应用领域将日益广泛。由于 T 淋巴细胞免疫反应的抗原具有特异性，使之在鉴别诊断方面具有很好的优势，并逐渐成为继血清学免疫诊断之后的特异性诊断技术。这一技术与更多的 T 淋巴细胞检测技术的联合使用有可能形成新型的疾病进程与预后判断技术，从而填补目前缺少病程判定指标的状态。利用荧光技术研发的多色 ELISPOT 技术将推进这一技术的应用，并在样本量受限或同时观察 T 淋巴细胞的多功能性方面得到更好的应用。如何将 ELISPOT 技术与细胞表型的判定结合起来，进而形成一体化的技术是科技工作者面临的挑战，同时该问题的解决也会极大推进 ELISPOT 技术在临床中的应用。

1. 底板材质的改进 ELISPOT 技术从创立之初，检测底板使用的是普通塑料板，由于普通塑料板的蛋白吸附能力较差，因此实验检测的灵敏度有限。1985 年，Moller SA 和 Borrebaeck CA 将硝酸纤维素膜（NC 膜）引入 ELISPOT，检测分泌抗体的阳性 B 细胞，获得了远远优于塑料板的结果。1995 年，荷兰

Utrecht 大学免疫研究所的 Schielen P 团队把一种更优的聚偏二氟乙烯膜（PVDF）引入 ELISPOT 检测，使 ELISPOT 的检测灵敏度大幅度提高。PVDF 膜比 NC 膜有更优的蛋白吸附性质，可以提供较大面积吸附单株抗体，使 T 细胞分泌的各类细胞因子能在细胞周围就近被捕获，从而让呈色斑点更集中、清晰，更加精细的显色条带及更高的分辨率，大大提高了 ELISPOT 分析的敏感度。因此，PVDF 膜的引入是 NC 膜之后 ELISPOT 底板材料的又一次重大突破。至今，PVDF 膜几乎完全取代了 NC 膜。

塑料板在被膜板取代之后，沉寂了许多年，现在又开始兴旺起来了。塑料 ELISPOT 板的重新兴旺有两方面原因：一方面是技术进步，塑料材质改进之后，板底吸附蛋白的能力比传统的塑料板有了很大提高，虽然还赶不上膜板，但对 ELISPOT 实验已经足够。同时，更高质量的抗体也有利于塑料板获得更好的 ELISPOT 结果。另一方面归因于塑料板自身的优势，价格相对低廉、操作步骤简化、实验时间简短都是塑料板的优势。此外对于透明板，还可以在实验中随时观察细胞的状态与密度。

2. 检测内容的多样化　ELISPOT 技术创立之初，主要用于检测 B 淋巴细胞分泌的抗体，包括各种类型的免疫球蛋白，包被的材料是特异性抗原或抗体。一般情况下，B 细胞分泌的抗体量比较大，相对容易检测，即使早期 ELISPOT 检测的灵敏度不够高，检测大量分泌的抗体不成问题。ELISPOT 检测还广泛用于研究黏膜免疫中的抗体分泌情况。随着技术的进步，ELISPOT 检测的灵敏度有了大幅度提高，可以检测到痕量的细胞因子，于是其主要应用就转移到检测细胞因子上。目前各种常见细胞因子的检测都有了商业化试剂盒，使用起来非常方便。能商业化检测的细胞因子包括人类、小鼠、大鼠、猴子、猩猩的干扰素（γ-IFN）、白介素（IL-2、4、5、6、10、12 等）、颗粒酶、肿瘤坏死因子（TNF-α）等。

3. 多细胞因子的检测　通常 ELISPOT 检测每孔只检测一种细胞因子。如果要在一个 ELISPOT 孔内同时检测两种或两种以上细胞因子，可以包被两种抗体以捕获两种细胞因子，然后用两种不同的酶联抗体以及显色剂显示两种斑点。早在 1988 年，CzerkinskyCC 就提出并且实现了这种想法。但是，双色 ELISPOT 有一个弱点，即斑点分离问题。斑点的混合色属于物理学上颜料的三原色”问题，两种不同颜色如果以不同的比例混合，会出现一系列不同的表观颜色。其中的细微差异，人肉眼有时候难以判断，所以，双色 ELISPOT 斑点识别方面，总会有些混色的斑点无法准确识别与分类。为了解决这个难题，研究者想到用荧光源检测 ELISPOT 的方法。不同颜色的荧光混合在一起，只要加一张滤光片，就可以精确滤出目标荧光，而遮蔽其他颜色的荧光，荧光之间可以互不干扰。这对于双因子，甚至多因子 ELISPOT 检测都是十分理想的手段。但荧光 ELISPOT 检测目前还有不足之处，由于荧光素直接偶联在抗体或亲和素上，缺乏酶催化底物的放大作用，所以灵敏度无法和化学显色的 ELISPOT 方法比较。此外，NC 膜自身在激发下会发荧光，所以不适合做荧光 ELISPOT 底板材料。PVDF 膜也有自身发荧光的问题，虽然不像 NC 膜那样严重，但也会造成背景升高，信噪比下降。综上所述，多细胞因子检测是 ELISPOT 未来的一个发展方向，但在技术上还不够成熟，有待于改进。

（邓子辉　高艳红　颜光涛）

参考文献

[1] SEDGWICK J D. ELISPOT assay: a personal retrospective[J]. Methods Mol Biol, 2005(302): 3-14.

[2] JI N, FORSTHUBER T G. ELISPOT techniques[J]. Methods Mol Biol, 2016(1304): 63-71.

[3] HAGEN J, KALYUZHNY A E. Essential controls for ELISPOT assay[J]. Methods Mol Biol, 2018(1808): 31-41.

[4] LEEHAN K M, KOELSCH K A. T Cell ELISPOT: for the identification of specific cytokine-secreting T cells[J]. Methods Mol Biol, 2015(1312): 427-434.

[5] SHAH H B，KOELSCH K A. B-Cell ELISPOT：for the identification of antigen- specific antibody-secreting cells[J]. Methods Mol Biol，2015（1312）：419-426.

[6] BOONYARATANAKORNKIT J，TAYLOR J J. Techniques to study antigen- specific B cell responses[J]. Front Immunol，2019（10）：1694-1702.

[7] LEE N，IN J W，KIM H，et al. Comparison of flow-cytometric antibody secreting cell assay and mabtechimmu-noglobulin ELISPOTassay[J]. Transplant Proc，2017，49（5）：963-966.

[8] ZADOROZHNY S S，MARTYNOV N N. Automatic search of spots and color classification in ELISPOT assay[J]. Methods Mol Biol，2018（1808）：43-50.

[9] NEUBAUER J C，Sébastien I，GERMANN A，et al. Towards standardized automated immunomonitoring：an automated ELISpot assay for safe and parallelized functionality analysis of immune cells[J]. Cytotechnology，2017，69（1）：57-73.

[10] COSTA C，DI NAUTA A，RITTÀ M，et al. Development of an ELISPOT assay for HSV-1 and clinical validation in lung transplant patients[J]. New Microbiol，2017，40（4）：251-257.

[11] AGARWAL S，NGUYEN D T，LEW J D，et al. Comparing TSPOT assay results between an Elispot reader and manual counts[J]. Tuberculosis（Edinb），2016（101）：S92-S98.

[12] MAECKER H T，MOON J，BHATIA S，et al. Impact of cryopreservation on tetramer，cytokine flow cytometry，and ELISPOT[J]. BMC Immunol，2005（6）：17-30.

[13] JANETZKI S，COX J H，ODEN N，et al. Standardization and validation issues of the ELISPOT assay[J]. Methods Mol Biol，2005（302）：51-86.

[14] HAGEN J，ZIMMERMAN R，GOETZ C，et al. Comparative multi-donor study of IFN-γ secretion and expression by human PBMCsusing ELISPOT side-by-side with ELISA and flow cytometry assays[J]. Cells，2015，4（1）：84-95.

[15] SCHEIBENBOGEN C，LEE K H，MAYER S，et al. A sensitive ELISPOT assay for detection of CD8[+]T lymphocytes specific for HLA class I-binding peptide epitopes derived from influenza proteins in the blood of healthy donors and melanoma patients[J]. Clin Cancer Res，1997，3（2）：221-226.

[16] CHRISTIAN K，MOJCA S，GERNOT G. CD8 T cell immunome analysis of Listeria monocytogenes[J]. FEMS Immunol Med Microbiol，2003，35（3）：235-242.

[17] 周蜜，张月芹，魏晓玲. ELISPOT 检测技术在结核病诊断中的应用探讨 [J]. 现代医学与健康研究，2019，3（01）：106-107.

[18] 刘佳. ELISPOT 检测技术操作要求及质量控制 [J]. 兽医导刊，2017（17）：68-69.

[19] 柏明见，何美琳，冯璟，等. 化学发光免疫分析法与酶联免疫斑点试验诊断结核病的相关性研究 [J]. 实用检验医师，2018，10（02）：71-73.

[20] 徐蓓蕾，姚煦. 过敏原特异性 T 细胞检测方法的研究进展 [J]. 中华皮肤科杂志，2021，54（04）：364-367.

[21] 唐维，梁慧迎，袁娇，等. 酶联免疫斑点直接法与孵育法检测胰岛抗原特异性 T 细胞反应的比较 [J]. 中华医学杂志，2020，100（24）：1856-1860.

[22] 高雪梅，章星琪，王芳. 酶联免疫斑点法在重症药疹致敏药物鉴定中的应用 [J]. 中华皮肤科杂志，2019，52（6）：436-439.

[23] 罗光成，易婷婷，蒋兴亮，等. HBV 慢性感染者不同阶段的特异性 CTLs 水平分析 [J]. 免疫学杂志，2015，31（7）：637-640.

[24] 谭遥，黄莉，刘凯，等. 初探酶联免疫斑点法检测 T 细胞免疫功能的质控要点 [J]. 检验医学与临床，2014，

11（23）：3384-3385.

[25] 张娟，马静红，吴雪琼，等．酶联免疫斑点试验方法临床应用效果评价 [J]．中国公共卫生，2012，28（09）：1232-1234.

[26] 施理，许小珍，符健，等．ELISPOT 及 ELISA 鉴别 HBV 感染免疫状态的研究 [J]．中华医院感染学杂志，2012，22（11）：2265-2267.

[27] 徐雪亮，徐剑，沈瑜，等．酶联免疫斑点试验在类风湿关节炎相关抗原瓜氨酸化研究中的应用价值 [J]．现代免疫学，2012，32（2）：140-143.

[28] 周志统．酶联免疫斑点测定的原理和技术要点 [J]．检验医学，2006，21（6）：703-705.

[29] 王沛，何永贵，刘剑雄．斑点酶免疫法的技术关键 [J]．陕西医学检验，2000，15（2）：61-63.

[30] 吴瑜，张春涛，王佑春．酶联免疫斑点技术的标准化研究 [J]．中国生物制品学杂志，2007，20（8）：612-616.

[31] 陈茶，黄彬，姜傥．一种细胞免疫学新技术 - 酶联免疫斑点技术 [J]．国际检验医学杂志，2006，27（3）：243-246.

[32] 刘娟妮，茹永新，朱惠芳．酶联免疫斑点技术在肿瘤研究中的应用 [J]．免疫学杂志，2006，22（1）：101-104.

[33] 张小飘．酶联免疫斑点检测技术的临床应用 [J]．重庆医学，2011，40（17）：1756-1758.

[34] 高斯媛，齐俊英．酶联免疫斑点法在感染性免疫中的实际应用 [J]．国际流行病学传染病学杂志，2007，34（4）：264-266.

[35] 马玉媛，郭逸，郑霖，等．酶联免疫斑点法在新发传染病疫苗研究中的应用 [J]．生物技术通讯，2011，22（1）：135-138.

[36] 章谷生．检测和研究人体细胞免疫功能的实用技术 - 酶联免疫斑点试验 [J]．检验医学，2006，21（1）：43-46.

[37] 赖春宁，黎燕，齐春会，等．酶联免疫斑点方法改进及应用 [J]．上海免疫学杂志，2001，21（6）：355-356.

[38] 李文娟，李太生．T 细胞免疫功能检测平台的建立及在感染性疾病中的应用 [J]．协和医学杂志，2010，01（1）：49-52.

[39] 丁军颖，崔澂．医学免疫学检测技术及临床应用 [M]．北京：化学工业出版社，2018.

[40] 金伯泉．细胞和分子免疫学实验技术 [M]．西安：第四军医大学出版社，2002.

[41] 夏圣，杨曙梅．临床免疫学检验技术实验指导 [M]．镇江：江苏大学出版社，2014.

[42] 居颂光，朱一蓓．医学免疫学实验技术 [M]．苏州：苏州大学出版社，2011.

[43] 范立梅．微生物学与免疫学实验 [M]．杭州：浙江大学出版社，2012.

第三章

固相免疫技术

标记免疫分析技术是一大类高灵敏度、高特异性检测技术的总称，因其具有许多独特优点，已广泛应用于基础医学和临床各领域。它们的基本原理相同，仅依标记物的不同而最终测量所发出的信号有所差异，已被广泛应用的主要有：放射免疫分析（RIA）、酶免疫分析（EIA）、化学发光免疫分析（CLIA）、荧光免疫分析（FIA）和时间分辨荧光免疫分析（TRFIA）等。免疫分析发展至今，其方法多种多样，根据结合标记物和游离标记物是否需要分离可将免疫分析分为均相免疫分析和非均相免疫分析。均相免疫分析以标记物于免疫反应前后在检测信号上的强弱或其他特性上的变化为依据，具有简单、快速、易于自动化等特点。非均相免疫分析则具有方法的多样性、待测物的广泛性以及其在检测灵敏度、测量范围等多方面的优势。对结合标记物和游离标记物进行有效分离是非均相免疫分析的关键步骤，直接影响免疫分析结果的可靠性。随着对非均相免疫分析的深入研究，分离方法也取得了很大进展。其中放射免疫分析技术应用固相免疫技术最早，酶免疫标记分析技术应用固相免疫技术最普遍。

第一节　放射免疫分析技术

放射免疫分析技术是利用放射性核素或其他标记物作为示踪剂，在生物体内或体外研究各种物质或现象的运动规律，利用辐射检测仪器进行定量或定性分析。放射免疫分析技术分析方法可以分为两种。

一、试管固相法

当前 RIA 的发展方向是以试管固相作为取代常规液相法的换代技术。试管固相法在抗原、抗体免疫反应完成后不必加分离剂和低温离心程序，只需测量管的放射性便可得出待测物浓度，操作简便快速，适合大量临床样品的检测。尤其以洗涤代替分离和离心，降低了非特异性结合，提高了方法精密度和准确性。

固相抗原或抗体的包被，常规物理吸附法所包被蛋白质的量小，均一性差，仅适合双位点夹心法。1990 年 Causse 等提出以顺丁烯二酸酐 - 苯乙烯共聚体处理聚苯乙烯管进行活化，以共价键结合包被，提高了包被的牢固性、均一性和蛋白质的量。但因工艺流程复杂，难以推广。有研究发现，向试管内加一种双功能基团偶联剂处理，类似共价键结合包被，可获得满意结果。国外厂家已研制出氨基活化和琥珀酰亚胺酯活化，以共价键取代物理吸附，从根本上解决了固相抗体或抗原的质量问题，完全满足不同反应模式的要求。试管固相 RIA，其反应模式也相应进行了改进，目前应用的有以下几种。

1. 固相二抗竞争法　此模式是将二抗制成固相管作为通用分离技术，应用范围广。测定时将 ^{125}I 标记抗原、待测样品和稀释第一抗体加至二抗固相管中温育,洗涤后测量放射性。

2. 亲和素固相竞争法 将亲和素包被制成固相管,取第一抗体生物素化。测定时取 ^{125}I 标记抗原、生物素化抗体和待测样品加至固相亲和素管中温育,洗涤后测量放射性。此固相管不仅可以通用,且灵敏度有所提高。

3. 固相抗原竞争法 本法是一种新型反应模式,适用于甾体类、环核苷酸和药物等小分子化合物的检测。先将小分子半抗原经偶联剂和牛血清白蛋白结合包被试管,制成固相半抗原,经无水乙醇固定可长期保存。测定时将样品和 ^{125}I 标记抗体加至固相半抗原管中温育,固相半抗原和待测物共同竞争性地与 ^{125}I 标记抗体结合,洗涤后测量放射性。

4. 固相一抗竞争法 将一抗 IgG 包被制成固相抗体,或将第一抗体稀释液加至固相二抗管中,免疫反应将一抗 IgG 包被于试管上。测定时,将样品和 ^{125}I 标记抗原加至固相抗体中温育,洗涤后测量放射性。

二、多肽类双抗体夹心法

利用肽类分子片段抗体建立试管固相双抗体夹心法,是多肽 RIA 技术的一大进展,提高了方法的灵敏度和特异性。例如促肾上腺皮质激素目前合成的片段已有 16 个,取 1～13 片段和 18～39 片段分别和蛋白结合,分别免疫兔和山羊,制备 2 个片段的抗体。将 1～13 片段抗体包被试管制成固相抗体,另将 18～39 片段抗体进行 ^{125}I 标记。测定时将样品和 ^{125}I 标记抗体加至固相抗体管中温育,洗涤后测量放射性。本模式简便易行,更重要的是适用于抗原分子上无可供 ^{125}I 标记基团的一类物质。

第二节 酶免疫分析技术

酶免疫分析技术是在荧光免疫分析技术和放射免疫分析技术的基础上,从 20 世纪 60 年代发展起来的一项新技术。该技术作为一种免疫标记技术,具有灵敏度高、试剂稳定、设备简单、操作安全等优点,同时生命科学、环境科学的发展要求必须进行非放射免疫分析研究。首先对 RIA 发起冲击的是酶标免疫分析,EIA 是在 RIA 基本理论的基础上发展起来的一种非放射性标记免疫分析技术。早期只有一种反应模式,只限于病原微生物抗原或抗体的快速定性测定,因标记物制备简易、有效期长和不污染环境等优点,加速了对 EIA 技术的研究和应用,方法日臻完善,其灵敏度和应用范围均已达到 RIA 的同等水平。

一、酶免疫分析技术发展

(一)固相抗体制备新工艺

1993 年 Yonezawa 应用氨基化酶标板以共价键结合代替物理吸附包被抗体,将包被的均一性、牢固性和控制包被抗体 IgG 的量提高到一个新水平,并建立了甾体激素的竞争性 EIA,获得满意结果。由于抗体包被技术的改进,EIA 的应用发展迅速。

(二)增强发光酶免疫分析

增强发光酶免疫分析(enhanced luminescene enzyme immunoassay,ELEIA)是 EIA 技术的新发展。其特点是酶促增强发光信号,并稳定和延长发光信号时间,既保持发光免疫分析的高灵敏度,又克服传统发光酶免疫分析所发信号时间短的缺点,目前国外已实现自动化分析。

1. 辣根过氧化物酶(HRP)-ELEIA 以第二抗体包被活化酶标板,将 HRP 和抗原结合。测定时将样品、酶标抗原和第一抗体加至二抗板孔中温育,洗涤后向孔内加发光底物(Luminol-H_2O_2 和对碘酚液),即刻发出光信号,并可持续半小时,最小检出值可达 10～17nmol/孔。

2. 碱性磷酸酶（AP）-ELEIA 研究结果显示，二氧环乙烷的衍生物在适宜的缓冲液中经 AP 催化可发出强度很高的光信号。根据这一特征，以 AP 标记抗体建立夹心型 EIA，最小检出值可达 10～20nmol/孔。目前常用的发光底物为 3-（2-螺旋金刚烷）-4-甲氧基-4-（3-磷氧酰）-苯基-1,2-二氧环乙烷（简称 AMPPD）液。

（三）生物活性多肽双位点夹心发光酶免疫分析

1996 年 Iwata 等报告一种夹心型血浆内皮素（EI-1）发光酶免疫分析。以兔抗 EI-1 15～21 片段抗体包被酶标板，另取抗 ET-1 Fab′ 标记 HRP。发光底物为 Luminol-H_2O_2 和 4-［-4′-（2-甲基-噻唑）酚］。测定时，将样品和酶标抗体加至固相抗体孔中温育，洗涤后加发光底物。本法最小检出值为 0.05pg/孔。

（四）提高测定半抗原灵敏度的新模式

为了测定生物样品中浓度很低的化合物，国外研究者设计了一种新模式，即将待测抗原连接一个多肽，然后进行生物素化，可以得到一个半抗原结合多个生物素分子。以 SA-HRP 作示踪物，建立固相抗体竞争法。

（五）双特异性单克隆抗体双位点夹心法

双特异性单克隆抗体（monoclonal antibody，McAb）是指 1 个 McAb 分子 IgG 可以特异性结合 1 个抗原和 1 个酶分子。利用双特异性 McAb 可建立无需进行抗体酶标的分析技术，操作简便，灵敏度和特异性高，有发展前景。其不足之处是制备这种抗体比较复杂，目前尚处于实验室研究阶段。

二、固相化介质类型

20 世纪 70 年代后，以 ELISA 为代表的固相免疫学技术的兴起，使不同形状与材质的固相载体被广泛应用，塑料试管的作用逐渐被聚苯乙烯微孔板、微珠及免疫磁珠等介质替代。

运用于免疫分析的固相材料范围很广，较常见的有：塑料、玻璃、琼脂糖、纤维素等。在方式上，这些材料最初一般制成微粒状，以增大固相比表面积并提高免疫反应速率，由于这种微粒状固相在分离时要求离心步骤，在运用上已逐渐下降（从 80 年代早期的 40% 下降到 1990 年的 10%）。在 ELISA 中，被用作固相载体的小珠一般为直径 0～6μm 的圆球。此种小珠的表面经打磨后其吸附反应物的面积可明显增加。此外，球型小珠的表面弧度利于减少空间阻力，便于抗原抗体结合，从而提高反应灵敏性。小珠的另一特点是易于漂洗，可减少非特异性结合。但由于制作过程中打磨处理步骤难度大重现性低，小珠类固相的均一性较差。

以塑料制成的容器状固相在运用上一直稳步增长。同微粒状固相相比，容器状固相（如多孔板或试管）的最大优点在于其分离方式的简便性，只需重复洗涤、吸干的操作便可达到满意的分离效果。小试管作为固相载体，其优点是拥有较大的吸附表面，且可根据实验设计的具体要求灵活调节需加入的反应物体积。增加标本反应量有助于提高检测敏感性。微孔板是 ELISA 操作中最常用的固相载体，国际上标准的 ELISA 微孔板为 96 孔板。微孔板的特点是可以同时进行大量标本检测，并在酶标仪上迅速读出结果。

根据材料的不同对固相介质进行区分。ELISA 可用许多不同材质的固相，如硝酸纤维素（NC）、尼龙、聚偏氟乙烯（polyvinylidene fluoride，PVDF）、聚苯乙烯、磁性材料等。

1. NC、尼龙、PVDF 等应用 NC、尼龙与 PVDF 等材料制作而成的微孔膜可作为固相载体参与免疫检测，如 Western blot 与 ELISPOT。固相载体膜的特点在于其多孔性，其吸附面积是平板类固相的 100～1 000 倍，因为微孔膜的表层孔多，并存在极大的内部环境供反应物结合。因此，固相载体膜很容易发生非特异性吸附。当应用膜载体作为固相介质时，往往需要配合封闭试剂使用并保证对膜进行充足且广泛的洗涤，以去除非特异性吸附。

2. 聚苯乙烯　用于模制试管或多孔板的各种塑料材料中,已用于免疫分析的固相材料有聚苯乙烯、聚丙烯、聚乙烯、聚氯乙烯、聚丙烯酰胺、聚甲基丙烯酸酯,以及丙烯氰与苯乙烯的共聚物。其中,聚苯乙烯材料由于其优良的光学透明性、合适的韧度、较高的蛋白吸附性能以及优良的注模性能和低廉的价格而得到了最广泛的运用。

聚苯乙烯是一种高分子聚合物,主链结构为碳链,侧链带有非极性基团苯环。以聚苯乙烯为原料生产的试管、微孔板和微球等载体,具有质地坚硬且耐碱、耐有机酸和无机酸腐蚀的特点,其价格低廉、高透明度与无毒性优势,使聚苯乙烯材质被广泛用于各实验室的 ELISA 检测中。由于聚苯乙烯具有强疏水性,抗体或抗原在此固相表面的被动吸附主要依靠疏水键的作用,在一定程度上限制了其应用。

3. 磁性材料　磁性材料可用于制作免疫磁珠。免疫磁珠是应用 Fe、Co、Ni 等金属元素及氧化物等材质制作而成的纳米粒子,对其进行外部修饰后,可通过共价交联或物理吸附方式结合反应物分子。以免疫磁珠作为载体具有以下特点:①免疫磁珠比表面积大,能结合更多的蛋白分子,可提高检测范围;②免疫磁珠可均匀悬浮于反应溶液中,增加与样本中待测物的反应接触面积,可减少反应时间;③在外加磁场的作用下,固液相的分离十分简单,可减少大量清洗步骤,也可达到富集目标样本物质的目的。

现阶段各实验室 ELISA 分析中最常使用的固相载体是聚苯乙烯材质的微孔板。聚苯乙烯板的优势在于其制作价格低廉,并可对大样本进行检测。另一方面,目前已有多种自动化仪器可用于酶标板的 ELISA 检测,例如全自动洗板机、酶标仪等,对 ELISA 操作的标准化极为有利。

随着临床诊断与实验室研究对 ELISA 技术要求的不断提高,聚苯乙烯微孔板的缺点也日益显著,主要表现在以下两个方面:①使用聚苯乙烯微孔板对抗原或抗体进行固相化的操作过程中,反应物分子的生物学活性可能会受到影响甚至改变。研究表明,抗原或抗体分子被固相界面吸附后,其分子构象的变化会发生改变,进而影响其生物学性质。通常情况下,生物大分子在亲水性固相表面能较好地保持其原有结构状态,并保持其原有活性。而在聚苯乙烯等强疏水性固相表面上,被吸附的分子需要通过疏水作用与固相介质相结合。因此,为将其分子内部某些疏水性核团暴露在表面,该分子会经历空间构象的去折叠过程,在此过程中可能会因构象的改变而影响其功能。②微孔板表面积一定,抗原抗体包被量有限,从而限制检测灵敏度和检测上限。因此,改进微孔板的性能、改进抗原或抗体的固相化方法被认为是提高检测分析灵敏性、特异性和可靠性的最佳方案。

第三节　蛋白的固定化过程与方法

固相化,即通过吸附或固定的手段,将抗原或抗体等生物分子固定于固相介质表面。抗原与抗体的特异结合主要基于抗原和抗体分子结构及立体构型的互补,以及由多种因素造成二者分子间引力参与下发生的可逆性免疫反应。现行的固相免疫测定都是依据上述原理而设计,与传统的"液相"血清学试验本质区别是有一个预先将抗原或抗体固相至载体表面的步骤,抗原 - 抗体结合反应由液态环境转移到了固相载体表面进行。因此,首先将特定的抗原或抗体吸附于固相上是进行此类分析的前提,且后续测定结果的好坏与免疫分子固相化状况密切相关。

一、被动吸附(物理吸附)

物理吸附是指利用抗原或抗体与固相介质之间的疏水相互作用、静电力以及范德华力等物理因素的作用方式,使反应物吸附在固相介质的表面。为了测定抗体水平,需预先将抗原固相(包被)到载体表面,用直接物理吸附方法固相蛋白质抗原(包括一些蛋白质酶)、磷脂和 DNA 等,由此可引起分子构象和抗原性发生改变，可产生假阴性或假阳性结果。例如乳酸脱氢酶、色氨酸合成酶固相之后，其抗原性及酶活性消失；牛血清白蛋白（BSA）固相之后，其抗原表位由 5 个降为 1 个；被动吸附的铁蛋白、乙型肝炎表面抗原（HBsAg）呈团串状、不均一的随机分布；而绝大多数半抗原、小分子多肽则不易直接吸附到载体表面。因此用该法制备的抗原或抗体层后续测定结果敏感性低、精度差，并可导致高剂量钩状（HD-HOOK）效应。

直接吸附法固相的免疫球蛋白分子除了呈团串状不均一分布和易解吸等不利表现外，Ig 分子摊开在载体表面，不但构象发生改变，而且影响 Ig 的活性，如 IgG 的结合价减少，可由 2 价变为 1 价，甚至完全失活。有实验表明，单克隆抗体比多克隆抗体更容易失活，固相后能保持结合能力的分子仅有少数。这不但浪费了多数抗体分子，还空置了有限的固相载体表面。IgG 抗体其 NH_2 端有 2 个 Fab′ 片段，COOH 末端为 Fc 段，由于直接被动吸附的随意性造成一部分 Fab′ 结合位点朝向载体一面，或因用量过多而造成重叠性吸附，部分 Fab′ 结合位点被遮盖，导致 IgG 总体结合能力下降。

二、物理改性方法

（一）亲和素 - 生物素（生物素化抗体或抗原间接吸附法）

亲和素可与生物素发生非共价结合，两者之间的亲和力极强。生物素属小分子，相对分子质量为 244.31Da；亲和素相对分子质量大，为 65 000Da，易与聚苯乙烯微孔板表面结合。每个分子的亲和素由 4 个亚基组成，可同时与 4 个生物素分子结合。基于上述特点，研究者将亲和素 - 生物素系统应用于抗原或抗体的固相化操作中。

链霉亲和素属碱性糖蛋白，易与固相载体表面结合，预先将包被的抗体或抗原生物素化，后者即可通过与固相亲合素结合而间接吸附于固相上。小分子半抗原、DNA、磷脂或人工合成多肽亦可采用此种模式固相化。一方面解决了因小分子过于贴近固相造成的空间位阻而不利于后续抗体结合反应，另一方面抗原分子的空间取向与分布亦较为均匀一致，后续测定结果显示出高度的敏感度和重复性。利用链霉亲和素分子对固相载体进行预包被，同时将待包被抗体或抗原分子生物素化，随后可通过生物素 - 链霉亲和素结合反应将抗原或抗体分子吸附于固相载体上。此种间接固相化的方法具有放大效应，预包被在微孔板底部的亲和素，能以多价形式与生物素化的包被样品结合，从而提高检测反应的灵敏度。亲和素 - 生物素复合物结合牢固且不可逆，显著增强了固相载体的稳定性。此方法在微阵列酶联免疫技术的操作中较为常见。微阵列酶联免疫技术是一种新型基于微孔板的蛋白芯片检测体系，与传统 ELISA 相比，可对单个样本的多种指标进行同时检测，且样本用量少，易满足临床检测的需求。

此外，亲和素 - 生物素系统可解决某些疏水性抗原的包被难题。研究发现，疏水性抗原可与生物素化的脂质结合，进而将其固定在预包被亲和素分子的微孔板上。

（二）蛋白 A- 抗体间接吸附法

葡萄球菌 A 蛋白（staphylococcal protein A，SPA）是金黄色葡萄球菌的一种胞壁成分，由单一肽链组成，分子中有 4 个高亲和力结合 IgG 抗体的 Fc 片段位点，具有较好的热稳定性和抗变性作用而保持其天然构象，将其预先包被至固相，则特异性抗体 IgG（单克隆或多克隆）即可与 SPA 结合而间接吸附于载体表面。研究人员以上述模式建立了一种 SPA- 抗体捕获 ELISA 测定针对天然和变性蛋白（如细胞色素 C 等）抗体的特异性，取得了理想效果。

（三）多聚赖氨酸被动吸附法

由于 L- 型多聚赖氨酸带正电荷的特点，极易与多种固相表面（如 PS 板、载玻片、NC 膜等）结合，而绝大多数的抗原和抗体分子在一定 pH 条件下均带有负电荷，通过电荷间的相互引力，免疫分子即可固相至载体表面。该模式制备的分子层，免疫测定的结果敏感度大为提高，但可增强背景信号，易出现假阳性反应。其原因可能是尚存过量的 NH_3^+ 基团所致,在后续空白位点封闭过程中,除了用一些常用的封闭剂如 BSA、新生小牛血清(NCS)等之外,还需加入一定量的 L-型多聚谷氨酸,可有效消除过度的本底信号。

(四)重组蛋白质 A、G 和 L

抗体分子吸附于固相表面后,可存在功能性结合部位朝向固相介质的情况,从而严重影响抗体分子的活性。通常认为,抗体的 Fc 端朝向介质一面,会促进具有识别抗原表位功能的 Fab 端充分暴露,也是抗体固相化最理想的空间取向。研究人员根据重组蛋白质 A、G、L 能与抗体 Fc 端发生稳定结合的特性,将上述蛋白在固相载体进行预包被,而后再进行相应抗体的包被处理,从而保证抗体的生物学活性不会受到空间取向等因素的影响,显著提高了抗体的固定效果。

(五)涂覆处理

以 PVDF 膜、尼龙膜为代表的膜型固相介质相较于微孔板来说,可供给抗原或抗体等反应物吸附的面积大而广泛,能明显增加反应物包被的数量,从而提高检测灵敏度。将具有更强吸附能力的 PVDF 膜或尼龙膜等,经过处理预先包被或溶解于微孔板表面,旨在进一步提高微孔板的吸附能力。HALIM 等基于上述原理,创立了 PVDF-based ELISA,并用于检测肌动蛋白,实验结果显示此方法的检测下限能达到皮克水平。

三、化学改性方法

化学改性采用共价结合法,相对于非共价吸附来说,共价结合是一种更为直接的抗原或抗体固相化方法,其原理主要是基于固相表面上的某些活性基团,如氨基($-NH_2$)、醛基($-CHO$)、巯基($-SH$)、肼基($-HNH_2$)与芳香环上的活性羟基($-OH$)等,与免疫分子中的相应基团反应形成共价键。抗原分子中真正起到抗原决定簇作用的多由 4～6 个氨基酸残基、单糖或碱基组成,其性质与母体抗原分子可能有很大差异。例如磷脂或糖脂类分子中含有较多的疏水基团,难溶于水,因此在抗原固相结合过程中需用有机溶剂作为反应介质;而对于小分子的半抗原或多肽,则必须选择合适的分子手臂如 3-氨基丙基三甲氧基硅烷(APTES)、戊二醛(GA)或水溶性碳化二亚胺(EDC)等,使其与抗体能有效接触,若是大分子的蛋白质抗原则无需手臂分子即可获得较好的效果。

(一)肽类抗原与抗体分子的共价吸附

1. 通过氨基或羧基偶联肽 一般肽类分子中具有多个氨基或羧基,通过这些基团进行偶联往往具有多种取向,有时为了更精确的定位,选择在整个分子中只出现一次的基团;但如其与抗体的结合活性不受影响,通过末端或侧链的氨基、羧基进行偶联,仍不失为肽类抗原固相化的简便方法。实践中最简便的是采用 EDC 催化肽分子中氨基或羧基与载体上的羧基或氨基进行共价连接。

2. 通过巯基偶联肽 肽分子中的巯基为肽的偶联提供了十分有利的位点,既可以使偶联定位化,又避免了肽分子间的聚合,同时引入了手臂分子。常用的活化方法如碘乙酰化与马来酰亚胺化载体均可在肽分子抗原与载体间形成稳定的硫酯键。

3. 通过活性氢偶联肽 酪氨酸在蛋白分子中数量较少,可通过其酚羟基上的活性氢偶联,偶联方法有重氮法和曼尼希缩合法,以前者更为常用。

4. 抗体分子的偶联 IgG 分子中有很多可供偶联的官能团,可通过赖氨酸或末端氨基,天冬氨酸、谷氨酸或末端羧基进行一般性的共价连接。抗体分子中的二硫键还原后形成的半分子亦可以提供远离抗原结合位点的巯基作为偶联位点。此外,抗体分子中铰链区寡糖链温和氧化形成的醛基也为偶联提供了一种新的途径,用该种模式制备的抗体分子层有较好的空间取向,可有效降低测定的背景信号,保持较高的抗原结合活性。

（二）其他共价吸附模式

以上抗原与抗体的固相化，均是通过与分子手臂的共价连接而实现。实际工作中，这种共价偶联模式的应用取得了较好的效果，但对于一些小分子半抗原（如多肽）固相至载体后，后续的封闭过程可能会掩盖存在于半抗原分子中的有效抗原表位，致使测定结果呈现假阴性。为此有研究者采用 NHS-BSA 活性表面对此进行改良，即先以 BSA 制作固相分子层，再以特定试剂作用，形成活化的赖氨酸、天冬氨酸与谷氨酸残基，与待固相的小分子多肽氨基结合形成共价脲或酰胺键。

1. "水包被"固相化　研究人员提出了称为"水包被"（hydrocoating）的新多肽共价吸附方法，其基本原理是：可溶性葡聚糖多聚体在氯化三氟乙烷磺酰的作用下羟基活化，即可与预先包被多聚赖氨酸（PLL）的固相表面上的氨基反应，将葡聚糖共价结合至载体表面形成亲水性固相，同时在葡聚糖分子上仍保留充分数量的活化基团以供与多肽分子中的氨基、巯基共价结合。"水包被"固相化的多肽较共价固相化于含次级氨基表面的同样多肽识别能力好 5~10 倍，其原因可能是固相表面上的多肽是在亲水环境中发生的共价结合。

2. 多糖类分子 - 蒽醌偶联吸附技术　最新报道了一种紫外线照射技术成功应用于细菌脂多糖（LPS）抗原分子位点的特异性吸附。LPS 抗原分子往往含有一个或多个单糖残基（如 3- 脱氧 - 甘露糖 - 辛酮糖酸，KDO）可与表面化学修饰的蒽醌（AQ）分子交联，AQ 分子经紫外线照射后形成活性残基，即可与固相微孔板表面的亚甲基活性基团结合形成稳定的共价连接。本法亦适用于其他含有羧基的多糖分子的固定，用该法制作的固相分子层具有高度稳定性和重复性，测定敏感度可达皮克水平。

3. 小分子多肽的固相化　小分子多肽被广泛应用于检测某些生物样品的特异性抗体，但因其分子结构中疏水性区域少，无法凭借疏水性作用途径将其固定于微孔板上。目前实验室常采用合成肽与载体蛋白共价偶联后共同包被的方法，但其操作时间较长且制备重复性差，还有可能降低合成肽段的免疫原性，降低 ELISA 的检测效果。研究人员提出了一项简便而又快捷的方法，先将用马来酰亚胺进行活化处理的牛血清白蛋白（BSA）或钥孔虫戚血兰素（KLH）涂覆于微孔板表面，过夜孵育后，再加入溶解在马来酰亚胺偶联缓冲液中的小分子肽段。此方法使肽段与涂覆层之间发生直接交联反应，避免了纯化合成肽与载体蛋白复合物这一耗费时间的步骤，提高了检测效率。

4. FNAB 活化处理　研究人员用 4- 叠氮基 -1- 氟 -2- 硝基苯（1-fluoro-2- nitro-4-azidobenzene，FNAB）对聚苯乙烯微孔板进行活化处理，FNAB 的叠氮基团在紫外线照射下可与聚苯乙烯分子中的苯环发生结合反应，FNAB 分子上的氟取代基可与抗原之间通过共价键结合，从而将抗原固定在微孔板表面。此方法显著提升了微孔板对蛋白质的固相化效果。

5. 高碘酸钠处理　用高碘酸钠处理聚苯乙烯微孔板，其原理与 FNAB 活化处理法类似。处理后的微孔板表面接枝生成醛基硼烷，可以与蛋白质中的氨基发生共价结合，以此将蛋白质固定在微孔板表面。此方法可大幅提高反应物的包被量。

6. 羧甲基葡聚糖层接枝　羧甲基葡聚糖（car-boxymethylated dextran，CMD）是酵母葡聚糖的羧甲基化衍生物。在 N- 羟基琥珀酰亚胺（N-hydroxysuccinimide，NHS）和 1-（3- 二甲基氨基丙基）-3- 乙基碳二亚胺（N-Ethyl-N'-（3-dimethyl-aminopropyl）-carbodiimide，EDC）偶联剂存在的条件下，将 CMD 涂层覆盖在微孔板表面，使待包被抗体通过自身游离氨基与 CMD 分子中的亚胺基共价结合，间接固定在介质表面。此方法可将抗体包被时间从过夜孵育缩短至 15 分钟，有效提高了 ELISA 检测效率。

四、其他改性方法

（一）紫外线照射处理

通过实验证实，用适当强度的紫外线照射聚苯乙烯微孔板，可提高微孔板的包被效果。其机制尚不清楚,可能与聚苯乙烯微孔板经紫外线处理后,微孔板表面形成了羧基,从而增强微孔板亲水性有关。

（二）辐照

由于 γ 射线（如 ^{60}Co 源）具有很强的穿透性和引起分子电离的能力,又由于辐射反应能在非常纯净的环境中进行并且其反应程度易于控制等特点,固相材料的辐射改性在免疫分析领域得到了较成功的运用。穿过塑料内部的 γ 射线可引起塑料分子电离,从而产生大量次级电子,能量较大的次级电子可再次引发电离。大部分次级电子均能引起物质内部发生一系列物理、化学变化,从而使固相内部和表面产生大量极性或化学活性基团,有利于蛋白质的固定。通过辐照改性,蛋白的吸附容量以及蛋白对固相的吸附稳定性均能得到不同程度的改善。

在固相免疫测定中,抗原或抗体分子的固相化是最初也是最重要的一步。被动吸附作为最早应用的方法有其固有的缺陷。SPA- 抗体、链霉亲和素 - 生物素化抗原或抗体等间接非共价吸附方法的出现,大大提高了抗原或抗体固相化的均一性和有序性。利用分子组装技术在固相表面引入分子手臂和不同的活性基团,可与抗原或抗体分子发生多种共价连接。对于一些小分子的半抗原和蛋白肽尤为有用,不但大幅度提高了后续测定的敏感度,而且有效降低了实验结果之间的差异。

综上所述,一种理想的分离方式应满足以下要求:①在不影响免疫反应的条件下实现游离标记物和结合标记物的完全分离;②简便、快速;③便于自动化;④分离结果重现性好;⑤非特异吸附少;⑥具有通用性。固相分离方法基本上满足了上述要求,其中,固相分离方法最显著区别于其他分离方式的特点在于其简便性和通用性,为短时间内处理大量样品和实现分析自动化提供了便利条件。以下特性是评价固相试剂性能的关键指标:①蛋白固定引起的蛋白活性损失程度;②活性蛋白与固相的结合稳定性;③活性蛋白(抗体或抗原)的固定容量。因此,一种好的固相试剂制备方式应有尽可能低的蛋白活性损失程度、良好结合稳定性和较高的活性蛋白固定容量。

第四节　免 疫 磁 珠

一、免疫磁珠的结构及特性

免疫磁珠简称磁珠,由载体微球和免疫配基结合而成,从结构上可以分为三个部分,即核心磁性材料层、中间高分子材料层、最外层功能基层。载体微球的核心部分为金属小颗粒,是一种磁性高且较稳定的磁性材料,核心外包裹一层高分子材料(如聚氯乙烯、聚苯乙烯、聚乙烯亚胺),最外层是功能基层如羟基（$-OH$）、氨基（$-NH_2$）、醛基（$-CHO$）、羧基（$-COOH$）。由于载体微球表现物理性质不同,可共价结合不同的免疫配基,如酶、细胞、抗体、抗原等生物活性物质。免疫磁珠是一种大小均一、表面具有特定化学基团的磁性微球。

磁性微球主要有以下特性:

（1）粒径小,均一程度高,磁性微粒粒径(直径)范围在 30~100nm 之间,且粒径分布单分散,使微球具有很强的磁响应性,又不会因粒径太大而发生沉降,具有较大的比表面积,偶联容量大。

（2）悬浮稳定性好,以便高效地与目标产物进行偶联,具有丰富的表面活性基团,以便磁性微球与具有生物活性的物质如生物酶、蛋白质等结合,同时也可在其表面结合特异性靶向分子,如各种特异性抗体等,表面标记生物分子进而应用于酶的固定化、免疫检测、细胞分选、肿瘤的靶向治疗、药物载体及核酸的纯化与分离等生物和医学领域。

（3）具有超顺磁性:在外磁场的存在下,磁性微粒有较好的响应性,能迅速聚集,当撤去外加磁场时,磁性微粒无磁性记忆，能均匀分散，不出现聚集现象。

（4）操作简便，在外磁场的作用下便可进行磁粒的反复分离，分离过程十分简单，可省去离心、过滤等烦琐操作，节约时间，具有较好的优势。

（5）磁性微球应用在生物工程，尤其是生物医学工程时，必须具有良好的生物相容性。生物高分子如脂类、多聚糖、蛋白质具有良好的生物相容性，在机体内安全无毒，可降解，不与人体组织器官产生免疫抗原性。同时，磁性微粒可方便迅速地通过机体自然排出，而不影响机体的健康，这种性质在靶向药物中尤其重要。不影响被分离细胞或其他生物材料的生物学性状和功能。

（6）磁性微粒具有一定的机械强度和化学稳定性，能耐受一定浓度的酸碱溶液和微生物的降解，其结构内的磁性物质不易被氧化，磁性微粒的这种物理化学性质稳定特点，使其磁性能不易下降。

近年来，一些商业机构还开发了表面具有特殊蛋白的磁性微球，如表面具有经基因工程改造的 A 蛋白或 G 蛋白的磁珠，这些磁珠对普遍抗体 Fc 区具有高亲和力，能偶联抗体的恒定区；又如表面具有链霉亲和素的磁珠，能与生物素化的抗体紧密结合，高效地把抗体固定在微球表面。

免疫磁珠的功能主要是通过表面的特异性抗体，在流体力学作用下，与液态中的相应抗原结合，并通过多次的磁分离作用，使目的抗原与其余杂质彻底分离，从而得到高度浓缩的抗原。根据磁珠表面偶联的抗体不同，免疫磁珠能在短时间内富集各种类型的抗原，如分子量极小的核酸、小分子毒素、特异性蛋白、细胞或致病微生物等。这种结合了物理学、生物学和免疫学的浓缩技术，使样品的前处理过程变得简单，且重复性较高。

二、免疫磁珠的制备

（一）磁性微粒的制备方法

1. 化学制备方法

（1）化学共沉淀法：用化学共沉淀法合成超顺磁流体，指二价与三价铁离子在碱性条件下生成沉淀，或利用氧化还原反应生成 Fe_3O_4。在合成过程中，条件的选择至关重要，物料比、碱用量、温度、晶化温度、搅拌速度、反应时间等因素均会影响最终产物纳米级 Fe_3O_4 的生成和性质。共沉淀法得到的磁性微粒通常粒径较小（10～100nm），因而具有较大比表面积和固载量。但由于磁响应性较弱，含磁量低，操作时需要较强的外加磁场作用。

（2）沉淀氧化法：一定浓度的铁盐在碱性条件下生成氢氧化亚铁沉淀，在恒温搅拌下，向氢氧化亚铁沉淀中加入 H_2O_2 使其氧化成 Fe_3O_4 微粒。采用沉淀氧化法合成 Fe_3O_4 磁性微粒，原材料的纯度、反应的碱比、温度、通气量、氧化时间等因素都对磁粒的性能有影响。由于存在粒度分布不均匀的问题，还有待于进一步研究解决。

（3）改进共沉淀法：改进共沉淀法是在化学共沉淀法制备 Fe_3O_4 纳米微粒的基础上，对其进行改进，沉淀物在洗涤、过滤、干燥时易产生团聚现象，一种通过加入表面活性剂，对制得的纳米 Fe_3O_4 微粒进行表面改性，使其具有亲水性或亲油性，最后通过胶溶等方式获得磁性液体。另外一种是制得纳米 Fe_3O_4 复合粒子，这种复合粒子能在更大 pH 范围内稳定分散。研究人员先通过化学反应生成 Fe_3O_4 微粒，充分洗涤后对其表面包覆双层表面活性剂，得到具有磁响应性和稳定性强的纳米级 Fe_3O_4 磁性粒子。在改性过程中，pH、表面活性剂的成分配比和表面活性剂的用量对颗粒改性效果影响较大，研究显示，强碱性和酸性环境不利于改性，pH 在 8～12 时效果最好，通过理论计算可以得出表面活性剂用量。采用改进共沉淀法制得的纳米级 Fe_3O_4 复合微粒，在更宽的 pH 范围内能稳定分散。研究表明，pH、表面活性剂、电位对 Fe_3O_4 复合微粒分散性产生很大影响。此外，磁性微粒的化学制备方法还有化学还原法、电沉积法、水热合成法等。

2. 物理制备方法

（1）高能球磨法：高能球磨法是一个无外部热能供给和由大晶粒变为小晶粒的高能球磨过程，其原理是在高能球磨机中将金属粉末长时间运转，金属粉末接受回转机械能传递后，在冷态下反复挤压和破碎作用下，成为弥散分布的超细微粒。气流磨作为常用的纳米粉碎技术，通过热蒸汽能量或高速气流产生的粒度微细，具有粒度分布窄、粒子表面光滑、分散性好、活性大、形状规则、纯度高等优点。

（2）物理气相沉积法：物理气相沉积法是利用真空蒸发、激光加热蒸发、溅射、电子束照射等方法使原料气化或形成等离子体，然后在介质中急剧冷凝。虽然制得的纳米微粒纯度高，结晶组织好，易于粒度的控制，但对技术设备相对要求高。根据加热源的不同，目前用于制备纳米铁微粒的方法如下：

1）热等离子体法：该法是将金属粉末用等离子体熔融、蒸发和冷凝以制得纳米微粒。所制得的微粒粒度均匀、纯度高。研究人员采用 $Ar + H_2$ 电弧等离子体方法制备出平均粒径为 40nm 的球形超铁超微粒子。

2）溅射法：溅射法是替代蒸发利用溅射现象制得的纳米级微粒。该法不仅可以制备纳米级金属微粒，还可用于制备纳米金属薄膜。

3）惰性气体冷凝法：是将纯度高的惰性气体和蒸发物质引入真空加热蒸发装置内，经过一系列能量反应，最后通过凝聚作用形成纳米级簇团。刮下聚集在液氮冷却棒上的粉状微粒，在真空高压装置中制备成厚度为 $10\mu m \sim 1mm$、直径为几毫米的圆片。

（3）真空冷冻干燥法：先将湿物料在冷冻剂作用下降温冻结成凝胶或固体，然后将凝胶或固体在低温低压下真空干燥，使凝胶或固体中的溶剂成分升华除去，从而得到干燥的纳米粒子。这种方法结合了真空技术和低温技术，采用真空冷冻干燥法制备纳米粒子，具有微粒形状规则、粒径小且均匀、粒子间无硬团聚、化学纯度高、分散性好、比表面积高等优点。该方法在大规模生产微细粉末时不仅成本较低，且操作简便、可靠，具有广泛的实用价值。另外，磁性微粒的物理制备方法还有聚合法、盐析法、深度塑性变形法、分子自组装法、Langmuir-Blodgett（LB）膜法等。

（二）磁性微粒的表面修饰及其应用

通过物理、化学方法改变磁性微粒的表面状态，从而改善和提高其性能，更好地广泛应用于生物医学等各个领域。研究人员通过磁性微粒的表面改性及分散方式，对硅油基磁性液体稳定性的影响进行了一系列探索，实验结果表明，在 Fe_3O_4 微粒粒径一定的条件下，硅油基磁性液体的稳定性主要由 Fe_3O_4 微粒、过渡液、表面活性剂三者的用量决定，使用的分散方式对其也会产生影响。这些条件的摸索对于研制性能稳定的硅油基磁性液体具有重要意义。衡量磁性液体性能的关键指标是磁性液体的稳定性即磁性液体中磁微粒抗聚沉的能力，对其磁性能和使用寿命产生直接影响。影响稳定性的主要因素包括：①磁性液体的基体材料即磁性微粒粒径的大小。②磁微粒经过表面活性剂包覆后在载液中的分散状态，即磁性微粒是以单个粒子还是以聚团的形式存在。③用表面活性剂进行改性可以降低磁粒子的比表面能，有效阻止磁粒子聚团、载液与表面活性剂的亲和性。

通过自由基聚合包裹 Fe_3O_4 后制备的高分子磁性微粒，抗机械振荡的能力更强，稳定性更好。在外磁场作用下，含氨基的磁性高分子微粒，携带功能基氨基定向移动，有广泛的用途：氨基可结合一些生物活性物质（蛋白质、氨基酸等），是一种良好的生物酶载体；通过氨基与羧基之间的有效结合，可以检测和处理废水、污水中含醛酮羧基的有机化合物。通过与具有空轨道的金属离子结合形成稳定的配位化合物，对检测和处理废水中的金属离子有重要作用。随着壳聚糖脱乙酰技术的成熟，采用聚氨基酸、明胶和脱乙酰壳聚糖等多糖包裹制备磁性高分子微粒的研究越来越多。但这类高分子包裹率低、包裹的稳定性差、抗机械振荡能力差，且脱乙酰壳聚糖上存在空间位阻大、氨基比羟基少的不足，对磁性高分子微粒的应用有着直接影响。可将不具有聚合功能的胺类小分子引入高分子磁性微粒的表面，得到稳定性好、含如氨基这类单一功能基的磁性高分子微粒。研究者对磁性固定化酶的储存稳定性、热稳定性、操作稳定性及该载体对中性蛋白酶的最适固定化条件进行了摸索,确定了固定化磁性酶的催化特性(最适温度为60℃,最适pH为7.6),及该载体对酶的固载能力大于300mg/g(载体)。共价结合法固载酶往往会引起酶蛋白高级结构变化,对部分活性中心造成破坏,影响磁性固定化酶的活力。氨基末端磁微粒是良好的蛋白质载体之一,磁性氧化铁微粒外包被氨基基团后,将载体与酶通过共价键结合起来。酶与载体结合牢固,而且固定化酶稳定性好,可多次使用,不会因盐离子存在或底物浓度高而轻易脱落。载体对蛋白质的固载量很大(>300mg/g)、磁响应性强,通过外磁场作用极易将酶从反应体系中分离出来。磁性固定化酶活力和活力稳定性等方面都具有一定优势。

三、磁珠的选择

针对拟富集的物质制备合适的免疫磁珠,是达到有效富集的关键所在,也是采用免疫磁珠富集技术的难点所在。一般来说,制备免疫磁珠的过程需要关注磁性微球的大小、表面活化基团、抗体的选择和偶联量、封闭及保存等方面。

对于磁珠的挑选,一般针对其粒径和表面活化基团进行选择。磁珠的粒径一般在纳米至微米水平,国外常见的商业用磁珠粒径一般在1~4.5μm之间,属于体积较大的磁珠,磁性较好,能通过外层大量的活性基团偶联抗体,从而结合体积相当的富集产物聚集到磁场下,实现细胞、病原微生物及其他微米级颗粒的分选和富集。纳米级的免疫磁珠每单位重量具有更大的表面积,分散性更好,对磁场的反应性极敏捷,适用于医学诊断、治疗和高通量分析。免疫磁珠的制备实质上是磁珠表面的活性基团与抗体外部氨基的结合过程,这种结合可以是共价的,也可以是非共价的。当抗体与表面带有羧基、氨基、巯基、甲苯磺酸基和环氧基等基团的磁珠结合,则形成较为牢固的共价连接,不容易解离;但这类基团在偶联抗体的过程没有靶向性,会不可避免地结合在抗体的Fab区,降低免疫磁珠制备后的富集效果。相反,具有偶联靶向性的一些表面活化基团,如A蛋白和G蛋白,能通过非特异性吸附抗体Fc区,把抗体靶向吸附在磁珠表面,并暴露出与抗原结合的Fab区;链霉亲和素活化的磁性微球,能通过偶联Fc区标有生物素的抗体,同样达到靶向偶联的目的。当然,这种通过非共价结合的偶联方式没有共价连接的稳定性高,在偶联过程可通过加入交联剂增强偶联的稳定性。

四、抗体的选择及滴度

用于制备免疫磁珠的抗体可以是单克隆抗体(单抗)也可以是多克隆抗体(多抗),单抗对目的抗原的特异性较好,利于富集后直接检测或分选细胞;多抗的亲和力往往高于单抗,易于捕获抗原,但由于其表位较多,对于富集抗原后的处理较单抗复杂。有关抗体的滴度,一般以ELISA测定结果为参照。值得注意的是,磁性微球作为固相载体具有立体结构,比酶标板孔的表面积大得多,更利于抗原抗体反应,因此在磁珠偶联抗体过程中,可以适当降低抗体的偶联浓度。

五、偶联的条件

抗体与磁珠偶联的条件主要是指偶联时缓冲液的体系、pH、温度和反应时间等反应条件。缓冲液的体系主要依据磁珠表面活化基团的特点进行选择,一般选择离子浓度较低的缓冲体系,并加入0.5% Tween-20以减少磁珠聚集现象;缓冲液pH通常在5~9.5之间,过酸或过碱都会影响抗体的活性,不建议采用。对于反应温度、时间和环境,常作为相关因素考虑。反应温度越低,偶联时间越长,常见的反应条件是4℃过夜、室温反应3小时或37℃反应1小时。此外,偶联过程必须保持磁珠的良好分散性,可以把磁珠置于涡旋搅拌器或旋转仪,防止磁珠的聚集。

六、免疫磁珠的封闭与保存

制备后的免疫磁珠表面仍存在较多未结合抗体的位点，因此需要用一些不与抗原反应的小分子把表面活性位点封闭，以减少富集过程中的非特异性吸附。常用的封闭剂有 BSA、Tween-20、明胶和甘氨酸。由于 BSA 和明胶颗粒较其他封闭剂的分子量大，并且在封闭过程会在磁珠表面形成疏水表面，因此适用于封闭较大的疏水性磁珠，而 Tween-20 与甘氨酸则适用于封闭亲水性的小磁珠。

免疫磁珠由于粒径小、比表面积大，可捕获较多的待测物，并直接在其表面进行酶显色、荧光或同位素显示。利用免疫磁珠分离方法检测速度快、特异性高、灵敏度高、重复性好等优点，建立了一系列简便和敏感的免疫检测方法。

在免疫检测中，经常利用一些具有特殊物理化学性质的标记物对抗原（或抗体）进行偶联标记，抗体与抗原进行识别后，通过对标记物的定性和定量检测达到对抗体（或抗原）检测的目的。传统的免疫标记物包括酶、放射性同位素、胶体金等。

随着纳米技术的迅速发展，磁性纳米晶和半导体荧光纳米晶在免疫检测方面受到了广泛关注。磁性纳米晶具有超顺磁性，性能稳定，较易制备，可与多种分子复合使粒子表面功能化，为样品的分离、富集和提纯提供了便捷。

第五节　固相膜免疫

以膜形式存在的固相在免疫分析中仅占很小比例，但其在某些领域中的应却有不可取代的独特地位，如免疫印迹以及用于快速检测的免疫层析或免疫斑点分析。膜固相的特点在于其毛细特性，通过毛细作用使溶液在纤维膜上泳动，从而使液相反应试剂同固相试剂紧密接触，同时，液固相试剂的相对运动可使液相试剂在整个动态层析过程中以较大的浓度与固定在膜上的固相试剂反应，从而赋予以膜固相为载体的免疫反应快速的特点。

一、免疫渗滤试验

免疫渗滤试验（immunofiltration assay，IFA）始创于 1985 年，最初以酶作为标志物。1989 年 Du Pont 公司推出了用于检测抗 HIV 抗体的金免疫渗滤试验（goldim-munofiltration assay，GIFA），GIFA 只需要试剂，不需要仪器。20 世纪 90 年代初期，GIFA 用于检测各种传染病的抗体和肿瘤标志物等。我国 1991 年即有 GIFA 试剂生产，用于检测尿液 HCG 的"金标"早孕诊断试剂取得了广泛应用。

斑点金免疫渗滤试验（dot immunogold filtration assay，DIGFA）是将抗原或抗体点加在固相载体硝酸纤维素膜上，制成抗原或抗体包被的微孔滤膜并贴置于吸水材料上，依次在膜上滴加标本、免疫胶体金及洗涤液等试剂，并与硝酸纤维素膜上的相应抗体或抗原发生反应，过量试剂很快渗入吸水材料中。抗原抗体反应后，形成大分子胶体金复合物，从而使阳性结果在膜上呈现红色斑点。液体通过微孔滤膜时，渗滤液中的抗原或抗体与膜上的抗体或抗原相接触，起到亲和层析的浓缩，达到快速检测目的，同时洗涤液的渗入在短时间内即可达到彻底洗涤目的，简化操作步骤，成为床旁检测（point-of-care testing，POCT）的主要方法之一。本方法除试剂盒本身外，不需要任何仪器设备。

二、免疫层析试验

免疫层析试验（immunochromatography assay，ICA）的原理与 IFA 相同，不同点在于液体的移动不是通过直向的穿流（flow through），而是基于层析作用的横流（lateral flow）。最先应用的标志物为胶体硒，后续一般采用简便的胶体金，称为金免疫层析试验（goldimmunochromatographyassay，GICA）。GICA 试剂为试纸条形式。在塑料片条上依次粘贴如下组分：①样品垫；②玻璃纤维膜，膜上固定干燥的金标抗体；③硝酸纤维素膜，膜上包被线条状的抗体；④吸水纸。以上各组分首尾互相衔接，在①处滴加液体标本，液流即向④处移动；当液体到达②处时，金标抗体被溶解，同时与标本中的抗原反应形成复合物；液流继续前移至③处，金标记的复合物再与膜上的抗体结合而呈现红色的线条；多余的金标抗体继续前移至④处。GICA 的特点是单一试剂，一步操作。干燥包装的试剂可在室温保存 1 年以上。GICA 试剂结构简单，小型实验室即有条件开发生产。近年来发展生产 GICA 试剂品种已多达数十种，测定项目包括 HCG、LH 等激素，肿瘤标志物，传染病的抗原和抗体，心血管疾病标志物等。

金免疫层析试验是将胶体金标记技术和蛋白质层析技术结合，以微孔滤膜为载体的快速固相膜免疫分析技术。具体是将各种反应试剂分点固定在试纸条上，检测标本加在试纸条的一端，通过毛细作用使样品溶液在层析材料上泳动，样本中的待测物与层析材料中的反应试剂发生特异性结合反应，形成的复合物被富集或固定在层析条上特定区域检测线，通过标记免疫技术显色。其特点是可进行单份标本检测，且简便、快速，不需要任何仪器设备，因此发展非常迅速。

三、斑点酶免疫吸附试验

斑点酶免疫吸附试验（dot enzyme linked immunosorbent assay，Dot-ELISA）的原理与常规 ELISA 相同，不同之处在于 Dot-ELISA 所用载体为对蛋白质具有极强吸附力（近 100%）的硝酸纤维素（NC）膜，此外酶作用底物后形成有色沉淀物，使 NC 膜染色。实验方法为：加少量（1~2µl）抗原于膜上，由于 NC 膜吸附能力强，故需在干燥后进行封闭；然后滴加样品血清，其中的待检抗体即与 NC 膜上抗原结合；洗涤后再滴加酶标二抗，最后滴加能形成不溶有色物的底物溶液（如 HRP 标志物，常用二氨基联苯胺），阳性者即可在膜上出现肉眼可见的染色斑点。

四、酶联免疫斑点试验

20 世纪 80 年代，国外科研工作者根据 ELISA 技术的基本原理，建立体外检测特异性抗体分泌 B 细胞和细胞因子分泌 T 细胞的酶联免疫斑点试验（enzyme linked immunospot，ELISPOT）。

细胞受到刺激后局部产生细胞因子，细胞因子被特异单克隆抗体捕获。细胞分解后，被捕获的细胞因子与生物素标记的二抗结合，其后再与碱性磷酸酶标记的亲和素结合。BCIP/NBT 底物孵育后，PVDF 膜出现紫色斑点表明细胞产生了细胞因子，通过 ELISPOT 分析系统对斑点进行分析。因其具有较高的特异性和敏感性，目前被国内外广泛应用，对探索自身免疫系统疾病发病机制具有重要意义。

ELISPOT 源自 ELISA，又突破传统 ELISA 方法，是定量 ELISA 技术的延伸和发展。两者都是检测细胞产生的细胞因子或其他可溶性蛋白，其最大的不同在于：

（1）ELISA 通过显色反应，在酶标仪上测定吸光度，与标准曲线比较得出可溶性蛋白总量。

（2）ELISPOT 通过显色反应，在细胞分泌可溶性蛋白的相应位置显现清晰可辨的斑点，可直接在显微镜下人工计数斑点或通过 ELISPOT 分析系统对斑点进行计数，1 个斑点代表 1 个细胞，从而计算出分泌该蛋白的细胞频率。

（3）由于是单细胞水平检测，ELISPOT 比 ELISA 和有限稀释法更灵敏，能从 20 万~30 万个细胞中检出 1 个分泌该蛋白的细胞。

（4）捕获抗体为高亲和力、高特异性和低内毒素的单克隆抗体，用刺激剂激活细胞时不会影响活化细胞分泌细胞因子。

ELISPOT 技术应用领域非常广泛,如移植中排斥反应的预测、疫苗发展、自身免疫疾病研究、肿瘤研究、过敏性疾病研究、感染性疾病研究、抗原决定簇图谱分析、化合物和药物免疫学反应的筛选等。

五、免疫印迹法(IBT)

免疫印迹法(immunoblottingtest,IBT)因与 Southern 早先建立的检测核酸的印迹方法 Southern-blot 相似,通常又称 Western-blot。IBT 是在蛋白质电泳分离和抗原抗体检测的基础上发展起来的一项蛋白质检测技术,它将十二烷基硫酸钠(sodium dodecyl sulphate,SDS)聚丙烯酰胺凝胶电泳(polyacrylamide gel electrophoresis,PAGE)的高分辨力与抗原抗体反应的高特异性相结合。几乎所有蛋白质都可用于免疫印迹,免疫印迹的优势是能分析不能用其他免疫化学技术进行研究的蛋白质样品,如不能标记的蛋白质或不溶于温和抽提缓冲液的蛋白质等。免疫印迹还可分析各种组织、器官或微生物等来源的粗制样品。用于免疫印迹的样本种类繁多,处理方法也有所不同,为了选择理想的处理方法,应考虑细胞的类型和待测抗原的性质。

第一阶段为 SDS 聚丙烯酰胺凝胶电泳(SDS-PAGE)。抗原等蛋白样品经 SDS 处理后带阴电荷,在聚丙烯酰胺凝胶中从阴极向阳极泳动,分子量越小,泳动速度越快。此阶段分离效果肉眼不可见(只有在染色后才显出电泳区带)。

第二阶段为电转移。将在凝胶中已经分离的条带转移至硝酸纤维素膜上,选用低电压(100V)和大电流(1～2A),通电 45 分钟转移即可完成。此阶段分离的蛋白质条带肉眼仍不可见。

第三阶段为酶免疫定位。将印有蛋白质条带的硝酸纤维素膜(相当于包被抗原的固相载体)依次与特异性抗体和酶标二抗作用后,加入能形成不溶性显色物的酶反应底物,使区带染色。

第六节　荧光猝灭免疫层析

荧光猝灭免疫层析(fluorescence quenching immunochromatography,FQIC)是将纳米材料与免疫层析技术相结合,以涂布有荧光染料的微孔滤膜为载体,通过荧光光谱分析技术实现对目标检测物快速定量分析的免疫分析技术。

一、纳米材料

纳米材料近年来已经成为研究的热点,尤其是以金、银为代表的贵金属材料,目前已有较为成熟的合成金、银纳米材料的技术。

金纳米粒子是指直径为 1～100nm 的金颗粒,通常在水溶液中以胶体的状态存在。金纳米粒子的形态多种多样,但以金纳米球和金纳米棒最为常见。金纳米球是由氯金酸在还原剂柠檬酸三钠等作用下聚合形成的球状纳米材料。其通过静电作用达到一种稳定的胶体状态,属于多相不均匀体系,颜色呈橘红色到紫红色。1971 年,Faulk 将金纳米球作为标记物用于免疫细胞学研究。金纳米棒是纵横比为 2～20 的棒状金纳米材料。金纳米棒能从横向、纵向两个方向吸收和散射入射光,形成横向和纵向表面等离子共振峰,在紫外可见光谱上表现为横向和纵向吸收峰。随着金纳米棒的纵横比发生变化,横向吸收峰几乎不随金纳米棒尺寸改变,而纵向吸收峰会随金纳米棒的尺寸变化而改变。横向吸收峰主要在 520nm 附近,纵向吸收峰在 600～1 200nm 范围可调,且随着纵横比的增大从可见区向红外区红移。

金纳米粒子具有光学性能优越、合成步骤简单可控、可进行功能修饰、有强烈的表面等离子体共振效应、成本低廉且安全等优点,在生物医学方面具有很好的应用前景。

二、胶体金免疫层析

胶体金免疫层析技术（colloidal gold immunochromatographic assay，GICA）具有操作简便、快捷、特异性强、检测成本低、5～15 分钟即可肉眼观察结果等优点，广泛应用于医学、农牧业、药品监督等多领域。但其只能用于定性分析或半定量检测，不能用于定量检测。

三、荧光猝灭免疫层析

荧光猝免疫层析是在 GICA 基础上建立起来的一种分析技术。荧光猝灭免疫层析将 GICA 中的硝酸纤维素膜（NC 膜）替换成涂布有荧光染料的 NC 膜，即在检测线（T 线）、质控线（C 线）及两者之间添加了一段背景荧光。通过检测膜条上背景荧光值（F_1）和 T 线荧光值（F_2）的相对荧光强度（F_1/F_2）对目标检测物进行定量分析。

1. 理论基础　荧光猝灭免疫层析是在免疫层析的基础上，以涂布在 NC 膜上的荧光染料为荧光团供体，以金纳米粒子为荧光猝灭剂，依靠荧光共振能量转移（fluorescence resonance energy transfer，FRET）导致的荧光猝灭，实现对目标检测物质的定量分析。

（1）荧光染料与荧光猝灭剂的选择：荧光染料与荧光猝灭剂配对是否合适直接影响荧光猝灭免疫层析的检测灵敏度。本方法要求所选荧光猝灭剂的紫外 - 可见吸收光谱与荧光染料的激发光谱与发射光谱重叠。重叠区域面积越大，荧光猝灭剂的摩尔吸收系数越大，则猝灭效率越高，检测灵敏度越高。胶体金的紫外 - 可见吸收光谱随形态的变化，在 200～1 000nm 均有吸收，和目前所有荧光染料的激发光谱与发射光谱均有重叠，且胶体金的摩尔吸收系数为 10^8～10^9，是一般有机物的 10^3～10^4 倍，所以荧光猝灭免疫层析一般首选胶体金为荧光猝灭剂，再根据胶体金的形状，选择相匹配的荧光染料。

（2）均匀涂布荧光染料的 NC 膜：由于猝灭剂 - 胶体金有很宽的吸收光谱，所以荧光染料的选择余地很大，常用的激发波长与发射波长在 400～700nm 范围内且稳定性良好的荧光染料均可选。胶体金的最大吸收峰位置依其形状不同而发生改变，胶体金球一般在 510～550nm（如图 2-3-1B），胶体金棒一般在 550～750nm（如图 2-3-2B）。当荧光猝灭剂为胶体金球时，选择罗丹明 B（激发波长为 559nm，发射波长为 580nm）为荧光染料（如图 2-3-1A）。当荧光猝灭剂为胶体金棒时，选择花氰染料 5（激发波长为 650nm，发射波长为 680nm）为荧光染料（如图 2-3-2A）。

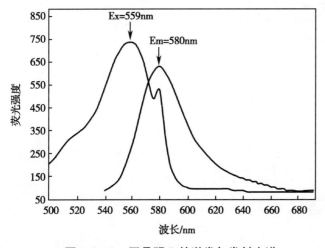

图 2-3-1A　罗丹明 B 的激发与发射光谱

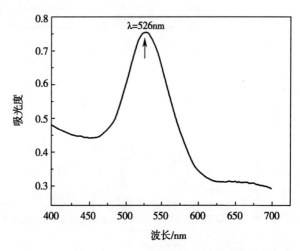

图 2-3-1B　胶体金球的吸收光谱

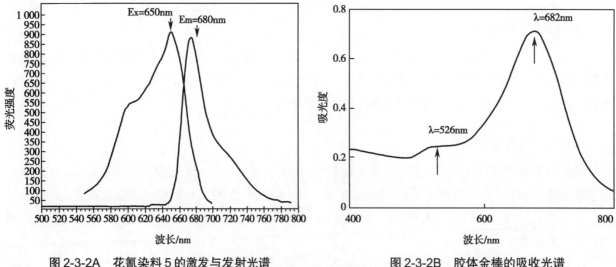

图 2-3-2A　花氰染料 5 的激发与发射光谱　　　图 2-3-2B　胶体金棒的吸收光谱

2. 检测原理　根据目标检测物的不同结构,检测模式分为双抗夹心模式和竞争模式。

(1) 双抗夹心模式:当目标检测物为大分子蛋白时,由于其具有多个抗原决定簇,选用双抗夹心模式检测。

首先运用纳米标记技术制备猝灭剂标记示踪抗体探针(猝灭抗体),并在试纸条的 T 线和 C 线处分别包被目标检测物的捕获抗体和二抗抗体。将适量待测样本溶液滴加到样品垫上,依靠毛细作用,待测样本溶液会先流经猝灭抗体结合垫,随后与溶解的猝灭抗体一起层析至均匀涂布荧光染料的 NC 膜上。若样本中含有目标物,则会因特异性识别形成"捕获抗体-目标物-猝灭抗体"结构而停留在 T 线上,此时 T 线显示猝灭剂的颜色。若样本中不含有目标物,T 线因猝灭抗体不停留而不会显色。无论样本中是否含有目标物,C 线处的二抗抗体都会因结合猝灭抗体而显示猝灭剂的颜色。只要猝灭剂停留在荧光 NC 膜上,就会对膜表面的荧光层产生荧光猝灭作用(图 2-3-3)。

运用荧光猝灭免疫层析技术的双抗夹心模式已成功在 15 分钟内定量检测出血清中浓度在 0.69～100ng/ml 范围内的胱抑素 C、浓度在 0.27～20ng/ml 范围内的降钙素原、浓度在 1.15～100ng/ml 范围内的心脏脂肪酸结合蛋白、浓度在 0.09～100ng/ml 范围内的 C 反应蛋白。

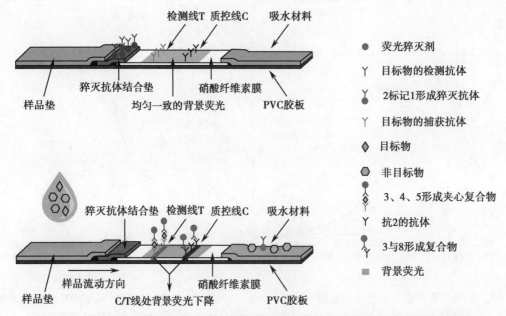

图 2-3-3　双抗夹心模式下荧光猝灭免疫层析试纸条的组成结构及反应原理示意图

（2）竞争模式：当目标检测物为小分子时，由于其有单一抗原决定簇，则选用竞争模式检测。

首先运用纳米标记技术制备猝灭剂标记示踪抗体探针（猝灭抗体），并在试纸条的 T 线和 C 线处分别包被目标检测物的完全抗原和二抗抗体。将适量待测样本溶液滴加到样品垫上，依靠毛细作用，待测样本溶液会先流经猝灭抗体结合垫，随后与溶解的猝灭抗体一起层析至均匀涂布荧光染料的 NC 膜上。若样本中不含目标物，猝灭抗体会和提前包被在 T 线上的完全抗原结合而显示猝灭剂的颜色。若样本中含有目标物，则会因特异性识别而优先占据猝灭抗体探针上的抗原结合位点，此时 T 线因猝灭抗体不停留而不会显色。同样，无论样本中是否含有目标物，C 线处的二抗抗体都会因结合猝灭抗体而显示猝灭剂的颜色。只要猝灭剂停留在荧光 NC 膜上，就会对膜表面的荧光层产生荧光猝灭作用（图 2-3-4）。

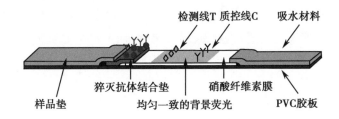

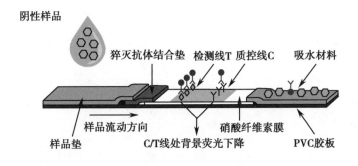

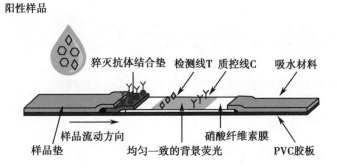

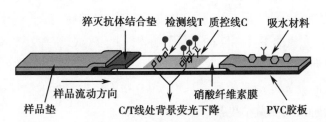

图 2-3-4 竞争模式下荧光猝灭免疫层析试纸条的组成结构及反应原理示意图

运用荧光猝灭免疫层析技术的竞争模式已成功在 8 分钟内定量检测出牛奶中浓度在 0.2～60ng/ml 范围内的卡那霉素；定量检测出黄曲霉毒素 M1，与超高效液相色谱 - 质谱联用技术相比，检测灵敏度提高了 166 倍；检测出牛奶中的氯霉素，与酶联免疫吸附技术相比，检测灵敏度提高了 63 倍且大大缩短了检测时间；5 分钟内定量检测出唾液中浓度在 0.9～400ng/ml 范围内的安非他明，与公共安全行业标准相比，检测灵敏度提高了 56 倍。

3. 免疫分析仪　荧光猝灭免疫层析分析仪具有固定波长的激发光，主要由二维码扫描器、步进扫描系统、激光器、光电转化器等构成。其中激光器的激发光源采用 480～550nm 范围内任意波长的半导体发光源且以 45° 角照射 NC 膜的膜面；步进扫描系统驱动使试纸条相对于光源发生位移，从而使光源的光斑在 NC 膜的膜面上移动；光电转换器置于垂直 NC 膜膜面的位置，记录光源的光斑移动扫描过程中 NC 膜膜面的荧光强度变化（目标物浓度的改变会引起 NC 膜膜面 T 线处荧光强度的变化）；C 线处形成的波谷 F_3 仅用于 T 线波谷 F_2 的定位，用荧光猝灭免疫层析分析仪检测 T 线处、T 线与 C 线间的荧光强度，以 T 线处荧光强度的测量值为 F_2，T 线与 C 线之间的背景荧光强度测量值为 F_1，最后计算并记录 F_1/F_2 的值，扫描曲线如图 2-3-5 所示。

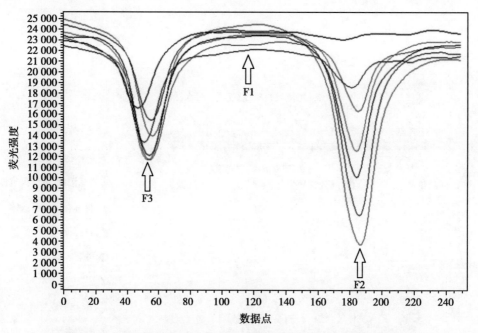

图 2-3-5　荧光猝灭免疫层析分析仪测试系列浓度溶液的扫描曲线

四、总结

FQIC 源于 GICA 技术，继承了 GICA 的所有优点，同时又有较高的灵敏度，且无需对原胶体金试剂的生产工艺作任何调整。由于检测的是相对荧光强度，层析反应后，若存在正干扰，膜面整体荧光值被抬高，但 T 线处的荧光值相对于背景荧光值的下降幅度不受影响；若存在负干扰，膜面整体荧光值虽然下降，但 T 线处的荧光值相对于背景荧光值的下降幅度也不受影响。因此，FQIC 能有效去除系统性干扰和误差，如样本基质对荧光测量的正向或负向干扰；因仪器长期使用，光源能量下降导致的荧光信号下降、不同仪器间光源能量不一致导致的荧光波动系统误差，使得用户在不校准定标的情况下，同一份样本在不同仪器或同一仪器不同的使用阶段的测量结果都有较好的一致性。

（鲍勇刚　陈　超　江　军　李久彤）

参考文献

[1] 许文革,侯惠仁,王凤林,等. 癌胚抗原(CEA)固相包被管法免疫放射分析 [J]. 同位素,2003,16(4):3.

[2] 薛国平,李启鑫,贾樟林,等. 表面微粒化酶联免疫固相载体的开发研究 [J]. 河北医学,2012,18(8):3.

[3] 袁聪颖. 睾酮固相放射免疫分析方法的建立 [J]. 标记免疫分析与临床,2018,25(5):5.

[4] 陈宇琼,朱清峰,李国祥,等. 放射免疫分析与化学发光免疫检测应用对比及发展趋势 [J]. 同位素,2014,27(3):5.

[5] 虞伟. 固相功能化免疫分子层的制备与形貌表征 [J]. 临床检验杂志,2001,19(6):3.

[6] 陶义训. 固相膜免疫测定 [J]. 检验医学,2000,15(5):258-260.

[7] 潘利华,周誓红,孙文伟,等. 固相时间分辨荧光免疫标记技术研究 [J]. 光谱学与光谱分析,2004,24(12):1601-1604.

[8] 任志奇. 基于磁珠固相载体的时间分辨荧光免疫分析技术平台的建立及临床应用 [D]. 广州:南方医科大学,2016.

[9] 刘婷婷,宁志刚,赫文龙,等. 固相时间分辨荧光免疫分析的标记技术及标记过程中的蛋白质测定 [J]. 标记免疫分析与临床,2009,16(2):108-111.

[10] 毛依阳,袁慧慧. 酶联免疫吸附测定中固相化方法概述 [J]. 微生物学免疫学进展,2017,45(5):63-67.

[11] 喻伟. 免疫磁珠的制备及其初步应用 [D]. 武汉:华中农业大学,2010.

[12] 闻一鸣,徐金亭,向军俭. 免疫磁珠富集技术进展 [J]. 中国免疫学杂志,2013,29(1):88-92.

[13] 徐韬,韩世泉,王翌善,等. 免疫分析固相化学偶联技术 [J]. 国外医学临床生物化学与检验学分册,2000,21(5):244-246.

[14] 吴冯波,王衍真,韩世泉,等. 免疫分析固相技术(Ⅰ)[J]. 标记免疫分析与临床,1998,(4):219-223,240.

[15] 吴冯波,王衍真,韩世泉,等. 免疫分析固相技术(Ⅱ)[J]. 标记免疫分析与临床,1999,(1):31-35.

[16] NAHO F, STEFFEN B, NIELS R, et al. Polyethylene glycol-conjugated alkylamines - A novel class of surfactants for the saturation of immunoassay solid phase surfaces[J]. Talanta, 2020(211): 120741.

[17] 周睿璐,付大友,袁东,等. 纳米金的制备、表征及应用研究 [J]. 四川理工学院学报(自然科学版),2016,29(3):14-18.

[18] 肖勤,林金明. 化学发光免疫分析方法的应用研究进展 [J]. 分析化学,2015,43(6):929-938.

[19] 陈国珍,王军,苏华,等. 金纳米棒重金属离子检测光谱法研究进展 [J]. 广东化工,2014,41(22):96-97.

[20] 徐冬梅,刘建,高军. 金纳米棒的合成、光学特性、修饰及其在生物学中的应用 [J]. 化工进展,2016,35(7):2121-2128.

[21] 郭静霞. 金纳米棒及其核壳结构的表面增强光谱效应研究 [D]. 西安:陕西师范大学,2016.

[22] 熊瑞瑞,何彦. 金纳米棒的合成、修饰及与肿瘤细胞的相互作用 [J]. 化学传感器,2011,31(2):33-41.

[23] 任慧鹏,管毓渝,戴荣华,等. 胶体金核壳型沙丁胺醇分子印迹聚合物的光谱特征分析 [J]. 光谱学与光谱分析,2016,36(2):372-378.

[24] OVAIS M, RAZA A, NAZ S, et al. Current state and prospects of the phytosynthesized colloidal gold nanoparticles and their applications in cancer theranostics[J]. Applied Microbiology & Biotechnology, 2017(101): 3551-3565.

[25] 邱凌,王佳妮,廖旭,等. 胶体金免疫试纸法快速测定雌三醇 [J]. 厦门大学学报:自然科学版,2015,54(1):47-51.

[26] 徐超莲, 赖卫华, 刘道峰. 胶体金免疫层析法检测食品中天然存在的危害物质的研究进展 [J]. 食品科学, 2014, 35 (5): 257-261.

[27] LI B B, SONG J Z, CHEN J L, et al. Novel Immunochromatography Assay Based on Background Fluorescence Quenching for the Sensitive Determination of Serum Cystatin C[J]. Analytical Letters, 2019 (52): 1340-1351.

[28] 李贝贝, 陈俊蕾, 马丽, 等. 背景荧光猝灭 - 免疫层析法检测降钙素原 [J]. 分析试验室, 2019, 38 (07): 767-771.

[29] WEI Z, LEI C J, XIA L X, et al. Development of a quantitative detection card for heart-type fatty acid-binding protein based on background fluorescence quenching immune chromatography[J]. Medical Biochemistry, 2019 (38): 288-293.

[30] 陈俊蕾, 张唯, 李新霞, 等. 背景荧光猝灭 - 免疫层析法检测 C- 反应蛋白 [J]. 高等学校化学学报, 2018, 39 (1): 41-47.

[31] 古扎力努尔·艾尔肯, 吴晓霞, 李久彤, 等. 背景荧光猝灭 - 免疫层析法检测牛奶中卡那霉素的方法建立 [J]. 沈阳药科大学学报, 2020, 37 (08): 696-699.

[32] WU X X, TIAN X F, XU L H, et al. Determination of Aflatoxin M1 and Chloramphenicol in Milk Based on Background Fluorescence Quenching Immunochromatographic Assay[J]. BioMed research international, 2017 (8): 1-7.

[33] 郭畅, 周浩, 许芳, 等. 背景荧光猝灭 - 免疫层析法定量检测唾液中的安非他明 [J]. 化学与生物工程, 2020, 37 (08): 57-62.

[34] CHEN X J, XU Y Y, YU J S, et al. Antigen detection based on background fluorescence quenching immuno-chromatographic assay[J]. Analytica chimica acta, 2014 (841): 44-50.

第四章

酶免疫分析技术

酶免疫分析（enzyme immunoassay，EIA）是标记免疫分析中的一项重要技术，是以酶标记的抗体（抗原）作为主要试剂，将抗原抗体反应的特异性和酶催化底物反应的高效性和专一性结合起来的一种免疫检测技术。EIA 技术自 20 世纪 70 年代初建立，随着杂交瘤技术的问世，制成了高性能的单克隆抗体，极大促进了 EIA 的发展。酶免疫分析技术与荧光免疫分析技术和放射免疫分析技术，被称为经典的"三大标记技术"。酶免疫分析技术建立在抗原抗体反应基础上，利用高活性的酶催化底物显色或发光，达到定量分析目的。因试剂稳定、无放射性污染且分析形式日趋多样化，简易灵活，因此发展迅速。最初应用的 EIA 技术，多采用 HRP 标记抗体或抗原，灵敏度不高。后来逐步发展了各种放大体系，如底物循环放大体系、酶级联放大体系、生物素-亲和素放大体系，石墨烯、富勒烯或高性能碳纳米管等纳米材料作为标记物载体以包载大量标记物的放大体系，以及采用 PCR 技术的 PCR-EIA 分析，采用电化学技术的 EC-EIA 分析检测方法，使灵敏度有很大改进。随着这些技术的不断进步，酶免疫分析技术的灵敏度和自动化程度明显提高，应用范围不断扩大。当前，酶免疫分析技术与其他现代化技术的融合发展，使其在医学和生物学等领域得到了广泛应用。

第一节　酶和酶标记物

酶免疫技术是以"酶"作为示踪物质，酶标记的抗原或抗体在保持原有生物学活性的同时，又保留了酶对其对应底物的催化活性。一般，酶标记的抗原或抗体进行免疫反应后，经过洗涤后加入酶的底物，通过酶促底物的显色或发光，对待测物质进行定位、定性或定量分析。选择合适的酶和制备高质量的酶标记物是酶免疫分析技术的核心技术之一。

一、标记酶的基本要求

理论上凡对抗体（或抗原）无毒性且又具有高催化效率的酶，均可用作标记酶。但是根据酶免疫的技术要点，理想的标记酶应符合以下要求。

1. 性质稳定，可溶性好，易与抗原或抗体结合，结合后不影响抗原抗体的反应性，酶抗原抗体结合后仍保持酶活性且对人体无危害。

2. 特异性好，即作用于底物的专一性强，酶的活性不受样品中其他成分的影响，且受检组织或体液中不存在与标记酶相同的内源酶或类似物。

3. 生物活性高，分解底物的能力强，对低浓度底物产生较高的催化反应率。

4．酶相应的底物理化性质稳定、易于制备和保存，催化底物后产生的信号产物易于测量，且方法简单、敏感性和重复性好。

5．酶、底物及辅因子来源丰富，易于提纯，成本低廉。

二、常用标记酶的种类

具备以上特点的常用酶包括辣根过氧化酶（horseradish peroxidase，HRP）、碱性磷酸酶（alkaline phosphatase，ALP）、β-D-半乳糖苷酶（β-D-galactosidase，β-D-Gal）、葡萄糖氧化酶（glucose oxidase，GOD）等。

（一）辣根过氧化酶（HRP）

辣根过氧化物酶是从植物辣根中提取的一种过氧化物酶，为无色糖蛋白和棕色的亚铁血红素结合形成的复合物，糖含量18%，相对分子量为44kDa，等电点（isoelectric point，pI）为5.5～9.0。HRP是一种复合酶，是由主酶（酶蛋白）和辅基（亚铁血红素）结合形成的卟啉蛋白质。其主酶与酶催化活性无关，最大吸收峰在275nm处，辅基是酶活性基团，其最大吸收峰在403nm处。二者的光密度比值（A_{403nm}/A_{275nm}）为酶的纯度，纯度通常用纯度数（Reinheit Zahl，Rz）来表示。标记酶Rz值不应小于3.0，Rz值越大，酶的纯度越高，Rz值小于2.5则需要重新纯化。酶活性用（U）表示，即在一定条件下，1分钟将1mol底物转化为产物所需的酶量，用作标记的HRP活性应大于250U/mg。

干燥的HRP蛋白应冷冻储存，在 −20℃可长期稳定保存。临床使用较多的酶结合物常低温保存在一定的基质溶液中。基质液成分主要包括1.36mol/L甘油、10mmol/L磷酸钠、30μmol/L牛血清白蛋白和20μmol/L的细胞色素c，pH保持在7.4，酶结合物可以在此条件下稳定保存数年。HRP对热及有机溶剂的作用相对稳定，而酸对HRP活性有较强的抑制作用。叠氮化钠对HRP也有明显的抑制作用，为防止酶失活，各缓冲液中应避免使用叠氮化钠作为酶结合物的防腐剂。

（二）碱性磷酸酶（ALP）

碱性磷酸酶是一种磷酸酯水解酶，从小牛肠黏膜或大肠杆菌中提取，菌源性ALP的相对分子质量约为80kDa，最适pH为8.0，肠黏膜来源的ALP分子质量为100kDa，最适pH为9.6，且该来源的ALP活性一般高于菌源性ALP。ALP的作用机制是催化磷酸酯水解释放出无机磷酸盐而显色，或通过水解产生的磷酸与钼酸反应生成的产物在还原剂的作用下，对生成的蓝色产物进行测定。ALP酶活力测定以对硝基苯磷酸盐（p-NPP）为底物，使用两种方式进行表示，即分别以1.0mmol/L的二乙醇胺溶液和0.1mmol/L甘氨酸溶液为缓冲系统测定的活性单位。其中，1个二乙醇胺单位可换算为2个甘氨酸单位。用于标记的ALP活力单位应大于1 000U/mg。ALP用于酶免疫测定时应注意，含有磷酸盐的缓冲液会抑制ALP的活性。ALP活力高，在酶免疫测定中应用ALP系统，其敏感性一般高于HRP系统。但ALP一般从小牛肠黏膜或大肠杆菌中获取，与HRP相比较难获得高纯度制剂，且价格更高，稳定性也较HRP低，国内ELISA测定中采用HRP系统。

（三）β-半乳糖苷酶（β-Gal）

β-半乳糖苷酶是来源于大肠杆菌中的一种蛋白酶，形成四聚体的聚集体，相对分子质量约为540kDa，最适pH为6.0～8.0。由于人血中缺乏这种酶，利用β-Gal制备的酶标记物用于检测时不易受到内源性酶的干扰，特异性较强，常用于均相酶免疫测定。

（四）其他酶

除上述三种主要的酶，酶免疫分析中还涉及脲酶（urease）及葡萄糖氧化酶（GOX）等。脲酶的特点是酶作用后反应液发生pH改变，可使指示剂变色，在人体内没有内源性酶。葡萄糖氧化酶分子中含有黄素腺嘌呤二核苷酸（FAD），能作为受氢体催化底物葡萄糖生成葡萄糖酸，并产生 H_2O_2，与供氢体发生显色反应，也常用于酶免疫组织化学技术。常用标记酶及其特性见表2-4-1。

表 2-4-1　常用标记酶及其特性

标记酶	来源	相对分子质量 /Da	最适 pH	敏感性
辣根过氧化物酶	植物辣根	40 000	5.5～9.0	敏感
碱性磷酸酶	牛肠黏膜或大肠杆菌	100 000	9.6	敏感
β-D- 半乳糖苷酶	大肠杆菌	540 000	6.0～8.0	稍差
脲酶	大豆种子	483 000	7.4	敏感
葡萄糖氧化酶	特异青霉	186 000	5.0～7.0	稍差

三、常用标记酶底物

（一）辣根过氧化酶的底物

HRP 的催化反应需要过氧化氢（H_2O_2）和供氢体（DH_2）作为底物，真正的底物是 H_2O_2。HRP 对受氢体的专一性高，除常用的 H_2O_2 外，仅作用于小分子尿素的过氧化物和醇的过氧化物。供氢体多为无色的还原型染料，反应后可生成有色的氧化型染料。HRP 催化反应为：$DH_2 + H_2O_2 = D + H_2O$，常用的供氢体如下：

1. 邻苯二胺　邻苯二胺（orthophenylene diamine，OPD）是 HRP 最敏感的底物之一，也是酶联免疫吸附试验中最早应用的供氢体。在 HRP 的作用下，OPD 氧化后生成 2,2′- 二氨基偶氮苯（diamino-benzidine，DAB），呈橙黄色，强酸（盐酸或硫酸）终止反应后显色变为棕黄色，其最大吸收峰波长在 492nm。OPD 的优点是灵敏度高，便于检测；缺点是性质不稳定，配制后溶液稳定性较差，需要在使用前临时配制，1 小时内使用。强酸中止反应后，显色也不稳定，显色随时间的延长而加深，原因是反应后剩余的 H_2O_2 继续与 OPD 发生氧化反应产生非酶催化的 DAB，因此反应结束后要及时进行比色，以保证检测的准确性。OPD 的另一缺点是有致癌作用。

2. 四甲基联苯胺　四甲基联苯胺（3,3,5,5,-tetramethyl-benzidine，TMB）在 HRP 催化下发生氧化，由无色变蓝色，加入强酸终止反应后变为黄色，最大吸收峰波长为 450nm。TMB 的优点是性质稳定，检测敏感性高，无致癌性，可在比色仪中定性或定量检测，是目前最常用的底物；缺点是溶解度较低，见光易于分解，应置于黑色瓶中避光保存。如今多采用 TMB 盐溶液形式（四甲基联苯胺硫酸盐，TMBS），溶于水，易于配制。

3. 二氨基联苯胺　二氨基联苯胺（diaminobenzidine，DAB）反应产物为不溶性的棕色吩嗪衍生物，易沉积于组织细胞间隙，可通过光学显微镜观察；此种多聚物能被还原和螯合四氧化锇（OsO_4），形成具有电子密度的产物，便于电镜观察。因此，DAB 是免疫组织化学技术的常用底物，同时，以膜为载体的酶免疫印迹试验也采用这种供氢体底物。

4. 其他　HRP 的常用底物还有 2,2′- 氨 - 二（3- 乙基 - 苯并噻唑啉磺酸 -6）铵盐 [2,2,-amino-di（3-ethyl-benzothiazoline sulphonic acid-6）ammonium salt，ABTS]、5- 氨基水杨酸（5-aminosalicyclic acid，5-ASA）等。ABTS 灵敏度不如 OPD 和 TMB，其优点是空白值很低。HRP 常用的供氢体底物及特点见表 2-4-2。

表 2-4-2　HRP 常用的供氢体底物和特点

供氢体	产物显色特点	终止剂	测定波长	可溶性
二氨基联苯胺	灵敏、棕色、不稳定	—	—	不可溶
邻苯二胺	灵敏、黄色、不稳定	0.5M H_2SO_4	492nm	可溶
四甲基联苯胺	灵敏、蓝（黄）色、稳定	0.5M H_2SO_4	450nm	可溶

续表

供氢体	产物显色特点	终止剂	测定波长	可溶性
四甲基联苯胺硫酸盐	灵敏、蓝色、稳定	0.5M H$_2$SO$_4$	450nm	可溶
5-氨基水杨酸	灵敏度稍差、棕色、不稳定	3M NaOH	550nm	微溶
2,2′-氨-二（3-乙基-苯并噻唑啉磺酸-6）铵盐	灵敏、绿色、不稳定	1% SDS	405nm	微溶

（二）碱性磷酸酶的底物

ALP 最常用的显色底物是对硝基苯磷酸盐（p-nitrophenyl phosphate，p-NPP）。p-NPP 在碱性磷酸酶的催化下生成对硝基酚（pNP），呈黄色，在 405nm 处有最大吸收峰。在碱性条件下 pNP 的光吸收增强，并可使碱性磷酸酶失活，因而可使用氢氧化钠作为终止剂。p-NPP 可制成片状试剂，使用方便。

（三）其他酶的底物

β-D-半乳糖苷酶底物常用 4-甲基伞形酮-β-D-半乳糖苷（4-methylum-bellifery-β-D-galactoside，4MUG），经酶水解后产生荧光物质 4-甲基伞酮（4-meth-ylumbelliferon，4MU），可用荧光计检测，利用荧光的放大作用大大提高了方法的敏感度。葡萄糖氧化酶的常用底物是葡萄糖，供氢体是对硝基蓝四氮唑，反应产生不溶性蓝色沉淀。

第二节　酶联免疫吸附实验

酶联免疫吸附试验（enzyme linked immunosorbent assay，ELISA）是 1971 年由瑞典学者 Engvall 和 Perlmann 及荷兰学者 VanWeemen 和 Schuurs 建立的。随后，该技术迅速发展为可进行液体样本中微量物质测定最简便易行的实验方法。其基本原理是在保持抗原或抗体免疫活性的前提下将其结合到某种固相载体表面，测定时把待检样本和酶标抗原或酶标抗体按一定顺序与固相载体上的抗原或抗体反应，形成免疫复合物（结合标记物）存在于固相载体表面，免疫复合物中的酶量与样本中待检抗原或抗体的量成一定比例，未结合的标记物游离于液相中，用洗涤方法去掉未结合的标记物和其他物质，加入底物后显色，根据酶对底物催化的显色反应程度，对标本中的抗原（抗体）进行定性或定量测定。

ELISA 技术可用于检测抗原或抗体。根据检测原理及分析模式分为四种基本类型：夹心法、间接法、竞争法和捕获法。

一、分析模式

（一）夹心法

双抗体夹心法常用于检测抗原，适用于检测至少含有两个抗原表位的蛋白质抗原。其原理是先将特异性抗体包被于固相载体，然后加入含有待测抗原的样品，如待测样品中有相应抗原，即可与包被于固相载体上的特异性抗体结合，孵育（反应）足够时间后洗涤，加入酶标记的特异性抗体，在固相载体上形成固相抗体-抗原-酶标记抗体夹心结构的免疫复合物，孵育后再次洗涤去掉未结合的酶标记抗体，加底物显色，根据颜色的深浅对抗原定性或定量测定（图2-4-1）。

该法检测的抗原至少要有两个可以与抗体结合的位点，一端与包被于固相载体上的抗体结合，另一端则与酶标记的特异性抗体结合。因此，此法不适用于分子量小的半抗原测定。应用双抗体夹心法时要注意类风湿因子（RF）对检测产生的干扰，RF 是抗变性 IgG 的自身抗体，可与多种变性 IgG 的 Fc 段结合，如果待检血清中含有 RF,可与固相抗体和酶标抗体发生桥接,从而产生假阳性反应。实际应用此方法进行检测时,如果出现与临床不符的阳性结果,则需要对此干扰情况进行排除。

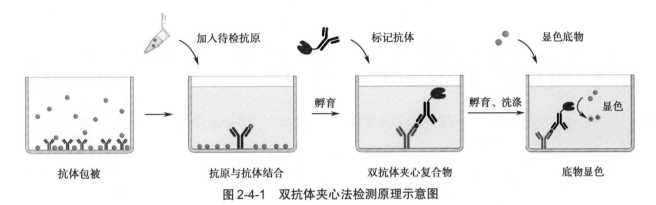

加入待检抗原　　标记抗体　　显色底物

孵育　　孵育、洗涤　　显色

抗体包被　　抗原与抗体结合　　双抗体夹心复合物　　底物显色

图 2-4-1　双抗体夹心法检测原理示意图

双抗体夹心法最经典的是"两步法",但随着杂交瘤技术的出现,能够制备针对单一表位的抗体,即单克隆抗体,使"一步法"成为可能。①两步法:先加入标准品或待检抗原孵育,形成固相抗体抗原复合物,洗涤去除未结合物质;随后加入酶标记抗体孵育,酶标抗体与固相抗体抗原复合物形成双抗体夹心复合物,洗涤去除未结合酶标记抗体,加入底物显色,显色后可对待测抗原进行定量或定性测定。②一步法:应用针对抗原分子上两个不同抗原决定簇的单克隆抗体分别作为固相抗体和酶标记抗体,测定时可将样本和酶标记抗体同时加入,经过孵育和洗涤后,加入酶底物显色,根据颜色的深浅对抗原定性或定量测定。这种方法的优点是简便快速,但需特别注意钩状效应(hook-effect)对检测的影响,即当样本中待测抗原浓度过高时,过量抗原分别与酶标抗体和固相抗体结合,不能形成上述夹心复合物,所得结果将低于实际含量,钩状效应严重时甚至可出现假阴性结果。当检测出现可疑的阴性结果时,应将待检样本进行适当的稀释后再进行重复测定,以保证检测的准确性。

双抗原夹心法的基本原理与双抗体夹心法类似,不同之处为包被在固相载体上和酶标记的均为特异性抗原。

(二)间接法

间接法常用于检测抗体,其原理是将抗原包被于固相载体上,然后加入待测样本,如含有特异性抗体就会形成固相抗原 - 抗体复合物,孵育足够时间后洗涤,加入酶标记抗抗体(如酶标记抗人球蛋白IgG),与固相抗原 - 抗体复合物结合形成固相抗原 - 待检抗体 - 酶标二抗的复合物,再次孵育洗涤后,加入底物显色,根据颜色的深浅确定待测抗体的含量(图 2-4-2)。该方法用不同种抗原包被固相载体后,只需用一种酶标记抗人球蛋白抗体,即可进行多种抗体的血清学检测,通用性较好。间接法常用于检测人类免疫缺陷病毒(HIV)抗体、丙型肝炎病毒抗体及梅毒螺旋体抗体等 IgG 类抗体。机体与外界长期接触

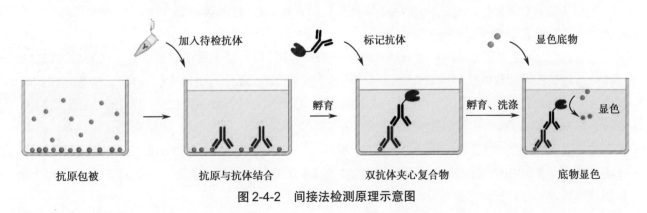

加入待检抗体　　标记抗体　　显色底物

孵育　　孵育、洗涤　　显色

抗原包被　　抗原与抗体结合　　双抗体夹心复合物　　底物显色

图 2-4-2　间接法检测原理示意图

时会受环境刺激产生大量的非特异性 IgG 抗体,这些高浓度的非特异性 IgG 抗体有可能对固相产生吸附从而产生假阳性反应,因此在应用此方法进行测定时,常先将样本进行一定的稀释以避免非特异性 IgG 抗体对检测的干扰。

(三) 竞争法

竞争法可用于测定抗原和半抗原,也可以测定抗体。以测定抗原为例,其原理是先用特异抗体包被固相载体,然后同时加入待检样本和酶标抗原,如样本中含有待测抗原,则待测样本中的抗原和酶标抗原竞争与固相抗体结合,待检样本中特异性抗原越多,酶标抗原与固相抗体结合的机会就越小,因此与固相抗体结合的酶标抗原量与受检抗原的量成反比,显色的深浅与待测抗原的量呈负相关(图 2-4-3)。

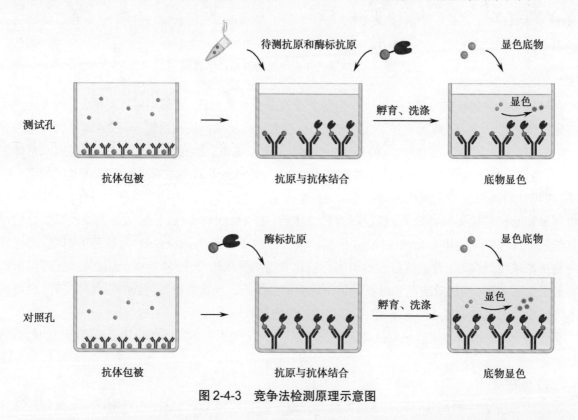

图 2-4-3　竞争法检测原理示意图

方法学特点:①酶标记抗原(抗体)与样品或标准品中的非标记抗原(抗体)具有相同的与固相抗体结合的能力;②在反应体系中,固相抗体(抗原)限量且结合位点小于酶标记和非标记抗原(抗体)的总量,确保形成竞争性反应;③免疫反应后,结合于固相载体上复合物中被测定的酶标抗原(抗体)的量(酶活性)与样品或标准品中的非标记抗原(抗体)的浓度成反比。

(四) 捕获法

捕获法是目前国际上公认的检测 IgM 抗体最好的方法,常用于检测血清中 IgM 类抗病原体抗体。人体受到特异性抗原刺激后一定时间内血清中针对此抗原的特异性 IgM 常和特异性 IgG 同时存在,当需要单独检测时,首先需要将特异性 IgM 和特异性 IgG 分离,此时多采用捕获法。其原理是,先将抗人 IgM 抗体包被在固相载体上,然后加入待检血清,如果其中存在 IgM,则血清中的 IgM(包括特异性 IgM 和非特异性 IgM)被捕获在固相上,洗涤去除未结合物,然后加入特异性抗原试剂,其只和结合于固相上的特异性 IgM 相结合,而不与结合于固相上的非特异性 IgM 结合。再次洗涤,去除未结合的特异性抗原及其他杂质,加入针对特异性抗原的酶标抗体,使其与结合在固相上的特异性抗原结合,形成固相抗人 IgM- 特异性 IgM- 抗原特异酶标抗体复合物,洗涤去除未结合酶标抗体及杂质,加入底物,显色的深浅与被捕获的特异性 IgM 抗体含量呈正相关(图 2-4-4)。

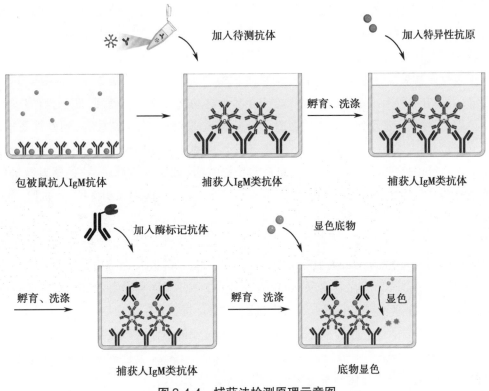

包被鼠抗人IgM抗体　　　　　捕获人IgM类抗体　　　　　捕获人IgM类抗体

加入待测抗体　　　　　　　　加入特异性抗原

孵育、洗涤

捕获人IgM类抗体　　　　　　　底物显色

孵育、洗涤　　加入酶标记抗体　　　孵育、洗涤　　显色底物　　显色

图 2-4-4　捕获法检测原理示意图

捕获法常用来检测抗 HAV-IgM 和抗 HBc-IgM。应用此方法检测 IgM 抗体时需要排除非特异性 IgM 的干扰，非特异性 IgM 可以和特异性 IgM 竞争与固相抗体的结合，从而影响检测结果。如类风湿因子（IgM 类）能和固相抗人 μ 链抗体相结合，并可与随后加入的酶标抗体反应，从而产生假阳性结果。如果事先对待测样本进行适当稀释后再进行检测可以降低非特异性 IgM 对检测的干扰，从而减少假阳性反应产生。因为当被检测者处于相应病原体感染的急性期时，其血清中针对病原体的特异性抗体滴度很高，适当的稀释并不影响检测的准确性。相对于特异性抗体，非特异性抗体滴度较低，稀释后其对检测的干扰就会降低。

二、技术要点

（一）包被技术

免疫吸附试验的基本原理，首先把抗原或抗体结合到某种固相载体上，并保持其免疫活性，因此固相载体和包被方法的选择是酶联免疫吸附试验的基础。将抗体（抗原）与固相载体连接的过程称为包被（coating）。

1. 固相载体　　理想的固相载体应具备如下条件：与抗体（抗原）结合容量大，且结合稳定不易脱落；可结合抗原或抗体及亲和素或链霉亲和素等大分子蛋白质；生物大分子固相化后仍保持生物活性，且有利于反应充分进行，最好其活性基团朝向反应液；包被方法应简便易行、快速经济；固相载体是反应杯也是比色杯，要求透光性好，均一。

ELISA 测定中的评价方法：用其他免疫学测定方法选出一个阳性样本和一个阴性样本，将其分别进行一系列稀释后，在不同的固相载体上进行 ELISA 测定，比较测定结果。在哪一种载体上阳性结果与阴性结果差别最大，这种载体就是此 ELISA 测定的最合适的固相载体。常用固相载体有塑料制品、微颗粒和膜载体，其中聚苯乙烯最常用。

（1）塑料制品：包括聚苯乙烯、聚氯乙烯等，以聚苯乙烯最为常用。聚苯乙烯塑料可通过非共价或物理吸附机制结合抗体或蛋白质抗原，并保留原有的免疫活性；可塑性强，可制成各种方便测试的形式，如小试管、小珠和微量反应板等；其作为载体和容器，不参与反应、透光性好、制备方法简便、成本低廉，因此在制备固相载体时被普遍采用。在酶联免疫吸附试验中，使用最多的是微量反应板。其优点是便于批量标本测定，并可在特定比色计上迅速测定结果，易于自动化仪器配套使用，利于操作步骤的标准化。缺点是抗体（抗原）结合容量不高，解离及吸附程度不均一，影响测定的灵敏度、精确性及检测范围等；此外，由于制作时原料及生产工艺的差别，各种聚苯乙烯板的质量差异大，常需在使用前进行质量评价。目前已有商品化的经预处理后带有不同结合蛋白质功能基团（如肼基或烷胺基）的塑料微量反应板。抗体（抗原）通过化学偶联方式与固相载体上的功能基团结合，可明显提高固相化抗体（抗原）的结合量、均一性和牢固程度，降低反应时的脱吸附率，提高测定的灵敏度、精密度和检测范围。

（2）微颗粒：微颗粒包括由聚苯乙烯高分子单体聚合成的微球、磁性微球等，是由高分子单体聚合成的微球或颗粒，其直径多为微米（μm），比表面积大（面积/体积）。此种微球由于携带能与蛋白质结合的功能基团，易与抗体（抗原）形成化学偶联，且结合容量大。此外，固相微颗粒在反应时可以均匀地分散到整个反应溶液中，反应速度快。但单纯的微颗粒固相抗体（抗原）在反应后需有较快速的分离方法（反复离心，操作烦琐，不宜采用）。目前，可采用玻璃纤维膜过滤的方法。较常用的方法是引入磁性物质制成磁性微球，从而使分离步骤用一般磁板或自动化磁板完成。因此，磁性微球载体逐渐普遍应用于自动化程度较高的荧光酶免疫测定及化学发光酶免疫测定等新技术中。

（3）膜载体：膜载体包括硝酸纤维素膜（NC膜）、玻璃纤维素膜及尼龙膜等。通过非共价键吸附抗体（抗原），吸附能力强，如NC膜对大多数抗体（抗原）的吸附近100%，而且当样品量微少（1μl）时吸附也完全，已广泛应用于定性或半定量斑点ELISA的固相载体。

2. 包被方法

（1）直接包被：直接包被是经典的包被方法，即将抗体（抗原）直接包被于固相材料表面。基本程序是用包被缓冲液（pH为9.6的碳酸盐溶液和pH为7.4的磷酸盐溶液）将欲包被的抗原或抗体稀释到一定浓度（一般终浓度为3～10μg/ml），包被体积为100～150μl/孔。包被条件为37℃ 2～6小时或4℃过夜。用于包被的蛋白质（抗原或抗体）浓度不宜过高，以免过多的蛋白质分子在固相载体表面形成多层聚集，洗涤时易脱落，影响后续形成免疫复合物的稳定性和均一性。此外，包被溶液中抗原或抗体的最适浓度须经预实验筛选确定。

（2）间接包被：直接包被是将抗体分子非特异性固定于塑料表面，空间分子构象不同于液相，势必影响抗体的利用效率，导致抗原、抗体之间亲和力降低。推荐两种间接包被模式：①亲和素-生物素化抗体（抗原）模式：先包被链霉亲和素（链霉亲和素属于碱性糖蛋白物质，易与聚苯乙烯塑料微孔板结合），同时将待包被抗体用生物素修饰，生物素-亲和素之间具有很高的亲和力，抗体分子通过生物素-亲和素间接吸附于微孔板表面。②葡萄球菌蛋白A（SPA）-抗体模式：多数包被抗体属于IgG，IgG Fc区可与SPA结合，先将SPA与固相载体连接，再结合待包被抗体，可实现稳定连接。此外，其他连接方法，如将固相载体引入一些功能基团（醛基），可与待包被的抗体氨基结合形成化学键，产生良好的包被效果。

（3）封闭：由于包被的抗原或抗体浓度很低，造成固相载体表面剩余少量未吸附位点，可非特异地吸附标本中的蛋白质及酶标记物，形成非特异性结合，导致本底偏高。因此需用1%～5%牛血清白蛋白或5%～20%小牛血清等再包被一次，用高浓度蛋白占据空白位点以消除上述干扰，此过程称为封闭（blocking）。

（二）确定最佳工作浓度

在ELISA试验中，反应试剂多，其工作浓度对结果影响较大，因此，必须对包被抗原（抗体）和酶标抗体(抗抗体或抗原)进行最佳工作浓度的滴定和选择,以达到最佳测定条件。

1. 方阵(棋盘)滴定法选择包被抗原的工作浓度 用包被液将抗原作一系列稀释(1∶50～1∶800)后,按行进行包被。按列分别加入用稀释液1∶100稀释的强阳性、弱阳性、阴性参考血清及稀释液(作空白对照),孵育,洗涤。将工作浓度酶标抗体加入IgG,洗涤,加底物显色,加酸终止反应读取OD值。选择强阳性参考血清(P)OD值为0.8左右,阴性参考血清(N)OD值<0.1,P/N最大值的包被抗原稀释度为工作浓度。

2. 酶标抗抗体最佳工作浓度的选择 用人IgG包被,加入不同稀释度(1∶20～1∶640)的酶标羊抗人IgG,加底物显色,加酸终止反应后测492nm时的OD值,取OD值为1.0时的浓度为酶标抗抗体最佳工作浓度。

3. 方阵(棋盘)滴定法选择包被抗体和酶标抗体的工作浓度 将抗体用包被液稀释为10mg/L、1mg/L、0.1mg/L三个浓度按行包被,每一个浓度包被三行(每行三孔),分别在每个浓度包被的第一、二、三行中加入强阳性抗原、弱阳性抗原和阴性对照,将酶标抗体用稀释液稀释为1∶1 000、1∶5 000、1∶25 000三个浓度,分别加入每个浓度包被的第一行中。加底物显色,加酸终止反应,分别读取OD值。以强阳性抗原OD值在0.8左右,阴性参考OD值<0.1的条件为最适条件。

上述方法用于ELISA试验定性检测中,对包被抗原(抗体)和酶标抗体(抗抗体或抗原)最佳工作浓度的滴定和选择。如为ELISA试验定量检测,则把上述试验中的强阳性抗原、弱阳性抗原和阴性对照换成标准品,标准品可以是三个以上,但必须包括检测范围内的最高值和最低值,其余步骤相同。

三、临床应用

ELISA具有操作简单、快速、敏感性高、特异性强、应用范围广、无放射性同位素污染等优点,可对多种物质进行定性、对某些微量物质进行定量分析。但ELISA自身尚存在一定局限性,如待检样本中可能存在对检测产生干扰的物质;ELISA所用的抗原部分可能是混合的可溶性抗原;应用ELISA检测抗体时,要求包被抗原包含特异性抗原表位,并且尽可能不含非特异性成分,但往往较难做到;由于原料及制备工艺不统一,固相载体的质量不稳定,不同批号的固相载体有时本底值较高,有时吸附性能较差,从而影响测试结果等。因此,检测结果出现假阳性或假阴性不能完全避免,在检测时既要考虑到这一点又要通过各种质量控制措施将这种可能降到最低。出现非特异性反应结果时,需要从不同方面具体分析。

此外,当用ELISA进行定量检测时,微孔板内壁面积有限,所包被生物分子不足、空间位阻等因素,致使线性范围较窄,在待检样本含量过高或过低时都可能出现检测不到或结果不准确的情况;由于是以OD值对应浓度,如加显色剂后比色的时间不一致,可出现同一样本不同时间检测含量(浓度)差异较大的情况;不同批次或不同板次如用同一标准曲线,结果也可能出现较大误差。

ELISA在临床上主要用于定性检测,如病毒性肝炎(甲肝抗体、乙肝病毒血清标志物、丙肝抗体、丁肝抗体、戊肝抗体)血清标志物检测,TORCH(风疹病毒、巨细胞病毒、单纯疱疹病毒、弓形体)感染检测,梅毒螺旋体抗体检测,HIV感染筛查等;定量检测可用于FK560、地高辛等药物浓度的监测。乙肝病毒血清标志物的检测目前临床常用方法仍为ELISA,不同项目采用不同的检测方法。乙肝表面抗原(HBsAg)和乙肝e抗原(HBeAg)测定采用双抗体夹心法,乙肝表面抗体(抗-HBs)测定采用双抗原夹心法,乙肝e抗体(抗-HBe)和乙肝核心抗体(抗-HBc)测定采用竞争抑制法。由于一个检测项目包括5个内容,临床标本量大,用)微量反应板(8×12,96孔)便于批量和大量标本的测定,并可在特定的比色计(酶标仪)上迅速测定结果。随着全自动酶免疫分析仪的广泛应用,操作步骤进一步标准化和简便化,可短时间内处理大批标本,并在很大程度上减少了人为因素的干扰,结果的重复性和准确性更好。

第三节 酶免疫组化技术

酶免疫组织化学技术简称酶免疫组化技术,是在一定条件下,用酶标记已知抗体(或抗原)与组织或细胞中相应的抗原(或抗体)发生特异性免疫反应,催化底物生成有色的不溶性产物或具有一定电子密度的颗粒,通过光镜或电镜对标本中的抗原或抗体进行定性、定位研究,也可通过图像分析进行定量。

一、酶标记抗体组化技术

酶标记抗体组化技术是借助交联剂的共价键将酶连接在抗体分子上,形成酶标抗体,酶标抗体与靶抗原反应后,形成抗原 - 酶标抗体复合物,通过酶对底物的催化作用,生成不溶性有色产物,沉淀在靶抗原所在位置,从而对抗原进行定位、定性及定量检测。常用的方法有直接法和间接法。

(一)直接法

直接法也称一步法,用酶标标记特异性抗体,直接检测。

1. 基本原理　用酶标抗体直接与组织细胞中的相应抗原反应,形成抗原 - 酶标抗体复合物,通过酶对底物的催化作用显色。

2. 方法学评价　该方法操作简便、省时,专一性强,非特异染色轻,切片可长时间保存。但敏感性差,化学连接(共价键)对酶及抗体活性有影响,一种标记抗体只能检测一种抗原,制备的抗体种类有限。

(二)间接法

直接法也称二步法,用酶标标记第二抗体,通过结合第一抗体,实现抗原或抗体的检测。

1. 基本原理　用未标记的已知抗体与组织细胞中的相应抗原反应,形成抗原 - 抗体复合物,再用酶标抗抗体与之反应形成抗原 - 抗体 - 酶标抗抗体复合物,加底物显色。

2. 方法学评价　敏感性较直接法高,只需一种酶标抗抗体即可。但特异性不如直接法,较直接法费时,操作烦琐。

二、酶 - 抗酶复合物免疫组化技术

酶 - 抗酶复合物免疫组化技术是先用酶免疫动物,使其产生高效价、特异性的抗酶抗体,通过免疫反应将抗酶抗体与组织抗原联系在一起的一种免疫染色技术。该法克服了酶标记时因酶与抗体共价键连接而对酶活性和抗体的损伤,以及非特异性抗体同时被标记而出现的非特异性着色,提高了方法的敏感性。酶 - 抗酶复合物免疫组化技术有酶桥法、PAP 法、双桥 PAP 法、APAAP 法等类型。

(一)酶桥法

1. 基本原理　用抗酶抗体作为第三抗体,先将特异性抗体(第一抗体)与组织细胞抗原形成抗原 - 抗体复合物,通过桥联抗体(第二抗体)将第一抗体与抗酶抗体(第三抗体)连接起来,再将酶结合在抗酶抗体上,形成抗原 - 抗体 - 桥联抗体 - 抗酶抗体 - 酶复合物,经酶底物显色反应对抗原进行定位、定性和定量(图 2-4-5)。抗酶抗体必须与待测抗原的特异性抗体为同一种属动物的抗体。

2. 方法评价　该法未经化学交联,省去了酶标记抗体烦琐的纯化过程,避免了抗体和酶活性的降低,其敏感性较酶标法高,而且可节约一抗;但缺点是抗酶抗体不易纯化,操作步骤较为复杂。

(二)过氧化物酶 - 抗过氧化物酶(PAP)法

1. 基本原理　用抗过氧化物酶抗体作为第三抗体,先将其与过氧化物酶结合形成 PAP 复合物,以 PAP 代替酶桥法中的抗酶抗体和酶,把酶桥法中的两步变成一步,通过桥联抗体(第二抗体),将特异性抗

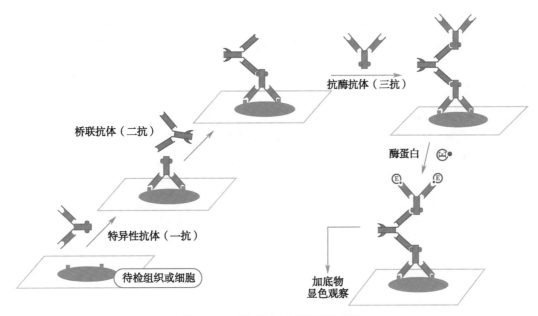

图 2-4-5 酶桥法检测原理示意图

体（第一抗体）与 PAP 复合物的抗酶抗体连接，通过特异性抗体与组织抗原结合，形成 Ag-Ab1-Ab2-PAP 复合物，最后加入底物显色（图 2-4-6）。

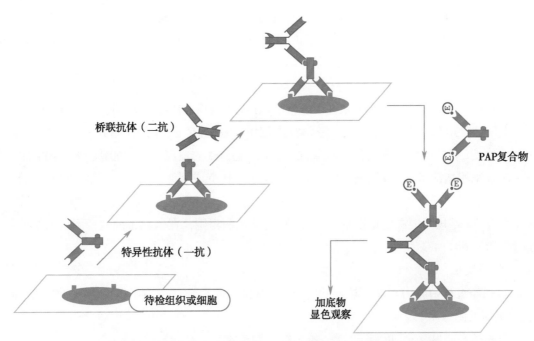

图 2-4-6 过氧化物酶 - 抗过氧化物酶（PAP）法检测原理示意图

2. 方法评价 该法未经化学交联，省去了酶标记抗体烦琐的纯化过程，避免了抗体和酶活性的降低；操作分三步，比酶桥法简便；PAP 复合物通常由 2 个抗酶抗体和 3 个过氧化物酶分子组成，呈五角形结构，非常稳定，洗涤时酶分子不易脱落，故敏感性较高；PAP 中不存在游离抗体，不易产生非特异性染色。缺点是 PAP 的制备过程较复杂。

（三）双桥 PAP 法

1. 基本原理 在 PAP 法的基础上再次连接桥联抗体和 PAP，通过双桥可在抗原 - 抗体复合物上结合比 PAP 法更多的酶分子，形成 Ag-Ab1-Ab2-PAP-Ab2-PAP 复合物，最后通过 PAP 的酶催化底物显色。

2. 方法评价　该法由于两次连接桥联抗体和 PAP,在抗原 - 抗体复合物上结合比 PAP 法更多的酶分子,这种放大式重复使用桥联抗体,对抗原对有明显的放大作用,进一步提高了检测的敏感性。缺点是操作方法较烦琐。

（四）碱性磷酸酶 - 抗碱性磷酸酶（APAAP）法

酶免疫组化技术中最常用的酶是辣根过氧化物酶（HRP）,但某些组织细胞中含有内源性过氧化物酶,如骨髓等造血组织。APAAP 法是用碱性磷酸酶（ALP）代替 HRP 的一种非标记抗体酶免疫组化技术,其技术要点与 PAP 法相似。使用 ALP 代替 HRP 可减少内源性过氧化物酶的影响,方法特异性增强;但制备高纯度的 ALP 和 APAAP 复合物过程较复杂,且价格较高。

三、技术要点

（一）标本处理

酶免疫技术主要通过观察组织细胞的染色结果对抗原进行定性、定位和定量分析,因此标本处理十分重要。

1. 取材与制片

（1）实验动物和人活体组织的标本应取病变组织、病变与正常组织交界处和远离病灶的正常组织;尸体解剖标本应尽快处理固定。所取标本应大小适中,减少组织标本的损伤与挤压,然后组织切片和印片。

（2）各种体液、穿刺液的标本若量少可直接涂片或离心后取沉淀物涂片。

（3）细胞分为两种情况:①活体细胞标本可用印片法、穿刺吸取法、沉淀法;②培养细胞标本可用细胞涂片:将细胞制成悬液,涂在涂有切片黏合剂的载玻片上;或细胞爬片:将细胞直接培养在盖玻片上或将细胞直接培养在 6 孔或 9 孔板上,吹干后保存备用。

2. 固定与保存

（1）固定剂:常用的固定剂有 10% 中性甲醛溶液、enker 固定液、Bouin 固定液及 Bouin 改良的 Zanbani 固定液等。固定剂的浓度常用 10% 中性甲醛、4% 多聚甲醛、95% 乙醇、丙酮（原液）。

（2）标本固定:目的是使细胞内蛋白质凝固,终止细胞内酶的反应,防止细胞自溶,保持细胞固有的形态和结构;使细胞内的蛋白质、脂肪、糖和酶等抗原成分转变成不溶性物质,以保持其原有的结构、定位和抗原性。

（3）温度要求:常规固定温度是室温（22～25℃）,某些病毒则需在低温下固定;用丙酮固定冰冻切片时,最佳温度为 -20℃、4℃。

3. 标本制作要求

（1）标本制作过程中应力求保持抗原的完整性,在染色和洗涤过程中不发生溶解和变性,不扩散至邻近细胞或组织间隙中。

（2）制作的标本要尽量薄,以利于抗原、抗体接触和镜检。

（3）制作标本时应充分去除标本中干扰抗原抗体反应的物质,有传染性的标本应注意生物安全。

（4）对涂片、细胞等标本,由于大分子抗体不易透过细胞膜,必须改善组织细胞的透过性才能使酶免疫组化染色顺利进行。方法是在 PBS 中加入 0.2%～1% Triton X-100,染色前浸泡涂片标本,也可通过反复冷冻解冻法处理标本,以增加细胞膜的通透性。

（二）抗体的选择与处理

抗体是酶免疫组化技术的首要试剂,由于抗体的商品化,目前国内外市场提供多种特异性抗体。通常选用高特异性、高效性的第一抗体。如使用自制的免疫抗血清,可用特异性抗原进行亲和层析,去除非特异性抗体,或将抗体进行稀释处理。抗体稀释的原则是阳性（抗原）物质着色应鲜明,背景应浅或不着色。抗体效价越高，孵育时间越长，方法越敏感。

（三）酶显色

酶免疫组化技术中最常用的酶是辣根过氧化物酶（HRP），常用的供氢体有二氨基联苯胺（DAB），反应产物呈棕色；氨基乙基卡巴唑（AEC），反应产物呈橘红色；4-氯-1-萘酚，反应产物呈灰蓝色。其次是碱性磷酸酶（ALP），其是磷酸酯的水解酶，通过偶氮偶联反应（α-萘酚磷酸盐），经水解的α-萘酚与重碳化合物如快蓝（fast blue）或快红（fast red）形成深蓝色并氧化形成靛蓝，而氮蓝四唑（NBT）在此氧化过程中被还原成不溶性蓝色沉淀物。此外，标记酶还有葡萄糖氧化酶（GOD）、β-半乳糖苷酶等。葡萄糖氧化酶的底物为葡萄糖，配以 NBT 和 PMS，呈蓝色沉淀。

（四）对照实验

为排除各种因素的干扰，准确评价染色结果，必须同时做对照实验。在抗体特异性较好的前提下，对照实验有以下几种：①用未经免疫的同种动物血清代替第一抗体，结果应为阴性；②不加一抗，结果应为阴性；用不含靶抗原的标本进行免疫标记，结果应为阴性；③对含有靶抗原的标本进行免疫标记，结果应为阳性。

（五）结果观察和分析

阳性细胞的特异性染色常分布于细胞质、细胞核和细胞膜，阳性细胞显色的深浅反映抗原的浓度，以此作为定性、定量和定位的依据。阳性细胞的染色常定位于细胞，并与阴性细胞间有明显间隔；非特异性染色不只是单个细胞染色，常累及一片细胞。

四、临床应用

酶免疫组化技术敏感性高、定位准确、对比度好、可用普通光镜或电镜观察，具有既可观察细胞的细微结构，染色标本又能长期保存的特点。在临床诊断中应用较为广泛，可用于提高病理诊断的准确性；用于癌基因蛋白的检测、微小转移灶的检测、对肿瘤细胞增生程度的评价、指导肿瘤治疗，如用酶免疫组化技术检测乳腺癌组织 HER-2 抗原；还可用于免疫性疾病的诊断及病原微生物的检查等。

第四节　酶免疫分析技术发展趋势

一、酶免疫分析仪器发展趋势

ELISA 专用仪器是酶联免疫检测仪，又称微孔板检测器，可分为半自动和全自动两大类。工作原理基本一致，核心都是一个比色计，即用比色法分析抗原或抗体的含量。酶联检测分析中多数样品需要检测的成分含量很少且具有生物活性，对试剂的敏感度很高，操作人员在试剂添加量或操作时间上的偏差均会对实验结果造成很大影响。同时，一些大中型医疗机构，待检样品数量大，依靠人工操作难以满足实际要求，且人工操作难以保证检测的准确性、可靠性和稳定性。全自动酶联免疫工作站系统是一种由计算机控制的液体处理和酶标板处理系统，与半自动检测仪相比操作更简单，使用更便捷，并开始逐渐代替人工操作。第一代全自动酶免分析系统将单 / 双针加样系统与酶标板处理系统一体化，但加标本占用较长时间，被认为是"节约劳动力而不提高效率"的仪器。第二代全自动酶免分析系统针对第一代略有改进，但不能同时处理实验中的两种过程，实验完成时间延长。第三代全自动酶免分析系统开始采用多任务、多通道分析，完全实现平行过程的处理。

全自动酶免分析系统可完成 ELISA 自动加样、孵育、洗板及读数全过程。但其仍存在一定的弊端，首先并未从根本解决单人份、单项目的随机化快速检测，同时仪器板架位饱和、对原始管的上机严格要求以及难以实现多孔加样头的液面探测功能等诸多因素也限制了酶联免疫仪器的发展。根据科技发展与实验要求，未来ELISA相关仪器将朝着更智能更便捷的方向发展。具有加样范围宽、精密度高（CV<1.5%），一次性加样头或可清洗使用的加样针；原始样本管可直接上机使用；自带试剂冷藏系统；有装载大量样本管和稀释管的能力；可使用各种规格和材料的样本试管；能检测出样本中的凝块或气泡；读板时可自动验证微孔板中的液量；易于操作的软件和易于维护的硬件；易于调整和校准；条形码识别样本；调节孵育温度；可同时处理各种规格的微孔板；可进行孔内稀释；有质控数据处理系统等多功能的新型酶联免疫检测仪将成为研究的热点。

二、酶免疫分析技术发展趋势

尽管酶联免疫检测仪的技术研发对酶联免疫检测的发展具有一定的积极影响，但从整体而言，免疫测定技术必然随着新的信使分子、固相载体和识别及检测装置的发明而不断进步。近年来，具有特殊的光、电、磁以及催化性质的新型纳米材料的成功合成为开发新型ELISA法带来了新机遇。研究人员开发了大量基于新型信号输出或信号放大的高灵敏ELISA方法，包括pH响应ELISA、电化学ELISA、化学发光ELISA、PCR-ELISA、数字ELISA、等离子共振ELISA、荧光ELISA等。

（一）pH响应酶联免疫吸附法

pH敏感高分子因其独特的pH敏感性质而在药物控制释放、分子分离以及生物传感器等方面得到应用。pH响应ELISA（pH-ELISA）是在常规ELISA基础上衍生出来的一种免疫分析技术，指底物在酶的催化下发生水解，产生酸性或碱性产物，从而降低或提高溶液的pH。pH随着目标物浓度的变化而变化，通过酸碱指示剂或pH检测仪对待测物进行定性或定量检测。pH-ELISA具有成本较低、可用于裸眼检测等优势。Xiong等建立了竞争pH-ELISA，用于检测黄曲霉毒素B1（AFB1），以溴甲酚紫作pH指示剂实现对AFB1的检测，其裸眼检测限可达100pg/ml，灵敏度比常规ELISA提高近10倍。Zhang等建立了检测人致癌蛋白的高灵敏pH-ELISA方法，与传统以四甲基联苯胺（TMB）为信号输出的ELISA方法相比，灵敏度提高了14倍。应用于免疫分析时要求pH敏感高分子在溶液pH为7.4左右波动时做出响应，过多偏离生理pH会对免疫反应生成的抗原 - 抗体复合物造成不同程度的破坏。目前pH敏感高分子并未在免疫分析中广泛应用，这主要是由于高分子的相转变时pH敏感区域多在4或10左右相。

（二）电化学酶联免疫吸附法

电化学酶联免疫吸附法（electrochemical enzyme-linked immunosorbent assay，E-ELISA）是将酶标记免疫分析技术与电化学分析相结合，同时具有ELISA的特异性和电化学分析的灵敏度。通过将酶免疫分析和流动注射分析与电化学检测相结合，可以在小样品量的情况下实现极低的检测限。电化学传感系统非常简单且便宜，该技术已成功与酶免疫法结合。E-ELISA具有线性范围宽、灵敏度高、抗基质干扰能力强、易于实现自动化等优势，被广泛应用于医学诊断、检验检疫等领域。李向东等以HRP为标记酶，四邻联甲苯胺为酶促反应底物，使用E-ELISA方法检测反应产物，较常规ELISA灵敏度提高了10倍。酶促反应和电化学检测的产物积累，有可能改善电化学酶免疫测定的灵敏度和检测极限。

（三）化学发光酶联免疫吸附法

化学发光酶联免疫吸附法（chemiluminescence enzyme-linked immunosorbent assay，CL-ELISA）是将ELISA系统与化学发光系统相结合的一类检测技术。该技术主要通过检测发光物质的发光强度来反映待测物含量。CL-ELISA主要分为两种类型：一类是选择发光试剂作为酶免疫检测的底物，另一类是将发光试剂直接标记在抗原或抗体上。刘蓓等建立了检测病毒性脑炎患者脑脊液中可溶性CD100的化学发光免疫检测法，其检测灵敏度为0.12ng/ml，并初步应用于临床脑脊液标本的检测。CL-ELISA具有特异性好、灵敏度高、线性范围宽、无放射性污染等优势，广泛应用于医学研究中的肿瘤标志物和治疗药物检测等方面。

（四）PCR-酶联免疫吸附法

由于固相捕获技术的成熟和应用，特别是酶联免疫吸附试验的成功，给核酸定量提供了思路，应用固相捕获的 PCR 定量技术应运而生。即在 PCR 扩增以后，在微孔板上借用酶联免疫吸附试验的原理，使用酶标抗体，进行固相杂交来实现定量，被称为 PCR-ELISA。PCR-ELISA 由 Niemeyer 首次提出，是一类集 PCR 技术、ELISA 技术和探针技术于一体的两级放大免疫学检测技术，不仅极大地提高了传统 ELISA 的灵敏度，还简化了 PCR 产物分析过程。该方法包含 PCR 扩增、产物固定和定量检测三个部分。与传统 PCR 方法学相比，PCR-ELISA 具有简便、快速、灵敏度较高、特异性好等优势，因此广泛应用于医学上诊断各种疾病和病原体。研究者以东方泰勒虫 p33 基因标记的生物素和地高辛（DIG）为引物，建立了检测东方泰勒虫的 PCR-ELISA 平台，并优化了 PCR 扩增和 ELISA 检测步骤，研究结果表明该方法对东方泰勒虫基因组 DNA 的检出限为 18pg/μl，比常规 PCR 方法提高了 10 倍，且具有很好的特异性。虽然 PCR 经过长时间的探索，PCR-ELISA 逐渐成熟并有了不同的改进版本，但总体还没有脱离固相分离、酶标抗体的经典范畴。

（五）数字酶联免疫吸附法

数字酶联免疫吸附法（D-ELISA）由 David Walt 于 2010 年首次提出，是一类将荧光信号转化为二进制信号，利用数学模型将其转换成数字信号的免疫分析方法。其原理是以微球作为载体，形成抗体-目标物-酶标抗体复合物或抗体-酶标抗体复合物，置于上万个小孔微阵列板上，待反应结束后用荧光成像仪记录每孔的荧光强度，按一定标准进行阳性和阴性判读，再用泊松数学模型进行分析，计算出目标物的浓度。由于是小体积检测，该方法灵敏度高且线性范围宽，已广泛应用于蛋白质等的高灵敏分析。

（六）荧光酶联免疫吸附法

荧光酶联免疫吸附法（fluorescence enzyme-linked immunosorbent assay，FELISA）是以荧光信号代替传统比色信号作为免疫学输出信号的一类方法。其原理是利用酶催化荧光前体物质，生成有荧光信号的产物，通过荧光酶标仪检测其荧光强度，实现对待测物的定量检测。传统 FELISA 主要采用 HRP 或 ALP 催化有机发光底物发光，但发光效率偏低导致灵敏度较低。量子点、碳点等新型荧光纳米粒子已被广泛用于提高 FELISA 的灵敏度。与传统有机染料相比，这些纳米粒子具有荧光强度高、耐光漂白、激发光谱宽、发射光谱窄、量子产率高等优势。Huang 等利用 CdTe 量子点结合竞争 ELISA 分析方法建立了一种超灵敏 FELISA 方法检测玉米和大米中的赭曲霉毒素，最低检测限为 0.05pg/ml，比常规 ELISA 提高了 300 倍。FELISA 具有灵敏度高、线性范围宽、无放射性污染等优势，成为科研工作者们研究的热点，广泛应用在医学诊断和食品检测等领域。

（七）等离子共振酶联免疫吸附法

等离子共振酶联免疫吸附法（plasmonic enzyme-linked immunosorbent assay，pELISA）是将金属表面发生的等离子共振现象与 ELISA 分析技术相结合的一类方法。金属无外力存在时表面的自由电子称为表面等离子体。当有入射光照射金属表面时，自由电子会形成振荡电子。入射光与金属的振荡电子发生共振时，金属对光的吸收会显著增强，称表面等离子共振现象（sufarce plasma resonance，SPR）。与传统 ELISA 方法相比，pELISA 易于实现裸眼定性或定量检测，灵敏度高，稳定性好，易于商业化，因此广泛应用于疾病诊断、食品和毒品检测等领域。Chen 等建立了一种 pELISA 方法检测生菜样本中的单增李斯特菌，采用高负载过氧化氢酶（catalase，Cat）的聚丙乙烯硅球为免疫标记物，可实现对目标菌的检测，该方法检测限为 80cfu/ml，比常规 ELISA 提高了 5 个数量级。Laura 等利用 HRP 在常温下辅助催化 H_2O_2 生成 -OH 自由基刻蚀金纳米棒，15 分钟内即可完成对葡萄糖的检测，最低检测限可达 10μmol/L。

近年来,各种基于不同原理的全自动免疫测定分析仪和不同类型的酶联免疫分析技术在实验室中应用越来越多,新型酶联免疫技术不但减轻了操作人员的劳动强度,而且大大提高了测定的灵敏度、准确性和重复性。随着信息科学技术的快速发展,新型酶联免疫技术将迎来更光明的未来。

（林　斯　胡琛光　肖　燚　王　明　韩艳华　吴亚敬）

参考文献

[1] 夏宁邵,郑铁生. 体外诊断产业技术 [M]. 北京:人民卫生出版社,2018.

[2] 李金明,刘辉. 临床免疫学检验技术 [M]. 北京:人民卫生出版社,2015.

[3] 陶涵. 均相酶免疫分析简述 [J]. 药学通报,1987,22(12):745-748.

[4] 齐谢敏,虞留明,李冬,等. 均相酶免疫分析技术在治疗药物监测中的应用 [J]. 药物与临床研究,2015,23(1):47-50.

[5] 曹金博,胡骁飞,王耀,等. 土霉素完全抗原的制备及 ELISA 检测方法的建立 [J]. 食品与机械,2019,35(9):77-83.

[6] 尚淑娜,生威,王璐璐,等. 间接竞争 ELISA 检测食品中的邻苯二甲酸二丁酯 [J]. 食品与机械,2019,35(5):67-7l.

[7] LIU D B,YANG J,WAN G,et al. Glucose oxidase catalyzed growth of gold nanoparticles enables quantitative detection of attomolar cancer biomarkers[J]. Analytical Chemistry,2014,86(12):5800-5806.

[8] ALEX S A,CHANDRA S N,MUKHERJEE A. Gold nanorod-based fluorometric ELISA for the sensitive detection of a cancer biomarker[J]. New Journal of Chemistry,2018,42(19):15852-15859.

[9] WENCEL D,ABEL T,MCDONAGH C. Optical chemical pH sensors[J]. Analytical Chemistry,2013,86(1):15-29.

[10] XIONG Y,PEI K,WU Y,et al. Colorimetric ELISA based on glucose oxidase-regulated the color of acid-base indicator for sensitive detection of a flatoxin B1 in corn samples[J]. Food control,2017(78):317-323.

[11] ZHANG Y,YANG J,NIE J,et al. Enhanced ELISA using a handheld pH meter and enzyme-coated microparticles for the portable,sensitive detection of proteins[J]. Chemical Communications,2016,52(17):3474-3477.

[12] GUTI R Z,IGA G G,HERN N L,et al. Sensitivity improvement of a sandwich- type ELISA immunosensor for the detection of different prostate specific antigen isoforms in human serum using electrochemical impedance spectroscopy and an ordered and hierarchically organized interfacial supramolecular architecture[J]. Analytica Chimica Acta,2016(902):97-106.

[13] WANG Y,ZHAO G,WANG H,et al. Sandwich-type electrochemical immunoassay based on Co_3O_4@ MnO_2-thionine and pseudo-ELISA method toward sensitive detection of alpha fetoprotein[J]. Biosensors and Bioelectronics,2018(106):179-185.

[14] 李向东,沙海亮,白玉兴. 牙本质涎磷蛋白电化学酶联免疫检测方法初探 [J]. 北京口腔医学,2016,24(4):195-197.

[15] 刘蓓,陈萍,宋朝君,等. 化学发光 ELISA 检测可溶型 CD100(sCD100)方法的建立及其应用 [J]. 细胞与分子免疫学杂志,2018,34(4):315-319.

[16] ZONG C,ZHANG D,YANG H,et al. Chemiluminescence immunoassay for cardiac troponin T by using silver nanoparticles functionalized with hemin/G- quadruplex DNAzyme on a glass chip array[J]. Microchimica Acta,

2017，184（9）：3197-3204.

[17] NIEMEYER C M，ADLER M，BLOHM D. Fluorometric polymerase chain reaction（PCR）enzyme-linked immunosorbent assay for quantification of immuno-PCR products in microplates[J]. Analytical Biochemistry，1997，246（1）：140-145.

[18] 耿昕颖，刘艳萍，张福君. 鸭肝炎病毒 PCR-ELISA 检测方法的建立 [J]. 中国兽医科学，2016，46（2）：161-166.

[19] ARAVINDHBABU R，MANOHARAN S，RAMADASS P. Diagnostic evaluation of RT-PCR-ELISA for the detection of rabies virus[J]. Virus Disease，2014，25（1）：120-124.

[20] 孙静，于龙政，薛书江，等. 东方泰勒虫 PCR-ELISA 检测方法的建立 [J]. 延边大学农学学报，2018，40（2）：72-75.

[21] RISSIN D M，KAN C W，CAMPBELL T G，et al. Single-molecule enzyme-linked immunosorbent assay detects serum proteins at subfemtomolar concentrations[J]. Nature biotechnology，2010，28（6）：595.

[22] HUANG X，ZHAN S，XU H，et al. Ultrasensitive fluorescence immunoassay for detection of ochratoxin A using catalase-mediated fluorescence quenching of CdTe QDs[J]. Nanoscale，2016，8（17）：9390-9397.

[23] LIANG Y，HUANG X，CHEN X，et al. Plasmonic ELISA for naked-eye detection of ochratoxin A based on the tyramine-H_2O_2 amplification system[J]. Sensors and Actuators B Chemical，2018（259）：162-169.

[24] CHEN R，HUANG X，XU H，et al. Plasmonic enzyme-linked immunosorbent assay using nanospherical brushes as a catalase container for colorimetric detection of ultralow concentrations of Listeria monocytogenes[J]. ACS Applied Materials & Interfaces，2015，7（51）：28632-28639.

[25] SAA L，CORONADO P M，PAVLOV V，et al. Enzymatic etching of gold nanorods by horseradish peroxidase and application to blood glucose detection[J]. Nanoscale，2014，6（13）：7405-7409.

第五章

免疫组织化学技术

免疫组织化学(immunohistochemistry)技术(简称免疫组化)又称免疫细胞化学(immunocytochemistry)技术,是利用组织化学和免疫学原理发展而成的一门重要技术,在现代生物学领域中广泛应用,对医学基础和临床研究发挥重要作用,为疾病尤其是肿瘤病理诊断和鉴别诊断提供了重要手段,是医院病理科或实验室常规开展的技术之一。

第一节 基本概念

一、抗原

抗原(antigen)是一类在合适条件下,能激发机体免疫系统发生免疫应答,并与免疫应答产生的效应物质(包括抗体和效应细胞)在体内和/或体外发生特异性结合反应的物质。根据抗原具有免疫原性和反应原性的属性,可分为完全抗原和不完全抗原。

完全抗原是指同时具有免疫原性和反应原性的物质,即能在机体内诱导免疫应答,产生效应物质(免疫原性),并可与产生的效应物质发生特异性结合反应(反应原性),如蛋白质、细菌等。

不完全抗原是指在体内单独存在时无免疫原性,但能与相应抗体发生特异性结合反应的低分子化合物或化学基团,又称为半抗原。半抗原与蛋白质载体结合后就获得了免疫原性。

二、抗体

抗体(antibody)是指机体受到抗原刺激后,通过体液免疫应答,B 淋巴细胞活化、增殖、分化为浆细胞,由浆细胞合成并分泌的仅与该抗原发生特异性反应的球蛋白(免疫球蛋白)。免疫组织化学实验中常用的抗体为单克隆抗体和多克隆抗体。

1. 单克隆抗体(简称单抗) 是指一种抗原决定簇的一个 B 淋巴细胞克隆分泌的抗体,应用细胞融合杂交瘤技术通过免疫动物(多为小鼠)制备而成,具有纯度高、特异性强、产量高的优点,但有时会发生交叉反应。在免疫组织化学中,单克隆抗体广泛用于冰冻切片和石蜡切片。

2. 多克隆抗体(简称多抗) 是指将纯化后的抗原直接免疫动物(多为兔),从该动物血中所获得的免疫血清,是多个 B 淋巴细胞克隆所产生的抗体混合物。由于不是单一的纯抗体,其特异性不如单克隆抗体好,有时会发生抗体的交叉反应,但假阴性的概率较低,广泛用于石蜡切片。

3. 一抗和二抗 一抗是指一般情况下所说的抗体,是针对抗原的抗体,即能和抗原特异性结合,识别被检测物质。二抗是能和抗体结合、针对一抗的抗体，即抗体的抗体，主要用于检测抗体的存在，放大一抗的信号，利用抗体是大分子蛋白质具有抗原性的性质，免疫异种动物，由异种动物免疫系统产生的针对于此抗体的免疫球蛋白。一抗和二抗都是可以特异性结合其他物质的基团，一抗可以至少结合两种其他基团（底物和二抗）。

三、抗原决定簇

抗原决定簇（antigenic determinant）是存在于抗原分子表面，决定抗原特异性的特殊化学基团，一般由 5～8 个氨基酸残基、短寡糖残基、核苷酸残基组成。抗原决定簇是被免疫细胞和抗体分子识别的标志，是免疫反应具有特异性的物质基础。

四、抗体交叉反应

两种来源不同的抗原，彼此之间可以有相同的抗原决定簇，由此决定簇刺激机体产生的抗体不仅可分别与自身表面的相应抗原表位结合，还能与另一种抗原的相同表位结合发生反应，称为抗体交叉反应。

五、抗原修复

抗原修复是指组织在制作过程中，由于化学试剂的作用封闭了抗原，而热作用致使部分抗原肽链发生扭曲，从而在免疫组化的染色过程中不能将其显示出来，为了解决上述问题，利用化学试剂和热作用将这些抗原重新暴露出来或进行修正的过程。

第二节　技术原理

免疫组织化学技术是应用抗原与抗体特异性结合的原理，通过化学反应使标记抗体的显色剂（荧光素、酶、金属离子、同位素等）显色，确定组织细胞内抗原（蛋白质、多肽、氨基酸、多糖等），对其进行定位、定性及相对定量的研究。

抗原与抗体之间的结合具有高度特异性，免疫组织化学正是利用这一特性，即先将组织或细胞中的某些化学物质提取出来，以其作为抗原或半抗原免疫小鼠等实验动物，制备特异性抗体，再用这种抗体（一抗）作为抗原免疫动物制备二抗，并用某种酶（常用辣根过氧化物酶）或生物素等处理后再与前述抗原成分结合，将抗原放大，由于抗体与抗原结合后形成的免疫复合物是无色的，因此，还必须借助组织化学方法将抗原抗体反应部位显示出来，常用显色剂 3,3- 二氨基联苯胺（DAB）显示为棕黄色颗粒。

通过抗原抗体特异性结合的免疫反应和组织化学的呈色反应，显示组织或细胞中的化学成分，在显微镜下可清晰观察到细胞内发生的抗原抗体反应产物，从而在组织或细胞原位确定某些化学成分的分布、含量。组织或细胞中凡是能作为抗原或半抗原的物质，如蛋白质、多肽、氨基酸、多糖、磷脂、受体、酶、激素、核酸及病原体等，都可用相应的特异性抗体进行检测。

第三节 技 术 类 型

一、免疫组织化学技术分类

（一）按标记物质分类

按照标记物的种类，如荧光染料、放射性同位素、酶（主要有辣根过氧化物酶和碱性磷酸酶）、铁蛋白、胶体金等，免疫组织化学可分为免疫荧光法、放射免疫法、酶标法和免疫金银法等。其中，免疫酶标法操作较为简便，在普通光学显微镜下即可观察，定位准确，对比度好，染色标本可长期保存，灵敏度高，可用苏木素等试剂复染，从而与组织细胞形态学结构相结合，且所用抗体易于获得。为此，免疫酶标法得到广泛应用。

（二）按染色步骤分类

按照染色步骤，免疫组织化学可分为直接法（又称一步法）和间接法（二步、三步或多步法）。与直接法相比，间接法的灵敏度较高。

（三）按结合方式分类

按照结合方式，免疫组织化学可分为抗原 - 抗体结合，如过氧化物酶 - 抗过氧化物酶（PAP）法；亲和连结法，如卵白素 - 生物素 - 过氧化物酶复合物（ABC）法、链霉菌抗生物素蛋白 - 过氧化物酶连结（SP）法等，其中 SP 法是最常用的方法；聚合物连结法，如即用型二步法，此方法尤其适合内源性生物素含量高的组织抗原检测。

二、常用免疫组织化学染色方法

免疫组织化学的染色方法较多，常用的有直接法、间接法、PAP 法、ABC 法、SP（LSAB）法和 EnVison 法等，其中以 ABC 法和 SP 法最常用。

（一）直接法

直接法为最早出现的方法，是将酶直接标记在特异性抗体上，与标本中的抗原结合，让酶催化底物反应产生有色物质，可在光镜下检测。该方法的优点是简单、步骤少、省时、特异性强、非特异染色较轻，但敏感性差。

（二）间接法

间接法是将酶标记在二抗上，先用未标记的特异性抗体（一抗）与组织或细胞中相应的抗原反应，形成抗原抗体复合物，再用二抗（酶标记抗体）与复合物中的特异抗体结合，形成抗原 - 抗体 - 酶标抗体复合物，最后用底物显色剂显色。由于该方法可通过一个或多个二抗与一抗的不同抗原表位结合，使每个靶点上有更多的酶分子结合，从而放大了信号，与直接法相比，其敏感性更高，而且由于标记的二抗可通用，因此更加经济，但非特异染色较多。

（三）PAP 法（过氧化酶 - 抗过氧化物酶法）

PAP 法通过制备具有高特异性的抗过氧化物酶抗体（简称抗酶抗体），并在抗酶抗体中加入过量的过氧化物酶（如辣根过氧化物酶），使过氧化物酶充分结合在抗酶抗体上形成可溶性的 PAP 复合物。该方法的灵敏度比间接法高 20 倍，背景染色较浅；缺点是特异性抗体与 PAP 复合物的抗酶抗体必须为同源动物（同一种属动物）。

（四）ABC法（卵白素 - 生物素 - 过氧化物酶法）

本方法利用卵白素与生物素特有的高度亲和力这一生物学特性，先将生物素与辣根过氧化物酶（HRP）结合，形成生物素化HRP，再与卵白素按一定比例混合，形成ABC复合物。用生物素化二抗与一抗结合，然后加入ABC复合物，形成抗原 - 抗体 - 生物素化二抗 -ABC，最后用底物显色剂DAB显色。

（五）链霉素抗生物素蛋白 - 过氧化物酶法（SP/LSAB法）

用链霉素抗生物素蛋白代替ABC复合物中的卵白素蛋白，从而形成SP法，其原理同ABC法。由于该方法最早建立和报道，其标记技术得到不断提高，染色时间比同类方法短，并且价格较低，在国内普遍应用。

（六）EnVison法

EnVision法又称ELPS法（enhance labeled polymer system），抗原 - 抗体反应结合后，二抗上标记有多聚化合物（葡聚糖）酶复合物（EnVision复合物），与一抗结合，进而由酶作用底物进行显色定位。EnVision复合物是利用一种多聚化合物将HRP或ALP和二抗（抗鼠或抗兔IgG）同时标记在一个多聚化合物上，即形成酶 - 多聚化合物 - 二抗巨大复合物。该方法优势突出，操作简便、时间短，具有高度放大作用，敏感性和特异性高，无非特异性干扰，背景染色浅。

第四节　技术流程

免疫组织化学染色所用标本主要为组织标本和细胞标本两大类，前者包括石蜡切片和冰冻切片，后者包括组织印片、细胞爬片和细胞涂片。石蜡切片是最常用、最基本的病理学方法，对组织形态保存好且能连续切片，有利于各种染色对照观察，还可长期存档，重复使用，便于回顾性研究。因此，本节主要介绍组织标本石蜡切片的免疫组织化学技术流程。

一、组织处理

（一）取材

取材应尽可能迅速，活检标本和手术切除标本要在2小时内完成，否则可能造成组织出现不同程度的自溶，其抗原变性消失，或严重弥散。取材刀应锋利，操作时不可反复切拉组织，以免造成组织受挤压。取材部位应包括主要病变、病变与正常组织交界处、远离病变区的正常组织，同时应避免取坏死组织。组织块大小要适中，一般为2.0cm×2.0cm×0.2cm，厚度以0.2～0.3cm为宜，组织块过厚容易造成组织在加热抗原修复过程中出现脱片。

（二）固定

组织固定是通过物理和化学方法使细胞内蛋白质凝固，终止或减少外源性和内源性细胞内分解酶的反应，防止细胞自溶，以保持细胞原有形态和组织结构，减少细胞可溶性蛋白、脂肪、糖类等物质的损害和丢失。常规固定剂为3.7%中性缓冲甲醛（pH为7.2～7.4），组织离体后应立即固定，一般不超过30分钟，或立即速冻进行冷冻切片，或保存于 −80℃冰箱备用。冷冻切片的固定，一般用4℃冷丙酮在室温下10分钟即可。固定液的用量为组织大小的4～10倍，固定时间要视组织块的大小而定，常温下一般固定6～24小时。对于需脱钙处理的标本，由于脱钙液对组织抗原破坏较严重，因此在组织脱钙前应在3.7%中性缓冲甲醛中固定6～24小时。

（三）组织脱水、透明和浸蜡

组织脱水采用梯度乙醇脱水方案，如70%乙醇→85%乙醇→95%乙醇×2→无水乙醇，依据组织类型和大小设定每一梯度乙醇的作用时间（可设定为60～120分钟）。脱水时间不足会影响后续染色效果。

二甲苯作为常规透明用试剂，一般需要设置 2 次透明，每次时间 15～60 分钟。浸蜡需设置 2～3 次浸蜡程序，每次 30～90 分钟。组织脱水、透明和浸蜡用的试剂应及时更换，否则易造成组织处理不良。

（四）组织包埋、切片

组织包埋时，根据组织的类型确定包埋方向。免疫组织化学染色的玻片需用防脱玻片，切片厚度为 3～5μm，切片太薄会导致抗原减少，使得抗体阳性表达减弱，切片过厚容易在抗原修复中脱片。烤片温度应高于石蜡熔点 2～3℃，时间 60～120 分钟。免疫组织化学染色应尽量使用新鲜切片（1 周内）。如果准备好的切片暂时不做免疫组织化学染色，可将其密封后放置于 4℃ 冰箱冷藏保存，但不能超过 1 个月。

二、免疫组织化学染色

（一）脱蜡

通常使用二甲苯脱蜡，分 3 次浸泡，10min/ 次。然后梯度乙醇脱水，无水乙醇 ×2、95% 乙醇 ×2、70% 乙醇 ×2，每个梯度乙醇中浸泡 1～3 分钟。脱蜡一定要彻底，否则可能导致免疫组织化学染色失败。

（二）抗原修复

常用的抗原修复方法有酶消化法和热修复法。酶消化法由于蛋白水解会破坏组织形态，因此应选择性使用，严格控制浓度和作用时间。热修复最常用的修复液为柠檬酸盐溶液和乙二胺四乙酸（EDTA）溶液。加热的方法有水浴、高压、微波或高压蒸汽，其中以高压和水浴修复方式最佳。切忌使用家用微波炉进行抗原修复处理。根据加热方法不同，持续时间可设置 2～30 分钟。根据抗体说明书可以选择合适的抗原修复方式、方法、修复液的配制及更换、修复液的 pH 及具体修复条件。

（三）封闭

封闭的意义在于消除免疫组织化学染色中的非特异性干扰，常用的封闭方法为非特异性着色、内源性过氧化物酶和内源性生物素的封闭。

1. 封闭非特异性着色　非特异性着色通常是均匀的，可通过滴加与二抗种属同源的被稀释后的非免疫性血清降低背景。

2. 封闭内源性过氧化物酶　由于许多组织中存在内源性过氧化物酶，可通过与底物 3,3- 二氨基联苯胺（DAB）结合而着色。因此，在一抗孵育前，应用 3% H_2O_2 灭活内源性过氧化物酶活性，消除非特异性染色。如果组织内含有内源性磷酸酶，可用左旋咪唑进行灭活。

3. 封闭内源性生物素　由于各种组织中存在生物素，当使用生物素标记的检测系统，链霉卵白素会与内源性生物素结合产生背景色。冷冻组织内的内源性生物素含量很高，可用未标记的卵白素进行处理，通常用新鲜蛋清液。

（四）一抗的应用

目前已有大量成熟即用型抗体供实验室使用，可按生产厂家提供的条件进行操作。对于浓缩型抗体，一般按照厂家提供的建议稀释度在高于 2 倍至低于 2 倍之间确定最佳抗体稀释度进行稀释预实验，选定最佳的稀释滴度后再进行批量实验。染色背景深大多是抗体浓度过高所致。一抗孵育一般为 37℃ 30 分钟或室温下 30～240 分钟，也可置于 4℃ 冰箱过夜。

（五）冲洗

常用的冲洗液为 PBS 或 TBS 缓冲液，应严格执行冲洗步骤，防止因冲洗不净引起的背景着色，缓冲液中加入 Tween-20 可增强冲洗效果。

（六）检测系统的选用

通用的检测系统有生物素标记的 ABC、SP、LSAB 等，此类检测系统较为经济，目前仍有较多医疗机构使用。非生物素类检测系统成本较高，但由于无需通过生物素的结合，可避免内源性生物素的干扰，其优点为敏感、省时、方便、背景低。

（七）显色系统

根据所标记酶的不同选择不同的显色剂。辣根过氧化物酶常用的显色剂为 DAB（棕色）和 AEC（红色）。若采用碱性磷酸酶系统则选择 BCIP/NBT（蓝紫色）。常规免疫组化显色首选的仍然是 DAB，定位清晰，易于保存；AEC 不能耐受乙醇及敏感性低；BCIP/NBT 阳性虽然鲜艳，但阳性定位不准确。

（八）复染

为了使组织切片清晰地显示组织结构，便于准确定位，常需要对切片进行复染。最常使用的细胞核染料为苏木精，也可根据情况使用甲基绿和核快红。苏木精染色时间5～10分钟，显微镜下控制着色程度，效果好时可用自来水冲洗返蓝。

（九）脱水、透明、封片，显微镜下观察

如果选用 DAB 显色，染色后组织切片经过梯度乙醇脱水、二甲苯透明处理，最后中性树脂封片。如果选用 AEC 显色，则切片不能经乙醇脱水，冲洗后拭干直接用水性封片剂封片。

随着医疗技术的不断发展，近年来市场上出现了半自动或全自动免疫组织化学染色机。由于自动免疫组织化学染色机的广泛应用，较大程度上实现了免疫组织化学染色的自动化、标准化，显著提高了染色质量和工作效率，多数实验室明显减少了手工染色。

三、免疫组织化学染色常用方法步骤

（一）直接法

1. 切片脱蜡、水洗。

2. 0.3% H_2O_2-甲醇处理切片10～20分钟。

3. PBS 缓冲液洗涤。

4. 抗原修复。

5. 加入血清孵育20～30分钟。

6. 甩干血清，加入适当稀释的辣根过氧化物酶标记抗体，或增强的酶标多聚物一步法抗体于切片上20～60分钟。

7. PBS 缓冲液洗涤。

8. DAB-H_2O_2 孵育5～10分钟。

9. PBS 缓冲液洗，流水洗涤。

10. 苏木素复染5分钟。

11. 脱水，透明，封片。

（二）间接法

1. 切片脱蜡、水洗。

2. 0.3% H_2O_2-甲醇处理切片10～20分钟。

3. PBS 缓冲液洗涤。

4. 抗原修复。

5. 加入血清孵育20～30分钟。

6. 滴加第一抗体于切片上，湿盒内孵育30～60分钟。

7. PBS 缓冲液洗涤。

8. HRP 标记抗体或用增强的酶标记多聚物抗体滴加于切片上，湿盒内孵育30分钟。

9. PBS 缓冲液洗涤。

10. DAB-H_2O_2 孵育 5～10 分钟。

11. PBS 缓冲液洗,流水洗涤。

12. 苏木素复染 5 分钟。

13. 脱水,透明,封片。

(三) PAP 法

1. 切片脱蜡、水洗。

2. 0.3% H_2O_2-甲醇处理切片 10～20 分钟。

3. PBS 缓冲液洗涤。

4. 抗原修复。

5. 加入血清孵育 20～30 分钟。

6. 滴加第一抗体于切片上,湿盒内孵育 30～60 分钟。

7. PBS 缓冲液洗涤。

8. 滴加第二抗体于切片上,湿盒内孵育 30 分钟。

9. PBS 缓冲液洗涤。

10. 滴加 PAP 于切片上,湿盒内孵育 30 分钟。

11. PBS 缓冲液洗涤。

12. DAB-H_2O_2 孵育 5～10 分钟。

13. PBS 缓冲液洗,流水洗涤。

14. 苏木素复染 5 分钟。

15. 脱水,透明,封片。

(四) ABC 法

1. 切片脱蜡、水洗。

2. 0.3% H_2O_2-甲醇处理切片 10～20 分钟。

3. PBS 缓冲液洗涤。

4. 抗原修复。

5. 加入血清孵育 20～30 分钟。

6. 滴加第一抗体于切片上,湿盒内孵育 30～60 分钟。

7. PBS 缓冲液洗涤。

8. 滴加生物素化的第二抗体于切片上,湿盒内孵育 30 分钟。

9. PBS 缓冲液洗涤。

10. 滴加 ABC 复合物于切片上,湿盒内孵育 30～60 分钟。

11. PBS 缓冲液洗涤。

12. DAB-H_2O_2 孵育 5～10 分钟。

13. PBS 缓冲液洗,流水洗涤。

14. 苏木素复染 5 分钟。

15. 脱水,透明,封片。

(五) SP(LSAB)法

SP 法操作步骤同 ABC 法,只是以 LSAB 复合物代替 ABC 复合物。

(六) EnVison 法

1. 切片脱蜡、水洗。

2. 0.3% H_2O_2-甲醇处理切片 10～20 分钟。

3. PBS 缓冲液洗涤。

4. 抗原修复。

5. 加入血清孵育 20～30 分钟。

6. 滴加第一抗体于切片上,湿盒内孵育 30～60 分钟。

7. PBS 缓冲液洗涤。

8. EnVision TM 孵育 10～30 分钟。

9. PBS 缓冲液洗涤。

10. DAB-H_2O_2 孵育 5～10 分钟。

11. PBS 缓冲液洗,流水洗涤。

12. 苏木素复染 5 分钟。

13. 脱水,透明,封片。

第五节　主　要　应　用

由于免疫组织化学技术具有特异性强、定位准确、敏感性高和经济实用等优势,被普遍应用于临床和医学研究工作中,尤其在病理诊断方面得到了广泛推广和应用,成为外科病理检查最重要的方法和手段,使病理诊断水平显著提高。在免疫组织化学技术出现之前,病理医生主要通过对肿瘤组织细胞的形态学观察,作出病理诊断,虽然这样能对多数肿瘤进行明确诊断,但仍有 5%～10% 的肿瘤诊断困难。免疫组织化学技术出现之后,疑难肿瘤的病理诊断问题迎刃而解。随着免疫组织化学技术的快速发展和精准医学时代来临,免疫组织化学在肿瘤病理诊断及鉴别诊断、判断预后、个体化靶向治疗中的应用越来越广泛。目前,免疫组织化学技术在临床中的主要应用有以下几方面。

一、判断肿瘤的良、恶性

对于淋巴组织增生性病变是反应性增生还是肿瘤性增生,可用免疫球蛋白(Ig)的轻链抗体检测 B 淋巴细胞增生的单克隆或多克隆性来区别。淋巴滤泡反应性增生,滤泡中心的细胞不表达细胞凋亡蛋白(Bcl-2),Bcl-2 为阴性;而在滤泡性淋巴瘤中,90% 以上肿瘤性滤泡细胞有 Bcl-2 的高表达,Bcl-2 为阳性。通过分析增殖细胞核抗原(Ki-67)、周期蛋白(cyclin)、P53 等在肿瘤细胞的表达情况,能对肿瘤细胞增生的程度作出评价,从而提示增生细胞的良恶性。

二、确定肿瘤细胞起源

通过特定抗体标记肿瘤细胞内相应的抗原成分,可判定肿瘤细胞的属性,确定肿瘤细胞的起源。细胞角蛋白(cytokeratin,CK)是上皮性标记,如分化差的肿瘤细胞 CK 阳性,提示肿瘤为上皮源性肿瘤;P40 阳性提示为鳞状细胞癌;降钙素抗体是甲状腺髓样癌特有的标记;甲状腺球蛋白(Tg)阳性提示甲状腺滤泡性癌;前列腺特异性抗原(prostate specific antigen,PSA)仅见于前列腺上皮;胶质纤维酸性蛋白(glial fibrillary acidic protein,GFAP)阳性提示胶质细胞肿瘤;CD20 和 CD79a 阳性提示 B 细胞淋巴瘤;平滑肌肌动蛋白(actin)阳性提示肿瘤为平滑肌源性;原癌基因蛋白产物 CD117 阳性提示胃肠道间质瘤;血管源性肿瘤内皮细胞标记物 CD34 阳性等。

三、确定肿瘤分期

肿瘤分期是判断预后的一个指标,与是否浸润、有无淋巴管或血管侵袭密切相关,通过免疫组织化学染色可以判断肿瘤是否浸润、有无淋巴管或血管侵袭。层粘连蛋白和Ⅳ型胶原的单克隆抗体可以清楚显示基底膜的主要成分,区分原位癌和浸润癌,一旦癌组织突破基底膜则为浸润癌,未突破基底膜则为原位癌。显示血管和淋巴管内皮细胞的标记物 CD34、D2-40 等可清楚显示肿瘤对血管或淋巴管的浸润。通过分析低分化或未分化癌的 CK 表达情况,可以判断肿瘤的浸润深度。

四、判断转移性肿瘤来源

对于来源不明的转移瘤,免疫组织化学技术可以确定恶性肿瘤的来源,进一步确定原发部位。如角蛋白抗体(CK20)在胃肠道癌、胆管癌、胰腺癌中阳性,而在肺癌、乳腺癌、肾癌中阴性;甲状腺球蛋白(Tg)阳性可考虑甲状腺癌转移;波形蛋白(vimentin)阳性支持肉瘤诊断;前列腺特异性抗原(PSA)阳性可考虑前列腺癌转移;结蛋白(desmin)、肌红蛋白(myoglobin)阳性可考虑横纹肌肉瘤;S-100 蛋白阳性支持黑色素瘤诊断;Syn、CgA 和 CD56 阳性提示神经内分泌肿瘤。这些都为肿瘤的治疗及预后提供了依据。

五、发现微小肿瘤转移灶

在常规组织切片中,判断肿瘤的微小转移灶中单个或几个转移性肿瘤细胞比较困难,淋巴结内窦性组织细胞增生与某些癌的早期转移有时也不易区别。采用免疫组织化学染色方法,有助于及时准确发现微小肿瘤转移灶。如肺癌、胃癌、结直肠癌等淋巴结中观察到单个或少数几个肿瘤细胞 CK 阳性,提示淋巴结微小转移癌。淋巴结出现微小转移癌,对进一步治疗和预后判断有重要意义。

六、指导治疗和预后评估

指导治疗和预后评估相关标记物主要分为以下三类:①肿瘤基因标记物:如癌基因 HER-2、C-myc,P53 蛋白等,卵巢癌中 P53 蛋白过表达与肿瘤的扩散、分化、术后残存癌灶呈正相关;乳腺癌中表达 HER-2 的浸润性癌患者预后差;肺癌中 P53 蛋白表达增高,PTEN 基因表达减弱,提示肿瘤预后不良。②细胞增殖性标记物:肿瘤细胞增生是否活跃直接影响患者临床治疗与预后,如 Ki-67、PCNA、cyclin 等可对肿瘤细胞的增生作出评价,表达指数越高,表明增殖指数越活跃,恶性度增高,预后不良,其中以恶性淋巴瘤、乳腺癌较为明显;对乳腺癌的研究中发现 Ki-67、EGFR 阳性者,淋巴结转移率高,并与激素受体的表达呈负相关。③类固醇激素受体:如雌激素受体(ER)、孕激素受体(PR)等,应用最为广泛的是子宫内膜癌及乳腺癌,如对乳腺癌中 ER、PR 的检测,有助于决定临床治疗中是否需要加入内分泌激素阻断治疗,并能判断预后,ER 及 PR 阳性表达、HER-2 阴性患者对三苯氧胺等激素治疗反应良好,而 ER、PR、HER-2 三种抗体均阴性患者不适宜用三苯氧胺治疗,而且预后差。

七、恶性肿瘤靶向用药分子靶点检测

目前,恶性肿瘤靶向用药分子靶点检测方法包括应用免疫组织化学方法检测目标蛋白表达,荧光原位杂交(fluorescence in situ hybridization, FISH)或显色原位杂交(chromogenic in situ hybridizationg, CISH)检测基因拷贝数,基于聚合酶链反应(PCR)的基因突变检测和二代基因测序等方法。由于免疫组织化学方法操作简便,经济实用,被列为恶性肿瘤靶向用药分子靶点检测最基本的病理学方法。乳腺癌免疫组织化学染色 HER2 强阳性(着色 3+)患者可选用曲妥珠单抗(赫赛汀)治疗。非小细胞肺癌 ALK 阳性患者可选用 ALK 抑制剂克唑替尼。胃肠间质瘤 CD117 阳性患者可用酪氨酸激酶抑制剂伊马替尼

（格尼卫）。非霍奇金淋巴瘤 CD20 阳性患者可选用美罗华治疗。恶性黑色素瘤、非小细胞肺癌、肾癌等恶性肿瘤 PD-L1 阳性患者可选用免疫治疗。

八、检测病原微生物

人类疾病的致病微生物中，有些在常规病理检查中不易发现，尤其是某些病毒，由于其分子水平的结构，在细胞水平难以发现。通过免疫组织化学方法可明确发现病原体抗原部位以及定量，如巨细胞病毒（CMV）、人乳头状瘤病毒（HPV）、单纯疱疹病毒（HSV）、乙型肝炎病毒（HBV）、幽门螺杆菌（HP）等，目前已有很多商品化病原微生物标志物。

第六节　发 展 趋 势

自 20 世纪 40 年代免疫组织化学技术问世以来，伴随着免疫学和组织化学的发展，免疫组织化学技术发生了日新月异的变化。这得益于一系列先进技术的发明和应用，如酶标记抗体基础上研制出的各种高度敏感性免疫组织化学方法（如 PAP 法、ABC 法、SP 法等）、单克隆抗体的出现和抗原修复技术等。尤其是 20 世纪 90 年代初，抗原修复技术成功应用于免疫组织化学染色，使免疫组织化学技术在石蜡切片中广泛应用，这是免疫组织化学技术发展中的里程碑和一次革命性突破，成为病理学诊断和研究工作中最重要的技术，如今免疫组织化学技术已被列为病理科重要的常规检查项目。

近年来，由于分子生物学研究的快速发展和精准医学的兴起，开辟了恶性肿瘤患者个体化靶向治疗的崭新领域，免疫组织化学技术已将诊断病理学提升到分子病理学，通过对肿瘤分子靶点的免疫组织化学检测，进行辅助诊断，实现肿瘤的分子分型、预后评估，为个体化靶向治疗提供参考。

虽然免疫组织化学技术取得了突飞猛进的发展，但由于传统免疫组织化学技术为手工操作，中间环节多，难以达到操作流程的规范化和标准化，容易受人为因素的影响，导致检测结果的可控性、稳定性和一致性差，影响免疫组织化学染色质量。目前，应用自动化免疫组织化学染色仪的病理实验室越来越多，使染色流程步骤标准化、操作自动化，显著提升了染色质量，保证结果可靠和稳定，而且可以高通量染色，明显缩短染色时间。随着数字病理、人工智能病理诊断和信息科学等技术的不断进步，免疫组织化学技术将迎来新的发展机遇。

（吴继华　敬 华）

参考文献

[1] 王伯沄，李玉松，黄高昇，等. 病理学技术 [M]. 北京：人民卫生出版社，2000：355.

[2] 纪小龙，施作霖. 诊断免疫组织化学 [M]. 北京：军事医学科学出版社，1996：12-28.

[3] 《免疫组织化学检测技术共识》编写组. 免疫组织化学检测技术共识 [J]. 中华病理学杂志，2019，48（2）：87-91.

[4] 《胃癌 HER2 检测指南（2016 版）》专家组. 胃癌 HER2 检测指南（2016 版）[J]. 中华病理学杂志，2016，45（8）：528-532.

[5] UEDA N，SHAH S V. Role of endonucleases in renal tubular epithelial cell injury[J]. Exp Nephrol，2000，8（1）：8-13.

[6] 刘复生，刘骅，吕福东，等. 免疫组织化学技术在肿瘤病理诊断中的应用及其存在的问题 [J]. 癌症进展杂志，2007，5（4）：356-357.

[7] 张卫琴. 免疫组化技术在病理诊断中的应用 [J]. 安徽医药，2012，16（11）：1700-1701.

[8] 朱梅刚. 免疫组织化学在淋巴组织增生性病变病理诊断中的应用 [J]. 白血病•淋巴瘤，2017，26（10）：629.

[9] 郭雪晶，曹赫，周建娅，等. PD-L1 检测方法在非小细胞肺癌的研究进展 [J]. 中国肺癌杂志，2019，22（1）：40-44.

[10] HERBST R S，SORIA J G，KOWANETZ M，et al. Predictive correlates of response to the anti-PD-L1 antibody MPDL3280A in cancer patients[J]. Nature，2014，515（7528）：563-567.

[11] 方茹，王小桐，夏秋媛，等. 基于免疫组织化学检测的分子病理诊断 [J]. 中华病理学杂志，2017，46（5）：356-358.

[12] 高丽丽，脱颖，周建文，等. 四种全自动免疫组化仪染色结果的比较分析 [J]. 临床与实验病理学杂志，2020，36（11）：1369.

第六章

荧光免疫分析技术

第一节 总 论

一、概述

发光是化学物质发光最通用的术语,荧光是一种特殊类型的发光,即从光吸收(激发电子从基态到激发态),然后迅速发光,从最低单线态(一般而言)到基态。发射光波长比吸收光波长更长,也意味着其能量更低,因为一些能量由于振动而损失。通常发射的能量分布在电磁波谱紫外线到可见光范围内的宽波段(有机物)。每吸收一个光子最多产生一个光子。

1941 年,Coons 和 Kaplan 第一次在免疫化学技术中使用荧光素标记,建立实体组织的抗体染色方法。以荧光物质标记抗体进行抗原定位的技术称为荧光抗体技术,提出了荧光分析的概念。荧光素等有机荧光分子是分析领域中常用的标记物。在特定的激发下,某些有机荧光分子很容易被激发至饱和状态并发出荧光,还能在短时内进行多次重复激发和测量。由于有机荧光分子的这些特点,Ambrose、Mathies和 Nguyen 等分别成功实现了荧光单分子检测。然而,由于生物制品、溶剂及溶质等散射光、本底荧光及化学发光物质的干扰,以及荧光染料之间光谱的重叠,检测影响因素众多,使传统荧光分析的敏感性大大降低,很难适应对微量抗原抗体的检测。

后续研究者克服了荧光测定本底高等问题,发展了几种荧光测定分析技术,在临床化学检验中广泛应用。Dandliker 和 Feiger 将荧光基团连接到青霉素上,并发现青霉素改变了荧光偏振,产生了可以测量的效应。荧光偏振免疫分析(fluorescence polarization immunoassay,FPIA)被应用到临床。20 世纪 80 年代初,Pettersson 等和 Eskola 等创立了一种非放射性标记免疫分析技术——时间分辨荧光免疫分析(time resolved fluoroimmunoassay,TRFIA)。随后,这两种现代荧光免疫分析方法迅速发展,以其快速、灵敏度高和特异性强的优势很快成为标记免疫分析中又一突破式进步。

二、基本概念

1. 荧光 荧光物质吸收激发光的能量后,电子从基态跃迁到激发态,当其恢复至基态时,以发射光形式释放出能量,称为荧光。

2. 荧光物质 具有共轭双键体系化学结构的化合物,受到紫外光或蓝紫光照射时可激发成为激发态,当从激发态恢复基态时,发出荧光。

3. 荧光寿命 当一束光激发荧光物质时,荧光物质的分子吸收能量后从基态跃迁到某一激发态,再以辐射的形式发出荧光回到基态。当去掉激发光后,分子的荧光强度降低到激发时最大强度的 1/e 时所需的时间为荧光寿命。不同荧光物质的荧光寿命不同。

4. 荧光淬灭　荧光分子由于和其他分子发生作用或在某些理化因素作用下,而出现光度降低、发光时间缩短乃至停止发光的现象。

5. 荧光标记物的相对比活性　指单位时间内每个分子可被探测到的信号量。

6. 发射光谱　保持激发光波长不变(即固定激发单色器),依次改变荧光发射波长,测定样品在不同波长处发射的荧光强度。以发射波长为横坐标,以荧光强度为纵坐标作图,得到荧光发射光谱。

7. 最大发射波长　荧光发射光谱上荧光强度最大值所对应的波长就是最大发射波长。

8. 激发光谱　保持荧光发射波长不变(即固定发射单色器),依次改变激发光波长(即调节激发单色器),测定不同波长激发光激发下得到的荧光强度(即激发波长扫描),以激发光波长为横坐标,以荧光强度为纵坐标作图,即得到该荧光物质的激发光谱。

9. 最大激发波长　激发光谱上荧光强度最大值所对应的波长就是最大激发波长,也是激发荧光最灵敏的波长。

10. 荧光效率　荧光物质将光能转变成荧光的百分率称为荧光效率。在一定范围内,荧光强度与激发光强度呈正相关,即激发光越强,荧光越强,但过强的激发光会使荧光很快消退。

$$荧光效率 = 发射荧光的光量子数(荧光强度) / 吸收光的光量子数(激发光强度)$$

11. 斯托克斯位移(Stokes shift)　激发峰位和发射峰位的波长之间的差是一个表示分子发光特性的物理常数,这个常数被称为斯托克斯位移,表示分子回到基态以前,在激发态寿命期间能量的消耗。

12. 荧光偏振　荧光偏振可用公式说明:$P = F_H - F_L / F_H + F_L$。式中:P 表示偏振度,$F_H$ 表示激发光起偏器和荧光检偏器的透射轴方向平行时测得的荧光强度,F_L 是上述两者方向互相垂直时测得的荧光强度。当 P=0 时,说明完全不偏振,P 在 $-1 \sim +1$ 之间即为部分偏振。

13. 均相免疫检测　在测定过程中将待测物与反应体系中的相关试剂混合反应后直接测定,其关键问题在于如何灵敏地定量区分免疫反应溶液中抗体(或抗原)和抗原-抗体结合物。

14. 非均相免疫检测　在信号检测前需要先将未结合的标记物从反应体系中分离出来。非均相免疫测定通常需要依赖于将抗原、抗体等反应物质包被于固相物质(如反应板、反应微孔或磁珠等),经过洗涤步骤将未结合的标记抗原或抗体分离出反应体系,再通过各种不同的信号报告系统检查抗原抗体复合物的量。分离是免疫测定过程中至关重要的步骤。

荧光免疫分析法是将免疫学反应的特异性和荧光技术的敏感性结合起来的一种方法。荧光免疫分析在医学基础研究及临床诊断中占有重要地位,而性能优良的标记探针的开发则是发展这一技术的决定性因素。

三、荧光免疫分析技术分类

荧光免疫分析技术主要分为两大类:荧光抗体技术和荧光免疫测定技术。

(一)荧光抗体技术

荧光抗体技术是指以荧光素标记抗体,与切片中组织或细胞抗原反应,经洗涤分离后,在荧光显微镜下观察呈特异性荧光的抗原抗体复合物及其部位,从而对组织细胞抗原进行定性、定位及定量检测,或对自身抗体进行定性和滴度测定。该技术具有灵敏性、特异性和直观性。荧光抗体技术包括标本制作、荧光抗体制备、荧光抗体染色和荧光显微镜观察等内容。该技术在临床上主要应用于自身抗体检测、病原体检测、免疫病理检测、细胞表面抗原和受体检测等,此外还有流式细胞分析和液相芯片技术等特殊应用。

(二)荧光免疫测定技术

荧光免疫测定根据检测时是否需要将游离标记物与结合标记物进行分离划分为均相免疫测定和

非均相免疫测定。前者主要指荧光偏振免疫测定，后者包括时间分辨荧光免疫分析和荧光酶免疫分析（fluoroenzyme immunoassay, FEIA）。均相免疫检测的结合速率不受表面缓慢扩散的限制，因此孵育时间较短，通常只有几秒钟到几分钟；非分离的检测最大限度地减少了对自动化的要求。从理论上来说，均相免疫测定方法比非均相更灵敏。非均相的分离和清洗步骤容易出错，且往往会逆转弱结合反应，从而使得敏度降低。但是，非均相免疫测定没有清洗步骤，样本基质的非特异性会影响检测信号的变化。

第二节　技术原理

一、荧光物质

荧光物质主要包括三大类：荧光色素、镧系螯合物及酶作用后产生荧光的物质（表2-6-1）。

表2-6-1　各荧光物质的特征

	荧光物质	激发光波长/nm	发射光波长/nm	荧光颜色
荧光色素	PE	560~570	573~583	橙黄色
	FITC	490~495	520~530	黄绿色
	RB200	570	595~600	橘红色
	TRITC	550	620	橘红色
镧系螯合物	铕的螯合物	337	610~620	
酶作用后产生荧光的物质	4-甲基伞酮	360	450	

注：PE：藻红蛋白；FITC：异硫氰酸荧光素；RB200：四乙基罗丹明；TRITC：四甲基异硫氰酸罗丹明。

（一）荧光素

许多物质都可以产生荧光现象，但不是所有都可以用作荧光色素，只有能产生明显的荧光并能作为染料使用的有机化合物才能称为免疫荧光色素或荧光染料。常见的荧光素有以下几种。

1. 藻红蛋白（phycoerythrin, PE）　从红藻中分离纯化，无定形，褐红色粉末，不溶于水，易溶于乙醇和丙酮，性质稳定，可长期保存，具有很好的吸光性能和很高的量子产率。经激发后，呈明亮的橙黄色荧光，与异硫氰酸荧光素（fluorescein isothiocyanate, FITC）的翠绿色荧光对比鲜明，因此被广泛应用于对比染色或用于两种不同颜色荧光抗体的双重染色。

2. 异硫氰酸荧光素（FITC）　黄色或橙黄色结晶粉末，易溶于水或乙醇等溶剂，是目前使用最广泛的荧光物质。其在冷暗干燥处可保存多年，发射光为明亮的黄绿色荧光。应用FITC的优势在于：①人对黄绿色较为敏感；②通常切片标本中的绿色荧光少于红色荧光。

3. 四乙基罗丹明（rhodamine, RB200）　橘红色粉末，不溶于水，易溶于乙醇和丙酮，性质稳定，能长期保存。发射光为橘红色荧光。

4. 四甲基异硫氰酸罗丹明（tetramethylrhodamine isothiocyanate, TRITC）　发射光为橙红色荧光，与FITC的翠绿色荧光对比鲜明，可配合用于双重标记或对比染色。因其荧光淬灭慢也可用于单独标记染色。其异硫氰基可与蛋白质结合，但荧光效率低。

荧光免疫检测灵敏度通常要高于比色免疫，但其灵敏度受限于荧光背景和自身淬灭反应等。传统的荧光素和罗丹明衍生物作为免疫标记的方法有限灵敏度（最大检测限为10^{-9}~10^{-10}g/L）。限制灵敏度的因素主要是仪器光学元件、比色杯和样本基质的高背景信号。传统荧光素小的斯托克斯位移（通常是24～50nm）会导致散射干扰更加严重，即更加高的背景噪声信号。

（二）其他荧光物质

1. 镧系螯合物　某些 3 价稀土镧系元素如铕（Eu）、铽（Tb）、钐（Sm）等螯合物经激发后也可发射特征性荧光，其中以铕（Eu^{3+}）应用最为广泛。螯合物的激发光波长范围宽，发射光波长范围窄，荧光衰变时间长，最适合用于时间分辨荧光免疫测定。

2. 酶作用后产生荧光的物质　有些化合物本身不能产生荧光，但经酶作用后可形成具有荧光的物质，如 4- 甲基伞酮 -β-D 半乳糖苷，受 β- 半乳糖苷酶作用分解成 4- 甲基伞酮，4- 甲基伞酮可发出荧光。类似的还有碱性磷酸酶、辣根过氧化物酶等，其底物分别为 4- 甲基伞酮磷酸盐、对羟基苯乙酸等。

二、荧光抗体技术

（一）荧光抗体的制备

1. 抗体的要求　荧光抗体是荧光抗体技术的关键试剂，是将荧光素与特异性抗体以化学共价键的方式结合而成。用于标记的抗体应具有高特异性和高亲和力。所用的抗血清中不应含有针对标本中正常组织的抗体，一般经纯化提取 IgG 后再作标记。

2. 荧光素要求　实验室最常用的荧光素是异硫氰酸荧光素。作为标记的荧光素应具备以下特征：①能与蛋白质分子形成共价键的化学基团，与蛋白质结合后不易解离，同时未结合的色素及其降解产物易于被清除；②荧光效率高，与蛋白质结合后仍能保持较高的荧光效率；③荧光色泽与背景组织的色泽对比鲜明；④与蛋白质结合后不影响蛋白质原有的生化与免疫性质；⑤标记方法简单、安全无毒；⑥与蛋白质的结合物稳定，易于保存。

3. 抗体的标记　标记原理是利用抗体蛋白的自由氨基与 FITC 的异硫氰酸基在碱性溶液中形成硫碳酰胺键，使抗体与 FITC 结合成荧光抗体。常用的标记方法有搅拌法和透析法两种。

（1）搅拌法：以 FITC 标记为例。先将待标记的蛋白质溶液用 0.5mol/L pH 为 9.0 的碳酸盐缓冲液平衡，随后在磁力搅拌下逐滴加入 FITC 溶液，室温下持续搅拌 4～6 小时，离心，上清液即为标记物。该方法适用于标记体积较大、蛋白质含量很高的抗体溶液。优点是标记时间短，荧光素用量少。但该方法影响因素多，若操作不当会导致较强的非特异性荧光染色。

（2）透析法：适用于标记样品量少、蛋白质含量低的抗体溶液。此法标记比较均匀，非特异性染色也较低。仍以 FITC 为例，先将待标记的蛋白质溶液装入透析袋中，置于含 FITC 的 0.01mol/L pH 为 3.4 的碳酸盐缓冲液中反应过夜，再用磷酸盐缓冲液透析去除游离色素。低速离心，取上清液。

影响荧光素与抗体结合的主要因素如下：① pH：常用 pH 为 7.4～8 的磷酸盐缓冲液或 pH 为 9～9.5 的碳酸盐缓冲液。②温度：常用 20～25℃，大于 25℃有淬灭作用。③荧光素与蛋白的浓度比例：最适为 1：100～1：150。④淬灭剂的影响。

4. 标记抗体的纯化　抗体标记完成后，还应对标记抗体进一步纯化，以去除未结合的游离荧光素，纯化方法可采用透析法或层析分离法。透析法适用于蛋白含量低的标记物。去除游离荧光素及其降解产物可用透析或凝胶过滤法；去除荧光素未结合和结合过度的抗体可用阴离子交换层析法；去除交叉反应或非期望抗体可用动物肝粉吸收或固相抗原吸收方法。其中凝胶过滤法常用 Sephadex G50 凝胶，洗脱第一峰为荧光素标记抗体峰，第二峰为游离荧光素峰。

5. 荧光抗体的鉴定

（1）荧光素与蛋白质的结合比率：结合的荧光抗体并不是均一的，有的是过量结合，有的是未结合。过量结合是非特异性荧光着色的来源之一，而未结合的则有抑制特异性荧光抗体反应的作用。荧光素结合到抗体蛋白上的量的重要指标是荧光素与蛋白质的结合比率(F/P),反映荧光素(F)结合到抗体蛋白(P)上的量。其计算方法是:FITC标记的荧光抗体稀释至A_{280nm}约为1.0,分别测定A_{280nm}和A_{495nm}的值,计算F/P比值。

$$F/P = 2.87 \times A_{495nm}/A_{280nm} - 0.35 \times A_{495nm}$$

F/P比值越大,表明抗体分子结合的荧光素越多,反之则越少。一般用于组织切片的荧光抗体其F/P值以1.5为宜,用于活细胞染色的F/P值以2.4为宜。

(2)抗体效价:荧光抗体制备完成后应对其效价加以鉴定,可采用双向免疫扩散试验测定,抗原含量为1g/L时,抗体效价>1:16较为理想。

(3)抗体的特异性:一般通过吸收实验和抑制实验评估抗体特异性。①吸收实验:向荧光抗体中加入过量相应抗原反应,再用于阳性标本染色,应不出现明显荧光;②抑制实验:阳性标本先与相应未标记抗体反应,洗涤后再加荧光抗体染色,荧光强度应受到明显抑制。

(4)抗体特异性染色滴度:采用倍比稀释方法。

6. 荧光抗体的保存 荧光抗体的保存应注意防止抗体失活和防止荧光淬灭。最好小量分装,-20℃可冻存2~3年,真空干燥后可长期保存。稀释后的抗体不宜长时间保存,4℃可保存1~3天。

(二)标本的制作

荧光显微镜技术主要观察标本上荧光抗体的染色结果作为抗原的鉴定和定位,因此标本制作的好坏直接影响检测结果。制作标本的过程中,应保持抗原的完整性,并在染色、洗涤和封埋过程中不发生溶解和变性,也不扩散至邻近细胞或组织间隙中。标本切片应尽量薄一些,以便抗原抗体接触和镜检。标本中干扰抗原抗体反应的物质应充分洗去。

常见的临床标本主要有组织、细胞和细菌三大类。按照不同标本可制作涂片、印片和切片。组织材料可制备成石蜡切片或冷冻切片。石蜡切片操作烦琐,且非特异性反应强,目前应用较少。组织标本也可以制成印片。细胞或细菌可制成涂片,涂片应薄而均匀。涂片或印片制成后应迅速吹干、封装,置-10℃保存或立即使用。

(三)荧光抗体染色结果与判断

在已固定的标本上滴加适当稀释的荧光抗体,置于湿盒内孵育。一般孵育条件为25~37℃ 30分钟,不耐热抗原的检测则以4℃过夜为宜,用PBS充分洗涤干燥。根据实验方法不同和荧光抗体染色方法不同,免疫荧光技术可分为直接法、间接法、双标记法和补体法。

1. 直接法 荧光抗体技术最简单和最基本的方法。将待测标本固定在玻片上,用特异性荧光抗体直接滴加于标本上,使之与抗原发生特异性结合,经洗涤后在荧光显微镜下观察。标本中如有相应抗原存在,即与荧光抗体结合,在显微镜下可见有荧光的抗原抗体复合物。本法操作简便、特异性高且非特异性染色较少。但其敏感性低,且每检查一种抗原均需制备相应的特异荧光抗体。

2. 间接法 主要用于检测血清中的抗体。第一抗体为针对抗原的特异性抗体,第二抗体(荧光抗体)为针对第一抗体的抗抗体,最后形成抗原-抗体-荧光物质标记第二抗体复合物。本方法灵敏度高,且在不同抗原检测中只需应用一种荧光抗体。缺点是易产生非特异荧光。间接免疫荧光法是检测自身抗体的良好工具,在自身免疫性疾病的实验室诊断中应用广泛。目前,临床上常规检测抗核抗体一直沿用间接免疫荧光法作为总的抗核抗体的筛查试验。

3. 双标记法 本法用FITC及罗丹明分别标记不同抗体,对同一标本进行荧光染色。两种相应抗原存在时,可同时见到橙红和黄绿两种颜色荧光。

4. 补体法 补体法是间接法的一种改良,利用补体结合反应原理,即在抗原抗体反应时加入补体(多用豚鼠补体),再用荧光物质标记的抗补体抗体进行示踪。此方法的优点是只需制备一种荧光物质标记的抗补体抗体即可检测各种抗原抗体系统（凡能固定补体者），不受抗体来源动物种属限制，敏感性也较高。缺点是容易出现非特异性染色，而且操作过程比较复杂。

5. 荧光抗体染色结果判断　在每次实验时均须设立严格的实验对照，包括阳性对照和阴性对照，应正确区分特异性染色和非特异性染色。阳性细胞的显色分布有胞质型、胞核型和膜表面型三种类型，荧光颜色的深浅可作为抗原定性、定位和定量的依据。

标本的特异性荧光强度一般用"+"号表示。"−"表示无或仅见极微弱荧光；"+"表示荧光较弱但清楚可见；"++"表示荧光明亮；"+++"表示耀眼的强荧光。临床上特异性荧光强度达"+"以上判定为阳性，而阴性对照呈"−"。根据"+"血清最高稀释度判定特异性抗体效价。

（四）荧光显微镜的基本结构

荧光染色结果需要通过荧光显微镜判定。荧光显微镜能发射出一定波长的激发光，对待测样本上的荧光物质进行激发，使之产生一定波长的发射荧光，从而对组织细胞的结构或组分进行定性、定位、定量观察检测。荧光显微镜与普通光学显微镜主要结构基本相同，不同之处在于光源、滤光片、聚光器和镜头等。

1. 光源　由于荧光物质的量子效率极低，因此需要很强的激发光源，例如高压汞灯、氙灯或卤素灯。

2. 滤光片　滤光片的正确选择是获得良好荧光观察的重要条件。滤光片包括隔热滤光片、激发滤光片和吸收滤光片。

（1）隔热滤光片：位于灯室的聚光镜前面，能通过阻断红外线而隔热。

（2）激发滤光片：位于光源和物镜之间，能选择性地透过紫外线可见波长的光域，从而提供合适的激发光。激发滤光片有两种，其中紫外滤光片只允许波长275~400nm的紫外光通过，最大透光度为365nm；蓝紫外光滤光片只允许波长325~500nm的蓝紫外光通过，最大透光度为410nm。

（3）吸收滤光片：位于目镜和物镜之间，作用是阻断激发光而使发射的荧光透过，使标本在暗背景上呈现荧光易于观察，也使眼睛免受强激发光刺激。观察不同的标志物可选择不同的滤光片组合。

（4）光路：分为透射光和落射光两种形式。透射光的照明光线从标本下方经过聚光器会聚后透过标本进入物镜，适于观察对光可通透的标本；落射光的光线从标本上方经过套在物镜外周的特殊垂直照明器，从物镜周围落射到标本上，经标本反射进入物镜，适合观察透明度不好的标本以及各种活性组织等。

（5）聚光器：聚光器有明视野、暗视野和相差荧光聚光器等。聚光器不应吸收紫外线，其与光源光路、激发滤光片组合，以便在黑色背景下获得满意的荧光。

（6）镜头：目镜有氟处理、消色差和复消色差三类镜头，常用的是消色差镜头。

三、荧光免疫测定技术

荧光免疫测定是将抗原抗体反应与荧光物质发光分析相结合，用荧光检测仪检测抗原抗体复合物中特异性荧光强度，对液体标本中微量或超微量物质进行定量测定。常用的荧光免疫测定技术主要有时间分辨荧光免疫测定、荧光偏振免疫测定和荧光酶免测定。

（一）时间分辨荧光免疫测定

时间分辨荧光免疫测定（TRFIA）是一种非放射性核素免疫分析技术，具有超高的灵敏度。其以稀土离子标记抗原或抗体、核酸探针和细胞等，根据螯合物的发光特点，用时间分辨技术测量荧光，同时检测波长和时间两个参数进行信号分辨，可有效排除非特异性荧光的干扰。该方法克服了酶标记物不稳定、化学发光仅能一次发光且易受环境干扰、电化学发光非直接标记等缺点，具有极高的信噪比，大大超过了放射性同位素的灵敏度，且标记物制备简单、储存时间长、无放射性污染、检测重复性好、操作流程短、标准曲线范围宽，不受样品自然荧光干扰，成为标记免疫分析的又一重大突破。

（二）荧光偏振免疫分析

荧光偏振免疫分析（FPIA）是利用抗原抗体竞争反应原理，根据荧光素标记抗原与其抗原抗体复合物荧光偏振程度的差异，测定体液中小分子物质的含量。该方法常用 FITC 标记小分子抗原。

1. 基本原理　当光线通过偏振滤光片后，形成只有一个方向的平面光，称为偏振光。荧光物质经单一平面的偏振光（蓝光，485nm）激发后，可吸收光能并发射出相应的偏振荧光（绿光，525～550nm），偏振荧光具有很强的方向性。

荧光偏振免疫分析利用荧光偏振原理，通过检测荧光素标记的小分子与其他分子相互作用前后分子量的变化，计算水平方向及垂直方向的荧光值进行相关分析。如果被检测分子大，激发时运动慢，测得的荧光偏振光值高；反之，分子小，分子旋转或翻转速度快，发射光相对于激发光平面将去偏振化，测得的偏振光值低，从而计算出样品的偏振值（偏振值单位为 mP）。

2. 方法学评价　FPIA 方法与其他标记免疫方法相比具有显著的优点：①不生成有害的放射性废物；②荧光素标记结合物稳定，使用寿命长；③检测限更低，可达 10^{-10}mol 级范围；④方法重复性好，精密度高，快速，易自动化。在 FPIA 方法中，抗原、抗体的反应和样品分子的测定在溶液中进行，数分钟甚至数秒钟孵育后即可测定荧光偏振光强度，避免了固相标记过程中反复多次的洗涤步骤，且测定速度快，易于实现自动化控制和提高分析方法的精密度。血清标本可直接测定，对样品无须进行分离、提取；样品用量少；短时间内可测定多数样品；仪器不需要每日校准；荧光样品信号强度与激发信号强度成正比，如果激发信号增强，则荧光信号增强，检测的光信号并不受样品浓度的限制。高强度光源的偏振技术和光子检测器使荧光免疫检测成为一种敏感的检测方法。荧光偏振光在有颜色和浑浊的溶液中也能很好地完成检测。

FPIA 方法的主要局限在于其只能测定分子量 <16kDa 的抗原，灵敏度低于 ELISA。仪器设备昂贵，试剂盒专属性强，限制了进一步普及。

（三）毛细管电泳 - 激光诱导荧光偏振

由于荧光偏振对分子缔合或离解引起的旋转运动变化非常敏感，当与毛细管电泳 / 激光诱导荧光结合时，可以同时监测荧光标记物与待测物复合物的迁移率和荧光偏振，从而为结合反应提供更有用的信息。因此，毛细管电泳 - 激光诱导荧光偏振能提供毛细管电泳分离之前或过程中亲和复合物形成的信息。荧光偏振和迁移率位移结果互补，对免疫测定和结合研究有用。

毛细管电泳 - 激光诱导荧光偏振检测系统由一个简单的毛细管电泳单元和一个激光诱导荧光偏振探测器组成。探测器包括用于激发的偏振激光器、激光聚焦和荧光收集光学透镜、偏振光束分光器和两个光电倍增管。激光诱导荧光偏振探测器与激光诱导荧光探测器相似，只是前者中包含一个偏振光分光器以分离两个偏振面的荧光。

水平偏振和垂直偏振荧光由两个独立的光电倍增管同时检测，分别得出水平和垂直荧光强度，根据公式计算荧光偏振。激光诱导荧光偏振探测器类似于双通道激光诱导荧光探测器，使用二色分光器分离两个波长的荧光。当任意一个光电倍增管用于检测荧光强度时，激光诱导荧光偏振探测器可以作为传统的单通道激光诱导荧光检测器。当荧光偏振可以忽略时，每个光电倍增管检测到大约一半的荧光。因此，用激光诱导荧光偏振探测器可实现与激光诱导荧光同一数量级的灵敏度。

（四）荧光酶免疫测定

荧光酶免疫测定（FEIA）是利用酶标记抗体（或抗原）与待检测抗原（或抗体）反应，借助酶反应荧光底物经酶促反应生成稳定且高效的荧光物质，通过测定荧光强度确定待检测抗原或抗体含量。

1. 基本原理　以碱性磷酸酶（ALP）为例。ALP 标记抗体或抗原，与固相载体包被抗原（或抗体）发生反应。ALP 分解 4- 甲基伞酮磷酸盐（4-MUP），脱磷酸根基团后形成 4- 甲基伞酮（4-MU）。4-MU 经360nm 激发光照射，发出 450nm 荧光，通过测定荧光强度计算待检测抗原或抗体含量。

2. 酶和荧光底物　常见用于 FEIA 标记的酶及荧光底物见表 2-6-2。其中，临床上最常用的是碱性磷酸酶（ALP）。

表 2-6-2　常见酶和荧光底物

标记酶	底物	荧光产物	激发光 /nm	荧光 /nm	相应信号
碱性磷酸酶	4-MUP	4-MU	360	450	10
β- 半乳糖苷酶	4-MUG	4-MU	360	450	10
辣根过氧化物酶	HPA	二聚体	317	414	0.03

注：4-MUP：4- 甲基伞酮磷酸盐；4-MUG：4- 甲基伞酮 -β- 半乳糖苷；4-MU：4- 甲基伞酮；HPA：对羟基苯丙酸。

3. 方法类型

（1）双抗体夹心法：固相抗体和酶标记抗体与待检测抗原反应，形成固相抗体 - 抗原 - 酶标抗体复合物，洗涤去除未结合的抗原和酶标抗体，加入底物。最后荧光强度与待检测抗原含量成正比。

（2）双抗原夹心法：用固相抗原和酶标抗原与待检测抗体反应，生成固相抗原 - 待检测抗体 - 酶标抗原复合物，洗涤去除未结合部分，加入底物进行酶促发光反应，荧光强度与待检测抗原含量成正比。

（3）固相抗原竞争法：待检测抗原和固相抗原竞争结合定量的酶标抗体，洗涤去除未结合部分，固相抗原与酶标抗体形成的复合物被留下来，加入底物进行酶促发光反应，荧光强度与待检测抗原含量成正比。

4. 方法学评价　FEIA 由于使用酶和荧光底物的化学反应作为放大系统，灵敏度大大提高。但是，血清和其他生物样品的背景荧光会干扰测定。

（五）液相芯片技术

液相芯片技术是最早通过美国食品与药物监督管理局（FDA）认证的可用于临床诊断的生物芯片技术。液相芯片技术又称悬浮阵列、流式荧光技术，通过编码微球、激光技术、应用流体学及高速数字信号处理等多种技术进行检测，广泛应用于免疫分析、核酸研究、酶学分析、受体和配体识别分析等。

1. 基本原理　液相芯片体系由许多大小均一的聚苯乙烯微球（直径为 5.5～5.6μm）为主要基质构成。微球内部含有红色和橙色两种荧光染料，根据两种染料的比例不同，可将微球分成 100 种，每一种拥有一个编号。因为每种微球内部染料的比例不同，因此其具有特定的光谱特征。不同编号的微球包被不同的探针分子，检测样品中的目标分子，目标分子再与带有荧光的报告分子结合。检测时仪器同时发出红色和绿色两种激光，同时检测微球上的红色荧光和绿色荧光的强度。红色荧光用来鉴别微球，分析探针的种类；绿色荧光用来分析报告分子。荧光强度通过光电倍增体系转换成数值输出，系统对微球的信号值进行统计，确定检测物的种类和数量。由于每种微球具有特定的荧光光谱，所以不同微球可包被不同的探针分子，从而实现高通量检测。这些微球悬浮于一个液相体系中就构成了一个液相芯片系统。在一个反应体系中，理论上，检测一个样本，最多可以同时使用 100 种微球标记 100 种探针分子，检测一个样本中 100 种目标分子。

2. 液相芯片技术的优点

（1）高通量：可对同一样本中的不同目标分子同时进行定性和定量分析。从理论上来说，一个液相芯片系统最多可同时检测 100 种目标分子。高通量检测不仅提高了分析效率，而且检测成本也相应降低。

（2）样本用量少：由于在同一个反应孔中可同时完成多种检测，因此少至 1μl 的样本也可以满足检测需求，非常适用于来源困难的稀有样品。

（3）操作便捷：该系统基于液相反应动力学，因此反应速度快，孵育时间比传统的固相检测短。如进行免疫学分析时，若使用高亲和力抗体，2～3h 小时即可完成检测，核酸杂交分析在 PCR 扩增后 1 小时内可得到结果。

（4）灵敏度高：微球表面积大，每个微球上可包被100 000个捕获抗体。高密度的捕获抗体能最大限度地与样本中的抗原分子结合，提高检测灵敏度。最低检测浓度可达到0.1pg/ml。

（5）检测范围广：可达3～5个数量级，如某公司细胞因子检测试剂盒的检测范围达到0.2～32 000pg/ml，样品无须浓缩或稀释。

（6）特异性强：无须洗涤就能自行将和微球结合的、未结合的分子区分开来，只读取单个微球上的荧光信号，信噪比好。

（7）准确性高：液相芯片技术的检测范围大，因此不需要将样本进行多倍稀释，从而减小了误差。

（8）重复性好：首先，液相芯片技术中荧光读值更直接、稳定和灵敏。其次，液相芯片技术报告的荧光值为100个微球荧光检测结果的中值，相当于重复进行了100次检测。

（9）多元化：适用于各种蛋白质及核酸分析。研究者既可以根据研究需要自行制备探针交联微球，建立反应体系；也可使用种类繁多的商品化试剂盒进行分析，只需增减探针交联微球和标记分子即可满足不同检测项目的需要。

四、荧光检测的局限性

影响荧光检测的因素包括：浓度（如内滤效应、浓度淬火）、背景（Rayleigh散射和Raman散射）、溶剂（如非特异性荧光的干扰、溶剂淬火）、样品（荧光干扰、样品吸附等）、温度以及样品的光解作用（漂白）。

1．内滤效应　溶液吸收激发光少于2%时，浓度和荧光强度之间呈线性关系。当溶液的吸光度超过这个数量，二者之间便随呈非线性关系，称为内滤效应。这是由于激发光在穿越比色皿路径长度时，被荧光团吸收而引起激发光强度减少，因此荧光团被浓缩，激发光强度吸收增加，激发光通过比色皿的减弱强度增加。这种效应常见于直角荧光仪器，直角荧光仪器是用发射缝隙监控样品管的中心，在发射缝隙中激发光的吸收度远胜于比色皿的正面。所以，如果使用的是前表面荧光仪器，不会有太大问题。然而，由于大多数荧光测量都是在稀释的溶液中进行，因此，内滤效应一般不会产生问题。

2．浓度淬火　另一个导致量子产量低于预期的相关现象是浓度淬火（concentration quenching）。通常发生在如抗体等大分子上，被标记为诸如FITC这样的荧光基团。当该化合物被激活时，荧光标记物极为贴近，以至于发生辐射能量转移的情况。因此，产生的荧光远低于预期标记的浓度。通过增加荧光标记的密度来提高检测灵敏度，是在流式细胞分析和激光诱导荧光中很常见的问题。

3．光散射　光散射（light scattering）——Rayleigh散射和Raman散射限制了荧光检测应用。Rayleigh散射发生时，没有波长改变，发生少量斯托克斯移位的荧光基团，激发和发射光谱产生重叠，尤其易受背景光散射导致检测丢失的影响。Rayleigh散射能通过使用界限分明的发射和激发干涉滤波片，恰当设置单色仪和偏振器而得到控制。

Raman散射发生时，波长会延长。这种类型的光散射不受激发波长的影响，是溶剂的固有性质。由于Raman散射光的波长比激发辐射的波长更长，当荧光基团浓度很低时，很难完全消除其干扰。

4．比色杯的材料和溶剂效应　某些含有紫外线吸收剂的石英玻璃和塑料材料会发出荧光。一些溶剂如乙醇，也会产生明显的荧光。因此在建立荧光检测时，评估反应混合物中所有成分的背景荧光尤为重要。荧光发射最少的等级溶剂和比色杯，可以最小化此类荧光背景问题。

5．样本的基质效应　血清或尿液样本包含许多发荧光的化合物。因此，样本基质是无用背景荧光的一个潜在来源，在建立新方法时必须检测。造成这种无用荧光最多的是蛋白质和胆红素。然而，由于蛋白质激发极大值在260～290nm光谱区域内，所以对>300nm区域的背景荧光作用很小。

样本基质中的蛋白质和其他大分子的光散射能导致不必要的背景荧光。如脂血标本会发出强烈的光散射，在建立新荧光检测方法时，脂血标本所产生的荧光背景信号也需要测量。

除了背景干扰，一些荧光基团的稀释溶液浓度为 10^{-9}mol/L 左右或更低时，会吸收玻璃比色杯和其他反应容器的杯壁。同样，当被更长时间激发时，荧光基团的稀释溶液易被强激发光光解（photodecomposition）。在实际操作中，可以通过以下方法解决：①选择适当的容器；②添加润湿剂；③尽可能缩短样本在激发光中暴露的时间。

6. 温度效应　许多化合物的荧光量子效率对温度波动很敏感，因此反应温度必须控制在 ±0.1℃之间。通常而言，荧光强度会随着温度增加而减弱。甚至随着黏度增加，碰撞淬火（quenching）将降低，荧光淬火因此而减少。在实际操作中，荧光强度可通过增加反应溶剂黏度或降低温度而增强。温度效应可通过控制反应温度和加热样本和/或试剂（如果冷藏），将温度效应降到最低。

7. 光解作用　在传统荧光仪中，弱荧光激发或强烈光源照射下的稀释溶液会引起分析物的光化学分解（光漂白）。

以下步骤可将光解作用降到最低：①使用不引入光散射效应的最长可行激发波长；②在激发后立即检测荧光强度以缩短标本被激发的时间；③将易受外界光线影响的不稳定液体用深色瓶子保存；④排除溶液中的溶解氧。

此外，输出能量 >10mW 的高强度激光光源将迅速光解一些荧光分析物。这样的分解会引起非线性反应曲线，并丢失大部分样品荧光。用荧光方法检测极低浓度的分析物时需要优化激光强度和使用敏感的探测器。高能检测中，光解光源包括流式细胞仪、荧光显微镜、激光诱导的荧光检测法，这些分解会引起非线性反应曲线和样品荧光的丢失。

第三节　主　要　仪　器

一、时间分辨荧光免疫分析仪

时间分辨荧光免疫分析仪代表仪器为 Auto DELFIA 全自动时间分辨荧光免疫检测系统。仪器的基本组成包括样本处理器和微孔板处理器。样本处理器包括样本传送装置、加样针和注射器、移液臂、稀释板条、样本架、质控品架、蠕动泵、探针清洗站等。微孔板处理器主要包括微孔板装载/卸载装置、微孔板传送装置、微孔板洗涤装置、增强液加样器、试剂架及加样装置、条形码扫描器、微孔板振荡器/孵育器等。

1. Auto DELFIA 检测原理

（1）96 孔板内包被抗体，加入待测样本，温育，形成固相包被抗体 - 抗原复合物。

（2）洗涤，除去多余样本。

（3）加入 Eu^{3+} 整合抗体，温育，形成固相包被抗体 - 抗原 -Eu^{3+} 螯合抗体复合物。

（4）洗涤，除去未结合的螯合抗体。

（5）加入酸性增强液，在 340mm 的激光发光照射下，发射出 613mm 荧光，由荧光读数仪记录，经计算得出待测抗原含量。

DELFIA 使用的是双光源时间分辨荧光检测信号。对每一个测定孔在 1 秒内进行 1 000 次光信号循环检测，以及脉冲光源发射激发光（340nm）1 000 次，记录 Eu^{3+} 发出的荧光（613nm）1 000 次，对 1 000 次的平均荧光强度进行计算。1 次循环测定为 1 毫秒，其中 3 微秒用于发射脉冲激光，延迟 397 微秒待本底荧光衰退，记录 401～800 微秒的长寿命镧系荧光量，再停留 200 微秒，待荧光基本熄灭后再进行下一个循环，这样可以提高检测的准确性。

2. 仪器使用注意事项

（1）使用环境：将仪器置于水平、稳固、洁净的地方。自然环境中稀土离子十分广泛，如空气灰尘和烟雾中均有不同程度的含量，尤以北方地区为甚，所以应建立一个相对无尘的操作环境，防止器材、试剂和操作者在操作中可能造成的污染。

（2）操作时按照实验室安全工作准则，戴手套、穿工作服，不得戴首饰，以避免潜在危险；实验中应该注意用电安全，不得触及带电部分；标本及其他废弃物处理应遵守实验室相关规定，注意生物安全。

（3）严格遵守操作规程，如仪器出现故障，立即向管理责任人或科室负责人报告，查明原因，及时处理，不得擅自"修理"，应登记"仪器设备使用登记"本。

（4）当仪器不处于 STANDBY 或关机状态时，不得触及加样针、搅拌棒等仪器运动部分。

（5）当血清标本吸入样品杯时，避免产生气泡或吸入凝块。

（6）铕标记物是提高灵敏度、降低非特异性结合的关键，受标记方法、抗体浓度、稀土元素或其螯合物质量及标记中带来不均一性影响，每批标记物质量都有一定差异，因此不同批号标记物敏感性不一，不能混用，且每次测定都应制作标准曲线。

（7）时间分辨荧光免疫分析技术的免疫反应和其他免疫反应的条件一样，易受 pH、温度及时间等因素影响，且 TRFIA 的免疫反应是在室温状态下不断振荡完成，所以反应的室温等环境影响因素应严格控制。

（8）TRFIA 技术由于灵敏度极高，许多因素能够影响其准确度，因此每一步操作都应严格按照操作规程。

二、荧光偏振免疫分析仪

荧光偏振免疫分析（FPIA）的代表仪器为 AXSYM 全自动任选式酶免发光分析系统，其采用了荧光偏振免疫分析技术和微粒子免疫分析技术。使用 ALP 标记抗体或抗原，4-MUP 作为荧光基质及催化底物，固相载体式塑料微粒。

1. AXSYM 的检测原理

（1）将包被有特异性抗体的塑料球、待测样本和碱性磷酸酶标记的抗体加入反应杯，温育，形成微粒包被抗体 - 抗原 - 酶标记抗体复合物。

（2）将复合物转移至玻璃纤维上，用缓冲液冲洗，除去多余的酶标记抗体和样本。

（3）加入底物 4-MUP，ALP 催化其去磷酸基团，形成 4-MU，在 360nm 激发光的照射下，发出 448nm 的荧光。

（4）由荧光读取仪记录并放大，经计算得出待测抗原含量。

2. 注意事项

（1）使用环境：将仪器置于水平、稳固、洁净的地方。

（2）操作时按照实验室安全工作准则，戴手套、穿工作服，不得戴首饰，以避免潜在危险；实验中应该注意用电安全，不得触及带电部分；标本及其他废弃物处理应遵守实验室相关规定，注意生物安全。

（3）严格遵守操作规程，如仪器出现故障，立即向管理责任人或科室负责人报告，查明原因，及时处理，不得擅自"修理"，应登记"仪器设备使用登记"本。

（4）当仪器不处于 STANDBY 或关机状态时，不得触及加样针、搅拌棒等仪器运动部分。

（5）当血清标本吸入样品杯时，避免产生气泡或吸入凝块。

三、液相芯片仪

目前，市场上液相芯片仪主要是 Luminex 系列。Luminex 200 液相芯片仪基于 xMAP 技术原理，整合荧光编码微球、激光检测、应用流体学、最新的高速数字信号和计算机运算法则等多项技术，真正实现了"高通量"检测，并荣获 2005 年度国际临床诊断技术革新奖。基于该技术平台已经有 50 种产品通过美国 FDA 认证进入临床应用。在国内，肿瘤标志物、自身免疫性疾病、HLA 特异性抗体及用于宫颈癌筛查的人乳头状瘤病毒（HPV）等十种产品已通过我国 SFDA 认证，进入临床应用。

Luminex 系统主要由三个功能系统组成：电子元件、流体结构和光学系统。

1. 电子元件　主要包括电源输入模块即电源开关和保险丝、通讯端口和通风过滤器。通风过滤器位于 Luminex 200 分析仪的底部，必要时需对其进行检查和清洁。

2. 流体结构　主要包括鞘液输送分配装置、不锈钢标本探测装置、连接装置。其中，连接装置的用途是将标本探测装置连接到标本管道，取下标本探测装置时，断开此连接装置。

3. 光学系统　由光学组件和激发激光器组成。光学组件不需要用户手动调节。xMAP 技术的核心试剂包括分类校准微球、报告分子校准微球、分类控制微球和报告分子控制微球。

除了以上基本结构，还有专业的 xPonent 软件可以进行实时在线数据分析和系统检测，充分发挥 Luminex 平台高通量的性能。

第四节　临 床 应 用

一、荧光抗体技术的应用

1. 自身抗体检测　荧光抗体技术可用于检测血清抗核抗体、抗平滑肌抗体、抗线粒体抗体等自身抗体，辅助诊断自身免疫性疾病。

2. 病原体检测　荧光抗体技术可以快速鉴定病原体并可检测血清中抗体，用于疾病诊断、流行病学调查和临床回顾诊断。商品化的呼吸道感染 IgM 九项联检试剂盒已广泛应用于呼吸道疾病的诊断。

3. 免疫病理检测　荧光抗体技术可用于组织中免疫球蛋白、补体和抗原抗体复合物的检测及肿瘤组织中肿瘤特异性抗原的鉴定。

4. 细胞表面抗原和受体检测　荧光抗体技术可用于淋巴细胞表面 CD 抗原、抗原受体、补体受体、Fc 受体等检测以及淋巴细胞及其亚群的鉴定和计数。

二、荧光免疫测定的应用

目前，荧光免疫测定技术均有全自动化测试的分析仪器，这些仪器具有试剂和样本条码识别系统，能自动加样、温育、洗涤、分离、测定荧光强度、处理数据和报告结果。

（一）时间分辨荧光免疫分析

TRFIA 应用范围广泛，包括蛋白质、激素、药物、肿瘤标志物、病原体抗原 / 抗体检测等。近些年，TRFIA 还与很多新技术联用，比如基于荧光共振能量转移的 TRFIA，以镧系元素螯合物为供体，有机荧光团为受体，分别对抗原和抗体进行标记，抗原与抗体的特异性结合使供体和受体间的距离缩短，能量由供体转移至受体，通过测量受体的时间分辨荧光强度进行相关物质的测量。该方法在蛋白质、半抗原核酸降解、寡核苷酸从核糖体上的脱落以及汉坦病毒的检测等方面都有应用。

（二）荧光偏振免疫分析

FPIA 技术被 Dandliker 建立时就用于检测激素与受体，20 世纪 80 年代初，Jolley 等对 FPIA 方法做了改进，并用于人体内治疗药物和毒物含量的测定，但早期因缺乏专门的荧光偏振光分析仪器，荧光偏振光强度测定的精密度和灵敏度不高，FPIA 技术的拓展应用受到局限。直到 80 年代后期，Abbott 实验室推出了商品化的 TDx 系列荧光偏振光分析仪，同时配有近百种分析试剂盒。90 年代后，美国某公司又推出了更为先进的专用荧光偏振光分析仪，具有自动化程度高、精密度高和输入参数多等优点。2000 年，Baker 等设计了双光路荧光偏振光分析仪，可以自动扣除背景干扰，对复杂生物样品进行测定时能获得更高的灵敏度和准确度。随着检测仪器设备自动化程度和精准度的提高，FPIA 技术的应用逐渐广泛，目前主要应用于以下方面。

1. 人体内病原体检测以及化学成分的浓度监测　在临床治疗过程中或进行毒品检测时，需对患者进行病原体检测，或对某些化学成分浓度进行监测，FPIA 技术以其快速、灵敏和便于自动化操作等优点广泛应用。目前，FIPA 技术已用于流感、结核分枝杆菌、沙门菌和布鲁氏菌等病原体的检测；在检测血液中化学成分方面，如安非他明、苯妥英、戊巴比妥、万古霉素、环孢素 A 和地高辛等药物检测，FPIA 技术经济高效，且检验效果与气相色谱 - 质谱联用技术、高效液相色谱技术等方法无显著差异。

2. 环境中农药残留分析　以前通常采用色谱法和质谱法进行农药残留检测，但成本较高，不适用大批量样品的检测。FPIA 技术很好地解决这一难题，因其具有高效和低成本优势，已广泛应用于环境中部分禁用农药和使用量较大农药的检测，如百草枯、西玛津和 DDT 等，最小检出限可至 ng/ml 水平。

3. 食品安全检测　目前，FIPA 技术在食品安全领域主要用于兽药残留和生物毒素检测，如牛奶中恩诺沙星或磺胺类药物等抗生素检测，食品中赭曲霉毒素 A 和黄曲霉毒素残留检测，且检验效果显示 FIPA 技术的灵敏度比胶体金免疫层析方法高，比传统 ELISA 方法简单快捷，易于实现高通量检测。

4. 发展趋势　FIPA 技术作为一种均相免疫分析方法，具有高效、低成本和环保优势，在人体内化学成分浓度监测、环境农药残留和食品检测领域已有应用，但总体还处于起步阶段。FIPA 技术尚需要进一步完善，如提高检测灵敏度、开发高通量的自动化检测器等。随着 FPIA 技术的不断进步，其在小子物质的检测上势必会有广阔的应用前景。

（三）毛细管电泳 - 激光诱导荧光偏振

与激光诱导荧光检测器相比，激光诱导荧光偏振检测器的构造成本非常低，且具有相同的检测极限特性。荧光偏振信息可以帮助从复杂的样品基质中识别目标分子。目前该方法已成功应用于蛋白 - 肽、蛋白 - 蛋白和蛋白 -DNA 相互作用的研究。例如，毛细管电泳 - 激光诱导荧光偏振免疫分析法可用于检测基因组 DNA 甲基化，其优点包括不需要亚硫酸氢盐转化、PCR 扩增或 DNA 酶切，所需基因组 DNA 小于 1ng，而且速度快。此外，与阵列毛细管电泳相结合可以提供高通量分析。利用激光诱导荧光偏振在线检测技术，无须进一步分离即可从聚合染料中分离出目标免疫复合物并进行定量检测。毛细管电泳 - 激光诱导荧光偏振还可用于监测酶消化和荧光标记反应，也可以用来筛选特定的抗体和结合蛋白，这些领域的应用还有待进一步开发。

（四）液相芯片技术

液相芯片技术是一种非常便捷、高通量的多元分析平台，在核酸、蛋白质等生物大分子的大规模分析中具有巨大的应用市场，可广泛用于免疫分析、核酸研究、酶学分析、受体 - 配体识别分析等众多领域。研究者既可以根据研究需要自行制备探针交联微球，建立反应体系，也可以使用种类繁多的商品试剂盒进行分析。总体来说，液相芯片技术主要包括两大部分：液相蛋白芯片和液相基因芯片。液相蛋白芯片主要基于抗原 - 抗体反应，液相基因芯片则是核酸杂交，可用于检测细胞因子、单核苷酸多态性、病原微生物（病毒、细菌、真菌、寄生虫等），进行血清学诊断、病原体分型、疫苗效力评价、食品安全、环境监测等。

（刘向祎　王　坤　魏雪梅）

参考文献

[1] BURTIS C A，BRUNS D E. Tietz 临床化学与分子诊断学基础 [M]. 7 版. 潘柏申，译. 北京：中华医学电子音像出版社，2017.

[2] 从玉隆，黄柏兴，霍子凌. 临床检验装备大全（第 2 卷）仪器与设备 [M]. 北京：科学出版社，2015.

[3] 王兰兰，吴健民. 临床免疫学与检验 [M]. 4 版. 北京：人民卫生出版社，2007.

[4] 王建红. 流式细胞技术在医学检验中的应用研究进展 [J]. 临床检验杂志（电子版），2017，6（1）：149-150.

[5] 辛甜甜，郭松林，王艺磊，等. 时间分辨荧光免疫分析的新进展 [J]. 理化检验（化学分册），2017，53（1）：112-118.

[6] 张霞. 时间分辨荧光免疫分析技术检测免疫球蛋白 [D]. 武汉：华中科技大学，2012.

[7] 陈玮. 液相芯片技术的原理与应用进展 [J]. 成都医学院学报，2008，3（03）：225-231.

[8] CHAN P Y，CHEUNG Y C，RENNEBERG R，et al. New Trends in Immunoassays[J]. Adv Biochem Eng Biotechnol，2008（109）：123-154.

[9] HICKS J M. Fluorescence immunoassay[J]. Hum Pathol，1984，15（2）：112-116.

[10] ALVAREZ J，FALZON L C，S TRAORÉ，et al. Evaluation of the Fluorescence Polarization Assay as a Rapid On-Spot Test for Ruminant Brucellosis in Cte d'Ivoire[J]. Front Vet Sci，2019（6）：287.

[11] 何晶晶，张雁，刘景瑶，等. 荧光偏振检测技术对人布鲁菌病的诊断价值 [J]. 国际免疫学杂志，2019（6）：599-602.

[12] 周家军，孟祥云，姜怡，等. 地高辛血清药物浓度影响因素及检测方法 [J]. 临床药物治疗杂志，2020，18（10）：72-75.

[13] 王磊，孙文利，陈佳琦，等. 环孢素 A 血药浓度监测相关实验室检测研究进展 [J]. 中华临床实验室管理电子杂志，2019，7（2）：65-70.

[14] 柳颖，郭逸蓉，朱国念. 荧光偏振免疫分析在农药残留检测中的研究进展 [J]. 分析仪器，2016（S1）：66-70.

[15] 张萍，周玉成，程悦宁，等. 荧光偏振免疫分析技术在病原检测中的应用研究进展 [J]. 特产研究，2019，41（2）：96-99.

[16] 任伟绮，陈钰，刘仲明，等. 传染病病原体生物传感即时检测技术与设备综述 [J]. 医疗卫生装备，2020，41（7）：93-98.

[17] 阿说阿沙，邹文佳，付婧洁，等. 荧光免疫分析法在牛奶抗生素残留检测中的研究进展 [J]. 中国兽医杂志，2019，55（9）：61-63.

[18] SONG M，ZHANG Y，LI T，et al. Highly sensitive detection of human thrombin in serum by affinity capillary electrophoresis/laser-induced fluorescence polarization using aptamers as probes[J]. J Chromatogr A，2009，1216（5）：873-878.

[19] WANG X，SONG Y，SONG M，et al. Fluorescence polarization combined capillary electrophoresis immunoassay for the sensitive detection of genomic DNA methylation[J]. Anal Chem，2009，81（19）：7885-7891.

[20] LE X C，WAN Q H，LAM M T. Fluorescence polarization detection for affinity capillary electrophoresis[J]. Electrophoresis，2002，23（6）：903-908.

第七章

均相酶免疫分析技术

第一节　均相酶免疫分析技术概述

酶用作免疫技术标记物是从抗原定位开始的，早在 1966 年 Nakene 和 Pierce 利用酶使底物显色的作用而得到与荧光抗体技术相似的结果。在实际应用中，为了适应与满足临床治疗需要，能快速、简便、准确、灵敏、专一地测定体液中半抗原性物质（如小分子药物等），在酶标记抗原竞争法的基础上，Rubenstein 等 1972 年使用溶菌酶首次建立了吗啡的均相酶免疫检测方法，其后各种检测小分子物质的均相酶免疫方法相继出现，如使用苹果酸脱氢酶（malate dehydrogenase，MDH）的抗体增强酶活性的均相酶免疫检测方法、酶抑制剂标记免疫检测法（inhibitor-labeled immunoassay）、辅基标记免疫检测法（prosthetic group label immunoassay，PGLA）、底物标记荧光免疫检测法（substrate-labeled fluorescent immunoassay，SLFIA）、酶通道免疫检测法（enzyme channeling immunoassay）及辅酶标记免疫检测法（cofactor-labeled immunoassay）等，这些经典的均相酶免疫方法原理较为复杂，试剂制备也较为烦琐，难以推广应用。

1972 年 Ruben stein 及 Ullman 创建了一种均相酶免疫分析技术（homogeneous enzyme immunoassay，HEIA），这是最早取得实际应用的均相酶免疫检测技术。与前述方法不同之处在于，以前的各种酶标记免疫方法都属于需将游离型与结合型化合物进行分离的多相法，而本方法是不需要分离游离型与结合型的均相方法，能达到快速与简便的检测要求，此项技术取得了美国专利权。其后美国某公司深入研发此项技术，研制出用于血药浓度检测的试剂盒，注册商标名称为酶放大免疫分析技术（enzyme multiplied immunoassay technique，EMIT®），中文译名也可称为：酶扩大免疫测定技术。该技术自 1976 年问世以来，经过 40 多年的应用与发展，目前已广泛用于治疗药物监测、疾病诊断、激素检测、毒品检验、食品安全等诸多领域。

经典的均相酶免疫分析技术是一种将生物化学和免疫相结合的检测技术，全过程为竞争性反应，整个反应发生于一个液相均相体系中，无须通过固相分离结合型与游离型的标记物，反应体系中游离的小分子抗原可以与"小分子 - 酶"偶联物竞争性结合抗体的特异性位点。样本中游离的小分子抗原越多，竞争结合的抗体越多，抗体释放出的"小分子 - 酶"偶联物也就越多，通过"小分子 - 酶"偶联物与底物反应得到的信号也就越强。通过 340nm 吸光值的变化即可计算出样品的含量。

随着基因工程的发展，Henderson 等于 1986 年开发出克隆酶供体免疫检测（clone enzyme donor immunoassay，CEDIA）方法，均相酶免疫分析技术得到了进一步发展。克隆酶供体免疫检测技术是将酶分割为两个片段：酶供体（ED）与酶受体（EA），两个片段结合成全酶才能具备活性。标记了酶片段的抗原与抗体结合后，阻碍两个酶片段相互结合，酶活性受到抑制。当样本中的抗原与抗体竞争性结合后，未与抗体结合的 ED 标记抗原与 EA 结合，形成具有活性的全酶，通过检测酶活性的大小即可计算出样本中待测抗原的含量。

综上所述，均相酶免疫分析技术是利用酶标记物与对应抗体或抗原结合，形成抗原抗体复合物后，标记的酶活性受到一定程度的抑制。反应与检测过程中不需要对结合型与游离型的标记物进行分离，可以直接对酶活性进行测量，进而通过酶标记物催化底物反应强度的变化，最终计算得出待测物质含量。均相酶免疫分析技术多用于半抗原，即小分子抗原的检测，临床上常用于检测药物、激素、毒品和兴奋剂等小分子物质。

第二节　均相酶免疫分析技术分类与原理

一、均相酶免疫分析技术的分类

根据抗原抗体反应后是否需要将结合型与游离型的标记物进行分离，可以将标记免疫分析技术分为非均相免疫分析和均相免疫分析。非均相免疫分析是指免疫反应达到平衡后，必须将结合型与游离型的标记物进行分离，才能进行后续检测的免疫分析技术。非均相免疫分析的分离方法有很多种，如可以使用微孔板或磁珠作为固相载体进行分离。均相免疫分析是指反应达到平衡时，无须对结合型与游离型的标记物进行分离，便可以直接进行后续检测的免疫分析技术。

均相酶免疫分析技术是利用酶标记物与之对应的抗原或抗体形成抗原抗体复合物后，标记酶的活性受到一定程度的抑制。酶活性的抑制由于空间位阻造成，反应和检测过程中不需要对结合型与游离型的标记物进行分离，可以直接对酶活性进行测量，从而确定酶标记物的数量，最终计算得出待测物质含量。近年来，一些在概念和技术上较新的均相酶免疫分析方法得到了快速发展，如使用葡萄糖-6-磷酸脱氢酶（glucose-6-phosphate dehydrogenase，G6PDH）为标记物的均相酶免疫检测技术（HEIA）；利用羧化酶和辣根过氧化物酶（HRP）为标记物的均相酶免疫检测技术；以及使用基因工程技术制备试剂的克隆酶供体免疫检测技术（CEDIA）等，其中 HEIA 和 CEDIA 技术由于其试剂性能稳定、制备简单，且测定灵敏度高、特异性强，剂量-反应曲线呈线性化，为均相酶免疫分析在临床检验中的应用开辟了一条新途径。

目前常用的均相酶免疫分析技术类型包括：以葡萄糖-6-磷酸脱氢酶为标记酶的均相酶免疫检测技术（HEIA）和以 β-半乳糖苷酶为标记酶的克隆酶供体免疫检测技术（CEDIA）。这两种均相酶联免疫分析技术的基本原理都是竞争法检测，目前均已逐步得到广泛应用，但两者比较，HEIA 的应用比 CEDIA 的应用更广泛。

二、均相酶免疫分析技术的原理

（一）小分子载体的选择

在标记免疫分析方法的建立过程中，特异性抗体的制备是关键步骤。一般认为，分子量越大、结构越复杂的物质免疫原性越强。然而，激素、药物、农药、毒品、代谢产物、食品添加剂以及环境污染物等很多物质都属于小分子化合物，这些小分子化合物的分子量一般小于能直接免疫实验动物产生相应抗体的分子量下限（5 000Da），属于只具有免疫反应性的半抗原，需要与适当的载体结合成为全抗原，才具有免疫原性，才能诱导动物产生特异性抗体。

载体分子的选择标准是既具有一定的免疫原性，又具有与小分子半抗原偶联的合适官能团，同时与大量小分子半抗原偶联后仍具有一定的溶解性。在溶解性这一点上并不是绝对的，因为任何携带疏水性半抗原的载体都可能因半抗原阻挡载体的亲水表面而产生沉淀，而较难溶解的载体分子可减少其在动物体内的毒性。实际应用中，一些小分子偶联载体被设计成低免疫原性，以降低载体自身产生抗体的比率，从而提高小分子半抗原产生抗体的比率。比较理想的载体为蛋白质载体，其他载体类型包括：脂质体、天然或人工聚合物（如葡聚糖、琼脂糖、聚 -L- 赖氨酸）或人工合成的有机高分子（树枝状大分子）等。

均相酶免疫分析技术中与小分子半抗原偶联的首选载体是蛋白质。虽然几乎所有的异源蛋白质均能在体内引发免疫反应，但小分子免疫原制备中所采用的蛋白质载体一般需要具有大量与小分子半抗原结合的官能团，且能够赋予共价结合的小分子半抗原较强的免疫原性。目前常用作载体的蛋白质是牛血清白蛋白（BSA）、阳离子化的牛血清白蛋白（cBSA）、钥孔血蓝蛋白（KLH）、甲状腺球蛋白（thyroglobulin，TG）、卵清蛋白（ovalbumin，OVA）以及各种类毒素蛋白（包括破伤风类毒素、白喉类毒素等）；其他偶尔作为载体使用的蛋白质包括：肌红蛋白、兔血清白蛋白、牛免疫球蛋白（特别是 IgG）、鸡丙种球蛋白、小鼠血清蛋白、结核菌素纯化的蛋白质衍生物等。人工合成的多肽聚合物也是可选的载体类型之一，常见的有多聚赖氨酸、多聚谷氨酸等，其分子量可达十几万到几十万道尔顿，是良好的半抗原载体。如多聚赖氨酸可与小分子半抗原的 $-NH_2$ 或 $-COOH$ 结合，结合后可刺激动物产生高滴度、高亲和力的抗体。一些大分子聚合物也可以作为载体使用，包括羧甲基纤维素、聚乙烯吡咯烷酮等，可与小分子半抗原结合，加入弗氏佐剂后可诱导动物产生高效价的抗体。

目前，均相酶免疫分析技术中最常用的载体是牛血清白蛋白（BSA），BSA 的多肽链具有 59 个含有 β- 氨基的赖氨酸残基（通常只有 30～35 个可用于偶联反应），19 个含有酚羟基的酪氨酸残基，17 个含有咪唑基的组氨酸残基，以及 1 个含有游离巯基的半胱氨酸残基（另外还有 17 个二硫化物被掩藏在其三维结构中），存在较多羧酸基团使 BSA 带净负电荷（pI 为 5.1）。阳离子化的 BSA（cBSA）是高度可溶性蛋白质，且含有许多具有活性的基团，cBSA 携带的大量净正电荷能显著提高其免疫原性，也能更快地产生免疫应答反应，使偶联在 cBSA 上的小分子半抗原诱导机体产生更高浓度的小分子特异性抗体。

（二）标记酶的选择

均相酶免疫分析技术运用竞争结合的分析方法，酶标记半抗原和非标记半抗原具有相同的与限量抗体竞争结合的能力。抗体与酶标记半抗原结合后，形成空间位阻，封闭了酶与底物的结合位点，从而降低酶对底物的催化效率。通过测定底物终端物特定波长的吸光度变化，即可测定反应系统中总酶活性变化，推算出被测样本中半抗原含量。可用于均相酶免疫分析技术的标记酶有溶菌酶、苹果酸脱氢酶、葡萄糖 -6- 磷酸脱氢酶以及 β-D- 半乳糖苷酶等。酶的催化性质使整个反应具有放大器作用，而且许多酶每一分钟能催化生成 10^5～10^6 个产物分子。作为适当的标记用酶，必须符合以下要求：①纯度高、比活度高、特异性强、价廉。比活度是指一定条件下，单位重量的酶在专一性条件下进行酶促反应的能力。如果作为标记用的酶比活度低，则不能用于酶免疫分析。②酶蛋白分子上具有足够的偶联标记基团，用各种化学方法与抗原进行偶联后仍保持高催化活性，而且酶标记物结合牢固。③能溶于水，在检测和储存条件下稳定。④酶反应后产物的检测方法简单、快速、灵敏，设备费用低。⑤当酶标记抗原与抗体结合后，酶的活性受到抑制，而当酶标记抗原游离时，酶的活性恢复重现。⑥人体液中不存在此酶（或能用有效方法去除干扰）及酶的底物、抑制剂和干扰因素。⑦测定条件对半抗原（小分子）抗体结合无影响。⑧酶的对应底物易于制备和保存。选择一个理想而完全符合上述要求的标记酶，困难很大，实际应用所选用的酶也只能是基本符合要求。

目前均相酶免疫分析技术主要选用葡萄糖 -6- 磷酸脱氢酶（G6PDH）作为标记酶。G6PDH 是葡萄糖分解途径中的磷酸葡萄糖酸途径（磷酸戊糖途径）中的第一个酶，催化 6- 磷酸葡萄糖脱氢，形成 6- 磷酸葡萄糖酸。在不同种类的生物体中 $NADP^+$、NAD^+ 分别作为辅酶（电子受体）。整个反应的平衡是趋向于 NADPH、NADH 的生成。G6PDH 受生成的 NADPH、NADH 的反馈抑制，通过这一简单调节，磷酸戊糖途径可以自我限制 NADPH、NADH、H^+ 的生成，反应过程如图 2-7-1 所示。

（1） D-葡萄糖-6-磷酸（G6P）+ NADP⁺ ⇌ (G6PDH（人体）) D-葡萄糖酸-1,5-内酯-6-磷酸 + NADPH +H⁺

（2） D-葡萄糖-6-磷酸+NAD⁺ ⇌ (G6PDH（细菌）) D-葡萄糖酸-1,5-内酯-6-磷酸+NADH+H⁺

图 2-7-1　葡萄糖-6-磷酸脱氢酶催化反应过程

对于均相酶免疫分析技术而言，人体血清样本中葡萄糖-6-磷酸脱氢酶的干扰，是应用仅能与本检测系统中使用的肠膜明串珠菌（*Leuconostoc mesenteroides*）产生的葡萄糖-6-磷酸脱氢酶发生反应的辅酶NAD⁺来防止的，而人体来源的葡萄糖-6-磷酸脱氢酶仅能以NADP⁺作为辅酶。

（三）小分子物质与蛋白质（载体或标记酶）偶联的基本原理

由于蛋白质分子所能提供的交联基团相似，因此连接方法的选择以及偶联产物的设计主要取决于小分子化合物或其衍生物上的功能基团结构。一般含游离羧基或游离氨基以及两种基团都有的小分子化合物，可直接通过一定方法与蛋白质分子偶联；其他不含游离羧基或游离氨基的小分子化合物，须进行适当的结构改造使其转变为带有游离羧基或游离氨基的衍生物，才能与蛋白质分子连接。

1. 含游离羧基的小分子化合物　羧基具有很强的反应活性，可通过碳二亚胺法、混合酸酐法、活泼酯法等，将小分子化合物的游离羧基与蛋白质分子上的胺基反应，形成稳定的肽键。

（1）碳二亚胺法：碳二亚胺（carbodiimide，EDC）是一种化学性质非常活跃的双功能试剂，可与小分子化合物上的羧基和氨基缩合。其原理是将小分子化合物先与碳二亚胺反应，使羧基脱水，生成一个加成中间产物，再与蛋白质分子上的氨基反应形成酰胺键（图 2-7-2）。

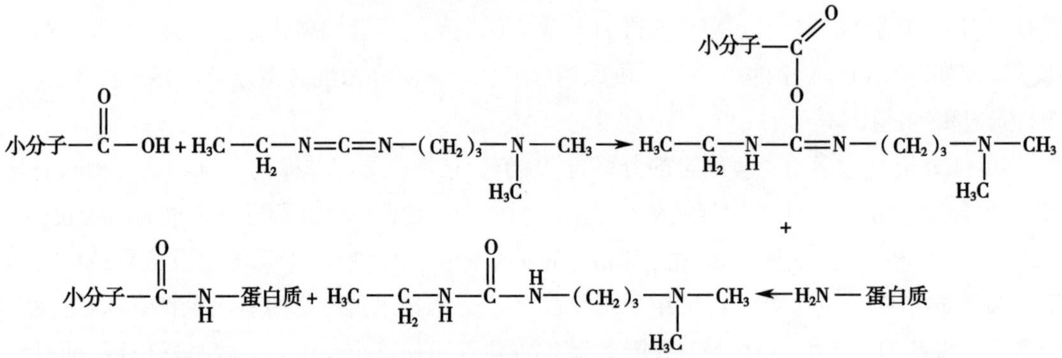

图2-7-2　碳二亚胺法反应原理

（2）混合酸酐法：混合酸酐法又称氯甲基异丁酯法，含有羧基的小分子化合物与氯甲基异丁酯反应形成活泼中间体混合酸酐，然后与蛋白质分子上的氨基反应形成肽键（图 2-7-3）。

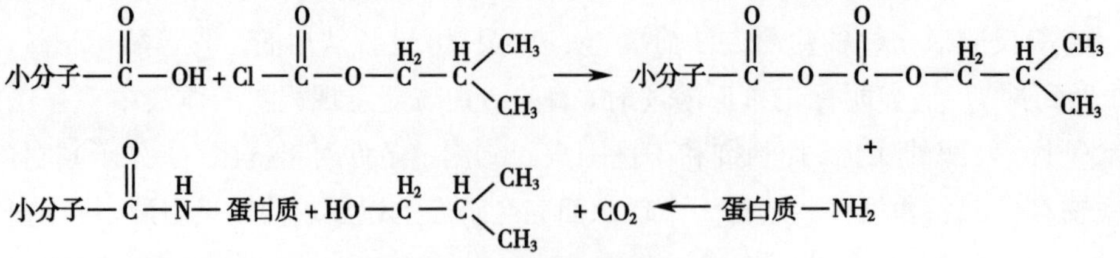

图2-7-3　混合酸酐法反应原理

（3）活泼酯法：含有羧基的小分子化合物在二环己基碳二亚胺（dicyclohexylcarbodiimide，DCC）的作用下，与N-羟基琥珀酰亚胺反应，生成活泼酯衍生物，后者与蛋白质分子上的氨基反应，形成以酰胺键连接的偶联物（图2-7-4）。本方法是碳二亚胺法的改进，避免了碳二亚胺对蛋白质的直接作用，从而避免蛋白分子间的相互交联。

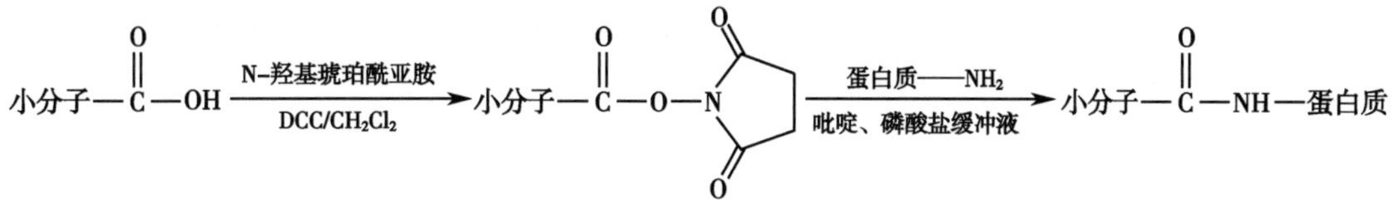

图 2-7-4 活泼酯法反应原理

2. 含游离氨基的小分子化合物 含有氨基的小分子化合物包括芳香胺类和脂肪胺类等。

（1）戊二醛法：戊二醛是带有两个活性基团的双功能连接剂，借助两端的醛基分别将小分子化合物与蛋白质分子的氨基以共价键连接（图 2-7-5）。

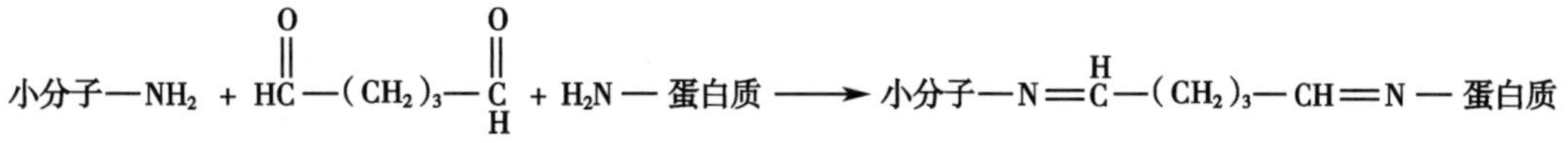

图 2-7-5 戊二醛法反应原理

（2）芳香胺 - 重氮法：重氮法是以芳香族伯胺为原料，通过亚硝酸重氮化使其生成芳胺重氮盐，再与蛋白质分子偶联（图 2-7-6）。

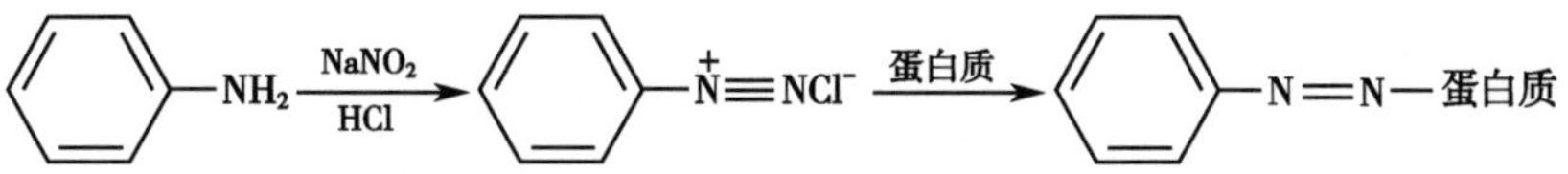

图 2-7-6 芳香胺 - 重氮法反应原理

（3）碳二亚胺法：碳二亚胺也可与小分子化合物上的氨基缩合，其反应原理见图 2-7-7。

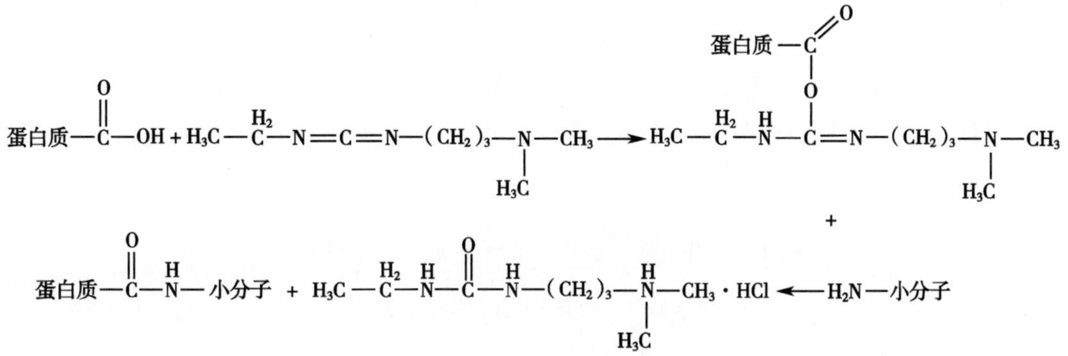

图 2-7-7 碳二亚胺法反应原理

3. 含羟基的小分子化合物 含羟基的小分子化合物，通常需要制备其衍生物，以引入能与蛋白质分子发生反应的功能基团。

（1）琥珀酸酐法：将含羟基的小分子化合物与琥珀酸酐在无水吡啶中反应，即可得到含羧基的小分子化合物琥珀酸单酯衍生物（图 2-7-8），然后再以羧基交联方法与蛋白质分子偶联。

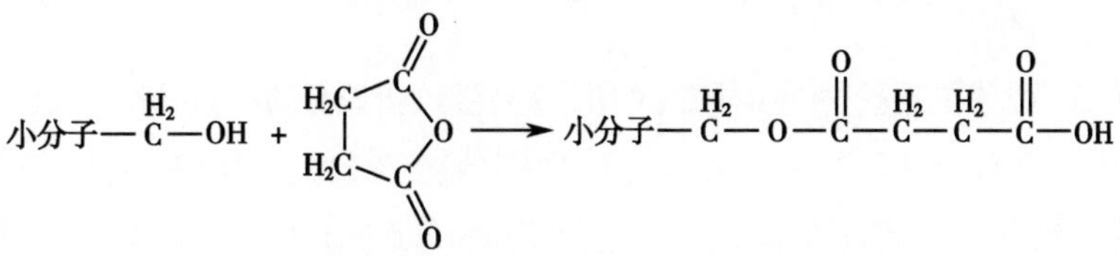

图 2-7-8 琥珀酸酐法反应原理

（2）过碘酸氧化法：具有邻二醇结构的糖类或含糖基的小分子化合物，可用过碘酸盐将糖环氧化成双醛基，再与蛋白质分子上的氨基连接得到稳定的以碳 - 氮单键连接的偶联物（图2-7-9）。

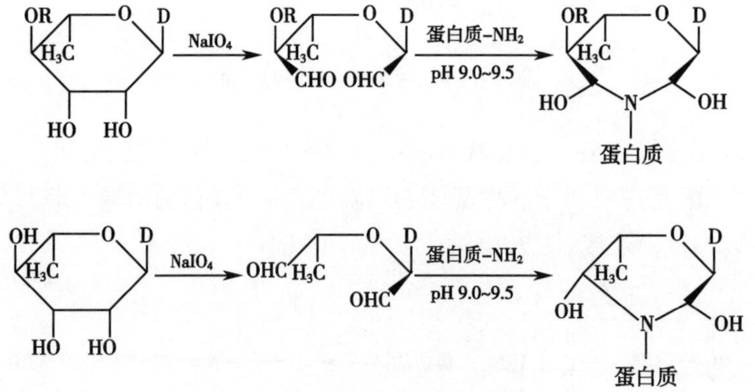

图 2-7-9　过碘酸氧化法反应原理

（3）一氯醋酸钠法：含有酚羟基的小分子化合物可通过与一氯醋酸钠反应生成含羧基的小分子衍生物（图2-7-10），然后再以羧基交联方法与蛋白质分子偶联。

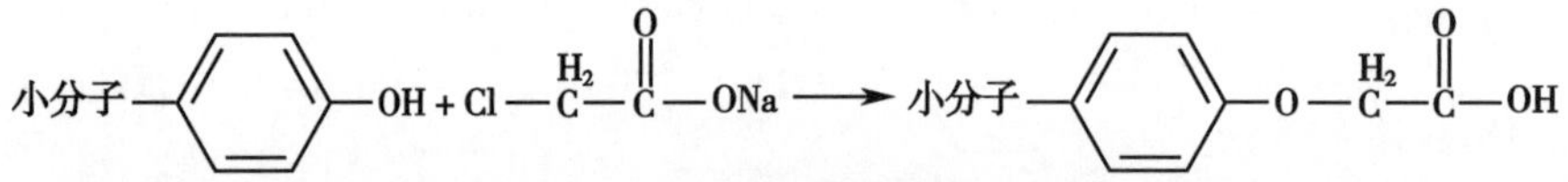

图 2-7-10　一氯醋酸钠法反应原理

4. 含酮基的小分子化合物

（1）Mannich 反应：Mannich 反应是通过将含有 α- 活泼氢的醛、酮与甲醛及胺反应，将小分子化合物上的 α- 活泼氢与蛋白质分子上的氨基进行偶联。

（2）羧甲基羟胺法：含酮基的小分子化合物与 O-（羧甲基）羟胺反应，转变为含羧基的小分子衍生物（图2-7-11），然后以羧基交联方法与蛋白质分子偶联。

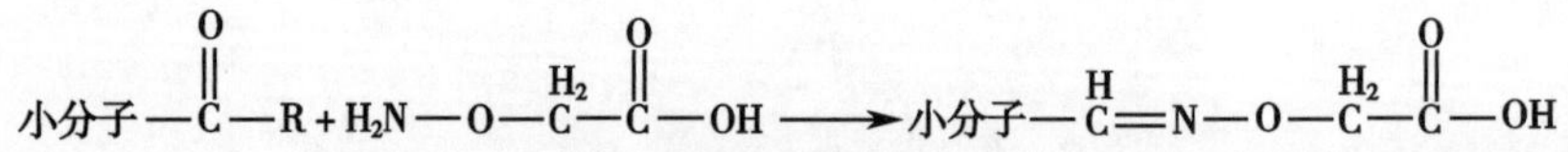

图 2-7-11　羧甲基羟胺法反应原理

5. 小分子化合物通过马来酰亚胺基团与蛋白质偶联　马来酰亚胺是马来酸酐与氨反应生成的衍生物或胺衍生物，马来酰亚胺的双键经过与巯基烷基化反应可以形成稳定的硫醚键（图2-7-12）。

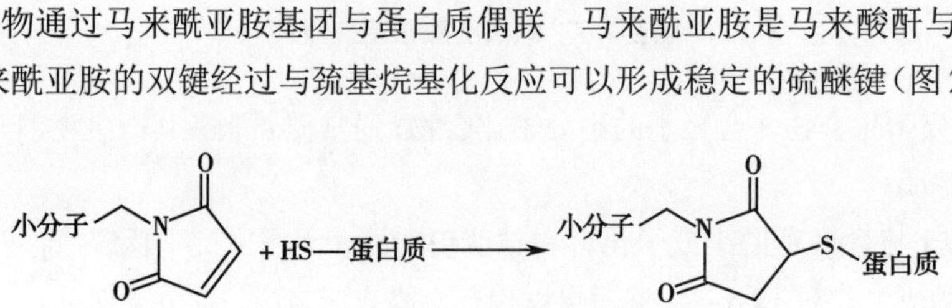

图 2-7-12　马来酰亚胺基团与巯基反应原理

（四）以葡萄糖 -6- 磷酸脱氢酶为标记酶的均相酶免疫分析方法基本原理

1. 经典均相酶免疫分析方法原理　经典均相酶免疫分析方法（即 HEIA 方法）以葡萄糖 -6- 磷酸脱氢酶为标记酶，主要用于检测生物样本中微量的小分子物质，如小分子药物、毒品、内源性小分子物质（激素、代谢物、有机酸）等。其基本原理是：半抗原与酶结合成酶标半抗原，保留半抗原和酶的活性。当酶标半抗原与抗体结合后，标记酶与抗体密切接触，使酶的活性中心受影响而活性被抑制。当试剂中的抗体、酶标半抗原与样本混合后，样本中的半抗原与酶标半抗原竞争性地与试剂中的抗体相结合。如样本中半抗原含量高，与抗体结合的酶标半抗原比例降低，游离的具有酶活力的酶标半抗原量就增加。因此反应后酶活力大小与样本中半抗原呈一定的比例关系，根据酶活力的测定结果可推算出样本中半抗原的含量。具体反应原理见图 2-7-13。

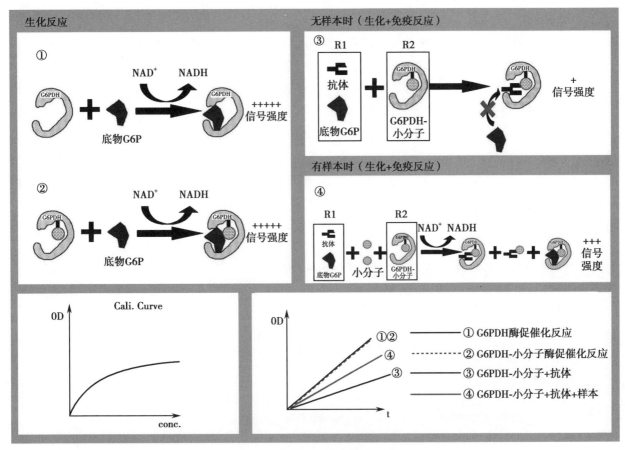

图 2-7-13　均相酶免疫反应原理详解图

HEIA 技术原理：以 G6PDH 作为标记酶，G6PDH- 小分子（半抗原）偶联物催化 6- 磷酸葡萄糖（G6P）转化为 6- 磷酸葡萄糖酸（6PG），同时将辅酶氧化型烟酰胺腺嘌呤二核苷酸（NAD^+）转化成还原型烟酰胺腺嘌呤二核苷酸（NADH），NADH 在 340nm 处有吸收峰，无抗体和待测物时整个反应的信号最强，达到"+++++"（图 2-7-13 ②）。有抗体而无待测物时，G6PDH- 小分子偶联物与抗体结合，G6PDH 活性受到抗体最大限度地抑制，整个反应的信号最弱，为"+"（图 2-7-13 ③）。实际测定时，待测物竞争性结合部分抗体，与抗体结合的 G6PDH- 小分子偶联物被释放出来。待测物越多，释放出来的酶标记偶联物就越多，反应信号也越强。通过建立 340nm 处吸光值与待测物标准品浓度的标准曲线，可计算未知样本浓度（图 2-7-13 ④）。

以小分子药物为例详细说明 HEIA 方法的检测原理，HEIA 反应的关键条件是：①需要有待检测患者体液样本（含或不含待检测的小分子药物）；②抗小分子药物的特异性抗体；③酶和小分子药物的偶联体；④特异性的底物及辅酶。葡萄糖 -6- 磷酸脱氢酶（G6PDH）作为一种具有高度特异性与强催化活力的酶，在酶的活性中心偶联上小分子药物（分子量小于 5 000Da），酶和小分子药物偶联体既有酶的催化活力，又有特异性免疫反应。在待测样本中加入一定量抗小分子药物的特异性抗体，样本中如含有此种待测定的小分子药物,则立即与抗体结合。然后再加入酶标记的小分子药物(G6PDH- 小分子药物偶联体),抗体结合部位并未完全由样本中的小分子药物所结合,即被 G6PDH- 小分子药物偶联体所占据。G6PDH-小分子药物偶联体与对应抗体结合后,由于扩大了空间障碍,大分子的底物(葡萄糖 -6- 磷酸)难于接近G6PDH 的活性中心(催化部位),或因为改变了 G6PDH 活性中心的构象(configuration),阻止了酶与底物的结合,所以 G6PDH 的催化活性大幅下降甚至消失。游离的小分子药物与 G6PDH- 小分子药物偶联体互相竞争抗体结合部位,使原来抗体与 G6PDH- 小分子药物偶联体的结合量随着待测样本中小分子药物浓度的增加而相应减少,一部分已结合的 G6PDH- 小分子药物偶联体重新游离出来,而只有游离的G6PDH- 小分子药物偶联体具有酶的催化活性,使酶活力恢复与提升,提升的酶活力水平与待测样本中小分子药物的浓度成正比。G6PDH 的强催化活性能对底物起作用,使辅酶 NAD$^+$ 转化为 NADH,NADH在 340nm 处有强烈的紫外吸收,转化前后光吸收值的变化可以用自动化生化分析仪对反应液直接进行测定。HEIA 检测是建立在酶标记的小分子半抗原与抗体结合反应而使酶活力受到抑制或重新活化的基础上,因此检测过程速度快、操作简便。待测小分子药物浓度是通过比较样本的特定波长光吸收值变化率与一系列标准品的光吸收值变化率而计算得到的。若待测样本中小分子药物浓度较高,使大量的抗体结合部位被占据,此时较多的酶标记小分子药物游离,则恢复的酶活力较高。反之,待测样本中小分子药物浓度较低,较多的酶标记小分子药物仍然与抗体结合,游离较少,恢复的酶活力较低。其反应过程见图 2-7-14。

（1）样本中的药物 +特异性抗体 ⇌ 药物-抗体+特异性抗体

（2）药物-抗体+特异性抗体 +酶标记的药物 ⇌ 酶标记的药物-抗体+药物-抗体+游离的酶标记药物

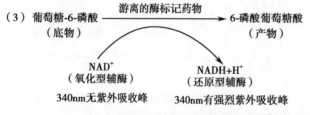

（3）

图 2-7-14　HEIA 方法检测小分子药物的反应过程

2. 重组均相酶免疫分析技术的原理　为了适应更高灵敏度的要求,科学家成功研发出利用基因工程重组葡萄糖 -6- 磷酸脱氢酶(recombinant glucose 6-phosphate dehydrogenase,rG6PDH)作为标记酶的最新一代均相酶免疫分析技术,即第三代重组均相酶免疫分析技术(recombinant homogeneous enzyme immunoassay,rHEIA),使均相酶免疫分析技术的灵敏度从 μg/ml 提升到 pg/ml 级别,相比原有均相酶免疫分析技术最高灵敏度提高 30 倍以上。

传统的 HEIA 技术使用由肠膜明串菌株发酵生产,并经过分离纯化得到野生型葡萄糖 -6- 磷酸脱氢酶(G6PDH),制备酶标偶联物时,待测小分子半抗原会与 G6PDH 上的 32 个赖氨酸残基偶联,因而传统HEIA 技术的最高检测灵敏度一般只能达到 1ng/ml。标记酶的核心位点修饰作用可以进一步提高均相酶免疫分析的灵敏度,如使用重组葡萄糖 -6- 磷酸脱氢酶(rG6PDH)可以将检测信号进一步放大,检测灵敏度能达到 pg/ml 级别。

重组均相酶免疫分析技术(rHEIA)首先使用基因克隆技术得到编码 G6PDH 的基因,然后使用定点突变与基因重组技术对编码 G6PDH 的基因进行特异位点修饰与重组基因表达载体的构建,最后再利用转基因技术与微生物发酵手段将重组 G6PDH 基因转入受体菌株高效表达,制备得到重组葡萄糖 -6- 磷酸脱氢酶（rG6PDH）。rG6PDH 仅在底物结合位点有唯一的一个赖氨酸残基，在制备酶标偶联物时，待测小分子半抗原只会与 rG6PDH 上的单个赖氨酸残基偶联，从而使检测灵敏度提高 10～30 倍。目前，第三代 rHEIA 的最高灵敏度已达到 30pg/ml，可以满足绝大多数小分子检测的要求。利用最新均相酶免疫分析技术，只需常规生化分析仪便能将小分子检测扩展到更广阔的领域。

（五）以 β-半乳糖苷酶为标记酶的均相酶免疫分析方法原理

以 β-半乳糖苷酶为标记酶的均相酶免疫分析方法是利用重组 DNA 技术制备 β-半乳糖苷酶的两个片段：大片段称为酶受体（enzyme acceptor，EA），小片段称为酶供体（enzyme donor，ED）。两个片段本身均不具有酶活性，在合适的条件下结合在一起则具有酶活性。利用 β-半乳糖苷酶两个片段的特性建立的均相酶免疫分析称为克隆酶供体免疫分析（cloned enzyme donor immunoassay，CEDIA）。CEDIA 的反应模式为竞争法，测定原理为：标本中的抗原和 ED 标记的抗原与特异性抗体竞争结合，形成两种抗原抗体复合物。ED 标记抗原与抗体结合后由于空间位阻不能再与 EA 结合。反应平衡后，剩余的 ED 标记抗原与 EA 结合，形成具有活性的酶（图 2-7-15）。加入底物测定酶活力，酶活力的大小与标本中抗原含量成正比。CEDIA 主要用于药物等小分子物质的检测。

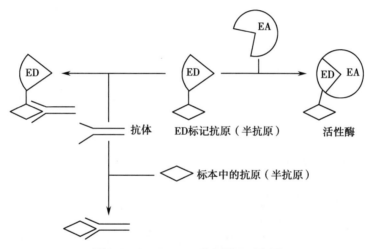

图 2-7-15　CEDIA 反应原理示意图

大肠杆菌 β-半乳糖苷酶是由四个相同亚基组成的四聚体。1986 年 Henderson 等将大肠杆菌乳糖操纵子上编码 β-半乳糖苷酶亚基的 Z 基因用限制性内切酶切成一大一小两个片段，经基因工程技术得到相应的两个肽段，大肽段称为酶受体（EA），小肽段称为酶供体（ED），其本身并无酶活性，但 EA 和 ED 可自动装配成亚基，并聚合成具有酶活性的四聚体。使用 ED 标记半抗原小分子或抗原大分子后，不影响其与 EA 的装配及聚合，但当相应抗体存在时，抗原抗体结合后所致的空间位阻使得酶装配受阻，因此使用竞争结合模式即可检测未知半抗原或抗原。

该均相酶免疫分析方法不同于其他均相免疫检测方法的最大特点是，其具有较高的检测敏感性和线性化的剂量-反应曲线。其较高的检测敏感性主要源于：① β-半乳糖苷酶的高转换率；②大量可供选择的商品化的色原底物，如氯酚-红色-β-半乳糖苷（chlorophenol red-β-galactoside）；③高亲和力抗配体抗体；④ ED 上有许多可供选择的结合配体（ligand）的特殊位点；⑤在许多 CEDIA 检测中，如在 ED 分子上精选的位点结合两个配体，有可能获得更好的检测精确性。此外，通过使用荧光或化学发光底物可进一步增加检测的敏感性。

CEDIA 方法显示了一种线性剂量-反应曲线，这是一般竞争性酶免疫分析方法所没有的，CEDIA 方法之所以能获得这种线性剂量-反应曲线，原因在于：①常规设计的 ED 半抗原结合物的适当设计和合成；

②实验中选择对半抗原和 ED- 半抗原结合物具有不同结合常数的抗体；③实验中检测试剂的加入顺序；④试剂尤其是 EA 反应浓度的理想化。此外，半抗原小分子与 ED 相连的基团性质对获得线性 CEDIA 检测有极为重要的作用，这主要是因为抗小分子抗体的"桥接"识别。因此在检测低浓度待测物时，一般应选择与抗体具有最小识别的连接方式合成 ED- 半抗原结合物，从而避免抗小分子抗体在反应混合物中倾向于与 ED- 半抗原结合，使得游离半抗原和 ED- 半抗原与抗体的竞争结合不至于失去平衡；相反，高浓度待测物，则可选择能与抗体产生桥接识别的方式合成 ED- 半抗原结合物。该方法具有很好的发展前景，目前已有多种商品试剂盒供应。

第三节　均相酶免疫分析技术的流程、难点与优势

一、均相酶免疫分析技术的主要流程

以国内某公司基于均相酶免疫分析技术平台研发的商品化伊马替尼检测试剂盒（均相酶免疫法）为例，对均相酶免疫分析技术的主要流程进行描述。

（一）小分子（伊马替尼）衍生物的设计与合成方法

由于小分子物质分子量较小属于半抗原，只具有免疫反应性，不具备免疫原性，因此在制备用于免疫检测的小分子特异性抗体的过程中，需要首先制备相应的小分子半抗原衍生物，并与适当的大分子载体偶联得到小分子免疫原，通过免疫实验动物制备出具有识别并结合小分子能力的特异性抗体。小分子衍生物的制备，需要拥有丰富的化合物结构设计与有机合成经验，经过精妙的设计和复杂的合成过程。伊马替尼检测试剂盒（均相酶免疫法）研发过程中使用的伊马替尼衍生物化学结构见图 2-7-16。

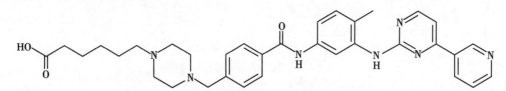

图 2-7-16　伊马替尼衍生物化学结构图

伊马替尼衍生物的合成路线见图 2-7-17。

具体合成步骤如下：

1. 化合物 3 的合成　称取 20g（87.31mmol）化合物 1，溶解于乙腈（CH_3CN）中，然后称取 18g（130.96mmol）碳酸钾（K_2CO_3）和 19.5g（104.77mmol）化合物 2（1- 叔丁氧羰基哌嗪），依次加入上述溶液中制成反应混合溶液。所有成分添加完成后，将上述反应混合溶液在 60℃下搅拌过夜。通过减压方法使溶剂蒸发，然后将得到的残留物溶解于 300ml EA 中，再用 60ml 卤水进行洗涤，最后将有机相通过硫酸钠（Na_2SO_4）进行干燥，浓缩后得到 28g 黄色油状的化合物 3，产率 96%（图 2-7-18）。

2. 化合物 4 的合成　称取 28g（83.73mmol）化合物 3，溶解于 200ml 甲醇中，然后依次加入 100ml H_2O 和 10.53g（251.18mmol）氢氧化锂（LiOH），制成反应混合溶液。所有成分添加完成后，将上述反应混合溶液在室温下搅拌过夜。通过减压方法使溶剂蒸发，然后将得到的残留物溶解于 200ml 纯化水中，再用 3×40ml 乙酸乙酯（EA）进行萃取。将萃取后分离出的水相用 2N 的盐酸进行酸化并过滤，收集滤饼并进行干燥，最终得到 25g 白色固体状的化合物 4，产率 93%（图 2-7-19）。

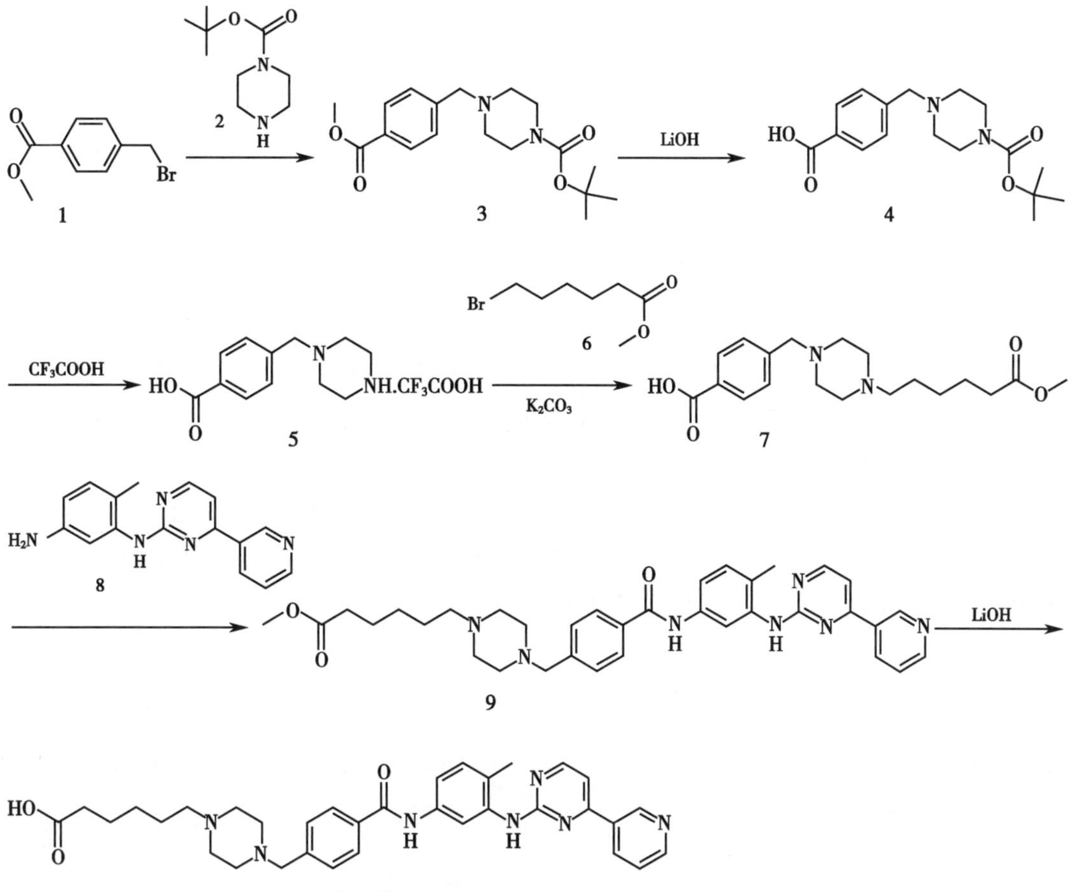

伊马替尼衍生物

图 2-7-17　伊马替尼衍生物的合成路线图

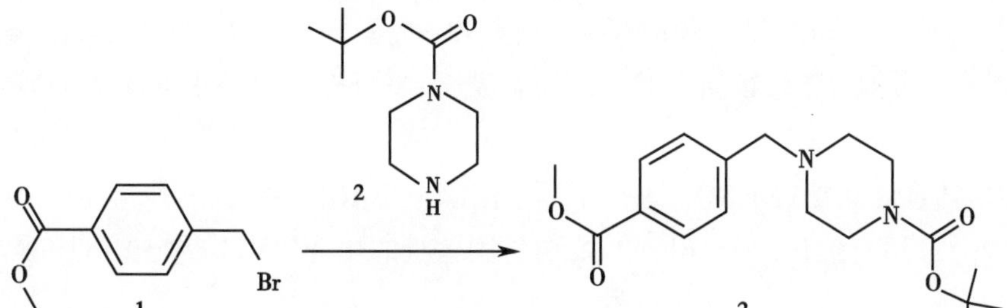

图 2-7-18　化合物 3 的合成图

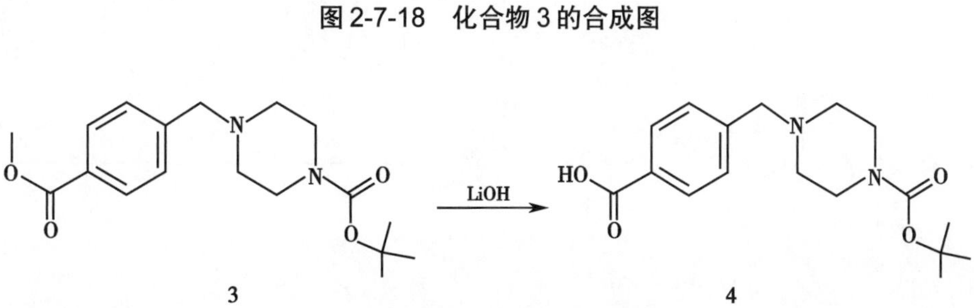

图 2-7-19　化合物 4 的合成图

3．化合物 5 的合成　称取 10g（31.25mmol）化合物 4，溶解于 50ml 二氯甲烷（DCM）中，在 0℃下加入 50ml 三氟乙酸（CF_3COOH），制成反应混合溶液，然后将上述反应混合溶液在室温下搅拌过夜。将溶剂蒸发干，将得到的残留物在甲基叔丁基醚（MTBE）中进行研磨，过滤并收集滤饼，得到 10g 白色固体状的化合物 5, 产率 71%(图 2-7-20)。

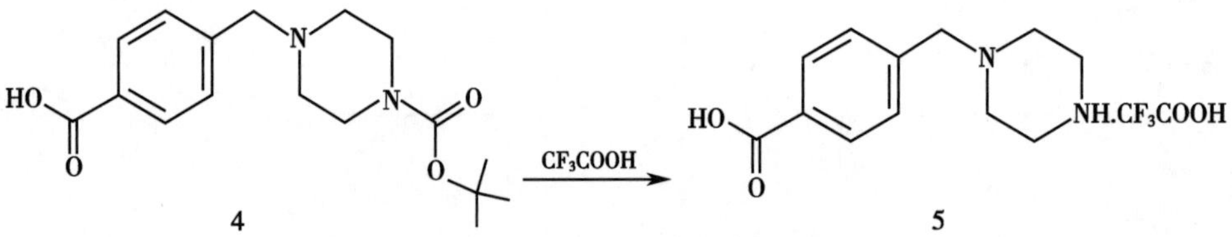

图 2-7-20 化合物 5 的合成图

4. 化合物 7 的合成 称取 5g(11.15mmol)化合物 5, 溶解于 50ml 乙腈(CH₃CN)中, 然后称取 2.8g(13.38mmol)化合物 6(6-溴己酸甲酯)和 6.9g(50.18mmol)碳酸钾(K₂CO₃), 依次加入上述溶液中制成反应混合溶液。所有成分添加完成后, 将上述反应混合溶液在 80℃下搅拌过夜。反应完成后将溶剂蒸发干, 将得到的残留物溶解于 100ml 乙酸乙酯(EA)中, 再将有机相用纯化水和卤水进行冲洗, 冲洗后通过 Na₂SO₄ 进行干燥并浓缩。将浓缩后得到的残留物通过硅胶柱(二氯甲烷:甲醇=20:1)进行纯化, 最终得到 1.3g 白色固体状的化合物 7, 产率 33%(图 2-7-21)。

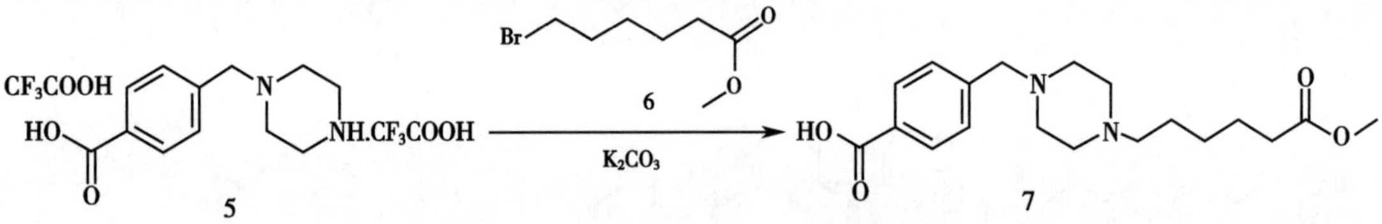

图 2-7-21 化合物 7 的合成图

5. 化合物 9 的合成 称取 1.3g(3.73mmol)化合物 7, 溶解于 10ml 二甲基亚砜(DMSO)中, 然后称取 1.7g(4.48mmol)2-(7-氮杂苯并三氮唑)-N,N,N′,N′-四甲基脲六氟磷酸酯(HATU)、1.1g(11.21mmol)三乙醇胺(TEA)及 1g(3.73mmol)化合物 8(N-(5-氨基-2-甲基苯基)-4-(3-吡啶基)-2-氨基嘧啶), 依次加入上述溶液中制成反应混合溶液。所有成分添加完成后, 将反应混合溶液在室温下搅拌过夜。将搅拌后的反应混合溶液注入 50ml 纯化水中, 然后用 3×30ml 乙酸乙酯(EA)进行萃取。萃取后将结合的有机相用卤水洗涤, 然后通过硫酸钠(Na₂SO₄)进行干燥并浓缩。将浓缩后得到的残留物通过硅胶柱(二氯甲烷:甲醇=50:1~20:1)进行纯化, 最终得到 1.3g 白色固体状的化合物 9, 产率 59%(图 2-7-22)。

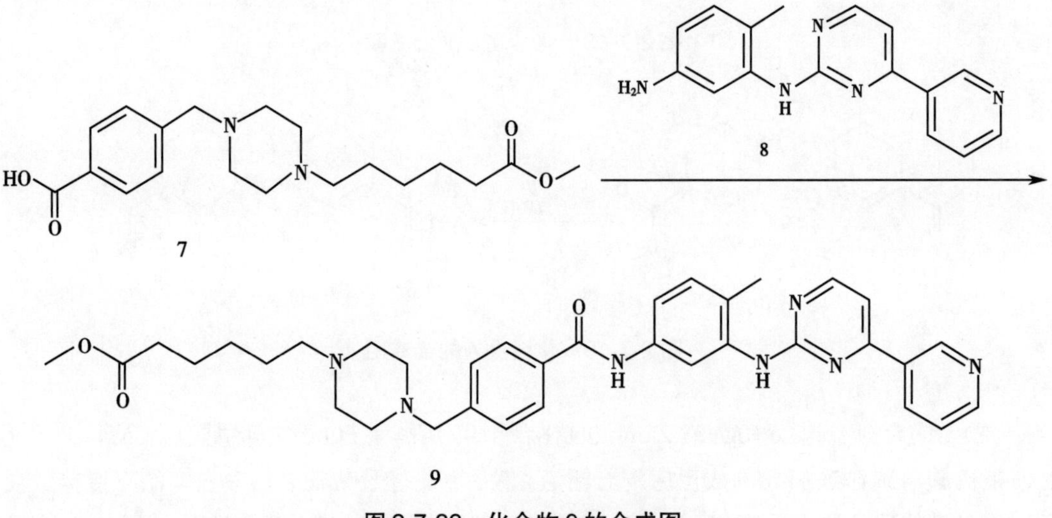

图 2-7-22 化合物 9 的合成图

6. 伊马替尼衍生物的合成　称取 1.3g(2.14mmol)化合物 9,溶解于 13ml 甲醇中,然后依次加入 6.5ml 纯化水和 269mg(6.42mmol)氢氧化锂(LiOH),制成反应混合溶液。所有成分添加完成后,将反应混合溶液在室温下搅拌过夜。通过减压方法使溶剂蒸发,将得到的残留物溶解于 20ml 纯化水中,再用 3×10ml 乙酸乙酯(EA)进行萃取。将萃取后分离出的水相用 2N 的盐酸进行酸化并过滤,收集滤饼并进行干燥,最终得到 1g 黄色固体状化合物,即伊马替尼衍生物(imatinib derivative),产率 97%(图 2-7-23)。

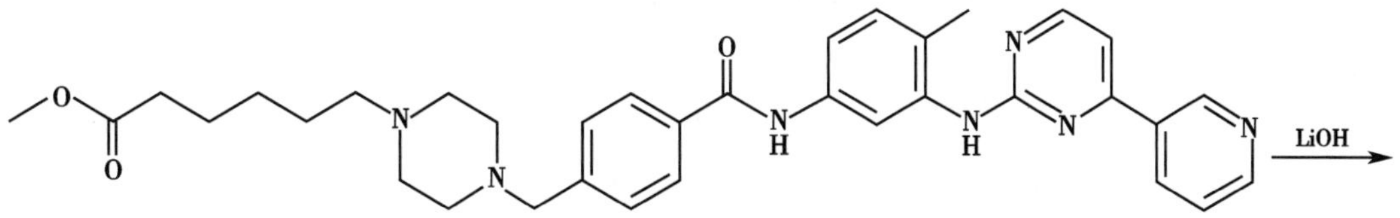

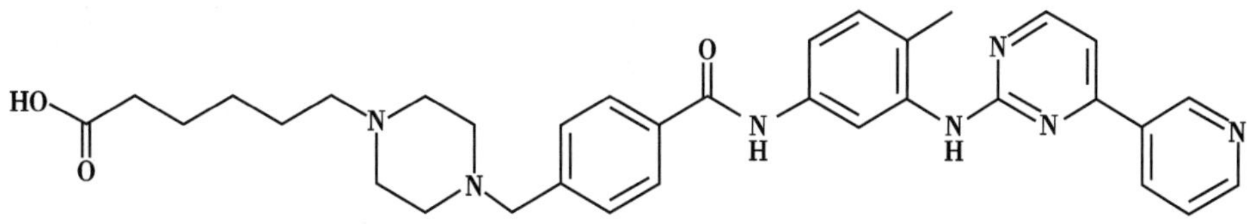

图 2-7-23　伊马替尼衍生物的合成图

7. 对伊马替尼衍生物进行结构鉴定

(1)利用超导核磁共振波谱仪对上述黄色固体化合物进行核磁共振光谱扫描,采用 TMS 作为内标。结果如下: ^{1}H-NMR(400MHz,DMSO_d6): δ 1.17~1.31(m,2H),1.33~1.43(m,2H),1.44~1.55(m,2H),2.12~2.49(m,15H),3.52(s,2H),7.20(d,1H),7.39~7.55(m,5H),7.90(d,2H),8.07(d,1H),8.45~8.50(m,1H),8.50(d,1H),8.68(dd,1H),8.97(s,1H),9.27(d,1H),10.15(brs,1H)。表征为图 2-7-23 所示的伊马替尼衍生物。

(2)采用串联四极杆质谱仪 LC/MSD1200 对得到的衍生物进行分析鉴定,可以确定该黄色固体化合物为图 2-7-23 所示的伊马替尼衍生物。

伊马替尼衍生物的制备过程中,化合物 7 的合成步骤选用了化合物 6(6-溴己酸甲酯)为合成原料,故所得的最终产物伊马替尼衍生物的连接基团 R 为－(CH$_2$)$_4$－COO－。当 n 取其他数值时,选用其他 6-溴己酸甲酯的类似物(比如 5-溴戊酸甲酯、4-溴丁酸甲酯、7-溴庚酸甲酯等)进行实验,合成方法基本一致。

(二)小分子(伊马替尼)免疫原的制备

伊马替尼免疫原是一种人工免疫原,其通过伊马替尼半抗原与载体连接而成。将伊马替尼半抗原与载体结合后,作为一个具有免疫原性的整体,刺激机体产生抗体或致敏淋巴细胞。载体通常为大分子物质。选择使用载体时,可以优先考虑如下因素:①带有正电荷的碱性蛋白往往是好的免疫原;②大分子聚合物必须经体内酶解后才能诱发反应,不能被分解者如碱性消旋蛋白、阿拉伯胶、D-氨基酸聚合物等不能用作载体;③当半抗原连接在载体上引起蛋白质结构发生明显改变时,才能诱发半抗原抗体,小分子物质与蛋白质之间以"连接桥"的形式连接,在一些示例中,4 个碳原子(C)的"连接桥"被认为是最合适的 C 链;④载体免疫原性的强弱与产生半抗原抗体的水平有关;⑤半抗原与载体蛋白的分子比对免疫原性具有影响,两者之比以 10∶1~20∶1 为佳。

伊马替尼检测试剂盒(均相酶免疫法)研发过程中,载体采用蛋白质类物质,半抗原为伊马替尼衍生物,通过使半抗原与载体连接形成具有免疫原性的物质(伊马替尼免疫原)。其中,如何使半抗原与载体连接,并对载体(蛋白质类物质)的结构发生调整,对获得免疫原的性能具有影响。半抗原与载体连接时,应选择合适的方法,结合方式的选择应考虑以下因素:①半抗原的溶解度和稳定性,在结合反应中不会导致半抗原活性改变,同时也不能使载体变性至不溶解的程度。②结合键的位置,抗体对远离蛋白质连接点的半抗原部分有最好的特异性,故连接时应使连接键远离半抗原的决定簇。③选择适合的偶联试剂,应根据半抗原的化学结构以及反应方式选择适当的偶联试剂,如小分子肽类有一定的三级结构,在溶液中依靠氨基酸残基来维持其结构的稳定,因此,用双功能的亚氨酸酯不但对氨基酸有选择,而且能代替被取代的每一个 ε- 氨基的正电荷。蛋白质与偶联试剂接触后,使不同蛋白质分子的功能基团交联并凝聚。广泛交联的蛋白质,其溶解度常降低,而这种溶解度差的蛋白质却是有效的免疫原。

伊马替尼检测试剂盒(均相酶免疫法)研发过程中,偶联试剂可以选择二异氰酸类物质、碳化二亚胺类物质、二卤化二硝基苯类物质、双重氮化物等。以碳化二亚胺类物质为偶联试剂,使载体中的氨基与半抗原中的羧基发生偶联反应。其中,碳化二亚胺类物质包括二乙基碳化二亚胺、二苯基碳化二亚胺、二丙基碳化二亚胺、1- 乙基 -3-(3- 二甲氨丙基)碳二亚胺、N- 羟基硫代琥珀酰亚胺中的一种或多种。

伊马替尼免疫原由牛血清白蛋白(BSA)与图 2-7-23 所示伊马替尼衍生物的连接基团 $-(CH_2)_n-COO-$(n=4)连接而成,该免疫原的合成具体步骤如下:①将 20mg BSA 溶解于 5ml 0.2M、pH 为 8.5 的磷酸缓冲液(PBS)中,置于烧杯 A 中;②将以下化学品加入烧杯 B 中搅拌溶解:20mg 伊马替尼衍生物,0.35ml 二甲基酰胺(DMF),0.35ml 乙醇,0.7ml 10mM、pH 为 5.0 的磷酸钾缓冲液,40mg 1- 乙基 -3-(-3- 二甲氨丙基)碳二亚胺,5mg N- 羟基硫代琥珀酰亚胺(Sulfo-NHS),于室温下搅拌溶解,反应 30 分钟;③将烧杯 B 中的溶液滴加至烧杯 A 中,得到混合溶液,在 2~8℃下搅拌过夜;④将上述搅拌后的混合溶液经中性磷酸盐缓冲液透析(4×4L)纯化,得到伊马替尼免疫原,于 −20℃储存。

(三)抗小分子(伊马替尼)特异性抗体的制备

伊马替尼检测试剂盒(均相酶免疫法)的核心原材料即抗伊马替尼特异性抗体,可采用单一的伊马替尼免疫原对实验动物加强免疫获得多克隆抗体;也可采用单一的伊马替尼免疫原对实验动物加强免疫后,经动物体细胞杂交获得单克隆抗体。其中,实验动物可以选择兔、山羊、小鼠、绵羊、豚鼠以及马等抗体制备常用动物。

伊马替尼多克隆抗体制备方法如下:对实验动物注射第一异体溶液,第一异体溶液由经磷酸盐缓冲液稀释后的伊马替尼免疫原与弗氏完全佐剂混合而成。在经过第一预设时间后,以预设的周期对实验动物多次注射第二异体溶液,第二异体溶液由经磷酸盐缓冲液稀释后的伊马替尼免疫原与弗氏不完全佐剂混合而成。经过以预设的周期对实验动物多次注射第二异体溶液后,对实验动物进行取血,并提取抗体。经磷酸盐缓冲液稀释后的伊马替尼免疫原的含量为 1.0mg/ml,第一预设时间为 2~3 周,预设的周期为 4 周,对实验动物注射四次第二异体溶液。由于弗氏完全佐剂对实验动物具有一定的潜在副作用,因此使用对动物相对无害的明矾混合物作为佐剂,也可以制备出较理想的抗体。

具体实验步骤如下:①用 PBS(磷酸盐缓冲液)将连接有牛血清白蛋白的伊马替尼免疫原稀释至 1.0mg/ml,得到抗原溶液,然后用 1.0ml 抗原溶液与弗氏完全佐剂混合,对实验动物进行注射。② 2~3 周后,再用 1.0ml 相同的抗原溶液与弗氏不完全佐剂混合,对上述实验动物注射一次,之后每隔四周注射一次,共计注射 4 次。③对步骤②的实验动物取血,分离纯化抗体。不完全弗氏佐剂是液体石蜡与羊毛脂混合而成,组分比为 1~5:1,可根据需要而定,通常为 2:1。弗氏不完全佐剂中加卡介苗(最终浓度为 2~20mg/ml)或死的结核分枝杆菌即为弗氏完全佐剂。采用以上方法制备的抗伊马替尼特异性抗体效价比可达到 1:30 000~1:50 000。

伊马替尼单克隆抗体制备方法如下:①对小鼠注射(皮下注射、腹腔或静脉注射,也采用足垫、皮内、滴鼻或点眼)伊马替尼免疫原,使小鼠产生免疫反应,进而分离得到 B 淋巴细胞。②将小鼠骨髓瘤细胞与 B 淋巴细胞融合,再用选择性培养基进行筛选。③在选择性培养基(如 RPMI-1640、DMEM)上,融合的杂种细胞生长，且具有能迅速大量繁殖又能产生专一抗体的特点。④对获得的杂交瘤细胞进行克隆化培养和抗体检测，经多次筛选，可获得能分泌目标抗体的细胞。⑤将杂交瘤细胞在体外条件下大规模培养，或注射到小鼠腹腔内增殖，从而可以从细胞培养液或小鼠腹腔积液中提取适当量的单克隆抗体。

（四）小分子（伊马替尼）酶标偶联物的制备

伊马替尼检测试剂盒（均相酶免疫法）的另一关键原材料葡萄糖-6-磷酸脱氢酶-伊马替尼偶联物制备方法如下：①将葡萄糖-6-磷酸脱氢酶室温溶解于含三羟甲基氨基甲烷、氯化镁和氯化钠的溶液中，然后在溶液中加入葡萄糖-6-磷酸、卡必醇以及还原态的烟酰胺腺嘌呤二核苷酸，再滴加二甲基亚砜得到葡萄糖-6-磷酸脱氢酶溶液。②将无水伊马替尼衍生物溶解于二甲基甲酰胺中，并冷却至 $-2\sim-8℃$；在 $-2\sim-8℃$ 条件下，加入三丁胺、氯甲酸异丁酯搅拌混合得到激活的伊马替尼衍生物溶液，伊马替尼衍生物具有图 2-7-23 所示的分子结构。③将激活的伊马替尼衍生物溶液溶解于葡萄糖-6-磷酸脱氢酶溶液中；$2\sim8℃$ 搅拌过夜得到含有葡萄糖-6-磷酸脱氢酶和伊马替尼衍生物反应的偶联物粗品；最后将粗品进行纯化得到纯化产物，即葡萄糖-6-磷酸脱氢酶-伊马替尼偶联物。

（五）伊马替尼均相酶免疫分析试剂的制备

完整的均相酶免疫分析系统必须含有小分子特异性抗体、小分子酶标偶联物、酶的底物以及辅酶等核心原材料。在使用之前，酶标偶联物和酶的底物必须分开放置，不能混合，因此将酶的底物与小分子特异性抗体混合在一起。实际使用的伊马替尼检测试剂盒（均相酶免疫法）包括两种分开配制的试剂：R1 试剂与 R2 试剂；其他还包括校准品、质控品等组分。实际测定中由全自动生化分析仪自动加样，先加入 R1 试剂，再加入样本，最后加入 R2 试剂，通过以上反应原理建立吸光值与浓度的标准曲线，根据待测样本吸光度值计算出其中目标检测物质的浓度。各组分制备方法分别如下：

1. R1 试剂的制备方法　R1 试剂包含酶的底物、辅酶、抗伊马替尼特异性抗体、含有 BSA 的 Tris 缓冲液。将适量氧化态的烟酰胺腺嘌呤二核苷酸和葡萄糖-6-磷酸溶解于含 BSA 的 Tris 缓冲液中得到均相酶底物溶液，再将抗伊马替尼特异性抗体加入均相酶底物溶液中，抗伊马替尼特异性抗体与均相酶底物溶液的体积比为 $1:100\sim1:10\ 000$，最后加入适量防腐剂，得到 R1 试剂。

2. R2 试剂的制备方法　R2 试剂包含葡萄糖-6-磷酸脱氢酶-伊马替尼偶联物与含 BSA 的 Tris 缓冲液。将葡萄糖-6-磷酸脱氢酶-伊马替尼偶联物溶解于含 BSA 的 Tris 缓冲液中，葡萄糖-6-磷酸脱氢酶-伊马替尼偶联物与 Tris 缓冲液的体积比为 $1:100\sim1:10\ 000$，最后加入适量防腐剂，得到 R2 试剂。

3. 校准品的制备方法　校准品是将一定量的伊马替尼纯品溶解于一定量的基质溶液中，配制成高浓度储存液，再将此储存液按一定比例稀释成不同浓度的标准溶液，作为均相酶免疫分析的定标液。校准品一般分为 6 个不同浓度梯度，其浓度自 0 开始，成梯度上升，最高浓度根据检测项目具体确定。

4. 质控品的制备方法　质控品是将一定量的伊马替尼纯品溶解于一定量的基质溶液中，配制成高浓度储存液，并将此储存液根据浓度需要稀释至基质溶液中，形成低、中、高浓度的标准溶液，作为均相酶免疫分析的质控品。

二、均相酶免疫分析技术的难点与优势

（一）均相酶免疫分析技术的难点

1. 需要设计小分子半抗原衍生物的结构与合成方法　由于小分子分子量非常小，不具备免疫原性，需拥有丰富的化合物结构设计与合成经验，经过精妙的设计和复杂的合成过程（经高温、萃取、蒸馏、真空干燥、浓缩、色谱纯化和结构鉴定等多个步骤），才能制备出小分子衍生物。

2. 需要掌握独特的小分子免疫原制备方法　借助小分子衍生物，通过各种独特的生物偶联方法制备特异性小分子免疫原。以小分子药物免疫原的制备为例，主要采用激活剂活化并与载体溶液进行交联

反应,此过程需严格控制连接时间、温度、激活剂用量等多个环节,反应获取物经透析纯化,最终才能得到具有免疫原性的小分子免疫原。

3. 需要掌握小分子特异性抗体生产技术　基于小分子抗体普遍存在的特异性问题,运用偶联技术制备小分子免疫原和特有的小分子抗体生产技术,制备满足临床检测需求的特异性抗体,小分子抗体的生产需经免疫、提取、纯化和验证多个步骤,需要丰富的经验和高端的技术平台才能突破小分子抗体特异性难题,并进一步生产出工业级别的高质量特异性抗体。工业级别的小分子特异性抗体经验证需与常见各种小分子物质均无交叉反应,特异性达到世界先进水平。

4. 需要解决"小分子 - 蛋白"偶联物合成的技术难题,突破临床小分子检测试剂开发的技术瓶颈　小分子与蛋白偶联物的合成需要既保留小分子特异性位点,将小分子成功偶联到蛋白分子上,同时还要保证蛋白的生物活性,如小分子 - 酶偶联过程中要保持无水和低温,同时对激活剂的用量也需进行反复衡量,以保证酶偶联物的活性和小分子连接的数量平衡。只有突破了这一技术瓶颈,才能成功制备出小分子 - 酶偶联物,保证小分子检测的技术需求。

5. 需要建立均相酶免疫分析技术平台,并以此平台为基础开发均相酶免疫检测试剂系列产品,并将此平台逐步应用到临床诊断、食品安全、环境监测、检验检疫和毒品检测等领域。

(二)均相酶免疫分析技术的优势

均相酶免疫分析技术是将生化与免疫相结合的先进检测技术,本质是竞争性免疫反应,通过生化反应信号显示结果,均相酶免疫分析技术具有多种突出优势。

1. 特异性强、定量准确　影响特异性的主要原因是交叉反应,主要来源于结构类似物或药物及代谢物产生的非特异性信号,而 HEIA 是基于抗原 - 抗体反应,专一性强,能识别化学结构非常相似的物质,甚至是立体异构体。使用的小分子特异性抗体可针对性地识别结合待测物,与体内外常见物质和常用药物及其代谢物均无交叉反应。

2. 灵敏度高,分析灵敏度可达到 pg/ml 水平　HEIA 中酶标记半抗原与抗体结合产生空间位阻降低酶活性,一旦待测物与其竞争结合抗体,释放出的酶标记半抗原对其催化的底物高度灵敏,从而产生检测信号,灵敏度较高。

3. 精密度高,批内、批间变异系数均小于 5%　HEIA 是通过酶催化反应检测吸光度变化进行定量,其试剂性质稳定,信号重现性好,标准曲线稳定,可以实现标准化测定。化学发光法、放射免疫法可能产生信号衰减导致反应结果不稳定,而 HEIA 通过检测吸光值即可定量分析,操作过程简化,进一步提高了精密度和重现性。

4. 反应速度快,检测时间短、通量高　HEIA 在液相均相反应体系中完成,无须固液相分离,抗体抗原反应达到平衡的时间比固相短;且酶促反应时间较短,在数十秒内即可检测吸光值变化,10 分钟左右即可得到检测结果,实现快速测定;以某生化分析仪为例,每小时检测样本量超过 2 000 例,实现高通量检测,降低特殊项目检测成本。

5. 操作简便、自动化程度高　HEIA 不受检测仪器限制,利用常规生化分析仪即可完成测定,样本前处理一般只需分离血清或血浆即可,实现自动化检测,降低检验人员劳动强度。

6. 试剂稳定耐用　HEIA 试剂 2~8℃下可保存 18 个月以上,开瓶后可稳定保存 60 天以上;反应产物易于清洁,废液对反应杯和仪器管道无任何污染,反应过程无放射性污染威胁,无须配置专门实验室。

7. 应用领域广泛　HEIA 可应用于大多数小分子检测,并且已经实现从小分子物质检测扩展至大分子化合物测定,未来将逐步涵盖绝大部分检验领域。

第四节　均相酶免疫分析技术的主要应用

一、均相酶免疫分析技术的主要应用领域

均相酶免疫分析技术（HEIA）兼具"抗原与抗体"以及"酶与底物"两种系统的特点，集特异性、灵敏性、快速性及高通量等优点于一身，并且实现了样本检测的安全性、简便性和自动化。均相酶免疫分析技术已广泛应用于代谢物、药物、激素、维生素、毒品、兴奋剂等分子量在 2 000Da 以下小分子的测定，同时该技术也可用于多肽、蛋白质及多糖等大分子检测，其代表着新一代的临床检测技术，具有极广泛的应用前景。

二、均相酶免疫分析技术在临床检验领域的应用

均相酶免疫分析技术既可测定小分子物质，如药物（地高辛等）、代谢物（肌酐等）、维生素（维生素 D 等）及激素（甲状腺激素等）；又可测定大分子物质，如铁蛋白、白蛋白、IgG 和 IgM 等。该技术可广泛应用于临床检测领域，例如治疗药物监测、内分泌检测、毒品及兴奋剂检测，以及肝功能、肾功能、心血管、糖尿病及骨质疏松等临床检验各方面指标的检测。

均相酶免疫分析技术虽然在国外报道较早，但由于技术难度大，能应用此技术研发临床诊断试剂的公司并不多。均相酶免疫分析技术目前主要用于小分子物质的检测，尤其在药物浓度检测中应用最多；由于新一代抗体技术可通过特异性小分子多肽片段（2～12 个氨基酸）制备抗蛋白质抗体，因此均相酶免疫分析技术也可应用于蛋白质等各种大分子物质检测。目前，国外有为数不多的公司研发和生产均相酶免疫试剂，国内研发均相酶免疫分析技术及试剂的体外诊断（IVD）公司较少，应用于临床检测的均相酶免疫试剂一直处于空白状态。近年来，国内已有 IVD 企业开始自主研发 HEIA 技术平台，并成功运用此技术平台开发出甘胆酸检测试剂、治疗药物监测系列试剂、激素检验系列试剂等多种可用于临床检验的产品。

（一）均相酶免疫分析技术在治疗药物监测方面的应用

很多药物由于其生物利用度及药动学的个体差异大、治疗窗范围窄、治疗剂量与中毒剂量接近等因素，导致临床极易发生中毒反应或疗效不佳。因此，必须监测这些药物的体内浓度，为临床制定个体化给药方案提供参考依据。准确、快速的药物浓度监测方法是合理给药方案的前提。始于 20 世纪 60 年代的治疗药物监测（therapeutic drug monitoring，TDM）通过检测体液中药物浓度，能有效监测患者药物治疗效果，根据患者临床特点设计个体化给药方案，指导临床个体化用药，及时避免因药物浓度过高而引发的毒副反应或药物浓度过低延误疾病治疗。TDM 指导下制定和调整给药方案是药物治疗学发展的必然趋势，它将临床用药从传统经验模式提高到更科学的水平，而精确的监测手段使 TDM 临床应用得以实现。TDM 技术主要有光谱法、色谱法、免疫法三类。光谱法由于其灵敏度低、所需样本量大而在临床检测中受限；色谱法虽提高了灵敏度，但对样本前处理及所需试剂、样本的纯净度要求均较高，不符合临床快速、简便的操作需求；非均相酶免疫测定法需分离结合和游离的标记物才能测定各自浓度，操作烦琐。

国外早期均相酶免疫分析技术的应用主要集中在治疗药物浓度监测领域。1975 年 Bastiani 首先报道了利用均相酶免疫分析技术检测苯妥英及苯巴比妥的含量。此后，国外学者又陆续报道了利用均相酶免疫分析技术检测甲氨蝶呤、茶碱、叶酸、霉酚酸、丁丙诺啡、卡马西平、芬太尼等药物浓度的研究结果。

近年来国内已有一些医疗机构将均相酶免疫分析技术应用于药物浓度监测进行评估研究及临床试验。

抗癫痫药物副作用较大,蒋颖等对应用 HEIA 检测患者丙戊酸、卡马西平等抗癫痫药物血药浓度结果进行回顾性调查发现,维持有效血药浓度具有可观的疗效,而重要的 TDM 数据是真正做到个体化给药的必要途径之一。免疫抑制剂主要用于预防治疗移植术后排异反应和移植物抗宿主病,浓度过高过低产生高毒性或排异反应,导致移植失败,TDM 可有效预防不良反应发生。有报道采用 HEIA 法检测 45 例肾移植患者体内免疫抑制剂他克莫司血药浓度,73.7% 的检测结果均在有效血药浓度范围内,定期检测他克莫司血药浓度,对避免患者发生中毒或排斥反应意义重大。Luo 等采用 HEIA 技术简便、快速地检测肾移植患者体内环孢素 A 血药浓度,验证了其 $100 \sim 400 \mathrm{ng/ml}$ 的治疗剂量,当高于或低于该界限时,毒性反应和排异率明显增加,根据 TDM 结果调整剂量可避免不良反应发生,对保证临床疗效和安全有重要作用。有研究显示,HEIA 技术与荧光偏振免疫分析技术(FPIA)检测环孢素 A 血药浓度结果存在显著差异,前者检测结果偏低。但崔彦等对 HEIA 和 FPIA 检测环孢素 A 血药浓度结果进行比较时发现,这两种方法检测结果没有统计学差异,HEIA 结果偏低可能由于实验条件、操作等未标准化所致。研究结果表明,HEIA 和高效液相色谱法(high performance liquid chromatography,HPLC)、微粒子酶免疫分析法(microparticle enzyme immunoassay,MEIA)、粒子增强比浊抑制免疫分析法(particle-enhanced turbidimetric inhibition immunoassay,PETINIA)等方法检测结果相关性较好,分析结果无显著性差异。

心血管病药物治疗剂量与中毒剂量接近,TDM 可协助调整剂量,避免不良反应发生。乔小云等用 HEIA 法监测患者血样地高辛浓度,并进行了质量控制与评价研究,结果表明:在该实验室条件下,日内、日间质控的相对标准偏差(RSD)均在 $2\% \sim 7\%$ 之间,平均回收率在 $97\% \sim 104\%$ 之间,证实了 HEIA 方法是监测地高辛血浓度较理想的检测方法。朱春香等用 HEIA 法监测患者地高辛血药浓度,结果表明 75 岁以上患者平均浓度超过治疗窗上限,同时应注意维拉帕米、奎尼丁等合并用药的影响。李美珠等报道了利用均相酶增强免疫法可以简便、快速地检测丙戊酸血药浓度,对保证临床疗效和安全有重要作用。2010 年有研究者验证报道了应用 HEIA 法检测他克莫司血药浓度,适用于临床上对肝肾移植患者他克莫司药物谷值浓度监测。同年,郑荣等对 HEIA 法检测霉酚酸血药浓度进行了研究,该方法在 $0.1 \sim 15\mu\mathrm{g/ml}$ 范围内线性良好,操作简便、快速,结果准确、稳定,可用于临床患者霉酚酸血药浓度的监测。2012 年,王金文等建立了苯巴比妥均相酶免疫检测方法,该方法可简便、快速、全自动化地对患者血药浓度进行监测,对开展个体化治疗具有重要的临床指导意义。2011 年、2012 年有研究报道,酶放大免疫分析技术(EMIT)和荧光偏振免疫分析法(FPIA)检测环孢霉素 A 血药浓度结果存在显著差异,尤其在谷浓度处,前者测定结果偏低,临床应用时应注意并作相应调整,但崔彦等于 2013 年对 EMIT 法和 FPIA 法检测环孢霉素 A 血药浓度结果进行比对研究表明,这两种方法检测环孢霉素 A 血药浓度没有统计学显著性差异。除监测血药浓度外,HEIA 技术还能用于尿药浓度监测,Wang 等采用该技术快速检测人体尿样中芬太尼浓度,检测限达 $1\mathrm{ng/ml}$。

传统 TDM 需要患者用药一段时间后监测血药浓度,此时可能已发生药效不佳或不良反应,而目前可进行监测的药物占临床常用药 10% 左右,药物基因组学的发展使基因分型可预测特定人群的药物反应,基因导向结合 TDM 指导临床个体化用药,可为患者提供更为安全、有效的给药剂量,为推动 TDM 发展建立了新的研究平台。目前可以应用均相酶免疫分析技术进行临床 TDM 的常见药物见表 2-7-1。

表 2-7-1　应用均相酶免疫分析技术开展临床 TDM 的常见药物

药物类别	药物名称
抗癫痫药物	丙戊酸、卡马西平、苯巴比妥、苯妥英、乙琥胺、氯硝西泮、拉莫三嗪、左乙拉西坦、奥卡西平
免疫抑制剂	环孢霉素 A、他克莫司、西罗莫司、霉酚酸

续表

药物类别	药物名称
心血管、心脏病药物	利多卡因、地高辛、普鲁卡因胺、奎尼丁、阿替洛尔、阿伐他汀、比索洛尔、阿司匹林、氯吡格雷、美托洛尔、N-乙酰基普鲁卡因胺、心得乐、普鲁卡因胺、普萘洛尔、奎尼丁、罗苏伐他汀
抗生素	阿米卡星、万古霉素、庆大霉素、妥布霉素、氯霉素、庆大霉素、卡那霉素、链霉素、妥布霉素、伏立康唑
抗抑郁药物、精神类药物	安非他明、阿普唑仑、氯氮平、安定、溴哌利多、氯丙嗪、西酞普兰、氯丙咪嗪、非氨酯、氟西汀、加巴喷丁、丙咪嗪、拉科酰胺、碳酸锂、奥氮平、奥沙西泮、帕罗西汀、普加巴林、普里米酮、喹硫平、卢非酰胺、舍曲林、托吡酯、唑尼沙胺
抗肿瘤药物	甲氨蝶呤、卡巴他赛、多西他赛、5-氟尿嘧啶、6-(甲巯基)嘌呤、白消安、环磷酰胺、阿霉素、厄洛替尼、吉西他滨、伊马替尼、伊立替康、来那度胺、美罗培南、紫杉醇、他莫替芬、托泊替康
抗哮喘药物	茶碱、多索茶碱
镇痛类、麻醉药物	吗啡、美沙酮、丙氧酚、对乙酰氨基酚、可卡因
镇静催眠药物	苯二氮䓬类、甲喹酮
利尿剂	利尿磺胺、二氢氯噻
其他药物	利多卡因、水杨酸

（二）均相酶免疫分析技术在肝功能检测领域的应用

甘胆酸（cholylglycine，CG）作为一项检测肝胆疾病的临床指标，具有阳性率（灵敏度）高和特异性强等显著优点，与传统的肝功能检验指标相比具有较大优势。目前，CG 在临床上主要作为诊断妊娠期肝内胆汁淤积症（intrahepatic cholestasis of pregnancy，ICP）、肝癌、肝硬化、肝炎、胆道系统疾病以及酒精性肝损伤等的重要依据。

CG 对妊娠期 ICP 的诊断具有重要意义。ICP 是妊娠期最常见的病症，严重影响母婴健康，血清 CG 水平随孕周的增加而逐渐升高，妇女妊娠期血清 CG 水平较非妊娠时显著升高，差异具有统计学意义（$P < 0.003$）。目前血清 CG 检测被认为是诊断 ICP 最敏感的指标，对 ICP 的诊断与治疗具有重要的临床意义。因此，动态观察血清 CG 水平的变化，可排除潜在的 ICP 可能，使早发现、早诊断、早治疗成为可能。此外，当孕妇合并有可能损伤肝脏的并发症时，血清 CG 水平较谷丙转氨酶（ALT）、谷草转氨酶（AST）能更敏感地反映肝脏损害。动态监测孕妇血清 CG 可早期发现肝脏的微小病变，对提高围生期保健质量、早期发现和诊断产科并发症、提高母儿预后具有极大的临床意义。

国内外已有大量文献报道了 CG 在肝脏疾病诊断中的重要临床意义。各种肝脏疾病如肝癌、肝硬化、急性肝炎、慢性肝炎等患者 CG 水平均显著升高，因此 CG 可作为诊断这些疾病的良好指标。大量研究数据显示，CG 作为检测肝脏损害的重要指标之一，其灵敏度和特异性均优于谷丙转氨酶（ALT）、谷草转氨酶（AST）、总胆红素（TBIL）、碱性磷酸酶（ALP）、谷酰转肽酶（GGT）及血清白蛋白（ALB）等常规肝功能指标。CG 含量变化可以反映肝细胞的受损程度及肝损害的动态过程。

CG 检测作为一项重要的临床检验项目，可为 ICP 及其他多种肝脏疾病的临床诊断、治疗、疗效评价以及预后分析提供重要依据。早期用于体外定量测定 CG 含量的方法主要有放射免疫分析法（RIA）、化学发光免疫分析法（CLIA）等，这些检测方法有的因技术陈旧、污染严重已被淘汰；有的对人员、设施、设备均有较高要求，普通实验室难以开展。

既往由于检测方法的限制，CG 检测结果无法及时准确获得，一方面影响了临床医生对患者病情的及时诊断，另一方面也增加了检测成本。如今，随着均相酶免疫分析技术的发展，商品化的甘胆酸检测试剂盒（均相酶免疫法）已经面世，可以在全自动生化分析仪上实现快速、准确、高通量、自动化检测 CG

含量，分析灵敏度达到 0.8μg/ml；准确度高，偏差≤5.0%；精密度高，重复性 CV≤3.0%。

均相酶免疫分析技术应用于 CG 检测，彻底改善了以往 CG 检测方法的缺点，如操作复杂、费时费力、存在放射性污染等；显著降低了 CG 检测成本，促使 CG 检测推广普及，有效节约了医疗成本，为广大肝病患者减轻了负担。此外，均相酶免疫分析技术还可以应用于胆酸、总胆汁酸、透明质酸等其他肝功能指标的检测。

（三）均相酶免疫分析技术在内分泌检测领域的应用

Karapitta 等首先报道用均相酶免疫分析法检测血清三碘甲状腺原氨酸（T_3）浓度，T_3 浓度在 0.3～8μg/L 范围内，检测灵敏度和准确性均很高，血清中糖原磷酸化酶的含量 <5μg/L 时对测定无干扰，可实现自动化检测且操作简便。由于血液中 T_3 浓度很低（参考范围 0.7～2.11μg/L），通常用放射免疫法、化学发光免疫法或电化学发光免疫法检测，因此均相酶免疫分析方法的建立实现了该领域的技术突破。目前可以应用均相酶免疫分析技术进行检测的常见激素及其代谢物见表 2-7-2。

表 2-7-2 应用均相酶免疫分析技术进行检测的常见激素及其代谢物

激素类别	样本类型	激素名称
雌激素及其代谢物	血清/血浆	孕酮、17α- 羟基黄体酮、雌酮、雌二醇、孕烯醇酮、17- 羟孕烯醇酮
	尿液	雌三醇、孕二醇、孕三醇、孕酮、2- 羟基雌酮、16α- 羟基雌酮、4- 甲氧基雌酮
雄激素及其代谢物	血清/血浆	硫酸脱氢表雄酮、睾酮、脱氢表雄酮、二氢睾酮、雄烯二酮
	尿液	硫酸脱氢表雄酮、17- 酮类固醇、睾酮、本胆烷醇酮、还原尿睾酮
肾上腺皮质激素及其代谢物	血清/血浆	皮质醇、皮质脂酮、去氧皮质酮、可的松、醛固酮、皮质酮
	尿液	皮质醇、17- 羟皮质类固醇、可的松、醛固酮
儿茶酚胺类及其代谢物	血清/血浆	儿茶酚胺、肾上腺素、去甲肾上腺素、多巴胺、甲氧基肾上腺素、甲氧基去甲肾上腺素
	尿液	香草扁桃酸、多巴胺、高香草酸、二羟基杏仁酸
甲状腺激素	血清/血浆	总 T_3、总甲状腺素（T_4）、游离 T_3、游离 T_4
5- 羟色胺及其代谢物、其他激素	血清/血浆	5- 羟色胺、褪黑素
	尿液	5- 羟基吲哚乙酸、褪黑素、6- 羟基硫酸褪黑素

（四）均相酶免疫分析技术在毒品检测及其他领域的应用

在毒品检测方面，均相酶免疫分析技术的应用较早。20 世纪 70 年代，就有研究者利用均相酶免疫分析技术检测大麻、鸦片等报道，近年来又有利用该技术检测四氢大麻酚、可替丁等报道。

此外，均相酶免疫分析技术还可用于多项肝功能指标（总胆汁酸、透明质酸等），肾功能指标（肌酐等），心血管功能指标（同型半胱氨酸等），糖尿病指标（1,5- 脱水 -D- 山梨醇等），骨质疏松标志物（脱氧吡啶酚等）等检测，还有望应用于食品安全、环境监测等更多领域。目前可以应用均相酶免疫分析技术进行检测的常见毒品和其他小分子物质见表 2-7-3。

表 2-7-3 应用均相酶免疫分析技术进行检测的常见毒品和其他小分子物质

类别	小分子物质名称
毒品或禁用药物	6- 乙酰基吗啡、安非他明、巴比妥酸盐、苯（并）二氮、丁丙诺啡、可卡因代谢物、可替宁、迷幻药（摇头丸）、乙基葡糖苷酸（酒精代谢物）、氢可酮、美沙酮、美沙酮代谢物（EDDP）、甲基苯丙胺（冰毒）、鸦片、氧可酮、苯环己哌啶、丙氧芬、人工大麻 JWH-018、人工大麻 UR-144、植物大麻（四氢大麻酚）
其他小分子物质	11- 脱氢血栓素 B_2、对氨基苯甲酸、可替宁、肌酐、脱氧吡啶酚、乙基葡糖苷酸、利尿磺胺、羟脯氨酸、维生素 D、非对称二甲基精氨酸、1,5- 脱水山梨醇

第五节　均相酶免疫分析技术的发展趋势

标记免疫分析技术是临床检验技术的重要组成部分。标记免疫分析的对象包括：具有免疫活性的免疫球蛋白、补体、细胞因子、微生物抗原和相应的抗体、血液凝固因子，以及临床化学测定中微量而难以分离的物质，如蛋白质、激素、代谢产物、药物、毒品等。历史上，标记免疫分析技术的主流方法为放射免疫分析技术（RIA）和非均相固相免疫分析技术（ELISA）。但前者试剂有效期短且有放射性危害；后者操作烦琐，测量精度低，不能进行定量分析。自20世纪70年代以来，美国、德国、瑞士等发达国家相继开发了均相酶免疫分析、化学发光免疫分析、电化学发光免疫分析等多种新型标记免疫分析技术。这些新技术具有灵敏度高、试剂稳定、无污染等优点，在临床检验中逐步得到广泛应用。化学发光免疫分析法、电化学发光免疫分析等方法虽然分析灵敏度很高，但试剂成本高，专用仪器较为昂贵，高端产品目前只能依赖进口。而均相酶免疫分析技术试剂稳定，适用于各种类型的开放式全自动生化分析仪，也可配套专用的均相酶免疫定量分析仪进行测定，具有操作方便、成本低廉、性价比高等诸多优点。

均相酶免疫分析技术（HEIA）在1972年由美国首次报道，随着基因工程技术的发展，1986年开发出克隆酶供体免疫检测（CEDIA）方法。随着检验技术水平的不断发展，两大经典均相酶免疫分析技术已逐渐不能满足新的检验项目对更高灵敏度的要求，临床上很多超微量检测目标物质（如某些内分泌激素）含量都在pg/ml级别。而以往的均相酶免疫检测灵敏度一般在μg/ml级别，即使是灵敏度较高的CDEIA技术，其最高灵敏度一般也只能达到ng/ml级别。标记酶的核心位点修饰作用可以进一步提高均相酶免疫检测的灵敏度，例如利用基因工程重组酶（rG6PDH）技术研发的第三代重组均相酶免疫分析技术（rHEIA）检测灵敏度已达到30pg/ml级别，可以满足绝大多数小分子检验的要求。

均相酶免疫分析技术（HEIA）以往主要用于小分子药物、代谢产物、激素、毒品、兴奋剂等分子量在2 000Da以下的小分子物质检测。利用新一代抗体制备技术可以通过肽段关键位点选取特异性小分子多肽片段（2～12个氨基酸残基），制备出灵敏度更高、特异性更强的抗蛋白质抗体，从而将均相酶免疫分析技术拓展到蛋白质等生物大分子检测领域。

均相酶免疫分析技术（HEIA）具有灵敏度高、特异性强、分析速度快、检测精度高、测量项目多等优点，此外还具有操作简便、安全无污染，可实现自动化高通量检测等诸多优点，既可用于检测药物、激素等小分子物质；未来也可用于多肽、蛋白质及多糖等大分子物质检测，具有广泛的应用前景。以往，国内均相酶免疫检测试剂全部依靠进口，而进口试剂只能配套使用专用进口仪器，检测成本较高，患者经济负担较重。目前，国内自主研发的均相酶免疫检测试剂显著降低了检测成本，同时可应用于各种类型的全自动生化分析仪，实现了样本的高通量和自动化测定。

近年来，随着分子生物学、细胞生物学、基础免疫学和免疫化学等学科的快速发展，各种新技术和新方法不断涌现，HEIA技术已得到进一步发展与应用。国外均相酶免疫分析技术已在治疗药物监测、激素及毒品检测等方面得到了广泛应用，取得了较好的社会效益和经济效益。随着国内基因工程、酶工程等技术的不断发展，以及现代高新技术分析仪器的广泛应用，均相酶免疫分析技术也得到了不断完善和发展。目前国内自主研发的HEIA技术平台已经建立，并已成功开发出甘胆酸检测试剂、治疗药物监测系列试剂、激素检验系列试剂等产品，未来还将继续研发更多可用于临床检验的产品。均相酶免疫分析技术已发展成为一类检测微量和超微量生物活性物质的先进标记免疫分析技术，逐渐在临床检验方面展现出优势，为广大患者提供了大量高品质的医疗诊断产品。不久的将来，该技术有望在生命科学、食品安全、疫情防控、农林水产、环境保护及其他相关研究领域得到更广泛的应用。

（虞留明　成志鹏）

参考文献

[1] RUBENSTEIN K E，ALTO P，ULIMAN E F，er al. Enzyme Amplification assay: US3817837A[P]. 1974-06-18.

[2] RUBENSTEIN K E，SCHNEIDER R S，ULLMAN E F. "Homogeneous" enzyme immunoassay. A new immuno-chemical technique[J]. Biochemical and biophysical research communications，1972，47（4）：846-851.

[3] QIAO X Y，CHEN C，JIANG J Y. Evaluation of quality control for therapeutic drug monitoring of tacrolimus by enzyme-multiplied immunoassay technique[J]. Pharmaceutical Care and Research，2010，10（1）：40-43.

[4] LOOR R，LINGENFELTER C，WASON P P，et al. Multiplex assay of amphetamine，methamphetamine，and ecstasy drug using CEDIA® technology[J]. Journal of analytical toxicology，2002，26（5）：267-273.

[5] HENDERSON D R，FRIEDMAN S，HARRIS J，et al. CEDIA，a new homogeneous immunoassay system[J]. Clinical chemistry，1986，32（9）：1637-1641.

[6] YANG X，JANATOVA J，JUENKE J M，et al. An ImmunoChip prototype for simultaneous detection of antiepileptic drugs using an enhanced one-step homogeneous immunoassay[J]. Analytical biochemistry，2007，365（2）：222-229.

[7] WANG G，HUYNH K，BARHATE R，et al. Development of a homogeneous immunoassay for the detection of fentanyl in urine[J]. Forensic science international，2011，206（1）：127-131.

[8] KARAPITTA C D，SOTIROUDIS T G，PAPADIMITRIOU A，et al. Homogeneous enzyme immunoassay for triiodothyronine in serum[J]. Clinical chemistry，2001，47（3）：569-574.

[9] NIEDBALA R S，HALEY N，KARDOS S，et al. Automated homogeneous immunoassay analysis of cotinine in urine[J]. Journal of analytical toxicology，2002，26（3）：166-170.

[10] BEAL J L，JONES C E，TAYLOR P J，et al. Evaluation of an immunoassay（EMIT）for mycophenolic acid in plasma from renal transplant recipients compared with a high-performance liquid chromatography assay[J]. Therapeutic drug monitoring，1998，20（6）：685-690.

[11] VOGL M，WEIGEL G，SEEBACHER G，et al. Evaluation of the EMIT mycophenolic acid assay from Dade Behring[J]. Therapeutic drug monitoring，1999，21（6）：638.

[12] YANG X，JANATOVA J，JUENKE J M，et al. An ImmunoChip prototype for simultaneous detection of antiepileptic drugs using an enhanced one-step homogeneous immunoassay[J]. Analytical biochemistry，2007，365（2）：222-229.

[13] WANG G，HUYNH K，BARHATE R，et al. Development of a homogeneous immunoassay for the detection of fentanyl in urine[J]. Forensic science international，2011，206（1）：127-131.

[14] KARAPITTA C D，SOTIROUDIS T G，PAPADIMITRIOU A，et al. Homogeneous enzyme immunoassay for triiodothyronine in serum[J]. Clinical chemistry，2001，47（3）：569-574.

[15] NIEDBALA R S，HALEY N，KARDOS S，et al. Automated homogeneous immunoassay analysis of cotinine in urine[J]. Journal of analytical toxicology，2002，26（3）：166-170.

[16] KIM B，PARK E Y，LEE Y T，et al. Development of homogeneous enzyme immunoassay for the organophosphorus insecticide fenthion[J]. J Microbiol Biotechnol，2007，17（6）：1002-1009.

[17] MARSHALL W J, BANGERT S K. Clinical Chemistry[M]. 6th ed. London：Mosby Elsevier，2008.

[18] CÉZÉ N，TERNANT D，PILLER F，et al. An enzyme-linked immunosorbent assay for therapeutic drug monitoring of cetuximab[J]. Therapeutic drug monitoring，2009，31（5）：597-601.

[19] WU A H. A selected history and future of immunoassay development and applications in clinical chemistry[J]. Clin Chim Acta，2006，369（2）：119-124.

[20] REBOLLO N，CALVO M，MARTÍN-SUÁREZ A，et al. Modification of the EMIT immunoassay for the measurement of unbound mycophenolic acid in plasma[J]. Clinical biochemistry，2011，44（2）：260-263.

[21] GREG T H. Bioconjugate Techniques[M]. 2nd ed. London：Elsevier，2008.

[22] 崔彦，周金玉，孙增先，等. 酶放大免疫法与荧光偏振免疫法检测环孢素 A 血药浓度比对研究 [J]. 中国药业，2013，22（19）：17-18.

[23] 刘思婷，张永，仇锦春，等. EMIT 和 FPIA 测定丙戊酸，甲氨蝶呤和环孢霉素 A 血药浓度的比较研究 [J]. 中国现代应用药学，2012，29（8）：740-744.

[24] 王微，虞留明，朱学源. 甘胆酸检测在肝胆疾病临床诊断中的意义 [J]. 中华临床医师杂志，2014，8（15）：2861-2865.

[25] 乔小云，王羽，王璐璐，等. 均相酶扩大免疫分析法监测地高辛血浓度的质量控制与评价 [J]. 中国药师，2010，13（3）：387-389.

[26] 李美珠，陈棪焜. 均相酶增强免疫法监测丙戊酸浓度及临床应用 [J]. 检验医学与临床，2011，8（24）：2959-2960.

[27] 郑荣，董振南，郭广宏，等. 均相酶免疫分析法测定霉酚酸血药浓度的方法学评价 [J]. 军医进修学院学报，2010，31（11）：1085-1086.

[28] 王金文，陈美才，李冬，等. 均相酶免疫分析苯巴比妥方法的建立 [J]. 中华检验医学杂志，2012，35（3）：257-260.

[29] 伍三兰，马林，陈东生，等. 酶扩大免疫测定技术与荧光偏振免疫法测定全血环孢素浓度的比较 [J]. 中国医院药学杂志，2012，32（4）：295-297.

第八章

化学发光免疫分析技术

第一节 概　述

化学发光免疫分析技术是标记免疫分析技术的一种，是继放射免疫分析技术、酶联免疫分析技术及荧光免疫分析技术之后发展的一项新兴标记免疫分析技术。相对于其他标记免疫分析技术，化学发光免疫分析技术具有灵敏度高、特异性强、试剂稳定性好且有效期长、检测线性范围宽、检测项目多、自动化程度高等特点。近几十年来，化学发光免疫分析已在多个领域广泛应用，尤其在临床检测中发展迅速。

一、化学发光分析法

化学发光（chemiluminescence，CL）是最早发生在生物体内的发光现象，又称冷光。1888 年，德国的 Wiedemann 首次解释了化学发光现象的基本原理和机制，即化学发光是化学反应过程的结果。化学发光是伴随化学反应产生的发光现象。在特定化学反应中，反应体系中的某种物质分子，如反应物、产物、中间体等吸收化学反应过程中产生的能量，跃迁到高能级的激发态，处于激发态的化学物质很不稳定，容易弛豫回到基态，在返回基态的过程中，将能量以辐射的形式释放出来，产生一定波长的光，这种现象称为化学发光。化学发光的基本过程可表示如下（式 2-8-1，式 2-8-2）：

$$AB + hv \rightarrow A^* + B \tag{式 2-8-1}$$

$$A^* \rightarrow A + hv \tag{式 2-8-2}$$

一般来讲，氧化还原反应易产生化学发光现象。化学发光是化学反应过程中产生的冷光，不需要外来激发光源，避免了拉曼散射、瑞利散射效应的影响，同时也克服了光源不稳定而导致信号产生波动的缺点，从而降低噪声，提高信噪比。理论上讲，化学发光体系具备这些优点，用于分析检测是非常合适的；但通常情况下，高能级电子跃迁到基态时，辐射产生的光子信号十分微弱，早期没有合适的仪器设备可以精确捕获该过程产生的光子。直到最近几十年以来，电子科学技术的飞速发展，光电倍增管、二极管电子元器件可以将化学反应过程中产生的光信号进行放大，使化学发光技术在现代微量及痕量分析检测领域得到广泛应用。化学发光之所以能用于分析测定，是因为化学发光强度与化学发光速率及发光效率相关联，因此一切影响反应速率和发光效率的因素都可以作为建立测定方法的依据，从而进行检测分析。在时间 t 内，化学发光的强度取决于化学发光速率和化学发光量子效率（式 2-8-3）：

$$I_{CL} = \Phi_{CL} \, dc/dt = \Phi_{EX}\Phi_{EM}dc/dt \tag{式 2-8-3}$$

式中，Φ_{CL} 为化学发光量子产率，即每一个参加反应的分子发射的光子数；dc/dt 指某一时刻的化学反应速率；Φ_{EX} 为激发态的量子产率，指每一个参加反应的分子产生的激发态；Φ_{EM} 为激发态的发光量子产率，指每一个激发态产生的光子数。对于特定的化学反应，Φ_{CL} 为定值，反应速率 dc/dt 受到化学反应条件的影响，如溶液的组成、pH、离子强度、温度等因素。因此在一定化学反应条件及一定时间内，化学发光强度是一定的，化学发光强度和待测物质的浓度之间可建立适当的数学模型，从而计算反应体系中某种物质的浓度。

化学发光分析法可以测定三类物质：①化学发光反应的反应物；②化学发光反应中的催化剂、增敏剂或抑制剂；③耦合反应中的反应物、催化剂或增敏剂。用这三类物质对其他目标物质进行标记，建立合适的分析平台，可进一步拓展该方法的应用范围。

二、免疫分析技术

免疫分析技术是一种超微量的生物分析技术，其利用抗体抗原间免疫反应的高度亲合性以及作为探针的标记物（如：^{125}I、酶、荧光物、化学发光物等）高度的可检测性，从而对生物体内含量为 $10^{-9}\sim$ 10^{-17}mol/L 水平的物质进行准确定量测量。抗原抗体的反应只发生在抗原决定簇与抗体的结合位点之间，与化学反应不同，抗原抗体结合不是通过离子键、共价键、金属键或配位键等其他化学键形成，而是由氢键、范德华力、静电作用力和疏水作用等相互作用结合在一起，且两者在化学结构和空间构造上具有高度的互补性，决定了免疫反应非常高的特异性和稳定性，这种反应可以发生在体内，也可发生在体外。但需要注意的是这种特异性也不是绝对的，如果反应体系中含有与待测目标分子构型相似的物质，则易发生交叉反应。例如，心肌肌钙蛋白有三种亚单位：心肌肌钙蛋白 I（cTnI）、心肌肌钙蛋白 T（cTnT）和心肌肌钙蛋白 C（cTnC），这三种亚单位同型异构，有不同的基因编码和不同的氨基酸序列，某一检测系统的目标分子是 cTnI，如果反应体系同时存在 cTnT 和 cTnC 且浓度达到一定水平时，则会产生交叉反应，影响测定结果。

（一）抗原

抗原（Ag）是一类能够刺激机体系统，诱导发生免疫应答，产生免疫应答产物，并能与相应产物在体内外发生特异性结合的物质。抗原物质具备两个重要特性，一是诱导免疫应答的能力，即免疫原性；二是与免疫应答的产物发生反应，即反应原性。能在机体中引起抗体产生的抗原多为相对分子量较大的蛋白质；小分子化合物与大分子蛋白质结合后能引起机体产生特异性抗体，称作半抗原，例如某些激素、多糖、核酸、药物等。抗原并不是整个分子起作用，而是其表面的某些化学基团或特定空间构象，即抗原决定簇产生作用，一般抗原决定簇由 6～12 氨基酸或碳水基团组成，可以由连续序列（蛋白质一级结构）组成或由不连续的蛋白质三维结构组成。一个抗原分子可带有多个不同的抗原决定簇。抗原决定簇是抗原与对应抗体或相应致敏淋巴细胞表面受体相结合的部位，决定了抗原的特异性。

（二）抗体

抗体（Ab）指机体的免疫系统在抗原刺激下，由 B 淋巴细胞或记忆细胞增殖分化成的浆细胞所产生的、可与相应抗原发生特异性结合的免疫球蛋白。主要分布在血清中，也分布于组织液及外分泌液中。免疫球蛋白可分为 IgG、IgM、IgE、IgA 和 IgD 五类，由两条轻链（LC）和两条重链（HC）组成。五类免疫球蛋白的轻链是相同的，重链的氨基酸组成和序列则不同，决定了它们与抗原结合的反应性也不同。轻链和重链中靠近 N 端的氨基酸序列变化较大，该区域称为可变区（V）；靠近 C 端的氨基酸序列变化较小，称为恒定区（C）。抗体上与抗原结合的位点分布在可变区。

抗原抗体之间的反应称为免疫反应，是所有免疫分析技术的理论基础。免疫反应具有特异性、比例性和可逆性。

1. 特异性　抗原抗体反应的最主要特征，抗原抗体的结合实质上是抗原表位与抗体超变区抗原结合点之间的结合。由于两者在化学结构和空间构型上呈互补关系，抗原与抗体的结合具有高度特异性。

2. 适合比例性　抗原抗体反应过程中，最后形成结合物的量与反应物的浓度有关，且在一定量的抗体中加入不同量的抗原或在一定量的抗原中加入不同量的抗体,均可发现只有在两者摩尔比例合适时才出生现最强的反应。从图2-8-1可看出,生成抗原抗体复合物最多的峰高部分是最合适的比例范围,称为平衡区,如果抗原或抗体过量,则过量部分抗原抗体无法形成结合物,在免疫测定中,抗体过量称为前带(pre-zone),抗原过量称为后带(post-zone),在免疫学方法测定抗原时,反应体系中需要足够的抗体量,否则测得的量会小于实际含量甚至出现倒钩效应,导致假阴性结果。

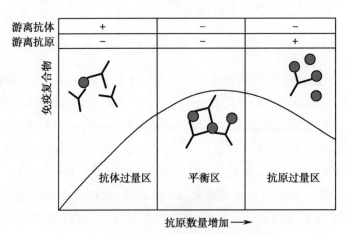

图2-8-1　免疫反应合适比例性示意图

3. 可逆性　指抗原抗体结合形成复合物是一个动态平衡的过程,在一定条件下又可解离为原来的抗原与抗体。由于抗原抗体反应是分子表面的非共价键结合,所形成的复合物并不十分牢固,在一定环境条件下会发生解离,解离后的抗原抗体仍保持原来的理化特征和生物学活性。抗原抗体之间的动态平衡可以用式2-8-4表示:

$$Ag + Ab \rightleftharpoons Ag.Ab \qquad (式2-8-4)$$

抗原抗体间的特异性结合形成复合物(Ag.Ab),该结合过程可用平衡常数表示(式2-8-5):

$$Ka = \frac{[Ag.Ab]}{[Ag][Ab]} \qquad (式2-8-5)$$

式2-8-5中:Ka为平衡常数;[Ag.Ab]表示抗原抗体复合物的摩尔浓度;[Ag]表示抗原的摩尔浓度;[Ab]表示抗体的摩尔浓度。

抗原抗体复合物的解离程度与Ka值有关。抗原抗体的浓度和两者之间的亲和力(affinity)是影响平衡常数Ka的主要因素。另外,反应体系中的其他因素对平衡常数也存在一定影响,如反应体系的温度、离子强度、pH、反应时间、蛋白类型、蛋白浓度、震荡速率等。

免疫测定(immunoassay,IA)是应用免疫学原理检测样本抗原或抗体的方法。根据待测分析物的特点可以建立不同的免疫测定原理,如夹心法、竞争法、间接法等。在临床检验中可用于测定:

(1)蛋白质类抗原:如铁蛋白、糖类蛋白、C-反应蛋白、甲胎蛋白等。

(2)激素类:如甲状腺激素、性激素。

(3)抗体类:如自身抗体、病原体抗体。

(4)酶类:如肌酸激酶同工酶、神经元特异性烯醇化酶。

(5)维生素类小分子:如25-羟基维生素D、维生素B$_{12}$。

三、化学发光免疫分析技术

化学发光免疫分析技术是化学发光技术和免疫测定联合建立的分析检测技术,是标记免疫分析技术一种。其兼具了化学发光的高灵敏度和免疫分析的高特异性,逐渐发展成熟且在免疫分析领域已成为研究热点之一,是现代医学检验领域的一个重要课题。通常将化学发光物质或化学发光体系中用到的酶或催化剂偶联到抗原或抗体上,偶联后的抗原抗体与待测物产生免疫反应,经过清洗分离后,系统检测发光强度,在发光强度和待测物浓度间可建立合适的数学模型,最后通过计算得到待测物浓度。以目前主流的吖啶酯化学发光技术为例来说明化学发光免疫分析技术基本原理(图2-8-2)。

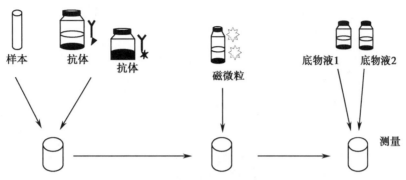

图 2-8-2 化学发光免疫分析技术基本原理

在反应杯中先加入待测标本、吖啶酯标记抗体和生物素标记抗体,反应后形成抗体-抗原-抗体夹心复合体;加入链霉亲和素包被的磁微粒,复合体在链霉亲和素和生物素相互作用下形成固相;将反应液置于一个磁场内,检测中的磁微粒将被吸附,通过洗涤,将未结合物冲洗除去;然后注入全自动免疫检验系统用底物液,在底物液的作用下,吖啶酯直接发光产生光子,检测其化学发光光子强度,产生的光强度与标本内待测物的浓度成正比。

化学发光免疫分析系统中存在两个基本反应类型,一是抗原抗体之间的免疫反应,二是化学发光反应。这两个反应均会受到一些外在因素的影响,如温度、时间、pH、离子强度等。采用化学发光免疫分析技术进行样本检测时,需要综合考虑两个反应的特点,以获得最佳检测结果。实际应用中,由于免疫反应更具复杂性和不确定性,影响测定结果的程度较化学发光反应的影响大得多。

除吖啶酯化学发光免疫分析技术外,还有鲁米诺类、吖啶类、1,2-二氧杂环丁烷类及电化学发光等化学发光免疫分析试剂盒得到了成功研究和发展,推动了相关发光分析应用的发展。化学发光试剂是应用化学发光技术的前提和基础,发现新型的化学发光试剂及新的化学发光体系,优化化学发光免疫分析测定体系,推动更好的发光应用与其他技术联用仍将是未来发展的趋势,并进一步促进化学发光技术在不同领域的应用。

第二节 技术原理

免疫分析过程中,根据结合标记物是否需要与游离标记物分离,分为均相免疫分析和非均相免疫分析(固相免疫分析)。均相免疫分析一般为液相反应,要求经免疫反应形成的复合物产生的信号与未经过免疫反应的标记物产生的信号具有完全的差异(100%, modulation of signal),令人遗憾的是,免疫分析技术包括化学发光免疫分析技术发展至今,尚没有合适的标记物或反应体系满足这一要求。所以,均相免疫反应的应用在整个免疫分析领域并不常见,非均相免疫技术则一直占主导地位,即免疫复合物在固相载体上形成并通过洗涤去除未结合的反应物和反应基质液。

一、抗原抗体在固相材料表面的结合原理

将捕获抗原或抗体结合在固相材料表面，免疫反应完成后，通过清洗、离心或沉淀方式分离去除未结合的抗体或抗原，检测样本中待测物的含量，称为固相免疫分析。根据抗原抗体与固相材料结合作用力，可以分为物理吸附和化学偶联两种方式。

（一）物理吸附

1967 年，Catt 等首次将聚苯乙烯塑料引入常规免疫分析方法中，开始了免疫分析领域的一次重大变革。Catt 等发现某些抗体能比较容易且牢固地吸附在聚苯乙烯塑料表面，这使抗体包被的塑料试管在免疫分析中不仅是一个反应容器，同时也是一种反应试剂和一种便捷的分离手段，这一发现为免疫分析找到了一种全新的分离方法。物理吸附主要通过蛋白的疏水键作用力吸附在固相材料上，操作相对简单，不需要添加辅助试剂。但物理吸附存在以下缺点：①抗原抗体在固相表面吸附量较低且吸附不均匀。②物理吸附容易引起蛋白质分子二、三或四级结构的改变，从而导致蛋白质活性严重丧失，甚至可能衍生出新的活性点，而这些新的活性点的亲合性或特异性均异于包被前的活性蛋白。③蛋白质固定于固相表面时活性位点被包埋。这些缺点导致免疫分析重复性差，灵敏度低，影响免疫分析性能和质量。

（二）化学偶联

化学偶联是将固相材料的表面进行改性或活化，抗原抗体通过化学键与固相材料结合的固定方式。蛋白一般通过氨基（－NH₂）、羧基（－COOH）或巯基（－SH）与固相材料进行偶联，通过化学键作用，蛋白在固相载体上的容量更高，抗原抗体能牢固均一地连接在固相表面，有效避免变性和失活。尽管化学偶联可能会减少蛋白质与固相表面的直接接触，从而降低物理吸附引起的构象变化而导致蛋白失活，但实际上，由于空间位阻、氢键、范德华力以及疏水作用的存在，与固相表面连接的位点及该位点附近的活性基团也存在容易丧失活性的风险。只有当固相表面的化学活性基团通过较长的刚性"臂"连接蛋白时，蛋白才会不受其他因素的影响，保持原有活性，有效地与待测物质结合。否则，共价连接不仅不能消除物理吸附导致的不良现象，反而会由于化学键对蛋白分子的固定作用而加剧抗原或抗体与固相之间的物理吸附程度。尤其是在固相为疏水材料且蛋白包被时间较长的情况下，由化学连接而加剧的物理吸附会引起更严重的活性丧失。对固相材料进行改性时，可选择合适的长臂化学物质来获得这种刚性"臂"，或提前对蛋白分子进行合理修饰，通过带有活性基团的长臂化学物质与固相材料偶联结合。

图 2-8-3 展示了蛋白分子通过物理吸附与化学吸附的区别，可以看出采用长臂化学物质与固相材料结合后，蛋白分子距离固相表面相对较远，蛋白质的空间构象不受影响，可保持原有生物活性。而物理吸附和通过短臂化学物质连接，由于距离固相材料距离太近，存在失活风险。

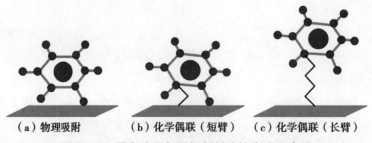

（a）物理吸附　　　　（b）化学偶联（短臂）　　　（c）化学偶联（长臂）

图 2-8-3　蛋白分子与固相材料连接方式示意图

化学偶联的主要方式有：①通过蛋白中含有的－COOH、－NH₂ 的固定化；②通过－SH 进行固定化；③通过糖基固定化；④在蛋白分子上引入其他基团进行固定化，如叠氮基、马来酰亚胺基团等。

二、固相分离原理

非均相免疫反应中，未能参与免疫反应的抗原或抗体保留在液相体系，而形成的抗原抗体结合物则被分离出来用于检测。根据分离载体和分离方式可分为板式分离法、塑料球珠分离法、磁性颗粒分离法。

（一）板式分离法

固液两相通过微孔板吸附或实现分离的方式称为板式分离法。将固相材料制成微孔板，微孔板的表面经过改性处理后，蛋白分子可通过物理或化学途径包被在微孔板上，加入待测物和辅助试剂反应一段时间，抗原抗体复合物直接固定在微孔板上；加入洗液清洗，未结合的抗原抗体被除去后进行测量。板式化学发光免疫分析国内应用较多。板式分离法最早用于酶免疫分析法，随着化学发光免疫分析技术的发展，得到了更广泛的应用，在化学发光免疫分析领域拥有一席之地。

微孔板一般采用 96 孔板，通常为半自动化操作，成本较低，但操作烦琐，每次均需要定标，耗时很长，一般 1～2 小时后才能得到检测结果，适合标本批量处理的应用场景。96 孔板的构造特点必然造成同一个微孔板上不同测试间的加样时间存在差异，且温育过程中存在边缘效应，不同孔位的温育温度和震荡混匀程度难以保证一致性；清洗分离即洗板过程的均一性不易控制，尤其是手工洗板更可能造成不同孔位间清洗分离程度的差异；目前国内板式发光多以辣根过氧酶作为催化剂，易受环境强氧化剂的影响。以上因素均导致板式化学发光批内重复性差，适用于定性产品及大分子物质的检测。

（二）塑料球珠分离法

塑料球珠最初用于放射免疫分析技术，一般由苯乙烯、氯乙烯、丙烯酰胺等材料制成，制备过程中需要在表面连接活性化学官能团，便于蛋白分子偶联。免疫反应在塑料球珠上结束后，通过洗涤或离心的方式将免疫结合物与未结合物进行分离。分离方式不够简单快速，在化学发光免疫分析技术中应用较少。

（三）磁性颗粒分离法

磁性颗粒是由核心层的磁性材质、中间的高分子保护层和最外层的免疫配基三部分组成的粒径较小的均匀球形物。磁性材质多为 Fe、Co 和 Ni 等金属及其氧化物，其中以 Fe 的氧化物居多；磁性微球的中间高分子保护层通常为聚苯乙烯、聚乙烯亚胺、聚乙烯醇和硅烷等或无机材料如氧化硅等构成。磁性颗粒分离技术以磁颗粒为载体，蛋白分子直接包被在磁性颗粒表面或通过其他特异性亲和系统间接与磁颗粒连接，在外部磁场的定向控制下，免疫反应的靶标物质从复杂的液相体系中分离出来。磁性分离技术简单方便，具有高特异性和高灵敏度等优点。这项技术引起了免疫分析工作者的广泛关注，1975 年 Hersh 等首先报道了磁性颗粒在放射免疫分析（RIA）中作为分离手段，目前已成为化学发光免疫分析领域的主流分离技术。在化学发光免疫分析技术中，蛋白分子与磁颗粒结合的方法有以下两种：

1. 直接包被　制备磁性颗粒时，将其表面经过化学修饰后，使其含有 $-NH_2$、$-COOH$ 或 $-NHS$ 等官能团，在辅助化学试剂的作用下，这些活性基团可与抗原抗体上的基团共价键结合，蛋白分子就成功包被到磁性颗粒表面。标本中的待测物质与磁颗粒表面的抗原或抗体反应形成结合物，经外加磁场分离，去除未参与反应的蛋白分子后，进行测量分析。化学发光免疫反应体系中使用预先包被好蛋白分子的磁颗粒，抗原抗体间的免疫反应结束后，无须进一步与磁珠偶联，可缩短检测时间；但磁性颗粒属于固相物质，容易沉降，表面包被蛋白分子后，由于蛋白质的疏水作用，容易产生聚集或失活现象，不利于检测过程中免疫反应的充分进行。为避免这一问题，蛋白包被过程中，必须充分考虑磁颗粒和蛋白的性质，选择合适的工艺参数，保证产品良好性能。齐琳等对此进行了研究，发现磁颗粒与偶联剂之间选择合适的比例可提高蛋白包被效率。

2. 间接结合　对抗原或抗体提前标记或修饰，在免疫分析过程中，抗原抗体与磁颗粒表面的活性基团反应并偶联在磁颗粒上，通过外加磁场清洗分离后进行测量。通常蛋白分子通过"长臂"物质连接到磁颗粒上，可以有效避免蛋白质聚集和失活，克服了蛋白直接包被的缺点，大幅提高了反应的灵敏度，降低背景噪声，应用范围更加广泛。常见的亲和素 - 生物素系统、荧光素系统便是采用这种方法。

理想的磁性分离载体应满足以下条件：①具有尽可能高的比饱和磁化强度和低的剩余磁化强度。比饱和磁化强度高有利于提高磁性分离的可操作性；剩余磁化强度低可以避免使用过程中的磁性团聚；剩余磁化强度为零的超顺磁性载体颗粒可以完全消除磁性团聚。②表面含有丰富的有机活性功能基团，易与亲和配基共价键合；生物相容性好，亲水性表面能够减少与目标生物分子的非特异性结合；载体粒度在可磁性分离的前提下应尽可能小，以使其具有较大比表面积；粒度分布相对较窄，形状和密度均匀。③具有较高的机械强度和化学稳定性，能抵抗机械摩擦、酸碱腐蚀和微生物降解，无毒性泄漏和污染等。近年来，随着纳米技术的发展，对磁性颗粒的研究不断深入，磁性颗粒的性能也进一步得到优化。目前常用的磁颗粒粒径在 $1\sim3\mu m$ 之间，粒径较小，比表面积大，分散性好，易形成均一的悬浊液，蛋白分子与磁颗粒之间属于半均相反应，提高了抗原抗体之间的反应效率；唯一不足的是，这种普通磁性颗粒偶尔会出现聚集现象，导致测定结果重复性差。最新研究结果显示，可以合成粒径约 200nm 的磁颗粒，粒径更小，Fe_3O_4 磁性纳米粒子和 Fe_3O_4/SiO_2 磁性微球均具有超顺磁性。超顺磁性是避免磁颗粒聚集的重要性能指标，磁性内核移除磁场时，超顺磁性磁颗粒无磁性记忆，不会出现聚集现象，这种具有更佳超顺磁性的磁颗粒无磁滞现象，实际应用中可避免磁颗粒聚集的发生，获得精密度更佳的测定结果。

板式分离法和塑料球珠分离法存在操作复杂、精密度不佳等因素，目前最常用的是磁性颗粒分离方式，具有重复性好、操作简单、易于实现自动化等特点。

三、发光信号收集及放大原理

20 世纪 70 年代后期，研究者开始将化学发光技术应用于分析科学中。吖啶酯及其衍生物、1,2- 二氧杂环丁烷类物质、鲁米诺及其衍生物等化学发光体系应运而生，然而由于化学发光试剂产生的发光强度弱、具有快速衰变的动力学特征，不利于化学发光信号的获得，所以在当时化学发光免疫分析技术没有成为一种常规的检测技术。随着科学技术的发展，采用特殊的化学发光放大体系或使用光电倍增管、光电二极管、电荷耦合器件等电子器件，可以放大化学发光信号值，极大提高化学发光免疫分析的灵敏度，推动了化学发光免疫分析技术的发展。同时，化学发光分析技术与传统的基于光子发射（如光致发光）的技术相比，展现出无可比拟的优势。

（一）生物素 - 亲和素放大系统

生物素 - 亲和素系统（biotin-avidin system，BAS）是以生物素和亲和素具有的独特结合特性为基础，两者均可偶联抗原抗体等蛋白分子，一个亲和素分子可以结合 4 个生物素分子，且结合迅速、专一稳定，具有多级放大效应。目前 BAS 广泛应用于酶、化学发光、荧光测定等免疫分析技术中，可极大提高测定的灵敏度。

1. 生物素（biotin）　广泛分布在动物和植物中，常从含量较高的卵黄和肝组织中提取，其分子量为244.31kDa，又称维生素 H 或维生素 B_7，生物素分子有两个环状结构（图 2-8-4），其中环Ⅰ为咪唑酮环，是与亲和素结合的主要部位；环Ⅱ为噻吩环，其 C2 上有一戊酸侧链，末端羧基是结合抗体和其他生物大分子的唯一结构。生物素经活化后，几乎可以与所有蛋白分子偶联，包括大分子抗原、糖类蛋白、脂类物质、激素类小分子等。

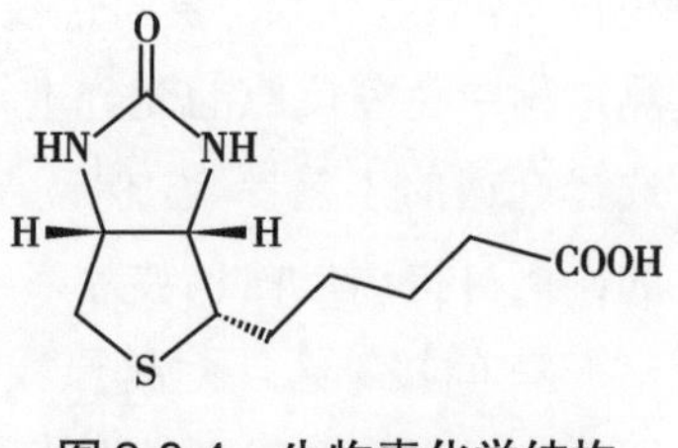

2. 亲和素（avidin）　包括源于卵清蛋白的卵白亲和素（又称卵白素），以及源于链霉菌的链霉亲和素。亲和素富含色氨酸，其色氨酸残基与生物素的咪唑酮环结合，亲和力极强，亲和常数为 $10^{15}mol/L$，比抗原与抗体

图 2-8-4　生物素化学结构

之间的亲和力至少高10 000倍,并且具有高度的特异性和稳定性。

3. 化学发光免疫分析技术中的应用原理

(1)标记亲和素-生物素法,称为BA法:标记亲和素连接生物素化大分子反应体系。

(2)桥接生物素-亲和素法,称为BAB法:指亲和素两端分别连接生物素化蛋白质分子反应体系和化学发光物质或其他小分子物质标记生物素。

(3)亲和素-生物素-过氧化物酶复合物法,称为ABC法:先将亲和素与生物素标记的过氧化物酶结合,再与生物素化的抗原抗体反应,将抗原-抗体免疫反应体系与亲和素-生物素-过氧化物酶体系连成一体,将信号放大成千上万倍,提高检测灵敏度。

在生物素-亲和素(链霉亲和素)放大系统应用中,无论采用酶或其他化学发光物作为检测示踪剂,均是待测物与生物素化蛋白分子反应形成复合物后,再利用生物素与亲和素间的多级放大结合特性,最终使待测反应信号被放大,提高检测方法的灵敏度。

利用生物素-亲和素(链霉亲和素)放大系统应用中最大的问题的是易受血清中游离生物素的影响。生物素也称为维生素H,是人体必需维生素之一,常用作药物治疗疾病,如硬皮病等。当服用维生素H时,会对此系统造成影响,影响测值准确性。为解决此问题,最新采用高分子聚合物方式,将亲和素包裹在高分子聚合物中间,允许小分子游离生物素进入高分子聚合物中,而与抗体连接的生物素由于分子过大无法进入,从而捕获清除血清中游离生物素,减少对系统的影响。

(二)纳米催化放大材料

随着纳米技术的发展,纳米粒子由于其独特的物理和光学性能使化学发光免疫分析发生了革命性变化。

化学发光功能化纳米材料是指通过直接或间接方式对纳米材料表面进行修饰,连接化学发光分子、生物分子、催化剂等不同配体,得到兼具纳米材料和配体特性的复合材料。化学发光功能化纳米材料的独特优势在于:①生物相容性好,可构建用于生物分析的纳米探针和纳米界面;②纳米材料由于尺寸小,具有大的表面积-体积比,可固载和富集大量化学发光功能化分子,实现信号放大;③纳米材料表面原子活性高,可催化化学发光反应,增大化学发光信号。

(三)电子元器件放大系统

光敏二极管、光敏电池、电荷耦合器件(charge-coupled device,CCD)或以光电流放大方式工作的常规光电倍增管经常用于信号采集及放大过程。其原理可简单总结为光电转换器件将光信号转换为电压或电流信号后进行放大检测。主要特点是结构较简单,性能稳定,但由于光信号转换效率低,用于化学发光免疫分析检测时,存在灵敏度低、线性范围窄等缺陷。

随着现代物理学和电子科学技术的发展,一种称为单光子计数器的电子器件问世,其核心部件是光电倍增管,按照其接收入射光的方式,可分为端窗式和侧窗式两种类型。光电倍增管有一个具有超高真空度的玻璃容器,其中向光的一面涂有一层特殊的金属材料,为光阴极,其内部还有多个以特殊方式排列的电极称为打拿极或加速极;后部另外有一个电极称为阳极。当光子打到光阴极时,由于光电效应,其表面上可逸出相应数目的光电子,这些电子在直流电压的作用下,再次被加速打到第一打拿极上,发射出成倍数量的二次电子,然后又被打到第二个打拿极上,产生能量更大、数量更多的电子,依此反复,电子数量逐级倍增,反复被放大之后聚集到阳极上的电子数可达阴极发射电子数的$10^8 \sim 10^{10}$倍,该电信号经高速放大器放大,再经高速比较器去除噪声信号,最后由高速分频器换算得出光子数,采用相对发光单位(relative light unit,RLU)表示。

单光子计数器将化学发光过程产生的数量较少的光子进行数个数量级放大,可极大提高免疫分析灵敏度,拓宽线性范围,用于标本中痕量物质的测定。

第三节 化学发光免疫分析主要类型

化学发光免疫分析法根据发光持续时间可分为闪光型（flash type）和辉光型（glow type）。其中闪光型的发光时间很短，仅在几秒钟内完成，如吖啶酯系统、异鲁米诺系统等；闪光型化学发光体系采用加入发光底物和测量同时进行的检测方式，以整个发光信号的峰面积为发光强度。辉光型发光时间则在数分钟至数十分钟，甚至数小时内完成，如辣根过氧化物酶 - 鲁米诺系统、碱性磷酸酶 - 金刚烷系统等。辉光型发光系统一般以速率法进行测量，即在化学发光信号相对稳定区域测定单位时间的发光强度。

按照标记物的不同可分为三大类，即直接化学发光免疫分析法、酶促化学发光免疫分析法和电化学发光免疫分析法。目前化学发光免疫分析技术常用的化学发光体系有以下几种：

一、吖啶酯类化合物

吖啶酯类化合物（acridinum ester，AE）是一类含氮杂环化合物，主要包括吖啶酯、吖啶磺酰胺和光泽精（双 -N- 甲基吖啶硝酸盐），吖啶类物质是一种量子产率非常高的化学发光试剂，其分子结构至少由两部分组成：发光基团（emitter group）和离去基团（leaving group），该类发光试剂中应用最广泛的是吖啶酯和吖啶磺酰胺，图 2-8-5 是吖啶酯和吖啶磺酰胺，图中 R、R′、R″ 为烷基、烷氧基及芳基等其他取代基；X、X′、X″ 为偶联基团，用于偶联抗原或抗体，并增加化合物溶解性。吖啶酯化学发光效率较高，通常是鲁米诺的五倍或五倍以上。吖啶酯和吖啶磺酰胺的结构式如图 2-8-5 所示。

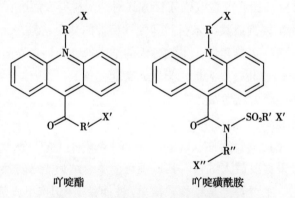

吖啶酯　　　　　　　　吖啶磺酰胺

图 2-8-5　吖啶酯和吖啶磺酰胺结构式

目前公认的吖啶酯的化学发光原理可以总结为：在碱性条件下，过氧化氢与吖啶杂环上的 9 位碳原子发生亲电加成反应，加成产物在碱性条件下形成过氧负离子，该过氧负离子再与羰基碳发生亲核反应使离去基团离去并进一步形成四元环中间体，由于张力较大，该四元环不稳定，开环后形成激发态的吖啶酮，其返回到基态的过程中发出最大发射波长为 430nm 的光子（图 2-8-6）。

吖啶酯类化合物从发光的原理来讲，在形成电子激发态中间体之前，连接于吖啶杂环上的不发光的取代基部分会从吖啶杂环上离去，即未发光部分与发光部分分离，因而其发光效率基本不受取代基结构的影响。吖啶酯化学发光为闪光型，在化学发光免疫分析领域与其他技术相比具有很大优势，只需碱性条件下，经过氧化氢氧化就可以直接发光，不需要催化剂或增敏剂参与反应。吖啶酯化学发光在加入底物液 0.4 秒后发射光强度达到最大，半衰期为 0.9 秒，2 秒内发光基本结束，可以实现快速检测。其发光效率高，量子产率可达 0.05，其发光体系简单、快速，不需要加入催化剂，也不需要增强剂，从而降低背景发光，提高信噪比，干扰作用少，易于实现自动化。

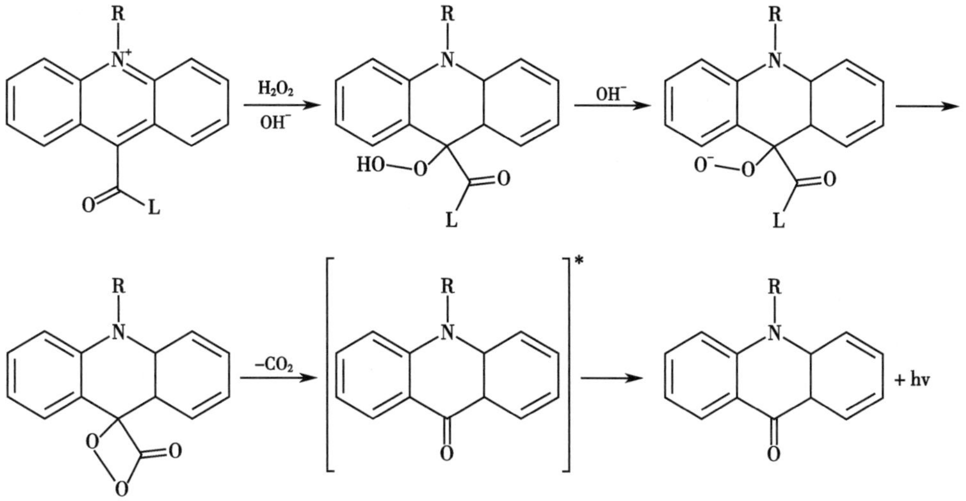

L为离去基团，R为取代基团

图2-8-6　吖啶类化学发光试剂的发光原理

将吖啶类化合物修饰活化后制成化学发光探针，用于生物大分子化学发光免疫分析始于20世纪80年代。这类化合物在H_2O_2和碱的存在下能迅速产生化学发光，不仅适合标识小分子，同时也适合标识生物大分子；吖啶类化合物可在中性或微碱性条件下标记蛋白、核酸、多肽等生物大分子，被标记物量子产率和生物活性几乎不会受损，且标记工艺简单，反应一步完成，形成标记物稳定不易降解，冷藏条件下可保存两年。

如图2-8-6所示，取代基R、R'、R″、X'和X″这些基团的亲电子或供电子性以及其空间构象都会影响过氧化氢阴离子HO_2^-亲核进攻9位羰基的能力，进一步对吖啶酯化学发光动力学和量子产率产生影响。取代基X'的亲电性是化学发光动力学的决定性因素，例如离去基团上无取代基时（X'=H），化学发光过程持续1秒左右；由供电基团取代后，化学发光过程的时间可增加；当离去基团上由亲电基团取代后，化学发光过程的时间则会缩短；另外离去基团上取代基的位置引起位阻效应还会影响吖啶酯的水解稳定性。

由于吖啶酯的吖啶杂环和离去基团上以及10位的N原子上都可以进行取代，而不同亲电性、供电性或空间构象的取代基团均可对吖啶酯的稳定性、发光效率、量子产率产生不同程度的影响。为了寻找具有更好发光性质的吖啶酯及其衍生物，研究人员从理论出发合成大量不同取代基的吖啶酯类物质并研究其构效关系，测定发光效率，同时对发光动力学进行深入研究。通常认为离去基团上的供电取代可增加吖啶类物质的稳定性，而亲电取代可提高其发光效率，但也有其他不同研究结论，如有研究者发现强吸电子取代的水解稳定性较未取代、给电子基取代的衍生物差，而弱吸电子基团取代的衍生物稳定性较好，量子产率也较高。目前，新型吖啶类化合物的开发仍是研究的重点。

二、鲁米诺、异鲁米诺及其衍生物化学发光体系

鲁米诺及其衍生物主要有以下三类：鲁米诺（luminol）、异鲁米诺化合物（isoluminol）和N-（4-氨丁基）-N-乙基异鲁米诺（ABEI），其化学结构式见图2-8-7。其均属于酰肼类化学发光化合物，性质稳定，结构简单，易于合成，无毒，不污染环境，且水溶性较好，在强碱性溶液中可以被氧化剂氧化生成3-氨基酞酸盐发出蓝色光。自Albrecht于1928年首次报道鲁米诺的化学发光以来，鲁米诺、异鲁米诺及其衍生物已被广泛研究并应用于分析技术领域。

此类化合物的发光机制是鲁米诺或其衍生物在碱性环境下反应生成一个双负离子中间体，该中间体被过氧化氢氧化形成有机过氧化物，有机过氧化物很不稳定立即分解成激发态的3-氨基邻苯二甲酸和

氮气，激发态的 3- 氨基邻苯二甲酸跃迁回基态释放出最大发射波长为 425nm 的蓝色可见光。其化学发光反应原理见图 2-8-8。

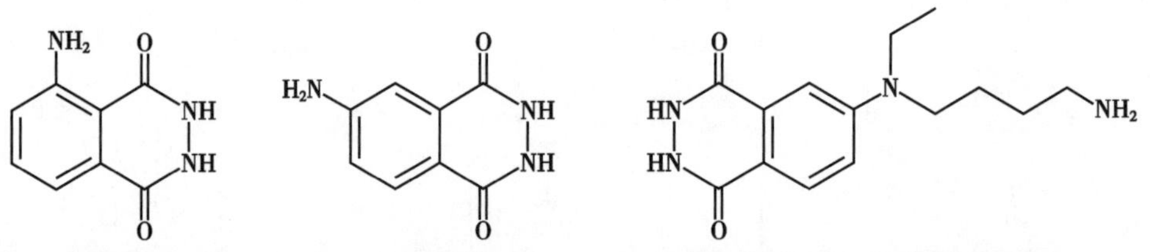

鲁米诺   **异鲁米诺**   **N-(4-氨丁基)-N-乙基异鲁米诺**

图 2-8-7 鲁米诺及其衍生物的化学结构

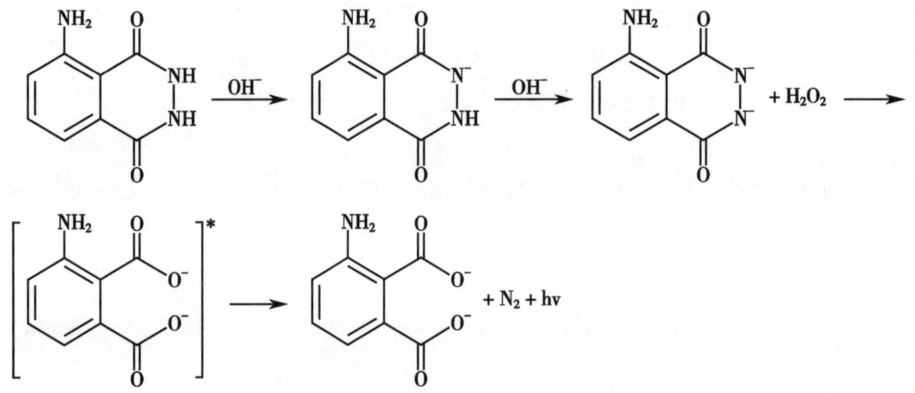

图 2-8-8 鲁米诺化学发光原理示意图

鲁米诺及及其衍生物与过氧化氢的反应十分缓慢，通常需要催化剂或增敏剂来增强化学反应速率，最常用的催化剂是辣根过氧化物酶（HRP），以及过度金属离子如：Co^{2+}、Cu^{2+}、Fe^{3+} 等，过氧化物酶或某些金属复合物（如血红素、血红蛋白、环糊精、卟啉等）。该体系一直以来被用于分析化学领域，检测 H_2O_2 和与其相关的一系列物质，直到 20 世纪末，陆续发现了可以极大提高其发光效率并降低本底噪声的增敏物质后，鲁米诺及其衍生物才广泛用于免疫分析技术中，该化学发光体系用于免疫分析检测分为两种类型。

（一）酶促化学发光

将辣根过氧化物酶标记在抗原抗体上，发光底物采用鲁米诺或异鲁米诺及其衍生物，免疫反应完成后，酶催化底物产生光信号，其数量与酶标记物的量成正比，实现对待测物的分析检测。此类型多应用在板式化学发光免疫分析，极少用于管式化学发光免疫分析。

（二）直接化学发光

不需要酶的参与，异鲁米诺和 ABEI 可直接标记抗原抗体，在碱性条件下被过氧化物氧化直接产生发光信号，其反应原理与吖啶酯类化合物直接化学发光相似。

近年来，对鲁米诺类化学发光体系的研究主要集中在发光体系的改进上，其中包括对纳米催化剂体系和鲁米诺分子的研究。

1. 纳米催化材料 纳米材料具有量子尺寸效应，小尺寸效应以及较大的比表面积和特殊的结构可作为催化剂、还原剂、发光体或能量受体参与化学发光反应，提高了化学发光效率，增强了分析检测的灵敏度。常见的有贵金属纳米粒子（如 Pt、Pd 等），金属纳米团簇（如 Ag、Cu 纳米团簇），纳米氧化物复合物（如 CuO、Fe_2O_3），以及纳米量子点（如 CeTd QDs，BP QDs），此外还有以石墨烯为代表的二维纳米材料。

2. 鲁米诺分子 近年来鲁米诺新型衍生物发光试剂的研究趋势主要有两种，一种是在原有发光试剂的基础上进行相关结构改造，使鲁米诺在原来的分子结构上分子量加大，共轭体系增大，实现从发光试剂的改变达到整个化学发光体系发光强度增强，发光时间增长的目的。以 ABEI 为基础进行结构改造，合成一个呈大环内酯结构的新型异鲁米诺发光试剂 ABEI 大环内酯，和以鲁米诺和四羧基酞菁锌为原料，合成鲁米诺酞菁锌复合物，均采用以上原理对鲁米诺类发光物质进行改造从而提高发光效率。另一种是将不同的芳香环引入鲁米诺的氨基位置，增加其化学发光强度进而获得新型鲁米诺衍生物。

三、二氧杂环丁烷类化学发光体系

1,2- 二氧杂环丁烷类化合物是一种化学引发电子变换（CIEEL）发光试剂，是四元杂环体系，由于四元环存在张力能，因此在反应过程中能释放出大量能量满足化学发光反应所需的能量，是一类高效的发光试剂。1,2- 二氧杂环丁烷类化合物可在热、化学或酶的作用下，经单分子转变生成两个含羰基的产物，其中之一形成激发态，从而产生化学发光。由热分解主要产生双自由基，生成三重激发态 T1，其产率高，在溶液中易淬灭，实际应用有困难，目前在化学发光免疫检测技术应用最多的是采用酶催化产化学发光。1,2- 二氧杂环丁烷类化合物中，3-(2′- 螺旋金刚烷)-4- 甲氧基 -4(3″- 磷氧酰苯基)1,2- 二氧杂环丁烷（AMPPD）是最常用的发光底物之一，它是一种超灵敏的碱性磷酸酶（ALP）发光底物，其分子结构中有两个重要部分，一个是连接苯环和金刚烷的二氧四节环，可以断裂并发射光子；另一个是磷酸基团，维持整个分子结构，使其保持稳定。AMPPD 的化学发光反应原理见图 2-8-9。

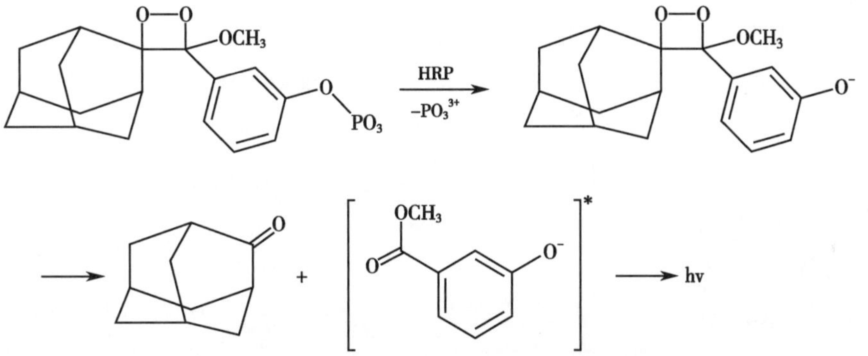

图 2-8-9　AMPPD 的化学发光反应原理

在碱性磷酸酶的催化下，磷酸酯基发生水解脱去一个磷酸基，形成中等稳定状态的中间体 AMPD⁻，该中间体经分子内电子转移裂解为一分子的金刚烷酮和一分子激发态的间氧苯甲酸甲酯阴离子，该激发态回到基态时产生 477nm 的光，可持续几十分钟。AMPPD 固体性质非常稳定，5℃下保存几乎不发生分解，在溶液中 AMPPD 的磷酸酯键也很稳定，非酶催化的水解速率非常缓慢，在 pH 为 12、0.05mol/L 的碳酸钠缓冲溶液中，分解半衰期可达 74 年，几乎无试剂本身的发光背景，是最灵敏的免疫测定方法之一。目前 AMPPD 已被广泛应用于临床检验，可通过在蛋白分子上标记碱性磷酸酶，以 AMPPD 作为发光底物产生光信号，进行免疫分析测定。在 AMPPD 的基础上加以改进并具有更好反应动力学和更高灵敏度的新一代发光体系也已经研发，并被广泛用于各种基因、病原体 DNA 的鉴定。

四、电化学发光反应体系

电化学发光（electrochemiluminescence，ECL）是指由电化学反应触发的化学发光过程。通过在电极表面施加一定的电压，反应体系中的某些物质发生电化学反应，反应产物之间或反应产物与待测体系中的某些物质进一步发生反应，生成不稳定的电子激发中间态，当激发中间态弛豫回到基态时，产生化学发光现象。电化学发光与其他化学发光化学反应原理相同，均属于氧化还原反应，不同之处在于化学发光是两种或两种以上的化学组分间发生的氧化还原反应,而电化学发光则依赖电极,化学组分在电极与溶液界面间进行电子传递实现氧化还原反应而导致化学发光。电化学发光具有装置简单、重现性好、可进行原位检测以及高灵敏度和高选择性的特点。

电化学发光通常由两种机理产生:湮灭机理和共反应剂机理。在典型湮灭反应中,被氧化和被还原物质在电极表面上产生。这些自由基阳离子($A\bullet^+$)和阴离子($A\bullet^-$)彼此反应并产生基态(A)和激发态 A^*,然后激发态 A^* 返回到基态 A,释放出光子。湮灭过程的优点是不需要其他试剂的参与,但需要一定条件才能确保有效的电化学发光。产生自由基阳离子和阴离子都需要一个广泛的电位窗口。自由基阳离子和阴离子必须足够长时间的稳定才能实现电子转移。由于湮灭机理的限制,共反应剂的电化学发光在现代分析化学领域应用更为广泛。共反应过程中,共反应物质和电化学发光体在单向电位扫描下被氧化或还原成自由基。共反应基团与发光体自由基反应并产生发光体的激发态,发光体发光并返回基态。与湮灭机制不同,共反应剂的电化学发光不需要同时存在氧化和还原物质,这有助于克服溶剂电位窗口和自由基稳定性的限制。因此,共反应物的存在可以有效提高电化学发光的强度。

在电化学免疫分析技术中,临床应用最广泛的是三联吡啶钌$[Ru(bpy)_3]^{2+}$,三丙胺(TPA)作为共反应剂参与反应,三联吡啶钌$[Ru(bpy)_3]^{2+}$是一种金属配合物,物理和化学性质十分稳定,一分子蛋白可标记多个$[Ru(bpy)_3]^{2+}$,其发生电化学发光的原理见图 2-8-10。

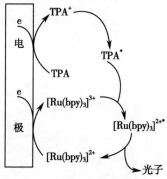

图 2-8-10　电化学发光机理

(一)电化学反应

在电极的阳极上施加一定电压,三联吡啶钌$[Ru(bpy)_3]^{2+}$被氧化失去一个电子生成三价态的$[Ru(bpy)_3]^{3+}$,同时电极表面的三丙胺(TPA)也释放电子氧化成阳离子自由基 $TPA^{+\bullet}$,并迅速脱去一个质子形成三丙胺自由基 $TPA^\bullet$,反应体系中同时存在具有强氧化性的$[Ru(bpy)_3]^{3+}$和具有强还原性的三丙胺自由基 $TPA^\bullet$。

(二)化学发光过程

具有强氧化性的$[Ru(bpy)_3]^{3+}$和具有强还原性的三丙胺自由基 $TPA^\bullet$ 发生氧化还原反应,三价的三联吡啶钌$[Ru(bpy)_3]^{3+}$被还原成为二价激发态的$[Ru(bpy)_3]^{2+*}$,并以荧光基质衰变释放波长 620nm 的光子,回到基态$[Ru(bpy)_3]^{2+}$。

(三)循环过程

以上电化学发光过程结束后,反应体系中仍存在基态三联吡啶$[Ru(bpy)_3]^{2+}$和三丙胺,这样电化学发光过程可以持续循环进行,测定信号被不断放大,使免疫分析的灵敏度大大提高。

依据三联吡啶钌体系建立的电化学发光免疫分析主要优势是,发光过程中的发光物质基本不被消耗,只要三丙胺充足过量,发光信号强且稳定,发光时间较长,灵敏度高、线性范围宽。

五、均相光激化学发光免疫分析技术

均相光激化学发光免疫分析技术(amplified-luminescent proximity homogeneous assay linked immunosorbent assay,AlphaLISA)是利用生物分子间相互作用原理,荧光共振能量转移发光为基础,以硅胶微球为载体,时间分辨荧光为检测模式的免疫学研究技术。该技术起源于 1994 年 Ullman 研究发现的单线态氧分子能量传递发光原理,并据此建立光激化学发光技术(light initiated chemiluminescent assay,LICA),光敏剂经激发光照射产生单线态氧,发光剂接受单线态氧能量传递产生荧光。1999 年,这一技术被改进,将光敏剂、发光剂包被于涂布亲和涂层的硅胶微球表面,以此种微球作为免疫吸附的载体进行免疫分析,从而诞生了 AlphaLISA 技术。

光激化学发光免疫分析技术为一种新型微量定量免疫分析检测技术,是通过化学发光来检测微球间的结合,进而检测待分析物含量的方法。该技术包括供体微球和受体微球,供体微球表面涂布光敏剂苯二甲蓝,受体微球表面涂布发光剂二甲噻吩衍生物并螯合稀土原子铕,供体微球和受体微球同时包被亲和涂层,如亲和素、ProteinA、ProteinG 等,可以结合生物分子。在均相条件下将带有光敏染料的供体微球、包被有活性分子且带有发光化合物的受体微球以及检测样本混合。此时供体微球和包被有活性分子的受体微球可迅速有效地捕捉靶分子而形成免疫复合物。在 680nm 激发光照射下,供体微球中的光敏物质受到激发并催化周围的氧分子形成高能态的单线态氧,该高能态的单线态氧扩散至受体微球,产生一系列的化学发光反应,最后将能量传递给铕,发射出波长为 615nm 的信号。由于单线态氧在溶液中维持活性的时间很短(约 4 微秒),只能扩散约 200nm 的距离,因此只有通过待测物质连接在一起的受体微球和供体微球才能产生信号,当生物分子不存在特异相互作用时,单线态氧无法扩散到受体微球,则不产生信号。反应原理见图 2-8-11。

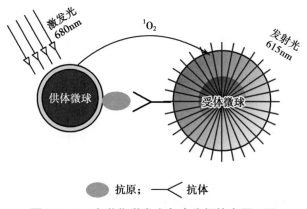

图 2-8-11　光激化学发光免疫分析技术原理图

光激化学发光具有高灵敏度、高通量、低背景、稳定性强、线性范围宽等特点,可广泛应用于临床检验。

目前除了以上几种常见化学发光免疫分析体系应用于临床检验以外,过氧草酸酯化学发光反应体系、Ce（Ⅳ）化学发光反应体系、高锰酸钾化学发光反应体系、亚硫酸盐化学发光体系以及具有化学发光功能的纳米材料等被报道可用于食品、药物、有机物质的检测,在免疫分析领域应用较少。

第四节　化学发光免疫分析技术流程

化学发光免疫分析是将高灵敏的化学发光检测与高特异性的免疫反应相结合,用于检测各种抗原、抗体、激素、酶、脂肪酸、维生素和药物等的分析技术。化学发光免疫分析包涵免疫分析和化学发光分析两个技术体系。免疫分析系统是将化学发光物质或酶作为示踪物质,并偶联在抗原抗体上,经过抗原与抗体间的免疫反应形成复合物。

化学发光分析系统是在免疫反应结束后,加入化学发光底物液,发光物质经化学反应后,形成高能级的激发态中间体,此中间体弛豫回到基态,同时释放能量发出光子,其发光强度经仪器测量,根据发光强度与示踪物质的关系,建立数学模型,计算出待测物的含量或对待测物质进行定性判断。

搭建一个合适化学发光免疫分析项目需要考虑标记工艺、体系搭建、试剂与仪器匹配、量值溯源、参考区间确立等方面。

一、标记工艺

抗原或抗体的标记在化学发光免疫分析技术中必不可少，发光物质、酶、生物素/亲和素是化学发光免疫分析技术中最常见的标记物。通过化学反应，将蛋白分子与标记物质偶联形成共价键结合的过程，即为标记工艺。标记过程中的影响因素有很多，标记工艺的选择将直接影响偶联标记物的收率、稳定性和蛋白分子的结构，进而影响免疫分析检测性能。

（一）常用酶及标记方法

1. 辣根过氧化物酶（HRP）　HRP 广泛分布于植物界，来源于植物辣根，分子量为 44kDa，是由糖蛋白主酶和亚铁血红素辅基组成的复合物。辅基是酶活性基团，最大吸收峰在 403nm 处；主酶与酶活性无关，最大吸收峰在 275nm。

化学发光免疫分析中，常用鲁米诺及其衍生物作为 HRP 的化学发光底物，在启动发光试剂（NaOH 和 H_2O_2）的作用下，鲁米诺产生化学发光，发光强度取决于反应物中酶的浓度。

2. 碱性磷酸酶（ALP）　碱性磷酸酶为二聚体蛋白，是一种含锌的金属酶，每个酶分子至少含有两个锌原子，ALP 可以从大肠杆菌或小牛肠黏膜中提取，但两种来源的 ALP 理化性质上存在差异，其分子量和酶作用的最适 pH 均不相同。ALP 用于标记时需要注意，磷酸盐缓冲液对酶活性有抑制作用，通常用 1,2- 二氧杂环丁烷类（AMPPD）化合物作为碱性磷酸酶的发光底物。AMPPD 是碱性磷酸酶的直接发光底物，灵敏度非常高，无论固相还是液相检测，对 ALP 的检测限可达到 10^{-21}mol，是最灵敏的测定方法之一。

3. 酶标记的方法

（1）戊二醛交联法：戊二醛含有两个醛基，是一种同源双功能交联试剂，通过其醛基分别与酶和抗原/抗体上的氨基共价结合，形成酶 - 戊二醛 - 抗体（抗原）结合物。该法有一步法和两步法，两步法标记效率比一步法高，酶标记物质量较均一。

1）一步法：将戊二醛直接加入酶与抗原（抗体）的混合物中，戊二醛上的两个醛基可分别与酶和抗原（抗体）偶联，得到酶标记物，该方法操作简单，重复性好。缺点是酶与酶之间、抗体与抗体之间或抗原与抗原之间容易发生自身偶联聚合。

2）两步法：酶与相对过量的戊二醛先进行反应，酶分子与戊二醛充分结合，避免自身之间的聚合；然后除去多余的戊二醛，再与抗原或抗体偶联生成酶标记物。反之，也可以让抗体或抗原先与戊二醛反应再与酶结合，如图 2-8-12 所示。两步法可减少酶之间和蛋白分子之间的偶联，获得更高的标记物效价，缺点是操作相对较复杂。

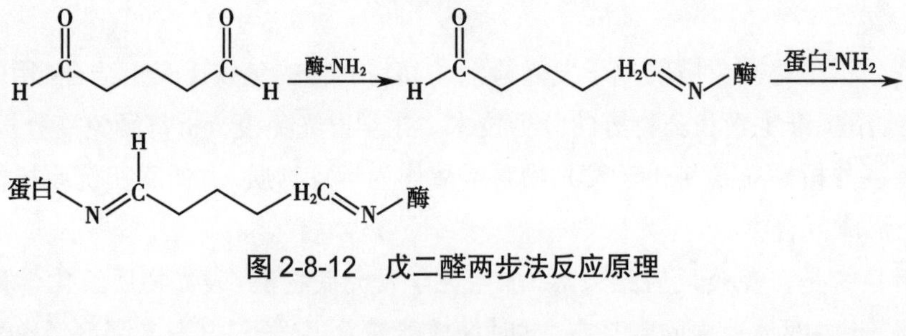

图 2-8-12　戊二醛两步法反应原理

（2）高碘酸钠氧化法：酶分子表面存在多糖羟基，高碘酸钠先将这些羟基氧化为醛基，抗体上的氨基与醛基反应生成席夫碱，再经硼氢化钠等还原剂还原生成酶标记物（图 2-8-13）。此方法常用于辣根过氧化酶的标记。

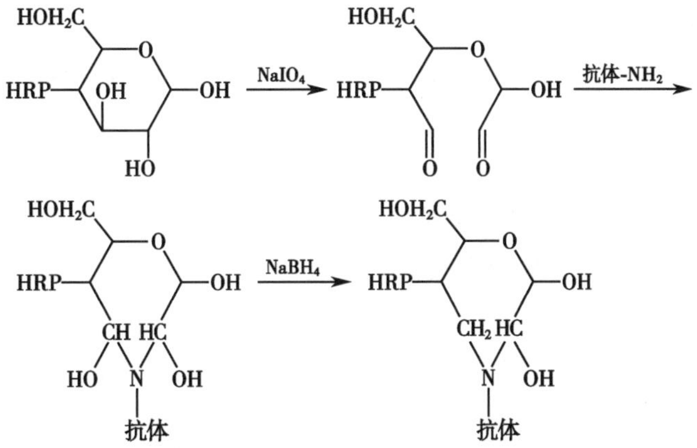

图 2-8-13 高碘酸钠氧化法反应原理

（二）发光物质的标记

化学发光免疫分析技术平台中，常见发光物质有吖啶酯类、鲁米诺及其衍生物、1,2- 二氧杂环丁烷类化合物、三联吡啶钌等。发光物质的标记是通过化学反应将发光物质偶联到抗原或抗体上。常用的标记方法有两种：①直接偶联法，指通过偶联反应将发光物质分子连接到抗体或抗原上，如碳二亚胺缩合法（EDC 法）、高碘酸钠氧化法和重氮盐偶联法；②间接偶联法，指采用功能交联剂在发光物质和抗原或抗体之间插入一条链或一个基团，使两种物质"桥联"成结合物，如琥珀酰亚胺活化法。

1. 碳二亚胺缩合法 经碳二亚胺缩合反应，蛋白分子上的羧基与发光分子中的氨基可形成稳定的酰胺键。该反应较温和，结构中含有羧基或氨基的标志物均可选用此法进行标记。

2. 高碘酸钠氧化法 与酶的标记方法类似。用高碘酸钠氧化糖蛋白中的羟基成为活泼醛基，醛基与发光分子中的氨基反应形成席夫碱，经硼氢化钠等还原剂还原后生成稳定的标记物。结构中含有芳香伯胺、脂肪伯胺的发光分子均可采用该方法进行标记。

3. 重氮盐偶联法 芳香胺能与 $NaNO_2$ 和 HCl 反应生成重氮盐，蛋白分子酪氨酸残基上的邻位酚羟基、组氨酸残基的咪唑环以及色氨酸残基的吲哚环可与重氮盐偶合形成偶氮化合物，此方法简单有效、成本低、重复性好。对于没有芳香伯胺或氨基位于侧链的发光剂不宜采用本方法。

4. N- 羟基琥珀酰亚胺活化法 蛋白分子上的羧基通过 N- 羟基琥珀酰亚胺活化，再与发光分子氨基偶联形成酰胺键。

（三）固相载体与蛋白分子的偶联

在化学发光免疫分析测定过程中，绝大多数为非均相或半均相反应，需要用固相载体将抗原抗体反应的结合物与液相体系分离。蛋白分子与固相载体的结合方式对产品性能有重大影响。根据固相载体的不同，化学发光免疫分析可分为板式发光和管式发光两大类；一般情况下，板式发光使用传统 96 孔板作为固相载体，管式发光使用磁微粒作为固相载体。蛋白分子与固相载体结合有以下两种方式：

1. 直接包被法 此方法是将蛋白分子直接包被在微孔板或磁微粒上。制备固相材料时，通过物理或化学方法对固相材料修饰或活化，使蛋白分子可以通过物理吸附或化学偶联的方式与固相材料结合。对于板式发光，根据蛋白分子的特性，选择不同包被缓冲液在合适的温度条件下将包被物通过物理吸附的方式结合到板孔的表面，包被和封闭条件的筛选主要影响产品的灵敏度。对于磁微粒化学发光法，先对磁微粒表面进行活化，使其表面带有不同的活性基团，称为活性磁微粒，一般有羧基磁微粒、氨基磁微粒和巯基磁微粒等，通过化学反应，这些基团可以与蛋白分子间形成共价键直接偶联。不同的蛋白分子需选择合适的磁微粒及包被方式进行包被。疏水性磁微粒包被后应对磁微粒表面进行充分封闭，以降低本底噪声，提高灵敏度。

采用直接包被的固相载体开发化学发光免疫分析产品，能加快免疫检测速度，提高检测灵敏度，消除反应体系中潜在干扰。但由于大分子物质的空间构象及疏水性，直接包被于固相载体上的蛋白分子易发生聚集而失活。

2. 间接偶联法　对于磁微粒化学发光免疫分析，某些成对物质间存在非常强的结合力，如常用的生物素 - 亲和素体系、异硫氰酸荧光素 - 抗异硫氰酸荧光素抗体系统等，固相载体表面经活化后可偶联成对物质中的一种（如亲和素或抗异硫氰酸荧光素抗体），蛋白分子偶联另外一种物质（如生物素或异硫氰酸荧光素抗体），在免疫反应过程中，蛋白分子通过成对系统间的结合间接连接在磁珠上。

间接偶联法可采用合适的"长臂"物质使蛋白分子结合在固相载体上，避免抗原或抗体间的聚集，提高免疫反应的反应效率。

以磁微粒为主要固相载体的管式发光与板式发光相比，磁微粒粒径小（通常小于 3μm），反应时处于半均相状态，可提高反应速率，缩短免疫测定的反应时间，且免疫反应更充分，重复性更高。此外，磁微粒化学发光在全自动化检测方面也有优势，可实现样本随到随检。

二、产品体系搭建

产品体系是化学发光免疫分析技术平台研究的重点，包括样本加样量、标记物加样量、反应时间、反应温度、样本稀释液或样本处理液加样量等，对于磁微粒化学发光试剂还包括磁微粒的加样量，以上这些因素对整体检测信号值高低、线性范围、灵敏度、精密度及准确度等产品性能均存在较大影响。

根据免疫反应原理可将产品设计分为夹心法、竞争法、间接法和捕获法。检测大分子的抗原、蛋白、酶等一般采用夹心法，检测小分子物质时一般采用竞争法，检测抗体可采用间接法和捕获法。根据免疫反应的步骤可将反应模式分为一步法、两步法等。在搭建产品体系时，应根据产品特点和性能要求，选择合适的反应模式。一步法反应模式所用时间短，首结果时间短，测试通量高，但一步夹心法存在倒钩效应风险，易导致假阴性检测结果。两步法可以避免倒钩效应带来的漏检风险，但反应时间长，测试通量低。

三、试剂与仪器系统匹配性

现代化学发光免疫分析技术均按仪器和试剂匹配使用完成临床标本检测的模式，仪器和试剂是一个系统性的整体，二者之间既相互关联又相互制约。

（一）磁微粒类型

在化学发光免疫分析当中，选择不同类型磁微粒主要考虑以下因素：粒径、磁响应性、悬浮性、表面修饰基团、表面活性基团数量等，其中粒径与磁响应性是试剂与仪器匹配的关键，不同粒径及磁响应性对磁场强度以及聚磁时间要求不一样。在工作实践中，磁场强度一般要求大于 2 500GS；粒径 1.0μm 磁微粒完全聚磁时间为 27 秒，而粒径 3.0μm 完全聚磁时间为 18 秒。因此，选择不同磁微粒类型，决定仪器清洗机构的布局。

（二）首结果时间

对临床实验室来说，首结果时间越短越好，尤其是心肌标志物等急诊检测项目，在最短的时间内获得检测结果，可以有更多时间救治患者，首结果时间对临床应用十分重要。目前普遍管式化学发光首结果时间在 50 分钟以内，短可控制在 20 分钟以内。化学发光免疫分析技术首结果时间与试剂和仪器均相关，比如试剂选择亲和力高的抗体或加大抗体使用量，可提升抗原抗体反应效率，缩短整体反应时间，首结果时间变短；同样，仪器的混匀、温度控制性能良好，可加快抗原抗体反应效率，从而缩短首结果时间。获得更短的首结果时间，需要同时考虑仪器和试剂的特点，以获得最佳结果。

（三）测试通量

目前，测试通量也是临床应用的一个重要指标，该指标也受试剂和仪器两方面影响，仪器因素影响较大，如果仪器加样、温育、清洗和测量之间的时序调度合理，流程最优化，同样可提高测试通量。

（四）产品性能

产品性能包括灵敏度、线性范围、精密度、准确度等技术参数。这些技术参数不仅受到试剂盒设计开发的影响，同时也受仪器加样准确性、液体混匀方式、清洗分离性能及测量室检测能力等众多因素的影响。

产品设计开发时，研发人员会充分考虑抗原抗体间的免疫反应曲线和仪器的各项性能参数或限制条件，确保检测系统性能最佳。目前市场上的化学发光免疫分析技术绝大多数是封闭系统，试剂盒与发光仪必须配套使用组成最优的检测系统，以获得准确的检测结果。

四、计量学溯源

产品体系搭建完成后，首先要进行计量学溯源体系研究。计量学溯源（metrological traceability）是通过一条具有规定不确定度的不间断的比较链，使测量结果或测量标准的值能够与规定的参考标准，通常是与国家标准或国际标准联系起来的特性。溯源方案共有以下五种：

1. 有一级参考测量程序和一级校准品，能在计量学上溯源至 SI 单位。

2. 有国际约定参考测量程序（非一级）和国际约定校准品。

3. 有国际约定参考测量程序（非一级），无国际约定校准品。

4. 有国际约定校准品（非一级），无国际约定参考测量程序。

5. 有制造商选定测量程序，但既无国际约定参考测量程序，也无国际约定校准品。

（一）常见溯源方案

目前大多数化学发光免疫分析项目，既无约定校准品，也无约定测量程序，多数采取第五种方案，自建溯源体系，与市场公认的比较好的品牌厂家进行比对。溯源流程如下：

1. 选择参比测量程序　参比测量程序检测目标物应与常规测量程序一致，特异性及不精密度不差于常规测量程序。

2. 采用参比测量程序检测一组人体样品（多数为血清，新鲜样品或冻存样品由具体项目确定），对这一组人体样品进行赋值，人体样品为单一个体，不添加其他成分，浓度能覆盖常规测量程序整个测量范围，数量至少 70 例。

3. 采用常规测量程序同时检测这一组人体样品及传代校准品（企业内部溯源最高级校准品），根据已赋值人体样品对传代校准品值进行校正或调整，使这一组新鲜标本在参比测量程序与常规测量程序测值一致。

4. 溯源性确认　参比测量程序与常规测量程序同时检测另一组人体样品，要求同第一组，数量不应小于第一组，两次不得采用相同人体样品。对两种测量程序检测结果进行统计分析，在线性回归情况下，斜率接近 1，截距接近 0，说明自建溯源性成立。

5. 互换性验证　在溯源性确认实验时，参比测量程序在检测人体样品同时检测常规测量程序的传代校准品，如果两种程序检测人体样品之间数学关系和检测传代校准品之间数学关系无明显差异，则说明校准品具备互换性。

（二）计量学溯源的影响因素

计量学溯源是定量产品必须研究的内容，也决定了定量产品检测结果的准确度。影响计量学溯源准确性的因素主要有以下方面：

1. 参考测量程序　参考测量程序对下一级测量程序或校准品进行校准或赋值，最终决定了用户常规测量程序测定结果的准确性。选择参考测量程序应当具备比常规测量程序更高特异性、更小不精密度。

2. 溯源链　量值溯源过程中，每一次校准或赋值过程均带来一定的不确定度，累积成为最终临床标本测定的不确定度。溯源链越长，不确定度越大，系统检测结果的准确性越差，需选择尽可能短的溯源链。

3. 校准品　整个溯源链中，校准品原料选择和基质类型对溯源结果的正确性存在较大影响。校准品承担将量值传递至待测样本，保证待测样本测定结果准确的重要功能，校准品原料是否与新鲜天然待测样本之间存在差异，是否具备互换性，配制校准品用的基质是否与新鲜样本间存在基质效应，均对量值传递结果存在影响。尽量采用接近天然样本的校准品建立量值溯源，是获得准确测定结果的可靠保证。

4. 抗体特异性　不同抗体针对不同抗原决定簇，选择不同抗体类型或来源，对同一目标物检测得到差异较大的测值，在选择参比测量程序时，首先要考虑参比测量程序抗体针对抗原决定簇是否一致，可以通过预试验了解两种测量程序测值相关性来判断抗体选择差异性；也要了解抗体针对一些异构体或一些干扰样品间的差异性。当特异性差异过大时，不能进行溯源链传递，否则结果将不准确。

五、参考区间建立

参考区间通常是针对表观健康人群的生物特征，正确合理的参考区间是临床诊断的重要依据。由于化学发光技术平台的多样性和免疫反应的复杂性，不同厂家采用的原料不尽相同；每个化学发光免疫分析产品厂商均会按照相应法规要求建立参考区间，保证临床诊断的正确无误。对同一待测物，不同化学发光免疫分析系统会出现参考区间不相同的情况。参考区间的确立目前有两种方式：参考区间建立与参考区间转移。

（一）参考区间建立

需要考虑地域、人群、年龄、性别等影响因素，某些待测物的参考区间会受更多因素影响，必须时需要分组建立参考区间。如孕酮、雌二醇等激素类物质的检测，还需要根据孕期、月经周期进行分组建立参考区间，以满足临床应用。参考区间的建立过程包括：

1. 确定分析物和分析方法，选择参考个体，必要时对参考个体进行分组。

2. 样本收集和检测。

3. 数据处理和参考区间建立。

参考区间建立后，应对临床灵敏度和特异性进行充分判断，使产生假阳性或假阴性的可能降至最低。

（二）参考区间转移

参考区间转移指使已建立好的参考区间适用于新的检测系统的过程。并非所有化学发光免疫分析均能采用转移方式确立参考区间，参考区间确立必须符合两个条件：检测人群的可比性，检测系统的可比性。在进行转移前，需要先对所建立参考区间检测系统与自建系统进行方法学比对试验和偏差评估，只有相关系数和偏倚均在规定范围内，才可转移。

产品技术流程是一个复杂的体系，每一个环节之间存在相互影响和相互制约，需利用风险管理的理念，充分考虑并权衡，得到收益风险比最大的化学发光免疫分析产品。

第五节　化学发光免疫分析的临床应用

化学发光免疫分析从 20 世纪 90 年代开始临床应用，至今已成为临床最主要的检测技术。国内化学发光免疫分析经历板式化学发光到管式化学发光两个发展阶段，管式化学发光仪器于 2012 年在国内开发成功，比进口化学发光仪器晚至少 20 年。近十年来，管式化学发光仪器发展迅速，逐渐取代酶联免疫检测及板式化学发光免疫分析,成为一枝独秀,根据国家药品监督管理局网站的数据统计,截至2020年年底,国内已有近80家化学发光免疫分析企业。随着技术发展及质量提升,显现国产替代进口的趋势,并逐渐加大。

从企业采用发光技术类型看,进口品牌以直接化学发光为主;国产化学发光免疫分析在板式发光阶段,均为辣根过氧化物-鲁米诺发光技术,管式化学发光免疫分析早期多采用碱性磷酸酶间接化学发光技术,后续逐渐采用吖啶酯直接发光技术。目前采用碱性磷酸酶与吖啶酯发光技术的企业数量相当,而采用其他几种发光技术的企业数量较少。

虽然化学发光物质和化学发光原理各不相同,但有以下相似之处:

1. 产品设计开发中利用相同的免疫反应原理。

2. 采用的固相分离体系相同,绝大多数采用磁性微粒子作为免疫复合物分离载体。

3. 抗原抗体均需通过标记或包被方式与发光物质及固相分离载体相结合。

4. 产品分为试剂盒和仪器两大体系,且多为封闭系统,两者必须配套使用,不同厂家的产品不可混合使用。

5. 临床测定项目类型均集中在肿瘤标志物、传染性疾病、激素与细胞因子、心血管疾病、胰岛素功能、产前筛查及出生缺陷等相关免疫分析。

以吖啶酯类化学发光免疫分析系统为例,介绍相关应用情况。

一、夹心法

夹心法分为双抗体夹心法和双抗原夹心法,又称"三明治"法,夹心法反应原理简单,适用于大分子物质的检测,其原理见图2-8-14。

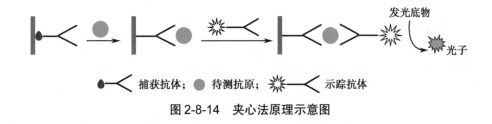

发光底物 光子
● 捕获抗体; ● 待测抗原; ※ 示踪抗体

图2-8-14 夹心法原理示意图

以生物素-亲和素放大系统建立的癌胚抗原(CEA)双抗体夹心法测定为例,说明样本测定原理和流程。

1. 采用两株CEA抗体,一株标记生物素,另外一株标记吖啶酯。加入含有CEA的待测样本,与生物素标记的CEA抗体和吖啶酯标记的CEA抗体在37℃温育反应后,形成抗体-抗原-抗体夹心复合物。

2. 加入链霉亲和素标记的磁微粒,复合物在生物素和链霉亲和素相互作用下连接在固相磁微粒上。

3. 将反应液置于一个磁场内,加入清洗液,通过洗涤将未参与反应的抗体及样本中其他物质除去。

4. 加入化学发光底物液,吖啶酯产生化学发光,检测其化学发光光子强度。

上述反应模式为一步法反应,反应时间短,速度快。如果将第一步反应拆成两步,即待测样本先与其中一株抗体温育反应清洗后,再与另一株抗体温育反应,则为两步法。两步法反应时间长,操作流程相对复杂。待测物质含量很高的情况下,两步法可以有效避免倒钩效应的产生,而一步法则无法避免。

二、竞争法

竞争法又称竞争性抑制法,原理为标记抗原与同种未标记待测抗原与抗体间可发生竞争性结合。大分子物质一般有两个或以上抗原决定簇,小分子类半抗原如 T_3、T_4、睾酮等激素分子只有一个抗原决定簇,无法利用双抗体夹心法测定,只能采用竞争抑制法测定,其原理见图2-8-15。

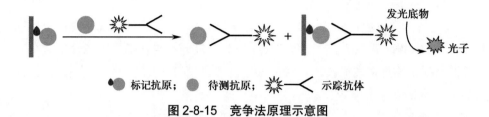

发光底物

光子

●标记抗原; ●待测抗原; ※—< 示踪抗体

图2-8-15 竞争法原理示意图

以 T_3 测定为例说明具体测定原理和步骤:

1. 将待测样本、吖啶酯标记 T_3 抗体和生物素标记 T_3 抗原混合,37℃温育反应,样本中 T_3 与生物素标记 T_3 同时竞争吖啶酯标记 T_3 抗体上的结合位点,形成抗体 - 半抗原复合物。样本中 T_3 含量越高,则与吖啶酯标记抗体的结合竞争性减少了生物素标记抗原与吖啶酯标记抗体结合的机会,进而使连接到固相磁珠上的数量减少。

2. 加入链霉亲和素标记的磁微粒,复合物在生物素和链霉亲和素相互作用下连接在固相磁微粒上。

3. 将反应液置于一个磁场内,加入清洗液,通过洗涤将未参与反应的抗体及样本中其他物质除去。

4. 加入化学发光底物液,吖啶酯产生化学发光,检测其化学发光光子强度,发光强度越强,表示待测样本中的 T_3 含量越少,反之则越多。

竞争法在具体实验中有些困难,因为某些抗原难以标记,标记后抗原与未标记抗原的分离也比较困难。

三、间接法

间接法主要用于测定传染性病原体所产生的抗体,原理见图2-8-16。

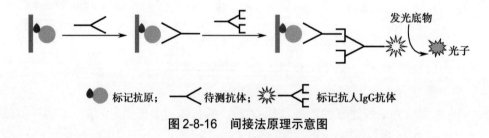

发光底物

光子

●标记抗原; —< 待测抗体; ※—< E 标记抗人IgG抗体

图2-8-16 间接法原理示意图

以戊型肝炎病毒抗体(Anti-HEV)IgG 测定为例说明间接法的测定原理和流程:

1. 将样本和生物素标记的戊型肝炎病毒抗原(HEV Ag)反应,如果标本中含有 Anti-HEV IgG,将形成抗体 - 抗原复合物,如果样本中不含 Anti-HEV IgG,则没有抗体 - 抗原复合物形成。

2. 加入链霉亲和素标记的磁微粒,复合物在生物素和链霉亲和素相互作用下连接在固相磁微粒上;将反应液置于一个磁场内,加入清洗液,通过洗涤将未参与反应的抗体及样本中其他物质除去。

3. 加入吖啶酯标记的抗人 IgG 抗体,并与第一步形成的复合体反应,连接到固相上,如果没有复合体,则抗人 IgG 抗体不能连接到固相上。

4. 将反应液置于一个磁场内,固相磁微粒将被吸附,通过洗涤将未结合物质清洗除去,然后注入化学发光底物液,检测其化学发光光子强度,发光强度越强,表示 Anti-HEV IgG 的含量越多。

从上述反应原理可见,间接法测定的抗体仅为 IgG 类抗体,不涉及 IgM、IgA 等其他抗体,这是由吖啶酯标记的二抗所决定的。

影响间接法测定抗体的较大因素是抗原纯度。另外由于机体 IgG 类抗体浓度较高,其中绝大多数为机体接触外界环境刺激所产生的非特异 IgG,因此,为避免这些高浓度非特异 IgG 对固相吸附所导致的假阳性,通常需对待测样本进行一定比例的稀释。

四、捕获法

捕获法一般用于病原体急性感染 IgM 抗体的检测,如血清抗甲型肝炎病毒 IgM 检测、TORCH 系列 IgM 检测和新型冠状病毒 IgM 检测等,基本原理见图 2-8-17。

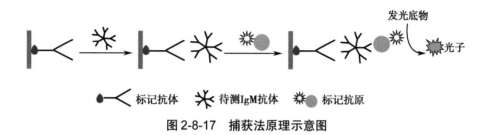

图 2-8-17　捕获法原理示意图

以戊型肝炎病毒抗体(Anti-HEV)IgM 测定为例说明间接法的测定原理和流程:

1. 将样本和生物素化标记的抗 μ 链抗体温育反应,形成抗 μ 链抗体-IgM 复合物;加入链霉亲和素包被的磁珠,复合物上的生物素与链霉亲和素偶联,形成固相复合物。

2. 将上述反应液置于一个磁场内,加入清洗液,固相复合物被磁场吸附,其他未结合物质通过清洗除去。

3. 加入吖啶酯标记的戊型肝炎病毒抗原(HEV Ag),则与结合有 Anti-HEV IgM 的结合物反应,连接在固相磁微粒上。

4. 将反应液置于一个磁场内,固相磁微粒将被吸附,通过洗涤将未结合物质清洗除去,然后注入化学发光底物液,检测其化学发光光子强度,发光强度越强,表示 Anti-HEV IgM 含量越多。

特异 IgM 类抗体主要是用于早期辅助诊断和近期感染的指标,但某些病原体如乙型肝炎病毒(HBV)的慢性感染阶段,IgM 特异性抗体也会持续存在,只是滴度低很多,因此,需要对血清样本进行稀释,如果不稀释直接检测,阳性结果没有早期急性感染的诊断价值。所以,产品的设计开发需要结合临床应用情况,满足临床需求。

第六节　化学发光免疫分析发展趋势

化学发光免疫分析技术因其特有的高灵敏度、高特异性、线性范围宽、无散射光干扰、无放射性污染特点,在临床诊断、生命分析、环境科学等领域广泛应用。随着新材料、新技术的不断发展,化学发光免疫分析也取得了一些突破性进展。目前化学发光免疫分析的研究和发展主要集中在两方面:一是增强发光效率,提高检测灵敏度;二是与其他技术结合,寻求新型化学发光免疫分析检测方法。

一、高灵敏度

实际应用中,常涉及样本中待测物浓度低、干扰因素多、信噪比差等问题。化学发光免疫分析系统的背景信号和干扰因素主要是发光体系的缺陷和原料特异性影响。CLIA 技术的发展趋势在于合成新的发光标记物、优化抗体制备、标记技术以及建立新的免疫分析方法等,以促进生命科学的研究发展。

（一）化学发光增强剂

化学发光过程产生的光子信号十分微弱，使用增敏剂或增强剂可提高发光效率及检测的灵敏度。常用的增强剂多为酚类、芳香胺、苯并噻唑衍生物、硼酸衍生物等，可同时使用两种增强剂，利用其协同增强作用提高发光强度。研究人员以兔 IgG 为免疫模型，利用四苯基硼酸钠与对苯酚协同增强的鲁米诺 -H_2O_2-HRP 为发光体系，建立了灵敏度高、特异性强、重现性好的协同增强化学发光免疫分析法，该方法用于胰岛素的测定，结果较好。

（二）纳米材料在化学发光免疫分析中的应用

纳米材料具有独特的光学性能、电学性能、更大的比表面积、量子尺寸效应、化学反应活性、催化效应和生物兼容性等，在免疫分析领域显示了巨大的优势，实现在纳米尺度上检测痕量活性物质。为了将纳米科技与化学发光免疫分析技术有效结合，各种发光功能化纳米材料应运而生。

发光功能化纳米材料，是指在纳米材料上负载大量包括化学发光试剂、酶、发光底物等可以产生化学发光的信号分子，在保持纳米材料自身优良特性的基础上，赋予了其新的化学发光功能。发光功能化纳米材料在化学发光免疫分析中的突出优势主要体现在：①纳米材料比表面积大，在一个纳米粒子上可以富集大量信号分子，相对于单分子来说，起到了信号放大的作用；②纳米粒子优良的电、光、磁方面性能以及催化性能，使得发光功能化纳米材料在进一步的化学发光反应中，发光信号强度得到进一步提高；③许多纳米材料具有良好的生物兼容性，可以为蛋白质提供良好的微环境，将发光功能化纳米材料与蛋白质分子相互作用后，可以保持蛋白质的生物活性，适用于制备免疫分析探针，或构建基于该功能化纳米材料的纳米界面作为新型生物反应平台；④一些纳米材料良好的导电性能，在电化学发光免疫分析技术中可以提高电极的导电性，同时促进生物分子的电活性中心与电极之间的电子传递，提高分析灵敏度。

在化学发光免疫分析中，应用发光功能化纳米材料来增强信号主要集中在纳米信号探针的制备和纳米功能界面的构建两个方面。利用纳米粒子良好的生物兼容性，使其与生物分子相互作用，制备基于发光功能化纳米材料的纳米信号探针，极大促进了标记免疫分析的发展，大大提高了分析灵敏度；另一方面，以发光功能化纳米材料构建功能化纳米界面，并以此作为新型生物反应平台，为发展新型非标记的电化学发光免疫分析方法提供了机遇。近年来，基于发光功能化纳米材料的化学发光免疫分析新方法及传感新技术引起了极大关注。

（三）新型化学发光试剂

鲁米诺类化合物、吖啶酯类化合物和 1,2- 二氧杂环丁烷类化学发光试剂已成功应用于化学发光免疫分析平台。化学发光试剂是应用化学发光技术的前提和基础，研究探索新型的化学发光试剂和新的化学发光体系，推动化学发光技术的发展是未来发展的趋势，如过氧草酸酯类等新型化学发光试剂研究将进一步得到广泛应用。

（四）化学发光仪器

实验室自动化、智能化是检验医学的发展趋势。高速仪器成为化学发光仪器的刚需，目前每小时检测 300 测试以上化学发光仪器定义为高速化学发光仪器。随着检验分析技术不断进步，实验室检测技术经历手工、半自动、全自动、全实验室自动化（total laboratory automation，TLA）或流水线发展阶段，化学发光仪器必将成为全实验室自动化最主要的组成部分。

微型化化学发光仪器发展的另一个方向，追求微型化、低通量、快速检测，主要用于临床快速诊断或特定项目上。

二、与其他技术联合

各种分析技术与化学发光免疫分析的联用成为一种发展趋势。例如，化学发光免疫分析与流动注射分析（flow injection analysis，FIA）技术联用，可实现化学发光免疫分析的自动化；化学发光免疫分析与高效液相色谱（HPLC）、毛细管电泳（capillary electrophoresis，CE）分析技术联用，可提高化学发光免疫分析的特异性和灵敏度，同时，还可以加快检测速度。

　　化学发光法免疫分析具有高灵敏度、高特异性、高通量等优点，近年来在临床检验、环境监测、食品安全等领域应用广泛。实际应用过程中，常需要对大量、复杂、异常样本进行测定，这必然推动化学发光免疫法向快速、高通量、高灵敏度和宽线性范围的方向发展。为了更好地满足临床检验、环境、食品等领域的应用要求，微型化、集成化和高度自动化的化学发光免疫分析仪器将成为今后发展的趋势。随着纳米技术与分析分离科学的不断进展，新的化学发光免疫分析原理与高特异性和高灵敏度的免疫分析方法将得到不断发展；开发发光效率更高、稳定性更好、发光动力学曲线更符合免疫分析的化学发光物质并应用于各相关领域以及探索新型标记技术用于信号放大是未来发展的重点；建立稳定可靠的化学发光免疫分析系统，提供高质量、高水平、更加经济实惠的化学发光产品将是化学发光免疫分析厂家今后努力的方向。

（陈秀发）

参考文献

[1] 林金明，赵利霞，王栩. 化学发光免疫分析 [M]. 北京：化学工业出版社，2008：9-12.

[2] SOELLNER M B，DICKSON K A，NILSSON B L，et al. Site-specific protein immobilization by staudinger ligation[J]. JACS，2003，125（39）：11790-11791.

[3] SHI M，WOSNICK J H，HO K，et al. Immuno-polymeric nanoparticles by Die Is-Alder chemistry[J]. Angew Chem Int Ed Engl，2007，46（32）：6126-6131.

[4] 方卢秋，祁媛媛，李振甲，等. 基于抗原包被的微孔板式化学发光酶免疫分析法测定人尿中的雌三醇 [J]. 中国科学：化学，2010，40（6）：694-703.

[5] 任世奇，王栩，唐宝军，等. 微板式化学发光酶免疫分析法临床测定人血清中孕酮 [J]. 分析化学研究报告，2008，36（6）：729-734.

[6] 齐琳，何浩会，王麒，等. 一种磁珠包被蛋白的工艺方法：201911042413.5[P]. 2020-01-10.

[7] 朱晶，穆蕊娟，孟令坤，等. 核 - 壳结构 Fe_3O_4/SiO_2 超顺磁性微球 [J]. 石化技术与应用，2021，39（3）：186-189.

[8] 刘雅婷. 高强度长时间化学发光功能化材料及其分析应用 [D]. 合肥：中国科学技术大学，2019.

[9] LUCAS A，KAUPBAYEVA B，MURATA H，et al. Utilization of polymer sieving effect for the removal of the small molecule biotin-CDM[J]. ACS Applied Polymer Materials，2019，1（11）：2897-2906.

[10] TIWARI A，DHOBLE S J. Recent advances and developments on integrating nanotechnology with chemiluminescence assays[J]. Talanta，2018（180）：1-11.

[11] 黄瑶. 化学发光、放大和免疫多功能化纳米金的组装及其在无标记免疫分析中的应用 [D]. 合肥：中国科学技术大学，2018.

[12] 杨晓林. 发光免疫分析技术与应用 [M]. 北京：科学出版社，2020：35.

[13] 庞彬彬，孙海鹰，徐云根. 化学发光试剂的研究新进展 [J]. 化学试剂，2017，39（9）：942- 948.

[14] 陈海斌. 化学发光免疫分析技术及其进展 [J]. 中国医学装备，2011，8（5）：56-59.

[15] 曹越. 新型的无标记化学发光免疫分析新方法研究 [D]. 扬州：扬州大学，2016.

[16] 王泽. 鲁米诺化学发光体系催化剂的研究及其应用 [D]. 长春：吉林大学，2020.

[17] 杨洪丽. 二维纳米材料化学发光催化性质的研究及其应用 [D]. 天津：天津大学，2019.

[18] LI H, WANG J, DU J. A novel luminol chemiluminescence system induced by black phosphorus quantum dots for cobalt（Ⅱ）detection[J]. Talanta, 2021, 223（121712）: 1-7.

[19] PALMIOLI A, CRISMA M, PEGGION C, et al. A new isoluminol reagent for chemiluminescence labeling of proteins[J]. Tetrahedron Lett, 2013, 54（33）: 4446-4450.

[20] 刘松兰，杨萍. 酞菁在鲁米诺化学发光中的应用 [J]. 西部皮革，2019，41（6）：2-3.

[21] 颜琪妮. 基于量子点和胶体金多重信号放大电化学发光免疫分析检测小分子物质 [D]. 苏州：苏州大学，2017.

[22] 颜露，赵晓航，许杨. 均相光激化学发光免疫分析技术研究进展 [J]. 生命科学，2016，28（9）：1083-1088.

第九章

电化学发光免疫分析技术

第一节 电化学发光技术简介和原理

一、电化学发光技术概述

电化学发光（electrochemiluminescence，ECL）又称电致化学发光，，是反应物在电极表面通过电子转移和化学反应（即电化学反应）导致的化学发光现象，与普通化学发光、光激化学发光并称三大化学发光技术。

电化学发光的过程大体可分为三个步骤：①在电极上施加电位激励，受体 A 或供体 D 在电极表面通过还原或氧化反应生成高反应性活性物种 A^- 或 D^+；② A^- 和 D^+ 间通过高能电子转移反应生成激发态物种 A^*；③ A^* 发射光子，由激发态跃迁回基态（图2-9-1）。电化学发光兼具电化学和化学发光的优势：

（1）背景信号低，灵敏度高：电化学发光信号是通过电位引发、只发生在电极表面，有效避免了光激化学发光的背景光源干扰和普通化学发光反应有延迟的缺陷，提高了信噪比。

（2）重复性好，时空可控：电化学发光反应是在电极表面扩散层（厚度通常在几百纳米至几十微米之间）发生，相较于普通化学发光通过反应物混合实现的体相反应更容易控制，因扩散、传质、混合等影响溶液均匀性的因素影响小；同时，电化学发光是电位激励引发，其激发态寿命很短，在飞秒到微秒之间，因此可瞬时响应（如典型电化学发光分子 $Ru(bpy)_3^{2+}$ 的激发态寿命是 0.3～0.4 微秒）达到最大发光强度，而普通化学发光的发光需要几百毫秒甚至几分钟才能达到稳定发光。

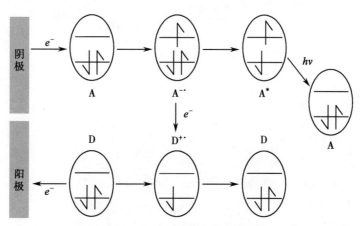

图2-9-1 电化学发光的基本原理

注：A 表示电子受体，D 表示电子供体。

（3）发光物循环再生：普通化学发光中使用不稳定的发光试剂，在化学发光反应中被消耗；而电化学发光的发光物，如三联吡啶钌可在电极表面通过消耗共反应剂循环再生，使用非常少量的发光物即可获得较高的发光强度，提高了检测灵敏度和重复性、扩大了动态范围（6个数量级）。

二、电化学发光体系的发展史

电化学发光的萌芽可追溯到20世纪20年代。1929年，Harvey等在电解碱性鲁米诺水溶液时发现了发光现象，由此进入了电化学发光研究时代。在经历一个缓慢、零星的发展期后，随着电化学技术的发展，多种电化学脉冲信号技术如性扫描伏安法（linear sweep voltammetry，LSV）、双阶跃脉冲等被应用于电化学发光研究，同时光电倍增管（photomultiplier tube，PMT）、电荷耦合器件（charge-coupled device，CCD）等高灵敏光电器件的出现，极大促进了电化学发光电极过程动力学和机理的研究。20世纪60年代电化学发光研究主要围绕稠环芳烃化合物；1972年报道了$Ru(bpy)_3^{2+}$在乙腈溶液中的电化学发光现象，从此揭开了电化学发光研究的新时代。80年代后期，三丙胺（n-tripropylamine，TPrA）作为优异的共反应剂被发现，$Ru(bpy)_3$-TPrA体系被应用于免疫分析、核酸检测等领域。进入21世纪后，随着纳米技术的发展，硅纳米材料、量子点、碳点、金属有机框架材料（metal-organic framework，MOF）、超四面体半导体纳米簇、二维纳米材料等纳米材料电化学发光的研究和应用为电化学发光带来了新的活力。如今，电化学发光在药物分析、免疫检测、生物传感器、成像、流动注射等应用领域都取得巨大发展（见图2-9-2）。

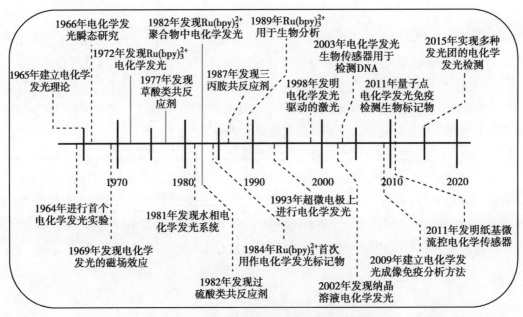

图2-9-2 电化学发光发展史中的关键事件

三、电化学发光体系及机理

按照发光材料的不同，电化学发光体系可分为有机物发光体系、无机贵金属配合物发光体系和纳米材料发光体系。有机物发光体系主要为鲁米诺（luminol）、吖啶酯类（光泽精）、蒽类、罗丹明、氟硼二吡咯（BODIPY）等染料，其中鲁米诺、光泽精等既可以与过氧化氢等反应产生化学发光，也可以电化学反应发光；无机贵金属配合物主要是Ru（Ⅱ）、Ir（Ⅲ）、Pt（Ⅱ）等Ⅷ族过渡金属配合物。

Bard A J等对电化学发光的机理进行了非常详尽而广泛的研究。总体上电化学发光机理可分为三类：湮灭型、共反应剂型和阴极型，其中共反应剂型又可进一步分为氧化-还原型（Ⅱa）和还原-氧化型（Ⅱb）。

（一）三联吡啶钌的电化学发光

1. **湮灭型电化学发光机理**　历史上首先获得详细研究的是有机相中双阶跃电位下的电化学发光行为。在一个电极上交替施加正负阶跃电位，受体 A 在电极表面获得电子发生电化学还原反应生成阴离子自由基 A·⁻，供体 D 在同一电极表面失去电子发生电化学氧化反应生成阳离子自由基 D·⁺，电生物种间通过高能电子转移反应形成激发态 A* 或 D*，激发态跃迁回基态并产生光子辐射，其中 A 和 D 可以是同一物质（图 2-9-3）。这个过程类似于正负电子的湮灭过程，其特征是电化学氧化和还原物种在反应中均不被消耗。Ru(bpy)₃²⁺ 在乙腈中、稠环芳烃化合物在有机相中、罗丹明和 BODIPY 等在溶液中的电化学发光都是这种机理。DPA（9,10- 二苯基蒽）和 TMPD（四甲基对苯二胺）在 N,N- 二甲基甲酰胺溶液中的电化学发光则提供了受体（DPA）和供体（TMPD）异种的例子。

$$A + e^- \longrightarrow A^{\cdot -}$$

$$D - e^- \longrightarrow D^{\cdot +}$$

$$A^{\cdot -} + D^{\cdot +} \longrightarrow A^{\cdot} + D\,(或 A + D^{\cdot})$$

$$A^{\cdot}\,(或 D^{\cdot}) \longrightarrow A\,(或 D) + h\nu$$

图 2-9-3　湮灭型电化学发光机理

以 Ru(bpy)₃²⁺ 在乙腈溶液中的电化学发光为例，Ru(bpy)₃²⁺ 经电化学氧化或还原分别产生 Ru(bpy)₃³⁺ 或 Ru(bpy)₃⁺，二者再经电子转移反应产生激发态的 Ru(bpy)₃²⁺，激发态 Ru(bpy)₃²⁺ 发射 610nm（2.1eV）光子回到基态（图 2-9-4）。

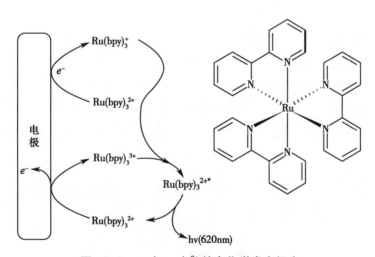

图 2-9-4　Ru(bpy)₃²⁺ 的电化学发光行为

2. **共反应剂型电化学发光机理**　湮灭型电化学发光一般具有较高的吉布斯自由能（2～3eV），而水溶液的电位窗口较窄，不能满足湮灭反应电生物种生成的电位要求。在水相体系中加入共反应剂，可降低电化学发光物种形成的电位要求，实现单向扫描电压也能在电极表面产生电化学发光。其特征是电化学发光分子在反应中循环再生保持不变，而共反应剂被消耗掉。常见的共反应剂包括过硫酸盐、草酸盐、有机胺等。其中 Ru(bpy)₃²⁺-S₂O₈²⁻ 是还原氧化型机理，而 Ru(bpy)₃²⁺-C₂O₄²⁻ 是氧化还原型机理，Ru(bpy)₃²⁺- 胺类的电化学发光反应机理比较复杂，在不同情况下表现为氧化还原型、还原氧化型或湮灭型。

（1）Ru(bpy)₃²⁺-C₂O₄²⁻ 氧化还原型机理：Bard 研究小组发现了三联吡啶钌和草酸在水溶液中的电化学发光现象并对其机理进行研究。当在电极施加合适正电位时，Ru(bpy)₃²⁺ 在电极表面被氧化为 Ru(bpy)₃³⁺，Ru(bpy)₃³⁺ 与溶液中的还原性物质草酸根离子发生一系列反应生成激发态 Ru(bpy)₃²⁺*，从而产生电化学发光（图 2-9-5）。在 $Ru(bpy)_3^{2+}$-$C_2O_4^{2-}$ 体系电化学发光过程中，湮灭机理也会发生作用。

（2）$Ru(bpy)_3^{2+}$-$S_2O_8^{2-}$ 还原氧化型机理：三联吡啶钌 - 过硫酸盐体系是最经典的还原氧化型电化学发光体系。当在电极上施加负电位时，$Ru(bpy)_3^{2+}$ 捕获电子还原为 $Ru(bpy)_3^+$，$Ru(bpy)_3^{2+}$ 和氧化性的过硫酸根离子反应生成具有强氧化能力的中间体 $SO_4^{-\cdot}$，该中间体可将 $Ru(bpy)_3^+$ 氧化为激发态 $Ru(bpy)_3^{2+*}$，引起电化学发光（图 2-9-6）。同样，在该体系中湮灭机理也是可能发生。由于常见金属电极具有较低的析氢电位，施加负电位时析氢现象严重制约了该体系的使用，$Ru(bpy)_3^{2+}$-$S_2O_8^{2-}$ 的电化学发光现象只能在新制备的碳糊电极上观察到。徐国宝等使用析氢电位较高的铋电极也观察到了该体系的电化学发光现象，另外一条途径是使用还原电位更低的钌（Ⅱ）配合物如 $Ru(phen)_3^{2+}$ 或 $Ru(bpz)_3^{2+}$。

$$Ru(bpy)_3^{2+} - e^- \longrightarrow Ru(bpy)_3^{3+}$$
$$Ru(bpy)_3^{3+} + C_2O_4^{2-} \longrightarrow Ru(bpy)_3^{2+} + C_2O_4^{-\cdot}$$
$$C_2O_4^{-\cdot} \longrightarrow CO_2^{-\cdot} + CO_2$$
$$Ru(bpy)_3^{3+} + CO_2^{-\cdot} \longrightarrow Ru(bpy)_3^{2+*} + CO_2$$
$$Ru(bpy)_3^{2+} + CO_2^{-\cdot} \longrightarrow Ru(bpy)_3^+ + CO_2$$
$$Ru(bpy)_3^+ + Ru(bpy)_3^{3+} \longrightarrow Ru(bpy)_3^{2+} + Ru(bpy)_3^{2+*}$$
$$Ru(bpy)_3^{2+*} \longrightarrow Ru(bpy)_3^{2+} + h\nu\ (610nm)$$

图 2-9-5　$Ru(bpy)_3^{2+}$-$C_2O_4^{2-}$ 氧化还原型机理

$$Ru(bpy)_3^{2+} + e^- \longrightarrow Ru(bpy)_3^+$$
$$Ru(bpy)_3^+ + S_2O_8^{2-} \longrightarrow Ru(bpy)_3^{2+} + SO_4^{-\cdot} + SO_4^{2-}$$
$$Ru(bpy)_3^+ + SO_4^{-\cdot} \longrightarrow Ru(bpy)_3^{2+*} + SO_4^{2-}$$
$$Ru(bpy)_3^{2+} + SO_4^{-\cdot} \longrightarrow Ru(bpy)_3^{3+} + SO_4^{2-}$$
$$Ru(bpy)_3^{3+} + Ru(bpy)_3^+ \longrightarrow Ru(bpy)_3^{2+*} + Ru(bpy)_3^{2+}$$
$$Ru(bpy)_3^{2+*} \longrightarrow Ru(bpy)_3^{2+} + h\nu$$

图 2-9-6　$Ru(bpy)_3^{2+}$-$S_2O_8^{2-}$ 还原氧化型机理

$Ru(bpy)_3^{2+}$-TPrA（三联吡啶钌 - 三丙胺）是研究最详细、应用最广泛的电化学发光系统，其机理也是最复杂的。1987 年 Noffsinger 等系统研究了三联吡啶钌和有机胺的电化学发光，1990 年 Leland 和 Powell 比较了几种胺的电化学发光强度，筛选出了性能最好的三丙胺，从此三丙胺就成了联吡啶钌体系以及随后产生多种新型电化学发光体系的标配共反应剂。多个研究小组对三联吡啶钌 - 三丙胺体系的电化学发光机理进行了深入研究，提出了多种电化学发光反应机理。在玻碳电极或金电极上 $Ru(bpy)_3^{2+}$-TPrA 的正向电位扫描时会出现两个电化学发光峰（图 2-9-7），一个在 0.8V（Ag/AgCl）附近，对应 TPrA 的直接氧化；另一个在 1.1V（Ag/AgCl）附近，对应 $Ru(bpy)_3^{2+}$ 的氧化。

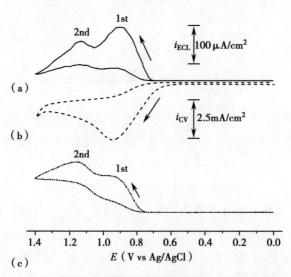

图 2-9-7　$Ru(bpy)_3^{2+}$-TPrA 体系的循环伏安图（b）和电化学发光图（a，c）

注：a 和 c 中 $Ru(bpy)_3^{2+}$ 浓度不同。

图 2-9-7 中第一个峰实际对应了常见的免疫分析应用,即三联吡啶钌的浓度远低于三丙胺浓度的情况,三联吡啶钌标记分析中,其浓度一般在 pmol/L～μmol/L 之间,而三丙胺的浓度高达 100mmol/L。这种情况下,三丙胺的氧化就可能成为主要的发光途径:首先,TPrA 在电极上失去一个电子生成具有一定氧化能力的 TPrA$^{\cdot+}$(0.83～0.9V vs AgCl),TPrA$^{\cdot+}$一方面可通过脱质子生产 TPrA$^{\cdot}$并与 Ru(bpy)$_3^{2+}$反应生成 Ru(bpy)$_3^+$,同时 TPrA$^{\cdot+}$又可充当氧化剂,把生成的 Ru(bpy)$_3^+$氧化为激发态的 Ru(bpy)$_3^{2+*}$,从而产生电化学发光(机理 1)(图 2-9-8)。这种途径中,电化学发光的电位低于 Ru(bpy)$_3^{2+}$的氧化电位,称为低氧化电位电化学发光(low oxidation potential ECL)。

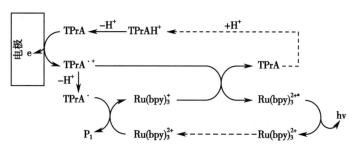

图 2-9-8　Ru(bpy)$_3^{2+}$-TPrA 电化学发光机理 1

当施加的电位高于 Ru(bpy)$_3^{2+}$的氧化电位时,Ru(bpy)$_3^{2+}$可能会被直接电化学氧化成 Ru(bpy)$_3^{3+}$,根据其与 TPrA 作用时机的不同,又可以有两种机理解释:

机理 2:Ru(bpy)$_3^{2+}$在电极表面电氧化为 Ru(bpy)$_3^{3+}$,而 TPrA 在电极表面氧化为 TPrA$^{\cdot+}$,脱去质子后生成强还原性的 TPrA$^{\cdot}$,TPrA$^{\cdot}$可将 Ru(bpy)$_3^{3+}$还原为激发态的 Ru(bpy)$_3^{2+*}$,从而产生电化学发光(图 2-9-9)。

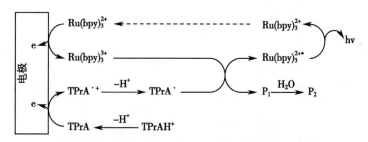

图 2-9-9　Ru(bpy)$_3^{2+}$-TPrA 电化学发光机理 2

机理 3:在机理 2 中强还原性的 TPrA$^{\cdot}$还可以还原溶液中的 Ru(bpy)$_3^{2+}$生成 Ru(bpy)$_3^+$,而 Ru(bpy)$_3^{3+}$和 Ru(bpy)$_3^+$又可通过湮灭途径产生电化学发光(图 2-9-10)。

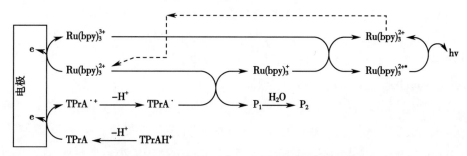

图 2-9-10　Ru(bpy)$_3^{2+}$-TPrA 电化学发光机理 3

还有一种反应路径也是可能的,TPrA 被 Ru(bpy)$_3^{3+}$氧化为 TPrA$^{\cdot+}$,参与均相发光反应(机理 4)。很显然,只有当 Ru(bpy)$_3^{2+}$和 TPrA 浓度相当时,该反应途径才能产生明显的发光。

在电化学发光分析中所施加的电位通常能达到1.2~1.4V,高于Ru(bpy)$_3^{2+}$的氧化电位,因此实际的电化学发光是上述三种主要机理共同作用的结果。无论哪种机理,反应中Ru(bpy)$_3^{2+}$都是催化的,即反应前后保持不变,而TPrA是消耗的,反应后变成了其他物质。共反应剂TPrA在电极表面的直接氧化生成电活性物质TPrA^{*+}是整个电化学发光反应的关键控制步骤。基于磁性微球的电化学发光免疫分析系统中,通常使用直径为2.8μm的微球,而电子在金属-溶液界面的隧穿距离只有1~2nm,只能直接电化学氧化极少数的足够靠近电极的磁性微球表面Ru(bpy)$_3^{2+}$标记分子,即机理2和机理3发生概率极小。但阳离子自由基TPrA^{*+}是足够稳定的活性中间体,其半衰期约0.2毫秒,扩散距离可达10μm,足以反应捕获固定在微球表面的Ru(bpy)$_3^{2+}$标记分子,因此,机理1是主要的电化学发光贡献者。在电化学发光测试和应用中,TPrA通常大大过量,以确保反应掉的TPrA可以快速扩散平衡,维持电极表面TPrA的浓度。

除了三丙胺外,科学家一直在寻找其他更高效的电化学发光共反应剂。Choi J P详细研究了十四种胺(单胺、二胺、环单胺、环二胺),发现三丙胺第一和第二电化学发光峰都是最强的,由此可见三丙胺具有非常优良的结构保证了阳离子自由基和游离自由基的稳定性。2007年,徐国宝等报道了新的醇胺类电化学发光共反应剂(图2-9-11),其中二丁基乙醇胺(DBAE)的性能最优,其Ru(bpy)$_3^{2+}$体系的电化学发光强度可达Ru(bpy)$_3^{2+}$-TPrA的100倍(铂电极),在常用的金电极上也能提升10倍。这种电化学发光强度的增强可归结为羟乙基的催化直接氧化作用。

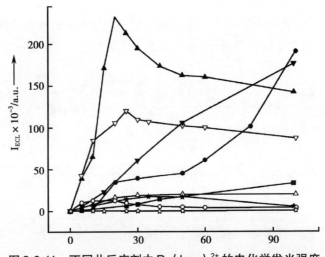

图 2-9-11　不同共反应剂中 Ru(bpy)$_3^{2+}$ 的电化学发光强度

注:▲表示二丁基乙醇胺(DBAE),▽表示三丙胺,▼表示三乙醇胺,●表示N,N-二乙基乙二胺。

3. 阴极型电化学发光机理　在半导体电极或金属氧化物覆盖的金属电极上,Ru(bpy)$_3^{2+}$的电化学发光行为比较特殊。在该类电极上会产生热电子,热电子进入溶液形成水合热电子,水合热电子能量很高,可直接还原Ru(bpy)$_3^{3+}$生产激发态Ru(bpy)$_3^{2+*}$,产生电化学发光。

除联吡啶外,邻菲罗啉也是常用的N^N配体。联吡啶和邻菲罗啉配体具有很好的可修饰性,通过化学修饰引入多种功能基团,可以调节发光波长和效率、优化水溶性、实现对蛋白质和核酸等生物分子的标记。钌(Ⅱ)配合物的发光波长主要在600~650nm,通过进入强吸电子基团可以降低金属配合物最低未占有轨道(lowest unoccupied molecular orbital, LUMO)的能级,减小最高占有轨道(highest occupied molecular orbit, HOMO)和LUMO间的能级差,使其发光波长红移至700nm。但由于钌(Ⅱ)配合物的中心金属配位场分裂能有限,使用配体调控钌配合物的发光波长比较困难,尤其是向短波方向移动更是如此,因此钌(Ⅱ)配合物的发光波长基本都在红光区。

（二）鲁米诺的电化学发光

以鲁米诺（3-氨基邻苯二甲酰肼）和光泽精为代表的酰肼类化合物的电化学发光，其反应机理与三联吡啶钌有所不同。首先鲁米诺电化学发光体系不涉及氧化态和还原态物种，其次鲁米诺本身可以在电极上直接电氧化而发光，且鲁米诺的电化学氧化是不可逆过程，即一个发光循环后鲁米诺没有再生。鲁米诺可以在非常广泛的实验条件下电化学发光，包括：①不同的溶剂（水或 DMSO 中）；②非常宽的 pH 范围（酸性、中性或碱性体系）；③不同的电极（铂电极、金电极、石墨电极、玻碳电极、ITO 等）。鲁米诺的电化学发光机理主要有四种解释：①溶解氧参与的电化学反应与发光物反应生成激发态；②鲁米诺直接电化学氧化生成激发态或自由基离子；③电位分辨化学发光机理；④活性氧增敏鲁米诺电化学发光机理（图 2-9-12）。

1. 氧化剂参与的电化学反应与发光物反应生成激发态　在碱性水溶液中的鲁米诺电化学发光是发现和研究最早的，通常在溶液中还含有过氧化氢或溶解氧等氧化剂。鲁米诺在碱性条件下脱去质子后电化学氧化为偶氮阴离子自由基 $L^{\cdot-}$，过氧化氢电化学氧化生产超氧负离子 $O_2^{\cdot-}$，$L^{\cdot-}$ 和 $O_2^{\cdot-}$ 反应经脱氮气后生成激发态的 3-氨基邻苯二甲酸根离子，该离子在返回基态时辐射出 425nm 特征光。其中，偶氮阴离子自由基 $L^{\cdot-}$ 也可能进一步氧化成偶氮化物并和脱质子的过氧化氢 HO_2^- 反应经相同中间体后生成激发态的 3-氨基邻苯二甲酸根离子。在无过氧化氢存在时，溶解氧可直接电化学还原为超氧负离子参与电化学发光反应。

2. 鲁米诺直接电化学氧化生成激发态或自由基离子　Wróblewska A 等研究发现，在无氧气、过氧化氢等氧化剂的存在下，鲁米诺仍然可以在石墨或铂电极上产生阳极电化学发光。此种情况下，鲁米诺在碱性溶液中与 OH- 反应生成鲁米诺阴离子，继而在电极上被氧化成鲁米诺自由基，自由基中—N＝N—键级增大，而 C—N 键级变小，有利于 C—N 键的断裂和—N＝N—键以 N_2 形式解离，生成激发态的 3-氨基邻苯二甲酸根离子，从而产生电化学发光。

3. 电位分辨化学发光机理　林祥钦等研究碱性鲁米诺体系在循环伏安扫描电位下的电化学发光行为时，发现碱性鲁米诺体系在铂电极上呈现 2 个阳极发光峰（0.49V 和 0.75V）。进而提出了电位分辨电化学发光机理假设：①Pt 电极上电生的 PtO 氧化鲁米诺发光；②Pt 电极上电生的 [O] 氧化鲁米诺发光。

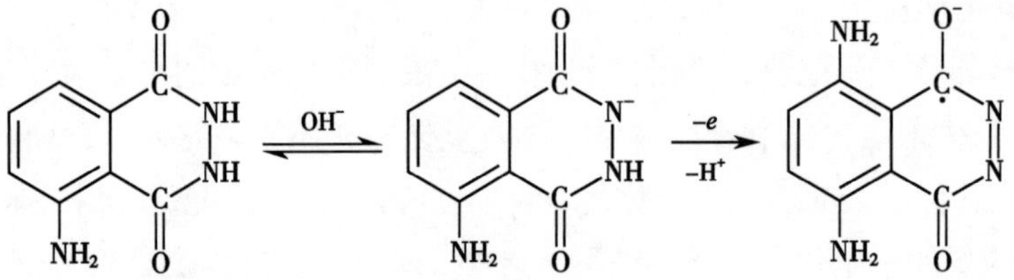

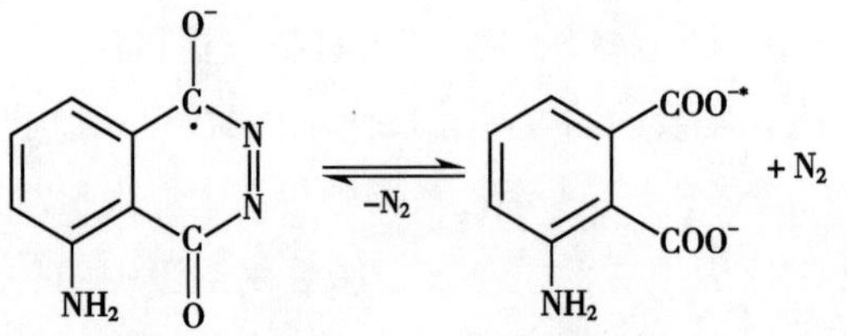

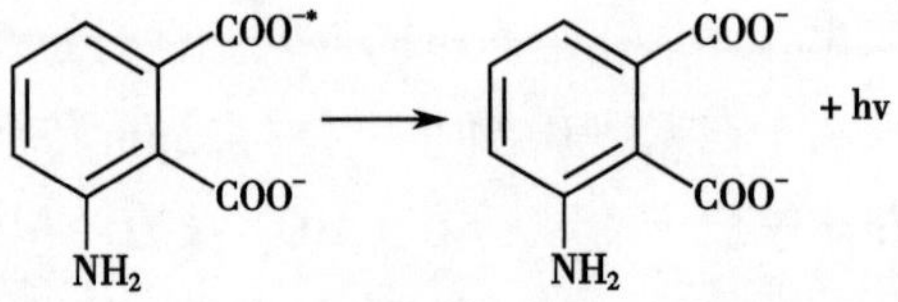

$$LH^- \xrightarrow{-e} LH^{\bullet} \underset{+H^+}{\overset{-H^+}{\rightleftharpoons}} L^{-\bullet} \, (E_p=0.42V, pK_a=9.3)$$

$$Pt + 2OH^- \xrightarrow{-2e} PtO + H_2O \, (E_p=0.49V)$$

$$2L^- + 3PtO + 3H_2O \longrightarrow 3Pt + 6OH^- + 2AP^{2-\bullet} \longrightarrow 光子$$

$$2OH^- \xrightarrow{-2e} [O] + H_2O \, (E_p=0.75V)$$

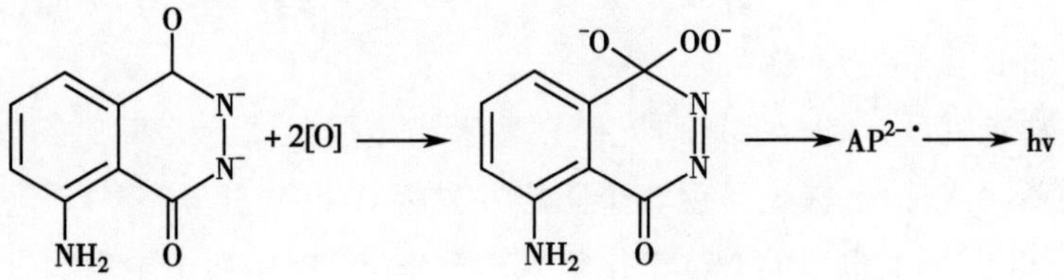

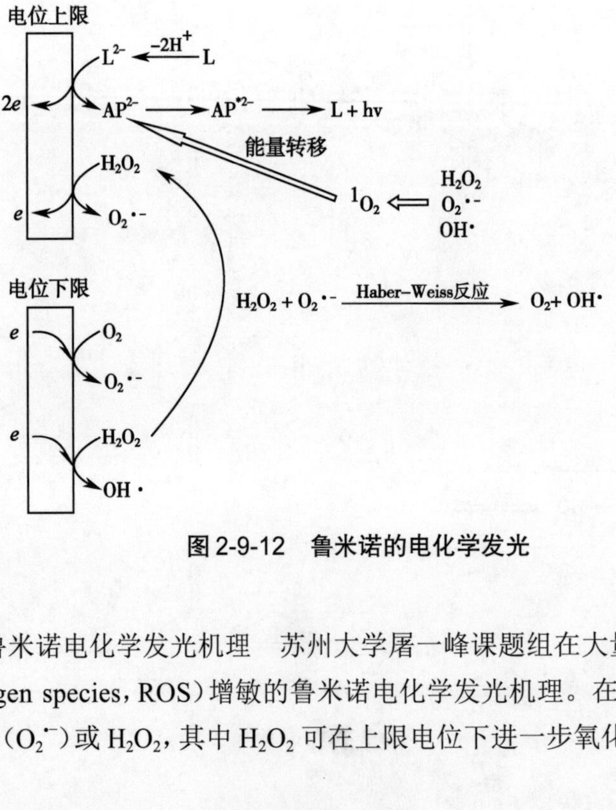

图 2-9-12　鲁米诺的电化学发光

4．活性氧增敏鲁米诺电化学发光机理　苏州大学屠一峰课题组在大量实验证据基础上提出了活性氧物种（reactive oxygen species, ROS）增敏的鲁米诺电化学发光机理。在适当的下限电位下，溶解氧可被还原为超氧负离子（$O_2^{\bullet-}$）或 H_2O_2，其中 H_2O_2 可在上限电位下进一步氧化为超氧负离子（$O_2^{\bullet-}$）。$O_2^{\bullet-}$ 和

H_2O_2 间发生 Haber-Weiss 反应生成羟基自由基（•OH）。最终这些活性氧物种都可转化为活性最强的单线态氧（$^1O_2$），经 $^1O_2$ 将能量传递给鲁米诺的氧化中间体，从而产生电化学发光。

（三）其他贵金属配合物的电化学发光

除钌（Ⅱ）以外，其他贵金属配合物和簇合物也可以产生电化学发光，如 Au（Ⅰ）、Os（Ⅳ）、Pt（Ⅱ）、Re（Ⅰ）、Ir（Ⅲ）等金属配合物等。其中铱（Ⅲ）配合物是研究最多、应用最广泛的一类金属有机配合物。铱（Ⅲ）配合物（图 2-9-13）具有和钌（Ⅱ）相同的 d^6 电子构型，具有丰富的激发态。同时，铱（Ⅲ）配合物的配位场分裂能高于钌（Ⅱ），可以和 C^N 配体形成稳定的金属 - 碳 σ 键，形成环金属配合物，从而设计出更高发光量子产率、发射波长可调节的配合物，克服了钌（Ⅱ）配合物发光颜色单一的缺点。在环金属 C^N 配体上引入强吸电子基团稳定 HOMO 能级，在中性辅助 N^N 配体上引入电子供体增加 LUMO 能级的不稳定性，从而扩大 HOMO-LUMO 能级，实现发光波长的蓝移。基于此策略，铱（Ⅲ）配合物发射波长实现了从近紫外至近红外的全域覆盖。但也因为金属 - 碳键使得环金属铱（Ⅲ）配合物水溶性较差，对其电化学发光的研究主要局限在有机溶剂体系中，严重限制了其应用范围。近年来通过配体修饰，引入促进水溶性的磺酸基团、羧酸基团、PEG 等，改善其水溶性，铱（Ⅲ）配合物在生物分析应用方面快速发展。和钌（Ⅱ）配合物一样，三丙胺、DBAE 等共反应剂及其机理也适用于铱（Ⅲ）配合物。

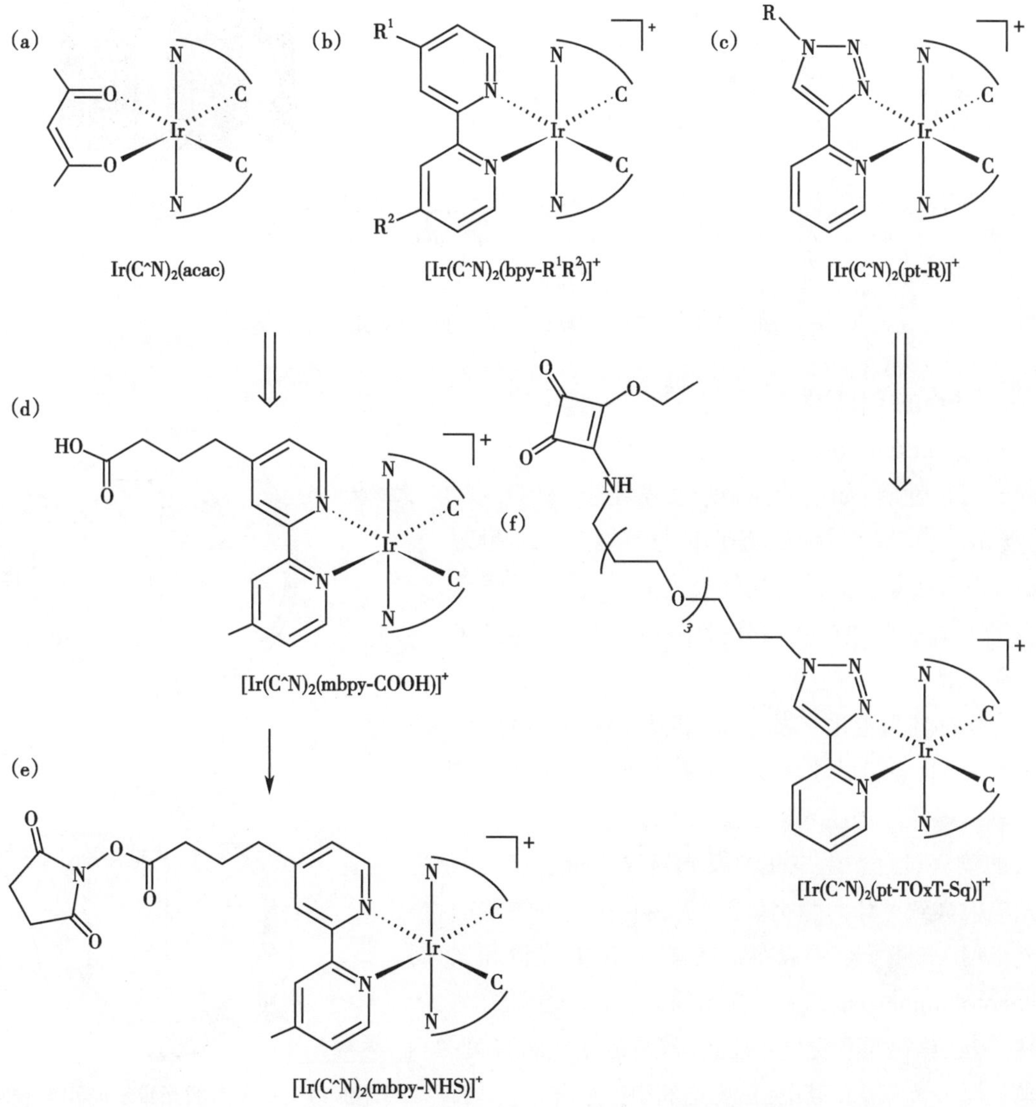

(a) Ir(C^N)$_2$(acac)

(b) [Ir(C^N)$_2$(bpy-R^{1}R^2)]$^+$

(c) [Ir(C^N)$_2$(pt-R)]$^+$

(d) [Ir(C^N)$_2$(mbpy-COOH)]$^+$

(e) [Ir(C^N)$_2$(mbpy-NHS)]$^+$

(f) [Ir(C^N)$_2$(pt-TOxT-Sq)]$^+$

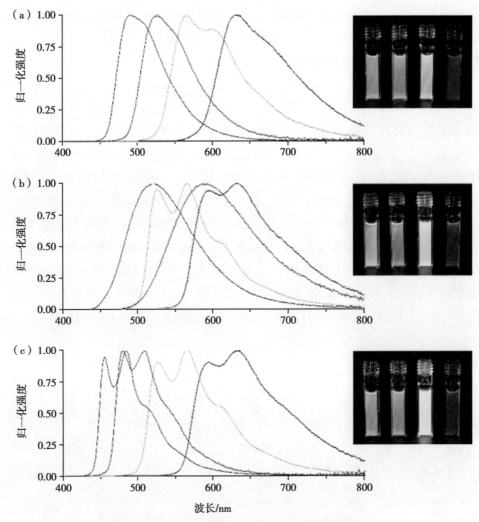

图 2-9-13　铱(Ⅲ)配合物的常见结构和发光光谱

（四）量子点的电化学发光

量子点（quantum dot, QD）又称半导体纳米粒子，具有独特的光物理性质，如尺寸控制的发光性质、窄的发射光谱、高发光量子产率以及抗光漂白的稳定性等。21 世纪初，Bard 等发现了量子点的电化学发光现象，随后量子点电化学发光基础研究和在生物分析中的应用研究得到了广泛关注和发展。

量子点作为新型电化学发光体，其发光性质与其化学组成本身、表面状态和尺寸有较大关系。电子和空穴可通过电化学氧化还原过程注入量子点的表面或中心导带，电子和空穴的湮灭过程产生电化学发光辐射。量子点的电化学发光辐射大致可分为两类（图 2-9-14）：①表面缺陷电化学发光辐射，与量子点的表面状态有关，ECL 光谱和光致发光（photoluminescence, PL）光谱间会有几十至几百纳米的红移，但红移程度不受尺寸控制，只与表面状态有关；②带隙电化学发光辐射，其 ECL 光谱和 PL 光谱一致，因

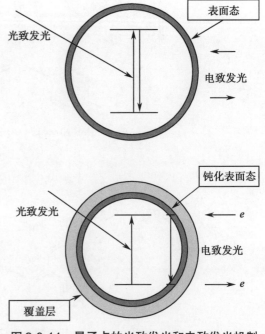

图 2-9-14　量子点的光致发光和电致发光机制

而具有尺寸可控的性质。

1. 表面缺陷电化学发光辐射　表面缺陷电化学发光辐射是源于量子点表面的电化学发光。电化学条件下电子和空穴的注入优先进入量子点的表面态，而光致发光主要与量子点核的带隙相关，因此，由基态达到 FL 和 ECL 激发态所需的能量不同。电子或空穴注入表面态需要更少的能量，因此 ECL 光谱相较 FL 光谱有一定的红移。

2. 带隙电化学发光辐射　随着施加电压的增加，电子或空穴会注入量子点核的更高能级，从而产生带隙电化学发光辐射。为了实现带隙电化学发光，常用方法为使表面态钝化，因为电荷总是优先注入量子点表面态。在量子点外再覆盖一层惰性表面层（核壳结构），从而消除量子点表面态，也减小表面缺陷所产生的非辐射性耗散，提高电化学发光的稳定性和量子效率。

从电化学的角度，量子点的电化学发光机理一般涉及两种电化学发光途径：湮灭途径和共反应剂途径。

（1）湮灭途径：在电极上施加脉冲电压，量子点可在很短的时间内产生氧化态的 $QD^{·+}$ 和还原态的 $QD^{·-}$。随后，自由基 $QD^{·+}$ 和 $QD^{·-}$ 碰撞湮灭产生一基态 QD 和一激发态 QD^*，该激发态 QD^* 发出光辐射（图 2-9-15）。该途径不需要共反应剂参与，但要求 QD 自由基可以电化学稳定存在，以便于与带相反电荷的自由基碰撞发生电子转移，同时，电子转移过程中应有足够能力产生 ECL 激发态。由于湮灭型 ECL 需要克服 QD 较高的表面能，因此在生物分析中很难得到应用。

（2）共反应剂途径：不同于湮灭途径，共反应剂途径需要共反应剂的参与。常见的共反应剂包括三丙胺、草酸盐、过硫酸盐、过氧化氢、亚硫酸盐等。施加一定电压时，QD 发生氧化还原反应，与溶液中强还原性或氧化性的共反应剂中间体发生电子转移反应生成激发态 QD^*，从而产生电化学发光。三丙胺（TPrA）是目前应用最多的阳极 ECL 共反应剂，过硫酸盐是最常见的阴极共反应剂。其发光机理如下（图 2-9-16）：

$$NCs - e^- \longrightarrow NCs^{·+}$$
$$TPrA - e^- \longrightarrow TPrA^{·+} \longrightarrow TPrA^· + H^+$$
$$NCs^{·+} + TPrA^· \longrightarrow NCs^* + TPrA$$
$$NCs^* \longrightarrow NCs + hv$$

$$QDs - e^- \longrightarrow QDs^{·+}$$
$$QDs + e^- \longrightarrow QDs^{·-}$$
$$QDs^{·+} + QDs^{·-} \longrightarrow QDs^* + QDs$$
$$QDs^* \longrightarrow QDs + hv$$

$$QDs + e^- \longrightarrow QDs^{·-}$$
$$S_2O_8^{2-} + e^- \longrightarrow SO_4^{2-} + SO_4^{·-}$$
$$QDs^{·-} + SO_4^{·-} \longrightarrow QDs^* + SO_4^{2-}$$
$$QDs^* \longrightarrow QDs + hv$$

图 2-9-15　量子点电化学发光湮灭途径机理　　　图 2-9-16　量子点电化学发光共反应剂途径机理

第二节　电化学发光免疫分析技术

一、生物素 - 链霉亲和素包被技术

生物素（biotin）与链霉亲和素（strepatavidin）具有极高的亲和性（亲和常数 $10^{15}M^{-1}$），其结合强度高，结合速度快，因此生物素 - 链霉亲和素包被技术是免疫诊断产品设计中常用的生物反应放大系统。

生物素又称维生素 H，是一种小分子水溶性维生素，相对分子量为 244Da，通常蛋白质可偶联多个分子并不影响产物生物活性。链霉亲和素是一种偏酸性蛋白，相对分子量为 65 000Da，由 4 条序列相同的

肽链构成。每条肽链均可结合 1 个生物素分子。在电化学免疫分析中,链霉亲和素包被在直径为 2.8μm 聚苯乙烯材质的磁性微球上,微球悬浮在试剂中,链霉亲和素通过 4 个结合位点与偶联生物素的反应物结合,大大加快了免疫反应速度,从而使电化学免疫分析能极精确地测量体液中的抗原类、抗体类、激素受体类、核酸类等多种微量及超微量物质;并且链霉亲和素来源于细菌蛋白,等电点接近中性且不含糖基。这些特性使得链霉亲和素、生物素与三联吡啶钌结合后,很难分离,呈现高度特异性,可明显降低或避免反应可能存在的非特异性结合,提升检测灵敏度和特异性。

二、电化学发光免疫分析技术概述

临床电化学发光免疫分析采用三联吡啶钌 $Ru(bpy)_3^{2+}$ 的琥珀酰亚胺酯(NHS 酯)作为标记物,对抗体或抗原进行标记。以深圳某公司采用夹心法的降钙素原(procalcitonin, PCT)测定试剂盒为例,对三联吡啶钌 - 三丙胺和生物素 - 链霉亲和素的电化学发光免疫分析过程进行分析:①第 1 步:样本、生物素标记的 PCT 单克隆抗体和三联吡啶钌标记的 PCT 单克隆抗体一起孵育,形成抗原抗体夹心复合物。②第 2 步:加入链霉亲和素包被的磁珠进行孵育,使上述夹心复合物通过生物素与链霉亲和素间的反应结合到磁微粒上。③第 3 步:反应混合液被吸到测量池中,磁微粒通过磁铁吸附到电极上,未结合的物质被清洗液洗去,吸附到电极上的复合物在一定电压作用下,三联吡啶钌 $Ru(bpy)_3^{2+}$ 释放电子成为 $Ru(bpy)_3^{3+}$,同时电极表面的三丙胺(TPrA)也释放电子成为阳离子自由基 $TPrA^{+}$,并迅速自发脱去一个质子而形成三丙胺自由基 $TPrA^{·}$,具有强氧化性的三联吡啶钌 $Ru(bpy)_3^{3+}$ 和具有强还原性的三丙胺自由基 $TPrA^{·}$ 发生氧化还原反应,三联吡啶钌 $Ru(bpy)_3^{3+}$ 还原成激发态的三联吡啶钌 $Ru(bpy)_3^{2+*}$,然后衰变释放出一个波长为 620nm 光子的能量,成为基态的 $Ru(bpy)_3^{2+}$。经过上述化学发光过程后,反应体系中仍存在二价的三联吡啶钌 $Ru(bpy)_3^{2+}$ 和三丙胺(TPrA),电极表面的电化学反应和化学发光过程可以循环进行。通过上述循环过程,测定信号不断放大,光子通过光电倍增管进行测定,检测结果由仪器自动从标准曲线上查出。

同时,三联吡啶钌的化学结构大大降低了标记物对抗体活性的影响,由于标记物具有水溶性,该系统的线性范围较其他方法高出 2~4 个数量级,灵敏度小于 1pmol/L,显示了电化学发光免疫分析特有的优越性,尤其适用于临床常规和急诊检测以及微量物质检测。

三、电化学发光免疫分析系统

(一) 概述

本节以 eCL9000 为例介绍电化学发光免疫分析仪器和试剂系统。eCL9000 是新一代全自动电化学发光免疫分析系统,单机速度可达 300 测试 / 小时,试剂仓 40 个试剂位,支持不停机添加试剂 / 耗材,级联自动化流水线。

1. 最大支持 300 测试 / 小时(样本自动稀释、三步法项目、特殊项目除外)。

2. 试剂仓 2~8℃冷藏温度,保证试剂开瓶有效期稳定,有效降低试剂开瓶后降解对结果影响。

3. 免疫反应时间偏差 <0.5 秒;反应区温度 37℃±0.3℃;最小支持 5μl 样本体积、6μl 试剂体积,CV≤3%,保证反应体系控制精准一致。

4. 一次性吸样头吸样,减少样本交叉污染。

5. 新增磁分离机构,减少血液中干扰对结果影响。降低试剂成分污染电化学分析流道,提高磁分离清洗效果,提高信噪比。

6. 可不停机添加 / 更换试剂和耗材,最大无人值守时间 5.5 小时。具有级联接口,支持升级生化免疫一体机、实验室自动化系统。

（二）检测原理

根据免疫反应模式的不同，仪器测量原理主要包括两种：夹心法和竞争法。夹心法主要用于测定大分子抗原和抗体物质，竞争法主要用于测定小分子抗原。

1. 夹心法　以图 2-9-17 展示的图例说明夹心法检测原理。其中生物素标记的抗体（Btd-Ab）、发光标记物标记的抗体（Ru-Ab）和链霉亲和素包被的磁珠（M-（Btd-Ab））来源于项目试剂盒，三丙胺（TPrA）来源于缓冲液试剂，抗原（Ag）来源于样本。

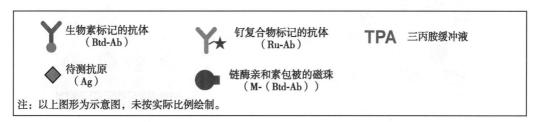

图 2-9-17　夹心法图例

第一步：将待测样本中的大分子抗原（Ag）与生物素标记的抗体（Btd-Ab）以及发光标记物标记的抗体（Ru-Ab）在同一反应杯中反应，反应一段时间后，形成（Btd-Ab）-Ag-（Ru-Ab）的三明治夹心免疫复合物（图 2-9-18）。

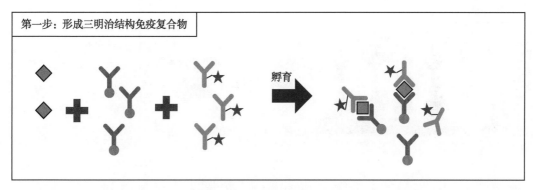

图 2-9-18　夹心法第一步

第二步：加入链霉亲和素包被的磁珠（M），反应一段时间后，最终形成 M-（Btd-Ab）-Ag-（Ru-Ab）的磁珠免疫复合物（图 2-9-19）。

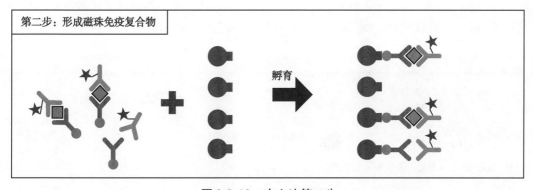

图 2-9-19　夹心法第二步

第三步：将第二步反应产物送到测量池中，磁珠会因为磁铁的吸引被吸附到工作电极上。相应已连接上磁珠的免疫复合物也会吸附到工作电极表面。同时用含 TPrA 的缓冲液试剂冲洗以除去没有连接上的样本和试剂（图 2-9-20）。

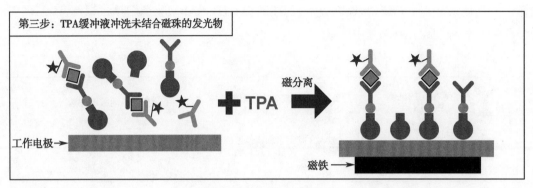

图 2-9-20　夹心法第三步

第四步：移去磁铁，施加电压启动 ECL 反应，记录电化学发光信号，并由信号值计算待测样本浓度（图 2-9-21）。

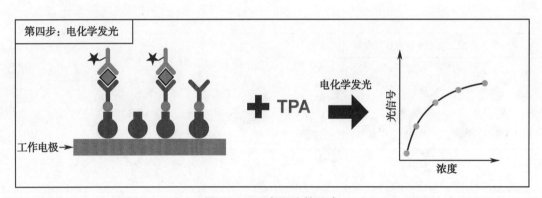

图 2-9-21　夹心法第四步

由此可见，在仪器反应体系中，使用双抗夹心法，样本中 Ag 与 Ru-Ab 结合的数量越多，发光强度就越高，因此，ECL 发光强度与待测样本中的抗原浓度成正比。

2. 竞争法　竞争法主要用于测定小分子抗原。使用图 2-9-22 展示的图例说明夹心法检测原理。其中生物素标记的抗原（Btd-Ag）、发光标记物标记的抗体（Ru-Ab）和链霉亲和素包被的磁珠（M-（Btd-Ab））来源于项目试剂盒，三丙胺（TPrA）来源于缓冲液试剂，抗原（Ag）来源于样本。

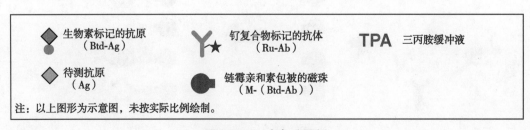

图 2-9-22　竞争法图例

第一步：将待测样本中的小分子抗原（Ag）和发光标记物标记的抗体（Ru-Ab）在反应杯中反应（图2-9-23）。

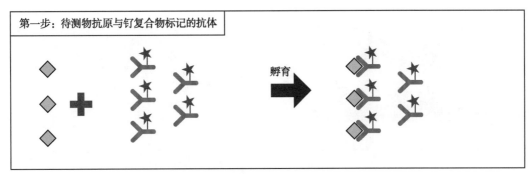

图2-9-23 竞争法第一步

第二步：加入生物素标记的抗原（Btd-Ag）和链霉亲和素包被的磁珠（M），此时样本中的抗原（Ag）和Btd-Ag会竞争性地与Ru-Ab结合，由于生物素与链霉亲和素之间的特异性亲和作用，生物素会和链霉亲和素发生特异性结合，形成磁珠免疫复合物M-（Btd-Ag）-（Ru-Ab）（图2-9-24）。

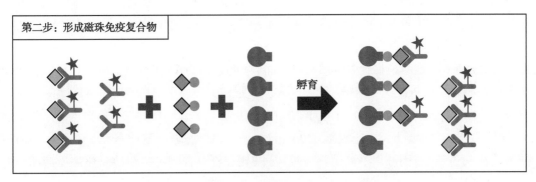

图2-9-24 竞争法第二步

第三步：将第二步反应产物送到测量池中，磁珠会因为磁铁的吸引被吸附到工作电极上，相应已连接上磁珠的免疫复合物也会被吸附到工作电极表面。同时用含TPrA的缓冲液试剂冲洗以除去未连接上的样本和试剂（图2-9-25）。

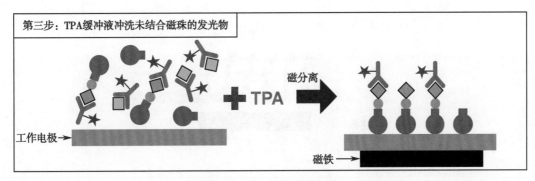

图2-9-25 竞争法第三步

第四步：移去磁铁，施加电压启动 ECL 反应，记录电化学发光信号，并由信号值计算待测样本浓度（图 2-9-26）。

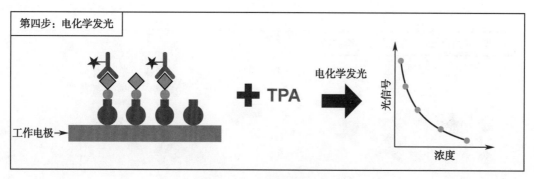

图 2-9-26 竞争法第四步

由此可见，在 ECLIA 反应体系中，使用竞争法，其待测标本中 Ag 与 Btd-Ag 竞争性与 Ru-Ab 结合，然而只有 Btd-Ag 能与 M 结合从而被磁铁吸引固定住，形成 M-(Btd-Ag)-(Ru-Ab) 复合物，然后参与 TPrA 激发的电化学发光反应。发光强度越高，说明 Btd-Ag 竞争性结合的抗体数量越多，同时说明待测样本中 Ag 结合的抗体就越少，因此 ECL 发光强度与待测样本中的抗原浓度成反比。

（三）电化学发光检测仪器构造

1. 电化学发光原理 电化学发光免疫分析技术使用三联吡啶钌作为发光物，该物质容易与蛋白质、半抗原和核酸结合，使得检测技术可用于多种分析成分检测。参与电化学发光反应的钌和三丙胺在不施加电压情况下，可保持稳定状态。

电化学发光反应时，这两种物质混合在电极表面，三丙胺（TPrA）在电极上被氧化释放一个电子，形成三丙胺自由基阳离子（TPrA^{+}），该阳离子进一步反应，形成一个质子（H^{+}）和三丙胺自由基（TPrA$^{\cdot}$）。同时稳态三联吡啶钌 Ru(bpy)$_3^{2+}$ 也释放一个电子，形成 Ru(bpy)$_3^{3+}$。该物质与三丙胺自由基阳离子（TPrA^{+}）反应，还原为三联吡啶钌 Ru(bpy)$_3^{2+}$，发出 620nm 的光子。三丙胺自由基（TPrA^{+}）还原为不影响发光的物质。随着反应的进行，三丙胺会不断消耗。反应过程中，钌复合物可不断被氧化还原循环，使得在三丙胺相对充足情况下有限的钌可产生更多的光子，有助于提高发光物灵敏度。

2. 电化学发光测量池原理 本部分主要描述夹心法、竞争法中第三步、第四步的发光过程（图 2-9-27），简称磁微粒电化学发光（magnetic electrochemiluminescence，MECL）。

（1）在电化学发光免疫分析中，试剂与待测物在磁微珠表面形成免疫复合物后，被缓冲液试剂带入测量池中发光。

（2）磁珠被位于测量池下方的磁铁吸附在电极表面，未能结合磁珠的免疫复合物、试剂成分、样本及其他成分无法吸附在电极表面，直接被缓冲液冲离电激发区。

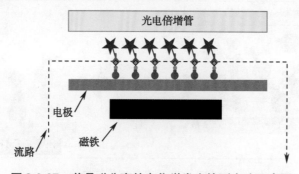

图 2-9-27 兼具磁分离的电化学发光检测方法示意图

（3）启动激发电压，处于激发态的三联吡啶钌释放出波长为 620nm 的光子。

（4）位于测量池上方的光电倍增管检测到激发光子，并放大转换电信号。采集电路采集转换电信号，对信号进行积分，转换为光信号强度。

（5）测试结束后，清洗液进入测量池及其管路，洗去所有复合物成分，为下一次测试做好准备。

（6）计算机算法根据检测到的光信号强度与待测物质浓度关系，从而可以对被测物进行定量分析。

3．均相发光　均相电化学发光（homogeneous electrochemiluminescence, HECL）在测量池内不进行磁分离，常用作仪器光电倍增管灵敏度校准。该方法不使用测量池磁分离功能，均相试剂流到测量池室后，直接通电发光，因此进入测量池的结合物溶剂必须是含 TPrA 的缓冲液。如果用于免疫测试，仪器必须设计高性能磁分离机构清洗未结合磁珠的样本试剂混合物，仪器复杂程度增大。该方法发光强度受液体均匀程度和测量池发光区容量影响较大，且相同样本量灵敏度较含磁分离低，高浓度均相钌溶液发光实拍见图 2-9-28。

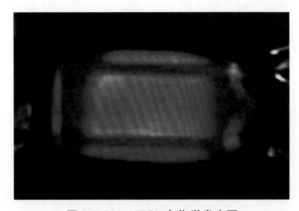

图 2-9-28　HECL 电化学发光图

（四）校准和拟合算法

1．定量分析　在试剂出厂前，针对不同项目、不同批次试剂，分别生成对应的校准主曲线，主曲线包含待测样本浓度和发光值关系信息。

校准主曲线采用四参数的形式进行拟合，其校准公式如下（式 2-9-1）。

$$y = \frac{a-d}{1+\left(\dfrac{x}{c}\right)^b} + d \qquad\qquad （式 2-9-1）$$

公式中：y 为样本信号值，x 为浓度，a、b、c、d 分别是与具体项目相关的参数。

通过非线性回归计算，将多点校准品的浓度和在多台仪器上测得的信号值进行拟合，得到四参数校准公式的 a、b、c、d 四个参数，以生成试剂盒配套的校准主曲线。其中 b 和 c 决定曲线的形状，a 和 d 决定曲线的位置。

用户可以对试剂进行两点校准，并根据不同试剂项目配套的数据处理算法，对试剂盒配套的四参数校准主曲线进行调整，调整曲线旋转和平移（位置），得到校正后的工作曲线，再用于临床样本的结果计算，其计算公式如下（式 2-9-2）。

$$x = \frac{a-d}{1+\left(\dfrac{y}{b}\right)^c} + d \qquad\qquad （式 2-9-2）$$

2．定性分析　根据试剂项目的不同，测试单点或两点校准品的信号值计算出 Cutoff 值，通过比较样本测试的信号值和 Cutoff 值，判断样本的性质，Cutoff 计算公式如下（式 2-9-3）。

$$Cutoff = a*x_1 + b*x_2 + c$$　　　　　　　　　　（式 2-9-3）

式中：x_1 和 x_2 分别为两点校准品的信号值，a、b、c 分别是与具体项目相关的参数。

（五）反应体系设计

1．反应模型　电化学发光免疫分析仪器支持常规两步法、一步法、三步法、自动稀释等不同反应方法，且支持不同分析方法混排（表 2-9-1）。

表 2-9-1　反应模型

方法	步骤1	反应	步骤2	反应	步骤3	反应	分离	发光检测
一步法					R_1+R_2+MB+S	I		MECL
					R_1+R_2+MB+S	I	BF	MECL
					R_2+MB+S	I		MECL
					R_2+MB+S	I	BF	MECL
两步法			R_1+R_2+S	I	MB	I		MECL
			R_1+R_2+S	I	MB	I	BF	MECL
			R_2+S	I	MB	I		MECL
			R_2+S	I	MB	I	BF	MECL
			R_2+S	I	R_1+MB	I		MECL
			R_2+S	I	R_1+MB	I	BF	MECL
			PT_1+R_2+S	I	R_1+MB	I		MECL
			PT_1+R_2+S	I	R_1+MB	I	BF	MECL
三步法	PT_1+S	I	R_2	I	R_1+MB	I		MECL
	PT_1+S	I	R_2	I	R_1+MB	I	BF	MECL
	PT_1+PT_2+S	I	R_2	I	R_1+MB	I		MECL
	PT_1+PT_2+S	I	R_2	I	R_1+MB	I	BF	MECL
	PT_1+PT_2+S	I	R_1+R_2	I	MB	I		MECL
	PT_1+PT_2+S	I	R_1+R_2	I	MB	I	BF	MECL
一步稀释	$D+S->DS_1$		新反应杯进行 DS_1 为样本的一步法步骤					
	$D+S->DS_1$		新反应杯进行 DS_1 为样本的二步法步骤					
二步稀释	$D+S->DS_1$		新反应杯 $D+DS_1->DS_2$		新反应杯进行 DS_2 为样本的一步法步骤			
	$D+S->DS_1$		新反应杯 $D+DS_1->DS_2$		新反应杯进行 DS_2 为样本的一步法步骤			
IgM 稀释	$PT_1+S->DS_1$	I	新反应杯 DS_1+R_2	I	R_1+MB	I	BF	MECL
	$PT_1+S->DS_1$	I	新反应杯 DS_1+R_2	I	R_1+MB	I	BF	MECL
二次分离			R_1+MB+S	I	BF	R_2	I	MECL
	$D+S->DS_1$		新反应杯 $R_1+MB+DS_1$	I	BF	R_2	I	MECL

注：R_1：试剂组分 1；R_2：试剂组分 2；MB：磁珠组分；S：样本；D：稀释液；PT_*：前处理试剂，*代表序号；DS_*：稀释后样本，*代表序号；BF：磁分离预处理；I：孵育反应；MECL：带磁分离发光。

2.反应时间　试剂和样本按反应体系的量在反应杯混合后,放入反应盘中模拟人体体温37℃孵育反应。根据抗原抗体特性孵育时间越长,抗原抗体结合更彻底,检测灵敏度越高。时间越短,测试出结果时间越短,反应时间设计影响仪器报告周转时间。

由于仪器需同时支持常规两步法、一步法、三步法、自动稀释等不同反应方法,且支持不同分析方法混排,设计单次反应时间统一,可减少仪器台面布局及测试排程设计的复杂程度,极简设计满足设计通量最大化。eCL9000选用9分钟作为单次孵育时间,既可满足项目必需的灵敏度/反应度要求,又能满足急诊项目出结果时间要求。一步法反应时间9分钟,两步法18分钟,三步法27分钟(图2-9-29)。

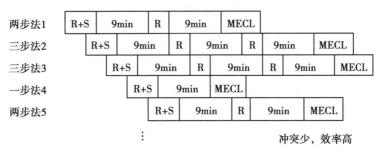

图2-9-29　孵育时间相等的测试排程

(六)仪器设计

1.仪器组成　eCL9000仪器组成如下(图2-9-30)。

(1)样本部:用于操作人员装卸载样本架,以及样本架自动调度。

(2)分析部:对样本进行电化学免疫分析测试。

(3)装有操作软件的计算机:进行仪器操作,样本申请,查看测试结果。

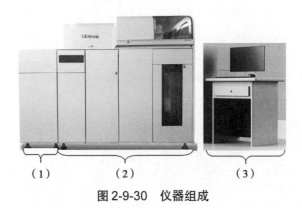

图2-9-30　仪器组成

2.仪器测试流程　以两步法样本测试为例,测试过程见表2-9-2。

表2-9-2　两步法具体测试过程

步骤	组件	机构动作
1	样本部(进样模块)	1.样本部将样本架扫描,样本检测,并将信息回传到操作部计算机 2.系统将待测样本测试信息自动排程
2	样本传输(轨道模块)	将待测样本架、样本传送到分析部吸样位置,待吸样完成后将样本架退回样本部
3	固体耗材管理模块 (3~14步骤在分析部执行)	固体耗材管理抓手将新反应杯装载至反应盘空闲位置

续表

步骤	组件	机构动作
4	试剂盘模块、试剂针模块	1. 试剂盘将待测项目试剂转到试剂吸液位，试剂针模块按项目反应体系要求，将第一步试剂装载到反应杯中 2. 仪器将自动清洗试剂针内、外壁一次
5	采样模块	1. 采样模块自动装载一次性吸样头，按项目反应体系要求，将样本加入反应杯中并混匀 2. 完成后自动丢弃一次性吸样头
6	反应盘模块	反应混合物37℃孵育9分钟，形成抗原抗体复合物
7	试剂盘模块、试剂针模块	1. 试剂盘将待测项目试剂转到试剂吸液位，试剂针模块按项目反应体系要求，将第二步试剂装载到反应杯中 2. 仪器自动清洗试剂针内、外壁一次
8	固体耗材管理模块	固体耗材管理模块将反应杯中混合物非接触混匀
9	反应盘模块	反应杯混合物37℃孵育9分钟，让上述形成的复合物通过生物素与链霉亲和素间的反应结合到磁微粒上
10	磁分离模块	1. 按项目反应体系要求，磁分离模块选择是否进行磁分离清洗步骤，如果不清洗，将跳过该步骤 2. 磁分离模块将磁珠免疫复合物留到反应杯壁，并使用预处理液清洗 3. 完成磁珠清洗后，磁分离模块添加定量预处理液并混匀
11	测量模块（测量池）	1. 反应结合物吸入测量池中，磁珠免疫复合物因磁铁的吸引被吸附到工作电极上 2. 同时仪器自动吸取装载好的缓冲液冲洗一次以去除未连接磁珠的样本和试剂
12	测量模块	测量池通电发光，光电倍增管检测到发光通电时刻发光信号，并将数据传回至操作部计算机
13	测量模块	测试结束后，仪器自动吸取装载好的清洗液清洗测量池及受污染流道一次
14	固体耗材管理模块	固体耗材管理模块抓手将测试完成的反应杯丢到废物袋中
15	操作部计算机	利用校准算法，将光电倍增管检测的信号值转换并输出浓度结果，并输出报告

一步法、三步法样本测试根据项目反应体系模型增加或减少表2-9-2中的7~9步骤过程，反应流程如下。一步法：试剂针一次性完成试剂和磁珠加样。两步法：试剂针先加试剂，过9分钟再加磁珠。三步法：试剂针先加部分试剂，过9分钟再加部分试剂，再过9分钟加磁珠（表2-9-3）。

表2-9-3　测试流程

方法学步骤	步骤4和5	步骤5	步骤6	一步法：步骤11~15；两步、三步法：步骤7	步骤8	步骤9	两步法：步骤11~15；三步法：步骤7	步骤8	步骤9	三步法：步骤11~15
一步法	第一步装载 $MB+R_1+R_2+S$	混匀	孵育9分钟	测量24秒						
两步法（夹心）	第一步装载 R_1+R_2+S	混匀	孵育9分钟	第二步装载+ MB	混匀	孵育9分钟	测量24秒			
两步法（竞争）	第一步装载 R_2+S	混匀	孵育9分钟	第二步装载+ R_1+MB	混匀	孵育9分钟	测量24秒			
三步法	第一步装载 PT_1+PT_2+S	混匀	孵育9分钟	第二步装载+ R_2	混匀	孵育9分钟	第三步装载+ R_1+MB	混匀	孵育9分钟	测量24秒

注：MB：磁珠溶液；R1：生物素标记物；R2：钌标记物，S：样本；PT1、PT2：前处理液。

3．电化学发光时序特点　电化学发光分析仪与其他发光方法分析仪相比，最主要特点是发光需要电激发，因此发光容器必须有状态一致的电极，而其他发光方法分析仪则是在反应杯内发光。eCL9000设计电化学发光测量池用于发光，测量池电极表面状态影响发光光强，测量池填充和电极激活间隔时间影响电极状态，因此电化学发光测量池测试间隔时间恒定，保证电极状态一致。而非电化学发光分析仪，发光容器是一次性反应杯，仅需保证反应杯透光度和底物试剂加入状态一致，无须发光间隔时间一致。非电化学发光容器是一次性反应杯，无须清洗和预处理反应容器，因此发光检测速度高于电化学发光分析仪。

电化学发光测量池测试间隔时间恒定，项目单次免疫反应时间一致。两步法模型可减少非特异性结合（NSB），试剂项目最常见为两步法反应模型。eCL9000整机设计两步法可达最高通量，组件设计应考虑整机最高通量。试剂针组件第一步和第二步试剂装载单周期内规划独立时间片段，确保最大通量测试时动作不冲突。

4．台面布局　台面布局应考虑客户容易操作，因此试剂盘（项目试剂）、系统试剂仓（缓冲液、清洗液、预处理液）、固体耗材（反应杯、吸样头、废弃物）等组件应靠近用户，常维护组件应易于维护操作（图2-9-31）。

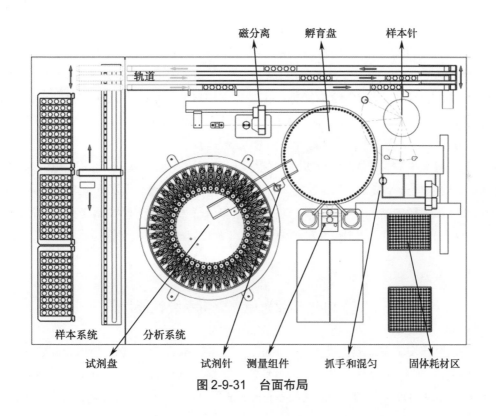

图2-9-31　台面布局

反应体系所有加试剂、加样、磁分离、混匀、免疫反应都在一次性反应杯中进行，因此反应杯传递机构工作流程应用于所有反应体系。反应盘传递是一种应用于检验分析仪的成熟技术，使得反应杯按时序设计要求传递到执行机构上。

反应盘是反应杯传递机构，因此反应盘位于各执行机构（试剂针、样本针、装卸载抓杯手、磁分离、测量单元）中心。各执行部件围绕反应盘放置，空间避让。反应盘各组件动作共同占用反应盘时间，使得反应盘更高效。反应盘每个周期递进1个杯号，反应体系的孵育时间＝杯号差×周期。反应盘周期时间恒定，且机构反应盘工位决定每个步骤加液时间，因此反应时间一致性更高。

5. 不停机功能　eCL9000 支持不停机添加/更换试剂和耗材功能,不停机功能应用于检验分析仪技术主要为耗材冗余通道设计。以系统试剂为例,仪器可自动计数或判断试剂剩余量,当余量不足时,仪器自动切换到备用试剂中,继续测试,同时提醒操作人员及时更换不足的试剂备用。同理,固态废弃物和固态耗材也设计冗余或缓冲,当系统缺少耗材时提示用户及时更换,使仪器测试不停机。

试剂盘支持在线装卸载试剂功能,设计试剂更换按钮,该按钮包含状态指示功能。仪器测试时,当按下更换试剂按钮,仪器将暂停进样,并判断试剂盘是否空闲,如果空闲将提示用户可更换项目试剂。如果正测试样本还需使用试剂,试剂盘指示按钮提示用户等待。更换完成后仪器自动扫描试剂装载状态,并继续申请测试。

(七) 互联功能

1. LIS 功能　实验室信息系统(laboratory information system,LIS)是医院信息系统的一个重要组成部分,与医院信息系统对接(hospital information system,HIS),可减少检验人员录入患者信息,提高信息传递效率。支持条码、手工录入等多种信息识别模式,患者和医生可随时查看检验结果,避免集中打印。

eCL9000 免疫分析仪软件支持 LIS 功能接口,可自动接收处理实验数据和测试信息。仪器端样本状态信息、测试结果、质控结果通过 LIS 接口上传至医院系统,LIS 对测试结果异常、危急值等自动提醒,并输出经检验科审核后的报告,方便患者查询历史结果,信息共享。

2. 级联功能　流水线根据自动化程度可分为灵活性实验室自动化(task targeted automation,TTA)和全实验室自动化(total laboratory automation,TLA)两类,主要目的是替代劳动密集型工作。TTA 主要指以实现功能为核心的自动化模块,每个功能核心都是单独的自动化系统。TLA 则是完全自动化,基本没有人工操作流程。采用流水线可有效节省检验报告周转时间(turn around time,TAT),提升测试通量,解放实验室人力,减少人工错误,是未来检测自动化的发展方向。

eCL9000 具有级联接口,可通过轨道级联生化分析仪,组成免疫一体机。生化、电解质、免疫同一套软件申请和输出结果,同一个样本部进/退样本,可有效提高测试通量,解放检验工作人员。相同样本可同时测多个项目,节省 TAT 时间,同时减少患者需采集多管样本的痛苦。仪器支持自动校准和质控,可通过样本传送机构识别校准和质控物,并自动测试,使多台仪器校准质控更便捷。

第三节　电化学发光免疫分析系统性能评价

本节参照美国临床实验室标准化委员会(Clinical & Laboratory Standards Institute,CLSI)的 EP 指南文件等其他文件要求,对电化学发光方法学平台免疫分析检测系统的空白限(limit of blank,LoB)、检出限(limit of detection,LoD)、定量限(limit of quantitation,LoQ)、方法学比对、精密度、线性范围、特异性和抗干扰性进行比较分析。

降钙素原(PCT)是反映全身感染的一种重要炎性标志物,是降钙素的前肽物质,其为 113 个氨基酸构成的无激素活性氨基酸构成的糖蛋白。PCT 检测为临床感染性疾病的诊断、治疗和预后评估,以及抗菌药物的合理使用等提供了非常有意义的参考信息,因其特异度强、灵敏度高,易于检测,已广泛用于急诊检测、肺部、中枢神经等多种细菌感染性疾病的诊断、鉴别及病情严重程度的判断和预后评估,并可指导临床抗菌药物应用。

一、材料与方法

（一）仪器与试剂

部分性能评估通过分析电化学发光全自动免疫分析仪 Cobas e411 或 e601/602 及配套试剂、校准品和质控品获得，部分性能通过分析 eCL9000 全自动化学发光免疫分析仪及试剂（包含校准品和质控品）获得。

（二）分析性能

1. 分析灵敏度　按照 CLSI 的 EP17-A2 要求对 PCT 检测系统的分析灵敏度：空白限（LoB）、检出限（LoD）、定量限（LoQ）进行评估，具体性能分析如下：

空白限（LoB）≤0.015ng/ml

检出限（LoD）≤0.02ng/ml

定量限（LoQ）≤0.06ng/ml

空白限值来自几次独立测量序列中对几份无分析物样本（$n \geq 60$ 次）测量所得数值的第 95 百分位数。空白限低于不含分析物样本浓度的概率为 95%。检出限根据空白限以及低浓度样本的标准差来确定，相当于可被检测出来的最低分析物浓度（数值有 95% 的可能性高于空白限）。定量限是指最低分析物浓度的样本重复测定中间精密度 CV≤20% 所对应的浓度值。

从性能检测结果分析，Cobas e411 的 Cutoff 值为 0.5ng/ml（<0.06ng/ml），电化学平台的 PCT 检出能力完全能满足临床需求。

2. 方法学比较

（1）比对一：采用人肝素抗凝血浆对比 BRAHMS PCT LIA，测量 152 例样本，样本浓度在 0.3～82.0ng/ml 之间，线性回归方程为：$y = 1.143x - 0.194$（$r = 0.981$）。

（2）比对二：采用人肝素抗凝血浆对比了 BRAHMS PCT sensitive KRYPTOR，测量 185 例样本，样本浓度在 0.04～85.00ng/ml 之间，线性回归方程为：$y = 1.090x - 0.709$（$r = 0.988$）。

从以上结果分析，与其他 BRAHMS 系列不同方法学 PCT 产品相比，电化学发光平台的 PCT 与具有非常好的一致性。

3. 精密度　精密度的评估主要包括重复性（repeatability）和中间精密度（intermediate imprecision）。

根据 CLSI 的 EP5-A2 方案，使用 Elecsys 试剂、混合人血清/血浆和质控品测定精密度：每天 2 次重复检测，共 21 天（$n = 84$），结果详见表 2-9-4。

表 2-9-4　Cobas 精密度

样本	均值/(ng·ml⁻¹)	重复性		中间精密度	
		SD/(ng·ml⁻¹)	CV/%	SD/(ng·ml⁻¹)	CV/%
人血浆 1	0.060	0.005	8.8	0.010	16.3
人血浆 2	0.622	0.013	2.1	0.026	4.2
人血浆 3	41.2	0.879	2.1	2.02	4.9
质控品 1	0.520	0.007	1.3	0.019	3.7
质控品 2	10.2	0.096	0.9	0.404	4.0

续表

样本	均值/(ng·ml⁻¹)	Cobas e601 和 Cobas e602 分析仪			
		重复性		中间精密度	
		SD/(ng·ml⁻¹)	CV/%	SD/(ng·ml⁻¹)	CV/%
人血清 1	0.080	0.006	7.1	0.007	8.7
人血清 2	0.431	0.008	1.8	0.011	2.6
人血清 3	54.4	0.618	1.1	0.895	1.6
质控品 1	0.491	0.013	2.6	0.016	3.2
质控品 2	9.59	0.181	1.9	0.222	2.3

表 2-9-4 显示，在 Cut-off 浓度附近的样本，重复性测试的变异系数（CV）非常小，如 e411 分析仪的质控品 1 重复性测定 CV 值只有 1.3%，中间精密度 CV 值为 3.7%；而 e601 分析仪的质控品 1 重复性测定 CV 值为 2.6%，中间精密度 CV 值为 3.2%。因此电化学发光平台的精密度表现优异。

4. 测量范围　根据 CLSI 文件 EP06-A 指南文件制订方案，将接近分析仪检测上限的高值样本和接近检测下限的低值样本，按照等比例关系稀释成系列浓度样本，建立该方法的线性范围/测量范围。

目前电化学发光平台的 PCT 产品，在未稀释条件下，测量范围低值接近检出限，测量范围高值能达到 100ng/ml，检测范围可充分满足日常检测需求。

5. 干扰分析　常见的内源性物质如：胆红素、血红蛋白、脂肪物质以及生物素、类风湿因子在人体健康或不健康状态下都会存在。在电化学发光系统中，产品的抗干扰能力较强，按照 CLSI EP07 的要求，对 PCT 产品的性能进行了评估，详见表 2-9-5。

表 2-9-5　PCT 产品内源性干扰评估

化合物	测试浓度
胆红素	≤25mg/dl
血红蛋白	≤900mg/dl
脂肪乳剂	≤1 500mg/dl
生物素	≤1 200ng/ml
类风湿因子	≤1 500IU/ml

判断标准：浓度≤0.1ng/ml 时，误差≤0.015ng/ml；浓度>0.1ng/ml 时，误差≤15%。

表 2-9-5 显示，以常见的内源性物质胆红素和生物素为例，生物素类物质正常人水平低于 1ng/ml、胆红素<12mg/dl，电化学发光平台对这两类物质的抗干扰能力远高于常规测试要求，不会影响日常分析报告。但对于特别异常的样本，如类风湿因子等的干扰，需结合临床对检测结果进行综合分析。

二、总结

PCT 作为现阶段诊断感染和脓毒血症的较理想指标，越来越受到临床和医学检验的肯定和重视，尤其在鉴别诊断发热患者是否存在感染，以及危重患者的体征监测中应用广泛。定量检测 PCT 有助于临床对感染性疾病的早期诊断，还可以为病情判断提供更加准确的诊断信息。

第四节　电化学发光免疫分析的新发展

历久弥新，虽然电化学发光免疫分析已出现 30 多年，在商业上也取得了巨大成功，但电化学发光免疫分析技术本身仍在快速发展，为生物分析和临床诊断的新需求、新要求探索技术解决方案。其中，基于微流控技术的纸基电化学发光传感器等方向值得关注。

微流控纸芯片于 2007 年由哈佛大学的 Whitesides 等提出。纸基材料的多孔性和亲水性使其成为天然制作微流控通道的平台，在纸基微流控芯片上，所有溶液都基于毛细作用力的驱动而流动，无须使用外部动力，而且可以通过疏水性改性制作边界。因此，纸基微流控分析系统（paper-based microfluidic analytical devices，μPAD）已经成为床旁即时检测（point-of-care test，POCT）最具前景的技术平台之一。电化学微流控纸芯片将色谱分离和电化学或电化学发光信号检测集于一体，实现对生物体液（如尿液、血液、血清等）中多种物质的检测。一个典型的电化学微流控纸芯片包括纸通道和电极传感单元，其中电极传感单元可以是工作电极（working electrode，WE）、参比电极（reference electrode，RE）和辅助电极（auxiliary electrode，AE）组成的三电极体系或工作电极和对电极（counter electrode，CE）构成的双电极体系，电极可通过丝网印刷、喷墨印刷等方式制作。为增强检测的灵敏度，电极通常需要进行修饰。Delaney 等 2011 年首次将微流控纸芯片和电化学发光技术相结合，利用喷墨和丝网印刷技术制作一次性的纸基电化学发光传感器，实现了对电化学发光共反应剂 DBAE 和烟酰胺腺嘌呤二核苷酸（nicotinamide adenine dinucleotide，NADH）微摩尔级的检测。虽然看起来没什么实用价值，却第一次证明了该技术的可行性。

电化学微流控纸芯片中使用的电化学发光体包括三联吡啶钌（Ⅱ）、鲁米诺等传统电化学发光分子，以及量子点、碳纳米粒子/碳点、石墨烯量子点等新型发光体。纸通道边界可以由光刻胶、石蜡、聚二甲基硅氧烷、烷基烯酮二聚体、聚甲基丙烯酸酯、聚甲基硅倍半氧烷等构成；其加工技术包括光刻、丝网印刷、喷墨印刷等各种印刷技术、化学气相沉积等。电极材料有碳电极、金属电极（金、银），碳电极通常用丝网印刷，而金属电极多用喷墨打印或气相沉积。根据电极构造，电化学微流控纸芯片可以分为两类：一类是平面双极电极（bipolar electrode，BPE）纸芯片（图 2-9-32），微管道两端施加的电压线性分布在整个微管道上，将双极电极置于微管道中，由于溶液和双极电极两端的电势有差别，且在电极端点处最高，所以电化学反应（法拉第过程）优先发生在电极端点处。当施加的电压足够大时，一端为阳极发生氧化反应，另一端为阴极发生还原反应。另一类为 3D 纸芯片，由两张或多张纸构成，将三电极巧妙地设计在不同纸上。

目前，电化学微流控纸芯片在核酸检测、细胞检测和免疫分析上都做了很多有益探索。2013 年济南大学于京华等开发了一款基于三维微流控技术的电化学发光免疫分析器件，检测临床样本中的 CA125。该微流控折纸器件由金纳米粒子修饰的碳工作电极、对电极和 Ag/AgCl 参比电极构成，直接加工在带有石蜡图样的纤维素纸上。鲁米诺功能化金纳米颗粒（Lu-AuNPs）用于标记信号抗体（McAb2）。该微流控折纸 ECL 免疫器件线性范围为 0.01～100U/ml，检测限为 0.007 4U/ml。该电化学微流控纸芯片免疫器件具有较高的灵敏度和稳定性，可用于偏远地区和发展中国家肿瘤标志物的即时检测。研究人员在此方向上开发了一系列纸基电化学发光免疫器件用于肿瘤标志物的检测。

总体上，纸基电化学发光分析已经取得了长足的发展，解决了该领域的诸多技术难题。但目前的研究仍集中在实验室，商业化应用前景广阔，亟待突破。

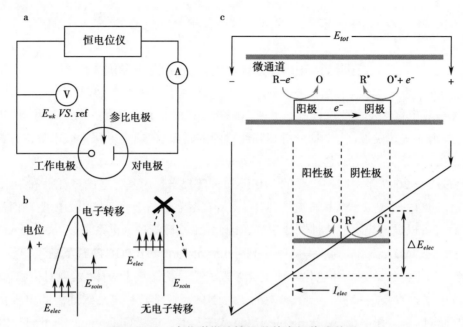

图2-9-32 电化学微流控纸芯片电极传感单元

注：a、b为三电极体系原理示意图；c为双极电极工作原理示意图。

（刘先成　张庆庆　卢文华　周桂生）

参考文献

[1] MIAO W. 13-Electrogenerated Chemiluminescence // Zoski CG, editor. Handbook of Electrochemistry[M]. Amsterdam：Elsevier，2007.

[2] 郭维亮. 新型电化学发光体系的构建及其在生化分析中的应用 [D]. 杭州：浙江大学，2018.

[3] SCIUTO E L，SANTANGELO M F，VILLAGGIO G，et al. Photo-physical characterization of fluorophore Ru（bpy）$_3^{2+}$ for optical biosensing applications[J]. Sensing and Bio-Sensing Research. 2015（6）：67-71.

[4] KAJIWARA T，HASHIMOTO K，KAWAI T，et al. Dynamics of luminescence from Ru（bpy）$_3$Cl$_2$ adsorbed on semiconductor surfaces[J]. The Journal of Physical Chemistry，1982，86（23）：4516-4522.

[5] 赵莹. 四类电化学发光新物质性质及生物分析应用研究 [D]. 西安：陕西师范大学，2017.

[6] TOKEL N E，BARD A J. Electrogenerated chemiluminescence IX. Electrochemistry and emission from systems containing tris（2,2'-bipyridine）ruthenium（Ⅱ）dichloride[J]. Journal of the American Chemical Society，1972，94（8）：2862-2863.

[7] LELAND J K，POWELL M J. Electrogenerated Chemiluminescence：An Oxidative‐Reduction Type ECL Reaction Sequence Using Tripropyl Amine[J]. Journal of The Electrochemical Society，1990，137（10）：3127-3131.

[8] DING Z，QUINN B M，HARAM S K，et al. Electrochemistry and Electrogenerated Chemiluminescence from Silicon Nanocrystal Quantum Dots[J]. Science，2002，296（5571）：1293.

[9] CHEN X，LIU Y，MA Q. Recent advances in quantum dot-based electrochemiluminescence sensors[J]. Journal of Materials Chemistry C，2018，6（5）：942-959.

[10] DONG Y，CHEN C，LIN J，et al. Electrochemiluminescence emission from carbon quantum dot-sulfite coreactant system[J]. Carbon，2013（56）：12-17.

[11] XU Y，YIN X B，HE X W，et al. Electrochemistry and electrochemiluminescence from a redox-active metal-organic framework[J]. Biosensors and Bioelectronics，2015（68）：197-203.

[12] 王锋. 缺陷调控超四面体硫族纳米簇电化学发光研究 [D]. 长春：吉林大学，2019.

[13] SONG H，ZHANG L，SU Y，et al. Recent Advances in Graphitic Carbon Nitride-Based Chemiluminescence，Cataluminescence and Electrochemiluminescence[J]. Journal of Analysis and Testing，2017，1（4）：274-290.

[14] 王芬. 电化学发光及其在药物分析中的应用 [D]. 西安：陕西师范大学，2006.

[15] 张鑫. 基于功能型纳米材料的电化学发光免疫传感器的制备与应用 [D]. 南京：东南大学，2018.

[16] 储海虹. 基于鲁米诺电化学发光的生物传感技术研究 [D]. 苏州：苏州大学，2011.

[17] 许林茹. 电化学发光成像技术在潜在指纹显现与成分识别中的应用 [D]. 杭州：浙江大学，2014.

[18] 李志英. 电化学发光体系的构建及流动注射法快速检测三聚氰胺的研究 [D]. 广州：华南理工大学，2012.

[19] RICHTER M M. Electrochemiluminescence（ECL）[J]. Chemical Reviews，2004，104（6）：3003-3036.

[20] MIAO W. Electrogenerated Chemiluminescence and Its Biorelated Applications[J]. Chemical Reviews，2008，108（7）：2506-2553.

[21] MIAO W，CHOI J P，BARD A J. Electrogenerated Chemiluminescence 69：The Tris（2，2′-bipyridine）ruthenium（Ⅱ），（Ru（bpy）$_3^{2+}$）/Tri-n-propylamine（TPrA）System RevisitedA New Route Involving TPrA·$^+$ Cation Radicals[J]. Journal of the American Chemical Society，2002，124（48）：14478-14485.

[22] NOFFSINGER J B，DANIELSON N D. Generation of chemiluminescence upon reaction of aliphatic amines with tris（2，2′-bipyridine）ruthenium（Ⅲ）[J]. Analytical Chemistry，1987，59（6）：865-868.

[23] CHOI J P. Electrogenerated chemiluminescence with amine and benzoyl peroxide coreactants：reactivity and reaction mechanism studies[D]. Austin：The University of Texas at Austin，2003.

[24] LIU X，SHI L，NIU W，et al. Environmentally Friendly and Highly Sensitive Ruthenium（Ⅱ）Tris（2，2′-bipyridyl）Electrochemiluminescent System Using 2-（Dibutylamino）ethanol as Co-Reactant[J]. Angewandte Chemie International Edition，2007，46（3）：421-424.

[25] WRÓBLEWSKA A，RESHETNYAK O V，KOVAL'CHUK E P，et al. Origin and features of the electrochemi-luminescence of luminol-Experimental and theoretical investigations[J]. Journal of Electroanalytical Chemistry，2005，580（1）：41-49.

[26] 林祥钦，孙玉刚，崔华. 碱性鲁米诺体系在玻碳和铂电极上的电位分辨电致化学发光研究 [J]. 分析化学，1999，27（5）：497-503.

[27] 韦秀华. 增敏鲁米诺电化学发光用于活性氧流动注射检测中的研究 [D]. 苏州：苏州大学，2013.

[28] BRUNO J G，CORNETTE J C. An Electrochemiluminescence Assay Based on the Interaction of Diaminotoluene Isomers with Gold（Ⅰ）and Copper（Ⅱ）Ions[J]. Microchemical Journal，1997，56（3）：305-314.

[29] CHEN Z，WONG K M C，KWOK E C H，et al. Electrogenerated Chemiluminescence of Platinum（Ⅱ）Alkynyl Terpyridine Complex with Peroxydisulfate as Coreactant[J]. Inorganic Chemistry，2011，50（6）：2125-2132.

[30] WEI Q H，XIAO F N，HAN L J，et al. Synthesis，structure，photophysical and electrochemiluminescence properties of Re（i）tricarbonyl complexes incorporating pyrazolyl-pyridyl-based ligands[J]. Dalton Transactions，2011，40（18）：5078-5085.

[31] HAGHIGHATBIN M A，LAIRD S E，HOGAN C F. Electrochemiluminescence of cyclometalated iridium（Ⅲ）complexes[J]. Current Opinion in Electrochemistry，2018（7）：216-223.

[32] MARTINEZ A W，PHILLIPS S T，BUTTE M J，et al. Patterned Paper as a Platform for Inexpensive，Low-Volume，Portable Bioassays[J]. Angewandte Chemie International Edition，2007，46（8）：1318-1320.

[33] STRONG E B, SCHULTZ S A, MARTINEZ A W, et al. Fabrication of Miniaturized Paper-Based Microfluidic Devices(MicroPADs)[J]. Scientific Reports, 2019, 9(1): 7.

[34] VASANTHAM S, ALHANS R, SINGHAL C, et al. Paper based point of care immunosensor for the impedimetric detection of cardiac troponin I biomarker[J]. Biomedical Microdevices, 2019, 22(1): 6.

[35] DELANEY J L, HOGAN C F, TIAN J, et al. Electrogenerated Chemiluminescence Detection in Paper-Based Microfluidic Sensors[J]. Analytical Chemistry, 2011, 83(4): 1300-1306.

[36] GE L, YAN J, SONG X, et al. Three-dimensional paper-based electrochemiluminescence immunodevice for multiplexed measurement of biomarkers and point-of-care testing[J]. Biomaterials, 2012, 33(4): 1024-1031.

[37] WANG S, GE L, YAN M, et al. 3D microfluidic origami electrochemiluminescence immunodevice for sensitive point-of-care testing of carcinoma antigen 125[J]. Sensors and Actuators B: Chemical, 2013(176): 1-8.

[38] MAVRÉ F, ANAND R K, LAWS D R, et al. Bipolar Electrodes: A Useful Tool for Concentration, Separation, and Detection of Analytes in Microelectrochemical Systems[J]. Analytical Chemistry, 2010, 82(21): 8766-8774.

第十章

流式细胞免疫分析

第一节 基本概念

一、流式细胞仪

流式细胞仪（flow cytometer，FCM）用于分析单个细胞或颗粒形态，以及细胞或颗粒上有关蛋白、多肽、核酸含量的一种仪器设备。是一种集激光技术、电子物理技术、光电测量技术、电子计算机技术及荧光免疫化学染色技术、单克隆抗体技术等为一体的新型高科技仪器。

流式细胞仪可粗略分为两大类型，即临床型流式细胞仪和科研型流式细胞仪。临床型流式细胞仪一般配置单波长激光器，荧光检测通道少（1～8 个），仪器的光路调节系统固定，自动化程度相对较高，操作简便，易学易掌握。科研型流式细胞仪的最大特点在于高分辨率，其次是具有分选功能，可以从混合细胞或颗粒中将某一种细胞或颗粒分选出来，接种到特定的培养孔或培养板上；同时，科研型流式细胞仪可选配多种波长和类型的激光器，荧光检测通道多，适用于更广泛、更灵活的科学研究。

二、流式细胞仪的发展史

历史记载中，最早出现细胞计数是在 20 世纪 30 年代中期，Guclcer 在 1947 年通过对层流以及湍流的原理研究后，研制出最初的细胞计数仪器，即烟雾微粒计数器；1953 年，出现全血细胞计数器的描述，这也是后期流式细胞仪的雏形；1954 年，出现第一台光电计数器；1969 年，医学界出现第一台使用荧光检测进行细胞计数的仪器；1972 年，细胞分选器研制取得成功；1975 年提出单克隆抗体技术，为细胞研究中应用特异性免疫试剂提供了一定的基础。随着社会的发展，光电技术也随之发展，流式细胞仪的发展也有了一定的模块化。21 世纪后，流式细胞仪逐渐完善，成为细胞分析学以及医学检验的重要辅助工具。目前国内外获中国国家药品监督管理局（National Medical Products Administration，NMPA）注册证的流式细胞仪生产厂家主要有 16 家（图 2-10-1）。近年来，国内流式细胞免疫分析相关技术发展迅速，磁性荧光编码微球研发技术可以利用发光原理，只需一次检测即可完成几十种甚至上百种项目的联合检测，大大提高了检测通量，解决了一直以来化学发光通量较小的现状，有望成为 IVD 免疫领域又一项革新技术。

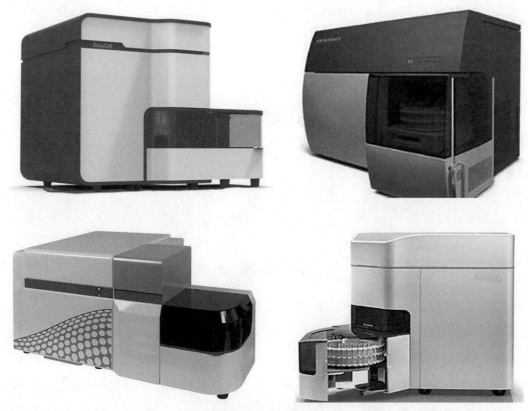

图 2-10-1　流式细胞仪

三、流式细胞术

流式细胞术（flow cytometry，FCM）是以流式细胞仪为主要分析设备，对细胞群体中的单个细胞或类似细胞大小的颗粒进行快速连续检测的技术。其基本原理是：基于层流规律的流体动力学聚焦，将单细胞队列快速传输通过激光照射的探测点，细胞被照射而产生各种光信号，包括多角度散射光和细胞携带的各种荧光染料被激发形成的特征荧光，每个细胞产生一套关联的散射光和荧光信号，仪器收集、测量众多单细胞的散射光和荧光信号并进行关联分析。该技术是细胞生物学、分子生物学、分子免疫学、单克隆技术、激光技术和计算机技术等学科高度发展的结晶，具有操作简单、成本低、快速、准确性高、多参数和高通量等优点，是目前先进的细胞定性和定量分析技术之一。

flow 表示"流动"，cyto 指"细胞"，metry 即"测量"，准确翻译为流式细胞测量技术。通过流式细胞仪对流动液体中单个排列的细胞进行逐个检测，得到单个细胞的散射光信号和荧光信号，再转化为电信号和数字信号，最终得到有关细胞体积、细胞内部结构、DNA、RNA、蛋白质等生物学相关信息。

四、流式荧光技术

该技术又称多指标同步分析（flexible multi-analyte profiling，xMAP）技术，或悬浮阵列、液态芯片等，是最新一代的流式荧光检测技术。该技术有机整合了荧光编码微球技术、激光分析技术、流式细胞技术、高速数字信号处理技术、计算机运算法则等多项最新科技成果，具有自由组合、高通量、高速度、低成本、准确度高、重复性好、操作简便、既能检测蛋白又能检测核酸等优点。

五、Luminex2000流式点阵仪

采用流式荧光技术，该技术主要包含两大核心技术：荧光编码微球技术和双激光流式技术。液态芯片反应载体是微小的聚苯乙烯微球，用荧光染色方法将微球进行编码，通过调节两种荧光染料的不同配比获得最多100种具有不同特征荧光谱的微球，然后将每种编码微球共价交联上针对特定检测物的抗原、抗体或核酸探针等捕获分子。应用时先把针对不同检测物的编码微球混合，再加入微量待检样本，在悬液中靶分子与微球表面交联的捕获分子发生特异性结合，一个反应孔内可以同时完成多达100种不同的检测反应，最后用Luminex仪器进行分析，仪器通过两束激光分别识别微球编码和检测微球上靶分子的荧光强度。

六、流式细胞分选

流式细胞分选指流式细胞仪可以将混合细胞样品中的具有某种标志的细胞区分出来并单独收集的功能。

七、荧光

荧光指某些物质受到一定波长的光激发后，迅速发射出比激发光波长更长、光子能量更低的光。

八、荧光补偿

由于荧光染料的发射谱带较宽，同时检测两种或两种以上荧光染料的发射光时，荧光之间会因谱带的重叠发生相互干扰。流式细胞仪可以通过单种荧光素标记的同型对照抗体加样管，逐个上机调整仪器的荧光采集光谱范围，以回避采集两种或多种荧光光谱有重叠的部位，最大限度去除这种干扰，称为荧光补偿。

第二节　流式细胞仪基本结构和技术原理

一、流式细胞仪基本结构

流式细胞仪的基本结构主要包括四部分：第一部分为光学系统，包括激发光源和光束形成系统；第二部分为液流系统，包括流动室和液流驱动系统；第三部分为电子系统，包括光电转换器和数据处理系统（信号检测、存储、显示、分析等）；第四部分为细胞分选系统，具有分选功能的仪器才有此系统，主要包括喷嘴和电偏转板（电荷式分选仪）以及捕获管（通道式分选仪）。

（一）光学系统

流式细胞仪的主要功能是检测荧光信号和散射光信号，因此光学系统是流式细胞仪中最重要的一个系统，由激发光源和光束成形、收集系统组成。

1. 激发光源　流式细胞仪中的激发光源主要包括弧光灯和激光两大类。

（1）弧光灯：主要有氙灯和高压汞灯，具有廉价、激发光谱广泛等优点，激发波长覆盖紫外光和整个可见光范围，经过滤光片滤波后可同时得到多个波长的激发光，特别是在紫外光范围也可以激发燃料，因此非常适合开展DNA分析和特殊荧光染料研究。但弧光灯在单一谱线上能量较弱且功率不够稳定等特点使其应用受到一定限制。

（2）激光：现代流式细胞仪的激发光源通常采用激光。激光是一种相干光源，能够提供单波长、高能量、高稳定性的光照，是快速分析细胞微弱光的理想光源，因而激光器已成为当今主流产品的标准配置。激光光源按激光器的种类可分为气体激光器、染料激光器和半导体激光器。气体激光器主要有氩离子激光（激发波长 488nm）、氦 - 氖激光（激发波长 633nm）、氪离子激光（激发波长 647nm）、氦 - 氩混合气体激光（激发波长 568nm）。染料激光器的共激物质是一种荧光染料的溶液，需要由另外一个泵浦激光器激发后才能发射出长波长的激光，例如以氩离子激光泵浦的 Rhodamine 6G 水溶液染料激光器可发射出 550～650nm 可变波长的激发光。半导体激光器是较新的产品，具有价格低、结构简单、寿命长等优点，缺点是功率较低。

因为激光器的发散角通常在 10^{-6} 球面度量级的立体角内，所以可以聚焦成非常窄的高能量光束，当细胞通过检测区时可以得到很强的信号，并且激发光束的宽度与细胞大小接近，可以避免同时激发其他细胞所造成的干扰。激发光束到达流动室前，先经过透镜将其聚焦，形成几何尺寸为 22～66μm，即短轴稍大于细胞直径的光斑，这种椭圆形光斑激光能量分布属于正态分布（图 2-10-2）。为保证样品中细胞受到的光照强度一致，需将样品流与激光束正交，相交于激光能量分布的峰值处。

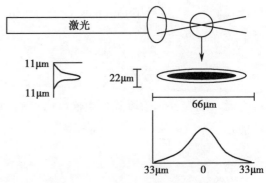

图 2-10-2　激光束的形成与聚焦

2. 光束成形、收集系统　光束成形和收集系统主要由多组透镜、光学滤片和小孔组成。当不同功率的激光器发射出单波长、高强度和高稳定性的不同波长激光后，通过各种透镜的作用使激光束整形和聚焦。各种光学滤片和小孔主要是去除干扰信号。以下介绍三种常用光学滤片（图 2-10-3）。

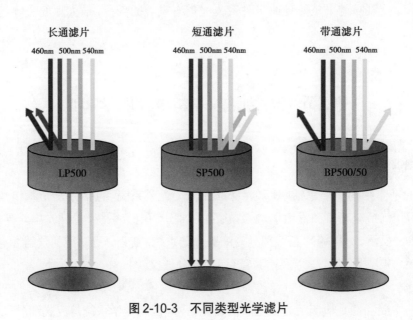

图 2-10-3　不同类型光学滤片

长通滤片（long pass filter）：这种滤片只能通过特定波长以上的光束，特定波长以下的光束不能通过。如 LP500 滤片，只允许 500nm 及以上的光束通过，500nm 以下的光束被吸收或返回。

短通滤片（short pass filter）：这种滤片只允许特定波长以下的光束通过，而特定波长以上的光束被吸收或返回。如 SP500 滤片，只允许 500nm 以下的光束通过，而 500nm 及以上的光束被吸收或返回。

带通滤片（band pass filter）：这种滤片只允许一定波长范围内的光束通过，光束很窄。一般滤片上标注两个数,一个是允许通过波长的中心值,另一个是允许通过光束的波长范围。如 BP500/50 表示允许通过的光束波长范围为 475～525nm,通过波长中心值为 500nm。

（二）液流系统

液流系统包括流动室和液流驱动系统,其作用是将被测样本管中的细胞或微球通过液流传递至流动室,经液流聚焦形成单细胞流也称层流,使其通过检测区(激光照射区)。

1. 流动室 流动室是仪器的最核心部件,被测样品与激光在此处相交。不同仪器的流动室结构有所差异。FACSCalibur 流式细胞仪的流动室由石英玻璃制成,并在石英玻璃中央开了一个孔径为 430μm×180μm 的长方形孔,供单个细胞流过,检测区就在该孔的中心。这种流动室的光学特性良好,流速较慢,细胞受照时间较长,可收集的细胞信号光通量大,配上广角收集透镜,可获得很高的检测灵敏度和精密度(图 2-10-4)。

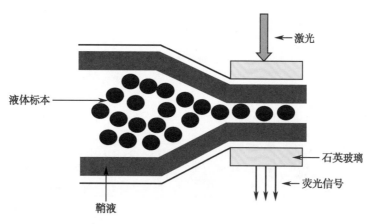

图 2-10-4 FCM 的流动室结构图

流动室内充满了鞘液,鞘液的作用是将样品流环包。鞘液流是一种稳定流动,操作人员无法随意改变其流动速度,但样品流进样速率可以通过 FCM 上的样品压力调节阀进行人工调节。样品流在鞘液的环包下形成流体力学聚焦,使样品流不会脱离液流的轴线方向,并保证每个细胞通过激光照射区的时间相等,从而得到准确的细胞光学信号。

2. 液流驱动系统 液流驱动系统包括压缩空气泵、压力传感器、鞘液过滤器和样本压力调节器等(图 2-10-5)。

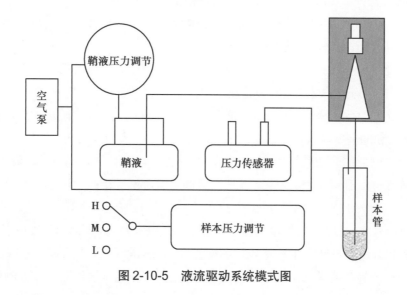

图 2-10-5 液流驱动系统模式图

细胞流和鞘液流的驱动一般采用加正压的方法,保证鞘液的流速恒定。鞘液以匀速运动流过流动室,因此在整个液流系统运行中流速是不变的。但通过样本压力调节阀可以调整样本的进样速率,提高采样分析速度,但这不是提高样本流的速度,而是改变了细胞之间的距离。

当高压力时样本流变宽,细胞间距离短,单位时间内流经激光照射区的细胞数量增加。由于激光焦点处能量分布为正态分布,中心处能量最高,因此当高压进样时,处在样本流不同位置上的细胞或颗粒受激光照射能量不一样,从而被激发出的荧光强度也不相同,这会造成一定的测量误差,因此当高分辨率要求的样本测定(如 DNA 分析)时应选择低压。

(三) 电子系统

电子系统的作用是将产生的各种光信号成比例地转换成电信号,并进行数字化处理后转入电子计算机。电子系统主要包括光电转换器、前置放大电路、模数转换电路和数据处理系统(图 2-10-6)。

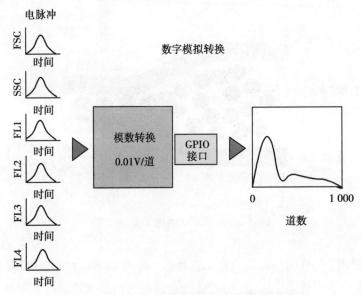

图 2-10-6　电脉冲经模拟数字化转换成通道值

1. 光电转换器　光电转换器主要功能是将光信号转换为电信号,包括光电二极管(photodiode)和光电倍增管(photomultiplier tubes,PMT)。

(1)光电二极管:光灵敏度较低,常用于检测前向散射光(FSC)等强信号。

(2)光电倍增管:具有较高的光灵敏度,常用于检测较微弱的侧向散射光(SSC)和各种荧光信号(如FL1～FL6),PMT 的电流放大倍数可达 10^6。

2. 前置放大电路　光电转换器所产生的电流信号,被前置放大电路转换为电压信号,同时可调整直流背景噪声为零,即在没有光信号输入时所输出的电压值为零。前置放大电路的性能(增益、信噪比)是决定整个流式细胞仪电子系统输出信号质量的关键部分。前置放大电路所输出的电压信号为脉冲信号,脉冲宽度约为 $10\mu s$,脉冲高度与入射光信号的强度成正比,其峰值为被测细胞通过光束中心位置时所产生的最强信号。为了记录这一峰值信号,在前置放大电路之后使用了峰值检测器,峰值检测器可在信号脉冲消失之后保持峰值信号,直到模数转换电路将模拟的峰值信号转换为数字信号之后才重新复位,记录下一个信号。

一般产生的电信号比较微弱,需要输入到放大器放大。放大器分为两类:线性放大器和对数放大器。线性放大器使输入和输出信号呈线性关系,如 DNA 含量、RNA 含量、总蛋白含量等需要选用线性放大测量。但细胞膜表面抗原等免疫学样品测量时荧光信号差别很大,通常选用对数放大测量,即输入和输出信号成对数关系。如原来输入信号为 1，当输入增大到原来的 10 倍时输出信号为 2，当输入增大到原来的 100 倍时输出信号为 3。

3．模数转换电路　模数转换电路作用是将模拟的电压峰值转换为数字信号。模数转换电路是检测信号传递到计算机系统之前的最后一个环节，模数转换芯片的位数和速度决定了数字信号的精度。如 16 位的模数转换芯片可将待测信号范围划分为 65 536 个通道进行分析，一般的流式细胞仪都采用 10 位的模数转换芯片，1 024 个通道。

从前置放大电路输出的电压脉冲信号，经电压脉冲高度分析和模数转换，0～10V 的电压转换成 0～1 000 通道值，每通道值为 0.01V。最后由流式细胞仪的输入输出接口电缆传输至电子计算机，显示各种图形与统计数据。

4．数据处理系统　流式细胞仪的数据处理系统主要包括电子计算机和各种应用软件。流式细胞仪获取的信息量极大，因此需要具备足够的计算机存储空间和专门的数据获取、分析软件系统。每个生产厂家都有各自相对独立的数据分析系统。

（四）分选系统

具有分选功能的流式细胞仪才配有分选装置。通过分选功能将带有某种特性的目的细胞专门从混杂特性的细胞群体中分离出来，目的是对目标细胞进一步培养、克隆研究或观察细胞生物学行为等。目前流式细胞分选方式主要有两种，一种为通道式分选，另一种为电荷式分选。下面主要介绍这两种方式的分选装置。

1．通道式分选装置　通道式分选的主要分选装置为捕获管，这种分选方式是封闭的，在封闭的流动室内装有机械性捕获管，当遇到有该分选的细胞时，捕获管进入液流中心将该细胞捕获而进入收集管路，由于惯性的影响，这种分选最大的分选速度为每秒 300 个细胞。由于通道式分选的分选速度比较慢，因此目前这种分选方式逐渐被淘汰，多数仪器已采用了高速度的电荷式分选方式（图 2-10-7）。

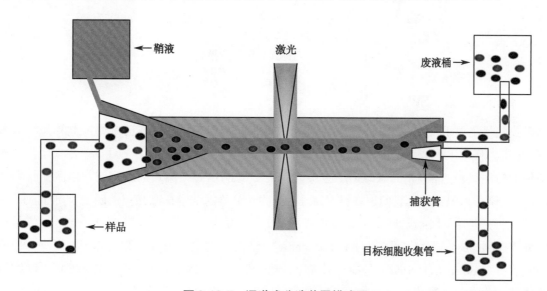

图 2-10-7　通道式分选装置模式图

2．电荷式分选装置　电荷式分选装置主要包括压电晶体、喷嘴、液流充电电路和高压电极板（图 2-10-8）。

（1）压电晶体：位于流动室上面，在几十千赫（kHz）电信号作用下使液流产生同频振动，液流均匀断裂成稳定的小液滴，一般每秒产生约 4 万个液滴，液滴间距为数百微米。经验公式 f=v/4.5d 给出形成稳定水滴的震荡信号频率，其中 v 是液流速度，d 为喷孔直径。由此可知使用不同孔径的喷孔及改变液流速度，可能会改变分选效果。

（2）喷嘴：位于流动室下方，高频振动液流从此喷射出来形成液滴。

（3）液流充电电路：喷射出的液流束充电装置，充电电压一般选 +150V 或 −150V。充电电路中的充电脉冲发生器由逻辑电路控制，因此从参数测定经逻辑选择再到脉冲充电需要一段延迟时间，一般为数十毫秒。精确测定延迟时间是决定分选质量的关键，仪器多采用移位寄存器数字电路来产生延迟，可根据具体要求予以适当调整。

（4）高压电极板：位于喷嘴下方，由两个平行高压电极板构成，两个电极板之间电位差为数千伏，带电液滴将通过一对高压电极板之间的静电场，此时带不同电荷的液滴偏转方向，即带正电荷的液滴偏转于负电极侧，带负电荷的液滴偏转于正电极侧，不带电荷的液滴垂直落下。

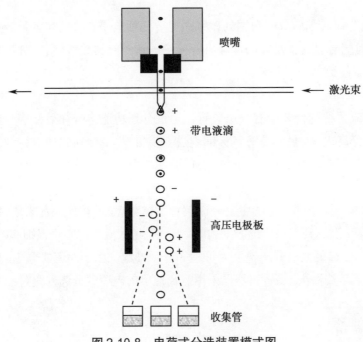

图 2-10-8　电荷式分选装置模式图

二、流式细胞仪技术原理

流式细胞仪主要用来检测单细胞悬液或微粒信号。经荧光染色后制成的细胞或微粒悬液标本经液流系统，在压力作用下形成一个圆形的流束（即鞘流），待测细胞在鞘液的包裹下单行排列，依次通过流式细胞仪的检测区域，经激发光激发后产生荧光信号（图 2-10-9）。流式细胞仪通常以激光作为激发光源，经过聚焦整形后的光束垂直照射在样品流上，被荧光染色的细胞在激光束的照射下产生散射光和激发荧光。这两种信号同时被前向光电二极管和 90° 方向的光电倍增管（PMT）接收。光散射信号在前向小角度进行检测，形成前向散射信号（forward scatter，FSC），信号强度可反映细胞体积的大小；90° 散射光又称侧向散射（side scatter，SSC），是指与激光束 - 液流平面垂直的散射光，其信号强度可反映细胞内颗粒复杂情况。荧光信号的接收方向与激光束垂直，经过一系列双色性反射镜和带通滤光片的分离，形成多个不同波长的荧光信号。这些荧光信号的强度代表所测细胞膜表面抗原的强度或其细胞内、核内物质的浓度，经光电倍增管接收后将光信号转换为电信号，再通过模数转换器传输至微机处理器形成数据文件，保存到计算机上，以备脱机后的数据处理和分析。检测过程中还可进行光吸收或细胞电阻抗等信号检测，计算机系统将这些数字信号收集、储存，检测数据的显示根据测量参数的不同而有多种形式可供选择，可以用一维直方图或二维点阵图及数据表或三维图形显示出来，也可用不同的标记物进行双参数、三参数甚至多参数的分析。

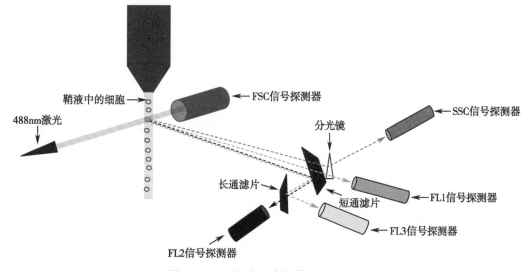

图 2-10-9 流式细胞仪基本工作原理

流式细胞仪还可根据规定参数把指定的细胞亚群从整个群体中分选出来,以便对其进行进一步研究分析。分选原理是把液滴形成的信号加在压电晶体上使之产生机械振动,流动室即随之振动,使液柱断裂成一连串均匀的液滴,一部分液滴中包有细胞,而细胞性质是在进入液滴前已经被测定了的,如果其特征与被选定进行分选的细胞特征相符,则仪器在这个被选定的细胞刚形成液滴时给整个液柱充以指定的电荷,使被选定的细胞形成液滴时就带有特定的电荷,而未被选定细胞形成的细胞液滴和不包含细胞的空白液滴不被充电。带有电荷的液滴向下落入偏转板的高压静电场时,按照所带电荷符号向左或向右偏转,落入指定的收集器内,完成分类收集。可以对分选出的细胞进行培养或其他处理以备进一步研究。

第三节 流式细胞仪类型

至 1973 年全球第一台流式细胞仪 FACS I(Fluorescence Activated Cell Sorter)研发以来,在过去的几十年间,流式细胞仪的发展日新月异。目前应用最为普遍的是多激光系统的流式细胞仪,为特定目的而设计的流式细胞仪也越来越常见,例如结合显微镜和流式细胞仪的成像流式细胞仪(imaging cytometers),结合质谱和流式细胞仪的质谱流式细胞仪(mass cytometers)等。

一、传统流式细胞仪

传统流式细胞仪(traditional flow cytometers)由液流系统、光学系统和数据处理系统组成。液流系统模块是流式细胞仪重要功能模块之一,对整个流式细胞仪液流系统的设计非常关键,包括鞘液及样品液进入流动室的压力比、液流系统自洁系统、液流系统内部压力监控等。只有确保进入流动室样品液及鞘液的入口速度比在合理范围,流动室才能形成稳定的单细胞流,从而保证最终检验结果的正确性。光学系统包括激发光学器件(激光)和收集光学器件(光电倍增管和光电二极管),产生用于分析样品的可见光和荧光信号。数据处理系统通过计算机电子系统将来自探测器的信号转换为可以读取的数字信号。传统流式细胞仪使用的最常见的激光是 488nm(蓝色)、405nm(紫色)、532nm(绿色)、552nm(绿色)、561nm(绿黄色)、640nm(红色)和 355nm(紫外线)。多激光系统通常用于具有 20 个参数的仪器(FSC、SSC 和18 个荧光检测器)。此外,有些仪器已经用雪崩光电二极管(APD)替代了光电倍增管(PMT)用于荧光检测,目的是提高灵敏度。

二、声波聚焦细胞仪

声波聚焦细胞仪（acoustic focusing cytometers）使用超声波更好地聚焦细胞以进行激光检测。在流式细胞仪方面，声学聚焦技术同时实现了更长的通过时间和更高的通量，因而能够在对样品中每一个细胞进行更好分析的同时对更大量的细胞进行分析，这种类型的细胞仪可实现更高的样品输入量和更少的样品堵塞。该细胞仪可选配1～4根激光器，最多可同时检测14种荧光，可满足各种实验方案和实验室预算要求。声波聚焦细胞仪样本流速为12.5～1 000μl/min，可动态调节；检测速度最高可达35 000events/s。该细胞仪的高进样速率有助于减少离心步骤，更适合对浓度较低、稀释的样本如脑脊液和稀有细胞如干细胞、微小残留病灶细胞、自然杀伤细胞等进行分析；全流速范围内保持较小的 CV 值，具有更好的分辨率；声波聚焦类似于医学中的聚焦成像，对细胞没有任何损伤。

三、细胞分选仪

细胞分选仪（cell sorters）是传统流式细胞仪的一种特定类型，是对细胞（或微粒）的物理、生理、生化、免疫、遗传、分子生物学性状及功能状态等进行定性或定量检测的一种现代细胞分析技术。细胞的分选通过分离含有单细胞的液滴而实现。在流动室的喷口上配有一个超高频的压电晶体，充电后振动，使喷出的液流断裂为均匀的液滴，待测定细胞就分散在这些液滴之中。将这些液滴充以正负不同的电荷，当液滴流经带有几千伏特电荷的金属偏转板时，在高压电场的作用下偏转，落入各自的收集容器中，收集容器可以是试管、载玻片或平板（通常使用 96 孔或 384 孔）。不予充电的液滴落入中间的废液容器，从而实现细胞分离。

根据细胞激发方式不同，细胞分选仪分为石英杯激发和空气激发细胞分选仪两种类型，区别在于激光检测点的位置不同。石英杯激发细胞分选仪具有固定的激光对准，光路固定，更易于进行细胞分选。空气激发细胞分选仪则需每天进行光路调整，设置比较困难，光路不固定，但更适合小颗粒的检测。

利用细胞分选仪得到的高纯度、高活性的稀有细胞，通过直接培养、诱导、增殖、分化、活化和移植等进行更深一步的细胞功能和细胞治疗探索，还可以在此基础上逆向进行基因组和蛋白质组相关研究，以寻找致病基因、致病蛋白和疾病信号传导方式。

四、成像流式细胞仪

成像流式细胞仪（imaging flow cytometetry）将流式细胞仪检测与荧光显微成像结合，每个细胞都被实时拍摄、分析和成像存储，既能提供细胞群的统计数据，又可以获得单个细胞的图像，从而提供了细胞形态学、细胞结构和亚细胞信号分布的完整信息，具有无与伦比的细胞分析能力。成像流式细胞仪可以像共聚焦显微镜或荧光显微镜那样跟踪单个细胞内的蛋白质分布，还可以像流式细胞仪那样处理大量细胞，具有进样速度快、操作简便、样本适应性强、样本利用率高等特点，特别适合稀有细胞样本，且未使用的样本也可以进行回收用于进一步分析。其在细胞信号转导、共定位研究、细胞间相互作用、DNA 损伤和修复等方面特别适用。目前成像流式细胞仪已被广泛应用于生物化学、药物研发、血液、免疫、微生物等研究领域。

五、质谱流式细胞仪

质谱流式细胞仪（mass cytometry）主要由四部分组成：流动室和液流系统、电感耦合等离子体质谱（inductively coupled plasmamass spectrometry, ICP-MS）分析系统、信号收集与信号转换系统、计算机与分析系统。其采用金属元素标记物（抗体）标记或识别细胞表面和内部的信号分子，然后应用流式细胞术分离单个细胞，再用 ICP-MS 观察单个细胞的原子质量谱，最后将原子质量谱的数据转换为细胞表面和内部的信号分子数据。

质谱流式细胞术和传统流式细胞术相比，主要有两点不同：①标签系统不同，前者用重金属离子标记的抗体（通常来自镧系）代替荧光标记的抗体标记细胞；后者主要使用各种荧光基团作为抗体的标签。②检测系统不同，前者使用 ICP 质谱技术作为检测手段，后者使用激光器和光电倍增管作为检测手段。质谱流式细胞术的应用，大大优化了传统流式细胞术的方法学，其技术优势主要体现在以下方面：①通道数量达到上百个，且提升了从单个样品获得的信息量；②金属标签数量多，具有极低的背景，避免了通道间信号的串色干扰，避免了繁杂的补偿计算，简化实验设计，提升数据可靠性；③通过计算机分析软件对获得的数据进行降维分析，从而实现对细胞表型和信号网络的精细观察。质谱流式细胞技术可以实现对细胞群体进行精准免疫分型，对细胞内信号传导网络进行全面分析，分析细胞亚群之间的功能联系，以及对于大量样品的高通量多参数检测。在造血、免疫、干细胞、癌症以及药物筛选等多领域有广泛的应用前景，被称为流式细胞技术的"后荧光时代"。

六、微量样本多指标流式蛋白定量技术

微量样本多指标流式蛋白定量技术（cytometers for bead array analysis）是一种基于流式细胞术的液相蛋白定量技术，能同时对单个样本中的多个指标进行检测，被称为流式细胞仪的蛋白芯片或液相芯片。其基本原理近似于 ELISA 检测，即利用微小、分散的颗粒捕获液体待测物，并利用流式细胞仪检测类似"三明治"的颗粒，即待测物复合体所散发的荧光，从而测定待测物的数量。该技术突破了传统技术中最小检测体积的限制，仅需 50μl 溶液就能一次性检测小样本中多达 8 种蛋白的含量，检测量相当于 100 个 ELISA 的测定。分析灵敏度高达 2.8pg/ml，多次检测的差异小于 10%。

该技术与传统 ELISA 相比有以下优点：①是一种"多元"和"同步"的检测技术；②所需样本体积仅为 ELISA 分析所必需样本量的 1/6；③其灵敏度与 ELISA 相当，但稳定性更好，符合细胞因子检测的国际标准（经美国 NIBSC 的 gold 标准测试）；④采用芯片式集成测定，对标准品混合物做一次流式检测，可得到样本中各种被分析物相应的标准曲线，缩短检测时间，提高检测效率；⑤能避免由于酶联放大技术使信号失真导致的假象。

七、光谱流式细胞仪

光谱流式细胞仪（spectral flow cytometers）是一种新型流式细胞仪，能解决多参数流式细胞术荧光染料之间需要补偿或消除光谱重叠问题，通过测量多色样品每种荧光染料的整个荧光发射光谱以创建光谱指纹。在分析过程中，将每个光谱解混以提供每个荧光染料的纯信号。光谱流式细胞仪将研究者的注意力从传统流式细胞仪的信号强度转移到光谱特征上来，进而实现了对无法通过多色流式细胞仪充分分离的荧光染料的分析。光谱分析作为一种高维流式细胞术的检测方法正开始取代传统的光电倍增管（PMT）技术。

八、其他

众所周知，流式细胞仪的标准检测器技术仍是光电倍增管（PMT），高灵敏度和低背景优势使其特别适用于荧光技术。近年来固态检测器逐步开始出现在某些细胞仪中，与 PMT 检测器相比，固态检测器的功能仍然是将在等离子体中生成的分析物发射的光能量（光子）转化为可定量的电信号，但其具有分析速度更快、分析稳定性更强、可选择的分析物波长更多、灵活性更强等特点，例如雪崩光电二极管（avalanche photodiodes，APDs）价格便宜，灵敏且高度线性，并且在长红区具有更强的光谱响应能力。硅光电二极管（silicon photodiodes，SiPDs）也是固态检测器的一个较好的选择。

第四节　流式细胞术的基本操作技术流程

流式细胞仪检测分析的对象是细胞或细胞样颗粒性物质,所以流式细胞术是细胞学的重要研究手段之一,本节主要介绍流式细胞仪分析基本操作流程,包括流式细胞仪分析及流式细胞仪分选流程。

一、流式细胞仪分析

（一）样本准备

1. 研究对象是体外培养的悬浮细胞,直接收集细胞于离心管中,离心沉淀细胞,然后用磷酸盐缓冲液(PBS)重悬沉淀,取适量细胞于 Eppendorf 管中,标记相应的荧光素偶联抗体,最后洗去未结合的抗体,用 PBS 重悬细胞于流式管中,即可上样分析样品细胞。如果培养的细胞是贴壁细胞,需用胰蛋白酶消化适当时间后,用培养基或 PBS 反复吹打,收集细胞悬液,离心后标记荧光素偶联抗体即可。

2. 研究对象是外周血,根据目标细胞的不同可以有两种处理方法。人的外周血处理方法比较简单,直接静脉采血,收集于抗凝管中即可。小鼠的外周血最常用的收集方法是眼眶取血法:常规麻醉小鼠,用弯镊钳住小鼠的一侧眼睛,轻轻将眼球连同眼球后的血管一起拉出,用力摘除眼球,倒置小鼠,将眼眶部位对准收集管,血液会自动从小鼠眼眶部位流出,流速慢时可以适当挤压小鼠心脏部位。

3. 如果研究对象是胸腔积液、腹腔积液、脑脊液等体液细胞,只需直接将体液标本离心,弃上清,用 PBS 重悬沉淀,即可标记荧光素偶联抗体,进行流式分析。

4. 如果研究对象是外周血单个核细胞(PBMC),主要包括 T 细胞、B 细胞、NK 细胞和单核细胞,不包括中性粒细胞,最常用的提取方法是 Ficoll-hypague 密度梯度离心法。Ficoll-hypague 密度梯度离心法分离 PBMC 步骤如下。

(1)抽取适量的血液于离心管中,该离心管必须提前加抗凝剂(如肝素、枸橼酸钠),防止血液凝固。

(2)用 PBS 或生理盐水稀释血液,稀释倍数可以根据血液的浓稠度加以调整,一般以 2~4 倍为宜。

(3)根据稀释后血液的总量选用 15ml 离心管或 50ml 离心管,先加入离心管 1/4 左右体积的 Ficoll 分离液,然后慢慢将稀释后的血液沿倾斜的管壁小心加入 Ficoll 分离液的上层,体积以 Ficoll 液体积的 2~3 倍为宜。注意保持清楚的界面,叠加血液时一定要轻柔,避免加入的血液与 Ficoll 液相混合,这一步很关键。

(4)离心管在水平离心机中离心,设置升降速至最低(升 1 降 0,或升 0 降 0),室温离心,根据说明书调整转速及时间,一般为中速离心(2 000rpm)20 分钟。

(5)取出离心管,此时离心管内的液体分为多层,如图 2-10-10 所示,从上至下依次为:血浆、稀释液及其他组分层,单个核细胞及少数粒细胞层,Ficoll-hypague 层,红细胞及大部分粒细胞层。注意此时要轻拿轻放,切勿将分层的液体重新混合。PBMC 主要位于 Ficoll 液的上层,即血浆层与 Ficoll 液层的交界处,肉眼见到的混浊絮状物就是 PBMC,用吸管插入絮状层小心吸取单个核细胞,须避免吸入最下层的红细胞。

(6)将得到的含有 PBMC 的中层 Ficoll 分离液转移到新的离心管中,用 PBS 稀释,至少稀释一倍。此 PBS 稀释步骤必不可少,因为 PBMC 密度小于 Ficoll 液,不稀释直接离心时 PBMC 仍将位于 Ficoll

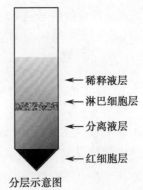

→ 稀释液层
→ 淋巴细胞层
→ 分离液层
→ 红细胞层

分层示意图

图 2-10-10　Ficoll 法分离 PBMC 的原理示意图

分离液上层。

（7）低速离心 10 分钟，使 PBMC 沉淀，而血小板悬浮于上层液体中，弃去含有血小板的上层液体。如果血小板去除不满意，可重复洗涤一次。

（8）用 PBS 重悬 PBMC 沉淀，中速离心 5 分钟，沉淀即为 PBMC。

5．如果研究对象是包括中性粒细胞的外周血白细胞，则不能用 Ficoll-hypague 密度梯度离心法，因为该法会同时去除中性粒细胞和红细胞。可以采取直接用红细胞裂解液裂解红细胞的方法，然后多次低速离心洗涤去除红细胞碎片即可。

6．骨髓单细胞悬液制备方法　免疫器官包括中枢免疫器官和外周免疫器官，中枢免疫器官是免疫细胞发育的场所，主要包括骨髓和胸腺；外周免疫器官是免疫细胞发挥功能的场所，主要包括脾脏和淋巴结。免疫器官主要由免疫细胞组成，免疫细胞之间基本是相互独立的，很少形成稳定的连接，而且免疫器官内结缔组织含量也比较少，所以将免疫器官制备成单细胞悬液相比于其他实体脏器要容易得多。研究小鼠的骨髓细胞一般提取长骨如股骨和胫骨内的骨髓。小鼠骨髓单细胞悬液制备方法如下：

（1）颈椎脱臼处死小鼠，用剪刀、镊子直接分离小鼠的股骨和胫骨。

（2）用 1ml 注射器在股骨或胫骨的两端钻孔，然后用该注射器吸取培养基，反复冲洗股骨和胫骨的骨髓腔，将骨髓腔内的细胞冲洗出来。

（3）用枪头或移液管反复吹打冲洗液中的骨髓细胞，使骨髓细胞尽可能相互分离，成为单细胞悬液。

（4）离心沉淀骨髓单细胞悬液，红细胞裂解液裂解红细胞。

（5）离心弃上清，去除红细胞碎片。

（6）用 PBS 重悬沉淀，标记荧光素偶联抗体，流式细胞仪上样分析。

7．胸腺、脾脏和淋巴结单细胞悬液制备方法

（1）颈椎脱臼处死小鼠，分离需要制备单细胞悬液的脏器。

（2）取干净平皿，放入钢丝网，将脏器置于钢网上，加入适量 PBS 或培养基。用研磨棒轻轻研磨脏器，尽量将所有脏器组织研磨成单细胞状态，直到只剩下脏器的结缔组织为止。注意研磨时动作应轻柔，用力过大可导致细胞死亡。

（3）弃去钢丝网和钢丝网上的结缔组织，收集平皿内的细胞悬液，离心沉淀细胞。

（4）用红细胞裂解液裂解红细胞，离心去除红细胞碎片。

（5）用 PBS 重悬沉淀，标记荧光素偶联抗体，流式上细胞仪样分析。

（二）荧光素偶联抗体及标记

流式细胞术最常使用的是荧光素偶联抗体（fluorochrome-coupled antibody），由荧光素和抗体两部分组成，抗体可以是单克隆抗体，也可以是多克隆抗体。单克隆抗体技术现在已经很成熟，而且特异性明显优于多克隆抗体，所以，目前使用的荧光素偶联抗体中的抗体一般都是单克隆抗体。

在标记样品细胞时，荧光素偶联抗体中的抗体能够与相应的抗原分子特异性结合，这时带有该抗原分子的细胞表面就结合荧光素偶联抗体，其中的荧光素被相应激光激发后能发射特定波长的荧光信号，荧光信号被相应荧光通道接收，根据接收到的荧光信号的强弱可以判断该细胞表达相应抗原分子的情况（图 2-10-11）。

荧光素偶联抗体一般长期保存于 −20℃，短期保存于 4℃。购买到荧光素偶联抗体后，推荐将其分装到 0.5ml Eppendorf 管中，每管分装 50～100μl，于 −20℃ 保存，并准备一支于 4℃ 保存，供平时标记用。需要注意的是，荧光素偶联抗体并不是十分稳定，切忌反复冻融，最不可取的方法是保存于 −20℃，融化后使用，使用完又冻于 −20℃。荧光素偶联抗体及标记一般分为细胞表面染色和细胞内细胞因子染色。

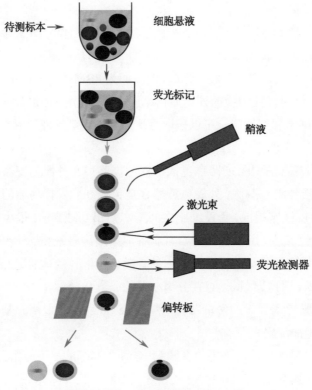

图 2-10-11　流式细胞术技术流程

1. 细胞表面染色

（1）封闭 Fc 受体：封闭 Fc 受体能减少染色过程中的非特异性染色。小鼠中，纯化的 CD16/CD32 单抗能和 FcγRⅢ/Ⅱ结合，封闭非特异性染色，使阴性细胞的背景荧光降至未标记细胞的水平。加入 0.5～1μg 纯化的抗小鼠 CD16/32 单克隆抗体，室温孵育 10 分钟。对于人和大鼠可直接使用过量的与荧光抗体相同来源和亚型的纯化 Ig 或相同来源血清进行阻断，或用商业化 Fc 受体阻断剂。

（2）细胞染色

1）按照说明书的推荐用量加入荧光标记的抗体，混匀后置于 4℃，避光孵育 30 分钟。

2）加入适量细胞染色剂（或含 0.1%BSA 的 PBS）重悬细胞，300rpm 离心细胞悬液 5 分钟，弃上清。

3）加入 0.2ml 细胞染色剂（或含 0.1%BSA 的 PBS）重悬细胞，用流式细胞仪进行检测和分析。

2. 细胞内细胞因子染色

（1）固定

1）如需要表面染色，则先依照"细胞表面染色步骤"选用适宜抗体进行表面染色。

2）用 1× 细胞固定 / 破膜剂（fixation/permeabilization buffer），将流式管中的细胞重悬，室温避光孵育 30 分钟。

3）300rpm 离心 5 分钟，弃上清。

（2）破膜

1）用 1× 细胞破膜剂（permeabilization buffer）将固定过的细胞悬起，300rpm 离心 5 分钟，弃上清。

2）重复洗一次，300rpm 离心 5 分钟，弃上清。

3）加入 1ml 的 1× 细胞破膜剂（permeabilization buffer），4℃避光孵育 30 分钟；300rpm 离心 5 分钟，弃上清。

（3）胞内染色

1）用 100μl 的 1×细胞破膜剂（permeabilization buffer）重悬细胞，加入相应的抗体，混匀，4℃避光孵育至少 30 分钟。

2）加入 2ml 的 1×细胞破膜剂（permeabilization buffer）重悬细胞，300rpm 离心 5 分钟，弃上清。

3）加入 2ml 的细胞染色剂（或含 0.1%BSA 的 PBS）重悬细胞，300rpm 离心 5 分钟，弃上清。

4）加入 0.2ml 的细胞染色剂（或含 0.1%BSA 的 PBS）重悬细胞，用流式细胞仪进行检测和分析。

3. 注意事项

（1）在抗体使用之前，快速离心，使之聚集到管的底部。

（2）荧光标记的抗体应该避光 4℃保存，不要冷冻。

（3）染色的时候，固定或延迟分析可能降低某些抗体的荧光信号。为了得到更好的结果，染色后应该立刻分析。

（三）全自动前处理

随着科技进步，目前国内已有全自动前处理仪上市。如 EasySampler 流式前处理仪（图 2-10-12）可以实现淋巴细胞亚群和细胞因子检测的全自动前处理。全自动前处理仪的优势包括：采血管封闭上样，避免开盖生物污染；可实现样本、试剂、溶血剂自助加注，无人值守；自助编辑测试方案，并可保存模板等。简化了操作流程，节约人力，有利于流式免疫分析的推广和发展。

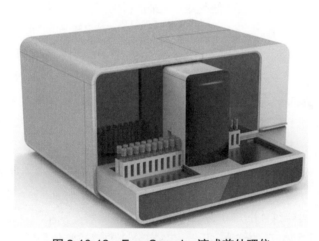

图 2-10-12　EasySampler 流式前处理仪

二、流式细胞分选

流式分选就是先对样品细胞进行流式分析，判断该细胞是否为目标细胞，如果是目标细胞，则对该细胞施加一定电量的正电荷或负电荷，目标细胞在强电场中发生偏转进入接收管中；如果不是目标细胞，则对该细胞不做处理，细胞不带电荷，在强电场中不发生偏转而直接进入废液孔中。

流式细胞分选主要采用以下模式：纯化模式、富集模式、单细胞模式。

（一）纯化模式

纯化模式是最常用的模式，在该模式下，只有当液滴内的细胞均为目标细胞时才分选。如果液滴内有非目标细胞，无论该液滴内含有多少目标细胞都不分选该液滴。一般一步分选一种目标细胞时首选这种模式。纯化模式能够保证分选后细胞的纯度，但不能保证细胞的得率。

（二）富集模式

富集模式不如纯化模式常用，在该模式下，无论液滴中是否含有非目标细胞，也不管液滴中非目标细胞的比例有多高,只要液滴中含有目标细胞,都分选该液滴。因此,与纯化模式注重分选后细胞的纯度不同,富集模式注重分选后细胞的得率。在理想状态下,所有的目标细胞都可以被分选得到,得率可达 100%,但保证了得率,纯度就无法保证,含有目标细胞的液滴中的非目标细胞也会被分选出来。富集模式能够保证目标细胞的得率,但如果同时还希望提高目标细胞的纯度,则可降低样品细胞的浓度,减少目标细胞与非目标细胞共存的概率,降低非目标细胞掺入的概率,提高分选的纯度。

(三)单细胞模式

单细胞模式应用不是很广,在该模式下,只有当液滴中有且只有一个细胞,而且该细胞是目标细胞时才分选该液滴,如果液滴中不止一个细胞,即使液滴中的细胞都是目标细胞,也不分选该液滴。单细胞模式分选纯度与纯化模式相当,但得率比纯化模式还低。单细胞模式与纯化模式同样只分选目标细胞,非目标细胞没有掺入的机会,所以分选纯度相当高;但当一个液滴中不止一个细胞时,在纯化模式下,当液滴内的细胞都是目标细胞时会被分选,而在单细胞模式下,却会排除这种液滴,所以得率低于纯化模式。与纯化模式和富集模式相比,单细胞模式有一个优点:能够精确地计数分选后得到的细胞。

三、流式细胞分选基本步骤举例

以 Moflo XDP 分选型流式细胞仪为例,简要介绍流式细胞分选的基本步骤,不同型号仪器的操作方法可能有所差异,实际操作时需相应调整。一般操作步骤:

1. 将样品制备成单细胞悬液,尽量降低死细胞、细胞碎片和小颗粒性物质的比例。

2. 荧光素偶联抗体标记样品细胞,4℃静置 30 分钟。标记样品细胞的同时可以开始调节流式细胞仪。

3. 开启空气压缩机和负压泵,开启液流系统,然后点"打开"可见液流(开启喷嘴)。开启激光器,调节激光光路,使激光正好穿过可见液流的正中央,保证最为理想的激光激发状态。

4. 调节液滴延迟(dropdelay),保证仪器对于液滴的处理能够正确作用到相应液滴上。

5. 上样 75% 乙醇,保证上样管道处于无菌状态,消毒接收仓(可用酒精喷洒消毒),保证接收仓内环境也处于无菌状态。

6. 上样用于设置阴性对照的样品细胞,列出所需的各种流式图,根据阴性对照的荧光结果标定各荧光通道的阴阳性界线。

7. 上样标记有荧光素偶联抗体的用于分选的样品细胞,得到流式结果。然后暂停上样,根据得到的流式结果在流式图上圈出需要分选的细胞,并设定各自分选的模式和使用哪一路进行分选。

8. 用含有血清的培养基润湿接收管,并留少量的培养基于接收管中,保证接收过程中对分选的细胞起到缓冲作用,防止因机械碰撞损伤细胞。然后将该接收管置于接收仓中的相应位置用于接收分选的细胞。

9. 重新上样,开始分选。分选时注意接收管的状态,随时准备用新的接收管替换已满的接收管。

10. 如果分选型流式细胞仪配备有温控系统(或冷却系统),在分选过程中可以开启此系统,保证分选过程中样品细胞和接收管中的细胞均保持在 4℃,尽量保证分选后得到细胞的活力。

第五节　流式细胞术的数据处理

流式细胞术的数据处理主要包括数据的显示、分析和解释。获取数据后,通过采用合理的设门策略、选择单参数或多参数分析图,根据不同情况,对数据进行分析,并提出解释说明,对仪器给出的结果如何解释要根据所需要解决的问题而定。本节主要对数据显示和数据分析进行介绍。

一、流式细胞术的数据显示方法

（一）单参数直方图

单参数分析时用一维直方图（图2-10-13）来表示。

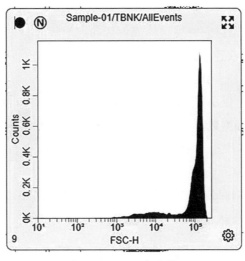

图2-10-13　直方图

图中的 X 轴代表荧光信号或散射光信号的强度，以通道（channel）表示，通道也就是模数转换器的位数，其和光强度之间的关系既可以是线性关系，也可以是对数关系，依放大器的性质而定；Y 轴代表该通道内所出现的具有相同光信号特性细胞的频度，一般为相对细胞数，而非绝对细胞数。在直方图中"设门"确定分析区域后，计算机可根据所选定区域的数据进行定性和定量分析，以分析区域内细胞数目、门内细胞百分比和占检测细胞总数的百分比、平均荧光强度的算数平均数和几何均数、细胞的荧光变异系数、荧光强度的中值和峰值道数等统计量表达。单参数分析只能表达具有相同特性细胞的数量和光信号强度的关系，对复杂的表型分析时单参数分析结果的准确性会受到诸多因素的干扰。

（二）散点图

单参数直方图只能表明一个参数与细胞数量之间的关系，如果研究两个或更多参数之间的关系，可采用二维散点图（图2-10-14），X 轴与 Y 轴分别代表一种参数。图上每一个点代表一个细胞，都具有两个参数的值。实际上该点还有第三个值，即具有相同 X 轴与 Y 轴参数的细胞总数，如果把一个散点图分别

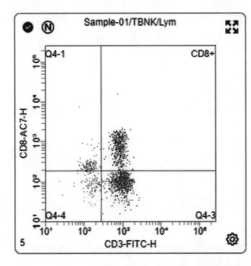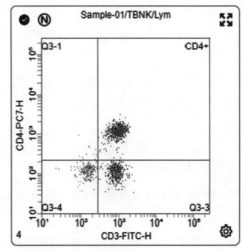

图2-10-14　散点图

投影到 X 轴和 Y 轴,可得到两个直方图,分别表达每个参数与细胞分布频度的关系,但由两个直方图无法反演变成一个二维点图,说明一个点图所携带的信息量大于两个直方图所携带的信息量。点图的缺点是:如果许多细胞有相同的二维坐标,则点图上只呈现一个点,细胞在该处分布均匀还是另有精细结构,点图难以表现。

(三)等高图

等高图(图 2-10-15)是一种可以同时表达检测参数和细胞频度的方式,类似于地图中所使用的等高线,把代表相同细胞数目的点依次连接起来形成密闭的曲线,越靠里面的曲线代表细胞数目越多,因此等高线密集的地方也就是细胞数目变化最快的地方。

不同等高线之间的间距既可以是等间距,也可以是对数间距。前者适用于细胞数目变化不大的情况,便于观察细节;后者适用于细胞数目变化较大的情况,便于掌握整体。另外,还可以在等高线之间加入伪彩色,以便更直观和方便。

(四)密度图

密度图(图 2-10-16)则依据细胞分布的密度大小,细胞密度大的地方点的密度大,细胞密度小的地方点的密度小,使数据的显示更直观。

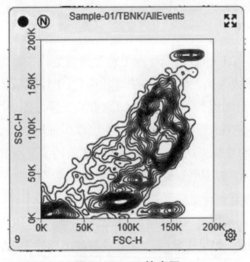

图 2-10-15 等高图

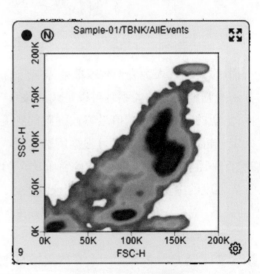

图 2-10-16 密度图

(五)假三维图

假三维图是利用计算机软件技术,在二维图双参数的基础上,以细胞数目为 Z 轴展示立体的二维细胞分布。由于此图中的一维不是参数而是细胞数,因此实际上仍为二维图,故称假三维图。

(六)三维图

任意选三个参数,如 FSC、SSC、FL1、FL2、FL3、或 FL4 等为 X、Y、Z 轴构成一个三维图。在三维空间中,每一群细胞各处于独立的空间位置,因此对复杂的细胞亚群分析更为直观准确,但对其数据的统计分析较难。

二、流式细胞术的数据分析

数据分析包括单参数和多参数分析,其中荧光补偿、设门、PMT 电压调节对流式数据分析至关重要。

(一)荧光补偿

当细胞携带两种或两种以上的荧光色素激发出不同波长荧光时,理论上可选择滤光片使每种荧光仅被相应的检测器检测到,而不会检测到另一种荧光。但由于目前使用的各种荧光染料都是宽发射谱性质,虽然它们之间各自发射峰值不相同,使用了 BP 和 LP 滤光片,但发射谱范围仍有一定重叠现象。要克服这种误差最有效的方法是使用荧光补偿(图 2-10-17)。

在流式细胞分析中,补偿是纠正发射荧光光谱重叠的过程,即从一个被检测荧光信号中去除任何其他的干扰荧光信号。利用标准已知样品或荧光微球,可合理设置荧光信号的补偿值。采用双激光立体光路技术,就是为了减少各种荧光之间的相互干扰。其原理是在光路上的光电倍增管前面放置一个小孔,作为空间滤波器,排除其他杂光信号,从而确保光源程序之间互不干扰。因此,可以避免第一激光(488nm)激发出的荧光(FL1、FL2、FL3)和第 2 激光激发出的 FL4 之间的补偿。但同一光源激发的 FL1、FL2 和 FL3 之间的补偿不可避免。调节荧光补偿首先要知道双阴性细胞的情况,即通过阴性样本管调节每个荧光的电压以确定阴性范围。其次分别用单标记荧光素样本管(必须存在阳性细胞和阴性细胞)调节相邻荧光通道之间的补偿。例如检测 FITC

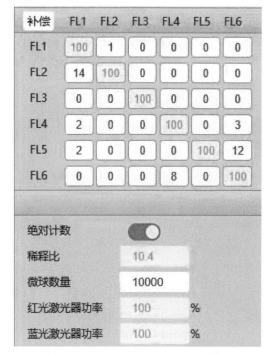

图 2-10-17 EasyCell 荧光补偿界面

(FL1)和 PE(FL2)双标记荧光样品时,需要准备阴性管 A、单标记 FITC 抗体管 B、单标记 PE 抗体管 C 以及双标记抗体的检测管 D,通过 A 管调节电压使阴性群体落在 FITC 及 PE 双阴性区,即确定阴性范围。阴性对照的作用是调节各种荧光探测器合适的放大倍数。调节补偿时首先把所有的补偿值均调为 0,通过 B 管调节 FL2-%FL1 的补偿值,此时 FITC 荧光会漏入 PE 探测器中,因此要从 PE 探测器中去除 FITC 荧光信号的干扰,也就是把 FL2-%FL1 补偿值加大,直到 FITC 阳性群体的 PE 探测器中的信号与阴性群体(本底)一致。同理,通过 C 管调节 FL1-%FL2 的补偿值,要从 FITC 探测器中去除 PE 信号的干扰,直到 PE 阳性群的 FITC 探测器中信号与本底一致。以上补偿调节过程中,前提条件是 B 管和 C 管中分别存在 FITC/PE 双阴性细胞和 FITC 或 PE 单阳性细胞。通过 A、B、C 管分别确定电压和补偿值后,最终才可以测定检测管 D 信号。进行多色分析时,必须做荧光之间的补偿。

(二)设门

"设门"即选择特殊的细胞群并分析各个参数的表现,是一个基本的分析技巧。设门的前提是,门内的细胞代表所有感兴趣的细胞,而且没有其他细胞污染。在分析中设门是一个关键步骤,即根据光散射和/或荧光特征限定感兴趣的不同细胞群,应在所有数据分析后进行设门。

对于细胞成分单一的标本(如培养细胞),设门比较简单。但对于成分复杂的标本(如骨髓),准确的设门就没那么简单。总的原则是要用多参数数据创造可以区分目标细胞的图形。门的形状可任意,方法有以下几种。

1. 散射光(FSC/SSC)设门 所谓的 FSC/SSC 设门,即在以 FSC 和 SSC 做出的二维点图或二维等高线图中,将 FSC 和 SSC 大小相似的细胞划为一个区域(region)。以血液学举例,在正常骨髓(BM)或外周血(PB)中,淋巴细胞与有核红细胞的 FSC 和 SSC 均较小,两群细胞难以分开,经常划为一个区域(或一个门),单核细胞的 FSC 和 SSC 较淋巴细胞大,多数可以分开,但往往有重叠。髓细胞的 SSC 和 FSC 均较大,形成一群细胞。

病理情况下,在 FSC/SSC 图中可能只存在一群细胞,某些病例可出现不止一种细胞群,有时主要为一群低 SSC 细胞。利用散射光特征可与高 SSC 细胞群完全分开。当存在异常散射光信号时,可能的话应对"大"或"小","无颗粒"或"有颗粒"的细胞群进行分别描述;同一样本以同样的方法处理的不同管间光散射的位置变化应尽可能最小。

2. 散射光和荧光设门 运用 FSC/荧光或 SSC/荧光二维图,能区别单纯光散射不能明显区分的不同细胞群。因此,可以根据大小、特定抗原的表达(如 CD19)或两者组合设门,也可以多重设门(如根据细胞大小和两种或多种荧光参数)。设门策略不是统一的,应根据样本特征的变化而变化,但这种分析模式非常有助于区分血液淋巴系统细胞的不同亚型。

3. 阈值设门、反向设门等 应该注意到,设门是一个主观行为,是人为做出的决定,不同的人设门会存在很大差异,这是流式细胞术中最难掌握的技术。因此,对设门有 2 点需要考虑:首先,设门尽可能客观;其次,应该认识到设门需要主观决策。为了尽量减少主观判断带来的误差,最好分选一些细胞用显微镜观察,进一步确认门的客观性和准确性。

(三)PMT 电压调节

PMT 可有多种电压设置(图 2-10-18),而电压设置的不同将影响到其探测灵敏度,增大电压意味着信号的放大和通道值的提高。以 EasyCell 举例,首先根据 FSC(清洗标本)/荧光通道(免洗标本)的强度设置一个上限和下限来减小双连体和碎片的影响,然后根据无荧光标记微球所对应的靶值来调节 SSC、FL1、FL2 和 FL3PMT 的电压,使它们的平均值在(靶值 ±2)的范围内。由于 FL4 几乎探测不到无荧光标记微球的自发荧光,因此 FL4 PMT 的电压必须通过 APC 微球所对应的靶值来调节。FSC 探测器是一个光电二极管,没有可连续变化的电压,因此也不存在 FSC 的靶值道数。

(四)单参数分析

单参数分析是对单个荧光或散射光进行分析,图形为直方图(图 2-10-19),图中 X 轴代表荧光信号(或散射光)强度,以通道(channel)数表示;Y 轴代表该通道内具有相同光信号特征细胞出现的频度,一般为相对细胞数。在直方图中"设门"确定分析区域后,计算机可以计算出一系列统计参数:门内细胞数

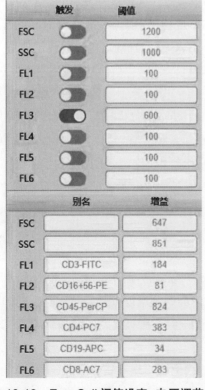

图 2-10-18 EasyCell 阈值设定、电压调节界面

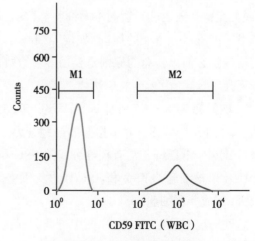

图 2-10-19 荧光直方图

目（events）、门内细胞的百分比（% gate）、占检测细胞总数的百分比（%total）、平均荧光强度的算术和几何均数（mean 和 geo mean）、荧光变异系数（*CV*）等。

（五）多参数分析

多参数分析包括二维散点图、二维等高线图和密度图、三维图等，应用最广泛的是二维散点图（图 2-10-20），由于能够反映细胞的频度，目前多色流式分析中也常采用密度图和等高线图。

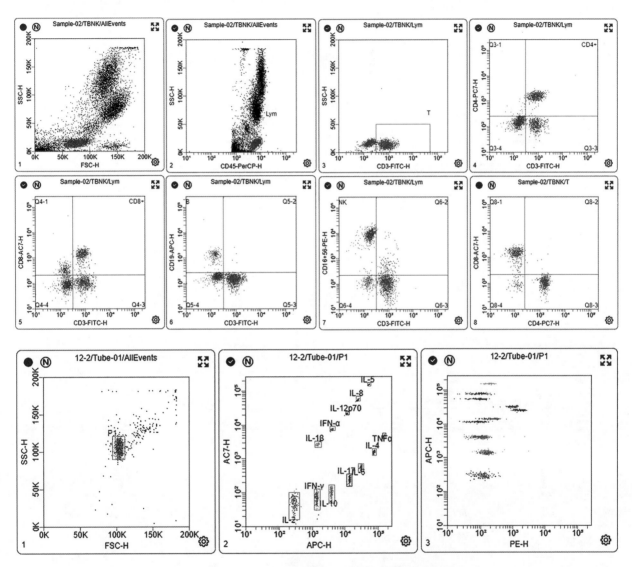

图 2-10-20　淋巴细胞亚群、细胞因子多参数分析图

多参数分析意味着综合细胞的散射光和多色荧光特征，最低要求应是 4 个参数（2 个散射光和 2 个荧光参数）。采用的参数越多，分析步骤越复杂，流式检测的灵敏度越高。只有通过多参数分析，才能最大限度地区分样本中的正常和异常细胞或找出目标细胞。通常采用的双变量散点图包括散射光和荧光染色，在鉴别异常细胞的表型特征时非常有用。在每个双变量散点图中，一般限定四个区域：细胞没有结合任何抗体（双阴性）、仅结合一种抗体或结合另一种抗体（单阳性）和结合两种抗体（双阳性）区域。很多软件程序通常是根据垂直界限将这些区域限定为四个直角象限，但很多情况并不合适。一般来说，双色显示图将细胞区分为两个或多个不同细胞群，可通过散点图中点的分布和等高线图中等高线的水平进行识别。通常情况下，最好对同一检测标本中的阳性染色和阴性染色细胞进行比较：当低度阳性与阴性细胞有重叠时，设定界限最能评估部分阳性细胞是否合适，弱阳性或异质性阳性的描述可能更准确。

　　经过数据分析，根据所要达到的目的得出解释。临床应用上可形成临床检验报告单（图 2-10-21），供临床医生分析患者病情。

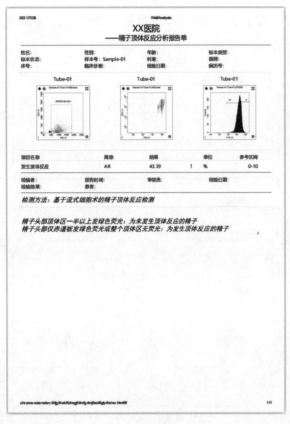
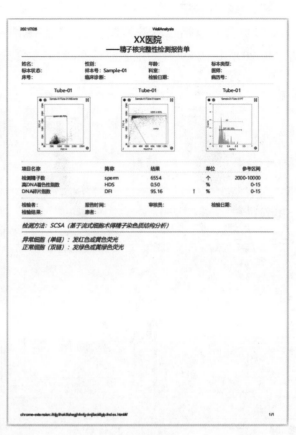
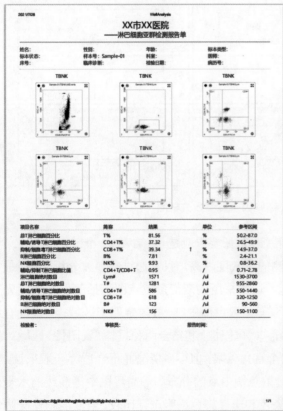
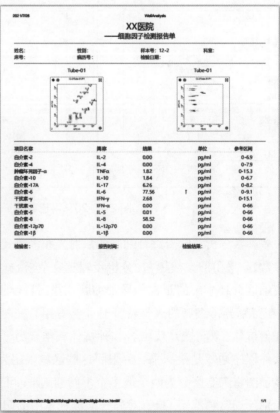

图 2-10-21　流式免疫分析临床报告单

第六节　流式免疫分析的主要应用

流式细胞仪发明初期，主要应用在对细胞的分选上，随着计算机技术、免疫学的发展以及单克隆抗体技术的发明，随后在生物学和医学、药学等领域应用越来越广泛。目前主要应用见表2-10-1。

表 2-10-1　流式细胞术主要应用领域

流式细胞术主要应用汇总	1. 在肿瘤学中的应用：利用 DNA 含量测定进行包括癌前病变及早期癌变的检出、化疗指导以及预后评估等工作
	2. 在免疫学中的应用：通过检测各种免疫细胞的表面标志物及细胞内各种细胞因子等，监测机体的免疫状态，指导治疗
	3. 在血液学中的应用：流式细胞术通过对外周血细胞或骨髓细胞表面抗原和 DNA 的检测分析，对各种血液病的诊断、治疗和预后判断起到重要作用
	4. 在微生物学中的应用：对大量细菌进行逐个的快速多参数精确测量，来达到微生物学研究目的
	5. 在细胞周期研究中的应用：细胞各增殖周期，生物细胞核中 DNA 含量各不相同，对 DNA 进行荧光染色，通过对荧光强度的检测来研究细胞周期
	6. 在凋亡细胞分析中的应用：应用流式细胞术通过形态学检测、DNA 含量分析、DNA 断裂点标记法检测凋亡细胞
	7. 在染色体核型分析中的应用：用流式细胞术可将分离的染色体进行分类、纯化
	8. 在细胞增殖实验中的应用：利用流式细胞术通过羟基荧光素二醋酸盐琥珀酰亚胺脂（CFSE）检测法、BrdU（5-Br-2′脱氧尿嘧啶核苷）检测法、EdU（5-乙炔基-2′脱氧尿嘧啶核苷）检测法进行细胞增殖检测
	9. 其他应用：辅助生殖医学、植物遗传及育种、药效动力学研究等

一、在肿瘤学中的应用

流式细胞术在肿瘤学方面的应用，主要是利用 DNA 含量测定进行包括癌前病变及早期癌变的检出、化疗指导以及预后评估等工作。恶性肿瘤的早期诊断是提高治愈和生存率的关键，良恶性肿瘤的鉴别诊断对确定临床治疗方案具有决定性作用。迄今为止，病理形态学诊断一直被视为肿瘤诊断的"金标准"，但由于某些肿瘤，特别在早期缺乏客观明确的诊断指标，不能提高诊断的正确率。

流式细胞术的出现为肿瘤的病理学诊断带来了飞跃，特别是用流式细胞术分析细胞 DNA 含量，分辨率高、精确度好，可为判断肿瘤的生物学行为提供客观而准确的资料，辅助肿瘤的早期诊断和鉴别诊断。癌前病变是指某些具有癌变潜能的病变，正确识别癌前病变对早期诊断和预防恶性肿瘤具有重要的实际意义。然而，临床上所谓癌前病变包括的实际上是一大组生物学行为迥异的病变，其中一小部分具有潜在癌变可能，大部分是良性病变，因此要用病理形态学手段将其区别开来。只有那些不典型增生或异型增生的上皮具有癌变潜能，为了进一步区别不典型增生上皮癌变潜能的大小，通常根据其增生程度和形成表现分为Ⅰ、Ⅱ、Ⅲ三级，分级越高，恶变可能性越大。DNA 非整倍体的出现可能是癌前病变发生早期癌变的一个重要指标。流式细胞术可精确定量 DNA 含量的改变，即检测出 DNA 非整倍体的出现，并将其作为诊断癌前病变发展至癌变中的一个有价值的标志，从而对癌前病变的性质及发展趋势做出评估，有助于癌变的早期诊断。具体方法是先将实体瘤组织解聚、分散制备成单细胞悬液，再用荧光染料（碘化吡啶 PI）染色后对细胞的 DNA 含量进行分析，最后将不易区分的群体细胞分成三个亚群（G0/G1 期、S 期、G2 期），DNA 含量直接代表细胞的倍体状态，非倍体细胞与肿瘤恶性程度有关。DNA 非整倍体细胞峰的存在可为肿瘤诊断提供有力证据。有资料证实，癌前病变的癌变发生率与细胞不典型增生程度有密切关系，增生程度越重，癌变发生率越高。

流式细胞术不仅可以对恶性肿瘤 DNA 含量进行分析，还可根据化疗过程中肿瘤 DNA 分布直方图的变化评估疗效,了解细胞动力学变化,对肿瘤化疗方面的意义尤为显著。临床工作人员可根据细胞周期各时相的分布情况,结合化疗药物对细胞动力学的干扰理论,设计最佳治疗方案,再依照DNA直方图直接地看到肿瘤细胞的杀伤变化,及时调整治疗方案,选取有效药物以对肿瘤细胞达到最大的杀伤效果。

二、在免疫学中的应用

机体免疫状态是机体是否罹患疾病的重要指标,目前多采用流式细胞术监测机体的免疫状态,其中最重要的指标是 T、B 和 NK 淋巴细胞的水平。T 细胞主要包括 Th 和 Ts 细胞亚群。CD3 细胞代表外周血中总的成熟 T 细胞,理论上应约等于 CD4$^+$ 细胞和 CD8$^+$ 细胞的总和。但检测患者 T 细胞及其亚群时,往往出现 CD4$^+$ 细胞和 CD8$^+$ 细胞之和大于 CD3 细胞的情况。这是因为 CD4$^+$ 细胞其实包括两部分:CD3$^+$/CD4$^+$ 细胞(真正的 Th 细胞)和 CD3$^-$/CD4$^+$ 细胞(非 Th 细胞);CD8 细胞也包括两部分细胞:CD3$^+$/CD8$^+$ 细胞(真正的 Ts 细胞)和 CD3$^-$/CD8$^+$ 细胞(非 Ts 细胞)。而 CD3$^-$/CD8$^+$ 细胞又可以分为两组:一组为 CD3$^-$/CD8$^+$/CD(16+56)$^+$ 细胞(即 NK 细胞的一部分);另一组为 CD3$^-$/CD8$^+$/CD(16+56)$^-$(一群未知细胞)。由此可见,真正的 Th 细胞是 CD3$^+$/CD4$^+$ 细胞,真正的 Ts 细胞是 CD3$^+$/CD8$^+$ 细胞。若使用 CD4 或 CD8 单标单抗或 CD4 与 CD8 双标抗体来检测 Th 细胞和 Ts 细胞,而不用 CD3 抗体进行限定,测出的结果必然会偏离真实值。尤其当患者 NK 细胞明显增加时,会使 CD4 细胞和 CD8 细胞的总和远大于 CD3 细胞。因此,一定要用三色荧光标记才能分析真正的 Th 细胞和 Ts 细胞。首先在淋巴细胞中识别出 CD3 细胞,然后在 CD3 细胞中再区分 CD4$^+$ 和 CD8$^+$ 细胞。

自然杀伤(NK)细胞又称裸细胞,因其表面没有类似 T 细胞和 B 细胞的表面标志。随着免疫学的发展,发现了 NK 细胞的一些表面标志,如 CD16、CD56 等,但单用 CD16 和 CD56 抗体无法准确鉴定出 NK 细胞,因此必须使用 CD(16+56)抗体。还有一点必须引起足够重视,即 NK 细胞一定是 CD3 阴性表达细胞,所以 CD3$^-$/CD(16+56)$^+$ 细胞才是真正的 NK 细胞。

B 细胞的表面标志是 CD19,理论上 CD3$^-$/CD19$^+$ 细胞才是真正的 B 淋巴细胞。但实际检测中,CD3$^+$/CD19$^+$ 细胞很少,可以忽略不计,所以 CD19$^+$ 细胞就是 B 淋巴细胞。

利用抗原抗体特异性反应原理,将不同单克隆抗体设法标记上各种荧光染料作为荧光标记(荧光探针),这种荧光探针与单克隆抗体能牢牢结合。当细胞被激光器发射的激光照射后,细胞膜抗原抗体复合物上的荧光探针可以发射出不同光谱的继发荧光,带荧光探针的单克隆抗体与细胞表面相应抗原的结合的继发荧光量转换成电信号,代表细胞表面的抗原量。这些荧光通过流式细胞仪的识别和分辨,从而实现对细胞表面抗原的定量检测。细胞免疫反应一般分两种:直接免疫反应,即细胞表面抗原与带荧光探针的单克隆抗体特异结合的免疫反应;间接免疫反应,细胞表面的抗原与单克隆抗体结合,带荧光的第二抗体又与抗体结合,使此抗原抗体复合物也带上荧光探针。

流式细胞术与单克隆抗体结合,对细胞表面和细胞内抗原、癌基因蛋白及膜受体的定量检测取得很大的进展,克服了普通免疫学方法难以准确定量的不足。这一技术对人体细胞免疫功能的评估有重要意义。通过检测各种免疫细胞的表面标志及细胞内各种细胞因子等,对患者淋巴细胞各亚群数量的测定来监控患者的免疫状态,指导治疗。流式细胞术通过对人白细胞抗原(HLA)配型的测定可以为异体干细胞移植患者选择最合适的供体并进行骨髓或器官移植后免疫状态的监测。此外,用流式细胞术检测红细胞、粒细胞抗体及血小板减少性疾病,均有检测速度快、灵敏度高、特异性强的优点。

三、在血液学中的应用

流式细胞术通过对外周血细胞或骨髓细胞表面抗原和 DNA 的检测分析,对各种血液病的诊断、治疗和预后判断起重要作用。流式细胞术采用各种抗血细胞表面分化抗原的单克隆抗体,借助各种荧光染料测定一个细胞的多种参数,以正确判断该细胞的属性。各种血细胞系统都有其独特的抗原,当形态学检查难以区别时,免疫表型参数对各种急性白血病的诊断和鉴别就起到举足轻重的作用。

流式细胞术还可应用于白血病免疫分型。目前国内外均主张采用 FCM CD45/SSC 双参数散点图设计方法进行白血病免疫分型,采用此法可将骨髓细胞清晰地分成淋巴细胞、单核细胞、成熟粒细胞、幼稚细胞和有核红细胞群,这样可以排除正常细胞对免疫分型的干扰,从而提高免疫分型的准确性。

此外,流式细胞术在网织红细胞的测定及应用、血栓与止血中的应用、微小残留病灶(MRD)的检测等方面均有广泛的应用。

四、在微生物学中的应用

流式细胞术在微生物学方面的应用相对较晚。实际上微生物学,尤其是细菌学当前面临的一些问题,特别是需要对大量细菌进行逐个的快速多参数精确测量时,流式细胞术很适合解决此类问题。已发表的研究多数是针对酵母菌和各类细菌的测量与分析。酵母菌的测量在技术上比较简单,其自身体积大,DNA 含量约为人类二倍体细胞 DNA 含量的 1/200。已用定量 DNA、RNA 和光散射方法研究酵母菌的细胞周期。用同样方法和目的,也对原生生物、藻类和霉菌类以及各种重金属对酵母菌的影响进行了研究。另外,用 FITC 结合的抗血清可作种系鉴别,应用此项技术已能代替临床上经典的费时烦琐的细菌抗生素敏感试验和传染活性的测定。在工业中,流式细胞术可用于快速微生物鉴定,如对饮用水及原油中的微生物进行鉴定与控制。

五、在细胞周期研究中的应用

生物细胞核中 DNA 含量并非恒定,随细胞增殖周期时相不同而发生变化。G0 期是第一次细胞分裂完成后进入第二次分裂开始前的阶段,G0 期细胞是不参与细胞增殖的一群细胞,为静止期细胞,其细胞 DNA 含量为较恒定的二倍体(diploid)。G1 期指第二次分裂开始到本次 DNA 复制之前的过程,此期主要功能是积累能量和原料为 DNA 的复制做准备,故又称 DNA 合成前期。G1 期细胞具有增殖活性,开始有 RNA 的合成。G0 期和 G1 期是细胞周期过程中两种不同功能状态时相的细胞,不能视为同一细胞,但就 DNA 含量而言,两者相同,均为二倍体 DNA 含量。S 期又称 DNA 合成期,合成及复制 DNA。当细胞进入 S 期后,DNA 含量逐渐从二倍体到四倍体增加,直到细胞 DNA 倍增结束,进入 G2 期。G2 期指从 DNA 复制完成到有丝分裂开始的时间区间,又称 DNA 合成后期或有丝分裂前期,此期合成大量蛋白质,为 M 期的细胞分裂做准备。经过 G2 期后细胞最终进入 M 期,即有丝分裂期。在 M 期分裂为两个子细胞之前,G2 期和 M 期的 DNA 含量均为恒定的四倍体。

流式细胞术分析细胞周期与 DNA 倍体时,需对 DNA 进行染色。DNA 荧光染料与细胞 DNA 双链的结合有一定量效关系,即 DNA 含量的多少与 PI 结合量成正比,因此通过荧光强度可以反映细胞内 DNA 的含量。

六、在凋亡细胞分析中的应用

细胞凋亡是生物体生长发育过程中的正常现象,在生物体形态构成、正常细胞更替以及维持细胞内环境稳定等过程中发挥重要作用,主要是由基因控制的细胞自主性的有序的死亡过程。流式细胞术检测凋亡细胞的方法包括以下三个方面。

(一)形态学检测

凋亡细胞一般都出现细胞膜皱缩、核解聚、凋亡小体形成、胞浆浓缩、体积减小等形态学特征,经过流式细胞仪的前向角散射(forward scatter,FSC)和侧向角散射(side scatter,SSC)分析,即可区分凋亡细胞和正常细胞,凋亡细胞的典型特征是前向角散射下降和侧向角散射升高。

(二)DNA 含量分析

在凋亡细胞内,由于细胞核的解聚和凋亡小体的形成,核内总 DNA 含量下降,应用荧光染料对 DNA 进行标记,可检测凋亡细胞。常用的荧光标记染料有两类:一类可与单体 DNA 片段结合,此类荧光染料有 4′,6- 二脒基 -2- 苯吲哚(DAPI)及普卡霉素等;一类可与降解的 DNA 片段结合,此类荧光染料碘化乙啶(EB)、丫啶橙(AO)等。由于凋亡细胞内 DNA 含量下降,在 G1 峰前出现亚二倍体峰,称亚 G1 期峰,又称凋亡小峰。

(三)DNA 断裂点标记法

细胞凋亡的最后阶段是形成 DNA 片段,DNA 断裂点法检测的即是 DNA 的断裂片段,即标记 DNA 断裂的 3′- 羟基末端,常采用由 DNA 聚合酶 I 催化的原位缺口转移(in situ nick translation,ISNT)或用 TdT 介导的 dUTP 原位缺口末端标记(terminal deoxynucleotidyl trans-ferase mediated dUTP nick end labeling,TUNEL)技术,ISNT 和 TUNEL 法均可进行间接或直接标记。间接标记物常为生物素化脱氧三磷酸尿苷(biotin-dUTP)或地高辛配体(dig)-dUTP 等,此外还需要链霉亲和素或抗 dig-dUTP,使标记反应增倍,提高灵敏度;直接标记的标记物常为异硫氰酸荧光素(FITC)-dUTP。

七、在染色体核型分析中的应用

用流式细胞术可将分离的染色体进行分类、纯化。传统的核型分析在取材、培养、涂片、固定后,用分带技术显示出不同染色体的特征信息,然后再显微照相、放大、剪接、组型。这是一个非常费时且不可避免掺杂主观因素的技术。目前用仪器自动分型的方法,一是采用图像技术的静态方法,再有就是采用流式细胞术。后者除可进行染色体分析外还可纯化,得到克隆实验所要求的染色体,这是其他任何技术都无法完成的,为此设计了专门的特种流式细胞仪。

八、在细胞增殖实验中的应用

目前细胞增殖实验主要有:胸腺嘧啶核苷(3H-TdR)掺入法、MTT(噻唑蓝)检测法、羟基荧光素二醋酸盐琥珀酰亚胺脂(CFSE)检测法、BrdU(5-Br-2′ 脱氧尿嘧啶核苷)检测法、EdU(5- 乙炔基 -2′ 脱氧尿嘧啶核苷)检测法。其中,后三者需要用流式细胞术完成检测。

CFSE 的前体是 CFSE-SE,对细胞生长无毒性,能自由穿过细胞膜,进入细胞后被酶类催化形成发绿色荧光的 CFSE,并与细胞内蛋白质结合。当细胞发生分裂时,结合到细胞内蛋白质上的 CFSE 会平均地分配到两个子代细胞,同时其荧光强度减半。利用流式细胞术检测细胞荧光的衰减,可确定细胞的增殖水平。BrdU 在 DNA 合成时能取代尿嘧啶核苷掺入 DNA 中,抗 BrdU 单克隆抗体可与单链 DNA 中掺入的 BrdU 结合,在一定时间内,BrdU 在 DNA 中出现的数量能体现 DNA 的合成活跃程度,并可与 7-AAD 联合应用,以细致观察细胞增殖全过程。EdU 也是一种胸腺嘧啶核苷类似物,但其含有的炔羟基团在天然化合物中极少见,在细胞增殖时可以取代脱氧胸腺嘧啶核苷插入正在复制的 DNA 分子中,加入荧光叠氮化合物探针可检测 EdU 的含量。EdU 技术的检测原理是基于乙炔基与一种小分子荧光叠氮化合物探针反应形成稳定的三唑环,基于这一反应可高效、快速地检测细胞增殖。该技术无须解链 DNA,操作更为简便。

九、在其他方面的应用

除上述提到的应用之外,流式细胞术在辅助生殖医学、植物遗传及育种、药效动力学研究等领域都得到了充分应用,有着广阔的前景。

(宗金宝 孙桂荣 李 红 迟红梅 亓 敏)

参考文献

[1] 吴丽娟. 流式细胞术临床应用 [M]. 北京：人民卫生出版社，2020：2.

[2] GUCKER F T，O'KONSKI C T，PICKARD H B，et al. A photoelectronic counter for colloidal particles[J]. J Am Chem SOC，1947（69）：2422-2431.

[3] DITTRICH W，GOHDE W. Impulsfluorometrie ber einzelzellen in suspensionen[J]. Z Naturforsch，1969（24b）：360-361.

[4] HULETT H R，BONNER W A，BARRETT J，et al. Cellsorting：automated separation of Mammalian cells as a function of intracellular fluorescence[J]. Science，1969，166（3906）：747-749.

[5] BONNER W A，HULETT H R，SWEET R G，et al. Fluorescence activated cell sorting[J]. Rev Sci insrum，1972，43（3）：404-409.

[6] 航海英，刘春春，任丹丹. 流式细胞术的发展、应用及前景 [J]. 中国生物工程杂志，2019，39（9）：68-83.

[7] MONTANTE S，BRINKMAN R R. Flow cytometry data analysis：Recent tools and algorithms[J]. Int J Lab Hematol，2019，41（Suppl 1）：56-62.

[8] SCHMIT T，KLOMP M，KHAN M N. An Overview of Flow Cytometry：Its Principles and Applications in Allergic Disease Research[J]. Methods Mol Biol，2021（2223）：169-182.

[9] TELFORD W G. Overview of Lasers for Flow Cytometry[J]. Methods Mol Biol，2018（1678）：447-479.

[10] 杭海英，刘春春，任丹丹. 流式细胞术的发展、应用及前景 [J]. 中国生物工程杂志，2019，39（9）：68-83.

[11] BÜSCHER M. Flow Cytometry Instrumentation：An Overview[J]. CurrProtocCytom，2019，87（1）：e52.

[12] MCKINNON K M. Flow Cytometry：An Overview[J]. CurrProtocImmunol，2018，120（5）：1-11.

[13] ADAN A，ALIZADA G，KIRAZ Y，et al. Flow cytometry：basic principles and applications[J]. Crit Rev Biotechnol，2017，37（2）：163-176.

[14] 姬超，康媛，张月宁，等. 异甘草素对宫颈癌细胞生物学特性及 mTOR/P70S6K 信号通路的影响 [J]. 中国妇幼保健，2021，36（11）：2630-2633.

[15] VILLAS B H. Flow cytometry：an overview[J]. Cell Vis，1998，5（1）：56-61.

[16] LI Z，LI P，XU J，et al. Hydrodynamic flow cytometer performance enhancement by two-dimensional acoustic focusing[J]. Biomed Microdevices，2020，22（2）：27.

[17] IBRAHIM S F，ENGH G. Flow cytometry and cell sorting[J]. Adv Biochem Eng Biotechnol，2007（106）：19-39.

[18] BARTENEVA N S，FASLER-KAN E，VOROBJEV I A. Imaging flow cytometry：coping with heterogeneity in biological systems[J]. J Histochem Cytochem，2012，60（10）：723-33.

[19] ORNATSKY O，BANDURA D，BARANOV V，et al. Highly multiparametric analysis by mass cytometry[J]. J Immunol Methods，2010，361（1-2）：1-20.

[20] MORGAN E，VARRO R，SEPULVEDA H，et al. Cytometric bead array：a multiplexed assay platform with applications in various areas of biology[J]. Clin Immunol，2004，110（3）：252-266.

[21] MCKINNON K M. Multiparameter Conventional Flow Cytometry[J]. Methods Mol Biol，2018（1678）：139-150.

[22] MURA M，CHAUDHURY S，FAROOQ F，et al. Optimized flow cytometric protocol for the detection of functional subsets of low frequency antigen-specific CD4[+] and CD8[+] T cells[J]. MethodsX，2020（7）：101005.

[23] 陈朱波，曹雪涛. 流式细胞术：原理、操作及应用 [M]. 北京：科学出版社，2021：31.

[24] GARNER D L, EVANS K M, SEIDEL G E. Sex-sorting sperm using flow cytometry/cell sorting[J]. Methods Mol Biol, 2013(927): 279-295.

[25] TANG W, JIANG D, LI Z, et al. Recent advances inmicrofluidic cell sorting techniques based on both physical and biochemical principles[J]. Electrophoresis, 2019, 40(6): 930-954.

[26] 吴后男. 流式细胞术原理与应用教程 [M]. 北京: 北京大学医学出版社, 2008: 31-32.

[27] 刘艳荣. 实用流式细胞术 血液病篇 [M]. 北京: 北京大学医学出版社, 2010: 41-43.

[28] ADAN A, ALIZADA G, KIRAZ Y, et al. Flow cytometry: basic principles and applications[J]. Crit Rev Biotechnol, 2017, 37(2): 163-176.

[29] MONTANTE S, BRINKMAN R R. Flow cytometry data analysis: Recent tools and algorithms[J]. Int J Lab Hematol, 2019, 41(Suppl 1): 56-62.

[30] SUO Y, GU Z, WEI X. Advances of In Vivo Flow Cytometry on Cancer Studies[J]. Cytometry A, 2020, 97(1): 15-23.

[31] DELMONTE O M, FLEISHER T A. Flow cytometry: Surface markers and beyond[J]. J Allergy Clin Immunol, 2019, 143(2): 528-537.

[32] MA C S, TANGYE S G. Flow Cytometric-Based Analysis of Defects in Lymphocyte Differentiation and Function Due to Inborn Errors of Immunity[J]. Front Immunol, 2019(10): 2108.

[33] SALEM D A, STETLER-STEVENSON M. Clinical Flow-Cytometric Testing in Chronic Lymphocytic Leukemia[J]. Methods Mol Biol, 2019(2032): 311-321.

[34] BLASI T, HENNIG H, SUMMERS H D, et al. Label-free cell cycle analysis for high-throughput imaging flow cytometry[J]. Nat Commun, 2016(7): 10256.

[35] TELFORD W G. Multiparametric Analysis of Apoptosis by Flow Cytometry[J]. Methods Mol Biol, 2018(1678): 167-202.

[36] 潘越, 胡思宏, 王佳鑫, 等. 华蟾毒它灵通过线粒体途径引起肝癌细胞凋亡 [J]. 中国病理生理杂志, 2021, 37(4): 646-653.

[37] WANG W, CHEN L C, QIAN J Y, et al. MiR-335 promotes cell proliferation by inhibiting MEF2D and sensitizes cells to 5-Fu treatment in gallbladder carcinoma[J]. Eur Rev Med Pharmacol Sci, 2019, 23(22): 9829-9839.

[38] ALVAREZ K L F, POMA-ACEVEDO A, FERNÁNDEZ-SÁNCHEZ M, et al. An EdU-based flow cytometry assay to evaluate chicken T lymphocyte proliferation[J]. BMC Vet Res, 2020, 16(1): 230.

第十一章
时间分辨荧光免疫分析

第一节　时间分辨荧光免疫分析概述

时间分辨荧光免疫分析技术属于标记免疫分析的一种。荧光免疫分析和放射免疫分析经历了近半个世纪的发展，荧光免疫分析因自然本底较高，干扰结果测定；放射免疫分析采用同位素标记，对人体有危害并给实验带来不便。20 世纪 70 年代末、80 年代初，人们开始研究用镧系元素代替荧光物质和同位素标记蛋白质或抗体，将时间分辨技术引入生物检测领域，建立了新型的超微量时间分辨荧光免疫分析技术。该技术采用多学科先进技术，集结了其他免疫分析的优点，在免疫学、分子生物学、细胞学和医学等领域，取得了长足的发展和广泛应用。

时间分辨荧光免疫分析（TRFIA）又称解离 - 增强 - 镧系荧光免疫分析（DELFIA），主要特点是所用示踪物采用镧系元素（如铕的三价离子 Eu^{3+}）或其螯合物对抗体或抗原进行标记，代替传统使用的放射性核素、酶、大分子荧光底物和发光底物；时间分辨荧光计特定的延迟时间，待测血清、容器、样本管和其他成分的短半衰期荧光衰变后再测量样本浓度，就只存在 Eu^{3+} 标记物的特异性荧光，即通过时间分辨，能完全消除各种非特异性荧光物质的干扰，最大限度提高荧光信号测量的特异性和检测方法的灵敏度。同时，镧系荧光激发光波长范围较宽，尤其利于增高激发能，提高标记物的比活性，加上镧系荧光的发射光波峰窄，进一步降低了本底。此外，单位分子的镧系粒子所释放的荧光信号远远超过 ^{125}I 原子所释放的信号，检测灵敏度超过了放射免疫法，实现了分析方法灵敏度的突破，最低检测限可达 10^{-19}mol/L。加之标记物体积很小（为原子标记），标记后不会影响被标记物的空间立体结构，既保证了被检测物质的稳定性（尤其对蛋白质的影响更小），又可实现多位点标记。

镧系标记物具有稳定性好、可长期保存、无环境污染等优点。同位素标记受半衰期和自身辐射分解的影响，试剂盒只有较短的货架寿命；多次标记还会造成批间误差；同时还存在放射性废物处理等问题。酶标记因酶的纯度和反应过程易受各种因素的干扰，不易标准化。荧光标记检测灵敏度低，测定过程因荧光本底高而不易排除，导致结果准确性差。镧系离子可以被二乙胺四乙酸（EDTA）等螯合剂螯合，形成稳定的螯合物，标记物制作简单。一旦将铕标记在抗体或抗原分子上，这种标记物可以经受洗涤等处理而不脱落。Eu^{3+} 在酸性增强溶液环境中，受到激发就能产生强烈荧光信号。标记一次，可供 1~2 年使用。

标记物的准确度高，可对标记物进行多次激发，通过对每次激发的荧光信号累加后取平均值的办法，可大大提高检测的准确度；多位点标记技术使检测更灵敏，一个试剂盒能够同时检测 2 种或 2 种以上的项目。此外，TRFIA 还具有操作方法简便、标记物制备容易等优点。

Eu^{3+} 不能直接连接至蛋白质分子上，需要一个具有多羧基的双功能基团螯合剂起桥联作用，螯合剂

一端与 Eu^{3+} 连接，另一端与抗原或抗体分子上的酪氨酸或组氨酸的氨基连接。用于标记的螯合剂有异硫氰酸苯基 -EDTA、异硫氰酸苯甲基 -DTTA、P- 异硫氰基苄基 -DTTA、二乙烯三胺五醋酸氨基苯基 -EDTA 等。Eu^{3+} 螯合物在水溶液中很容易和抗体 IgG 或半抗原 - 蛋白结合物中的氨基以共轭双键相结合，制成 Eu 标记物。抗体与待测抗原反应后生成免疫复合物，但这种复合物在水中的荧光强度很弱，需要加入荧光增强液，使复合物中的 Eu^{3+} 解离出来。自由的 Eu^{3+} 被增强液中的另一种螯合剂（β- 二酮体）所螯合，在协同剂等其他成分的作用下，形成一个 Eu^{3+} 在内部，增强荧光效力可达 100 万倍的复合物。复合物中的 Eu^{3+} 离子，在紫外光（340nm）激发下，发出高强度的荧光（613nm）信号，可用时间分辨荧光仪记录。由于采用时间分辨光谱技术，从时间、空间区域上提取荧光信号，是本方法超高灵敏度的主要原因（图 2-11-1）。

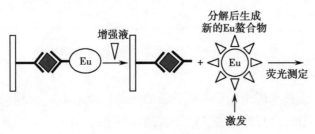

图 2-11-1 DELFIA 示意图

在 TRFIA 技术中，供标记用的主要是 Eu^{3+}，其次是 Sm^{3+}。其螯合物经紫外光激发不仅发出的荧光强度高，而且荧光衰变时间也长，Eu^{3+} 和 Sm^{3+} 的荧光衰变时间分别为 7.14×10^{5} 纳秒和 4.1×10^{4} 纳秒。而样品或试剂中的蛋白质类，以及最常用荧光素的自然本底荧光衰变时间仅为 1～10 纳秒（表 2-11-1）。

表 2-11-1 部分荧光体和蛋白质的荧光衰变时间

荧光物质	荧光衰变时间 /ns
人血清白蛋白	4.1
细胞色数 C	3.5
球蛋白、血红蛋白	3.0
荧光素 - 异硫氰酸	4.5
丹磺酰氯	14.0
二氯三嗪氨基荧光素	4.5
苯胺基萘黄酸	16.0
N-（3- 芘）马来酰亚胺	100
铕的螯合物	7.14×10^{5}

自然本底荧光和镧系离子螯合物的荧光衰变相差 4～5 个数量级。如此大的差距，在专用时间分辨荧光计上，利用延迟测量时间，待短半衰期荧光完全衰变后，所测信号完全是 Eu^{3+} 螯合物的特异性荧光。

Eu^{3+} 螯合物另一荧光特征是斯托克斯（Stokes）位移大，即激发光为 337.1nm，发射光为 613nm，峰位移达 270nm。而且此荧光的发射光谱峰波长范围很窄，小于 10nm，故所测荧光均为 Eu^{3+} 特异荧光信号（图 2-11-2）。

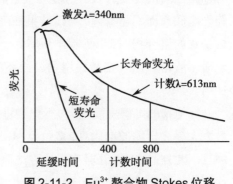

图 2-11-2 Eu^{3+} 螯合物 Stokes 位移

第二节　时间分辨荧光免疫分析类型及技术原理

时间分辨荧光免疫分析体系可分为非均相时间分辨荧光免疫分析和均相时间分辨荧光免疫分析。

一、时间分辨固相免疫分析

时间分辨固相免疫分析灵敏度不高，目前应用较少，主要代表有加拿大 Cyber Fluor 公司生产的荧光分析仪，故也称为 Cyber fluor 分析系统，以乳白色微量滴定条为载体包被抗体或抗原，利用 4,7- 二氯磺基苯 -1,10- 二氮杂菲 -2,9- 二羧酸螯合剂（BCPDA）分子结构中所含两个氯磺基和蛋白质分子上的氨基以共价键结合，而其分子上的两个异芳香基和两个羧基共同构成螯合 Eu^{3+} 的部位。BCPDA-Eu^{3+} 螯合物经紫外光 337.1nm 激发可发出非常强的荧光信号，荧光寿命为 0.44～0.76μs，磷酸盐对荧光有很强的猝灭作用。将 BAS 和 BCPDA 标记链霉亲和素的高比活性结合，建立直接固相法。由于 BCPDA-Eu^{3+} 自身的增强作用，加上 BAS 的放大作用，不必加增强溶液，可直接用 Cyber fluor-615 型荧光分析测量固相载体上的标记物荧光。

二、解离增强荧光免疫分析

解离增强荧光免疫分析按待测物的不同，可分为夹心法和竞争法两种。夹心法只限于蛋白质、酶和蛋白类激素、病原微生物抗原或抗体等大分子化合物的检测。竞争法主要用于小分子半抗原类化合物的测定。两者共同的测量原理是 Eu^{3+} 示踪物的时间分辨荧光测量，不同之处是免疫反应模式。

1. 双位点夹心法　标准品或待测物先和固相抗体反应，洗涤后再加入 Eu^{3+} 标记抗体，再次温育，生成 Eu^{3+} 标记抗体 - 抗原 - 固相抗体复合物。充分洗涤后加入增强液，最后测荧光强度，反应原理见图 2-11-3。所测量的荧光强度和待测物的浓度成正比。

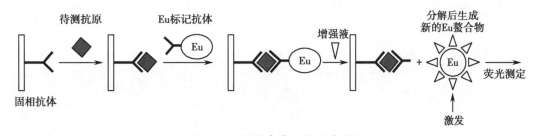

图 2-11-3　双位点夹心法反应原理

2. 四层夹心法　该法是在双位点夹心法基础上的新技术。待测物先和固相抗体反应，洗涤后再和生物素化抗体（Ab-B）反应，最后加入 Eu^{3+} 标记链霉亲和素（SA-Eu^{3+}），生成四层夹心复合物。充分洗涤后加入增强液，测量荧光强度。反应原理与双位点夹心法基本相似。此方法的主要优点是生物素化抗体容易制备、稳定性好。

3. 固相抗体竞争法　该法是最初建立的测定甲状腺激素、甾体激素等半抗原小分子化合物的竞争性 TRFIA 技术，多采用第一抗体固相法。近年来为了试剂盒生产上的方便，主要以包被第二抗体固相法代替，其优点是固相第二抗体适用于多指标的检测。固相第二抗体实际上是一种通用分离剂，分离 Eu^{3+} 标记物和 Eu^{3+}- 抗原 - 抗体复合物，其反应原理见图 2-11-4。测量荧光强度和待测样品中的激素浓度成反比。

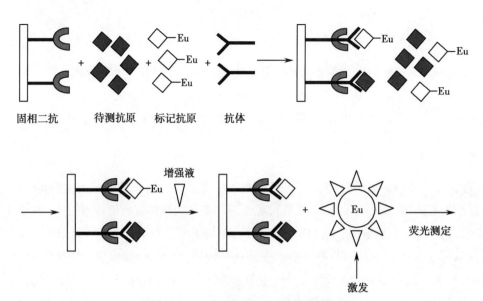

固相二抗　　　待测抗原　　　标记抗原　　　抗体

图 2-11-4　固相抗体竞争法反应原理

4. 固相抗原竞争法　小分子半抗原化合物不能直接包被于固相载体，必须经化学偶联法以共价键与牛血清白蛋白或其他蛋白载体相结合，制成半抗原 - 蛋白质结合物，才可包被微量滴定孔，制成固相抗原。其测定原理是固相抗原和样品中的待测物共同竞争限量的 Eu^{3+} 标记抗体，样品中的待测物越多，则 Eu^{3+} 标记抗体结合到固相上的量越少，故待测物浓度和荧光强度成反比，反应原理见图 2-11-5。

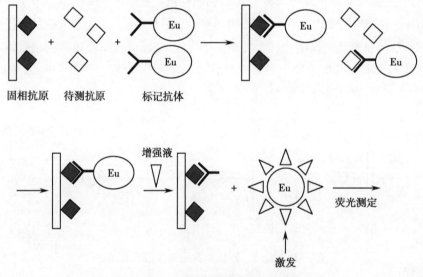

固相抗原　　　待测抗原　　　标记抗体

图 2-11-5　固相抗原竞争法反应原理

5. 顺序结合法　顺序结合法又称反相滴定法，实际上和放射免疫分析法中"非平衡法"的基本操作程序及反应原理完全相同。其主要目的在于进一步提高方法的灵敏度，以适应样品中低浓度物质的测定。以测血清 FT_4 为例，先以纯化抗 IgG 包被微量滴定条（板），制成固相二抗，将标准液或血清样品和抗 T_4 单抗（鼠抗 T_4）加至固相二抗孔中，温育后洗涤，然后加入 Eu^{3+} 标记 T_4 衍生物。Eu^{3+} 标记 T_4 与剩余单抗结合位点结合，反应过程见图 2-11-6。

三、酶放大时间分辨免疫分析

酶放大时间分辨免疫分析法是将酶放大与 TRFIA 相结合的一种超灵敏生物分析法，由 Diamandis 等

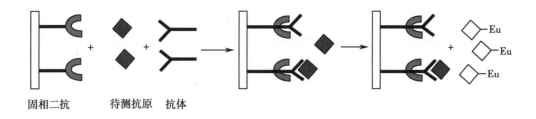

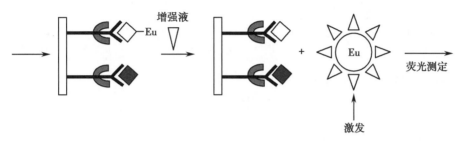

图 2-11-6　顺序结合法反应原理

在 Bobrow 等的工作基础上提出。酶放大 TRFIA 的基本原理为,将捕捉蛋白包被于微孔板后依次加入分析物和生物素标记的检测抗体,再向体系中加入链霉亲和素标记的酶如碱性磷酸酶(ALP),通过 ALP 的作用将水杨酸磷酸盐转变为相应的水杨酸衍生物。常用的 ALP 底物为 5- 氟水杨酸磷酸酯(5-FSAP),ALP 可将其分解为 5- 氟水杨酸(5-FSA),5-FSA 与镧系元素(Tb^{3+})在碱性条件下和乙二胺四乙酸(EDTA)形成强荧光络合物,直接测定荧光,通过测量荧光强度可计算出待测物质的含量(图 2-11-7)。酶放大 TRFIA 集中了酶放大、生物素、链霉亲和素以及镧系元素的优点,因此是一种超灵敏、无放射性污染、无须外加增强液的分析方法。

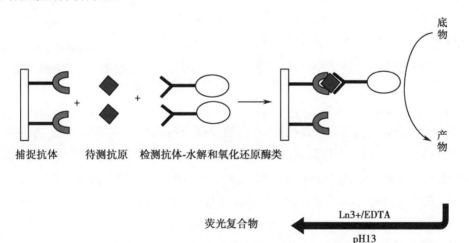

图 2-11-7　酶放大时间分辨免疫分析法

四、基于时间分辨荧光共振能量转移

荧光共振能量转移(fluorescence resonance energy transfer,FRET)是指在两个不同的荧光基团中,如果一个荧光基团(供体 D)的发射光谱与另一个基团(受体 A)的吸收光谱有效重叠,当这两个基团间的距离满足一定条件时(一般小于 10nm),能量由处于激发态的供体通过偶极 - 偶极相互作用以非辐射方式传递到处于基态的受体,使供体的荧光强度比其单独存在时低得多(荧光猝灭),而受体发射的荧光却大大增强(敏化荧光)。基于 FRET 的 TRFIA 是以镧系元素螯合物为供体,有机荧光团或荧光蛋白为受体,

分别与抗原和抗体进行标记，抗原与抗体的特异性结合使得供体和受体间的距离缩短，能量由供体转移至受体，通过测量受体的时间分辨荧光强度进行蛋白质和半抗原的测定。这种方法不仅可有效除去背景荧光（包括散射光和生物分子的自身荧光等），而且能避免由于微粒的光漫射或内滤效应带来的光学干扰以及猝灭带来的局限性。此外，FRET 使得荧光的 Stokes 位移比单一镧系元素螯合物的 Stokes 位移大，降低了激发光谱的干扰，灵敏度更高，且适用于复杂体系。FRET 的这些特性被应用于核酸降解、寡核苷酸从核糖体上开释等方面。在 FRET 体系中，荧光材料的选择至关重要。能用于 FRET 体系的荧光物质包括有机染料、生物材料和无机材料等。以磷酸三丁酯（TBP）Eu^{3+} 和别藻蓝蛋白（APC）为标记物建立的荧光共振能量转移 TRFIA 是目前成功的均相分析体系之一。别藻蓝蛋白是一个 105kDa 的藻胆蛋白三聚物，量子产率为 68%，可有效得到 Eu 螯合物荧光共振能量转移产生的能量。随后，一种在别藻蓝蛋白基础上进行改良的有机染料被应用，其体积比别藻蓝蛋白小 100 倍，可避免分子活性受到影响，试验表明更小的受体可显著增加 FRET 的稳定性，从而提高灵敏度。

五、基于纳米颗粒的荧光检测方法

将纳米颗粒与 TRFIA 相结合，建立一种高灵敏的检测方法，其基本原理是将镧系元素螯合物包埋入纳米颗粒，并在其表面包裹生物分子，再与捕捉蛋白和待测物形成三元复合体，最后加入增强液测量荧光强度（图 2-11-8）。这种方法结合了纳米粒子、镧系元素的优点，可使更多的发光分子连接在生物分子上起到信号放大作用，还可克服外界环境对镧系元素的影响，增加反应的灵敏度。包裹了镧系元素的聚苯乙烯纳米粒子已在特异性抗原试验中得到应用，该法与传统 Eu 标记的链霉亲和素相比，灵敏度提高了 100 倍。研究者用这种纳米粒子通过不同方式测定前列腺特异性抗原（PSA）的浓度，还用于检测血清中 PSA 含量，均取得了较满意的结果。标记了纳米微粒的 IgG 也被用于检测疱疹病毒和乙型肝炎病毒表面抗原（HBsAg）。近年来，掺杂了 Eu 和 Sm 的二氧化硅纳米粒子被用于人和鼠的双镧系元素免疫分析，为纳米时间分辨荧光免疫分析提供了新的发展方向。二氧化硅纳米粒子与基于乳胶的纳米粒子相比，具有提高水的溶解度和化学偶合程度等优

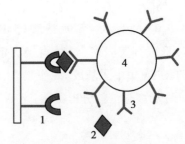

1 捕获抗体　2 待测物　3 检测抗体　4 Eu纳米颗粒

图 2-11-8　基于纳米颗粒的荧光检测方法

势。Eu 纳米技术已用于炭疽病毒保护性抗原（PA）的检测，该试验将单克隆抗 -PA 抗体包被于微孔板，用于捕捉样品中的炭疽 PA。PA 蛋白与兔抗 PA 抗体和生物素化的羊抗兔抗体形成"三明治"结构，被链霉亲和素（SA）修饰的 Eu^{3+} 金纳米颗粒识别并结合到此生物素化的抗原 - 抗体复合物上，加入生物素化的抗 -SA 抗体和 Eu^{3+} 标记的链霉亲和素分子可以提高结合物的信号强度。该方法与 ELISA 相比，灵敏度提高了 100 倍。在样品的检测中，此方法与 ELISA 的阳性检出率分别为 100%（11/11）和 36.4%（4/11）。另外，研究者将金纳米颗粒用于双酚 A 的测定，结果显示，该方法的检出限比已报道方法降低了 4 个数量级，说明在双酚 A 的测定方面具有高灵敏度的特点。

有研究采用时间分辨荧光技术，以乳胶颗粒作为示踪剂，建立李斯特菌属的免疫检测方法。试验将被生物素化的抗李斯特菌鞭毛特异性单克隆抗体包被于链霉亲和素处理过的微孔板中，随后加入完整细菌细胞样品和纳米微粒，纳米粒子与鞭毛接触形成链状，再经过热休克处理使细胞破裂，鞭毛断裂为各个小片段，在微孔板中形成抗体 - 鞭毛 - 纳米微粒的"三明治"结构，灵敏度提升至 20CFU/ml。这项技术可缩短李斯特菌属的检测时间，还可用于其他细菌检测。将纳米粒子引入均相体系，形成均相纳米检测体系。包含大量 Eu 螯合物的纳米粒子与传统镧系元素标记物相比具有很高的比活度，如果将这种纳米粒子用于均相体系作为能量供体，大量 Eu 螯合物结合到纳米粒子上，将轮流激发能量受体。已将均相纳

米技术用于雌二醇的免疫分析,试验将 17β- 雌二醇特异重组抗体 Fab 包被在 92nm Eu 螯合物染色纳米粒子上,作为能量供体,雌二醇与近红外的染料 Alexa Fluor 680 结合作为能量受体。试验证明,该方法特异性和灵敏度都很好,且易实现自动化,也可用于其他小分子的快速检测。随后,通过试验证实,在聚苯乙烯的疏水性保护下,纳米 Eu 螯合物与单独的 Eu 螯合物相比,在对抗混合物干扰方面有更好的耐受性。此外,在生物亲和性反应试验中,金属离子和不同 pH 环境对标记荧光均无影响。分别把可溶性 Eu 螯合物和包含 Eu 螯合物的聚苯乙烯纳米颗粒作为能量供体进行考查,结果表明,引入纳米颗粒的方法,其检出限是普通可溶性 Eu 螯合物的 20 倍左右。

第三节 镧系元素标记物的制备

一、镧系元素螯合物标记抗体的制备

良好的纯化抗体要求 Eu^{3+} 标记物必须具有高比活度,又不损伤抗体或抗原的免疫活性。标记方法是利用双功能基团螯合物,既可以标记抗体又可以标记抗原。标记抗体更具有优势,尤其在固相夹心法中,这是因为纯化抗体比纯化抗原更容易,并且标记抗体也容易进行。抗体 IgG 上具有可供标记试剂偶联的酪氨酸和组氨酸残基,标记方法操作简便,容易掌握。如采用标记第二抗体或标记链霉亲和素的方法,还可以作为通用试剂,并且具有放大作用,有利于提高分析灵敏度。

1. 抗体 多克隆抗血清,经饱和硫酸铵分级提纯,再经过亲和层析,获得具有抗体活性的 IgG(或 IgG 片段)。单克隆抗体也要经过硫酸铵提纯、离子交换柱层析,并防止复溶后 IgG 沉淀。

2. 稀土元素 选择铕或铽较为理想,取三氯化铕($EuCl_3$)或三氯化铽($TbCl_3$),用 50mmol/L、pH 为 6.0 的柠檬酸缓冲液配成 33mmol/L 的应用液。

3. 双功能基团螯合剂 双功能基团螯合剂可通过人工合成,其作用在于,一端能和镧系元素联接(或称螯合),而另一端则能和抗体或抗原分子上的氨基(酪氨酸、组氨酸)联接,形成镧系元素三价离子标记的螯合物。常用的双功能螯合剂有:异硫氰酸 - 苯基 - 二乙胺四乙酸(EDTA)、二乙烯三胺五乙酸(DTPA)、N-[异硫氰酸 - 苯基]- 二乙烯三胺四乙酸(DTTA)、氨基 - 苯基 -EDTA、1-(p- 苯偶氮)-EDTA 等。EDTA 是一类溶解度高和稳定性强的螯合剂。

4. 双功能基团螯合剂对抗体免疫活性的影响 采用重氮化氨基苯基 -EDTA 作为螯合剂时,当每克分子抗体 IgG 标记 5 个以上的 Eu^{3+},会引起标记抗体的凝集,使 IgG 自身免疫活性下降。若用异硫氰基 -EDTA 代替氨基苯基 -EDTA,即使每克分子抗体 IgG 标记 1 520 个 Eu^{3+},也不会降低抗体的免疫活性和溶解度。值得指出的是,具有 7 个配位基的 p-[异硫氰酸 - 苯基]-DTTA 的 N1 异构体,当与 Eu^{3+} 螯合时,会形成比相应 EDTA 衍生物更稳定的 Eu^{3+} 螯合物,而且在酸性增强溶液中能很快分解出 Eu^{3+},分解速度甚至比 EDTA 或 DTTA 衍生物更快。因此,后续的 TRFIA 几乎都利用 N1-p-[异硫氰酸 - 苯基]-DTTA 来制备 Eu^{3+} 标记物。

二、标记化合物的制备

双功能基团螯合剂的共同特点是分子内或带氨基酸多羧酸,或带芳香胺多羧酸,或带异硫氰酸基等活性联接基团。这些螯合剂与 Eu^{3+} 螯合的能力很强,因而标记共轭物比活度也很高(高于 RIA 所用标记物的比活度),有利于提高分析的灵敏度。

镧系元素通过螯合的方法标记抗体,主要与抗体中个别基团结合,而不会引起抗体免疫活性、溶解

度、稳定性、亲和力及特异性等方面改变,采用温和联接方法和水溶液环境体系,可提高联接率。

双功能基团与抗体联接的方法包括:重氮法、碳二亚胺缩合法、异硫氰酸法。标记抗体的方法可分为一步标记法(或直接标记法)和两步标记法(或间接标记法)。

(一)一步标记法

取 1mg 纯化的单克隆抗体 IgG(1mg/ml),加入 250~350μg 的 Eu^{3+}-[异硫氰酸 - 苯基]-EDTA,用 NaOH 调 pH 至 9.5,置 4℃反应过夜。反应液经柱层析分离,用 50mmol/L、pH 为 7.75 的 Tris-HCl 缓冲液淋洗,收集 OD_{280nm} 部分的洗脱液,加入 1ml BSA(1mg/ml),置 4℃保存并测定 Eu^{3+} 浓度,计算每分子 IgG 掺入 Eu^{3+} 的摩尔数和标记率。采用重氮法的氨基苯基 EDTA 时,克分子标记率仅为 5 Eu^{3+}/IgG 分子;用异硫氰酸苯基 EDTA 时,标记率大大提高,可达 15~20 Eu^{3+}/IgG 分子,而且不降低标记复合物的免疫活性和溶解度。

(二)两步标记法

将抗体 IgG 先和螯合剂结合,再和 Eu^{3+} 螯合。取 100μl 纯化单克隆抗体 IgG(10mg/ml),加入 260μg DTPA,两者的克分子比值(IgG/DTPA)为 1/200,立即磁力搅拌混匀,1 分钟后用 NaOH 调 pH 至 7.0,再继续反应 30 分钟。反应液经 50mmol/L、pH 为 6.0 的柠檬酸缓冲液透析 24 小时以上,除去多余 DTPA,另取 25~50μl 的 $EuCl_3$(33mmol/L)加至透析的 IgG-DTPA 中,室温下搅拌 30 分钟,取出反应液加至层析柱中,收集 OD_{280nm} 蛋白部分,放置 4℃保存并测定 Eu^{3+} 或 Tb^{3+} 含量,计算标记的克分子比值。用本法平均每个 IgG 分子结合 3 个 Eu^{3+} 或 Tb^{3+} 离子。

三、镧系元素螯合物标记抗原的制备

镧系元素螯合物既可以标记抗体,也可以标记抗原,建立液相或固相竞争结合 TRFIA 分析法。以下以白蛋白(ALB)抗原为例阐述制备过程。

(一)试剂

1. 三氯化铕($EuCl_3$)溶液 称取 58.08mg Eu_2O_3,用 1mol/L 的 HCl 搅拌至溶解,用 0.1mol/L 的 NaOH 调 pH 至 4.0,再加蒸馏水,配成 33mmol/L 应用液,4℃放置备用。

2. 增强溶液 取 68mmol/L 邻苯二甲酸氢钾(1.39g)、50μmol/L 辛烷基磷化氢的氧化物(TOPO)、15μmol/L β- 萘酰三氟丙酮(β-NTA)、1ml Triton X-100 加高纯度去离子水至 700ml,完全溶解后,加入 100mmol/L 冰醋酸(5.9ml),高纯度去离子水定容至 1 000ml,测得 pH 为 3.2,4℃避光保存。

(二)标记方法

ALB 抗原 Eu^{3+} 标记物的制备 称取 0.5mg 人 ALB 溶于 100μl pH 为 7.5 的生理盐水中,加入 0.5mg 人工合成的二乙烯三胺五醋酸酐(DTPA 酐),立即混匀,室温反应 40 分钟,不时振摇,随后加入 100μl $EuCl_3$,混匀后放置室温反应 40 分钟,间隔混匀数次,4℃放置 3 小时,将反应液过层析柱,用缓冲液淋洗,收集有 OD_{280nm} 值的蛋白样品,4℃保存。若不用层析柱分离,还可用 pH 为 7.4 的生理盐水透析 3 天,间隔更换透析液多次,以除去游离的 Eu^{3+} 离子。

四、镧系元素螯合物标记亲和素的制备

生物素(biotin)是动植物体内广泛存在的一种维生素 H。亲和素(avidin)或称抗生物素,是一种碱性卵清糖蛋白,含有四个相同的亚基。每个亲和素可同时结合 4 个生物素分子,故亲和素是一个多价分子,具有放大作用。

(一)链霉亲和素

链霉亲和素(SA)是一种特殊的亲和素,可从链霉菌属蛋白肉汤培养物中提取,是分子量为 60 000kDa

的大分子蛋白。与从蛋白中提取的亲和素一样,具有 4 个高亲和力的生物素结合部位,但很少有低聚糖基成分,可保持中性等电点,避免组织非特异性吸附,这一点有别于亲和素。Eu^{3+} 螯合亲和素或链霉亲和素可作为通用示踪剂,也可用于多种生物活性物质的测定,为大量样品检测提供了方便。亲和素对生物素有很强的亲和力,亲和常数高达 $10^{15}L/mol$,比抗原对抗体的亲和力高百万倍。两者结合极其稳定,不易解离。

镧系元素螯合物标记链霉亲和素方法,是采用加拿大多伦多大学推出的 TRFIA 分析系统,又称为 Cyber Fluor 系统,该系统引用一种新型螯合剂:4,7- 二氯苯酚磺酸基 -1,10- 菲洛林 -2,9- 二羧酸,简称 BCPDA。该系统的特点是,既可以消除外源性镧系元素的污染,又可以简化分析步骤。具体标记方法如下:取 5mg 链霉亲和素溶于 33ml 0.1mol/L、pH 为 9.1 的碳酸盐缓冲液中,为 A 液;另取 7mg BCPDA-Eu^{3+} 螯合物溶于 200μl DMF 中,为 B 液。将 A 液置于磁力搅拌器上,缓慢滴加 B 液,室温下磁力搅拌反应 1 小时,用 5L 0.1mol/L 的 $NaHCO_3$ 透析 3 次,或过层析柱。使用前,用 50mmol/L、pH 为 7.8 的 Tris-HCl 缓冲液(含 0.1%BSA、0.09%NaCl、0.01%NaN_3、0.01% 柳硫汞)按 1∶50 稀释 Eu^{3+} 标记物,使最终浓度达 10μmol/L。收集反应液,0~4℃保存备用。

(二)DNA 探针中的镧系元素螯合物标记链霉亲和素的制备

标记步骤:取 1.0mg 链霉亲和素,溶于 500μl 浓度为 50mmol/L、pH 为 9.6 的碳酸盐缓冲液,加入相当于 100 个摩尔当量的过量异硫氰酸苯基 EDTA-Eu^{3+} 螯合物,混匀,4℃反应过夜,反应液过层析柱,纯化链霉亲和素 -Eu^{3+},再用 50mmol/L、pH 为 7.75 的 Tris-HCl 缓冲液(含 0.9%NaCl)淋洗,以除去未标记的 Eu^{3+}。

用 Eu^{3+} 标记的链霉亲和素测定生物素化 DNA 时发现,Eu^{3+}/SA 比值非常重要。当 Eu^{3+}/SA 比值等于 10 时,信号 / 噪声为 25,最适宜;当 Eu^{3+}/SA 比值大于 10 时,信号 / 噪声反而下降至 18,本底噪声增加,信号没有增加或明显增加,从而降低检测灵敏度。此外,Eu^{3+}/SA 比值增大,还会影响生物素与标记物链霉亲和素的亲和反应。

五、镧系元素螯合物标记小分子半抗原的制备

镧系元素螯合物在标记小分子半抗原之前,小分子半抗原需经一定化学修饰,再与载体蛋白偶联。最后通过双功能螯合剂的基团与载体蛋白上游离氨基酸以共价键结合,同时双功能螯合剂又与镧系离子(Eu^{3+})以非共价键螯合。常用的双功能基团螯合剂有 DTPA 酐、异硫氰酸苯基 -EDTA、异硫氰酸苯基 -DTTA。镧系元素螯合物标记小分子半抗原的方法有以下几种。

(一)标记链霉亲和素法

具体方法参见"四、镧系元素螯合物标记亲和素的制备"相关内容。

(二)多荧光标记法

将甲状腺球蛋白 TG 首先与 BCPDA 标记,再与 SA 相联接,测得标记化合物 SA-TG-BCPDA 中各成分构成比例为 1∶1∶160,即 1 个 TG 分子结合 160 个 BCPDA 分子,在过量 Eu^{3+} 存在的情况下,1 个标记复合物产生的荧光相当于 900 个 BCPDA-Eu^{3+} 螯合物。因此多荧光标记螯合物的荧光信号可以增强 6 倍。

(三)标记半抗原蛋白质载体法

小分子半抗原时间分辨荧光免疫分析,可以将 Eu^{3+} 螯合物标记在与半抗原偶联的蛋白质载体上,详见"镧系元素螯合物标记白蛋白"部分相关内容。此类方法往往需要将抗原抗体复合物与游离螯合物分离,故又称为非均相法。

(四)直接标记小分子半抗原

Eu^{3+} 螯合物直接标记在小分子半抗原上,标记方法常因半抗原种类不同而不同,所以应用受到限制。测定时,将第一抗体包被于固相材料上,加入标准抗原,此标记抗原与非标记抗原共同与固相抗体产生

竞争结合反应。此方法也可以包被第二抗体(或 SPA),先加入第一抗体,与固相二抗产生免疫反应后,经洗涤,再加入标准(或待测)抗原、Eu^{3+} 标记抗原,产生免疫反应。包被第二抗体有利于测定不同的抗原,具有通用性等优点。

六、Eu^{3+}-W1174 螯合物标记小分子抗原法

用 Eu^{3+}-W1174 螯合物直接标记小分子抗原,关键试剂为 W1174 螯合剂,由芬兰 Wallac 有机化学实验室合成。W1174 螯合剂特点为,分子中既含有可联接小分子的功能基团,又含有能吸收激发光并传递光能至 Eu^{3+} 的芳香基团。因此,Eu^{3+}-W1174 螯合物标记小分子半抗原较容易和简便。但 W1174 螯合剂中芳香基团能量吸收和传递特性,常受免疫反应体系的影响。当在含有白蛋白弱酸性反应体系中,Eu^{3+}-W1174 小分子半抗原的荧光信号增强,然而,一旦与相应抗体结合,即刻发生荧光淬灭反应,降低检测荧光信号的强度。完成免疫反应后,不需要离心分离结合部分与游离部分,简化操作步骤,这种标记免疫分析法又称为均相时间分辨荧光免疫分析法。将标准的小分子半抗原(或待测样品)、Eu^{3+}-W1174 标记的半抗原和抗体一起,在室温下震荡反应 10 分钟,便可直接测定液相中荧光强度,省去洗涤、分离、加增强溶液等烦琐步骤,具有省时、快速、便于自动化测定等特点,非常适用于临床检验工作。

第四节　时间分辨荧光免疫分析的影响因素

一、影响镧系元素标记物质量的因素

镧系元素标记物的质量是建立时间分辨荧光免疫分析的关键,主要影响因素有以下两点。

(一)标记物的比活度

标记物的比活度即标记到抗体或抗原上的 Eu^{3+} 克分子数。抗体上标记的 Eu^{3+} 太少,将降低分析方法的灵敏度;但标记的 Eu^{3+} 过多,又不可避免地损伤标记物的免疫活性。

不同类型的螯合剂,其标记率和对产物免疫活性的损伤程度有明显差别。例如,用 DTPA 酐标记链霉亲和素克分子比为 1.6∶1,比较低;用异硫氰酸苯基 EDTA 标记链霉亲和素克分子比为 10∶1,较适宜,并能体现放大作用,明显提高检测的灵敏度。

(二)标记体系酸碱度和反应时间

双功能基团螯合剂与蛋白质反应过程中,反应体系的 pH 变化,对所制备的 Eu^{3+} 标记物免疫活性的影响较大。为防止加入 DTPA 酐后使 pH 偏低,导致蛋白变性,往往预先加入一定量 $NaHCO_3$,使 pH 调至 8.9,确保标记物的免疫活性,并将反应时间由 30 分钟适当延长至 1 小时;加入 $EuCl_3$ 后,将 pH 调至 6.0,室温反应时间由 30 分钟增加到 2 小时,这样可以提高标记率。

二、影响免疫反应及测量的因素

在时间分辨荧光免疫分析中,通常采用固相分析方法,即将抗原或抗体包被在塑料微量滴定板条孔壁上,采用双位点夹心法或液相竞争抑制法,整个免疫反应和最后荧光信号的测量,均在同一孔中完成。故滴定板条孔壁的吸附能力和透明度对实验影响甚大,除要求其对蛋白质具有高吸附能力外,还必须具有高透明度。实验器皿清洁度和试剂纯度也直接影响实验测定结果。因此,实验用品除按常规方法洗涤外,须再经 1%$EDTANa_2$ 或 1%DTPA 浸泡,最后用重蒸馏水洗涤。严格控制自然本底荧光对测量的干扰,各种使用试剂配制后均须进行本底荧光检测,符合要求才可使用。

三、影响增强溶液质量的因素

镧系元素分子或离子体本身的荧光信号很弱，而 TRFIA 技术之所以能使镧系元素离子螯合物检测灵敏度达到 10^{-18}mol/L，除了特制的测量仪器外，荧光增强效率也是一个重要因素。该因素主要依赖增强溶液中的 β- 二酮体（螯合剂），当 Eu^{3+} 从免疫复合物上解离下来后，与 β- 二酮体螯合，形成新的螯合物，使荧光强度增强近 100 万倍。不同增强溶液体系对镧系离子的相对荧光强度影响不同，详见表 2-11-2。

表 2-11-2　不同 β- 二酮体对镧系离子相对荧光强度的影响

镧系离子	β- 二酮体	最大激发光 /nm	最大发射光 /nm	衰减时间 /μs	相对荧光强度
Eu^{3+}	β-NTA	340	613	714	100.0
Eu^{3+}	PTA	295	613	925	36.0
Sm^{3+}	β-NTA	340	600/643	65	1.5
Sm^{3+}	PTA	295	600/643	60	0.3
Tb^{3+}	PTA	295	490/543	96	8.0

注：β-NTA：β- 萘酰三氟丙酮；PTA：三甲萘乙酰三氟丙酮。

第五节　时间分辨免疫荧光分析技术的应用

时间分辨荧光免疫分析技术具有无放射性、高灵敏度、标记物稳定、标准曲线量程宽、不受样品自然荧光干扰等特点。临床应用方面研制了激素、药物、蛋白质、肿瘤标志物、乙型肝炎病毒等测定的试剂盒，见表 2-11-3。TRFIA 和 TRIFMA 还可用于测定病毒抗原，如粪便中的腺病毒、呼吸道的融合细胞病毒 A 型和 B 型、流感病毒、副流感病毒；抗病毒抗体，如风疹病毒抗体、破伤风病毒抗体；酶类，如人磷脂酶 A_2。

表 2-11-3　时间分辨免疫荧光分析技术应用

类别	项目
唐氏筛查	甲胎蛋白（AFP）、游离人绒毛膜促性腺激素（β-HCG）、游离雌三醇（UE_3）、妊娠相关血清蛋白 A（PAPP-A）
传染病	乙肝病毒表面抗原（HBsAg）、乙肝病毒表面抗体（HBsAb）、乙肝病毒 e 抗原（HBeAg）、乙肝病毒 e 抗体（HBeAb）、乙肝病毒核心抗体（HBcAb）、丙肝病毒抗体（Anti-HCV）、艾滋病病毒抗体（抗 -HIV）、梅毒血清特异性抗体（抗 -TP）、非洲猪瘟病毒抗原
肿瘤筛查	AFP、CEA、FPSA、CA125、CA15-3、CA19-9、CA50、B2MG、铁蛋白
心脏标志物	超敏肌钙蛋白 I（TnI-Plus）、肌钙蛋白 I（TnI）、肌红蛋白（Myo）、肌酸激酶同工酶（CK-MB）、N 末端脑钠肽前体（NT-proBNP）、D 二聚体（D-D）、可溶性生长刺激表达基因 2 蛋白（ST2）、脂蛋白相关磷脂酶 A_2（LP-PLA$_2$）、心型脂肪酸结合蛋白（H-FABP）
感染系列	降钙素原（PCT）、超敏降钙素原（PCT-Plus）、C 反应蛋白（CRP）、血清淀粉样蛋白 A（SAA）、白细胞介素 6、白细胞介素 -1β、骨髓过氧化物酶（MPO）、抗链球菌溶血素 O（ASO）
糖尿病	糖化血红蛋白（HbA$_{1c}$）
甲状腺	促甲状腺激素（TSH）、总三碘甲状腺原氨酸（TT$_3$）、总甲状腺素（TT$_4$）
骨代谢	25 羟基维生素 D$_3$、β 胶联降解产物（β-CTX）、骨钙素 N 端中分子片段（N-MID）

续表

类别	项目
胃功能	胃蛋白酶原Ⅰ/Ⅱ
激素类	人绒毛膜促性腺激素（HCG）、胰岛素（Insulin）、催乳素（PRL）、卵泡刺激素（FSH）、促黄体生成素（LH）、孕酮（P）、皮质醇（cortisol）、雌二醇（E2）
食品检测	5-单磷酸鸟苷（GMP）、万古霉素、利福昔明、呋喃它酮、瘦肉精、伏马菌素 B_1（FB_1）、脱氧雪腐镰刀菌烯醇（DON）、去环氧脱氧雪腐镰刀菌烯醇（DOM-1）
环境监测	吡虫啉、对硫磷、邻苯二甲酸酯（PAEs）、邻苯二甲酸二乙酯（DEP）、对氟喹诺酮类药物（FQs）、微囊藻毒素-LR（MC-LR）

一、在药物检测中的应用

多数药物属于无免疫原性的小分子半抗原，可采用 TRFIA 竞争法进行测定。简要原理为：先将药物小分子以共价键和蛋白质大分子偶联，制成固相抗原。将待测样品或标准品加至固相抗原中，随后加入 Eu^{3+} 标记抗体，上述两种抗原与抗体发生竞争性结合免疫反应。经洗涤后，测定结合到固相抗原上的荧光强度，从标准曲线上查出待测样品的浓度。

二、在蛋白质或大分子激素测定中的应用

许多大分子生物活性物质具有多个位点决定簇，可产生多个结合位点的多克隆抗体或获得一株以上单克隆抗体，不仅可以作为固相包被材料，还可用作标记镧系元素的抗体 IgG。测定时，通常建立双位点夹心固相免疫分析法。

三、在分子生物学中的应用

随着分子生物学的发展，核酸分子杂交技术已经广泛应用于基础医学和临床医学中。采用标记的核酸 DNA 作为探针，已引起研究者的高度重视，先后出现同位素标记 DNA 探针、生物素或荧光素等化学基团标记的非放射性 DNA 探针，但实际应用中都存在不足之处。用镧系元素标记 DNA 探针，建立时间分辨荧光分析法（TRFIA）测定核酸杂交体，是分子生物学中的一种重要检测技术。

目前，核酸杂交体检测技术中，镧系元素螯合物标记核酸探针技术包括：①镧系元素螯合物标记抗体，检测半抗原修饰的核酸探针；②镧系元素螯合物标记链霉亲和素检测生物素化核酸探针，或将生物素分子通过一个长臂分子桥接到核酸嘧啶环上的生物素化 DNA 探针；③镧系元素螯合物直接标记在 DNA 分子上或寡核苷上，制成 DNA 探针；④通过一种特殊螯合剂 W2014 直接将 Eu^{3+} 标记 DNA 探针，稳定性好，可以长期保存，无同位素危害，且可以耐受分子杂交。方法灵敏度与 ^{32}P 缺口标记 DNA 探针不相上下。因此，TRF 可用于直接、快速的分子生物学分析，也是一种有潜力的 DNA 探针检测方法。

四、在细胞学中的应用

镧系元素可替代同位素作为细胞的标记物，在细胞学中得到应用。例如测定自然杀伤（NK）细胞，用三价铕离子螯合物代替同位素 ^{59}Cr 或 ^3H-Tb 标记 K_{562} 细胞（即 NK 细胞的靶细胞）。当 NK 细胞遇到 $Eu^{3+}K_{562}$ 细胞时，K_{562} 细胞会裂解释放出 Eu^{3+} 螯合物，后者在增强溶液的协同下，可发出极强荧光信号，由时间分辨荧光计记录，从而确定 NK 细胞杀伤活力。由于方法简便、快速，灵敏度可测到单个靶细胞水平，颇受关注。

五、共振能量转移时间分辨荧光技术

共振能量转移时间分辨荧光技术用于催乳素两种 IgG 的分离，分别用镧系元素螯合物和别藻蓝蛋白标记，结果显示催乳素的检出限可达 $0.3\mu g/L$；还建立基于 FRET 的均相 TRFIA，对甲状腺素、生物素等小分子化合物进行定量分析。近年来，利用荧光共振能量转移 TRFIA 技术对汉坦病毒进行检测，证明这种新型的免疫分析技术在快速检测汉坦病毒感染方面具有很大的发展前景，将此方法用于新药的发现也取得了较为满意的结果。时间分辨荧光猝灭技术也是在 FRET 基础上建立的，受体基团为荧光猝灭基团。采用时间分辨荧光猝灭技术时，缓冲溶液中使用了可溶的猝灭剂分子，这种猝灭剂分子与荧光体的荧光光谱部分重叠，反应过程中荧光体的能量转移到猝灭剂分子上，使得荧光体的荧光发生猝灭，而猝灭剂分子得到激发，发生能量转移。这种猝灭剂分子可首先猝灭未标记配体的荧光，已经结合的配体可在猝灭机制中被保护起来。例如，将荧光偏振和能量转移荧光猝灭时间分辨两种方法用于雌二醇的免疫检测，荧光偏振方法中用荧光素标记雌二醇，荧光猝灭法中标记物则选用镧系元素螯合物，将时间分辨荧光与荧光猝灭法相结合。试验证明，能量转移荧光猝灭 TRFIA 的检出限可达 $1\times10^{-11}mol/L$，是荧光偏振的 10 倍，且由于能量转移荧光猝灭 TRFIA 试验中抗体和标记配体的使用量较少，故与荧光偏振法相比具有较大优势。

第六节 时间分辨荧光免疫分析的发展前景

时间分辨荧光免疫分析技术是 20 世纪 80 年代初发展起来的一种新型标记免疫检测技术，也是当今微量分析中较有发展前途的一项技术。由于其不使用放射性同位素、标记物制备简易、可长期稳定、无辐射防护和废物处理等问题，测定时不受样品和自然荧光的干扰，整个操作时间短，测定速度快，应用范围相当广泛，已为科学研究和临床疾病诊断提供了一种简便、快速、准确而又灵敏的分析方法，深受生物医学工作者的青睐。

大量研究结果表明，时间分辨荧光免疫分析和放射免疫分析相比，具有完全相同的特异性，而且最小检出限和标准曲线量程大大超过放射免疫分析，加之近年来又将生物素-亲和素放大系统（BAS）引入时间分辨荧光免疫分析，使其检测灵敏度进一步提高。与此同时，多组分分析物免疫分析（MIA）可在同一份样品中同时测定 2 种或 2 种以上的相关分析物。TRFIA 中常用的镧系元素有铕、铽、钐、镝 4 种，将它们分别标记反应体系中不同的反应物，再利用不同元素之间不同的荧光光谱进行测定，可实现同时检测多种反应物，大大减少检测工作量。均相免疫分析省去了大量洗脱步骤，可明显缩短反应时间。此外，TRFIA 试剂盒以及自动化仪器的研制可大大缩短检测时间，具有广阔的发展前景。时间分辨荧光分析也展现了在生物学和分子生物学中的应用前景。

时间分辨荧光免疫分析技术在方法学研究、分析药盒的研制方面发展甚快。测量仪器已经实现自动化，国内外已有多种商品化的试剂盒。据不完全统计，我国已先后建立了肿瘤标志物如甲胎蛋白（AFP）、术前筛查如乙肝病毒相关标志物、甲状腺功能如促甲状腺激素（TSH）、感染系列如白细胞介素 6（IL-6）、心肌酶系列如肌钙蛋白 I（TnI）等 50 余项时间分辨荧光免疫检测方法。相信在未来，这一技术将会得到更广泛的发展及应用。

（冯 杰 高艳红 颜光涛）

参考文献

[1] 高平，李振甲. 时间分辨荧光免疫分析技术研究的新进展 [J]. 标记免疫分析与临床，1995（1）：54-57.

[2] 高平，李振甲. 时间分辨荧光免疫分析技术的新进展 [J]. 光电子技术与信息，1994（5）：50-52.

[3] 辛甜甜，郭松林，王艺磊，等. 时间分辨荧光免疫分析的新进展 [J]. 理化检验（化学分册），2017，53（1）：112-118.

[4] 沈健，林德球，徐杰. 时间分辨荧光免疫分析技术研究现状及进展 [J]. 生命科学，2004，16（1）：55-59.

[5] 洪孝庄. 蛋白质连接技术 [M]. 北京：中国医药科技出版社，1993：52-69.

[6] SILVA G，M BÖMER，NKERE C，et al. Rapid and specific detection of Yam mosaic virus by reverse-transcription recombinase polymerase amplification[J]. Journal of virological methods，2015（222）：138-144.

[7] 李媛，毛翔，胡军，等. 时间分辨荧光在免疫分析中的应用进展 [J]. 公共卫生与预防医学，2021，32（3）：111-116.

[8] 毛骞，陈翠翠，梁焕坤，等. 检测 β-CTX 和 N-MID 水平的双标记时间分辨免疫荧光分析方法的建立和评价 [J]. 吉林大学学报（医学版），2021，47（03）：770-776.

第十二章

量子标记荧光免疫分析技术

量子点（quantum dots，QDs）是一种重要的低维半导体材料，其三个维度上的尺寸都小于或接近激光玻尔半径的两倍，一般为球形或类球形，直径常为 $2\sim10nm$。常见的量子点由 $\mathbb{IV}$、$\mathbb{II}\sim\mathbb{VI}$、$\mathbb{IV}\sim\mathbb{VI}$ 或 $\mathbb{III}\sim\mathbb{V}$ 元素组成，如硅量子点、锗量子点、硫化镉量子点、硒化镉量子点、碲化镉量子点、硒化锌量子点、硫化铅量子点、硒化铅量子点、磷化铟量子点和砷化铟量子点等。由于电子和空穴被量子限域，连续的能带结构变成具有分子特性的分立能级结构，受激发后量子点可以发射荧光。其原理在于半导体量子点受光激发后能够产生空穴-电子对，即当一束光照射到半导体量子点上，半导体量子点吸收光子后，价带上的电子跃迁到导带，导带上的电子可再跃迁回价带而发射光子，形成荧光，也可以落入电子陷阱中以非辐射的形式猝灭。量子点的特殊结构导致其具有表面效应、量子尺寸效应、介电限域效应和宏观量子隧道效应，从而派生出与宏观体系和微观体系不同的低维物性，展现出许多不同于宏观块体材料的物理化学性质和独特的发光特性，成为分析科学中一个新兴的、前沿的、最活跃的研究领域。

第一节　量子点的光学特性

荧光是生物学中广泛应用的工具。作为荧光探针，量子点的光学特性相对于生物荧光标记中常用的传统有机染料有明显的优越性。

一、量子点具有宽而连续的激发光谱

量子点可以使用小于其发射波长的任意波长激发光来激发，并且可以通过改变量子点的物理尺寸对荧光峰位进行调控，这样就可以使用同一种激发光同时激发多种量子点，从而发射出不同波长的荧光，进行多元荧光检测。相反，多种染料的荧光（多种颜色）往往需要用多种激光加以激发，不仅增加实验费用，而且使分析系统变得更加复杂。此外，由于量子点的这种光学特性，可以在其连续的激发谱中选取更为合适的激发波长，从而使生物样本的自发荧光降到最低点，提高分辨率和灵敏度。

二、量子点具有较大的 Stokes 位移

量子点能避免发射光谱与激发光谱的重叠，从而允许在低信号强度的情况下进行光谱学检测。生物医学样本通常有很强的自发荧光背景，有机荧光染料由于其位移小，检测信号通常会被强的组织自发荧光所淹没，而量子点的信号则能克服自发荧光背景的影响，从背景中清楚地辨别检测信号。量子点的荧

光发射光谱相对狭窄，因此能同时显现不同颜色而无重叠，从而在实验中同时进行不同组分的标记。在生物荧光标记中就意味着同时标记不同的结构成分，获得多色图像。

三、量子点具有较强的抗光漂白能力

光漂白是指由光激发引起发光物质分解而使荧光强度降低的现象。有机荧光染料的光漂白速率很快，而量子点的光漂白作用则小得多。基于这种抗光漂白的高度光化学稳定性，可以通过量子点探针对所标记的物质进行长时间观察，并进行相关界面的修饰和连接。这些优点为研究细胞中生物分子之间长期相互作用提供了有力的工具。

四、量子点具有较长的荧光寿命

典型有机荧光染料的荧光寿命仅为几纳秒（ns），这与很多生物样本自发荧光衰减的时间相当。而量子点的荧光寿命长达数十纳秒（20～40ns），使得在光激发数纳秒以后，大多数自发荧光背景已经衰减，而量子点荧光仍然存在，此时即可获得无背景干扰的荧光信号。此外，由于量子点的摩尔消光系数（0.5×10^6～10×10^6）比有机荧光染料（0.5×10^4～10×10^4）高出 10～50 倍，单一量子点发射的荧光强度是有机染料的 10～20 倍（图 2-12-1）。

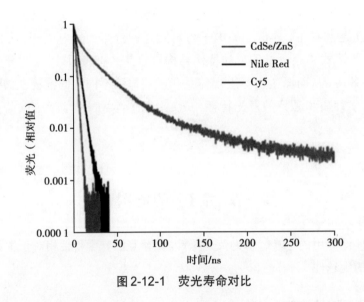

图 2-12-1　荧光寿命对比

五、量子点的发射波长可通过改变颗粒尺寸进行控制

荧光发射行为除了与纳米颗粒的类型有关，还与纳米颗粒的尺寸密切相关。如图 2-12-2 所示，改变纳米颗粒的组成可以得到发射波长不同的量子点，改变反应条件也可以控制纳米粒子的生长速度，得到不同粒径，即发射不同波长荧光的粒子。此外，量子点 InP、InAs 能发射 700～1 500nm 多种波长的荧光，可以填补普通荧光分子在近红外光谱范围内种类很少的不足。对于一些不利于在紫外区和可见区域进行检测的生物材料，可以利用半导体量子点在红外区域染色进行检测，完全避免紫外光对生物材料的伤害，特别有利于活体生物材料的检测，同时大幅度降低荧光背景对检测信号的干扰。

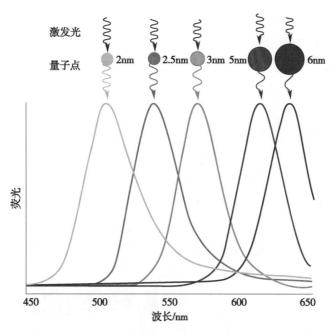

图 2-12-2　量子点的荧光光谱与纳米颗粒尺寸的关系

六、量子点的生物相容性好

通过对量子点表面进行功能化或特异性修饰，可降低量子点对生物体的危害，也可提高其水溶性和生物相容性，有利于量子点应用于蛋白检测、生物标记和生物成像等领域，而有机荧光染料不具有这种特性。

独特的光学特性使量子点成为一种理想的荧光探针。使用量子点代替有机荧光染料，将在细胞定位、信号传导、细胞内分子的运动和迁移等研究中发挥重要作用。鉴于以上优点，对量子点的合成制备、修饰以及在各领域的应用研究都取得了突破性进展，在分析化学特别是生物分析化学领域中表现出明显的光学性能优势，发展迅速。

第二节　量子点的合成

量子点的制备方法很多，根据所采用原料的不同大致可分为无机合成路线和金属有机物合成路线。制备过程中量子点的形成可以通过"快成核、慢生长"的方式使其粒径均一。目前制备具有高发光效率量子点的化学方法主要是金属有机相合成法和水相合成法。

一、金属有机相合成法

金属有机相合成法是基于有机物与无机金属化合物或有机金属化合物之间的反应而生成纳米颗粒的方法。该方法通常在无水无氧的条件下，用金属有机化合物在具有配位性质的有机溶剂环境中生长纳米晶粒，即将反应前体注入高沸点的表面活性剂中，通过反应温度控制微粒的成核与生长过程，是目前合成纳米量子点最常用的一种胶体化学方法。此类方法制备的量子点分散性、稳定性都较好，不容易聚沉，表面修饰比较容易。

1993 年，Bawendi 等利用在高温下使有机金属前体裂解的方法合成具有较强荧光性能的 CdSe 量子点。采用 TOPO 作为有机配位溶剂,用二甲基镉和三辛基硒磷(TOPSe,由三辛基磷 TOP 和硒粉制得)作前体,将金属有机化合物 TOPSe 迅速注入热的有机溶剂 TOPO 中,在 350℃高温下制备出单分散的 CdSe 纳米粒子,然后迅速降低温度至 240℃以阻止 CdSe 纳米粒子继续成核,随后升温到 260~280℃并维持一定时间,使纳米粒子缓慢生长。当晶体长到所需尺寸时,冷却溶液,加入丁醇防止 TOPO 凝固,再加入过量甲醇,通过离心得到 CdSe 纳米微晶。用该方法制备的量子点具有几乎完美的晶体结构和较窄的粒径分布,但量子产率很低,仅为 10%,主要因为量子点裸露,表面存在很多电子陷阱,半导体吸收光子后,价带上的电子跃迁到导带,跃回时落入电子陷阱的光子较多,使光子产率较低。同时该方法所用的镉源二甲基镉不仅价格昂贵,而且有剧毒,室温下不稳定,高温下甚至还可能发生爆炸并释放出大量有毒气体,因此对实验条件要求十分苛刻。

2000 年,Peng 等对上述方法进行改进,提出了新的量子点制备方法。选用氧化镉(CdO)代替二甲基镉作为 Cd 前体,将 CdO、90% 的 TOPO 和用作配体的己基磷酸或十四烷基磷酸混合加热至 300℃,然后加入碲、硒或硫的溶液,再将温度降到 250℃,直至量子点生长至需要的尺寸,合成 CdS、CdSe 和 CdTe 等纳米粒子,制备的纳米粒子尺寸分布十分均匀。图 2-12-3 为高温有机相法制备的 CdSe 量子点在紫外灯下的荧光照片。由于不采用有机相作为原料,反应不需要在严格的无水、无氧条件下进行,而且反应温度较低(250~300℃),反应条件温和,成核速度慢(几十秒),大大简化制备工艺,减轻对环境的污染。

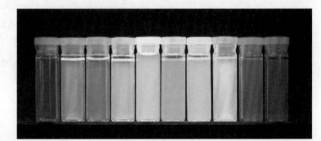

图 2-12-3 发射不同颜色荧光的 CdSe 量子点

采用金属有机相合成法制备纳米粒子具有结晶性好、发光效率高、尺寸均一(相对标准偏差 $RSD < 5\%$)、粒度可调、可制备的量子点种类多、容易对纳米粒子表面进行有机或无机修饰等优点,但也存在制备条件比较苛刻、反应步骤比较复杂、试剂成本高、毒性较大等缺点。2005 年,唐芳琼研究小组采用另外一种长烷基链烷烃——液体石蜡作为硒的溶剂,油酸作为镉的络合剂,溶解 CdO 形成镉前体溶液。在剧烈搅拌条件下,硒可溶于高温液体石蜡(>220℃)中形成硒前体溶液,将镉前体溶液快速注入硒前体溶液中反应,CdSe 纳米粒子会在短时间内快速生成,改变反应参数如反应时间和反应温度,可制备出不同尺寸的 CdSe 量子点,量子产率可达到 60%。进一步研究发现,在液体石蜡中制得的 CdSe 量子点在 12~55℃之间具有较好的热稳定性,这一特性对于其在生物医学领域的应用非常重要。更为难得的是,这种方法采用油酸和石蜡为溶剂环境,试剂天然稳定,制备时不需要完全排除体系中的氧气,既可以在氮气中进行,也可以在空气中完成反应。因此这种方法又被称为绿色有机化学合成法,大大提高了反应速率和安全系数,简化了操作步骤。杨冬芝等选用长链不饱和酸(油酸)作为反应配体和稳定剂,常见无机试剂为反应原料,合成 CdS、CdSe/CdS 以及 Se 掺杂的 CdS 三种纳米量子点。所制备的三种量子点均具有荧光产率较高,半峰宽窄、峰形对称等优良的光谱性能结构,性能表征表明合成的量子点尺寸分布均匀,为近似球形颗粒。

二、水相合成方法

(一)水相回流法

水相合成法是一种在适当稳定剂存在下用无机试剂在水溶液中直接合成量子点的方法。水相合成量子点操作简便、重复性高、成本低、表面电荷和表面性质可控,很容易引入各种官能团分子,故成为当前研究的热点,水溶性量子点有望成为一种极具发展潜力的生物荧光探针。

自 1993 年首次报道在水溶液中直接合成巯基乙醇和硫甘油包覆的 CdTe 量子点,研究者开始在设计合成巯基小分子稳定的水溶性量子点方面努力并取得了显著进步。荧光稳定、几乎覆盖整个可见光范围(500~700nm)的巯基稳定 CdTe、CdSe、CdS、CdS/ZnS、CdSe/ZnS、CdSe/CdS 等量子点都已成功制备。1998 年 Gao 等以巯基乙酸(thioglycolic acid, TGA)作稳定剂,通过 Cd^{2+} 与 NaHTe 反应,制备出水溶性 CdTe 量子点。反应过程中控制 Cd^{2+}、NaHTe 和 TGA 的比例,调节溶液 pH 至 4.5~5.0,TGA 分子中的巯基可与 CdTe 表面的 Cd^{2+} 共价连接,从而在量子点表面形成复合物钝化层,不仅增加了量子点的稳定性,还能使其荧光量子产率提高很多倍。Yang 等用不同的巯基羧酸作稳定剂,通过 NaHTe 也得到尺度较均一、具有较高量子效率的 CdTe 量子点。其发现羧基对巯基羧酸稳定的能力及其荧光强度的 pH 依赖性有很大影响,在一定酸度范围内调节羧基和 Cd^{2+} 比例,能有效提高 CdTe 量子点的荧光效率。这是因为除巯基外,羧基也能与 CdTe 量子点表面的 Cd 作用形成复合物,改善其表面结构,使量子点的荧光产率进一步提高。Rogach 等在 $Cd(ClO_4)_2 \cdot 6H_2O$ 溶液中加入一系列巯基试剂(如巯基乙醇、硫甘油、TGA、2-巯基乙胺等)作稳定剂,加入 H_2Te 得到水溶性的量子点。该方法一次可制备数克产物,荧光量子效率较高,不同巯基分子使量子点具有不同表面结构,从而具有不同的发光效率,TGA 包覆的 CdTe 量子点通过尺寸选择沉淀,可使其荧光量子效率提高到 40%。将这些量子点干燥后于空气中保存两年仍很稳定,且可重新溶于水。利用 TGA 作保护剂和表面包覆剂,采用相似的方法在水溶液中也成功合成了稳定的 CdSe 和 CdS 量子点。谢颖等用 L-半胱氨酸(Cys)作为稳定剂,将其加入 2-氨基-2-羟甲基-1,3-丙二醇-盐酸缓冲液中,搅拌溶解后,再加入新配制的水溶液,通氮气除氧气。在快速搅拌下滴加新制备的 NaHSe 醇溶液,滴毕将溶液升温至 50℃,在密闭反应器中反应 30 分钟,得到黄色透明水溶性 CdSe/Cys 纳米微粒体系。另外,汪乐余等以六偏磷酸钠溶液作稳定剂,在 $Cd(ClO_4)$ 溶液中通入 H_2S,合成胶态 CdS 后,用 TGA 与 CdS 量子点络合,借助其外端的—COOH,使该量子点具有良好的水溶性。

与高温金属有机化学法相比,水相合成法操作简单、成本低。由于纳米粒子直接在水相中合成,不仅解决了纳米粒子的水溶性问题,且大大提高了量子点的稳定性,在暗处可以放置一年以上,并能与生物大分子很好结合。

(二)水热/溶剂热合成法

水热/溶剂热合成是一种无机合成和晶体制备方法,指在特制的密闭反应器(如高压反应釜)中,采用特定溶剂作为反应体系,通过将反应试剂加热至临界温度(或接近临界温度),在体系中产生高压环境,从而进行无机合成与材料制备的方法。最初研究者采用水为溶剂,其后在水热的基础上,以有机溶剂代替水,在新的溶剂体系中设计新的合成路线,扩大了水热法的应用范围。

研究者利用水热/溶剂热合成方法制备了纯度高、晶形好、分散性好、形状以及大小可控的量子点。钱逸泰等选择乙二胺溶剂体系,将镉粉和 S、Se 或 Te 单质粉末于室温下混合,在衬聚四氟乙烯的不锈钢反应釜中进行反应,成功合成 CdE(E=S、Se、Te)系列量子点。

水热/溶剂热合成法不仅继承和发展了水相法的全部优点,而且克服了水相法高温回流温度不能超过 100℃的缺点。由于合成温度的提高,使得量子点的合成周期明显缩短,量子点表面缺陷有了明显改善,提高了量子点的荧光量子产率。然而,该法只适用于氧化物材料或少数对水不敏感的硫族化合物的制备。

(三)微波加热法

微波化学是研究在化学中应用微波的一门新兴前沿交叉学科。20 世纪 70 年代以来,微波技术已经在超细粉体制备、表面改性等方面显示出了特有的优点,成为材料制备中一个高效、简便的手段。近年来,研究人员将微波应用于量子点制备,将 $CdCl_2$ 或 $Zn(AC)_2$ 与巯基乙胺混合,通过微波辐射,制得 CdS 或 ZnS 量子点。Li L 等采用巯基丙酸作稳定剂,通过微波辐射合成水溶性 CdTe 量子点,最高量子产率达到 60%。上海同济大学的 CHU M Q 研究小组采用微波加热方法在水相中合成量子点,其荧光发射光谱半峰宽较窄。陈启凡等用微波加热方法采用巯乙胺作为稳定剂，在水相中通过控温微波加热合成 CdTe 量子点的新方法，通过在不同温度下微波加热不同的时间合成从发射绿色荧光到红色荧光的不同粒径的水溶性 CdTe 量子点，发射峰位从 535nm 跨越到 660nm。微波法最大的优点是操作简单、反应快速，但非热效应、超热效应等尚未被人们了解的微波现象，可能会影响产物的均匀性等性质。

（四）溶胶 - 凝胶法

溶胶 - 凝胶法是一种采用金属烷氧化物或金属无机盐等反应原料在一定条件下水解成溶胶，聚缩成凝胶，再经溶剂挥发或加热等方法处理而制成固体样品的方法。20 世纪 50 年代，Brus 等利用该法合成 CdS 量子点，以水为介质，加入适当稳定剂后再引入硫族阴离子，通过反应得到硫族系列量子点。该方法成本低，制备的纳米材料颗粒均匀、纯度较高，但产物呈胶体状，外界因素对产品影响较大，产品相对不稳定。

（五）反相胶束法

反相胶束法很早就被用作"纳米反应器"来制备纳米颗粒，该方法比较适宜于制备均一的纳米粒子。通过改变表面活性剂浓度与溶剂的比例可以调节粒子尺寸，但原理尚不明确，有待深入研究。Steigerwald 采用反胶束合成表面富有 Cd^{2+} 的 CdS 纳米粒子溶胶。该溶胶陈化过夜后用 3A 分子筛干燥，干燥后产品用少量 DMF 破乳，得到的黄色沉淀离心分离后用乙醇洗涤，再分散于 Py 中得到溶胶状 CdS 量子点。通过改变阴离子的种类，也制备了 CdSe 等量子点。该法具有操作简便、易于试验、粒径分布均匀等优点，但反应温度较低致使结晶不完善，内部缺陷较多，荧光猝灭较严重。

纳米量子点的制备还有定域模板 / 微孔介质法、复合组装法、电沉积法等其他合成方法，每种方法均表现出本身的优缺点，根据实际条件和分析要求可以选择不同的方法进行制备。

三、量子点表面修饰

量子点优良的荧光性质使得其在生物荧光探针、免疫检测、细胞成像、活体动物成像、荧光能量转移等生物医学研究领域有广泛的应用前景，通常通过将其与特定的生物大分子、药物连接而实现，但由于目前常用的量子点都是采用有机相方法制备的核 / 壳结构，表面包覆大量的有机分子而呈疏水性，不能直接与水溶性物质作用，所以使用前一般都要先对其表面进行修饰。主要修饰方法有双功能分子修饰、硅烷化修饰、高分子聚合物修饰等。

（一）双功能分子修饰

量子点双功能分子修饰主要利用量子点表面 Zn、Cd 等元素与巯基之间的吸附键合作用，使含巯基的双功能有机分子通过键合作用包覆在量子点表面，使其从疏水性转变为亲水性，另一端的功能基团可与生物大分子等连接。最简单的是用巯基乙酸作修饰分子，其特点是操作简单、重复性好，但由于巯基配体分子可以作为电子激发态的空穴陷阱，会导致配体在粒子表面氧化以及粒子粒径的减小和团聚，所以修饰后的量子点稳定性不理想，并且在 pH 为 7～8.5 的生理溶液条件下，量子点表面羧基会解离，导致严重的非特异性键合。后续有研究者改用带羟基的二硫苏糖醇（DTT）作为修饰剂，用 DTT 和 CDI 两步反应将量子点变成水溶性，并且末端带上羧基，使上述问题得到部分解决。此外，还有用醇、硫代胆碱等作为双功能试剂的研究报道。

（二）硅烷化修饰

量子点表面硅烷化修饰形成二氧化硅壳后，可有效减少纳米粒子团聚，提高其稳定性；且表面易连接不同官能团（如—NH_2、—COOH、—SH 等），实现与生物分子偶联；同时，硅壳具有很好的透光性，不会对量子点的吸收光谱、发光光谱等产生影响，其荧光性质和稳定性比较理想。1968 年，Stober 等将纳米颗粒溶解在 EtOH、H_2O、NH_3 的混合溶液中，然后加入正硅酸四乙酯（TEOS），从而在量子点表面形成硅壳。Alivisatos 等制备水溶性 ZnS 量子点,采用硅烷化方法,在 ZnS 量子点表面形成硅壳,从而实现与生物分子偶联。

（三）高分子聚合物修饰

量子点直接包埋在高分子聚合物微球的疏水性空腔中,从而实现量子点的表面修饰,这种修饰方法不需要对量子点进行特殊处理,表面结构不被破坏,所以荧光性质几乎不受影响。Han 等用表面带有功能基团的聚苯乙烯微球包埋多种颜色和强度的量子点,可以得到成千上万被编码的微球,并且可以进一步与其他物质作用,应用于基因和蛋白类物质的高通量分析,但目前编码有一定的难度。

第三节　量子点生物标记方法及应用

一、量子点生物标记方法

量子点标记抗体一般通过量子点表面修饰引入的 $-SH$、$-NH_2$、$-COOH$ 等活性基团与抗体上游离的氨基、羧基反应实现,根据量子点表面活性基团的种类可以选择不同的标记方式。借助戊二醛或己二醛与量子点表面的氨基和抗体上的游离氨基反应,再使用 NaH_4B 还原,将抗体偶联到量子点表面,这种方法操作简单,但容易出现抗体与抗体或量子点与量子点间的自交联现象。也可以采用 SMCC 作为连接剂,一端与量子点表面的巯基反应,另一端与抗体的氨基反应,将抗体偶联到量子点表面,可以有效避免自交联的发生。当然,最为普遍的还是利用量子点表面的羧基,通过 EDC 活化后直接与抗体的氨基反应,该方法偶联效率高、标记速度快,但由于活化后的羧基不稳定,需要每次标记前进行活化。此外,还有研究者利用链霉亲和素(SA)与生物素之间的免疫反应进行抗体标记,具体做法是先将 SA 修饰到量子点表面,再与修饰有生物素的抗体特异性结合,将抗体连接到量子点表面。这种方法使用方便、通用性强,缺点在于需要先对抗体进行生物素修饰。实际使用时可根据使用环境、活性基团的种类,灵活选用合适的标记方法。

二、量子点应用

目前,量子点在免疫检测领域实现了越来越广泛的应用,包括细胞标记、流式细胞检测、免疫组化、免疫层析等。

（一）细胞标记

1998 年,Alivisatos 和 Nie 课题组第一次用量子点作为探针实现了单层细胞标记,不同细胞抗原在固定后均可以使用量子点探针标记。在固定后的细胞中进行标记,量子点由于显色更强、稳定性更好、多指标联合标记等特点而比普通荧光染料更有优势。目前已有相应的量子点标记技术,通过荧光原位杂交实现核酸检测(图 2-12-4)。量子点荧光探针技术在细胞学、分子生物学、病理学等领域的应用正在带来一次革命性的技术提升。

（二）流式细胞检测

流式细胞检测是一种常用的在分子水平上通过单克隆抗体识别细胞表面标志物进而实现细胞分群、计数的检测方法。从单色到多色荧光分析是流式细胞技术发展的必然趋势,为不同标志物的同时检测带来极大优势,包括大大减少工作量、节约珍贵来源的样本、增加实验的可靠性和重复性等。与普通的多重检测有机荧光染料如 FITC、PE 及 APC 等相比,量子点荧光探针检测灵敏度更高,且只需要一种激发光源(图 2-12-5),使得应用量子点荧光探针进行流式细胞检测能实现更准确的定量、更低的本底以及更特异的检测。

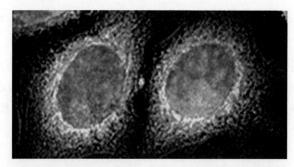

图 2-12-4　量子点用于人类上皮细胞荧光多色标记

注：细胞核：QD655nm（青色）；Ki-67 蛋白：QD605nm（洋红）；线粒体：QD525nm（橙色）；微管：QD565nm（绿色）；微丝：QD705nm（红色）。

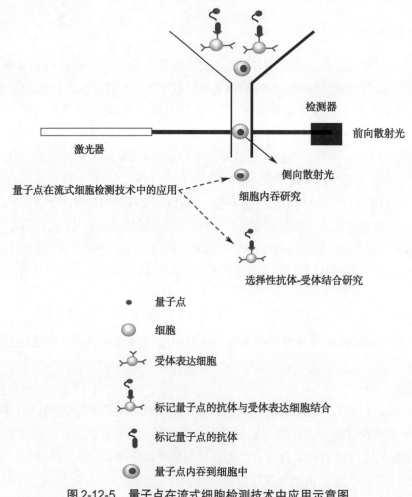

图 2-12-5　量子点在流式细胞检测技术中应用示意图

（三）免疫组化

在临床应用中，常应用免疫组织化学（immunohistochemistry，IHC）检测结果来进行肿瘤诊断、分型及预后判断。传统的酶法 IHC 只能检测一种发光颜色，不能进行多重检测，而肿瘤等疾病的诊断往往需要多指标联合检测才能进行准确诊断。IHC 法存在的问题还包括结果主观性强、变异度大，对不同指标的检测需要分别使用不同的切片进行检测，标本使用量大等问题。常规的有机荧光染料虽然也能实现多重检测，但光稳定性较差，难以在临床推广。此外，荧光常规有机染料在多重免疫检测时每种有机染料的激发光源不同,这大大增加了实验的复杂程度。量子点的特殊光学性质(灵敏度高、稳定抗光漂白、一种激发光对应多种发射光)恰恰完美解决了传统酶法免疫组化和普通有机染料免疫组化的问题,从而使得应用量子点探针进行 IHC 检测时,定量检测和多重标志物检测更简便和准确,并且完美满足临床上需要较长时间保存和反复拍照的需求(图 2-12-6)。

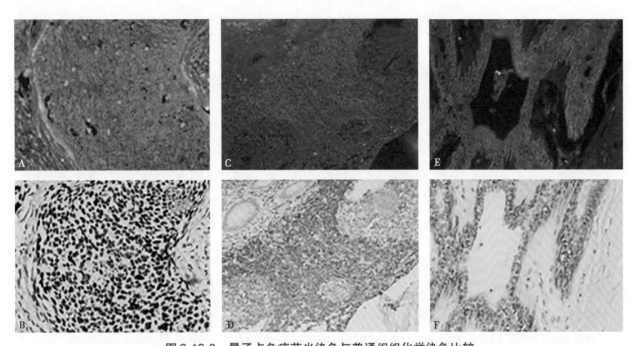

图 2-12-6　量子点免疫荧光染色与普通组织化学染色比较

注:A、B:宫颈鳞状上皮癌组织 p63;C、D:阑尾组织;E、F:癌组织钙调蛋白;A、C、E:量子点免疫荧光染色结果;B、D、F:传统免疫组化染色结果。

(四)免疫层析

免疫层析(immunochromatography,IC)是根据抗体-抗原的相互吸附原理设计出的一种制备收集或检测分析的色谱层析技术。一般情况下将已知抗体或抗原偶联到微球或介质上,当样品通过时,能与介质上抗原或抗体吸附的相应分子会被吸附在介质上,然后用标记示踪物质的抗原/抗体(即免疫探针)进行检测。

最常见的免疫层析技术主要为侧向流(lateral flow)免疫层析,以膜(NC 膜)或管道为载体,在载体一端包被已知的特异抗原或抗体,在样品端加入待检样品,由于毛细管作用,样品由毛细作用力扩散通过免疫探针,使免疫探针复水并使样品中的分析物与探针结合,探针和分析物的复合物扩散到载体上,沿着特定方向向前移动,当移动至固定有抗原或抗体的区域时,复合物与之发生特异性结合被固定,多余的探针继续向前移动至控制区域被捕获,检测完成。

免疫层析检测技术具有结果判断直观、快速廉价、可单份检测、稳定性好、检测标本种类多等特点,液态样本检测时只需要一步加样便可在 15 分钟内实现检测,适用于多种多样的应用场景,如临床医学检测、食品安全检测、毒品检测、药物残留检测等。早期应用胶体金作为标记物的侧向免疫层析技术难以满足高灵敏度、定量检测等要求。近年来出现了一系列新型标记物如荧光蛋白、时间分辨微球、上转荧光、彩色胶乳等,虽然在一定程度上提高了检测灵敏度,但仍难以实现多重检测。而量子点由于一种激发光多重检测、灵敏度高、稳定性好等特点,在免疫检测领域发挥着越来越重要的作用(图 2-12-7)。

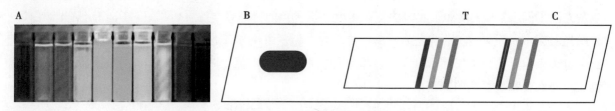

图 2-12-7 多色量子点检测卡

注：A. 多色量子点标记物溶液；B. 多色量子点联合检测卡，各检测结果之间互不干扰。

（唐 波）

参考文献

[1] 徐万帮，汪勇先，许荣辉，等. Ⅱ-Ⅵ型量子点的制备、修饰及其生物应用 [J]. 无机材料学报，2006，21（5）：7.

[2] DENG Z，CAO L，TANG F，et al. A new route to zinc-blende CdSe nanocrystals: mechanism and synthesis[J]. Journal of Physical Chemistry B，2005，109（35）：16671-16675.

[3] YANG D，XU S，CHEN Q，et al. A simple organic synthesis for CdS and Se-doped CdS nanocrystals[J]. Colloids & Surfaces，2007，299（1-3）：153-159.

[4] 刘舒曼，徐征，WAGEH S，等. CdSe 纳米晶的制备及性能表征 [J]. 光电子•激光，2003，14（1）：4.

[5] PAN D，WANG Q，JIANG S，et al. Low-temperature synthesis of oil-soluble CdSe，CdS，and CdSe/CdS core - Shell nanocrystals by using various water-soluble anion precursors[J]. Journal of Physical Chemistry C，2007，111（15）：5661-5666.

[6] ZHU J，ZHOU M，XU J. Preparation of CdS and ZnS nanoparticles using microwave irradiation[J]. Materials Letters，2001，47（2）：25-29.

[7] HAN M，GAO X，SU J Z，et al. Quantum-dot-tagged microbeads for multiplexed optical coding of biomolecules[J]. Nature Biotechnology，2001，19（7）：631-635.

[8] LI L，QIAN H，REN J. Rapid synthesis of highly luminescent CdTe nanocrystals in the aqueous phase by microwave irradiation with controllable temperature[J]. Cheminform，2005，36（4）：528-530.

[9] BRUCHEZ M，MORONNE M，GIN P，et al. Semiconductor Nanocrystals as Fluorescent Biological Labels[J]. Science，1998，281（5385）：2013-2016.

[10] YANG D，CHEN Q，XU S. Synthesis of CdSe/CdS with a simple non-TOP-based route[J]. Journal of Luminescence，2007，126（2）：853-858.

[11] 孙聆东，雪峰，钱程，等. 水热法合成 CdS/ZnO 核壳结构纳米微粒 [J]. 高等学校化学学报，2001，22（6）：879-882.

[12] 汪乐余，周运友，朱昌青，等. 功能性 CdS 纳米荧光探针荧光增敏法测定人血清白蛋白 [J]. 高等学校化学学报，2003，24（4）：3.

[13] LINGERFELT B M，MATTOUSSI H，GOLDMAN E R，et al. Preparation of quantum dot-biotin conjugates and their use in immunochromatography assays[J]. Analytical Chemistry，2003，75（16）：4043-4049.

[14] YUN X，CHAUDRY Q，SHEN C，et al. Bioconjugated quantum dots for multiplexed and quantitative immunohistochemistry[J]. Nature Protocols，2007，2（5）：1152-1165.

[15] WANG H Z，WANG H Y，LIANG R Q，et al. Detection of tumor marker CA125 in ovarian carcinoma using

quantum dots[J]. Acta Biochim Biophys Sin（Shanghai），2004，36（10）：681-686.

[16] SUKHANOVA A，EVEN-DESRUMEAUX K，MILLOT J M，et al. Oriented conjugates of monoclonal and single-domain antibodies with quantum dots for flow cytometry and immunohistochemistry diagnostic applications[J]. Proceedings of SPIE，2012（8232）：18.

[17] BURANDA T，WU Y，SKLAR L A. Quantum dots for quantitative flow cytometry[J]. Methods in Molecular Biology，2011（699）：67.

[18] CHATTOPADHYAY P K，YU J，ROEDERER M. Application of quantum dots to multicolor flow cytometry[J]. Methods in Molecular Biology，2007（374）：175-184.

[19] XU F，XU D，MING X，et al. Quantum dot-based immunochromatography test strip for rapid detection of Campylobacter jejuni[J]. J Nanosci Nanotechnol，2013，13（7）：4552-4559.

[20] NARDO F D，ANFOSSI L，GIOVANNOLI C，et al. A fluorescent immunochromatographic strip test using Quantum Dots for fumonisins detection[J]. Talanta，2016（150）：463-468.

[21] LI C，QIAN M，HONG Q，et al. Rapid，Quantitative，and High-Sensitivity Detection of Anti-Phospholipase A2 Receptor Antibodies Using Novel Cdse/Zns-Based Fluorescence Immunosorbent Assay[J]. Scientific Reports，2021，11（1）：8778.

[22] 陈振华，蔡甜，唐波，等. 血清淀粉样蛋白 A 量子点免疫层析全血定量检测试剂的制备及性能评价 [J]. 药物生物技术，2018，25（4）：4.

[23] 蔡甜，陈振华，牛英波，等. 量子点标记技术在降钙素原检测中的应用 [J]. 齐齐哈尔医学院学报，2019，40（8）：3.

[24] 刘浩浩，勇逸欣，韩志君，等. 量子点荧光免疫法测定全血超敏肌钙蛋白 I 与电化学发光法测定血浆超敏肌钙蛋白 T 的一致性分析 [J]. 中国心血管病研究，2020，18（6）：4.

第十三章

免疫 PCR 分析技术

近年来,随着分子生物学、细胞生物学、基础免疫学和免疫化学等学科的发展,免疫标记技术也不断完善和更新,相继使用酶、荧光素、放射同位素等多种标记物,酶标记、荧光标记和放射性同位素标记这三大抗体标记技术已成为免疫化学、免疫学以及分子生物学中应用最广的常规抗原检测手段,具有较高的灵敏度和特异性,但对一些微量标本的检测还是不能满足临床和医学研究的需要。1985 年出现的PCR 技术,能在短时间内将目的基因放大数百万倍,具有快速、灵敏、特异等优点,经过几十年的发展,现已成为实验室检测常规技术,是一种极为敏感的放大系统,也是现代分子生物学研究中不可缺少的手段。然而,PCR 技术是一种基因检测技术,应用范围仅限于 DNA 或 RNA。免疫 PCR(Immuno-PCR)技术是将抗原抗体反应的特异性和 PCR 扩增技术的敏感性结合在一起的极为敏感的免疫测定技术,兼有特异性强、敏感度高的优点,具有良好的应用前景。

第一节 免疫 PCR 的分类

随着分子生物学和其他相关学科的技术进步,研究人员将分子生物学技术、免疫学技术以及一些物理技术综合应用,使免疫 PCR 技术得到进一步拓展。免疫 PCR 包括多种方法,依据用待检抗原直接包被酶联板或用捕获抗体包被酶联板间接捕获抗原,免疫 PCR 可分为直接法和间接法(夹心法)。依据所分析的抗原是一种还是多种,免疫 PCR 分为单抗原分析免疫 PCR 和多抗原分析免疫 PCR。另外,免疫PCR 的两侧引物还可设计成相同的序列,称为单引物免疫 PCR。用该法进行 PCR 扩增,可简化实验,节省成本,适用于多抗原分析物免疫 PCR 的检测。还有一种能同时检测抗原自身和抗原基因的免疫 PCR,称为双向免疫 PCR。

一、直接免疫 PCR

将所测抗原吸附在固相载体上,用特异性单抗与之反应,然后生物素化的抗鼠 IgG 多抗通过亲和素与生物素化 DNA 相连接,再用相应的引物对后者进行 PCR 扩增,其敏感度可达 15pg。但这种直接包被待测抗原的方法不适合临床标本和难以吸附的固相抗原的检测。

二、免疫捕捉 PCR

免疫捕捉 PCR 就是将免疫捕捉和 PCR 扩增结合起来的一种检测方法,其检测对象是完整的病原体,通过固相化的特异抗体捕捉特定的微生物抗原,再利用其基因组序列特异的引物进行 PCR 扩增,通过对扩增产物的检测和分析达到对完整病原体的检测,不仅提高了特异性,而且检测样本的体积也可增大,从而大大提高检测的灵敏度。免疫捕捉PCR大致可分为抗体固相化、抗原捕捉、模板制备、PCR扩增、扩增产物检测和分析等步骤。

三、原位免疫PCR

一般的原位检测技术不能用于检测含量很少的目标分子,进而发展了一种高敏感性的方法,即原位免疫PCR(in situ Immuno-PCR)。实验用标本是新鲜组织、石蜡包埋组织、脱落细胞、血细胞等。通过抗体-生物素-亲和素桥梁将DNA标记物与目标分子连接起来,再进行原位PCR。扩增的DNA产物通过原位杂交进行检测。Cao等用原位免疫PCR检测石蜡切片上肝组织中的乙肝表面抗原(HBsAg),其敏感性较免疫组化法显著提高。原位免疫PCR既能分辨鉴定带有靶蛋白的细胞,又能标出靶蛋白在细胞内的位置。该技术在分子和细胞水平上研究疾病的发病机理和临床过程及病理转归,有重大的实用价值,其特异性和敏感性高于一般的免疫组织化学方法。

糖类肿瘤抗原是重要的肿瘤标志物,在诊断及鉴别肿瘤的特征上具有重要意义。为了检测恶性肿瘤细胞上的糖类肿瘤抗原,可采用细胞免疫PCR(cellular Immuno-PCR)方法,其是一种应用杂交技术检测细胞表面糖类抗原的高敏感性方法。Zhang等将DNA寡核苷酸偶联到肿瘤相关抗原GM3的特异性单克隆抗体L612上,用于GM3的细胞免疫PCR检测,结果发现只需要小于1ng/L DNA-HumAB复合物,就可以检测出少于10个外周血淋巴细胞中的黑色素瘤细胞。

四、PCR-ELISA技术

经典的PCR-ELISA技术是利用共价交联在PCR管壁上的寡核苷酸作为固相引物,在Taq酶作用下,以待测核酸为模板进行扩增,产物的一部分交联在管壁上,为固相产物;一部分游离于液体中,为液相产物。对于固相产物,使用经过生物素标记的核酸探针与之杂交,再用碱性磷酸酶(AP)或过氧化物酶(POD)标记的链霉亲和素与生物素结合进行ELISA检测分析。由于固相引物包被技术要求高、操作不便,研究者对此进行了改进,放弃了固相引物方法,使用液相引物来扩增以获得更好的结果。具体原理如下:①使用链霉亲和素包被微孔板,再用生物素标记捕获探针3′端(捕获探针3′端和待检靶序列5′端的一段序列互补),通过生物素和亲和素的交联作用将捕获探针固定在微孔上,制成固相捕获系统。②扩增时,引物用抗原(生物素、地高辛、荧光素酶等)标记,这样扩增产物中就会带有标记的抗原。③将扩增产物与微孔上的捕获探针杂交,靶序列被捕获,再在微孔中加入酶标抗体,抗体与靶序列上的抗原结合,再加入底物使之显色,通过相应检测波长的吸收值从而实现定量。

五、双抗体夹心免疫PCR

该法是目前应用最多的免疫PCR检测方法,适用于难以直接吸附于固相载体的抗原检测。将与被检物对应的单克隆抗体(monoclone antibody,McAb)先吸附在固相载体上,然后用被检抗原与之反应,再用生物素化的特异性多抗结合此抗原,通过亲和素与生物素化DNA相连,以适当的引物对DNA指示分子进行PCR扩增。应用该法可以检测多种样品中的抗原,血清中的细胞因子如肿瘤坏死因子(TNF-α)以及血管紧张素等。

六、多分析物免疫PCR

利用大小不同的DNA分子标记不同的抗体,可同时检测多种抗原。Hendrickson 等用异型双功能化学交联剂预先连接抗体和DNA标记分子,形成标记DNA-抗体偶联物。不同的抗体用不同的DNA分子标记，这些 DNA 分子间具有相同的 PCR 引物序列但不同的 DNA 分子长度，因而可用于同时检测多种抗原。在制备抗体 -DNA 偶联物时，DNA 连在抗体的 Fc 段上，因此并不影响抗体的活性，DNA 可用单链 DNA 或双链 DNA 分子，但双链 DNA 具有更多的优越性。

七、双相免疫 PCR

双相免疫 PCR 是既能检测病原体抗原又能检测病原体基因的免疫 PCR，其原理是将一对用于扩增某病原体基因的引物人工加在标记抗体的 DNA 标记物的两端，使二者共用一对引物，但 PCR 产物分子质量大小不同，使得免疫 PCR 在检测抗原的同时，又检测了目的基因。

八、T7 RNA 聚合酶免疫 PCR

T7 RNA 聚合酶能与其启动子结合，以 100 个碱基 /s 的速度合成 RNA 分子。这种酶反应将导致模板的线性扩增。T7 RNA 聚合酶扩增的免疫技术（immuno-detection amplified by T7 RNA polymerase，IDAT）将抗原抗体反应的特异性和 T7 RNA 聚合酶线性扩增的敏感性相结合。

九、单引物免疫 PCR

单引物免疫 PCR 即 DNA 报告分子的两侧含有相同的引物序列，可用单引物进行 PCR 扩增。该法可提高 PCR 扩增效率，且适用于多分析物免疫 PCR。

十、噬菌体免疫 PCR

用特异识别病原的单克隆抗体包被酶标板以捕获样品中的病原抗原，然后加入特异识别病原抗原的重组噬菌体，洗涤后结合到样品上的噬菌体作为模板进行 PCR 反应，扩增产物经琼脂糖凝胶电泳检测，或通过实时定量 PCR 对样品中的病原进行定量。本法检测病原简单、灵敏且成本低廉，适用于病原体感染的实验室诊断和血清流行病学调查。

十一、实时定量免疫 PCR

Mckie 等首先将荧光定量 PCR 技术和免疫 PCR 技术结合对腮腺炎病毒特异性抗体进行检测。他们将指示分子通过化学交联剂与抗体交联，利用荧光定量 PCR 仪检测指示分子，通过 PCR 测定出指示分子的量来推算样品中特异性抗体的含量。Fischer A 等报道，用实时定量测定法可以检测出 0.6～6pg 的葡萄球菌肠毒素 B 和葡萄球菌肠毒素 A，并具有很好的重现性。上述方法对靶抗原定量的准确性可通过复管测定和利用内标使数据标准化而得到提高。

第二节　免疫 PCR

一、引言

免疫学测定是检测抗原最常用的方法，常规的标记物包括酶（辣根过氧化物酶、碱性磷酸酶等）、荧光素和放射性同位素，免疫酶法和免疫荧光法用于常规的检测效果很好，但对于微量抗原的检测则显示灵敏度不足，应用上有一定的局限性，放射性同位素法虽然灵敏度高，但在实际操作中由于需要特殊的设备和安全防护，因此限制了其在实际工作中的广泛应用。

PCR 技术自从 1985 年创建以来,得到了广泛应用,已成为实验室的常规技术,在现代分子生物学研究中具有重要的作用,是一种极为高效的放大系统。但由于易出现假阳性而限制了其在临床检测中的应用。

1992 年,Sano 等将免疫测定技术与 PCR 有机结合,创建了一种全新的抗原分子检测技术,即免疫 PCR。它用一段特定的 DNA 分子代替传统的酶等物质作为标志物,通过 PCR 扩增的高度敏感性来放大抗原抗体的特异性反应,使实验中只需数百个抗原分子即可检测,甚至在理论上可检测到一个抗原分子。这种高灵敏度使免疫检测技术达到了一个新高度,应用范围更加广泛。

二、基本原理

Immuno-PCR 由两部分组成,第一部分类似于传统酶联免疫吸附实验(ELISA)的抗原抗体反应,第二部分即常规的 PCR 扩增和产物检测。Immuno-PCR 与 ELISA 的区别在于 ELISA 是以碱性磷酸酶或辣根过氧化物酶来标记抗体,通过催化底物产生颜色反应来判定结果,而 Immuno-PCR 则是以一段特定的双链或单链 DNA 标记抗体,采用 PCR 扩增抗体所连接的 DNA,通过对扩增产物的定性或定量分析达到检测抗原的目的(图 2-13-1)。Immuno-PCR 的关键就在于用一个连接分子将一段特定的 DNA 片段连接到抗体上,在抗原和 DNA 之间建立相对应关系,采用高灵敏度的 PCR 放大信号,从而实现对微量抗原的检测。

最初 Sano 等建立的 Immuno-PCR 实验流程如下:①抗原的包被;②特异抗体的结合;③加入与生物素化特定 DNA 片段结合的链亲和素蛋白 A 嵌合体;④ PCR 扩增特定的 DNA 片段;⑤扩增产物的检测。采用该方法,可检测到 600 个 BSA 抗原分子。与用碱性磷酸酶作为标记物的 ELISA 方法相比,敏感度提高了 10^6 倍。在此免疫 PCR 系统中,链亲和素蛋白 A 嵌合体作为连接分子起到桥梁作用,其两个独立结合位点蛋白 A 和链亲和素分别与 IgG 的 Fc 段和生物素化 DNA 中的生物素结合,从而将蛋白质抗原和特定 DNA 片段桥联建立对应关系,通过 PCR 扩增,将抗原抗体反应的特异性高度放大。这种直接以抗原进行包被的方法称为直接免疫 PCR 法。

由于待检抗原的量很低或难以吸附导致包被效率很低,影响检测结果,为此多采用间接免疫 PCR(双抗体夹心免疫 PCR),即首先包被特异的抗体来捕捉待检抗原,再加入标记(或可桥联)DNA 片段的特异抗体进行检测。

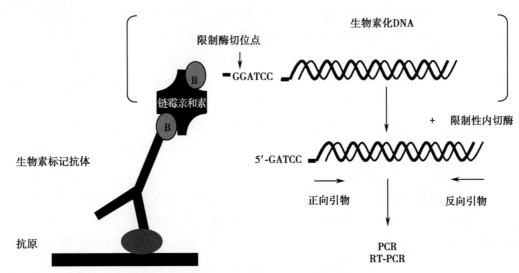

图 2-13-1　免疫 PCR 基本原理

Immuno-PCR 由待检抗原、特异抗体、桥联系统、DNA 报告分子、PCR 扩增体系等部分构成。

1. **待检抗原** 免疫 PCR 具有非常高的敏感性,特别适用于检测微量抗原。被检测的样品可以是抗原,也可以是作为抗原的某种抗体,包括含量极微的药物、肿瘤标志物、激素和细胞因子、可溶性细胞受体、生化酶类和致病微生物等。

2. **特异抗体** Immuno-PCR 中的特异抗体是对应于待检抗原而言的,与 ELISA 一样,检测抗体的特异性和亲和力将影响 Immuno-PCR 的特异性和敏感性。一般选用单克隆抗体,抗体常采用生物素标记,通过亲和素再结合 DNA。对于包被效果不好的抗原还需要包被特异抗体来捕捉待检抗原,捕捉抗体多使用多抗。

3. **桥联系统** 桥联系统是指能连接抗原抗体反应系统与指示 DNA 分子系统之间的连接分子或复合物,常用的桥联系统有以下几种。

(1) 链亲和素化抗体 / 蛋白 A- 生物素化 DNA 系统:用链亲和素 / 蛋白 A 基因工程融合蛋白作为连接分子来连接生物素标记的 DNA 与抗体,其具有结合 IgG 和生物素的两个位点,因此可以将特异抗体与生物素化的 DNA 连接成复合物。由于重组的 SPA 亲和素没有商品化试剂,且 SPA 不但可以结合特异抗体的 IgG,还可以与样品中吸附于固相的无关 IgG 结合,特别是待检抗原就是某种 IgG 时,暴露出应用局限和特异性差的缺陷。

(2) 生物素化抗体 - 亲和素 - 生物素化 DNA 系统:亲和素作为连接分子,可以结合 4 个生物素分子,将标记了生物素的检测抗体和生物素化的 DNA 连接起来。最初的方法是先将亲和素与生物素化的 DNA 预结合成复合物,再与结合固相的特异性抗体结合,这种方法存在的问题是亲和素与生物素化的 DNA 分子预结合时二者的分子比例并不等同,1 个亲和素分子可以结合 4 个生物素分子,因此在预结合时生物素化的 DNA 分子不能过多,否则 DNA 分子上的生物素将亲和素完全饱和,亲和素再无结合生物素化抗体的能力;但在低饱和生物素化 DNA 时,亲和素结合的生物素化 DNA 存在许多种类的复合物,甚至还有游离的亲和素,只有部分结合生物素化 DNA 的亲和素才能起到连接分子的作用,因此,这样预结合的亲和素和生物素化 DNA 是均质性很差的混合物。这样的复合物作为连接分子导致敏感性低和误差大,并且每次制备的连接分子均有差异,重复性差。在此基础上进行一定的改进,亲和素在连接抗体和 DNA 时以游离方式加入,这样链亲和素先与生物素化抗体结合,冲洗后再加入生物素化的 DNA。该方法虽然多了一次孵育和洗涤过程,但具有较好的敏感性和重复性,是应用较多的一种方法。直接用链亲和素标记 DNA 分子进行 Immuno-PCR 同样可获得很好的效果。

(3) 抗体 - 叶绿素 -DNA 系统:乔生军等用自然界普遍存在的叶绿素分子(chlorophy)作为共价连接蛋白与核酸的中间分子,构建甲胎蛋白(AFP)抗体的基因探针,此探针人为地把抗体直接锚定在双链 DNA 分子上。这种方法具有较好的稳定性且成本低廉,但叶绿素的提取和纯化及除交联外的其他过程均需在黑暗处进行,交联需在特定光下进行。也有研究者用链霉卵白素将生物素化的抗体与生物素化的 DNA 分子直接连接,也取得了良好的效果。

(4) 抗体 DNA 化学交联系统:使用的交联剂有聚乙烯亚胺和碳化二亚胺等一些双功能交联剂。抗体马来酰亚胺化和 DNA 分子乙酰硫代乙酰化后,将两者在黑暗条件下用盐酸胍进行偶联,N- 乙基马来酰亚胺终止反应,HPLC 凝胶过滤纯化偶联物,收集的偶联物在 4℃下保存。该方法完全摆脱了生物素 - 亲和素系统本身价态而造成的灵敏度和准确性下降的问题,也免去了多次洗涤步骤,减少了指示系统与固相载体的非特异结合,而且检测多种成分可以共用相同的指示系统和检测系统,其商品化试剂将进一步有利于标准化。

(5) 用双特异融合蛋白和生物素化 F (ab')₂ 片段代替生物素化单抗:任军等将编码单链抗体和链亲和素融合蛋白的基因插入载体并在大肠杆菌中进行表达,获得具备结合生物素和抗原分子的双特异性融合蛋白,可直接连接抗体和生物素化的 DNA 分子。抗体的 Fab 或 F (ab')₂ 易于标记,且因缺乏 Fc 段而大大降低了非特异性吸附的可能性,使免疫 PCR 的本底大为降低。有学者用胃蛋白酶消化单抗,把得到的 Fab 片段用生物素标记,以此来检测心钠素(ANP),使其特异性大大提高。

4. DNA 报告分子　指示 DNA 分子是指所采用的标记 DNA 分子。免疫 PCR 是在 ELISA 基础上建立起来的新方法,用 PCR 扩增代替 ELISA 中的酶催化底物显色。DNA 聚合酶将结合于固相上的 DNA 特异放大,由此定量检测抗原。根据 DNA 分子的性质可分为单链 DNA 和双链 DNA 指示分子。①单链 DNA:合成的单链 DNA 均一性好,但成本较高。②双链 DNA:主要有 PCR 扩增得到的短片段 DNA 以及经处理的载体 DNA 分子,双链 DNA 可以增加标记物的稳定性。反应时,双链 DNA 中的一条链与抗体的 Fc 段连接,另一条链在 PCR 第一步变性步骤中即释放到溶液中,使链复制没有空间位阻。

用作指示分子的 DNA 应具有较高的纯度、均一性好、具有合理的碱基分布(如 G+C 含量达 40%~60%,不具有多个连续的相同碱基等)、易于扩增、引物容易设计、退火温度适中以及指示分子和待检样品中可能存在的 DNA 分子不具有同源性等特点。选择指示系统时可以参照实验室的传统和指示系统的选取原则,推荐使用双链 PCR 产物作为指示系统,为方便后续检测,PCR 产物长度在 200~500bp 为宜,既保证特异性又保证良好的扩增效果。DNA 报告分子通过直接标记到抗体上或生物素化后借连接分子引入系统中。自 Sano 等用 pUC19 质粒后,p1NM30、λ 噬菌体、舌兰病毒等先后被用作报告分子也取得了很好的效果。郑水晨研究发现,线性化的腺病毒六邻体(AdAt)基因重组质粒作为报告分子非常合适,AdAt 质粒便于制备和纯化,分子均一性好,不易出现非特异扩增,用 HindⅢ 酶切后其黏性末端上只加上一个生物素分子,有利于保证免疫 PCR 的高敏感性。而质粒 pHNL10 含有编码木薯羟基腈裂解酶的基因片段,是从木薯 cDNA 文库中经 PCR 扩增获得的植物来源的 DNA,用其作报告分子可有效避免因 DNA 污染造成的非特异性扩增。

5. PCR 扩增系统　Immuno-PCR 的扩增系统与传统 PCR 一样,主要由引物、缓冲液和耐热 DNA 聚合酶等构成。由于 Immuno-PCR 需用固相进行抗原抗体反应,同时又需要对固相结合的 DNA 进行扩增,因此,Immuno-PCR 载体的选择应根据具体情况确定。用微量板作为载体时必须有相应的 PCR 仪,以便用微量板直接扩增,否则需要转到 PCR 反应管中进行扩增反应。用于 PCR 反应的 eppendorf 管多为聚氯乙烯材料,表面光滑黏附力差,不适合包被抗原(抗体)。加入戊二醛处理可以有效提高包被效果,使 Immuno-PCR 能利用普通 PCR 仪在同一管中连贯进行。对于扩增的 PCR 产物的检测,最直接的就是用琼脂糖凝胶电泳或聚丙烯酰胺凝胶电泳检测,可根据 PCR 产物的大小选择两种凝胶的浓度。对于一般定性检测来说可以满足要求,如果进行定量或半定量检测则需按相应的方法进行。实验过程中需设置抗原阴性对照(生理盐水)、PCR 阳性对照(生物素化的 DNA)和 PCR 阴性对照(无菌水)。

6. 结果检测方法　最基本的结果检测方法是凝胶电泳法。PCR 产物经溴化乙锭染色琼脂糖凝胶电泳后,用凝胶扫描仪进行定量,出现特异性扩增带为阳性。也可将电泳后的 PCR 产物转移到硝酸纤维素膜上进行核酸杂交,以杂交信号显示检测结果。另外,也可在 PCR 扩增时用放射性同位素、荧光素、生物素和酶等标记引物,使 PCR 产物带有一定标记,然后通过放射自显影、荧光显微镜、酶底物显色等显示检测结果。用生物素和地高辛双重标记的扩增产物可用于微量滴定板法定量。双重标记的扩增产物用乙醇沉淀以去除未结合的标记物,然后加至亲和素包被的微量滴定板,与 DIG 抗体 -AP 结合物温育,根据其底物不同可产生不同的颜色。另有实验采用亲和素包被的氟微球作为固相载体,用生物素标记引物,扩增时在 PCR 产物中掺入氟化的核苷酸,扩增完成后,加入已包被的氟微球以捕获生物素化的 PCR 产物,此捕获过程可使 PCR 产物与氟微球紧密结合,氟被氙激发产生光脉冲,可用闪烁计数仪测量。近年来广泛采用的实时定量 PCR 可对 PCR 结果进行实时定量检测,具有可批量操作、重复性好、无需扩增后再处理、结果实时分析报告、避免产物污染和易于自动化等优点,是免疫 PCR 检测技术的发展趋势。

三、材料和试剂

1. 待检标本　待检抗原含量极微但抗原性好的各种临床或实验室样品,如毒素、激素、病原微生物、肿瘤标志物等。

2. 试剂

(1) 溶液配制

1) 包被液:0.05mol/L NaHCO$_3$,pH 为 9.6。

2) 封闭液:含 10mg/ml BSA,1mg/ml 鲑精 DNA 的 PBS。

3) 洗涤液:TETBS(20mmol/L Tris-HCl,pH 为 7.4;0.15mol/L NaCl;0.1%Tween-20;0.1mmol/L EDTA;0.2g/L NaN$_3$);TETBS TD(TETBS 中含 1mg/ml BSA,0.1mg/ml 鲑精 DNA)。

(2) 抗体

1) 捕捉抗体:多用多抗。

2) 检测抗体:针对待检抗原的特异性单抗。

3) 标记二抗:生物素等标记的羊或兔抗小鼠抗体。

(3) PCR 试剂

1) 10×PCR 反应缓冲液:500mmol/L KCl;100mmol/L Tris-HCl,pH 为 8.4;150mmol/L MgCl$_2$;1mg/mL 明胶。

2) dNTP:2.5mmol/L。

3) Taq DNA 聚合酶:3～5U/µl。

(4) 其他试剂:生物素、亲和素、琼脂糖等生化和分子生物学试剂。

四、方法

1. 抗体 -DNA 偶联物的制备　通过化学交联的方法可以将特定 DNA 片段标记到检测抗体的 Fc 段,用于 Immuno-PCR 检测,标记的具体方法如下:①先将 5- 氨基末端修饰有脂肪胺的多聚寡核苷酸与 N- 琥珀酰亚胺 -S- 乙酰硫代乙酸盐(SATA)反应,生成乙酰硫代乙酰化多聚寡核苷酸;②用磺基琥珀酰亚胺 4-(马来酰亚氨基乙基)环己烷 -1- 羧酸盐(Sulfo-SMCC)活化抗体分子,生成马来酰亚胺乙基修饰的抗体;③混合马来酰亚胺修饰抗体和乙酰硫代乙酰修饰 DNA,并加入羟胺盐酸,在黑暗条件下反应,使抗体和标记 DNA 偶联;④用高效液相色谱纯化抗体 - 寡核苷酸偶联物,收集的偶联物在 4℃下保存。

寡核苷酸可以为单链 DNA,将末端同源而长度不同的寡核苷酸标记到不同的抗体上,可以实现在一个体系中用一对引物对多种抗原进行检测。由于合成长度的制约,单链寡核苷酸的应用有局限性,可以用生化方法或分子生物学方法获取的双链 DNA 来替代,结果更稳定,也便于检测。

2. DNA 片段的生物素标记　DNA 片段作为报告分子,应确保与待测标本来源的机体 DNA 无同源序列,如对人源标本检测时可选用大肠杆菌的序列作为报告 DNA。最好选用普通环境中罕见的 DNA 序列作为报告分子,从而减少因可能的污染导致的假阳性,大小以 200～500bp 为宜。生物素标记可采用 PCR 方法,根据报告 DNA 的核苷酸序列合成一对引物,至少一个引物的 5′ 端碱基上带有生物素标记,扩增得到的 PCR 产物就被标记上了生物素。

PCR 反应体系如下:

(1) 10×PCR 缓冲液 10µl;

(2) 2.5mmol/L 4X dNTP 混合物 8µl;

(3) 50µmol/L 上游引物 1µl;

（4）50μmol/L 下游引物 1μl；

（5）15mmol/L MgCl 10μl；

（6）Taq DNA 聚合酶（3～5U/μl）1μl；

（7）模板 DNA（<1ug）1μl；

（8）补充无菌去离子水至 100μl。

95℃加热预变性 5 分钟，循环条件：94℃ 30 秒，55℃ 30 秒，72℃ 45 秒，30 个循环。最后 72℃延伸 10 分钟。

PCR 产物采用琼脂糖凝胶电泳回收。电泳分离后用 EB 染色，紫外灯下切下目标 DNA 所在的胶块，放入 1.5ml 微量离心管中捣碎，加等体积的 Tris 饱和酚混匀，-70℃ 5 分钟（或 -20℃ 30 分钟）；室温 12 000rpm 离心 10 分钟；取水相再用等体积酚 - 氯仿抽提 1 次；取水相加 1/10 体积的醋酸钠（3mol/L，pH 5.2），再加等体积异丙醇或 2 倍体积乙醇沉淀，70℃ 30 分钟，4℃ 12 000rpm 离心 30 分钟；70% 乙醇洗涤沉淀 1 次。晾干后用适量 TE 或去离子水溶解，-20℃保存备用。也可以用商品化的 DNA 胶回收试剂盒纯化，按使用说明书进行操作。

3. 特异抗体的生物素标记 免疫球蛋白（如 IgG、IgM）多为糖蛋白，在 Fc 片段上有糖基存在，而生物素酯能与糖基结合，从而将生物素标记到特异抗体上。

（1）方法 1：①将纯化的抗体（IgM 或 IgG，0.1～1.0ml）在标记缓冲液（0.1mol/L NaAc，pH 为 5.5；0.1mol/L NaCl）中 4℃透析过夜。②吸取 0.5ml 至微量离心管中，加高碘酸钠溶液至终浓度为 10mmol/L，置冰浴上于暗处孵育 30 分钟，使抗体分子上的糖基氧化。③将氧化的抗体过 PBS 平衡的 Sephadex G25 PD10 预装柱，使之与高碘酸钠分开，收集蛋白峰。④向抗体管中加入 Biotin-LC hydrazide（Pierce）至终浓度 5mmol/L，置混摇器上室温孵育 1 小时。⑤用含 0.02%NaN₃ 的 PBS 平衡 Sephadex G25 预装柱，将生物素标记的抗体分子过柱与游离的生物素分开。收集蛋白峰，-20℃保存。

（2）方法 2：① 1～3mg/ml 的单抗用 0.1mol/L、pH 为 8.8 的硼酸钠缓冲液透析至平衡。②用 1ml 二甲基亚砜（DMSO）溶解 10mg N- 羟琥珀酰亚胺生物素。③按每毫克抗体加入 150～250μg 生物素酯混合反应液，混匀，置室温 4 小时。④加 20ml 1mol/L 的 NH₄Cl 溶液到上述反应液中，混匀，室温作用 1 分钟。⑤用 PBS 缓冲液透析或用 Sephadex G25 预装柱纯化，除去游离的生物素。⑥将生物素标记的抗体 -20℃保存备用。

（3）方法 3：生物素不直接标记到特异的一抗上，而是标记到二抗上，使其更加通用和标准化，容易形成商品化的产品，标记方法与标记一抗方法相同。个例的免疫 PCR 可购买商品化的生物素标记的二抗进行操作，虽然增加了一步孵育和洗涤过程，但节省了标记步骤。

4. 免疫结合反应 最初的实验设计是直接包被抗原进行检测，在实际应用中由于待检抗原含量极微，常采用双抗体夹心法进行检测。

（1）按常规 ELISA 方法，将包被液稀释的捕捉抗体加到 96 孔板或 0.5ml PCR 管中，50μl/ 孔，4℃过夜。

（2）用 PBS 洗 3 遍，每孔加 200μl 封闭液，37℃孵育 1h。

（3）用 TETBS 洗 3 遍，加适当稀释的抗原标本 50μl，37℃孵育 1h。

（4）用 TETBS 洗 5 遍，每孔加入 TETBS TD 适度稀释的一抗 50μl，37℃孵育 1 小时。

（5）用 TETBS 洗 5 遍，每孔加入 TETBS TD 适度稀释的生物素标记的二抗 50μl，37℃孵育 1 小时。

（6）用 TETBS 洗 5 遍，每孔加入链霉亲和素 50μl，37℃孵育 1 小时。

（7）用 TETBS 洗 5 遍，每孔加入生物素标记的 DNA 50μl，37℃孵育 1 小时。

（8）用 TETBS 洗 5 遍，再用蒸馏水洗涤 3 遍，然后将其倒置在吸水纸上拍打以控干水分。

5. PCR 反应 如果配备有适合 96 孔板的平板 PCR 仪，可向每孔中加入 50μl PCR 反应液直接进行扩增。如果仅有普通 PCR 仪，需要加入 50μl PCR 反应液后，95℃加热变性 5 分钟，再将反应液全部转移到 PCR 管中进行扩增。

5μl PCR 反应液组成：

（1）10×PCR 反应缓冲液 5μl；

（2）2.5mmol/L 4X dNTP 混合物 4μl；

（3）10μmol/L 上游引物 1μl；

（4）10μmol/L 下游引物 1μl；

（5）Taq DNA 聚合酶（3～5U/μl）1μl；

（6）补充无菌去离子水至 50μl。

条件设置：94℃ 40 秒，55℃ 40 秒，72℃ 1 分钟，30 个循环，最后 72℃延伸 10 分钟。

每管取 5μl PCR 扩增产物经 1.5% 琼脂糖凝胶电泳分离，溴化乙锭染色后在紫外灯下观察即可进行定性检测，有目的条带即为阳性。通过与适度稀释的 DNA 分子量标准进行比对可大致估算扩增量。如要更精确定量，则需借用其他仪器或方法。

6. Immuno-PCR 产物的定量检测　对于一般的定性检测采用琼脂糖凝胶电泳分析就足够，而对于更进一步的研究则需要定量或半定量检测，常需要借助特定仪器设备完成。

（1）凝胶检测系统：琼脂糖或聚丙烯酰凝胶电泳分离后，经溴化乙锭染色，可用凝胶扫描仪或计算机辅助视频设备扫描记录图片，自带的分析软件根据标准参照进行定量，对分子量大小、产量等都能检测确定；放射性标记的扩增产物可通过放射自显影定量测定；采用自动 DNA 测序仪可检测荧光标记的核酸，不仅可准确测量扩增产物的大小，而且其检测灵敏度达飞克级（fg）水平。

（2）高效液相色谱检测系统：HPLC 能将不同大小的分子区分开，PCR 产物不必纯化，对未标记的产物敏感度可达飞克级（fg）水平，对标记产物的检测限度可能更低。使用不同大小的内参可衡量扩增的效率。

（3）免疫酶检测定量法：用亲和素分子通过疏水相互作用包被滴定板，可对特异结合生物素或生物素化的 PCR 产物进行定量。如生物素和地高辛双重标记可有三种方式引到扩增系统中：①在反应混合物中同时加入地高辛和生物素标记的脱氧核酸类似物（DIG-/BIO-dUTP）；②加入生物素化的引物 1 和 DIG-dUTP；③加入生物素化的引物 1 和地高辛标记的引物 2。双重标记的扩增产物经乙醇沉淀或凝胶电泳分离纯化后，加至亲和素包被的微量滴定板上温育 2 小时，洗涤数次后，加酶（辣根过氧化物酶或碱性磷酸酶）标记的地高辛抗体温育 2 小时，洗涤数次后加相应底物显色，根据其底物不同可产生不同的颜色，用酶标仪读数进行定量。

（4）DNA 抗体测定系统：DNA 具有抗原性，可以用检测抗原的免疫酶法来进行定量。包被后依次加抗 DNA 单克隆抗体、酶标二抗孵育，加相应底物显色后用酶标仪测定。本方法的优势是不需要对引物或扩增产物进行标记，缺点是易出现杂交反应。

（5）点杂交检测系统：将扩增产物点在尼龙膜上加热固定，用标记的 DNA 探针杂交，如果是酶标记体系则加底物显色成斑点，放射同位素标记则进行放射自显影，通过与已知浓度的标准比较进行定量。

（6）临近闪烁分析系统（scintillation proximity assay，SPA）：将氚化的核苷酸掺入扩增体系中，用生物素化的引物进行扩增，扩增产物用亲和素包被的氚微球进行捕捉。氚被氘激发产生脉冲，用闪烁计数仪计量脉冲数进行定量。

（7）电化学发光检测系统：将扩增产物结合到磁珠上，加 2,2 联吡啶钌螯合物（TBR）标记的探针进行杂交，再加入三丙胺（tripropylamine，TPA）溶液，转至电化学发光仪的检测池中，当电极的电压达到一定水平时 TPA 和 TBR 都被瞬时氧化，氧化后 TPA 成为一种不稳定的具有高度还原性的中间物质，能与氧化的 TBR 发生化学反应，使之进入激发态，而由激发态变为基态时可发射出 620nm 的光，发光强度与 TBR 的量成正比,通过测定发光强度对 PCR 产物定量,使用仪器可自动化完成测量过程。

(8)激光激发荧光检测法:将荧光染料 FAM 的 N- 羟基琥珀酰亚胺酯衍生物借氨己基连接臂标记到上游引物的 5′ 核苷酸上,PCR 扩增产物用毛细管电泳分离,用氩离子激光光源检测器激发 FAM 产生荧光并依据强度进行定量。该法样本用量少,能自动化检测,是一种快速、灵敏的方法。

(9)PCR 产物的实时定量:在形成抗原抗体 DNA 复合物后,使用实时定量 PCR 仪进行 PCR 扩增,在 PCR 反应体系中加入荧光基团,利用荧光信号累积实时监测整个 PCR 进程,而且通过 Ct 值和标准曲线的分析可对起始模板进行定量分析(图 2-13-2)。这种方法称为实时定量免疫 PCR(quantitative real time immuno-PCR,qIPCR)。

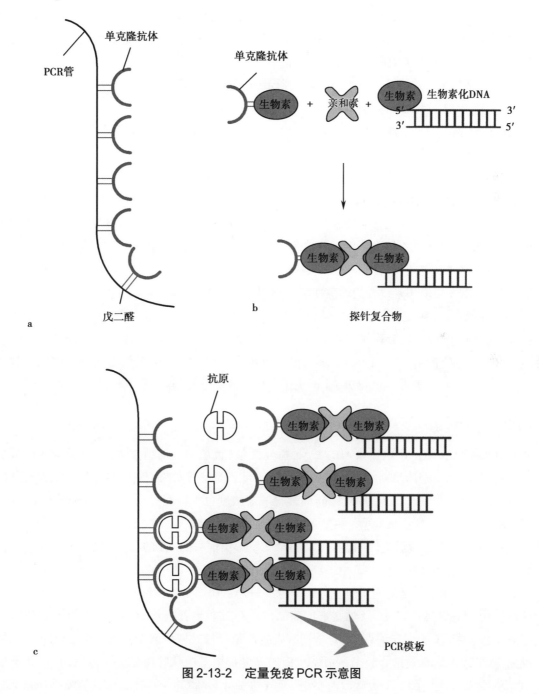

图 2-13-2　定量免疫 PCR 示意图

总之,可采用上述方法对扩增产物定量,依据具体情况、实际需要和仪器条件进行选择。其准确性可通过复管测定和利用内标使数据标准化来保证。

五、注意事项

1. Immuno-PCR 具有很高的敏感度，抗体和标记 DNA 的任何非特异结合都会产生严重的本底问题。因此每步的洗涤过程必须充分，尤其是 PCR 前一步骤的洗涤效果对消除非特异结合至关重要。即使有些特异结合的抗体或标记 DNA 被洗掉了，也可以通过 PCR 过程得以弥补。

2. 封闭的效果对控制假阳性十分必要，不仅用牛血清白蛋白或脱脂奶粉对蛋白的非特异位点进行封闭，还要用变性鲑鱼精 DNA 对核酸进行封闭。

3. 控制本底信号的一个重要方法就是在最后阶段的 PCR 反应中设立阴性对照。以去离子水作为阴性对照，通过调整 Taq DNA 聚合酶用量、Mg^{2+} 浓度以及反应循环数，建立最佳条件，使其无扩增物出现，而目标 DNA 得到有效扩增。控制污染则是所有 PCR 操作的一个要点，对于免疫 PCR 而言可通过定期轮换使用不同的报告分子来最大限度减少污染的可能。

4. 以其他大小的无关 DNA 分子作为假阳性指示分子对照，其两端的序列与标记 DNA 的扩增引物序列相同，在免疫 PCR 过程中，假阳性指示分子与标记 DNA 分子一同加入 PCR 扩增体系中，作为指示洗涤是否彻底的标志。如果洗涤不彻底，假阳性指示分子与抗体或管壁有非特异吸附，则假阳性指示分子与目的 DNA 被一同扩增，出现两条扩增条带。这种结果说明标记 DNA 分子的 PCR 扩增产物不能充分代表抗原，可能存在假阳性，需要改变实验条件进行更彻底的洗涤。

5. 与抗体偶联的报告 DNA 分子，原则上可以选择任何 DNA，但要保证其纯度和均一性。一般选择一段质粒 DNA、PCR 产物或人工合成的多聚核苷酸链作为报告分子，要确保这些报告分子与待检抗原来源的 DNA 无同源序列，比如在检测人源标本时常选用大肠杆菌质粒上的序列作为报告 DNA。报告分子大小最好在 200～500bp 之间，既能与引物二聚体分开，又可以高效率得到扩增，以保证敏感度。为保证标记有生物素的 DNA 与亲和素结合的均质性，最好使用饱和浓度为宜。

6. 固相载体的选择，滴定板是常用和有效的载体，如果不想 PCR 扩增换管，则要具备专门的 PCR 扩增仪。如果以 0.5ml 的塑料反应管作载体虽可一管完成全过程，但应注意其吸附能力不足的问题，用戊二醛处理可有效提高吸附力。适当修饰的玻璃板也可作为载体包被后用于免疫 PCR。应保证载体使用前的洁净，可用紫外线、放射线等消毒灭菌，避免因污染导致的非特异扩增。

六、应用

自从 Immuno-PCR 技术出现以来，作为一种特异性强、灵敏度高的新技术，特别适合极微量抗原的检测，在免疫学研究以及临床诊断等方面得到了广泛应用。随着技术的不断改良完善和仪器设备的更新升级，有可能发展为全自动化抗原检测系统，而其检测灵敏度也大幅度提高，可达到 pg/ml 甚至 fg/ml 水平。检测对象种类也在不断扩展，可用于肿瘤标志物、毒素、激素、病原微生物、细胞受体、生化酶类、细胞因子、药物、环境污染等微量抗原的检测，稍加改良便可实现对 DNA 的检测，应用范围从人类扩展到动物、植物以至生存的环境。

1. Immuno-PCR 用于传染病的实验室诊断　传染病是由病原微生物侵入人体而导致的一类疾病，特别是一些烈性传染病更具危害性，及早鉴定出病原体对有效防治具有重要意义。传统的实验室诊断方法是采用免疫酶技术，灵敏度在纳克水平，早期感染抗原量极低时则检测不出来。而 Immuno-PCR 技术将免疫反应与 PCR 扩增有效结合起来，利用 PCR 的高度扩增效应代替酶促放大体系，从而将灵敏度提高 $10～10^6$ 倍，弥补了免疫酶方法灵敏度的不足，而依然保持其高度的特异性，成为免疫酶技术的替代方法，检测对象不仅局限于病原体蛋白，也可检测机体对感染的免疫应答产物（抗体），以此对临床传染病进行早期实验室诊断，利用该方法对乙型肝炎、艾滋病等传染病的检测都非常成功。

2. Immuno-PCR 用于食品安全和环境保护 人类生存的环境与人类生活和健康息息相关。由于其污染物含量通常很低,一般方法的灵敏度达不到要求,而 Immuno-PCR 技术则具有优势,可检测的对象包括病原微生物、生物代谢毒素、农药残留毒素等。当 DNA 分子含有相同的引物序列而片段长度不同时,则可以根据扩增片段的大小差异同时对多个抗原进行检测,利于大样本量的多重筛查。

3. Immuno-PCR 用于临床和实验室研究 Immuno-PCR 作为高度特异和灵敏的方法,已成为实验室常规检测技术,在临床和实验室研究中发挥着重要作用。检测用药后药物在机体器官组织中的分布以及不同时间药物浓度的变化,能更深入细致地了解药物代谢动力学,为评价药效及指导临床用药提供科学依据。检测疾病不同阶段细胞因子、生化酶类、肿瘤标志物等的含量变化,对了解致病机制、寻找治疗靶点等非常有意义。激素作为一类含量低、效能强的生命物质,更需要像 Immuno-PCR 这样特异性强、灵敏度高的检测方法。

七、小结

自从 1992 年免疫 PCR 技术创立以来,由于其兼具抗原抗体反应的特异性和 PCR 反应的高度敏感性,在实验室和临床研究中得到了广泛应用,并在应用过程中不断完善和改良,已成为一种实验室的常规检测技术,在微量抗原的检测上发挥着极其重要的作用。

第三节 PCR-ELISA

一、引言

PCR 技术自诞生以来,在各个领域都得到了广泛的运用。研究人员在运用 PCR 技术的同时,希望能对扩增后的产物进行检测、定量。最初的方法采用琼脂糖凝胶电泳溴化乙锭(EB)染色方法来检测 PCR 产物;后来在运用荧光素染色凝胶电泳的基础上使用扫描照片进行光密度分析,对 PCR 产物进行相对定量。

EB 染色方法虽简便易行,但其灵敏度低而且污染环境;荧光素染色凝胶电泳检测本身具有不特异性,容易出现假阴性或假阳性,所以 EB 染色和荧光素染色两种方法只能进行粗略的相对定量,无法满足对 PCR 产物进行精确定量的要求。由于普通凝胶电泳分析的简易性及成本低廉,目前还广泛运用于一般科研活动中,但对临床应用需要的高特异性及高敏感性的要求则无法满足。

固相捕获技术的成熟和应用,特别是酶联免疫吸附实验(ELISA)的成功,为核酸定量提供了一个思路。此后,应用固相捕获的 PCR 定量技术应运而生,即在 PCR 扩增以后,在微孔板上借用酶联免疫吸附实验(ELISA)原理,使用酶标抗体进行固相或液相杂交来实现定量,称为 PCR-ELISA。此方法简便易行,只要具备 PCR 仪和酶标仪即可实施;其特异性及灵敏度均较高,并在临床检测中得到了运用。

二、原理

PCR-ELISA 技术中运用链霉亲和素(streptavidin)和生物素(biotin)特异性结合的原理。亲和素是一种糖蛋白,可由蛋清中提取,分子量 60kDa,每个分子由 4 个亚基组成,可以和 4 个生物素分子紧密结合,目前使用更多的是从链霉菌中提取的链霉亲和素(streptavidin)。生物素(biotin)又称维生素 H,分子量 244.31kDa,存在于蛋黄中。用化学方法制成的衍生物——生物素基琥珀亚胺酯(biotin hydroxysuccinimide,BNHS)可与蛋白质、糖类和酶等多种类型的大小分子形成生物素化的产物。亲和素与生物素的结合,虽不属免疫反应,但特异性强、亲和力大,两者一经结合就极为稳定。由于 1 个亲和素分子有 4 个生物素分子的结合位置,可以连接更多生物素化的分子,形成一种类似晶格的复合体。因此把亲和素和生物素与ELISA偶联起来,就可大大提高ELISA的敏感度。

经典的PCR-ELISA技术是利用共价交联在PCR管壁上的寡核苷酸作为固相引物,在Taq酶作用下,以待测核酸为模板进行扩增,产物的一部分交联在管壁上,为固相产物;一部分游离于液体中,为液相产物。对于固相产物,运用经过生物素标记的核酸探针与之杂交,再用碱性磷酸酶(AP)或过氧化物酶(POD)标记的链霉亲和素与生物素结合进行ELISA检测分析。由于固相引物包被技术要求高、不方便,研究者对此进行了改进,放弃固相引物方法,而使用液相引物来扩增以获得更好的结果,具体原理如下。

1. 使用链霉亲和素包被微孔板,再用生物素标记捕获探针3′端(捕获探针3′端和待检靶序列5′端的一段序列互补),通过生物素和亲和素的交联作用将捕获探针固定在微孔上,制成固相捕获系统。

2. 扩增时,引物用抗原(生物素、地高辛、荧光素酶等)标记,这样扩增产物中就会带有标记的抗原。

3. 将扩增产物与微孔上的捕获探针杂交,靶序列被捕获,再在微孔中加入酶标抗体,抗体与靶序列上的抗原结合,再加入底物使之显色,通过相应检测波长的吸收值从而实现定量。

虽然对PCR经过长时间的探索,PCR-ELISA也逐渐成熟并有了一些改良方法,但总体还是遵循固相分离、酶标抗体的基本原理,PCR-ELISA原理见图2-13-3。

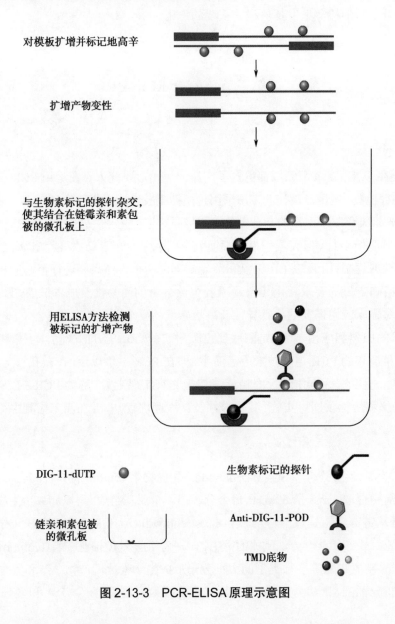

图2-13-3　PCR-ELISA原理示意图

三、材料

1. PCR扩增所需的酶和常规试剂　Taq酶，dNTP溶液，反应缓冲液。

2. 待测模板DNA。

3. DIG-11-dUTP。

4. 生物素标记的捕获探针。

5. 变性液　0.5%NaOH溶液。

6. 杂交液　1g/L PEG4000，300ml/L DMSO，6X SSC（pH为10.0），0.01mol/L Na$_3$PO$_3$（PH为8.0），1mmol/L EDTA（pH为8.0），5g/L SDS，100μg/ml变性鱼精DNA，5g/L脱脂奶粉。

7. 链霉亲和素包被的微孔酶标板（如自行制备，则需要链霉亲和素溶液：10mg/L链霉亲和素，1.6g/L Na$_2$CO$_3$，2.9g/L NaHCO$_3$，0.2g/L NaN$_3$）。

8. 抗地高辛-过氧化物酶偶联抗体（anti-DIG-POD）。

9. 抗体稀释液　0.05% Tween-20 PBS溶液，pH为7.4。

10. 洗涤级冲液　0.2% Tween-20 PBS溶液，pH为7.4。

11. TMB底物液　0.1mg/L四甲基联苯胺（TMB），0.03%H$_2$O$_2$（使用前加入），0.2mol/L Na$_2$HPO$_4$，0.1mol/L柠檬酸，pH为5.5。

12. 反应终止液　2mol/L H$_2$SO$_4$。

四、方法

1. 生物素标记捕获探针　对探针进行生物素标记有氨基连接法和酶标法，按相应试剂盒说明书进行操作；或在合成探针时由相应的公司完成（推荐）。

2. 链霉亲和素包被微孔酶标板　实验前一天，按200μl/孔链霉亲和素溶液加入微孔酶标板，于4℃包被过夜；或购买链霉亲和素预包被的微孔酶标板（推荐）。

3. PCR反应　在PCR反应步骤中，模板DNA的准备、引物设计、扩增所用的酶及缓冲体系等都依据常规的PCR方法进行，按实验所需进行相应调整。在此步骤中，必须加入适量的DIG-11-dUTP［DIG-11-dUTP为20:1（摩尔比）］，使扩增的产物中含有地高辛抗原。

4. 杂交反应　①取40μl变性液，加入一只1.5ml离心管中。②取10μl PCR产物，加入装有变性液的离心管中，然后于室温（15～25℃）孵育10分钟。③孵育结束后，每管加入450μl杂交液（含10pmol/ml生物素标记探针），充分混匀。④取50μl混合液加入链霉亲和素包被的微孔酶标板，于37℃以300r/min速度摇动孵育3小时。

5. ELISA检测　①弃除经过杂交后的混合液，用洗涤缓冲液按250μl/孔洗3次，洗后将洗涤缓冲液甩干。②每孔加入50μl抗地高辛-过氧化物酶偶联抗体溶液（100U/ml），于37℃孵育30分钟。③弃除抗地高辛-过氧化物酶偶联抗体溶液，用洗涤缓冲液按300μl/孔洗5次，每次漂洗时间不得少于3秒。最后将孔中的液体甩干。④每孔加入50μl TMB底物溶液，室温避光放置10分钟。⑤每孔加入20μl终止液，终止显色。酶标仪上以波长450nm，参照波长为690nm测量吸光值。

6. 结果分析　实验中应设有阳性对照和阴性对照。样品的吸光值A＝A$_{450nm}$－A$_{690nm}$。对于阴性对照，单孔A值应低于0.25，如果A值高于此值，则包括PCR反应的整个实验必须重做。对于阳性对照，单孔A值应高于1.2，如果A值低于此值，包括PCR反应的整个实验也必须重做。对于检测的样本，其吸光值和阴性对照吸光值之差大于0.2则可认为是阳性结果。

五、注意事项

1. 捕获探针必须和 PCR 扩增产物内部序列互补，捕获探针序列的长度最好在 17～40 个核苷酸之间。

2. 即便有相同的长度和解链温度，不同的捕获探针仍会造成不同实验敏感度的差异，这是因为捕获探针以及 PCR 产物各自的二级结构不同。二级结构甚至能够影响捕获探针和 PCR 产物片段之间的杂交反应，导致信号丢失。用计算机程序对探针结构进行分析是必要的，可以避免一些明显的二级结构形成，但尚不能精确预测特定探针在 PCR-ELISA 中对结果的影响。

3. 对于单个 PCR-ELISA 样品，所需的捕获探针数量在 1～50pmol，依赖于相应反应条件。最优化的数量尚需要相应实验进行摸索。

4. 至少应设立 2 个阴性对照和 1 个阳性对照。

5. PCR 是一种非常敏感的检测方法，必须极为小心避免因外来的污染而造成实验失败。使用高压灭菌的无菌水及容器，最好使用一次性 PCR 反应管。注意吸样过程中不要造成样品交叉污染。为防止其他 PCR 产品或之前的 PCR 产物污染，在每管的 PCR 反应体系中可以加入 1U 的尿嘧啶 -DNA 糖苷酶（uraci-DNA glycosylase，UDG）。UDG 能水解单链及双链 DNA 中 dU 的尿嘧啶糖苷键而起作用。

6. 可以通过改变加入的 PCR 产物量来调整实验的敏感度。

7. 杂交孵育 3 小时比只孵育 1 小时可以增加 50% 的光吸收值。但更长的孵育时间作用并不明显。

8. 在杂交孵育过程中，保持 300r/min 的摇动。

9. ELISA 是一个开放性的反应，特别是洗板，很容易产生污染引起假阳性。一定要严格分区隔离，以避免污染。

六、应用

1. 端粒酶 PCR-ELISA　端粒酶是一种具有反转录酶活性的 RNA 和蛋白质复合体，其能以自身 RNA 为模板，从头合成端粒 DNA。正常体细胞中很少有端粒酶活性表达，端粒随细胞分裂而进行性缩短，直至衰老死亡。一般认为，在细胞癌变早期由于端粒酶活性增强，使端粒长度得以维持，细胞染色体形态得到稳定，从而逃避了因端粒缩短而引起的细胞死亡，使细胞获得永生化。端粒酶活性与肿瘤某些生物学行为有关，肿瘤细胞端粒酶活性检测对肿瘤的浸润、转移及预后等有一定的意义。

Kim 等建立端粒扩增法（telomeric repeat amplification protocol，TRAP），使端粒酶研究得到进一步发展。但这种方法由于需要使用放射性同位素，很大程度上限制了其广泛应用。将 PCR-ELISA 应用于 TRAP，用生物素标记的探针代替同位素标记探针，ELISA 分析替代同位素分析，其灵敏度和特异性并没有降低，且方法简便、安全和快速，更适于广泛运用。

端粒酶 PCR-ELISA 原理：首先端粒酶会将端粒重复序列（TTAGGG）加到生物素标记引物 P1 的末端，然后再将经端粒酶作用过的生物素标记引物 P1 和引物 P2 一起进行 PCR 扩增。含生物素扩增产物和包被在微孔板上的链霉亲和素结合，再用地高辛标记的探针进行杂交。最后，运用抗地高辛 - 过氧化物酶偶联的抗体对地高辛抗原进行检测、显色分析。运用此方法，能够至少从 10 个端粒酶阳性的 293 细胞中检测到端粒酶的活性，或可以从少至 0.03μg 端粒酶阳性的膀胱癌组织蛋白中检测到端粒酶的活性。

2. 酪氨酸酶 RT-PCR ELISA　酪氨酸酶是产生黑色素所必需的关键酶，一般组织中并不表达酪氨酸酶。当黑色素瘤细胞在体内发生扩散、转移，原来并不表达酪氨酸酶的组织（如血液、骨髓和其他组织）会出现酪氨酸酶的表达。通过检测这些组织是否有酪氨酸酶 mRNA 的存在，从而得知酪氨酸酶的表达情况。

运用 RT-PCR ELISA 检测组织中的酪氨酸酶 mRNA，首先用生物素标记的引物通过一步法反转录 PCR（RT-PCR）从待测样品将 mRNA 扩增出 DNA 双链，再运用巢式 PCR（nested PCR）对 RT-PCR 产物进行进一步扩增，巢式引物之一也是经过生物素标记的。巢式 PCR 产物经过变性、地高辛标记特异探针杂交，结合到包被在微孔板上的链霉亲和素，再用抗地高辛 - 辣根过氧化物酶偶联抗体（ANTI-DIG-HRP）进行结合、TMB 显色。

酪氨酸酶 RT-PCR ELISA 方法的敏感性很高，可以检测到低至 40fg 的酪氨酸酶 mRNA 或少至 5ml 血液中只有 5 个黑色素瘤细胞表达的酪氨酸酶 mRNA，并具有特异性高、可靠、省时的特点。

3. PCR-ELISA 检测乙型肝炎病毒 DNA（HBV-DNA） 在乙型肝炎的诊断和治疗过程中，研究者一直希望能找到一种可以准确反映 HBV 感染者体内 HBV 病毒复制水平的标志物，从而能够准确诊断、指导用药和治疗评估。HBV-DNA 的检测是判断机体是否受到 HBV 感染及反映病原体在机体内复制最直接、最有说服力的指标，因此，建立一种高灵敏度、高准确度的测定方法对乙型肝炎的诊断和治疗有重要的意义。

PCR-ELISA 方法首先用特异性的 HBV-DNA 引物通过 PCR 方法扩增 HBV-DNA，在扩增产物中引入地高辛抗原，再运用经过生物素标记的捕获探针进行杂交。杂交产物中的生物素可以和包被在微孔板上的链霉亲和素结合，再用抗地高辛 - 过氧化物酶偶联抗体（ANTI-DIG-POD）进行结合，TMB 底物显色分析。PCR-ELISA 能较好克服早期的 PCR-EB 法特异性差、灵度低的缺点，灵敏度提高百倍以上，大大提高了 HBV-DNA 的检出率。

4. 支原体 PCR-ELISA 支原体（mycoplasma）是哺乳动物细胞培养中最常见的污染微生物。由于没有细胞壁及比较小，支原体可以通过过滤灭菌常用的 0.2μm 滤膜而污染细胞培养基。细胞培养基被支原体污染后，即使支原体生长到密度 10^8 个 /ml 也不会产生细菌污染所致的培养基混浊现象。普通光学显微镜下无法观测到支原体。另外，支原体还能抵抗常用的防止细菌污染的抗生素作用，所以支原体污染较难发现。

PCR-ELISA 方法用来检测细胞培养基中的支原体污染，首先根据支原体的 16S rDNA 进化保守性合成通用引物，可以特异性针对包括支原体、无胆支原体（acholeplasma）及脲原体（ureaplasma）的 15 种支原体（M. orale, M. arginini, M. fermentans, M. hyorhinis, M. salivarium, M. gallisepticum, M. hominis, M. bovis, M. californicum, M. boci, M. Pg50 bovine group, M. bovigenitalium, M. hyopneumoniae, A. laidlawii, U. urealyticum）进行基因扩增。再通过探针杂交、ELISA 检测，可以快速、灵敏地对细胞悬液、贴壁细胞培养液上清、细胞培养基以及细胞培养基各组分等进行支原体污染分析。其灵敏度高至最少可以检测到 1～10fg 的支原体 DNA，即相当于 1～20 拷贝被测的支原体 16S rDNA。整个实验一天内即可完成，使用 96 孔微孔板，可以同时进行较多样品分析，节约时间。

5. 转基因食品 PCR-ELISA 转基因食品一开始就引起社会各界的广泛关注，研究者担心产生对人类健康或生态环境有害的新物种、变种或突变体。现代生物技术的发展已突破了传统育种中的基因转移限制，导入宿主生物体内的外源基因可以来源于不同的种属甚至是完全不同的生物，研究者普遍担心外源基因的导入可能产生一些预想不到的结果，甚至怀疑外源基因可能会在人体中发生转移，因此转基因生物的安全性受到普遍关注。出于对转基因食品安全性的关注，欧盟于 2000 年 4 月起要求含 1% 以上转基因成分的产品都必须贴有标签，日本也于 2001 年实行标签制度。我国对进口的农产品也有相应要求，为防止进口转基因农产品对我国环境及人类健康带来预想不到的后果，转基因的检测显得尤为重要。

PCR-ELISA 将 PCR 的高效性和 ELISA 的高特异性结合在一起，可以检测外源引入的基因，灵敏度高达 0.1%，足以达到欧盟转基因检测值 1% 的要求。研究表明，利用 PCR-ELISA 对转基因大豆的检测灵敏度比欧盟推荐的 PCR 方法提高了 5～10 倍。PCR-ELISA 方法在 PCR 结束后，使用特异性探针对 PCR 产物进行杂交，可以提高检测特异性，使结果更加可靠。PCR-ELISA 检测转基因产品所需仪器简单、易于操作，杂交检测可自动化，适合大量检测。包被管可长时间保存，用时无需临时包被，是比较适于推广应用的一种方法。

七、小结

PCR-ELISA 为 PCR 提供了第一个严格意义上的定量方法。相对于凝胶光密度定量，无论是灵敏度、特异性、准确度上都有很大的提高，能满足临床要求；并且对仪器要求较低，只要有扩增仪和酶标仪就可以进行。PCR-ELISA 巧妙地将 PCR 和 ELISA 两种分析方法结合起来，对后来实时定量 PCR 的发展也有重要的启示意义。

当前，PCR-ELISA 仍存在很多不足之处。首先是污染问题严重。PCR-ELISA 在扩增之后又要进行 ELISA 反应，而 ELISA 是一个开放性的反应，特别是洗板，很容易产生污染引起假阳性，一定要严格分区隔离，以避免污染。同时，使用 dUTP 与 UNG 酶也可以在一定程度上减小污染的影响。由于 PCR 产物都是高浓度的，一般情况下产物都被扩增至 2^{20} 倍以上，即使避免了扩增前的污染，但同批样本产物之间的交叉污染可能远远大于 ELISA，不能忽视。其次，PCR-ELISA 的操作烦琐，这也是严重制约其临床应用的重要因素。最后，PCR-ELISA 的显色定量分析相对于运用荧光探针进行的实时定量 PCR，无论灵敏度还是特异性上均有差距，后者已经在临床检验中得到了广泛应用。

第四节　免疫捕捉 PCR

一、引言

自 1985 年首次报道 PCR 技术以来，该技术得到了不断改进，已广泛应用于生物领域的多个方面，鉴于其较高的敏感性和特异性，其在病原微生物检测中的应用更为瞩目。但是，随着研究的深入和人们需求的提高，传统的 PCR 技术也暴露出自身的局限性。首先，检测对象是核酸，结果阳性并不能直接说明病原体的存在；其次，检测样本体积小，对于大体积样本中微量病原体的检测则暴露出其敏感性的不足，常规作法是首先采用超滤等技术浓缩，再提取基因组进行 PCR 检测，不仅费时费力，而且常残留一些抑制 PCR 反应的有机溶剂，影响检测效果。免疫学检测技术通常也用于病原体的检测，主要针对蛋白质抗原的检测，其检测样本的体积可以大一些，但灵敏度不是很理想，也不能实现对大体积样本中微量病原体的检测。为此，Jansen 等将免疫捕捉技术和 PCR 技术有机结合建立了抗原捕捉 PCR（antigen-capture polymerase chain reaction，AC-PCR），从而显著提高了该方法的特异性和灵敏度。Schwab 等采用相同的技术路线，实现了对饮用水中病毒污染的检测，将该方法称为抗体捕捉 PCR（antibody capture polymerase chain reaction，AbC-PCR）。从免疫学传统定义来讲，编者认为称抗原捕捉 PCR 更为合适，而大多数研究者倾向于免疫捕捉 PCR（Immuno-capture polymerase chain reaction，IC-PCR），所以编者也采用了这种观点，将通过免疫捕捉结合 PCR 检测的这类技术统称为免疫捕捉 PCR。

二、基本原理

顾名思义，免疫捕捉 PCR 就是将免疫捕捉和 PCR 扩增结合起来的一种检测方法，其检测对象是完整的病原体，通过固相化的特异抗体捕捉特定的抗原微生物，再利用其基因组序列特异的引物进行 PCR

扩增,通过对扩增产物的检测和分析达到对完整病原体的检测,这样不仅提高了特异性,而且检测样本的体积也可增大,从而大大提高了检测的灵敏度。免疫捕捉 PCR 大致可分为抗体的固相化、抗原捕捉、模板制备、PCR 扩增、扩增产物的检测和分析等步骤(图 2-13-4)。

1. 抗体的固相化　将特异抗体包被到微量滴定板、eppendorf 管、琼脂糖凝胶颗粒或磁珠等固相载体上。

2. 抗原捕捉　通过将样品与包被抗体进行孵育而达到吸附特定抗原微生物的目的。

3. 模板制备　对于 DNA 病毒通过加热使基因组 DNA 释放即可,对于 RNA 病毒则需要对基因组 RNA 进行逆转录制备成 cDNA 以作为模板。

4. PCR 扩增　用特异引物进行扩增,为提高特异性可设计内外两对引物采用套式 PCR 进行扩增。

5. 扩增产物的检测和分析　采用琼脂糖凝胶电泳、寡核苷酸探针杂交、放射自显影等进行检测,对扩增片段进行序列分析则结果更为准确。

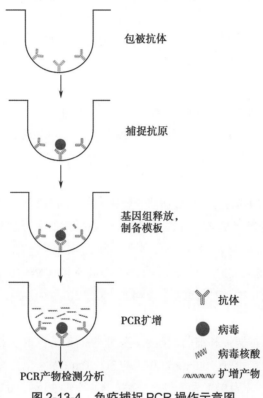

图 2-13-4　免疫捕捉 PCR 操作示意图

三、材料

1. 0.05mol/L 碳酸盐缓冲液(pH 为 9.6)。

2. 特异抗体。

3. PBS 缓冲液(pH 为 7.5)。

4. Tween-80。

5. 牛血清白蛋白(BSA)。

6. 洗液(20mmol/L Tris-HCl,pH 为 8.4;75mmol/L KCl;2.5mmol/L $MgCl_2$)。

7. 通用缓冲液(25mmol/L Tris,pH 为 8.4;75mmol/L KCl;2.5mmol/L $MgCl_2$;各 0.25mmol/L 的 4 种 dNTP)。

8. 热稳定 DNA 聚合酶及其 10×缓冲液。

9. 鼠源或禽源逆转录酶及其缓冲液。

10. 寡核苷酸引物及寡核苷酸探针。

11. 10mmol/L dNTP。

12. 凝胶电泳试剂。

13. 核酸杂交试剂。

14. 包被材料 微量滴定板、eppendorf 管、琼脂糖凝胶颗粒或磁珠等（根据需要选择）。

四、方法

1. 引物设计 参照常规 PCR 引物设计规则。

2. 抗体固相化 参照酶联免疫吸附实验方法将特异抗体包被到微量滴定板、eppendorf 管、琼脂糖凝胶颗粒或磁珠等固相载体上，对不同材料略有差异。免疫捕捉 PCR 各步骤均以聚丙烯微量离心管为例，包被方法如下：用 0.05mol/L 的碳酸钠缓冲液（pH＝9.6）适度稀释抗体，加 100μl 到管中，于 4℃冰箱中过夜或 37℃温箱中 4 小时进行包被；倒掉包被液，加 150μl 1% 的 BSA（用上述碳酸钠缓冲液稀释），37℃孵育 1 小时进行封闭；用 300μl 含 0.05% Tween-80 和 0.02% 叠氮钠的 PBS（pH＝7.4）洗 3 遍。立即用于抗原捕捉或放冰箱冷冻保存备用。

3. 抗原捕捉 首先根据抗原微生物的来源不同进行预处理。对来自粪便、鼻咽拭子等黏稠分泌物或排泄物以及组织提取物的抗原用适量灭菌水制成悬液，对来自污水等液体源抗原则无需预处理或必要时按常规方法进行浓缩纯化。取 100μl 加到包被有抗体的管中，4℃过夜。用含 0.05% Tween-80 的 PBS 洗 6 次。

4. 模板制备

（1）对于 DNA 病毒或普通细菌直接 95℃加热 5 分钟，使基因组 DNA 释放即可。

（2）对于 RNA 病毒需要逆转录成 cDNA 作为模板，上述捕捉的抗原也可用洗液（20mmol/L Tris-HCl，pH＝8.4；75mmol/L KCl；2.5mmol/L MgCl$_2$）洗涤后，加入 80μl 通用缓冲液（25mmol/L Tris，pH＝8.4；75mmol/L KCl；2.5mmol/L MgCl$_2$；各 0.25mmol/L 的 4 种 dNTP）和 5μl 下游引物（100pmol），95℃加热 5 分钟，冷却至 42℃，加入 2U 逆转录酶（溶于 5μl 灭菌水中），于 42℃保温 30～60 分钟。

5. PCR 扩增

（1）反应体系：①对于 DNA 病毒和细菌，反应体系可参照常规 PCR 方法设置。②对于 RNA 病毒，在上述逆转录体系中加入 5μl 上游引物（100pmol）和 5μl（2U）Taq DNA 聚合酶即可。

（2）反应条件：一般反应条件为 94℃预变性 5 分钟；94℃变性 30 秒，50℃复性 30 秒，72℃延伸 1 分钟，进行 35 个循环；72℃延伸 10 分钟。

6. 扩增产物的检测和分析

（1）凝胶电泳检测：根据扩增片段的大小配制适当浓度的琼脂糖凝胶或 6% 的聚丙烯酰胺凝胶，取 5～10μl 扩增产物液加到上样孔中，以 TBE 作为电泳缓冲液进行电泳，电泳完毕用溴化乙锭（EB）染色，紫外灯下观察电泳条带的大小，参照 DNA 分子量标准进行初步鉴定。对于聚丙烯凝胶电泳也可用硝酸银染色直接观察结果。

（2）寡核苷酸探针杂交：将扩增产物进行凝胶电泳后转印到硝酸纤维素膜或尼龙膜上，或将电泳回收的目标片段 DNA 直接点在膜上，根据特定核苷酸序列合成寡核苷酸探针，用放射性同位素或生物素标记后进行杂交检测。

（3）产物的克隆和序列分析：将纯化回收的目标 DNA 片段克隆到 T 载体中或直接用 PCR 产物进行序列测定，与病原体基因组序列比对，从而获得结果。

7. 两种改良的免疫捕捉 PCR　虽然一般情况下免疫检测方法都选用管、板孔内壁包被抗体，但由于抗体和抗原的特异结合依赖其各自的空间构象，而空间构象的形成依赖于液态环境。当抗体吸附到管、板孔内壁时，其空间构象的形成受到了一定限制，因而影响与抗原结合的效率，而使用如琼脂糖凝胶颗粒、磁珠等微小颗粒作为固相载体时，抗体悬浮在液体中与抗原发生相互作用，类似于液态环境，提高了抗体的结合效率。在此基础上免疫捕捉 PCR 也获得了改良，根据使用材质不同可分为两种方法。

（1）磁珠法免疫捕捉 PCR

1）抗体固相化：从试剂公司购买共价偶联有羊抗人免疫球蛋白 G（goat anti-human immunoglobulin G）的磁珠，取 1ml 置于磁场中使磁珠沉积下来，弃上清，用含 0.05% Tween-80 的 PBS 洗一遍；加 1% 的牛血清白蛋白（bovine serum albumin，BSA）于室温封闭 30 分钟，洗 2 次以除去封闭液；加入适度稀释的抗体，室温下温和混匀 30 分钟；置于磁场中使磁珠沉积下来，弃上清，用含 Tween-80 的 PBS 洗 3 遍以除去未结合的抗体；加 1%BSA，室温封闭 30 分钟。

2）抗原捕捉：取待检样品 0.01～1ml 加到抗体 - 磁珠复合物中，混匀，置于室温温和混旋 2 小时，用 PBS 洗 4 遍。

3）模板制备：加入含 20mmol/L Tris（pH＝8.3）的 0.1×PCR 缓冲液 10～30μl，99℃加热 5 分钟使基因组释放。对于 DNA 病毒和普通细菌，释放的基因组 DNA 即可以作为模板使用，对于 RNA 病毒则需逆转录成 cDNA 作为模板，参照常规方法进行操作。

4）PCR 扩增和产物的检测。

（2）琼脂糖凝胶颗粒法免疫捕捉 PCR

1）抗体固相化：用特异抗体包被经溴化氰活化的琼脂糖凝胶颗粒（sepharose），抗体的用量为 1ml 的琼脂糖颗粒悬液中加入 1mg 抗体，未结合的抗体经 PBS 洗涤 3 次，每次均离心使琼脂糖颗粒沉积。

2）抗原捕捉：抗原的预处理如上述方法。取 50μl 偶联有抗体的琼脂糖颗粒悬液加入 200μl 待检样品中，37℃混旋过夜；离心弃上清，用 PBS 洗 3 遍。

3）模板制备：加入 20μl 水，95℃加热 5 分钟使其释放基因组物质，离心收集上清。对于 DNA 病毒或普通细菌，释放的基因组 DNA 即可作为模板使用，对于 RNA 病毒则需将基因组逆转录成 cDNA 作为 PCR 扩增的模板，参照上述方法进行操作。

4）PCR 扩增和产物的检测。

五、注意事项

1. 在引物设计中除按照常规标准外，还应注意扩增片段的长度。对于获取目标基因为目的的 PCR 扩增没有选择余地，对于单纯检测目的而言扩增片段最好控制在 400～2 000bp 范围之内。太短容易与引物二聚体相混，并且琼脂糖凝胶的浓度也需要提高，短于 100bp 时常需要用聚丙烯酰胺凝胶电泳检测，不仅费时费力，而且提高了检测成本；而扩增片段太长则扩增效率低，突变掺入增加。

2. 对检测样品体积的设定应根据实际情况而定。当包被 PCR 用 eppendorf 管时，可在一个管内完成整个实验过程，但抗体包被体积最大不要超过 100μl，否则会影响 PCR 扩增的效果；当不需要在一个管内完成整个实验时，抗体包被的体积可大到 1ml，甚至更大，使检测样品的体积也相应加大，从而提高了检测的灵敏度。当用磁珠、琼脂糖颗粒等载体包被抗体时，操作体积以简便易行为原则，关键是抗体用量与载体颗粒的比例及适宜的作用浓度，而检测样品的体积可大可小，根据样品中病原体抗原的含量而定，特别对含量极微的样品，增大检测样品体积可降低假阴性率，提高检出率。

3. 对于病原体基因组的释放，一般情况均采用 95℃加热 5 分钟的方法。但 Nolasco 等认为由于 RNA 的热不稳定性，不宜使用加热方法使 RNA 病毒释放基因组，可直接加入逆转录缓冲液进行逆转录，使用鼠源逆转录酶,反应条件为37℃1小时,实验结果显示用Moloney鼠白血病病毒(MMLV)来源的逆转录酶比禽成髓细胞瘤病毒(AMV)来源的逆转录酶效果好。对不同来源的逆转录酶应注意反应条件,禽源逆转录酶在42℃能有效发挥效用,而鼠源逆转录酶在42℃时则迅速灭活;禽源逆转录酶在pH为8.3时活性最好,而鼠源逆转录酶在pH为7.6时活性最好。当反应体系的pH偏离最佳pH仅0.2时,这两种逆转录酶催化合成cDNA的长度就会显著降低,而缓冲液的pH随温度不同而有所变化,因此有必要检查在所选用温育温度下反应混合物的pH。

4. 检测RNA病毒时应尽量避免RNA酶的污染。各种器具应严格按操作RNA的要求进行处理;各种试剂用经焦碳酸二乙酯(DEPC)处理过的水配制,但DEPC可与胺类迅速发生化学反应,因此不能用来配制含有Tris的试剂;必要时可向逆转录反应体系中加入RNA酶抑制剂。

5. PCR反应体系和反应条件应根据不同实验的实际情况而定,注意防止污染发生,特别是同时对多个样品进行检测时,避免交互污染,并且每次实验都设置阴性对照和空白对照。

6. 当病原体含量非常低时,一次PCR扩增灵敏度不够,可以用扩增产物作为模板进行二次PCR,从而提高检测的灵敏度;或设计合成一个或一对内引物进行套式PCR,不仅能提高灵敏度,而且可提高特异性。

7. 利用免疫捕捉PCR方法进行定量检测时,PCR扩增的循环次数不要超过20次,否则扩增产物的量不是以指数级增加,影响结果判定。

六、应用

(一)免疫捕捉PCR用于传染病实验室诊断

传染病是由病原微生物感染引起的一类严重威胁人类健康的疾病,病原的快速鉴定对其防治具有重要意义,特别是对一些烈性传染病,发病急、病程短、死亡率高,更需要快速的检测手段。常规方法是进行病原体的分离和生化鉴定,不仅费时费力,而且有些病原微生物如甲型肝炎病毒、结核分枝杆菌、螺旋体等难以培养,不能及时作出诊断。目前多采用免疫酶技术进行病原体的实验室诊断,但其检测对象是蛋白抗原,灵敏度在纳克级水平,对发病早期病原体含量低时则无能为力。传统的PCR技术作为一种灵敏度高、快速简便的检测手段已广泛用于临床传染病的实验室诊断,但其检测对象是核酸,检测样品的体积小,有一定的局限性。免疫捕捉PCR技术将免疫捕捉和PCR检测有机结合起来,其检测对象是完整的病原体,不仅保留了传统PCR的所有特性,同时特异性更强、灵敏度更高,因此得到的结果更准确,大大提高了检出率。由于该方法灵敏度非常高,可检测到10个以内的病毒颗粒,对发病早期甚至潜伏期的病原体检测更具优越性。

(二)免疫捕捉PCR用于流行病学调查

对于传染病特别是烈性传染病,及早作出诊断,控制传染源固然重要,及时找到感染来源,切断传播途径也是防止疫情扩散的必要手段。与患者接触的人,可能已被感染正处于潜伏期,或是病原携带者但自身不发病,这些都是潜在的传染源。常规方法是将曾与患者密切接触的人隔离观察,对病原体的检测依然是分离培养和鉴定,其他检测方法的灵敏度都不足以对直接采集的标本进行检测。免疫荧光法虽可一试,但其灵敏度也不是很高,而且操作复杂,试剂保存要求高,需要荧光显微镜等专用设备,结果易出现假阳性和假阴性,特别是其不适合大样本量的检测。免疫捕捉PCR方法操作比较简单,全部反应可以在一个管或孔内完成,可以用96孔板对大样本量进行检测,而且其检测灵敏度可达到10个以内的病原体,能够满足检测需要,必要时可对扩增产物进行序列分析,结果更准确。

(三)免疫捕捉PCR用于特定基因损伤的分析

许多化学基团可以与DNA链上的某些基团结合从而影响基因的功能,对基因造成损伤,其损伤程度与结合 DNA 分子的多少呈正相关。这些化学基团有一定的免疫原性和反应原性，能诱导特异抗体的产生并能与之结合。因此可以用特异抗体捕捉到受损伤的 DNA 分子，再利用 PCR 方法对其进行定量分析，从而确定受损伤 DNA 分子的数量，判定损伤程度。但 PCR 扩增的循环次数不应超过 20 次，这时 PCR 产量与模板的量呈指数关系，有利于保证结果的准确性。

（四）免疫捕捉 PCR 用于研究病原体致病及清除机制

当病原体侵入机体后会诱发一系列的免疫应答反应，依次产生多种抗体，与病原体结合形成病原体-抗体循环免疫复合物。一方面循环免疫复合物上的补体结合位点暴露，与补体结合激活补体经典途径，在靶细胞表面形成攻膜复合体，从而使病原体细胞溶解，同时在补体激活过程中产生的 C3b、C4b 和 iC3b 等均是重要的调理素（opsonin），它们与中性粒细胞或巨噬细胞表面的相应受体结合，从而促进其杀伤吞噬病原体细胞，将病原体清除出体外；另一方面循环免疫复合物在组织器官沉积，激活补体后产生多种具有炎症介质作用的活性片段如 C3a、C4a 和 C5a 等，导致免疫病理反应。因此，检测病原体-抗体循环免疫复合物中各种抗体的种类及其所占比例，对了解不同抗体在防御病原体感染中的作用，为开发有效的抗体药物，控制疾病发展意义重大。但循环免疫复合物的量不是很高，要求高灵敏度的检测手段，免疫捕捉 PCR 方法最少可检测到 3 个病毒颗粒，灵敏度能满足检测要求。可利用抗不同类型抗体的二抗作为包被抗体进行免疫捕捉 PCR，从疾病起始、发展到转归做一个动态观察，从而推断病原体致病和清除的机制，为有效预防传染性疾病奠定基础。

（五）免疫捕捉 PCR 用于环境微生物的检测

环境是人类赖以生存的空间，人类的活动改变着环境，同时人类又受到环境的影响。人类的吃喝取自环境，环境中某些微生物又可导致人类疾病的发生，因此对环境中微生物的检测十分必要，特别是应重视对病原微生物的检测。与人类健康关系最为密切的就是饮用水的质量，以往对水质要求以细菌作为检测指标，现在认为病毒特别是消化道病毒的污染对人类健康构成了严重威胁，应将病毒污染也作为检测指标。由于饮用水体积巨大，污染的病原体含量非常低，常规方法无法对其直接进行检测，常常需要先利用 PEG 沉淀、凝胶过滤、超滤等方法浓缩集菌后再进行检测，费时费力，而且特异性不高。免疫捕捉 PCR 方法灵敏度高，能对大体积的样品进行检测，特别是采用包被磁珠、琼脂糖凝胶等颗粒载体时则可检测样品的体积更大，灵敏度更高，用于水质检测非常有前景。如果用多种病原体的特异抗体混合包被来进行免疫捕捉 PCR，通过控制不同病原体扩增片段的长度不同来加以区分，则可同时对多种病原体污染进行检测，更便于其实际应用推广。

（六）免疫捕捉 PCR 在其他方面的应用

1. 基因克隆　免疫捕捉 PCR 作为 PCR 技术中的一种，能够用于对目标基因的克隆，特别是对难以培养、含量极低的微生物基因的克隆。

2. 医药制剂质量控制　医药制剂直接用于人体，性命攸关，绝不能被病原体污染，需要有高灵敏度的检测手段进行质量控制。特别是血液制品，由于来源于大量人群，出现病原体污染的可能性更大，更有必要做好质量控制。免疫捕捉 PCR 是目前最灵敏的检测方法，能够用于医药制剂特别是血液制品的质量控制。

3. 分子流行病学研究　常规对病原体的鉴定采用血清学方法，以血清型进行分型，虽然简便易行，但不能确定毒株，因为检测的只是某一表现型，即使血清型一致其基因型也可能存在差异。而且当临床标本中病原体含量低时无法直接检测，需培养增菌后才能鉴定，不仅费时费力，无疑也增加了病原体基因突变的可能性，对于难以培养的微生物来说更是勉为其难。免疫捕捉 PCR 的出现使上述问题顺利解决，用捕捉抗体对病原体进行分型，同时对 PCR 扩增产物进行序列测定，从而从分子水平对病原体作出鉴定。

4. 农业和林业病原微生物的检测 人类感染病原体后可导致疾病，同样农作物和果树等受病原体微生物感染后也会发生疾病，直接后果就是产量下降，影响居民收入，因此应及早发现病原体并进行防治才能降低损失。免疫捕捉 PCR 作为检测完整病原体的高灵敏度方法对检测农业和林业微生物同样有效，只是采样方法略有不同。

第五节 原位 PCR 技术

一、原位 PCR 概述

（一）原位 PCR 发展史

众所周知，20 世纪 80 年代中期，Mullis K B 发现了聚合酶链反应（polymerase chain reaction，PCR）技术。从此，分子生物学领域中一项具有强大生命力的 PCR 技术诞生。该技术的突出特点是能将特定的 DNA 序列在体外快速扩增。因操作简便，灵敏度高，特异性强，PCR 技术迅速应用于生命科学的各个领域，包括病原体检测、基因诊断、肿瘤研究等，形态学研究领域包括病理学亦将 PCR 技术与形态结构结合，诞生了原位 PCR 技术。

原位 PCR（in situ PCR，IS PCR）技术由 Haase 于 1990 年首次报道，至今已有 30 余年历史，在此过程中，此项技术不断发展完善，目前已趋于成熟。国内外很多实验室利用此项技术进行项目研究，也研制出不同型号原位 PCR 仪。

（二）原位 PCR 概念

原位 PCR 就是在组织细胞原位进行 PCR 高效扩增，以检测单拷贝或低拷贝的特定 DNA 或 RNA 序列的一种方法。其本质是将 PCR 扩增与原位检测相结合。

特点：①与 PCR 比，能在组织细胞原位进行 PCR 高效扩增。②与原位杂交比，能检测单拷贝（DNA）或低拷贝（<20 拷贝 RNA）序列。

二、原位 PCR 基本原理与设计方案

原位 PCR 综合运用了 PCR 技术和原位杂交（in situ hybridization，ISH）技术的原理和方法。

（一）PCR 技术

PCR 技术是根据生物体内 DNA 复制的某些特征而设计的在体外对特定序列进行快速扩增的一项技术。其重要特征是：①合成 DNA 的特定序列；②特定序列的大量扩增。PCR 反应是变性、退火和延伸反复循环。PCR 反应关键性的酶为 DNA 聚合酶即 Taq 酶，其将 dNTP 中脱氧单核苷酸加到 3′-OH 末端，并以此为起点，沿模板以 5′—3′ 方向延伸，合成一条新的互补链。

（二）ISH 技术

原位杂交技术是以标记的 DNA 或 RNA 为探针，在原位检测组织细胞内特定的 DNA 或 RNA 序列。其基本原理是含互补顺序的标记 DNA 或 RNA 片段即探针，在适宜条件下与细胞内特定 DNA 或 RNA 形成稳定的杂交体。

（三）原位 PCR 技术

原位 PCR 的设计方案：①待检样本固定：待检样本可为切片、涂片、爬片等，首先进行及时固定，目的是保持组织细胞良好的形态结构，保存待测目的 DNA 或 RNA；②预处理：采用蛋白酶 K、稀酸等预处理，使细胞膜和核膜有一定的通透性；③反转录反应：在有反转录酶、引物、4dNTPs 等的情况下，于 42℃

进行反转录反应，以 mRNA 为模板合成 cDNA；检测 DNA 时无需此步；④细胞内原位 PCR 扩增：在有引物、DNA 聚合酶、4dNTPs、Mg^{2+} 等的前提下，进行目的 DNA 的细胞内原位 PCR 扩增；⑤扩增产物的检出：根据标记物的不同，采用不同的检测方法，间接法原位 PCR 必须采用原位杂交技术进行检测；直接法原位 PCR 可采用免疫酶组织化学、酶和底物成色反应以及荧光检测技术等检测。

三、原位 PCR 方法分类

（一）根据扩增体系中是否含有标记物进行分类

根据扩增反应体系中是否含标记物进行分类，原位 PCR 分为直接法和间接法两种。直接法原位 PCR 扩增反应中引物或 dNTPs 含标记物，直接对标记物进行检测即可；间接法原位 PCR 扩增反应中引物或 dNTPs 不含标记物，必须对其扩增产物进行原位杂交，然后对杂交结果进行检测。

（二）根据起始物模板不同进行分类

根据原位 PCR 起始物模板不同，原位 PCR 可分为一般 PCR 和反转录 PCR。一般 PCR 的起始物模板即目的基因为 DNA，直接进行原位 PCR 即可，不需要反转录反应；反转录 PCR 的起始物模板即目的基因为 mRNA，不能直接进行 PCR 扩增，必须首先进行反转录反应，将 mRNA 反转录合成 DNA，然后再进行 PCR 扩增。

（三）根据扩增产物不同进行分类

原位 PCR 根据扩增产物不同，可分为原位再生式序列复制反应（in situ self-sustained sequence replication reaction，IS 3SR）和 IS PCR。IS 3SR 的扩增产物为 RNA，IS PCR 的扩增产物为 DNA。

四、常用的原位 PCR 方法和设计方案

（一）直接法原位 PCR

1. 设计方案　标本 - 固定 - 蛋白酶 K 处理 -PCR 扩增（引物或 NTPs 带标记物）- 产生带有标记分子的扩增产物 - 原位检测扩增产物（无需原位杂交，根据标记分子的性质检测）（图 2-13-5）。

- 放射自显影（同位素标记）。
- 荧光显微镜（荧光标记）。
- DIG 抗体和 NBT，BCIP（紫蓝色）。
- Biotin-Avidin—DAB（棕黄色）。

2. 优点　操作简便，流程短，省时。

3. 缺点　特异性差，易出现假阳性。尤其以切片为甚，损害较重，不太适用于切片标本。

（二）间接法原位 PCR

间接法原位 PCR 是目前应用最广泛的原位 PCR 方法。

1. 设计方案　标本 - 固定 - 蛋白酶 K 处理 -PCR 扩增（不带任何标记物）- 原位杂交检测特异性扩增产物（产生带有标记分子的杂交体）- 原位检测杂交信号（根据标记分子性质检测）。

间接法原位 PCR 实际上是 PCR 与原位杂交技术的结合，故亦称 PCR 原位杂交（PCR in situ hybridization，PISH），其中 ISH 以非同位素标记（地高辛或生物素）的寡核苷酸探针为多。

2. 优点　特异性强。

3. 缺点　流程长，烦琐，费时。

（三）原位反转录 PCR

原位反转录 PCR（in situ reverse transcription PCR，IS RT-PCR）结合反转录反应和 PCR 扩增检测细胞内低拷贝（10～20 拷贝）mRNA。

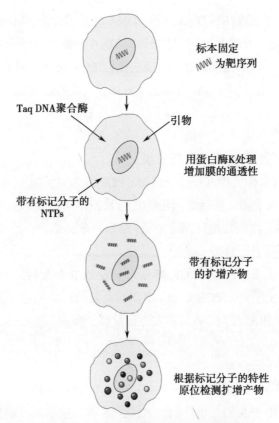

图 2-13-5　直接法原位 PCR 示意图

1. 设计方案　标本 - 固定 - 蛋白酶 K 处理 -DNA 酶处理（破坏组织细胞中 DNA）- 反转录反应（引物、游离核苷酸、反转录酶及 42℃条件下，以 mRNA 为模板反转录合成 cDNA）- 原位 PCR 扩增 - 扩增产物检测。

2. 适用情况　内源性基因表达的检测，即检测 mRNA。

（四）原位再生式序列复制反应

再生式序列复制反应（self-sustained sequence replication reaction，3SR）是 1990 年首次报道的能直接进行 RNA 扩增的一项新技术。原位 3SR 则是 1994 年由 Zehbe 等报道的一项直接进行 RNA 原位扩增的新技术，其能在原位检出单拷贝的 RNA。该法类似于 PCR，依赖于在一恒定温度（42℃）下逆转录病毒复制所必需的 3 种酶的活性进行体外 mRNA 扩增。这 3 种酶为 AMV 反转录酶、RNase H 和 T7 RNA 聚合酶。引物 5′ 端具有 T7 RNA 聚合酶启动子，扩增反应在 42℃下进行 2 小时，无需热循环。

五、原位 PCR 方法的选择

（一）是否用原位 PCR

原位杂交和原位 PCR 均是在原位显示组织细胞内特定的 DNA 或 RNA 序列，但原位杂交显示不出低拷贝（通常 <20bp）的靶核酸序列，因此，在原位检测组织细胞内单拷贝 DNA 或低于 20 拷贝 RNA 序列时，选用原位 PCR 方法。

（二）用何种原位 PCR

1. 直接法或间接法原位 PCR　一般来说，都可以选用，但各具优缺点。

（1）直接法：流程短，操作简便，但由于 PCR 扩增灵敏度高，易产生非特异扩增，出现假阳性结果。

（2）间接法：由于采用原位杂交检测扩增信号，大大提高了检测扩增产物的特异性。

间接法原位 PCR 是目前应用最广泛的一种原位 PCR,其特异性高,灵敏度高,建议应用。但由于多了原位杂交的程序,流程长,操作复杂、费时。

2. 原位反转录 PCR 或一般原位 PCR

(1)反转录 PCR:当扩增的靶序列为 RNA 时应选用反转录 PCR。通常采用反转录 PCR 检测组织细胞固有基因的表达,如生长因子、免疫球蛋白和胶原等基因表达情况。

(2)一般原位 PCR:当扩增的靶序列为 DNA 时应选用普通 PCR。通常情况下,外源性基因如病毒、细菌等基因或导入目的基因的扩增以及内源性基因突变时,采用一般 PCR 即可。

(三)探针及检测系统的选择

1. 探针种类及标记物选择　间接法原位 PCR 原位扩增后采用原位杂交进行检测扩增产物。直接法原位 PCR 免去此步骤。

(1)探针种类:从杂交效果来说,各种探针优劣顺序为 RNA>DNA>寡核苷酸,但操作时 RNA 探针要求较严格,DNA 探针存在变性问题,寡核苷酸探针灵敏度低。

(2)标记物:从杂交效果来说,各种标记物优劣顺序为同位素 > 地高辛 > 生物素。但同位素毒性大且半衰期短;地高辛价格较贵;而生物素相对较便宜。

2. 检测系统选择　根据不同标记物选用不同的检测系统,选择时应注意以下几点。

(1)HRP 与 DAB 显色:由于血细胞和造血组织细胞含丰富的内源性过氧化物酶(HRP),因此该检测系统不适用于血细胞及造血细胞。

(2)AP 与 NBT 或坚固红显色:不适用于小肠等内源性碱性磷酸酶过多的组织。

(3)荧光:不稳定,不能长期保存,且需专门荧光显微镜进行观察。

(4)同位素:毒性大,对操作人员有伤害;各种同位素均有一定的半衰期,使用受时间限制。

六、原位 PCR 基本步骤

原位 PCR 基本步骤包括:标本制备、预处理、反转录反应(检测 mRNA)、原位 PCR 扩增、扩增后处理和原位检测。

(一)标本种类

适用原位 PCR 的标本可以是细胞悬液(在液相 PCR 仪中进行)、细胞涂片、细胞爬片、贴片、冰冻切片和石蜡切片。

(二)取材

取材要求及时,尽量保持样本新鲜,尤其是 RNA 降解快,要求 30 分钟内固定。

(三)标本制备

1. 标本类型和特征

(1)石蜡切片:保存形态结构好,敏感性低。

(2)冰冻切片:厚,形态结构较差,敏感性高。

(3)细胞涂片、爬片和贴片:若能及时固定,容易出现阳性结果。

2. 防脱片剂应用　在制片过程中,为了防止细胞、组织标本在原位 PCR 操作过程中脱落,载玻片应涂防脱片剂。尤其是石蜡切片,防脱片剂显得尤其重要。最常用的防脱片剂为多聚赖氨酸(Poly-L-Lysine,PLL),其次还有 3′ 氨丙基三乙氧硅烷(3′ aminopropyl triethoxy-silane,APES)和铬明胶(chrome gelatin)等。其中,PLL 的效果最好。

3. 切片厚度　一般说来,切片越厚,携带目的核酸越多,原位 PCR 效果亦越好。但切片越厚,组织细胞形态越差。通常做原位 PCR 石蜡切片厚 5μm,冰冻切片 5～10μm。

（四）标本固定

1. 标本固定目的

（1）保存组织细胞的形态结构，便于定位。

（2）保存用作 PCR 模板的 DNA 或 RNA。

2. 固定剂的种类 常用的固定剂主要有二类。

（1）交联固定剂：主要有甲醛、戊二醛。此类固定剂的特点是保持组织细胞形态好，但渗透较慢。

（2）沉淀固定剂：主要有甲醇、乙醇和丙酮。此类固定剂的特点是保存组织细胞形态结构较差，且影响部分双链核酸。

（3）常用的固定剂类型：10% 缓冲福尔马林和 4% 多聚甲醛。实验表明，用纯丙酮固定亦可获得满意的效果。

（五）扩增前预处理

1. 预处理目的 增加组织细胞膜及核膜通透性，防止非特异反应发生。

2. 预处理的主要步骤

（1）脱蜡：石蜡切片必须先脱蜡至水，且脱蜡要充分。

（2）去污处理：常用 Triton X-100，注意适度，否则会引起靶核酸的丢失以及组织细胞形态结构的破坏。

（3）蛋白酶 K 处理：处理适度可以增加细胞通透性，允许反应试剂进入细胞内，并暴露靶序列，用以扩增。处理不足会引起假阴性结果；处理过度不仅会破坏组织细胞的形态结构，还会使 PCR 扩增产物易于通过破裂的膜结构向外弥散。

（4）内源性生物素和酶的去除：同免疫组化，目的是减少非特异性反应。

（六）反转录反应

1. 检测标本中 mRNA 时，必须经过此步骤。检测样本中 DNA 可免去此步骤。

2. 由于 PCR 扩增是以 DNA 为模板，因此，在检测 mRNA 时，首先应以 mRNA 为模板，在反转录酶等的作用下，反转录合成 cDNA，并以此为模板进行 PCR 扩增。

3. 在反转录反应之前，应先用 DNA 酶将组织细胞基因组 DNA 去除，以保证 PCR 扩增的模板由 mRNA 反转录而来。

（七）原位 PCR 扩增

1. 引物设计 一般 PCR 原理适用。通常为 18～28 个核苷酸，扩增片段为 100～1 000bp，最好 100～500bp。

原位 PCR 宜用稍短的引物，两个引物之间不应有互补序列，且通常情况下一对引物就可以。引物 3' 末端碱基最好是 T > G > C > A。

2. 反应体系浓度 一般而言，引物、Taq 酶、dNTPs 和 Mg^{2+} 浓度比常规 PCR 要高。这主要是因为原位 PCR 的靶序列 DNA 或 RNA 在经固定的细胞和组织切片上是不可移动的，即检测的 DNA 或 RNA 空间和位置固定，上述 PCR 扩增体系不是都能有效结合，加之在标本制备过程中，靶序列的完整性也常受到破坏。

3. 牛血清白蛋白 在进行原位 PCR 时，反应体系中要加适当的牛血清白蛋白（BSA），以防止 Taq 酶与玻片结合而降低扩增效率。

4. 热循环次数 目前有专门原位 PCR 仪以供做玻片的原位 PCR。原位 PCR 参数设定时，注意循环次数要多，一般设定 25～40 个循环，每个循环的变性、退火和延伸时间要长，以保证充分扩增。

（八）扩增后处理

1. 洗涤标本　应适度，以减低背景和保留强阳性信号这两个因素。

2. 扩增后固定　为使扩增产物在检测过程中能保留在细胞内，提高检测的敏感性和特异性，洗涤后多用 4% 多聚甲醛或 2% 戊二醛或纯酒精固定，在此过程中要注意适度，过强的后固定会影响原位杂交检测时探针与特异扩增产物的结合。

（九）原位检测

原位 PCR 扩增产物的检测，根据其设计方案是直接法还是间接法，标记物是同位素、生物素、地高辛还是荧光或酶的不同而不同。

1. 直接法原位 PCR　不通过原位杂交，扩增产物含标记物，根据标记物不同进行直接检测。

2. 间接法原位 PCR　首先进行原位杂交，形成带有标记分子的杂交体，然后根据不同的标记物进行检测。

3. 标记物不同检测方法不同

（1）同位素标记：采用放射自显影方法检测。

（2）生物素标记：采用 ABC、SP 或 LSAB 免疫组化方法检测。

（3）地高辛标记：采用 anti-DIG-AP-NBT 检测系统进行检测。

（4）荧光标记：用荧光显微镜直接观察。

（5）酶标记：采用该酶的底物直接显色。

（十）对比显色

复染的原则是阳性结果分明，对比明显。常采用苏木素复染细胞核。

七、主要试剂配制

（一）0.1% 焦碳酸二乙酯（diethyl pyrocarbonate, DEPC）水

DEPC：1ml，双蒸水：1 000ml，37℃孵育过夜，高压灭菌备用。

（二）Tris 缓冲生理盐水（TBS）

0.5M Tris-HCl：100ml，NaCl：8.5～9g，双蒸水加至 1 000ml。

（三）1M Tris-HCl 缓冲液

Tris 碱：121.1g，双蒸水：800ml，用 HCl 和 NaOH 将 pH 调至 8.0 或 7.2，再加双蒸水至 1 000ml，高压灭菌。

（四）蛋白酶 K 溶液

1M Tris-HCl（pH＝8.0）：10ml，0.5M EDTA（pH＝8.0）：10ml，加消毒双蒸水至 100ml。使用前加入蛋白酶 K 储存液（1mg/ml，−20℃保存），浓度按需配制。

（五）0.5M EDTA

EDTA 钠盐：186.1g，双蒸水：600ml，60℃持续搅拌，同时加 NaOH 小丸（约 20g），使 pH 值接近 8.0。待 EDTA 完全溶解后，使溶液冷却至室温，然后用 NaOH 溶液将 pH 调至 8.0，最后加双蒸水至 1 000ml，高压灭菌。

（六）0.2% 甘氨酸

甘氨酸：0.2g，DEPC-TBS：100ml。

（七）反转录反应液

AMV 反转录酶：1U/μl，反转录酶缓冲液：1×，RNasin：1U/μl，下游引物：1μM，dNTPs：250μM。

（八）扩增反应液

Mg^{2+}	2.5mM
PCR 缓冲液	1×
上下游引物	1μM（各）
dNTPs	200μM
Taq 酶	8U/100μl
BSA	3mg/ml

（九）预杂交液

去离子甲酰胺	50%
SSC	5×
Denhardt's 液	1×
硫酸葡聚糖	10%
剪断鲑鱼精子 DNA	100μg/ml
酵母 tRNA	250μg/ml
RNasin	1U/μl

（十）10×SSC

NaCl	87.65g
柠檬酸钠	44.10g

溶于 800ml 双蒸水中，用 10M NaOH 将 pH 调至 7.0，再加双蒸水至 1 000ml，高压消毒。

（十一）缓冲液1（马来酸缓冲液）

马来酸：0.1M，NaCl：0.15M，用 NaOH 将 pH 调至 7.5。

（十二）缓冲液2（封闭缓冲液）

缓冲液 1：9ml，封闭溶液（vial 6）：1ml。

（十三）缓冲液3（检测缓冲液）

Tris-HCl：0.1M，NaCl：0.1M，$MgCl_2$：50mM。

（十四）缓冲液4（TE 缓冲液）

Tris-HCl：10mM，EDTA：1mM。

（十五）显色液

缓冲液 3：10ml，NBT/BCIP 贮备液（vial 5）：200μl。

（十六）100×Denhardt's 液

聚乙烯吡咯酮（PVP）：10g，BSA：10g，聚蔗糖 400：10g，加双蒸水至 500ml，过滤除菌，−20℃保存备用。

八、原位 PCR 操作示例

以组织切片标本间接法原位反转录 PCR 为例。

（一）操作步骤

1. 标本制备　新鲜组织经 10% 缓冲福尔马林固定一周，常规石蜡包埋，制成 5μm 厚石蜡切片，裱贴于烘烤（180℃ 3 小时）后涂 PLL 的载玻片上，切片大小约 $1×1cm^2$（注意切片裱贴于载玻片的位置）。

2. 预处理

（1）二甲苯脱蜡 10 分钟×2。

（2）乙醇梯度脱蜡至水，入 DEPC 水洗。

（3）用含 0.1%DEPC 的 TBS 洗 3 分钟 ×2。

（4）0.2N 盐酸酸化 10 分钟，DEPC-PBS 洗 3 分钟 ×2。

（5）25μg/ml 蛋白酶 K 37℃消化 15 分钟。

（6）0.2% 甘氨酸（用 DEPC-TBS 配制）2 分钟中止反应，DEPC-TBS 洗 3 分钟 ×2。

3．基因组 DNA 去除

（1）用无 RNA 酶的 DNA 酶 I 处理（750μ/ml 三蒸水），置湿盒内室温过夜。

（2）DEPC-TBS 洗，5 分钟 ×2。

（3）乙醇梯度脱水：95% 乙醇 3 分钟 ×2 和纯乙醇 3 分钟 ×2。

4．反转录反应

（1）将反转录反应液滴加于样品中，置湿盒内，42℃ 1 小时。

（2）将玻片置 2×SSC-DEPC 容器中于 95℃灭活反转录酶 10 分钟。

（3）乙醇梯度脱水。

5．原位扩增

（1）将扩增反应液滴加于样品上，每片 50μl，用原位 PCR 仪专用封片装置将扩增反应液密封好。

（2）将上述玻片置原位 PCR 仪内，94℃变性 5 分钟后，按下列条件进行循环：94℃ 2 分钟，55℃ 2 分钟，72℃ 3 分钟。35 个循环结束后 72℃延伸 3 分钟。

（3）DEPC-TBS 洗 5 分钟 ×2。

（4）无水乙醇固定 10 分钟，并风干。

6．原位杂交　含 2.5μg/ml DIG-VEGF 寡核苷酸探针的杂交液 50μl/ 片，37℃杂交过夜。

7．杂交后洗涤

（1）2×SSC－50% 甲酰胺洗涤，37℃ 15 分钟 ×2。

（2）2×SSC 洗 15 分钟 ×2。

（3）依次加入 1×SSC、0.5×SSC 及 0.2×SSC 各洗 5 分钟 ×2。

8．杂交后检测

（1）缓冲液 1 洗 1～5 分钟。

（2）缓冲液 2 中封闭 30 分钟。

（3）滴加抗地高辛 - 碱性磷酸酶（anti-DIG-AP）复合物（1∶5 000，用缓冲液 2 稀释）30 分钟。

（4）缓冲液 1 洗 15 分钟 ×2。

（5）缓冲液 3 洗 2～5 分钟。

（6）加新配制的显色液于玻片上，置湿盒内（<16 小时），镜检控制显色结果。

（7）缓冲液 4 终止反应。

（8）蒸馏水洗，苏本素复染细胞核，甘油明胶封片。

（二）对照实验设置

1．反转录酶对照　在反转录反应中不加反转录酶，其余各步同上。

2．引物对照　扩增反应液中不加引物，其余各步同上。

3．Taq 酶对照　扩增反应液中不加 Taq 酶，其余各步同上。

4．探针对照　杂交反应液中不加特异性探针，其余各步同上。

5．检测系统对照　检测时不加 anti-DIG-AP，其余各步同上。

以上对照实验所有结果应为阴性。

（三）结果判定

阳性结果为紫蓝色（AP与NBT显色）或玫瑰红色（AP与坚固红显色），位于细胞质内，细胞核复染呈浅蓝色。

九、原位PCR操作注意事项

（一）原位PCR仪及相关物品准备

1. 进行原位PCR扩增前，先熟悉仪器并编好程序，包括变性、循环参数及延伸温度时间的设定。

2. 玻片　清洁后高温烤片（一般180℃3小时）。为防止标本脱落应涂防脱片剂。在进行反转录PCR时，玻片应用DEPC水浸泡，以去除RNA酶的污染。

3. 染色缸、烧杯及量筒等，要彻底酸洗。

4. 吸头及微量离心管一定要高压消毒，最好用新购的，检测mRNA时应用DEPC水浸泡。

（二）试剂准备

1. 能耐高温的试剂要高压灭菌。

2. 不耐高温的试剂如酶、蛋白等要过滤除菌。

3. 一些酶及其他分子生物学试剂要低温保存。

（三）加扩增反应液及上机

1. 每个标本加扩增反应液50μl。大于50μl时液体外流，密封受影响；小于50μl时反应体系内有空泡残留，不利扩增。

2. 玻片放入原位PCR仪之前，密封卡一定要卡紧，密封好，以防反应液在多次循环过程中干燥。

（四）无菌操作

在整个原位PCR操作过程中，检测前一定要严格无菌操作，谨防RNA酶的污染（检测mRNA时）。

（五）设置对照实验

原位PCR是一项敏感性很高的检测细胞内特定DNA或RNA序列的新技术，但其操作步骤多，技术复杂，流程长。在整个流程中任何一步操作不当，都可能产生假阳性或假阴性结果。因此，为了使实验结果得到正确、合理的解释，在进行原位PCR时，必须设置一系列对照实验，以排除假阳性或假阴性结果。最重要的对照实验如下。

1. 已知阳性和阴性标本对照　每次原位PCR实验时应同时包括已知阳性和阴性的对照标本。只有对照标本分别出现应有的阳性和阴性结果时，才说明原位PCR所用的各种试剂以及每一步的操作正确无误，从而提高被检标本阳性或阴性结果的可信性。

2. 同一样本的液相PCR　被检标本除了做原位PCR之外，还可用常规的液相PCR对靶序列进行扩增。如果二者结果一致，即均为阳性或阴性，液相PCR结果则支持原位PCR的结果。

3. 模板对照　根据PCR起始物是DNA或RNA，将待检标本在原位扩增之前先用DNA酶或RNA酶处理，以破坏被检测的靶序列即模板。然后，再进行原位PCR操作程序，结果应为阴性。

4. 引物对照　在PCR扩增中，引物是决定特异性靶序列的一个关键因素。如在PCR反应体系中不加引物或用无关引物代替特异性引物，所得结果应为阴性。

5. Taq酶对照　无论直接法或间接法PCR，其起始物均为DNA。因此，常用的阴性对照实验是在反应系统中省去DNA聚合酶。该酶是PCR扩增的关键性工具酶，反应体系中没有DNA聚合酶，结果应为阴性。

6. 反转录酶对照　在反转录PCR中，如在反转录体系中不加反转录酶，其他步骤按正常操作程序进行，此时cDNA则不能合成，随后的扩增反应则不能进行，所得结果应为阴性。

7. 检测系统对照 标记物不同,检测方法不同;直接法或间接法原位 PCR 检测方法亦不同。直接法原位 PCR 中,以同位素作为标记物时,则用放射自显影术检测,此时应针对放射自显影技术本身设置相应的阳性和阴性对照。如将浸渍乳胶的空白片在光线下曝光后显影,阳性结果证明乳胶及显影过程工作正常。阴性对照可以在反应体系中不加放射性标记三磷酸核苷酸,其他操作与实验标本相同,结果应为阴性。以半抗原作为标记物(生物素、地高辛)时,扩增产物用免疫组织化学定位,此时应设置免疫组织化学技术的对照试验,以判别阳性免疫反应的特异性。其中最常用的是省去特异性第一抗体作为阴性对照。

间接法原位 PCR 中,需要用原位杂交技术检测 PCR 扩增产物,此时应设置相应原位杂交技术的阳性和阴性对照。在杂交反应中省去特异性探针或用无关探针是一种常用的阴性对照。

十、原位 PCR 存在的问题和结果分析

自 1990 年首次报道原位 PCR 技术以来,国内外已有很多实验室利用原位 PCR 技术进行研究,使该技术不断完善。原位 PCR 在病毒学、病理学及肿瘤研究中的应用,已经取得明显的成果。然而,原位 PCR 作为一项仍在发展中的新技术,还存在一些问题,有待于在实践中进一步改进。

(一)原位 PCR 技术操作的复杂性

实际上,原位 PCR 技术包括了以下四种技术:组织学技术、PCR 扩增技术、原位杂交技术和免疫组织化学技术。其操作流程复杂,实验过程中诸多因素、许多环节都会影响实验结果。因此,在进行原位 PCR 操作过程中,一定要严格规范每一步,并设置各种对照实验,这样对所得结果才能得到合理可信的解释。

(二)原位 PCR 技术敏感性问题

原位 PCR 是将靶序列扩增后再进行检测,因此提高了在组织细胞原位检出靶序列的敏感性。但其比液相 PCR 扩增效率要低得多。一般说来,固定的新鲜细胞标本原位 PCR 的放大效率为 50~100 倍,而存档组织切片的放大效率要低得多,易出现假阴性结果。

(三)原位 PCR 技术的特异性问题

原位 PCR 方法不同,特异性亦不同。直接法原位 PCR,由于直接对其扩增产物进行检测,特异性较差,较易出现非特异假阳性结果。在原位扩增时,采取热起动 PCR 或 / 和套式 PCR,可提高反应的特异性。间接法原位 PCR 可通过原位杂交检出特异性扩增片段,特异性较高。目前,尽管已有一些提高原位 PCR 特异性的策略,但如何改进反应特异性仍是研究者面临的一个问题。

(四)原位 PCR 定量问题

目前,由于原位 PCR 在敏感性和特异性方面还存在一些问题,有可能出现假阳性或假阴性结果。因此,阳性细胞计数与实际情况常不能完全吻合。近年来,由于图像分析仪的应用,提高了定量分析的客观性。但就原位 PCR 而言,一个单拷贝靶基因与另一个含 10 个拷贝靶基因的细胞,经过原位扩增后可能得到相同的阳性反应强度。由于上述局限性,目前原位 PCR 的定量分析处在相对定量和半定量水平。

十一、原位 PCR 的应用

原位 PCR 技术自 1990 年首次报道以来,引起国内外学者广泛关注,尤其在遗传学、微生物学、病理学、组织胚胎学和免疫学等领域得到越来越多的应用,取得明显进展。总的说来,原位 PCR 的应用可分为检测外源性基因和内源性基因两个方面。外源性基因可分为感染基因和导入基因,内源性基因可分为异常或变异基因和固有基因两类。

（一）检测外源性基因

1. 感染基因　主要检测生物体受病原体等感染时，感染病原体的 DNA 或 RNA，包括病毒、细菌、螺旋体、支原体等 DNA 或 RNA 的检测。

2. 导入基因　随着分子生物学的发展，可以比较容易地把某一基因片段进行重组、克隆；进一步发展，可以把某个基因导入一个原来不具有该基因的细胞，即基因转染。在此过程中，用以导入的基因可以是病毒、多肽、蛋白质或细胞因子等。通过原位 PCR 技术，可对导入的基因及表达进行检测。

（二）内源性基因检测

1. 突变基因的检测　原位 PCR 通过检测突变的基因，应用于遗传性疾病的研究，可以查明疾病中特异 DNA、RNA 序列或顺序改变发生在何种组织及细胞中，从而揭示疾病的本质。

2. 机体固有基因的检测　原位 PCR 的问世，为基因的定位检测提供了形态学上最敏感、最有效的手段，特别是对一些只有单个或几个拷贝的低表达的固有基因，通过原位杂交技术则无能为力。液相 PCR 可以扩增，但不能确定含该固有基因的细胞类型。只有原位 PCR 能解决这一问题。

（三）原位 PCR 的应用前景

某国际知名的病理学者曾认为：每一种新技术新方法的应用，必将在某一研究领域有新的发现、新的突破。回顾人类科学进步的历史，许多学科的发展是以研究方法与工具的创新为先导的。以病理学为例，随着尸体解剖、光学显微镜、电子显微镜及免疫组织（细胞）化学技术的创立，先后经历了器官病理学、细胞病理学、超微病理学和免疫病理学等几个发展阶段。近年来，原位杂交和原位 PCR 技术的兴起，又将病理学这门有着悠久历史的学科推进到分子病理学水平。原位 PCR 作为一种敏感性高、特异性强，能在组织细胞原位进行低拷贝数基因定位的形态学研究方法，从一开始就受到病理学家的青睐。已发表的原位 PCR 文献中，约有半数发于病理学杂志。同时，作为形态学与分子生物学前沿交叉的产物，原位 PCR 可能为任何生物医学学科所捕获，对学科前沿研究和交叉学科的发展起着不可估量的作用。正如 Anderson 生动地指出："原位 PCR 使光学显微镜超过电子显微镜向生物化学和遗传学领域延伸"。可以想象，在不久的将来，原位 PCR 一定会在分子细胞生物学、分子发育生物学、分子神经生物学、分子遗传学、分子肿瘤学、分子病理学、分子病毒学以及临床各学科得到广泛应用。

（陈建魁　李波　尹秀云　高荣凯　蒋世卫　彭瑞云）

参考文献

[1] 黄留玉. PCR 最新技术原理、方法及应用 [M]. 北京：化学工业出版社，2011：1-145.

[2] RYAZANTSEV D Y, VORONINA D V, ZAVRIEV S K. Immuno-PCR: Achievements and Perspectives[J]. Biochemistry（Mosc），2016，81（13）：1754-1770.

[3] TABATABAEI M S, ISLAM R, AHMED M. Applications of gold nanoparticles in ELISA, PCR, and Immuno-PCR assays: A review[J]. Anal Chim Acta, 2021（1143）：250-266.

[4] 李金明. 实时荧光 PCR 技术 [M]. 北京：科学出版社，2016.

[5] CHAVAN D, CHEN H, CRUM M, et al. Neutral DNA avidin nanoparticles as ultrasensitive reporters in Immuno-PCR[J]. Analyst, 2020, 145（14）：4942-4949.

[6] 苏慧慈，刘彦仿. 原位 PCR[M]. 北京：科学出版社，1995.

[7] MEHTA P K, DAHIYA B, SHARMA S, et al. Immuno-PCR, a new technique for the serodiagnosis of tuberculosis[J]. J Microbiol Methods, 2017（139）：218-229.

[8] 刘森. PCR 聚合酶链反应 [M]. 北京：化学工业出版社，2009.

[9] SINGH N，DAHIYA B，RADHAKRISHNAN V S，et al. Detection of Mycobacterium tuberculosis purified ESAT-6（Rv3875）by magnetic bead coupled gold nanoparticle-based Immuno-PCR assay[J]. Int J Nanomedicine，2018（13）：8523-8535.

[10] GU J. Principles and applications of in situ PCR[J]. Cell Vision，1994（1）：8.

[11] CHANG L，LI J，WANG L. Immuno-PCR：An ultrasensitive immunoassay forbiomolecular detection[J]. Anal Chim Acta，2016（910）：12-24.

[12] MALOU N，TRAN T N，NAPPEZ C，et al. Immuno-PCR—a new tool for paleomicrobiology：the plague paradigm[J]. PLoS One，2012，7（2）：e31744.

[13] ZHANG W，BIELASZEWSKA M，PULZ M，et al. New Immuno-PCR assay for detection of low concentrations of shiga toxin 2 andits variants[J]. J Clin Microbiol，2008，46（4）：1292-1297.

[14] ZHANG Z，IRIE R F，CHI D D，et al. Cellular Immuno-PCR. Detection of a carbohydrate tumor marker[J]. Am J Pathol，1998，152（6）：1427-1432.

[15] VAN BUGGENUM J A，GERLACH J P，EISING S，et al. A covalent and cleavable antibody-DNA conjugation strategy for sensitive protein detection viaImmuno-PCR[J]. Sci Rep，2016（6）：22675.

[16] SU Y，LI W，HUANG Z，et al. Sensitive and high throughput quantification of abscisic acid based on quantitative real timeImmuno-PCR[J]. Plant Methods，2018（14）：104.

[17] KAZANE S A，SOK D，CHO E H，et al. Site-specific DNA-antibody conjugates for specific and sensitive Immuno-PCR[J]. ProcNatl Acad Sci USA，2012，109（10）：3731-3736.

[18] HE J，EVERS D L，O'LEARY T J，et al. Immunoliposome-PCR：a generic ultrasensitive quantitative antigen detection system[J]. J Nanobiotechnology，2012，10（1）：26.

[19] STILLER C，VIKTORSSON K，PAZ GOMERO E，et al. Detection of Tumor-Associated Membrane Receptors on Extracellular Vesicles from Non-Small Cell LungCancer Patients via Immuno-PCR[J]. Cancers（Basel），2021，13（4）：922.

[20] PEREZ J W，VARGIS E A，RUSS P K，et al. Detection ofrespiratory syncytial virus using nanoparticle amplified immuno-polymerase chainreaction[J]. Anal Biochem，2011，410（1）：141-148.

第十四章

毛细管电泳荧光免疫分析

第一节 毛细管电泳

一、毛细管电泳的概念

如今,生物分子分析对于研究生化反应过程和疾病的分子机制,以及发现新的生物标志物和药物靶点变得越来越重要。一般来说,生物分子的研究通常使用生物方法,如凝胶电泳、免疫分析和聚合酶链反应等。其中平板凝胶电泳最先应用于生物分子的分析,带电分子可以在平板上施加的电场下分离。由于这种方法简单易行,众多生物实验室已普遍使用,但其有耗时、效率低且自动化程度差等缺点。因此,生物分子的分析需要一种更加快速、高分辨率的分离工具进行高通量、高定量及高重复性分析。毛细管电泳(capillary electrophoresis,CE)是20世纪80年代初发展起来的一种高效快速的分离分析方法,是指以高压电场力为驱动力,以毛细管为分离通道,依据样品中各组分毛细管之间淌度和分配行为上的差异而实现分离的一类液相分离技术。毛细管电泳具有强大的分离能力,因此可以广泛应用于生物分子的分离。毛细管电泳的概念是由Jorgenson和Lukacs于1981年首次引入,他们在1983年发表了第一篇关于毛细管凝胶电泳的论文,从那时起,毛细管电泳成为蛋白质等生物大分子和很多药物小分子分离分析的重要手段。因为毛细管电泳既可作为传统凝胶电泳的替代方法,又可作为高效液相色谱的比较方法,同时也是电泳分离,以及后续设备和仪器发展的重大创新,目前已经发展为生物分子分析的主要工具。

二、毛细管电泳的原理

带电粒子在电场中运动时除了受电场力的作用外,还会受到溶剂阻力的作用,这是毛细管电泳的理论基础。电泳达到一定时间后,两种力的作用就会达到平衡,此时粒子做匀速运动,电泳进入稳态,因此电荷不同的带电粒子可被分开并且被分别检测到。其仪器装置结构包括高压电源、毛细管、检测器及两个缓冲液贮瓶。CE所用的毛细管柱通常为石英,在pH>3情况下内表面带负电,和溶液接触时会形成双电层。在高电压电场作用下,双电层中的水合阳离子引起流体整体朝负极方向移动,出现电渗现象。因此,电渗是指毛细管中的溶剂因轴向直流电场作用而发生的定向流动。有一部分牢固结合在管壁上、在电场作用下不能迁移的离子或带电基团被称为定域电荷,电渗现象就是由定域电荷引起的。粒子在毛细管内电解质中的迁移速度等于电泳流和电渗流两种速度的矢量和。由于正离子的运动方向和电渗流一致,故最先流出;中性粒子的电泳流速度为"零",故其迁移速度相当于电渗流速度;而负离子的运动方向和电渗流方向相反,但因电渗流速度一般大于电泳流速度,故其将在中性粒子之后流出,从而因各种粒子迁移速度不同而实现分离,如图 2-14-1。

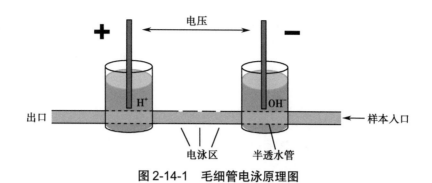

图 2-14-1　毛细管电泳原理图

电渗流与 pH 关系十分密切,此外,任何影响管壁上解离的因素,如毛细管洗涤过程、电泳缓冲液的组成及黏度、柱温等都会影响电渗流大小甚至改变其方向。电磁场以及能与毛细管内壁硅羟基相互作用的物质如表面活性剂、蛋白质等,均能对电渗流产生影响。

CE 的主要特点:①不需要进行样品预处理即可分离复杂基质中的小分子;②所使用的样本量小,尤其对眼泪、脑脊液甚至新生儿血液等体液的检测有优势;③可以在波长 200nm 及以下的紫外线下测量吸光度,此时羧基吸光度最大;④反应物的低消耗:几毫升水性缓冲液足够一天使用;⑤高通量、高速度和低成本。

三、毛细管电泳分离模式

CE 有多种分离模式,已经与免疫分析联用的有毛细管区带电泳(capillary zone electrophoresis,CZE)、毛细管等电聚焦(capallary isoelectric focusing,CIEF)和胶束电动色谱(micellar electrokinetic capillary chromatography,MECC)。CZE 是 CE 中最简单、最常用的分离模式,其是在毛细管内进行的自由溶液电泳,毛细管内通常只充入有一定缓冲能力的背景电解质(background electrolyte,BGE),主要依据样品中带电粒子的电泳淌度不同,在外电场作用下实现分离。各带电粒子的净电荷与质量比(荷质比)的差异,是决定 CZE 分离的主要因素,抗原与抗体结合形成复合物后,会引起荷质比的变化,从而可以通过 CZE 将其与游离的抗原或抗体分开。目前大部分毛细管电泳免疫分析的工作都用 CZE 模式,主要有两个原因,一是 CZE 的分离体系接近生物体内的状态,因此不会影响抗原抗体之间的结合反应;二是 CZE 的分离效率与样品分子的扩散系数成反比,这对扩散系数小的抗体分子的分离很有利。CZE 分析存在的主要问题是抗体等蛋白分子在毛细管壁上的吸附,这会大大降低 CZE 的分离效率,从而影响分析的精度与重复性。目前较好的解决办法是采用涂渍的毛细管代替一般的熔融石英毛细管,但涂渍毛细管的寿命与稳定性还需要进一步提高。CIEF 是根据等电点的差异进行分离的毛细管电泳技术,其优点在于可以在分离的同时对样品进行浓缩,从而提高检测灵敏度。CIEF 的缺点是操作复杂,而且由于分离过程中在毛细管内存在 pH 梯度,因此对抗原抗体复合物的稳定性和分离条件都提出了更高的要求。MECC 是在 CZE 的基础上,在缓冲体系中加入表面活性剂,如十二烷基硫酸钠,当高于临界胶束浓度时,表面活性剂的疏水端聚集形成胶束,利用溶质在水相和胶束相中分配行为的差异进行分离。MECC 是唯一既能分离中性物质又能分离带电组分的毛细管电泳技术,适合一些小分子药物的免疫分析。

CE 分离可由多个检测器进行。目前,检测器大体分为两类:体积性质或溶质性质检测器,商业系统主要应用后者。CE 可与多种检测器耦合,如激光诱导荧光(laser induced fluorescence,LIF)、紫外检测、蒸发光散射检测器、质谱等。由于大多数蛋白质和大分子,如 DNA 或 RNA,可以在紫外线或紫外 - 可见光范围内强烈吸收辐射,因此使用紫外线或紫外 - 可见光吸收,CE 可以分析处理广泛的生物分析物。在

CE 分析中,存在一些关键的参数。检测限(limit of detection,LOD)是一个关键的品质因数,其定义为样品中存在的分析物的最低浓度,可以在指定的置信水平下与背景噪声区分开来。如果被测样品中分析物的浓度或量低于 LOD,CE 技术将无法产生有效的结果。灵敏度则指仪器检测不同量分析物的能力。根据国际理论和应用化学联合会(International Union of Pure and Applied Chemistry,IUPAC)定义,灵敏度等于校准曲线的梯度(信号对分析物量的图)。线性动态范围是校准曲线呈线性且斜率(即灵敏度)恒定的浓度范围。

近年来,CE 已被确立为常规凝胶电泳或高效液相色谱的替代方法。在检测模式中,激光诱导荧光是对多种生物分子进行测定和检测最灵敏的技术之一。同时,免疫分析在药物学、生物标志物发现以及临床治疗和诊断目标的生物学研究和应用领域享有盛誉。已有大量研究报道了 CE 与免疫分析结合的应用。一种用于定量的精密分析仪器,采用毛细管电泳 - 激光诱导荧光方法,已在生物分子的分离领域崭露头角。由于其性能通常快速、自动化、需要样品少且灵敏度高,因此能够在短时间内同时分离不同大小的各种化合物。特别是它可以合并到小型化系统中,使其成为生物分子特别是蛋白质和肽分析中的高通量、高速工具。因此,毛细管电泳 - 激光诱导荧光方法在生物分析测定中的使用引起了研究者的极大关注。

第二节　毛细管电泳荧光免疫分析

一、毛细管电泳荧光免疫分析基本概念

几十年来,免疫分析一直是临床实验室不可或缺的方法。该方法基于抗体(antibody,Ab)与抗原(antigen,Ag)的相互作用。由于其高选择性和低检测限,也被广泛用于生化或环境实验室。Ab 是对 Ag 分子具有特定亲和力的糖蛋白,由生物体的免疫系统产生。启动免疫反应的 Ag 也称为免疫原。最常用的免疫分析是将抗体或抗原固定在固体支持物(板、玻璃纤维或塑料管)上的酶联免疫吸附试验、免疫荧光分析、荧光偏振免疫分析、发光免疫分析、微粒酶免疫分析和生物传感器。免疫测定的主要缺点是反应过程繁琐、耗时以及重复性低和容易出现非特异性反应等。

在毛细管上进行免疫反应的概念由 Nielsen 于 1991 年首次提出。毛细管电泳的强大分离能力和检测能力,与免疫分析具有的特异选择性结合,就产生了毛细管电泳免疫分析(capillary electrophoresis immunoassay,CEIA)。毛细管电泳免疫分析是利用抗原抗体复合物与游离的抗原、抗体在电泳行为上的差异,用毛细管电泳进行分离检测的一种分析方法。1993 年,Schultz 和 Kennedy 以竞争性和非竞争性形式进行的 CE 免疫测定,首次将激光诱导荧光检测技术应用于 CEIA 中,这一联用技术将抗原抗体的特异性识别反应与毛细管电泳的高效、快速分离能力及激光诱导荧光的高灵敏度检测结合在一起,产生了毛细管电泳荧光免疫分析(capillary electrophoresis fluorescence immunoassay,CEFIA),即将毛细管电泳与荧光免疫分析结合的方法,抗原抗体反应后生成的免疫复合物通过毛细管电泳的方法分离开,并使用荧光免疫法检测,从而对待测物质进行定量。

二、毛细管电泳荧光免疫分析的分类及原理

根据免疫反应结束后是否需要将免疫复合物与游离性抗原抗体进行分离,可以将毛细管电泳荧光免疫分析测定分为均相和非均相分析。在均相分析中,分析物、抗体和其他反应物质都存在于液相中。均相系统中的荧光免疫反应又分为非竞争性结合和竞争性结合。

（一）均相免疫测定原理

1. 非竞争性结合分析形式原理　非竞争性 CEFIA 中免疫复合物的定量与标记分析物的数量成正比。Ag 或 Ab 需要进行荧光标记。标记反应物有两种不同的选择，其中 Ag* 和 Ab* 表示标记试剂。

$$Ab+Ag^*（过量）\leftrightarrow Ab\text{-}Ag^*+Ag^*（过量）$$

$$Ab^*（过量）+Ag\leftrightarrow Ab\text{-}Ag^*+Ab^*（过量）$$

在分析过程中，非竞争性 CEFIA 测定中 Ag 与过量 Ab* 的反应更常用，因此以标记 Ab 为例，将 Ag 和过量 Ab* 的混合物注入毛细管中，这里通常需要一个孵育步骤。经过孵育，过量 Ab* 可以与低浓度 Ag 结合。由于 Ag 与其类似物之间不存在对 Ab 结合位点的竞争，电泳分离后可观察到两个峰。一个对应游离 Ab*，另一个对应 Ag-Ab* 复合物。可以通过检测 Ag-Ab* 复合峰或从游离 Ab* 峰的强度来最终确定样品中的 Ag 浓度。由于需要充分分离 Ag-Ab* 复合物和游离 Ab*，非竞争性 CEFIA 只适用于生成的免疫复合物与 Ab* 的电泳迁移率具有足够大差异的反应，即通常用来检测大分子抗原。

在非竞争性反应中，制备具有均匀电泳迁移率的 Ab* 至关重要，有助于获得窄峰并实现高灵敏度。因此，由于多克隆抗体及其片段电泳迁移率不一致，单克隆抗体及其片段更常用。同时，非竞争性免疫测定中 Ab 的亲和力特性需在荧光物质的标记后不受影响。荧光物质一般通过胺、碳水化合物或巯基连接到 Ab。由于 Ab 分子周围含有许多氨基，会导致很大程度干扰。此外，氨基也可能位于 Ab 的结合位点附近，也会导致亲和力降低。上述问题有两种解决办法，一种是标记位于 Ab Fc 区的碳水化合物基团；另一种是使用亲和保护层析。该方法的原理如下：① Ab 与固定在固相支持物上的 Ag 相互作用；②与固定的 Ag 结合的 Ab 被标记，因此结合位点受到保护；③非特异性 Ag 和 Ab* 之间的结合被 BGE 和一些添加剂破坏。非竞争性 CEFIA 方法的检测限可能受 Ab* 和 Ag 之间相互作用的强度、非特异性相互作用和检测器灵敏度的影响。

2. 竞争性结合形式分析原理　在传统的竞争性免疫测定中，一种反应物的数量是有限的。同样，在毛细管电泳荧光免疫分析中，荧光试剂（Ag* 或 Ab*）与非荧光类似物（Ag 或 Ab）竞争以结合有限数量的相应免疫反应物。反应可以表述如下。

$$Ag+Ag^*+Ab（有限）\leftrightarrow Ab\text{-}Ag+Ab\text{-}Ag^*+Ag+Ag^*$$

$$Ab+Ab^*+Ag（有限）\leftrightarrow Ab\text{-}Ag+Ab^*\text{-}Ag+Ab^*+Ab$$

在竞争形式中，以标记 Ag 为例，样品包含未标记的目标 Ag、已知量的标记 Ag（Ag*）和有限量的 Ab。在相互作用过程中，Ag 与 Ag* 竞争 Ab 上的结合位点，因此所产生的 Ab-Ag* 复合物的数量受到影响。结果方面，在分离过程中观察到游离 Ag* 和 Ab-Ag* 复合物两个峰。随着目标 Ag 浓度的增加，观察到复合峰强度降低，游离 Ag* 峰强度增加，两个峰都可用于定量。这种方法也可以使用带有标记 Ab（Ab*）的反向标记。此方法的检测限会受到 Ab 和 Ag* 的浓度以及 Ab 和 Ag 之间相互作用强度的影响。必须满足几个要求，例如标记抗原与目标抗原同抗体的结合强度需相似，能够消除非特异性相互作用或样品基质的其他影响，以及标记抗原的结合能力在使用荧光物质标记后结合抗体的能力不受影响等。

与仅限于分析大分子的非竞争性方法相比，竞争性 CEFIA 实现了结合和游离 Ag* 的直接分离，因此可以研究小分子抗原与抗体的相互作用。此外，对于难以使用荧光物质标记的抗体，可以用竞争性方法来标记抗原。

（二）非均相免疫测定

在非均相荧光免疫测定中，相互作用的一种成分被固定在固体支持物上。Ab/Ag 或其竞争者可以通过共价键直接固定在硅胶毛细管的内壁上或固定在支持颗粒上。一些化合物可用于固定程序，例如琥珀酰亚胺酯、环氧化物或胺和巯基官能团。二级结合分子如蛋白 A 和蛋白 G 或链霉亲和素 - 生物素对也可用于固定抗体。与均相免疫分析相比，因为注入大量样品会导致预浓缩，因此非均相免疫分析的优势在于可以测量低抗原浓度的样品。

在非均相荧光免疫分析中,固定抗体分析常用于从样品混合物中分离相关的抗原,也可以用作 CE 分析之前的待测物分离和预浓缩。通过添加具有较低或较高 pH、离子强度的电解质或通过降低或增加极性的方式连续回收捕获的抗原。在同时测定几种抗原时,想要提取抗原,则抗体结合能力必须超过样品中抗原的量。固定抗原的分析可用于从复杂的混合物中分离抗体。此外,固定化的 Ag 类似物和 Ab* 用于测定小量抗原。其原理如下:①首先用一定量 Ab* 和 Ag 孵育以产生 Ag-Ab* 免疫复合物;②将 Ag-Ab* 免疫复合物和游离 Ab* 注入具有固定化 Ag 类似物的固体支持物中,从而分离 Ag-Ab* 免疫复合物和游离 Ab*;③检测 Ag-Ab* 免疫复合物。这种类型的检测更适用于小分子研究。由于抗原的固定比抗体更具挑战性,通常用间隔臂将抗原连接到固体支持物上,以确保抗原与抗体相互作用。目前非均相荧光免疫分析已用于研究蛋白质、肽、激素、药物和抗体的检测。有研究报道,通过该方法提取布洛芬、萘普生、血管紧张素 II 和神经降压素。还有关于将 Ab/Ag 固定到毛细管壁、磁珠、二氧化硅颗粒、乳胶颗粒或金纳米颗粒的一系列研究。

为了获得快速、高效、灵敏和低成本的仪器,CEFIA 被缩小到微型设备。其中,基于微芯片 CEFIA 已广泛应用。微芯片 CEFIA 是一种高通量设备,与传统 CE 相比,样品和试剂消耗量低,分析时间更短。同时,与微芯片中的温度消散更有效。微芯片适用于非均相免疫测定、平行分析控制以及整合柱前、柱上或柱后反应。其原理为微芯片上的样品注入和分布由通道中产生的电场力提供,随后流动的速率和方向由施加的电压控制。高压导线和样品或缓冲液容器之间的电接触由电极介导。微芯片 CEFIA 可以以线性形式执行,样品和其他溶液在入口端注入毛细管中;也可以以正交形式执行,装置中包含传输毛细管,这些毛细管在一个或多个连接点处重叠和互连,其中放置了浓缩器设备。基于芯片的 CEFIA 使用固定的试剂。对于基于固定抗体的方法,为了释放捕获的分析物,应谨慎考虑条件,因为这种方法通常使用一些高亲和力的抗体。然而,由于其强大的结合能力,该方法经常用于在分析前通过 CE 分离和浓缩微量物质,但必须保证芯片上的固定抗体没有不可逆的损伤。基于固定化被分析物类似物的方法,为了创建固定化载体,可能需要对被分析物进行衍生化,使其具有合适的官能团,有助于在 CE 壁内进行固定化。此外,固定过程不应干扰抗体和抗原之间的相互作用。对于小分子固定示踪剂,需使用间隔臂连接待测物和设备,以使抗体能够结合。

三、毛细管电泳荧光免疫分析的反应流程

（一）荧光标记和样品制备

1. 荧光分析的定性和定量依据　某些物质吸收了与其自身特征频率相同的光子后,分子或原子中的某些电子从基态中的最低振动能级跃迁到能级较高的激发态,然后再无辐射跃迁到第一电子激发态中的最低振动能级。荧光即指当电子由第一电子激发态最低振动能级跃迁至基态时,发出比原来吸收波长更长的一种光。荧光的产生与分子结构密切相关。对某一化合物而言,在给定条件下,其荧光光谱是一定的,可作为定性的依据。荧光是物质吸收光能之后所发射的辐射,样品溶液的荧光强度与样品的吸收系数、量子效率和浓度有关。在给定荧光物质浓度较低的情况下,荧光强度与荧光物质的浓度成正比,据此可以对荧光分析进行定量。

2. 荧光基团的化学衍生　由于许多物质不表现出天然荧光,衍生化已成为修饰分析物的常用方法,使其在 CE 分析中具有更高灵敏度和高分辨率的分析特性。荧光标记是 CEIA 中主要的衍生化技术。化学衍生是最常用的荧光测定方法,目前超过 90% 的 LIF 检测采用衍生法。根据衍生发生在分离前后顺序的不同,衍生方式分为柱前衍生、在柱衍生、柱后衍生。

（1）柱前衍生:样品在分离之前完成衍生过程。方法简单,无需专门的装置,易于操作,衍生效率高,

内源性和荧光生成试剂均可使用，目前应用最广泛。反应混合物中的过量衍生试剂能与分析物分离，但样品若具有多个标记基团，会出现多重峰，影响分离和检测，给峰识别和定量带来困难。此外，柱前衍生还要求衍生产物稳定以便于检测。

（2）在柱衍生：样品在分离过程中进行衍生，以串联模式或"三明治"夹心模式将样品和试剂一起引入，根据两者移动速度不同混合反应，反应可以发生在柱端入口、柱中、整柱。在柱衍生对样品的稀释程度达到最小，特别适用于小体积的生物样品，如单细胞检测。但需要控制两者的进样量比例和合适的迁移速率。

（3）柱后衍生：样品在分离完成后进行衍生，样品组分的分离是基于其自身电泳性质的差异，衍生时避免了副产物的干扰以及因为多重标记而出现多重峰或区带展宽现象。柱后衍生在引入衍生试剂时需要特殊设计的柱后反应器，容易引起柱效下降、反应不完全以及高背景噪声。对微量样品分析如单细胞分析、微透析分析等具有一定的应用价值。由于柱后衍生试剂种类有限，分析对象受限，柱后衍生主要应用于氨基酸、蛋白质、多肽、DNA、金属离子等检测。

3. 荧光标记物的选择　有机染料分子由于其在可见光区具有明显的荧光性、良好的光稳定性、与典型生物分子相比较小的流体力学半径而成为最好的标记物。用于标记的荧光染料必须具备下列条件：能与抗原或抗体共价结合，结合后不易离解，未结合染料及其降解产物易于分离；猝灭率低、荧光量子产率高；荧光稳定性好，光漂白作用弱；不影响抗原抗体结合反应，无附加的抗原性；反应速度快，蛋白偶联物光稳定性好，衍生化均匀性好；衍生化在高温和中等 pH 下加速，用十二烷基磺酸钠稀释反应即可简单终止；有适当的激光光源可以用来激发。常用的荧光染料主要有荧光素类、罗丹明类、藻红素等。目前文献中报道的毛细管电泳荧光免疫分析中，采用的荧光试剂主要有异硫氰酸荧光素（fluorescein isothiocyanate，FITC）、5（6）- 羧基荧光素琥珀酰亚胺酯、四甲基罗丹明异硫氰酸酯和青染料等，其中 FITC 应用最广泛。制备均一的示踪物是 CEFIA 的关键，不均一的示踪物会在 CE 分离时出现多个峰，给定量带来困难。荧光染料一般与特定的基团（如伯氨基）反应，小分子的半抗原通常只含有一个荧光染料结合位点，容易得到均一的标记产物。对于含有多个荧光染料结合位点的大分子抗原或抗体，得到的标记产物往往是不均一的。对于大分子抗原，可以用抗原决定簇代替整个抗原，抗原决定簇通常只有 5～10 个氨基酸、单糖或核苷酸，从而大大减少荧光染料结合位点。

大多数情况下，在共价和荧光标记的蛋白质和多肽中，染料可以与氨基酸的伯胺和仲胺或半胱氨酸残基的巯基反应。荧光染料为标记蛋白或肽的前体，但在天然形式下荧光不佳，然而，在经过化学或酶反应后，其在标记的蛋白质或多肽中变成强烈的荧光。典型的荧光染料如萘 -2,3- 二羧基醛（naphthalene-2,3-dicarboxylaldehyde，NDA）、5- 呋喃基喹啉 -3- 羧基醛（5-furoylquinoline-3-carboxyaldehyde，FQ）和（4- 羧基苯甲酰）喹啉 -2- 羧基醛［（4-carboxylbenzoyl）quinoline-2-carboxaldehyde，CBQCA］被广泛应用于可见光区（280～400nm）的 LIF 检测。LOD 的范围为 μM～pM。其他共价标记包括 4- 氯 -7- 硝基 -2,1,3- 苯并噁二唑（4-chloro-7-nitro-2,1,3-benzoxadiazole，NBD-Cl），6- 氨基喹啉 -n- 羟基琥珀酰氨基甲酸酯（6-aminoquinolyl-N-hydroxysuccinimidyl carbamate，AQC），或近红外（Near-infrared，NIR）染料。除了荧光染料的用途，许多荧光染料如 FITC 和罗丹明染料，用于更长波长（400～600nm）的 LIF 检测。由于 FITC 具有高荧光性，因此常用其进行标记。但在胺浓度较低的情况下，反应性较差，LOD 在 μM 范围内，与 FITC 相比，罗丹明具有更强的活性，特别是当被琥珀酰酯基团激活时，其与未配位的胺发生反应，形成稳定的酰胺键，从而使 LOD 在 pM 范围内。例如，研究者 Korchane 等提出了一种毛细管前衍生化方法，使用两种荧光染料（NDA 和 FQ）和罗丹明标记的 5- 羧基四甲基罗丹明琥珀酰亚胺酯（5-carboxytetramethylrhodamine，succinimidyl ester，TAMRA-SE）。他们在最优条件下成功分离了野生型和突变型，TAMRA-SE 标记衍生物具有最高的分辨率，而 NDA 显示出最佳的检测灵敏度（LOD 为 2.5μM）。

与使用共价染料类似，非共价标记被认为是减少样品处理步骤的可行选择。例如，靛菁绿色一旦与蛋白质非共价结合，就会产生强烈的荧光，因此可以在 780nm 处进行 CEFIA 检测。靛蓝与靛菁绿色相似，吸收和发射波长分别为 436nm 和 528nm。其他非共价染料包括纳米橙、Sypro 红、Sypro 橙和 Sypro 橘，都可以在 488nm 激光下被快速检测到。CEFIA 分析生物聚合物得益于使用这些非共价标记，无论反应动力学如何缓慢。

由于荧光素的光稳定性较差，因此，化学家致力于不断开发新的荧光染料，以建立下一代改进的有机荧光标记。荧光素衍生物是非常受欢迎的染料标记物，因为它们具有高摩尔吸收系数和高荧光量子产率，以及与不同分析物反应后几乎没有 λex 和 λem 位移的特性，其荧光对 pH 敏感。Alexa Fluor® 是一系列具有优化特性的现代染料，其吸收和发射光谱覆盖整个可见光谱范围，类似于许多常见染料的荧光特性。Alexa dyes 的主要优势是良好的光稳定性和对 pH 条件的不敏感性，尤其是与荧光素衍生物相比。ATTO 是另一个新型染料系列，具有良好的荧光标记特性。研究者 Wolfbeis 在蛋白质标记开发领域进行了成功尝试：创建了一个新的 Chromeo™ 染料系列，与蛋白质共价结合后会发生显著的颜色变化。此外，Chromeo-dyes 表现出良好的荧光特性，因为游离分子实际上是无荧光的，而蛋白质结合形式则容易发光。

一般来说，为了使信噪比（signal-to-noise ratio, SNR）最大化，应选择具有合适荧光特性的染料，使激光激发在光谱范围内产生强烈的染料荧光，且拉曼散射和背景发光最小。例如，经过进一步改进耐光性和荧光量子产率的各种"红色"染料，因为从蓝色到红色激发的转移瑞利和拉曼散射的效率大大降低，从 488nm 到 640nm，散射强度下降了 3 倍。此外，在红色和近红外区域吸收的发光杂质的数量远远小于在紫外和蓝绿色区域吸收的分子。因此，天然荧光团在紫外光中发出的荧光不适合高灵敏度 CEFIA，因为散射增加和背景自荧光更高。

（二）仪器和激光源

典型 CEFIA 仪器的检测系统由光学部分和电子部分组成。在光学部分，分析物荧光被收集并传输到光电换能器，在该换能器中光被转换成电流。然后，通过信号处理电子学和读数系统，将电流转换为"强度与时间"的关系，从而产生电泳图。LIF 检测系统的光学部件有激光源、滤光片、透镜、光阑、检测池等。

1. 激光源　CEFIA 通常使用激光作为其激发源。LIF 检测已发展成为最灵敏的毛细管电泳方法之一，检测限范围从 nM 到 pM 水平，具体取决于荧光部分的类型和检测系统。激光发射出具有极窄带宽、高空间相干性和可忽略色差的强辐射，其输出很容易集中在毛细管的一个小流动通道上。

在 LIF 中，为了实现低检测限，关键是要使信号最大化，并使来自光学组件的杂散光和来自溶剂的拉曼散射最小化。通过选择合适的标记试剂和滤光片来去除散射光，任何激光都可以用作激发光源。1984 年首次提出在荧光测定中使用二极管激光器。二极管激光器是用于读取存储设备的常用光源，与气体激光器和大型固体激光器（如 Nd∶YAG 激光器和 Ti∶蓝色激光器）相比，二极管激光器结构紧凑，价格低廉，适用于小型化、成本较低的系统，使用寿命更长，需要的维护更少且二极管激光器通常在小电压电源上运行。

半导体二极管激光器在近红外范围内发射，可提供超过 10 000 小时的寿命和波动的波长范围。但适用于二极管激光器的标记试剂具有相对较大的分子量，由于空间位阻和与分析物分子的碰撞频率较低，导致反应活性较低。在 21 世纪之前，二极管激光器的发射波长被限制在 600nm 以上的区域，这样的长波长被认为有利也有弊。长波长适合生物分析，因为深红色区域中的天然荧光分子较少，因此背景低，然而传统的标记试剂尚不能用于如此长的波长。一些研究人员专注于开发可以被发射深红色至近红外区域的二极管激光器激发的标记试剂。目前，发射 405nm 蓝色二极管激光器已经商业化，因此二极管激光器覆盖了从蓝色到红色更广泛的波长区域。当使用蓝色和紫外激光时，柱后衍生化与荧光标记试剂的耦合可以简化样品的制备过程。荧光试剂通过与分析物偶联而改变荧光性质，可以选择性检测标记分析物而不分离自由标记物，而柱前衍生化则需要分析物与荧光标记试剂在进行 CE 分析前进行反应，并将自由标记物与标记分析物进行 CE 分离，即标记的分析物与标记试剂得以在光谱上分离。因此，柱后衍生化允许直接进样，而不需要预先标记分析物，这意味着使用柱后衍生化的 CE 分离反映了被分析物的天然电泳迁移率，而柱前衍生化由于荧光标记的共轭作用而改变了被分析物的电泳迁移率，增加了被分析物的电荷和质量。此外，柱后反应器在与衍生化溶液混合的步骤中可能导致带宽的增加，从而导致分辨率降低。因此，将柱后反应中反应器死体积引起的谱带展宽降至最低很重要。

另一个新兴的光源是发光二极管（light emitting diode，LED），产生单色光，是微型系统中荧光测量的巨大潜力来源，已成功用于检测各种生物分子。发光二极管是一种在电流作用下发出可见光的半导体器件，其输出范围可以从红色（～700nm 波长）到蓝紫色（～400nm 波长），甚至红外（IR）区域（～830nm 或更长）。LED 涵盖广泛的发光光谱，已成为 LIF 的可靠替代品，从而形成发光二极管诱导荧光（light emitting diode induced fluorescence，LEDIF）。CE-LEDIF 已用于分离各种肽和蛋白质。LED 具有前景，因为与激光器相比更便宜、能耗更低、更稳定且寿命更长。LIF 检测器可独立检测，可以与一系列商业 CE 或 HPLC 融合。集成检测器系统的原理是使用球透镜将激光束对准毛细管窗口，并使用粘在毛细管上的椭球镜来收集发射的荧光。该系统固定在 CE 盒内。独立的 LIF 检测器通常由激光模块、光电倍增管、带滤光片的光学器件以及用于反射激光束的分色镜组成。从实用角度看，内径大于 100mm 的毛细管在 CE 中很少使用，因为只有小尺寸的毛细管具有较高的表面积与体积比，这使得电流产生的热量能够非常有效地消散。LIF 检测设置的灵活性允许在操作期间进行动态更改。例如，有研究者报道了 LIF 检测器与两个光纤分束器和两个雪崩光电二极管相结合，在宽动态范围内测定生物分析物时取得了满意的结果。

在分子光谱中经常使用气体激光器，如氩离子激光器和氦镉激光器。例如，用于肽和蛋白质分析的荧光团吸收 350～650nm 波长范围内的光能。在此范围内，气体激光器是最常见的光源：He-Ne 激光器（543.5nm、593.9nm、632.8nm）、Ar 激光器（454.6nm、488nm、514.4nm）、Kr 激光器（416nm、530.9nm、568.2nm、647.1nm）。首次实验时，波长为 325nm 的氦镉激光器是 LIF 中一个有用的光源，因为发射波长适合丹磺酰氯和伯氨基之间的标记反应，容易产生丹磺酰化分子的激发。采用氦镉激光可以测定丹磺酰化脂肪胺和多芳香烃。但氦镉激光器存在成本高、寿命短等缺点，从而限制了其使用。

2．滤光片 滤光片主要有带通滤光片、截止滤光片，具有透射率高、体积小、成本低、截通效率高的优点。二色镜（dichroic mirror，DR）是具有特殊功能的滤光片，合适截止波长的 DR 能够实现荧光和激光的有效分离，消除激发光的干扰，实际应用中应尽可能选取截通效率高的二色镜。

3．透镜 透镜可用显微物镜代替，有聚光透镜和荧光收集透镜两种。考虑到空间位阻因素，聚光透镜尽量选用焦距长的透镜，聚焦后的光束斑点与检测池匹配；荧光收集透镜尽量选用数值孔径（NA）大的透镜。

4．光阑 光阑主要滤除非特异性的杂散光，同时尽可能地通过荧光，其孔径大小需通过实验优化。

5．光电检测器 在 CEFIA 中，主要使用两类传感器：①光电倍增管（photomultiplier tubes，PMT）；②半导体探测器，如雪崩光电二极管和多通道阵列。值得注意的是，所有这些光电探测器测量的是入射光子率而不是光子能量。常用的光电检测器有光电倍增管、单光子雪崩光电二极管（single photon avalanche diodes，SPAD）和电荷耦合器件（charge-coupled device，CCD）。PMT 光敏面积大，暗电流小，增益大，但是体积较大，量子效率低，目前应用最广泛。SPAD 量子效率高，光谱响应宽，但光敏面积小，暗电流大。CCD 光谱响应范围宽，信噪比高，并有成像功能，但价格昂贵。

光电倍增管是一种真空装置,由一个光电阴极、一个阳极和若干个倍增电极组成。PMT 的光电阴极可以在响应单个光子时产生一个光电子,倍增器电极将这个光电子乘以 $10^5 \sim 10^8$(增益值,g),从而产生一个可检测的电荷包。模拟模式和光子计数模式是荧光测量中信号检测的两种主要类型。在模拟模式下,光不断照射探测器产生连续电流信号,然后对其进行处理(例如放大、滤波)以使其适合模数转换器(analog-digital converter,ADC)进行数字化。在数字化步骤之前,需要对直流信号进行调制并对交流信号进行高级处理以降低噪声。模拟检测模式下的连续电信号由 ADC 以一定的采样率转换为数字形式。从物理学角度来看,存在比信号最高频率快两倍的最小采样率,并且该采样率确保获得的一组数字足以重建初始模拟信号。在光子计数模式中,可以检测和计数每一个单独的光子击中光电探测器,而且,探测器的输出首先是数字的,消除了 ADC 的需要。信号处理包括脉冲高度鉴别和计数,在预先选定的时间间隔内产生一定数量的脉冲(光子)。鉴别器只通过高于阈值水平的脉冲,允许拒绝电子读出噪声和一些暗电流脉冲。在光子计数模式中使用脉冲高度鉴别能提供比模拟模式更好的信噪比,但这种信噪比优势只在某些条件下显著。CCD 传感器只能在模拟检测模式下工作,而商用 SPAD 仅用于光子计数。

雪崩光电二极管特殊设计的半导体光电探测器可以检测单个光子,这是光电子的有效产生和内部电子倍增的结果。通过"雪崩效应"可以实现载流子的适当倍增,因此在这种增益模式下工作的光电探测器被称为雪崩光电二极管(avalanche photodiode,APD)。专为单光子检测设计的 APD 应有非常大的增益,因此,必须利用光子诱导雪崩击穿和有源或无源猝灭电路来控制雪崩。这种工作模式通常被称为"盖革模式",在盖革模式下工作的 APD 被称为单光子雪崩光电二极管(SPAPD 或 SPAD)。SPAD 提供第一光电子的适当倍增以产生触发信号,从而在计数检测模式下工作。然而,SPAD 在模拟模式下失败,因为每个光子都会产生随机振幅的雪崩,并且集成(模拟)输出信号对入射光子的数量做出非线性响应。SPAD 中热生载流子率很高,因此,这类探测器必须冷却。即使对于冷却的 SPAD,暗计数率也比具有类似光敏区域的 PMT 大得多。为了降低暗计数率,SPAD 产生的光敏区直径为 $10 \sim 200\mu m$。在典型的荧光应用中,SPAD 光敏区的大小是其主要缺点,但这对 CEFIA 来说不是一个重大问题,因为毛细管内的发光体积非常小,与 SPAD 光敏区大小相当,而在这方面共聚焦检测具有很强的优势,因为其利用荧光光束在小孔径内的聚焦,且易于与 SPAD 耦合。

多通道阵列,如电荷耦合器件和有源像素传感器(如 CMOS 传感器),可以同时提供空间分布光束的多通道检测。在科学应用中,基于 CCD 的仪器是微光探测中应用最广泛的仪器。电子倍增 CCD 技术的改进使电子增益达到与商业 SPAD 相当的水平。单光子成像探测器目前已经开发使用 1024 和 2048SPAD 单片阵列。为了观察荧光光谱,多通道阵列通常与摄谱仪结合使用。在光谱探测模式下,光照射是根据光子波长分散在像素阵列上。单个像素传感器的信噪比较低,但通过大量像素的信号集成,整体器件信噪比得到了显著提高。数据采集的最佳波长间隔必须包含荧光光谱带,而忽略瑞利散射和拉曼散射的谱线,这种方法在波长分辨的 CEFIA 检测中成功实现。此外,基于 CCD 的 CEFIA 装置可以通过在电泳分离过程中测量时间依赖的波长分布来区分单个分析物,这一特性对于提高注入塞中分析物的电泳分辨率特别有用。

6. 检测池　检测池的性能影响检测灵敏度,发展新型检测池是毛细管电泳的一个重要研究方向,良好的检测池应具有对激发光畸变小,有利于收集荧光,并且柱外效应小。

7. 光学结构　荧光检测器的光学结构主要有正交型、共线型和轴向入射型。其光路结构设计的基本原则为:①高效激发荧光;②高效收集荧光;③消除荧光背景噪声。

(三)毛细管电泳荧光免疫分析技术流程

大多数传统免疫测定都是手动进行,需要多个孵育、洗涤步骤,这些步骤可能需要数小时才能完成。与其他免疫分析方法不同,CEFIA 实现了抗原和适当抗体之间形成的免疫复合物产物的可视化,从而简化结果的解读。与 ELISA 等传统方法相比，CEFIA 因其易于自动化和样品微量检测的可行性而更具有应用前景。特异性免疫反应性与 CE 的高分离效率相结合，使得该技术可用于众多生物分析物研究。CEFIA 装置的反应流程如图 2-14-2 所示。

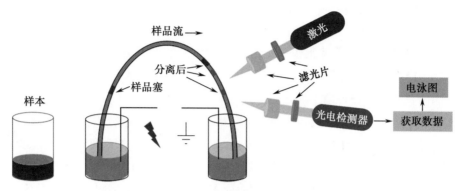

图 2-14-2 　CEFIA 装置反应流程图

样本从毛细管的入口被注入，毛细管内充满了运行缓冲液。注入的样本在外加电场的影响下通过毛细管迁移。在毛细管中移动时，不同分析物因其不同的电泳迁移率而分离成不同的条带。分离出的分析物荧光通过准直和过滤光学器件，并由光电检测器检测。通过光电探测器采集到的电信号代表荧光强度随时间的变化，或使用信号的附加数学处理后形成电泳图。

以柱前衍生为例，在竞争形式中，检测待测物与抗体上固定数量的标记模拟物结合位点的竞争。首先将含有分析物的样品与已知的固定数量的标记类似物混合，然后与能够结合这两种试剂的有限数量的抗体结合。由于只有少量抗体存在，分析物和标记的类似物必须竞争抗体结合位点。因此，分析物的存在将影响标记模拟物与抗体结合的数量。反应完全后，整个反应体系通过 CE 分离，经过光电检测器检测荧光，荧光信号的大小与待测物浓度成反比。在非竞争性分析中，样品首先与已知过量的标记抗体或 Fab 片段孵育，并允许分析物与这些抗体或抗体片段结合。这种混合物此时包含被分析物的标记免疫复合物和剩余标记抗体/抗体片段。随后，将这种混合物注射到 CE 系统中，将剩余的游离抗体/抗体片段从分析物的免疫复合物中分离出来。标记的免疫复合物或剩余的标记抗体/抗体片段的信号变化都可以被测量并用于分析物定量，其中免疫复合物的量与待测物浓度成正比，而游离抗体/抗体片段则与待测物浓度成反比。

（四）提高毛细管电泳荧光免疫分析灵敏度的方法

CEFIA 在仪器和方法上不断发展以期提高灵敏度和分离效率，并扩大 CE 的应用范围。通过增加有用荧光信号的获取和抑制不需要的背景信号是提高 CEFIA 检测灵敏度的通用方法。从概念上讲，关键方法包括：①使用适当的毛细管设计进行精确激发；②检测最大数量的荧光光子；③高效的光学滤波技术（例如在空间、光谱和时域中）。

在当前最先进的低噪声光源、探测器和电子学中，光学背景是限制 CEFIA 仪器灵敏度（可检测性）的主要因素。这种背景的主要来源是激发光通过溶剂、毛细管材料和光学元件的弹性（瑞利）和非弹性（拉曼）散射。电解质溶液和/或毛细管的自荧光也可能对光学背景有相应影响。目前已研发两种光学检测方法，它们利用背景抑制来检测流体流动中的弱荧光信号，也可用于 CEFIA 仪器：①在内径小于 2mm 的微毛细管中进行单分子检测；②在鞘流试管中进行毛细管后检测。第一种方法利用微毛细管内受限检测体积的优势。如前所述，光学背景主要由光散射引起，因此，可以通过使用小的检测体积来降低背景信号，从而减少散射分子的数量。共聚焦显微镜使研究者能够将荧光激发光束聚焦到接近衍射极限的大小，从而提供飞升检测体积，这项技术成功检测了微毛细血管内流动的单个分析物分子。这需要使用内径小于 2mm 的毛细血管和通道，以确保所有分析物分子通过检测体积。然而，在这种极细的通道中，很容易发生堵塞。同时，大曲率的微毛细管壁导致激发光束的散焦和荧光收集不佳，还促进玻璃 - 水界面上强烈的多向光反射。此外，由于大的表面体积比，分析物吸附到毛细管表面可能会增加荧光背景。第二种方法来源于高灵敏度的流式细胞术，利用鞘流试管进行毛细管后检测。在这个比色管中，光学背景缩小是基于流体动力聚焦使检测体积缩小到皮升范围，以及在远离探测器视野的地方去除玻璃 - 水界面的反射光。鞘流试管的另一个优点是能够使用光学级平板玻璃板来制作，大大提高荧光激发和收集系统的效率。CEFIAF 已经采用鞘流试管毛细管后检测。此外，使用该技术获得了 CEFIA 设置中的最佳检测限。然而，该方法也有许多缺点。由于其比色管尺寸较大会降低光收集的效率，因此工作距离短的大光圈物镜的使用受到限制。与毛细管检测系统相比，鞘流系统无法收集馏分（样品被鞘液稀释并浪费）。此外，预浓缩程序例如等速电泳，可能需要在毛细管出口处注入溶液。在毛细管后检测方法中，毛细管出口位于鞘流试管内。因此，等速电泳后进行毛细管电泳分离非常困难，这将限制样品和必要的缓冲液向毛细管入口的注入。但这种技术的主要缺点是设计的复杂性导致日常使用的可靠性不足。同时校准程序使用了许多自由度，需要高度熟练的人员进行维护。因此，目前仍没有商用 CE 仪器采用毛细管后鞘流 LIF 检测方法。

为了避免瑞利散射和拉曼散射的影响，也可以采用两个光子同时或顺序吸收，然后发射波长较短的光。同时吸收两个光子需要高功率密度，所以需要使用特殊的飞秒激光器和极度聚焦（达到衍射极限）的光束，但可能导致荧光标记物的快速光漂白，同时可能会对毛细管造成物理损伤。第二种选择，两个光子的连续吸收，只在复杂的纳米颗粒染料中容易实现。然而，纳米粒子的大小（质量）比典型标记物大得多，纳米颗粒将最大限度减少所研究分子的电泳迁移率差异，这对于有效分离多种分析物至关重要。此外，很难合成电荷尺寸比分布窄、CE 结果一致的纳米粒子。BGE 中存在的污染物或在样品处理过程中引入的样品溶液可能导致 CEFIA 中出现强的自荧光背景信号。因此，无论是 BGE 还是样品制备，都应尽可能使用纯 / 稳定的溶剂 / 试剂。即使微量的杂质也可能导致对 LOD 的严重影响。额外的纯化，如使用微孔过滤装置，不需要昂贵装置或耗时的程序。在某些情况下，可以在样品溶液制备前进行 BGE 辐照，从而显著降低本底背景。

由此可见，使用纯电泳溶剂、缓冲溶液中荧光污染物的定向光损伤和样品溶液的预过滤是目前降低光学背景的最经济、直接和快速的物理化学方法。对采集到的电泳信号进行数字滤波，可以全面提高信噪比，且操作简单、成本低廉。用适当的光束填充毛细管空心，可以有效激发所有通过检测器的分析物分子。低像差光学系统需要精确地从毛细管核心的封闭空间中采集荧光，并将背景信号降至最低，以进行进一步的空间滤波。为此，在硅模拟光线通过光学系统的传播可以帮助选择合适的透镜，以节省时间和精力。分离时间在基于 CEFIA 系统的免疫测定中很重要，因为复合物随着时间流逝会变得不稳定。此外，分离时间与施加的电压成反比，因此在更高的分离电压下分离时间会减少，从而减少运行过程中的复杂解离。然而，使用高电压可能会产生过多的热量，从而导致毛细管内缓冲液中的温度和黏度梯度上升，造成谱带展宽并降低分辨率，因此，应选择合适的分离时间与电压。

四、毛细管电泳荧光免疫分析的应用

（一）非竞争性结合分析方法应用

CEFIA 已被广泛用于分离多种生物分子。非竞争性检测的主要优势是标记抗体的商业可用性。研究人员研发了一种非竞争性 CEFIA 检测甲胎蛋白（alpha fetal protein，AFP），用于原发性肝癌的早期诊断。在该测定中，AFP 与过量的荧光标记抗体一起孵育形成免疫复合物，然后分离。在优化的条件下，检测结果的最低检测限为 0.05μg/L。与其他检测 AFP 的免疫分析相比，该方法表现出更高的灵敏度和更

大的线性范围，特别是没有纯化过程，从而缩短了分析时间。通过将 CEFIA 与荧光偏振相结合，Wang 等开发了一种快速、灵敏检测基因组 DNA 甲基化的方法，无需硫酸氢盐转化、酶消化或 PCR 扩增等烦琐过程。在该测定中，甲基化 DNA 的免疫复合物被荧光标记的二抗识别，并通过 CEFIA 与未结合的抗体分离。分析性能实现了 LOD 0.3nM，证明了 CEFIA 在分离多种化合物方面的可行性。除此之外，其还体现了标记试剂的灵活性，不仅限于一抗，也适用于二抗。

非竞争性分析具有许多优势，包括更大的线性动态范围、更低的检测限。尽管有这些优点，但实际问题限制了非竞争性检测的发展。对抗体的荧光标记以产生单一的均质产品具有挑战性。此外，Ab* 可能难以与 Ab*-Ag 复合物分离，尤其是当分析物较小且不会显著影响 Ab* 的电泳迁移率时。

（二）竞争性结合分析方法应用

自研发以来，竞争性结合方法已获得越来越多的关注，并成为 CEFIA 最流行的形式。国外某研究小组报告了一种 CEFIA 竞争性免疫分析，用于研究苏云金芽孢杆菌的内毒素，LOD 为 0.5nM，并在真实样品中获得了较高的蛋白质回收率（62%～98%）。用 CEFIA 定量检测法还可以检测抗环瓜氨酸肽（cyclic citrullinated peptide，CCP）的抗体，用于诊断类风湿性关节炎。该方法能够量化患者血清中抗 CCP 抗体的浓度，范围为 0.1～0.4μg/ml，并实现了 5% 的重复性和 89%～103% 的准确度。与半定量方法相比，该方法在特异性和灵敏度方面优于 ELISA。

此外，该分析速度快、可重复性好，并且不需要对复杂的样品基质进行净化步骤，因此高度适用于使用生物体液进行诊断的其他疾病。2015 年，有研究者使用了一种简单的竞争性 CEFIA 法测定食品样品中诺氟沙星的浓度。诺氟沙星是一种广泛用于治疗淋菌性尿道炎、呼吸道和皮肤感染的化合物，但因其残留在动物源性食品中并导致公共健康威胁。与 ELISA 高效液相色谱/质谱等传统方法相比，该方法具有较高的灵敏度，减少了烦琐的洗涤步骤，为生物基质中化学残留物的选择性测定建立了一种可靠的定量工具。该方法获得的诺氟沙星 LOD 为 0.005μg/L，免疫复合物迁移时间和峰面积分别为 0.17%（日内）和 3.46%（日间）。以竞争性 CEFIA 分析可以有效检测大米样品中的西维芬，其灵敏度比使用相同免疫试剂的 ELISA 高 14 倍。一些研究小组还报道了 CEFIA 在检测人血清中甲胎蛋白和甲状腺素以及动物源性食品中氯霉素中的应用。

竞争性结合分析已成为 CEFIA 中最关键的方式，因为结合的和未结合的标记试剂更容易分离。此外，仅需要标记分析物的一个类似物，防止了在非竞争形式中经常遇到的标记抗体的多种均相制剂的产生。与非竞争性分析相比，竞争性分析往往具有更高的检测限和更小的动态范围，且在区分物种之间的交叉反应方面使用非竞争性分析更有说服力。开发竞争性 CEFIA 只需要以不干扰结合的方式标记抗原，然后确定允许分离和检测游离和结合标记抗原的分离条件。目前已应用于药物、毒素、环境污染物、类固醇激素、肽激素和蛋白质的检测中，如竞争性或非竞争性形式的胰岛素、免疫球蛋白 G 和 A、牛血清白蛋白和人类生长激素的检测。

（三）基于微芯片的 CEFIA 的应用

在微芯片中进行的电泳于 1992 年由 Manz 和 Harrison 首次引入。与传统 CE 相比，将微流体集成到系统中以操纵、自动化和分析最小体积的分析物，开辟了高通量分析的新时代，成为工业化药物发现的关键。目前，许多制药公司每次筛选最多可筛选 300 000 种或更多化合物，以产生 100～300 次命中。固定的免疫试剂概念的出现，以及其用于测量药物生物活性，为现有的药物发现范例增加了一个维度。一般的均相分析中，抗体和抗原存在于溶液中。基于芯片的方法则使用了非均相形式，其中分析物、抗体或结合剂的类似物被固定在固体支持物上。与均相系统类似，CE 进行免疫测定同时使用非竞争性和竞争性形式。结合荧光免疫分析的高选择性和灵敏度特性已引起研究者对基于微芯片的 CEFIA 用于生物学和临床研究的关注。基于芯片的 CEFIA 方法已成功用于测量人类皮肤活检中脑源性神经营养因子的浓度。抗体化学固定在可更换的免疫亲和盘上，从微解剖的人体皮肤样本中获得的匀浆经过免疫亲和插入，其中相关的分析物被捕获，然后用红色发射激光染料进行荧光标记，由 LIF 检测。这种基于芯片的 CEFIA 与传统的免疫分析表现出良好的相关性。此外，该系统有可能被改装成用于临床或生物医学筛查的便携式装置。同样的方法设计了基于微芯片的 CEFIA 设备用于研究神经炎性早产儿样本中的趋化因子和新生儿干血斑样本中的炎症介质。使用类似方法，系统只需两分钟即可在一次运行中成功分离六种分析物。该方法与商业 ELISA 试剂盒的相关性很好。此外，CE 芯片结果更可靠，并且需要的样本明显更少，这是检测新生儿疾病的一个关键标准。同时，关于多种肿瘤标志物的研究证明了基于芯片的 CE 免疫测定在多重分析中的应用。例如应用于糖类抗原 125（CA125）和糖类抗原 15-3（CA15-3）的检测，CA125 和 CA15-3 与 FITC 标记的单克隆抗体发生非竞争性免疫反应。随后，微流体多路复用通道与 LIF 检测器相结合，可以检测癌症患者以及健康人群血清中 CA125 和 CA15-3 含量。与测定 CA125 和 CA15-3 的各种传统免疫测定法（例如免疫放射测定法或免疫荧光测定法）相比，该芯片装置实现了快速、试剂消耗量小和操作简单的性能。目前已经发表了关于微芯片 CEFIA 以研究蛋白质、激素或药物。如使用微芯片 CEFIA 检测全血中促卵泡激素、促黄体激素、睾酮和促甲状腺激素。微芯片装置具有广泛的适用性，例如在法医学、环境监测、兴奋剂检测或食品安全方面。微芯片 CEFIA 在临床中的应用促使了即时检验的便携式诊断和监测仪器的开发。

　　CE 与激光诱导荧光（CE-LIF）的结合被认为是 CE 中灵敏度最高的检测模式之一，对微量生物分子的分析具有极高的灵敏度。利用 CE-LIF 结合免疫分析和荧光标记 DNA 探针等亲和分析方法，已成功在细胞裂解液、组织和各种生物液体等复杂样品基质中对微量生物分子进行了敏感和特异的分析。因此，CE 在医学和药学领域的应用正在迅速扩大，如生物标志物研究、临床诊断、治疗学以及生物学研究。目前，CEFIA 已成为一种强大的技术，为包括医学和药学在内的生物研究提供有价值和详细的信息。

五、毛细管电泳荧光免疫分析的优势与劣势

　　对于免疫测定而言，竞争性均相结合反应仍然是基于 CEFIA 的免疫测定方法中最受欢迎的。总的来说，毛细管电泳荧光免疫分析的优势在于灵敏度高、检测速度快、重复性好、所需样品量少、准备时间最短、易于自动化、高通量分析复杂生物样品、可进行柱上浓缩以及高效多维分离。在结构上与抗原相差微小的抗原类似物在免疫分析中会引起交叉反应，在临床分析中表现为"假阳性现象"，这是常规免疫分析方法很难解决的问题之一，而 CE 却能够识别抗原与其类似物在结构上的微小差异，在电泳谱图上，抗原和抗原类似物的迁移时间不同，表现为不同的峰。在生物工程中，由于表达错误、不恰当折叠、化学降解等原因会产生一些蛋白的结构变异体，它们在药物治疗中会表现出免疫原性，因此必须进行分析与控制，CEFIA 对这种变异体的分析鉴定能发挥很好的作用。而其缺点在于需先将抗原或抗体进行衍生化，衍生化过程中存在一些缺陷。例如，对低浓度的分析物，反应产率低，导致分析物的标记不佳和出现高浓度的荧光背景。此外，实现标记方法的准确性和重复性仍具有挑战性，因此衍生化对某些类型的分析物仍是不可取的。此外，复杂分析物衍生化的另一个瓶颈是产物形成多个荧光团，这会产生多峰色谱，给定量带来困难。为了克服这些缺陷，衍生化技术的发展或新型荧光染料的研究不断推进，以减少这些缺点。一般来说，氨基和硫基被用来将荧光染料与蛋白质或多肽结合形成荧光标记产物，但通过氨基的衍生往往会产生多种衍生物。有研究者使用 5- 碘乙酰脒荧光（5-IAF）或 bodipy- 碘乙酰胺通过 α-1- 酸性糖蛋白（α-1-Acid Glycoprotein, AGP）的硫醇基团衍生化过程，成功分析了血清样本和动脉组织分泌组的 AGP 亚型。多肽和蛋白质的衍生化可以在柱前、柱上或柱后进行。根据荧光团的性质，每种方法都有其优缺点。为此，Kaneta 等提出了柱后衍生化方法，在衍生化过程中使用毛细管筛分电泳，分离后用荧光染料进行衍生化反应，以减少衍生化过程中的多重标记。他们标记并检测了 6 个标准蛋白，这些标准蛋

白通过毛细管筛分电泳与萘 -2,3- 二碳醛柱后衍生，以乙硫醇为还原剂，2-（二乙基氨基）乙醇代替三乙醇作为分离缓冲液分离。此外激光功率不稳定，激发范围有限以及缺少标准化方法等也是 CEFIA 不可避免的问题。

六、毛细管电泳荧光免疫分析的前景与展望

由于生物、临床和药物研究的需求不断增加，CEFIA 的使用范围迅速扩大，其具有超高的灵敏度和选择性。仪器和方法不断变化，以提高分析效率，并将 CE 的应用连接到更广泛的分析范围。科学家们正在广泛寻求通过引入改进毛细管柱的新材料或分析物衍生来改进系统，以最大限度提高分析性能。尺寸小于 100nm 的纳米粒子（nano particle，NP）由于其独特的物理化学特性和容易进行表面修饰而受到广泛应用和关注，成为一种新趋势。在各种 NP 中，研究中已经看到使用磁珠作为免疫提取的固体支持物。NP 作为独立替代物或与免疫亲和分析中的微流体过程相结合的研究和应用数量不断增加。

为了提高复杂生物和生物医学样品的性能，多维分离已成为一种趋势，即在 CE 系统中结合两个或多个正交取代机制。特别是在荧光检测方面，多维度检测帮助克服了基质干扰，从而显著提高了灵敏度。CEFIA 与微流体设备的组合提高了效率，并允许对分析物进行多重分离。未来的集成 2D、3D 或更多维系统将使 CEFIA 分离成为医学、制药、环境科学和食品科学领域的便携式和通用实践工具。

LIF 检测在毛细管电泳领域已经成熟应用。然而，为了降低昂贵激光模块的成本并避免基线（尤其是紫外光范围）的稳定性问题，研究人员一直在寻找 LIF 的替代光源。由于 LED 光源可以提供各种发射波长，已成为替代候选者。但在检测限方面，与 LIF 相比仍存在争议，但在不久的将来，LED 有可能取代激光检测。

芯片设备已经证明了其与 CE 结合成为快速、高吞吐量和自动化小型化系统的能力。在竞争性和非竞争性荧光免疫分析中涵盖了微流体设备的应用，以展示在工业用途苛刻和具有挑战性要求下的灵活性和操作简便的特性。就其核心而言，CEFIA 可以成为多个临床领域的预后或诊断工具。

（魏雪梅　高艳红　颜光涛）

参考文献

[1] 余长柱. 毛细管电泳激光诱导荧光检测方法及应用研究 [D]. 合肥：中国科学技术大学，2008.

[2] LIU Y M，ZHENG Y L，CAO J T，et al. Sensitive detection of tumor marker CA15-3 in human serum by capillary electrophoretic immunoassay with chemiluminescence detection[J]. J Sep Sci，2008，31（6-7）：1151-1155.

[3] 米健秋，张新祥，常文保. 毛细管电泳免疫分析的发展及动向 [J]. 化学进展，2003（1）：31-40.

[4] 王清刚，王义明，罗国安. 毛细管电泳免疫分析 [J]. 药学学报，1998（5）：77- 81.

[5] NEVÍDALOVÁ H，MICHALCOVÁ L，GLATZ Z. Capillary electrophoresis-based immunoassay and aptamer assay: A review[J]. Electrophoresis，2020，41（7-8）：414-433.

[6] LACROIX M，VÉRÉNA POINSOT，FOURNIER C，et al. Laser-induced fluorescence detection schemes for the analysis of proteins and peptides using capillary electrophoresis[J]. Electrophoresis，2010，26（13）：2608-2621.

[7] NGUYEN B T，KANG M J. Application of Capillary Electrophoresis withLaser-Induced Fluorescence to Immunoassays and Enzyme Assays[J]. Molecules，2019，24（10）：1977.

[8] NGUYEN B T，PARK M，YOO Y S，et al. Capillary electrophoresis-laser- induced fluorescence（CE-LIF）-based immunoassay for quantifying antibodies against cyclic citrullinated peptides[J]. Analyst，2018，143（13）：3141-3147.

[9] KANETA T. Laser-Induced Fluorometry for Capillary Electrophoresis[J]. Chem Rec, 2019, 19 (2-3): 452-461.

[10] BAN E, SONG E J. Recent developments and applications of capillary electrophoresis with laser-induced fluorescence detection in biological samples[J]. J Chromatogr B Analyt Technol Biomed Life Sci, 2013 (929): 180-186.

[11] GALIEVSKY V A, STASHEUSKI A S, KRYLOV S N. "Getting the best sensitivity from on-capillary fluorescence detection in capillary electrophoresis"-A tutorial[J]. Anal Chim Acta, 2016 (935): 58-81.

[12] TA H Y, COLLIN F, PERQUIS L, et al. Twenty years of amino acid determination using capillary electrophoresis: A review[J]. Anal Chim Acta, 2021 (1174): 338233.

[13] GARCÍA A, BARBAS C. Capillary electrophoresis for the determination of organic acidurias in body fluids: a review[J]. Clin Chem Lab Med, 2003, 41 (6): 755-761.

[14] GERMAN I, KENNEDY R T. Reversed-phase capillary liquid chromatography coupled on-line to capillary electrophoresis immunoassays[J]. Anal Chem, 2000, 72 (21): 5365-5372.

[15] BAN E, NAM H S, YOO Y S. Competitive immunoassay for recombinant hirudin using capillary electrophoresis with laser-induced fluorescence detection[J]. J Chromatogr A, 2001, 924 (1-2): 337-344.

[16] HENNION M C, PICHON V. Immuno-based sample preparation for trace analysis[J]. J Chromatogr A, 2003, 1000 (1-2): 29-52.

[17] ZHANG X X, LI J, GAO J, et al. Determination of morphine by capillary electrophoresis immunoassay in thermally reversible hydrogel-modified buffer and laser-induced fluorescence detection[J]. J Chromatogr A, 2000, 895 (1-2): 1-7.

[18] YEUNG W S, LUO G A, WANG Q G, et al. Capillary electrophoresis-based immunoassay[J]. J Chromatogr B Analyt Technol Biomed Life Sci, 2003, 797 (1-2): 217-228.

[19] 陈泓序, 张新祥. 免疫亲和毛细管电泳的研究进展 [J]. 色谱, 2009, 27 (05): 631-641.

[20] MOSER A C, HAGE D S. Capillary electrophoresis-based immunoassays: principles and quantitative applications[J]. Electrophoresis, 2008, 29 (16): 3279-3295.

[21] MBUNA J, KANETA T. Capillary Electrophoresis with Laser-induced Fluorescence Detection for Application in Intracellular Investigation of Anthracyclines and Multidrug Resistance Proteins[J]. Anal Sci, 2015, 31 (11): 1121-1128.

[22] WEGMAN D W, CHERNEY L T, YOUSEF G M, et al. Universal drag tag fordirect quantitative analysis of multiple microRNAs, Anal[J]. Chem, 2013 (85): 6518-6523.

[23] JOHNSON M E, LANDERS J P. Fundamentals and practice for ultrasensitive laser-induced fluorescence detection in microanalytical systems[J]. Electrophoresis, 2010, 25 (21-22): 3513-3527.

[24] BABU C V, CHUNG B C, LHO D S, et al. Capillary electrophoretic competitive immunoassay with laser-induced fluorescence detection for methionine-enkephalin[J]. J Chromatogr A, 2006, 1111 (2): 133-138.

[25] AMUNDSEN L K, SIRÉN H. Immunoaffinity CE in clinical analysis of body fluids and tissues[J]. Electrophoresis, 2007, 28 (1-2): 99-113.

[26] MOSER A C, WILLICOTT C W, HAGE D S. Clinical applications of capillary electrophoresis based immuno-assays[J]. Electrophoresis, 2014, 35 (7): 937-955.

[27] GUILLO C, TRUONG T M, ROPER M G. Simultaneous capillary electrophoresis competitive immunoassay for insulin, glucagon, and islet amyloid polypeptide secretion from mouse islets of Langerhans[J]. J Chromatogr A, 2011, 1218 (26): 4059-4064.

[28] SU P，ZHANG X X，WANG Y C，et al. Direct immunoassay of estriol in pregnancy serum by capillary electrophoresis with laser-induced fluorescence detector[J]. Talanta，2003，60（5）：969-975.

[29] CERVENAKOVA L，BROWN P，SOUKHAREV S，et al. Failure of immunocompetitive capillary electrophoresis assay to detect disease-specific prion protein in buffy coat from humans and chimpanzees with Creutzfeldt-Jakob disease[J]. Electrophoresis，2003，24（5）：853- 859.

[30] LOURENCO P C，SCHMERR M J，MACGREGOR I，et al. Application of an immunocapillary electrophoresis assay to the detection of abnormal prion protein in brain，spleen and blood specimens from patients with variant Creutzfeldt-Jakob disease[J]. J Gen Virol，2006，87（10）：3119-3124.

第十五章

液态芯片技术

液态芯片又称 xMap（multi-analyte profiling）技术或悬浮阵列技术，是一个多功能、多指标并行分析系统，集编码微球（微粒子）、激光技术、流式技术、数字信号处理技术等于一体，具有高通量、多靶点等特点，可广泛应用于免疫、核酸、酶学、受体和配体识别分析等研究和临床检测。本章将对液态芯片技术的原理、应用以及该技术的优势和局限性进行阐述。

第一节　液态芯片检测技术原理

一、液态芯片检测原理

液态芯片是使用两种或三种荧光染料用不同的浓度梯度编码出 100 种或 500 种不同的荧光微球，不同的微球包被不同的生物分子，检测时利用流式技术，逐个检测微球上的荧光编码信号，解码出相对应的生物指标。采用荧光微球反应载体可以将生物分子间的反应从固态芯片的固液交界面二维模式转换到液相中自由运动的三维模式，克服固相芯片检测技术的主要缺陷：样本通量低、结果重复性差、检测成本高等。液态芯片由于在不同荧光微球上可以包被不同生物分子，解决了同时检测多种生物指标的技术问题。检测时利用流式技术，逐个检测微球上的荧光编码信号，解码出相对应的生物指标。这种"编码微球＋流式技术"的卓越检测性能成就了新一代的临床应用型高通量检测技术。这一生物反应在液相中进行，编码微球是肉眼不可见的 5～6μm 的微粒子，故称为"液态芯片"。液态芯片已经完全脱离了原来芯片技术的膜片、玻璃片、硅片等一个小盒子或一张片子的外观，并且主要采用了流式分析技术的原理，故也称液态芯片技术为"流式荧光技术"。

xMAP 技术的核心是采用聚苯乙烯（polystyrene）制作微球，微球的内部非常精确，以不同比例的 2～3 种荧光染料按照特定的配比进行染色，制成 100～500 种不同颜色的微球（见图 2-15-1）。染料具有相似的激发特性，但每种配比具有独特的发射光谱，为单个微球（或组）提供独特的光谱特性作为可以与其他微球区分的物理标签（见图 2-15-2）。每种颜色的微球（或称为荧光编码微球）在物理上具有相同的尺寸、表面组成等，可以共价交联针对特定检测物的探针、抗原或抗体。应用时，先把针对不同检测物的编码微球混合，再加入微量待检样本，在悬液中靶分子与微球表面交联的分子进行特异性结合，一个反应孔内可以同时完成 100～500 种不同的生物学反应。为适应不同的临床和科研研究需求，xMap 技术根据多重检测通量、最终反应检测的原理研发出不同的设备平台供使用者选择。

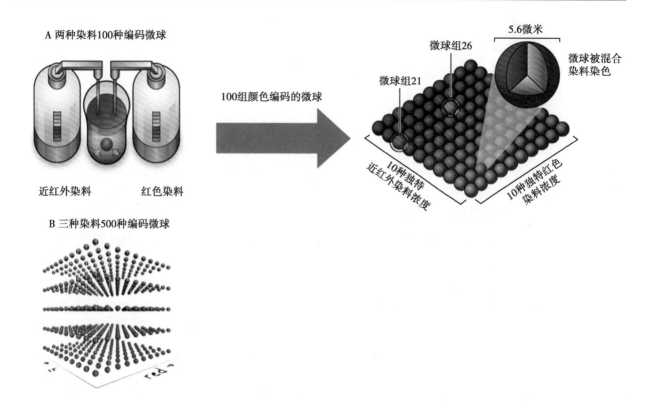

图 2-15-1 xMAP 技术的核心是采用聚苯乙烯(polystyrene)制作微球

注：A. 不同浓度的两种荧光染料颜色：红色和近红外按 10 种不同比例可以对 100 种微球进行编码；B. 加入第三色染料，可达到3D 对 500 种微球进行编码。

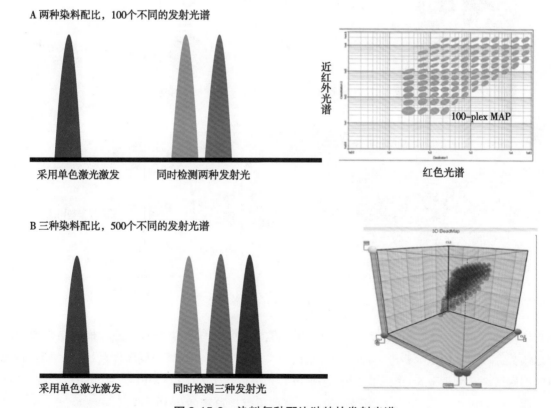

图 2-15-2 染料每种配比独特的发射光谱

注：A. 两种染料配比，100 个不同的发射光谱；B. 三种染料配比，500 个不同的发射光谱。

二、液态芯片检测设备平台

（一）FlowMetrix

Luminex 平台最初开发的系统是 FlowMetrix™，该系统最高可使用 64 种不同荧光编码微球，检测可以在传统的具有 FL2/FL3 通道的流式细胞仪上进行。系统专门配置了计算机硬件和软件对实验结果进行实时分析，微球的编码通过红 - 黄荧光发射光谱来确定，待测物的报告基团使用统一的绿色荧光（FL1）。2000 年，Vignali 发表了一篇关于 FlowMetrix™ 的综述，分析了该项技术如何与当时的现有和新兴技术相竞争。

（二）Luminex®100™/200™

1999 年，在流式细胞技术创始人之一 Howard Shapiro 的建议和帮助下，Luminex 团队推出了专属的、小型桌式检测系统 Luminex®100™。Luminex®100™ 系统使用 96 孔板加样系统，一次最多可检测 100 种不同的指标。

检测时，微球通过鞘流液的挤压将单个微球逐一快速通过检测通道，双色激光系统同时对微球的内部分类荧光（红色）和报告荧光（绿色）进行检测（见图 2-15-3A）。红色激光（635nm）激发的是微球上的红色分类荧光，根据微球的不同光谱特性，可以将微球分类，从而将各个不同的检测指标在不同的分析反应区展示分析（见图 2-15-3A）。绿色激光（525nm）激发的是统一的绿色 PE 报告荧光分子（R-phycoerythrin，PE），目的是确定微球上结合的报告荧光分子数量，从而对待测指标进行定量分析。

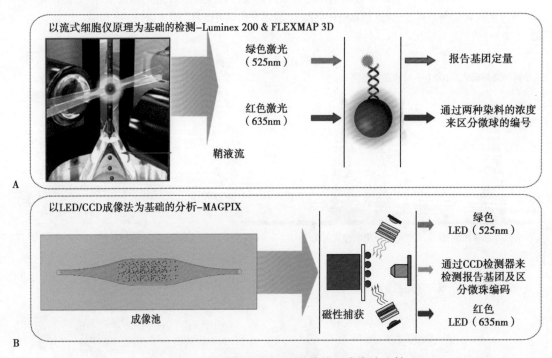

图 2-15-3　流式细胞原理与微珠单层成像法比较

在每个反应体系中，每组颜色微球需读取一定的数量以达到统计学的有效性和检测结果的稳定性。报告通道读数减去从周围分析液中提取的背景读数。通常，每个孔（每个反应体系）每项检测指标即每组颜色的编码微球至少读取 50 个或 100 个，结果报告为中位数荧光强度（MFI）。使用中位数统计可以防止样本与样本间干扰（孔与孔），同时用最少的微球读取量保证检测的稳定性。

（三）FLEXMAP 3D®

2009 年，Luminex 推出了 FLEXMAP 3D® 高通量分析仪。FLEXMAP 3D® 系统可以提供增强的检测灵敏度、更好的反应动力学，在提高检测通量的同时把一次分析的最多指标数量提高到 500 重。该系统还拥有自动化液体处理器以及实验室信息管理系统（Laboratory Information Management System，LIMS）接口。FLEXMAP 3D® 系统可采用 96 孔板和 384 孔板加样。双注入系统使其检测速度大幅提高，样本分析的速度是 Luminex®100™/200™ 系统的 2～3 倍。一块 96 孔板的样本检测大概只需要 20 分钟，而 384 孔板分析也仅需要 75 分钟。

（四）MAGPIX®

2010 年，Luminex 最新发布 MAGPIX® 分析仪，和前两套系统的设计不同，MAGPIX® 采用了磁微球，同时使用了基于流动池和 CCD 成像技术，一次最多可检测 50 种不同的指标。在该系统中，反应后磁性微球通过流动池进入成像室，通过产生的磁场将磁球从悬浮液中吸出并固定在光学分析的区域。红色发光二极管（630nm）激发荧光，照射微球中含有的荧光染料，绿色发光二极管（515～521nm）激发微球表面的报告荧光基团（见图 2-15-3B）。MAGPIX 仪器由于使用 CCD 成像，而不是流式分析原理，所以鞘流液体消耗量较低；并且 LED 是固定在检测系统中，而不是像激光系统总是需要校准。成本低，体积小，MAGPIX 提供了一个经济实惠的多重解决方案，非常适合中等通量实验室和设备稳定要求较高的实验室。xMap 技术三种自主技术平台的参数比较详见表 2-15-1。

表 2-15-1　xMAP 仪器的特点和性能

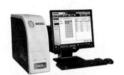 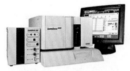 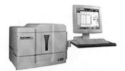

	MAGPIX®	Luminex® 200™	FLEXMAP 3D®
软件	xPONENT®	xPONENT	xPONENT
光学系统	LED/CCD Camera	流式细胞计数	流式细胞计数
微球类型	仅 MagPlex®	全部	全部
通量	50 重	100 重（80 MagPlex）	500 重
检测时间	60 分钟 /96 孔	~45 分钟 /96 孔	~20 分钟 /96 孔 ~75 分钟 /384 孔
实验重复性	1%～4%，批内变异，2%～5%	1%～4%，批内变异，2%～5%	1%～6%，批内变异，2%～5%
仪器重复性	3%～5%	3%～5%	6%～8%
LOD（LOB）	~100-500PE/MagPlex Bead	~40-50PE/Bead ~80-250PE/MagPlex Bead	~20-225PE/Bead
LOD 观测值	~100PE/Bead	~100PE/Bead	~70PE/Bead
检测范围	~3-35 000MFI，3.5logs	~3-20 000MFI，3.5logs	~2-700 000MFI，4.5logs
美国 FDA 注册证	有	有	有
中国 NMPA 注册证	有	有	有

第二节　流式荧光检测试剂的开发和主要应用

xMAP 技术提供了一个灵活、开放的平台，允许基于其技术方法开发科研和临床检测试剂盒，包括常用的免疫和核酸分子反应体系，具体技术原理和主要应用方向如下。

一、免疫检测

（一）捕获法（capture sandwich）

酶联免疫吸附试验（ELISA）中常用的捕获免疫分析法也同样可以在 xMAP 平台上使用。微球表面共价结合特定的捕获抗体,结合不同捕获抗体的微球可以混合在一起与待测物反应,然后加入含有报告荧光的另一种分析抗体,系统将检测微球捕获抗体 - 待测物 - 分析抗体的复合物的种类和浓度。

目前,xMAP 技术是使用最广泛被的用于分析细胞因子和趋化因子类生物标志物的多重检测平台。Luminex 与四家生命科学研究公司合作,共同开发了 1 300 多个商业免疫分析试剂盒,对超过 1 100 种蛋白进行分析。2003 年,xMap 技术引入中国。2009 年,多肿瘤标志物（7 种）检测试剂盒（流式荧光发光法）等多项产品获得中国国家药品监督管理局认证,正式开启了 xMap 技术在中国的临床应用。值得一提的是,xMAP 多重检测技术是可以在一个体系中同时检测多项指标,这个独特的优势特别适用于开发不仅指标本身定量且指标的比值也具有重要临床价值的检测项目,比如胃蛋白酶原Ⅰ/Ⅱ、游离前列腺特异性抗原 / 总前列腺特异性抗原等。

（二）竞争法（competitive）

免疫竞争法通常用于检测小分子分析物。在该反应体系中,由于竞争分析物的存在,MFI 信号随着分析物浓度的增加而减小。xMAP 平台上的免疫竞争分析可以通过两种方法实现:①将针对被分析物的特异性抗体偶联到微球表面,样本分析时待测分析物与标记荧光的分析物竞争结合到微球表面;②将需要检测的小分子分析物偶联到微球表面,样本中的分析物与偶联到微球表面的分析物竞争结合标记荧光的检测抗体。

免疫竞争法最常被用于测量疫苗接种后的免疫反应。4 价和 9 价宫颈癌疫苗以及 4 价金色葡萄球菌（SA4Ag）疫苗研发过程中,均采用 xMAP 平台对疫苗免疫反应进行评价。采用免疫竞争法而不是捕获双抗夹心法的主要原因是,捕获法不能区分中和及非中和表位的抗体结合。此外,采用免疫竞争法的优势是血清样本不需要稀释就可以直接用于抗原特异性表位的中和抗体检测。

（三）间接法（indirect）

间接（血清学）免疫分析法也同样适用于 xMAP 技术,测试样本中的特定抗体与微球表面偶联的抗原相结合,在与加入反应体系的具有荧光标记的物种特异性 Ig 结合,最终微球复合物被系统检测分析。

液态芯片平台免疫间接分析法适用于多指标联合自身免疫抗体检测试剂的开发,国际上有多种基于xMap 平台开发自身免疫疾病诊断方面的产品。在 TORCH（指围生期弓形虫、风疹病毒、巨细胞病毒、单纯疱疹病毒Ⅰ/Ⅱ感染）检测时需要检测 5 个 IgM 指标和 5 个 IgG 指标,采用流式荧光间接法只需要 2 个试剂盒,即 TORCH IgM 5 项联检和 TORCH IgG 5 项联检。

二、核酸检测

（一）DNA 直接杂交法（direct DNA hybridization）

在直接杂交法反应时,标记的 PCR 扩增产物与交联在微球上的特定序列的寡核苷酸捕获探针杂交形成复合物被检测。大多数情况下使用含有四甲基氯化铵（tetramethylammonium chloride,TMAC）的杂交缓冲液来促进多重杂交反应,TMAC 中的杂交效率是完全匹配长度的函数,并且对碱基组成的依赖性较小,因此可以在相同的杂交条件下使用具有不同特性的探针。

xMAP 直接杂交法早期的一个应用是对 8 种不同多态性的基因同时进行 32 个单核苷酸多态性（single nucleotide polymorphisms,SNP）位点的检测。之后,利用结核分枝杆菌（Mtb）直接重复序列（DR）位点的多态性,运用 xMAP 技术对 Mtb 分离株进行间隔区寡核苷酸基因分型（spacer oligonucleotide typing）。

xMAP 直接杂交法还可运用在人乳头瘤病毒的基因分型（HPV genotyping）。每两年，全球 HPV 实验网络（Global HPV LabNet）会向全球 HPV 实验室发放室间质评的质控品（HPV DNA proficiency panel）。质控品的评估在 HPV 参考实验室完成，分别位于瑞典的马尔默大学（GRL）和德国癌症研究中心（DKFZ）。两个中心采用的 HPV 检测方法都是基于流式荧光的 HPV 多重分析，分别可同时检测 39 种和 52 种 HPV 型别。在中国，2009 年高危 HPV 13 重基因分型检测试剂（流式荧光杂交法）获得了 NMPA 认证，2015 年新的 HPV 27 重基因分型检测试剂（流式荧光杂交法）获得 NMPA 认证。HPV 27 分型检测试剂可以同时对临床常见的 17 种高危和 10 种低危 HPV 型别进行检测，通过激光判读发布数值化的结果信息。2020 年，基于 HPV 27 分型试剂检测的 13 万中国妇女的 HPV 流行病学分型数据公开发表。

（二）酶学反应（enzymatic assays）

另一种核酸多重检测的方法是使用以溶液为基础的酶学反应，将特定靶点序列或基因型杂交结合到已交联互补序列的微球上。通常用于序列特定酶法包括等位基因特异性引物延伸（allele specific primer extension，ASPE）、单碱基链延伸（single base extension，SBE）、寡核苷酸连接（oligonucleotide ligation assay，OLA）。这种方法很好地利用了液体动力学，允许同种荧光编码微球用于不同的分析中，只需通过将相应的捕获序列添加到酶学反应中使用的等位基因特异性引物或探针上，就可以针对新的靶标序列进行检测。

Taylor 等使用 ASPE 多重检测方法，只使用一个单核苷酸标记就可以检测含有特定 SNP 的所有等位基因。其对 96 份样本（1 440 份基因型测定）的 15 个 SNP 进行了基因分型，结果与 OLA 方法的一致性为98.7%。研究人员测算，平均成本为每个 SNP 检测不到 0.20 美元。

（三）标签标记技术（xTAG® assays）

xTAG® 技术也可以在 Luminex 平台上使用。使用一个专有的通用标签分类系统可以使分子反应更易于优化、开发和发展，并且不再需要交联特定的捕获序列到微球上。MAGPIX TAG™ 微球预先与特定的捕获寡核苷酸（antiTAGs）交联，可以直接用于捕获任何携带互补标签（TAGs）序列的核酸靶点。

xTAG 多重呼吸道病毒检测（xTAG respiratory viral panel，RVP）是美国 FDA 批准的首个用于体外诊断的多重核酸检测试剂。RVP 能同时在一个患者样本中检测多达 19 种呼吸道病毒及亚型。2013 年美国 FDA 又认证通过了 xTAG 多重胃肠病原体检测（xTAG gastrointestinal pathogen panel，GPP），可以一次识别 11 种可能导致感染性胃肠炎的不同病原体，包括细菌、病毒和寄生虫。

（四）miRNA 分析

MAGPIX 标记微球也可用于 miRNA 分析。Luminex 开发了检测 miRNA 表达的分析方法，该方法使用一种核酸酶保护的化学物质（nuclease protection assay chemistry），使检测不再需要 PCR 扩增和探针标记。这种方法在 RNA 制备过程中将生物素标记的嵌合探针（biotinylated chimeric probes）直接与成熟的 miRNA 杂交反应。嵌合探针的 5′ 部分含有 TAG 标签，可以与 MAGPIX 微球上的反标记序列（antiTAG）互补结合，3′ 部分的 RNA 序列可以与特定成熟 miRNA 互补结合。将探针混合物添加到纯化 RNA 中，两者严格发生序列特异性杂交。探针 - 靶标 miRNA 复合物与 MAGPIX-TAG 微球杂交，采用核酸酶处理，使微球上只保留精确匹配的探针 miRNA 杂交产物。

第三节　流式荧光检测技术的优势和局限性

液态芯片是较为理想的临床应用型生物芯片，是唯一得到美国 FDA 批准的芯片类技术，也是唯一被纳入美国临床实验室质控网络的诊断芯片。经过 20 年的发展，液态芯片在肿瘤标志物检测、自身抗体检测、HLA 分型、HPV 基因分型、细胞因子、传染病检测等方面应用广泛。xMap 芯片技术具有三大核心优势：①高通量，一次操作可以检测 100～500 个指标；②既能检测蛋白，又能检测核酸；③既能用于临床，也能用于科研。此外，该技术还具有所需样本量少（检测样本量仅为 10μl）、高速度（最快可达 10 000 测试/h）、灵敏度高（检测低限为 10pg/ml）、线性范围广（检测范围可达 6 个数量级）、重复性好、成本低、操作方便、数字信号、客观可靠等优点。

一、多重流式荧光技术符合中国医改大方向

多重流式荧光技术是一项被低估且尚未完全发挥其全部价值的技术，因为其成本低、通量高、灵活组合。在当前医疗机构检验科样本量不断攀升且医保控费越来越严格的大环境下，高通量且低成本的多重流式荧光技术必然会大放异彩。该系统开发难度大于其他平台，具体体现在相关企业要掌握核心编码微球技术、流式荧光检测模块与全自动仪器的开发及兼容、试剂的开发及项目的组合等诸多核心能力。

泛泛地认为多重检测是重复收费、捆绑检测的论断，其实是没有掌握多重流式荧光技术的本质，那就是可以灵活组合检测指标，并不一味是大组合，多重检测和化学发光可以很好地结合在一起服务于医学实验室。

一项技术能否成功，除了商业推广之外，本质在于能否为医学实验室和患者带来价值，也就是多快好省地解决实验。全自动多重流式荧光技术，能够在收费下调、集中采购等控费手段的政策下，综合降低每项检测结果的成本，这符合我国医改的大方向。

二、液态芯片应用中的挑战

（一）多重检测体系的设置与优化

1. 免疫检测　在免疫检测应用中，液态芯片的多指标联合检测，其灵敏性、重复性和可检测范围与目前广泛应用的化学发光技术相当。许多初次接触该技术的应用者，首先担心这么多指标在一个微量液体反应环境中是否会混淆，是否会出现相互干扰。其实，在仪器层面，即使用足 100 种编码微球，仪器也能准确无误地辨别哪个微球代表哪个指标。是否出现互相干扰主要取决于检测时用的抗体或抗原本身是否有交叉反应。如果有互相交叉的情况，就不适宜放在一个试剂内检测，比如肿瘤标志物 CA242 和 CA19-9，其抗原和抗体都严重交叉，如果放在一起检测，结果将会互相干扰。另外，如果某个指标需要稀释而其他指标不需要稀释，这时也不能放在一个试剂中同时检测，如检测肿瘤标志物 CA15-3 时，通常需要稀释样本，这时 CA15-3 就不能与其他肿瘤标志物放在一起检测。xMap 技术应用在免疫检测领域中还有两个重要问题：何时需要洗涤，不洗涤时如何避免 Hook 效应的发生。如果检测对象是免疫球蛋白，如 TORCH 感染时 IgM 类、IgG 类抗体检测，由于在血清中有大量的非病原特异的免疫球蛋白，会迅速消耗荧光素标记抗体，导致假阴性，故在加入荧光抗体前应把未结合到微球上的免疫球蛋白洗掉。如用双抗夹心法检测抗原时，可以不洗涤，也可以洗涤，这取决于开发者采用何种技术路线。不洗涤时应注意 Hook 效应的发生，通常通过加入超量的标记抗体来延后或避免，也可以采用其他特殊的方式，如通过对荧光抗体量的监测来指示 Hook 效应是否发生，这些特殊的方式通常是开发者拥有的技术专利。Luminex 磁球的出现使洗涤变得非常方便易行，从而也彻底解决了 Hook 效应的困扰。

2. 核酸检测　与传统的膜杂交酶显色多指标检测技术相比，液态芯片技术具有操作简便、结果数字化等特点。与单个的 PCR 技术相比，其高通量技术带来的快捷和高速具有无可比拟的优势。但应注意 xMAP 技术用于高通量多指标核酸检测时，还需组合上游的配套技术才能发挥其最大优势。既然检测多个指标，就会涉及多个指标同步扩增即多重 PCR 的问题，即解决如何在一管内扩增多达几十个指标的技术难题。通常多重 PCR 通过调整引物浓度及比例和调整扩增缓冲液等手段，就能扩增 10 个以内的指

标。但如需扩增更多的靶基因，过多的引物在同一体系中互相干扰，其结果就难以预料。多重 PCR 已有大量文献报道，也有商业化的试剂可以选购，研究者可以借鉴。另外，为统一如此众多的核酸探针在同一温度下保持特异性杂交的问题，Luminex 公司开发了 xTAG 技术。在具体应用中，应注意这些配套技术的研究和组合应用。

（二）免疫检测亟须解决自动化的问题

虽然 xMAP 技术已经在核酸检测和免疫检测中广泛应用，但两个领域的应用者对其操作便利性的结论完全相反。在核酸检测中，相比于传统的膜反向杂交多指标检测技术，xMAP 技术由于杂交反应时间缩短并且无须洗涤，阅读自动化，一次检测标本数量无论是 1 个还是 96 个以上都适用等原因，使用者认为该技术操作非常方便和快捷。但在免疫检测中，由于 Luminex 生产的仪器仅仅是个自动阅读器，不包含加样、加试剂的仪器，故使用者认为与全自动发光分析仪相比，尽管高通量技术使得加样的次数大幅度减少，但手工加样部分操作不够方便。实际应用中，只有通过额外添加一台前处理设备，才能解决这个问题。国外已有公司研发出一套基于 Luminex 核心技术的全自动整合式高通量检测仪，但因价格高昂使其推广受限。2019 年，完全拥有中国自主知识产权的流式荧光高通量检测仪 TESMI F4000 获得中国NMPA 认证。TESMI F4000 采用了最先进的模块化设计，可与其他化学发光单机串联，也可以自身串联形成小规模免疫检测岛，同时 TESMI F4000 还可接入日立流水线。

（三）通量冗余或不足

xMAP 技术的通量问题，免疫检测和核酸检测有不同的需求。目前 Luminex 的主流机型 Luminex100/200可以一次检测 100 个指标。应用于免疫检测，开发出包含 100 个指标的试剂即使理论上可行，也无太大的临床实际用途。对于免疫检测而言，目前可以采购到的试剂包含最多指标的是细胞因子检测试剂盒，一次检测 27 个指标。而在临床上最多的免疫检测应用还是在 15 个指标以内。但对于核酸检测，100 个指标有时显得通量不够。比如 HLA 检测要分辨 1 000 多个等位基因，microRNA 检测要分辨 600 多个不同种类。故在核酸检测中，仍然有必要提高检测的通量。

综上所述，以"编码微球 + 流式技术"为核心的 xMAP 高通量检测技术，凭借其优异的检测重复性、灵敏性将会逐渐在某些需要多指标检测的领域中得以广泛使用，伴随其全自动仪器的不断升级，更便捷的操作，更多的试剂选择，会让这项技术为临床和科研工作者更加青睐。

（佘　彬）

参考文献

[1] 姚见儿. Luminex 高通量检测技术的应用和挑战 [J]. 临床检验杂志，2010，28（4）：250-251.

[2] GRAHAM H，CHANDLER D J，DUNBAR S A. The genesis and evolution of bead-based multiplexing[J]. Methods，2019，158（2019）：2-11.

[3] 张保强，张晓. Luminex 液态芯片在临床及科研中的应用 [J]. 当代医学，2012，18（4）：18-20.

[4] FULTON R J. Advanced multiplexed analysis with the FlowMetrix system[J]. Clin Chem，1997，43（9）：1749-1756.

[5] VIGNALI D A. Multiplexed particle-based flow cytometric assays[J]. J Immunol Methods，2000，243（1-2）：243-255.

[6] DUNBAR S A，HOFFMEYER M R. Microsphere-based multiplex immunoassays: sevelopment and applications using Luminex® xMAP® technology. The Immunoassay Handbook[M]. Oxford: Elsevier Science & Technology，2013.

[7] WANG Y J. Evaluation of a method for the simultaneous detection of multiple tumor markers using a multiplex suspension bead array[J]. Clin Biochem, 2012, 45(16-17): 1394-1398.

[8] OPALKA D, LACHMAN C E, MACMULLEN S A, et al. Simultaneous quantitation of antibodies to neutralizing epitopes on virus-like particles for human papillomavirus types 6, 11, 16, and 18 by a multiplexed luminex assay[J]. Clin Diagn Lab Immunol, 2003, 10(1): 108-115.

[9] ROBERTS C, GREEN T, HESS E, et al. Development of a human papillomavirus competitive luminex immunoassay for 9 HPV types[J]. Hum Vaccin Immunother, 2014, 10(8): 2168-2174.

[10] ROZEMEIJER W, FINK P, ROJAS E, et al. Evaluation of approaches to monitor Staphylococcus aureus virulence factor expression during human disease[J]. PLoS One, 2015, 10(2): e0116945.

[11] SORENSEN K. Individualized miRNA assay panels using optically encoded beads[J]. Methods Mol Biol, 2012(822): 131-141.

[12] WOOD W I, GITSCHIER J, LASK Y L A, et al. Base composition-independent hybridization in tetramethy-lammonium chloride: a method for oligonucleotide screening of highly complex gene libraries[J]. Proc Natl Acad Sci USA, 1985, 82(6): 1585-1588.

[13] EKLUND C, FORSLUND O, WALLIN K L, et al. Continuing global improvement in human papillomavirus DNA genotyping services: The 2013 and 2014 HPV LabNet international proficiency studies[J]. J Clin Virol, 2018(101): 74-85.

[14] LIAO G D, JIANG X Y, SHE B, et al. Multi-Infection Patterns and Co-infection Preference of 27 Human Papillomavirus Types Among 137,943 Gynecological Outpatients Across China[J]. Front Oncol, 2020(10): 449.

[15] TAYLOR J D, BRILEY D, NGUYEN Q, et al. Flow cytometric platform for high-throughput single nucleotide polymorphism analysis[J]. Biotechniques, 2001, 30(3): 661-669.

[16] KRUNIC N, YAGER T D, HIMSWORTH D, et al. xTAG RVP assay: analytical and clinical performance[J]. J Clin Virol, 2007, 40(Suppl 1): S39-S46.

第十六章

拉曼发光免疫分析

第一节 概　述

基于抗原抗体特异性反应，与化学、光、机、电等学科交叉融合形成的免疫分析方法，在疾病诊断、食品安全和环境监测等领域发挥着越来越重要的作用。

前面章节对放射免疫、酶联免疫、胶体金免疫层析、时间分辨荧光、化学发光、电化学发光等各种免疫分析方法及应用作了详尽系统的阐述，本章将介绍一种新的免疫分析方法——拉曼发光免疫分析技术，是近年来免疫分析新技术的研究热点。

与其他免疫分析方法一样，拉曼发光免疫分析的基础仍然是抗原抗体之间的特异性反应，不同的是信号源。图 2-16-1 以代表性的磁微粒化学发光免疫分析为参照，清楚地呈现了拉曼发光免疫分析的不同。

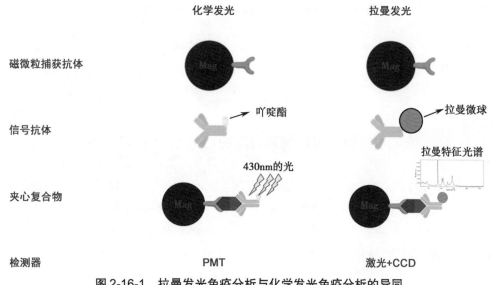

图 2-16-1　拉曼发光免疫分析与化学发光免疫分析的异同

在化学发光免疫分析中，捕获抗体和信号抗体分别标记磁珠和吖啶酯（或其他信号物质），加入样本中，与其中的待测物经抗原抗体特异性反应形成"三夹心"复合物，通过磁场洗涤分离去除未反应游离的标记了吖啶酯的信号抗体，重悬"三夹心"复合物后加入信号激发液，可发出 430nm 的光（或其他波长），光电倍增管 PMT 记录光信号，待测物浓度与信号强度相关。

在拉曼发光免疫分析中，捕获抗体和信号抗体分别标记磁珠和拉曼微球，加入样本中，与其中的待测物经抗原抗体特异性反应形成"三夹心"复合物，通过磁场洗涤分离去除未反应游离的标记了拉曼微球的信号抗体，重悬"三夹心"复合物后用激光照射，拉曼微球发出其特有的拉曼散射光，CCD 记录光谱图，待测物浓度与散射光强度相关。

拉曼发光免疫分析区别于其他免疫分析方法的根本点在于标记物不同，作为标记物的拉曼微球是由贵金属（通常是金、银）、小分子、无机物等融合形成，粒径一般为 30～50nm，受激光照射发出具有"指纹"性的拉曼散射光，光谱尖锐，峰宽仅 1nm，其中的小分子是该指纹光谱的物质基础。被激光反复照射，拉曼散射光不会衰减，没有荧光染料常见的光漂白效应；拉曼微球的指纹散射光随小分子的变化而变化，因此可制备出特征光谱区分度良好的不同拉曼微球，标记抗体后形成拉曼微球免疫探针，能实现同一反应体系内多指标联检（图 2-16-2）。

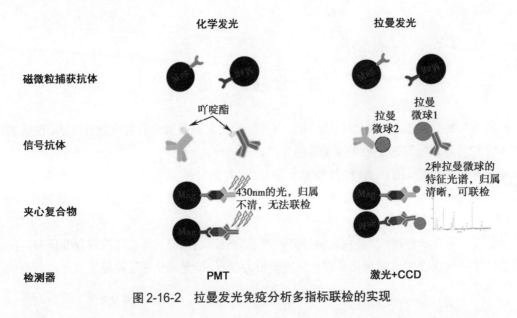

图 2-16-2　拉曼发光免疫分析多指标联检的实现

图 2-16-2 为"双抗夹心"法原理，拉曼发光免疫分析与其他免疫分析技术一样也可通过"竞争法"反应机制检测小分子。

第二节　拉曼散射现象的发现与基础理论研究概况

拉曼散射现象于 1928 年由印度科学家 Raman 发现，并于 1930 年获得诺贝尔奖。拉曼散射可以为几乎所有类型的分子和材料提供丰富的结构和定量信息，是一种分子振动光谱，可以反映分子的特征结构，是一种可以表征分子结构振动的指纹光谱（图 2-16-3），其散射光强仅为入射光强的 10^{-6}～10^{-9}，非常弱，因此发展和应用受到了极大限制。直到 20 世纪 60 年代，能量高、单色性好的激光光源的出现大力推动了拉曼光谱的发展。

1974 年 Fleischmann 等首先获得了吸附在粗糙银电极表面（增强基底）的吡啶分子的高质量的拉曼散射信号，比溶液中吡啶分子的拉曼散射信号强 6 个数量级，对应的光谱称为表面增强拉曼光谱（surface-enhanced Raman spectroscopy，SERS）。自此，学者们开始研究拉曼增强效应，对 SERS 增强机理提出了不同的理论，目前，公认的为电磁增强（或物理增强）和化学增强。电磁增强主要取决于增强基底的局域表面等离子体共振效应（localized surface plasmon resonance，LSPR），由增强基底自身的性质所决定，在入射激光的作用下，具有富电子结构的贵重金属表面会产生很强的电磁场，或者增强基底本身已经具备较强的电磁场，当等离子体随激光波长的共振振荡时，在增强基底的特定位置会发生显著的电磁场增强。

若入射光的频率与等离子体的振动频率相同时,可产生干涉效应,会导致增强基底附近电磁场的重新分配,其某些部分的电磁场场强会得到显著增强,该部分也被称为"热点"。当分子靠近或吸附在"热点"上时,受到高电磁场的刺激,进而激发出更强的拉曼散射光信号(图 2-16-4),由于分子的拉曼散射强度与所处光电场强度的平方成正比,因而会提高吸附于该增强基底表面的分子发生拉曼散射的概率,进而大大增强被吸附分子的拉曼散射强度,这主要取决于基底的材料、大小和形貌等。化学增强基于贵金属增强基底与吸附于其表面分子之间的电子转移,要求分子与基底之间距离要足够近,此外还取决于信号分子的拉曼散射截面大小,由信号分子的化学性质所决定。普遍认为单纯的物理或化学增强机理都不足以解释所有的 SERS 现象,增强过程的影响因素十分复杂,在很多体系中,这两种因素可能同时发挥作用,只是它们的相对贡献在不同的体系中有所不同,电磁机制占了大部分的增强因素。当入射光在增强基底界面极小区域产生的"热点"达到场增强的最大化时,检测灵敏度可达到单分子水平。如图 2-16-4 所示,与游离的(位置 1)小分子相比,处于热点范围(位置 2、3)的小分子产生的拉曼散射信号更强。

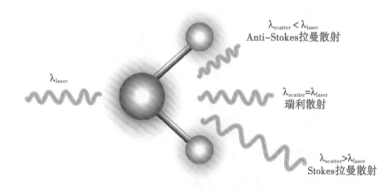

图 2-16-3 拉曼散射示意图

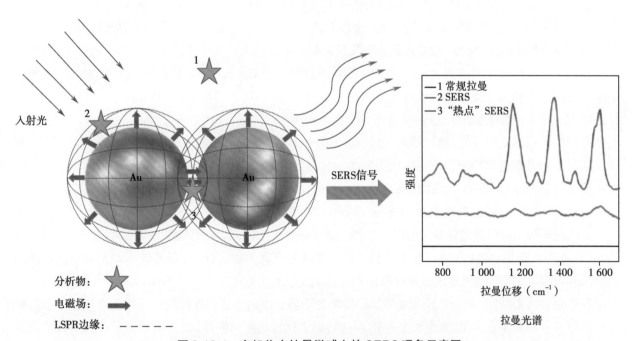

图 2-16-4 有机物在拉曼微球上的 SERS 现象示意图

拉曼微球中的金、银就是小分子的增强基底,在合成中应尽量使该小分子处于"热点"结构中(金、银纳米颗粒的夹缝或其表面),受激光照射即可发出强烈的代表其分子结构特征的散射光,由此即可对免疫反应中极微量蛋白进行定量检测。很多研究报道,拉曼发光免疫分析的灵敏度可达到飞克级(fg/ml),与电化学发光相当。

第一个典型的基于 SERS 的拉曼发光免疫分析的"三明治"结构是 1999 年由 Ni 等提出的,将捕获抗体结合在一个平坦的金箔表面,形成捕获载体,再将金纳米颗粒用有机小分子标记,并与信号抗体偶联,形成拉曼微球免疫探针。待测物被捕获载体捕获后再与拉曼微球免疫探针结合,特定抗原的存在和浓度由拉曼微球的特征 SERS 光谱决定。

第三节　拉曼发光免疫分析的单元技术

在拉曼发光免疫分析中,拉曼微球免疫探针具有双重作用:①特异性识别和结合捕获载体捕获的待测物;②提供定量检测的拉曼信号。因此,拉曼微球的结构对免疫分析性能至关重要。

典型的拉曼微球免疫探针包含四个主要部分:增强基底、小分子、保护层和信号抗体。为了获得稳定和较强的拉曼信号,增强基底的结构和小分子的选择尤为重要。此外,通常会引入一个包裹在增强基底周围的保护层,以避免小分子的流失,同时还有利于信号抗体的偶联。

一、信号源——拉曼微球

(一)增强基底

目前,可用于制备 SERS 增强基底的材料有 Ag、Au、Cu、Pt、Al、Ru、Li、Na、K、In、Ni、Pd 及一些金属氧化物和半导体材料,典型的 SERS 基底主要由 Ag、Au、Cu 等贵金属制得,有较明显的拉曼增强效应,最常用的基底主要为金和银基底。贵金属表面在粗糙化过程中可形成一些纳米级的表面曲率非常大的针状结构,依据电磁效应这些纳米结构的尖端具有很强的局域表面电磁场,并且曲率越大尖端越小,其表面场强越大,进而拉曼增强效果也更好。金属基底表面环境对拉曼光谱具有较高的敏感度,尤其当含有 S、N 等杂原子,硝基、氨基、羧基等基团以及多芳环或杂环的大共轭体系的分子与其接触时,拉曼光谱信息更为丰富。根据不同的实验方法,SERS 较普通拉曼光谱信号增强了 $10^4 \sim 10^{15}$ 倍,而纳米材料的大小和形状都会影响拉曼信号的增强效果(电磁机制),形态大小均一、排布整齐的金属纳米粒子所产生的拉曼增强效应综合性能最佳。

理想的增强基底应具备高活性的增强效应、较好的均一性、良好的稳定性与重现性、清洁无干扰、制备方法简单且易保存等特征。增强基底的制备一直是拉曼发光免疫分析技术中最为重要的环节,SERS 基底的发展不断推动 SERS 的应用,高活性增强基底还可以为 SERS 机理提供研究模型,将理论和实验结果相结合,进一步推动 SERS 技术的发展。因此,理想的增强基底是推动 SERS 技术发展的基石。

金属纳米粒子可以通过电磁作用和化学作用来增强拉曼信号。金纳米粒子是最常用的 SERS 增强基底,特别在生物应用中,金基底具有更好的生物相容性和更高的稳定性,且毒性较小。制备金纳米粒子的方法有很多,最成熟的制备方法是柠檬酸钠还原氯金酸法,通过控制柠檬酸钠溶液的用量,可制备出不同粒径的金纳米颗粒,不同粒径的金纳米颗粒颜色不同。程劼等采用柠檬酸钠还原氯金酸法和掠入射沉积法制备了四种基底,并以丙烯酰胺标准溶液测定了四种基底的活性,最终以纳米银阵列负载纳米金粒子(Ag@Au)增强基底建立了基于 SERS 的煎炸食品中丙烯酰胺快速测定的方法。王晓辉等分别采用自制金纳米颗粒、金纳米棒和商业化的增强基底建立了一种简单、快速、高灵敏的用于检测食品中致癌致畸染料酸性橙 II 的方法。

银纳米粒子具有独特的光学性质和电学性质,随着 SERS 的不断深入研究,银纳米粒子在 SERS 领域的应用也成为研究热点。在不断研究过程中研究者逐渐发现,银基底比金基底的增强因子大 100～1 000 倍,因此在很多痕量分析中研究者更喜欢采用银基底。李小灵等利用巯基乙酸与银离子络合生成碘化银溶胶,再用硼氢化钠还原生成银溶胶,用紫外光谱研究了银纳米粒子的形成过程,用透射电镜研究了银纳米粒子的形状及其粒径分布,同时也证明了这种银溶胶具有非常强的 SERS 活性。缪绪超等采用盐酸羟胺还原硝酸银法制备了球形银纳米粒子溶胶,并结合超滤技术直接测定了甲状腺腺瘤和甲状腺癌患者血浆的特征图谱。谢金美等采用柠檬酸钠还原硝酸银法制备银溶胶,测定了非霍奇金淋巴瘤患者血清 SERS 特征图谱。周荣阁等利用微波加热的方法制得银胶溶液,以微孔滤膜为衬底,应用真空泵将银胶溶液在微孔滤膜上过滤,形成银胶滤膜基底,证明了这种基底的增强活性,并利用该技术检测人体血清,探寻血清中与肺细胞癌变相关的特征谱线,从分子水平研究肺细胞癌变过程中新陈代谢有关小分子在血清中的浓度变化,为 SERS 技术探索筛查肺癌患者提供了新方法。

金属纳米粒子的增强活性与粒子的粒径大小、外貌特征及化学结构关系密切,尤其是一些外貌形状不规则或者核壳式结构的粒子,都具备非常强的拉曼增强效应,而且在生物学、生物化学及生物医学等研究领域具有重要的作用。通过采取不同的方法合成具有不同形貌的银纳米粒子,在 SERS 研究领域成为新的研究热点,主要合成方法有光诱导法、晶种生长法和电化学法等。

近年来,研究者通过不同的制备方法合成了多种不同尺寸和形状的金属纳米颗粒,如纳米棒、纳米线、纳米星、纳米带、纳米笼、纳米管、纳米板、纳米方晶、纳米枝杈等,与纳米球相比,它们具有更高的 SERS 增强因子,成为 SERS 应用的良好候选材料。此外,由于以下两个原因,多枝金属纳米星和纳米管作为 SERS 基底也引起了广泛的关注,一方面它们拥有较大的表面 - 体积比,可以标记更多的抗体;另一方面,纳米星的单个尖端可以进一步增强 SERS 信号。

除了选择不同形状的金属纳米颗粒外,提高 SERS 活性的另一种重要方法是控制纳米颗粒的聚集或"纳米孔"来创造"热点",如纳米球二聚体、纳米棒二聚体、纳米球三聚体等,纳米颗粒的聚合物比单个金属球体产生更大的 SERS 增强。胡新毛等采用 Comsol Multiphysics 软件的射频模块模拟计算了金纳米二聚体及其包裹氧化铝纳米介质层后作为 SERS 基底的电磁增强因子,分析了其近场光学特性,结果表明当两个金纳米球靠得很近时,金纳米球附近的场强出现了极大的增强,增强因子的对数值随着金纳米球的间距增大而呈指数规律衰减,且对入射光的偏振态具有敏感性;金纳米球包裹 1nm 氧化铝纳米层后具有更强的增强因子。纳米孔极大增强的局部电磁场导致了拉曼信号的强烈增强。

最近,以石墨烯作为增强基底的石墨烯增强拉曼散射(graphene-enhanced Raman spectroscopy,GERS)被提出。这种基底可以产生很强的拉曼增强效应,并且基底干扰小、重复性好,与传统的拉曼增强技术相比,GERS 主要依赖于一种化学机理,因此表现出独特的分子选择性,其已被用于基于 SERS 的定量分析。Xiuli Fu 等开发了一种利用金纳米粒子、氧化石墨烯和磁珠对心肌肌钙蛋白 I 检测的 SERS 方法,金纳米粒子和功能化修饰的氧化石墨烯作为 SERS 信号载体,采用单克隆抗体修饰的磁珠作为捕获载体和磁分离的基础。在心肌肌钙蛋白 I 存在的情况下,通过抗体 - 抗原 - 抗体相互作用形成"三明治"型免疫复合物进行检测(图 2-16-5),该方法具有高选择性和灵敏度,最低检测限可达到 5pg/ml。该方法可以用不同种类的抗体来构建,即可用于检测多个生物标志物。

（二）拉曼报告分子

拉曼报告分子是融合于拉曼微球中、具有独特拉曼光谱的小分子,是拉曼微球信号的物质基础。选择拉曼报告分子的一般要求如下:①与拉曼微球结合容易且牢固,常用含有 S、N 的分子,因为它们与 Au 或 Ag 有较强的亲和力;②有较大的散射截面以获得强烈的拉曼信号;③有较少的拉曼光谱特征峰,在多指标同时检测时,可以避免相互之间的干扰。拉曼报告分子通常是一种含硫醇的化合物[如 4- 巯基苯甲酸(4-Mercaptobenzoic acid,4MBA)和罗丹明 6G(Rhodamine 6G,R6G)],此部分结构对金、银表面有较高

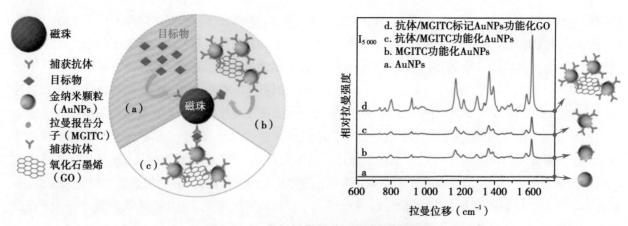

图 2-16-5　探针拉曼图谱及免疫检测原理

　　的亲和力,拉曼报告分子拉曼光谱的多样性也为其提供了广泛的选择。拉曼报告分子的引入为检测一些没有特征拉曼光谱的物质提供了可能性,拓宽了拉曼发光免疫分析的应用范围,也为更多领域的分析检测提供了重要手段。

　　Fanghao Hu 等通过对共轭长度、键选择性同位素掺杂和末端基团取代等方法设计了一类基于多炔基团的超多特征光谱复合材料,获得了 20 个不同频率的拉曼报告分子,称为"碳彩虹"(图 2-16-6),再通过进一步的功能化,证明了它们在单个活细胞中具有高特异性、灵敏度和光稳定性,可用于基于 SERS 的组织成像。

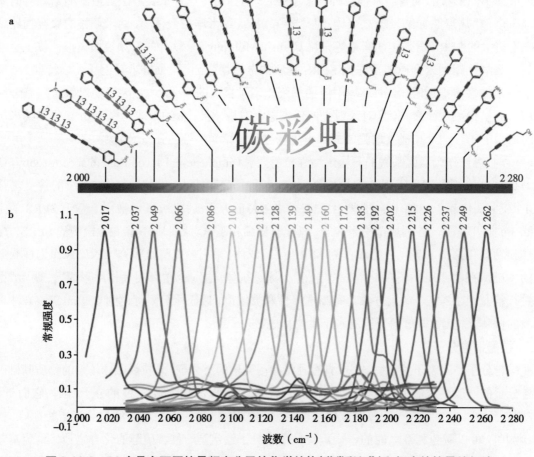

图 2-16-6　20 个具有不同拉曼频率分子的化学结构("碳彩虹")和相应的拉曼特征峰

（三）壳层

一些研究为了保护拉曼报告分子不受外部环境的影响，并且使 SERS 增强效应有所提高，可以通过制备复合纳米材料来实现，通常为金核银壳或银核金壳，这种核壳结构同时也为待测分子提供了足够的结合位点，大多数拉曼微球都具有一个或多个壳层。SERS 增强作用通常随核壳厚度的增加呈指数降低，这种拉曼增强效应只能到达金属表面第一层或数层分子，空间距离小于 10nm 时增强效应最强，随着距离增大而迅速下降，最多也不会超过 20nm。所以壳层越薄，拉曼效应增强效应也越强。根据需要可以采用不同的方法制备壳层，目前比较成熟的有层层包覆法、种子生长法、化学电镀法、化学吸附法、超声法、反胶束法等。

随着研究的不断深入，结合了金的高稳定性和银的大增强因子的双金属核-壳型金属纳米颗粒被广泛应用于拉曼微球的设计，在基于拉曼发光免疫分析、细胞成像、化学检测和临床药物监测等领域广泛应用。Teng-Da Li 等报道了一种超薄抗体-拉曼报告分子-银壳-金核的多层拉曼微球免疫探针，对胰腺癌衍生的外泌体具有很强的敏感性和特异性，这种探针用于基于 SERS 的迁移抑制因子分析不仅可以区分胰腺癌患者和健康人群，还可以区分转移肿瘤和非转移肿瘤以及肿瘤节点转移。Cui-Fang Ning 等基于 SERS 建立了一种测定核苷酸的方法（图 2-16-7），将拉曼报告分子标记在胶体金上，包裹银壳，再标记拉曼报告分子并包裹银壳，制备得到 Au@AgAg 双金属结构，然后修饰寡核苷酸片段形成拉曼微球 DNA 探针，同时在磁珠上修饰另一互补配对寡核苷酸片段。当样本中含有 HPV-16 时，拉曼微球 DNA 探针通过核酸杂交与磁珠偶联形成夹心结构，对 HPV-16 基因的检测限为 1fmol/L，该方法方便快捷、灵敏度高。

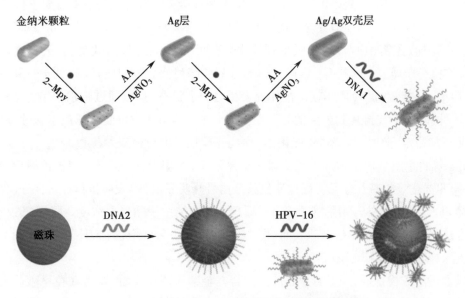

图 2-16-7　基于 SERS 的 HPV-16 检测示意图

除了金和银之外，二氧化硅、二氧化钛、聚合物［如聚乙二醇（polyethylene glycol，PEG）、聚丙烯酸（丙烯酸）、聚盐酸胺］、介孔硅和脂质体等都可作为壳层材料。SiO_2 是一种常用的壳层，不仅可提高拉曼报告分子的稳定性，还有较高的生物相容性，表面易于功能化偶联生物分子。赵冰等设计了一个 SiO_2 壳层的"三明治"模型金纳米探针，将 atto610 修饰金纳米粒子嵌入 SiO_2 中，经抗体修饰后与修饰单层银的蛋白质功能化硅片偶联，得到基于 SERS 的免疫检测芯片，为蛋白质的测定提供了很强的 SERS 效应，可实现高灵敏度的检测，为蛋白质的定量分析提供了新的方向。Chao Wei 等用 4MBA 标记在纳米金颗粒上，再用 SiO_2 包裹形成核壳纳米颗粒（Au-4MBA@SiO_2），硅壳用于保护拉曼报告分子，并将金核与环境溶液隔离,以阻止聚集。4MBA 作为拉曼报告分子提供检测信号,用于基于 SERS 的人和小鼠免疫球蛋白 G(immunoglobulin G, IgG)免疫分析。这个壳体在抑制非特异性结合方面也发挥了与牛血清白蛋白(bovine serum albumin, BSA)类似的作用,这使构建"三明治"结构的程序简化,与传统的 Au-4MBA 纳米颗粒相比,检测灵敏度提高了 1~2 个数量级。刘楠楠等制备出 SiO_2 纳米粒子,使氯金酸被还原成小粒径的金纳米粒子通过静电作用沉积在氨基化的 SiO_2 表面,形成以 SiO_2 为核、金为壳的纳米复合材料,并在此基础上经蛋白修饰用于免疫检测。此外,PEG 也是优良的壳层候选材料之一,不仅可以保护拉曼报告分子,提供功能基团用于偶联,还能钝化表面以减少非特异性结合。

(四)信号抗体的标记

基于拉曼发光免疫分析的特异性是通过特异性抗体(或受体)-抗原的相互作用来实现的,因此,拉曼微球经抗体、肽或适配体修饰,以便特异性结合待测物分子。在这些生物分子中,抗体是识别特异性抗原最常用的一种,附着在拉曼微球上的抗体的纯度、亲和性和取向会显著影响待测物分子的结合率。除了抗体,由于适配体对待测物分子的高亲和力和特异性、易于化学合成和修饰以及快速渗透组织等特性,近年来已成为极具吸引力的分子。适配体是一种肽或寡核苷酸类,可以通过折叠成不同的二级和三级结构与特定分子结合,通常是从一个大的随机序列中选择。虽然与抗体相比,适配体对待测物分子的亲和力较低,但高稳定性、低成本、高重现性和小分子量仍然使它们成为抗体的一个极好的替代品。

拉曼微球可与信号抗体牢固结合,但又不影响信号抗体的生物学特性,这种结合主要靠三种作用力:静电吸附力、疏水作用力、配位结合。当溶液的 pH 等于抗体的等电点时(pH = pI),抗体不带电荷,处于疏水状态,很容易被带负电荷且疏水的拉曼微球吸附;当溶液的 pH 稍大于抗体的等电点时(pH = pI + 0.5),抗体整体带负电,但其含有的碱性氨基酸残基(如赖氨酸、精氨酸、组氨酸)等电点相对较高,此时,这些基团仍然带正电荷,可以吸附到胶体金表面,而酸性氨基酸残基(如天冬氨酸、谷氨酸)此时带负电荷,被拉曼微球表面所排斥,这样抗体的氨基酸序列就会被伸展开,有利于特异性结合位点的暴露,此时,溶液 pH 接近抗体的等电点,抗体处于相对疏水状态,可以通过疏水作用力更加牢固地结合到拉曼微球上,同时由于被排斥到外层的氨基酸残基带负电荷,使得拉曼微球免疫探针整体带负电荷,因互相排斥而更加稳定,此时,拉曼微球吸附了一层蛋白,粒径也会稍变大。

Ying Yang 等将甲胎蛋白抗体加入拉曼微球混悬液中,室温反应 1 小时,使抗体标记在拉曼微球表面,其紫外-可见光谱吸收带红移且特征拉曼位移处信号峰明显增强,表明抗体标记良好,然后以硝酸纤维素膜为载体,固定捕获抗体,利用"双抗夹心"原理检测血清中甲胎蛋白浓度。同样,Viktor Maurer 等也利用这种方法将抗体标记在拉曼微球表面(图 2-16-8a),并用 zeta 电位、紫外-可见光最大吸收波长对拉曼微球免疫探针进行了表征。

抗体可以通过形成稳定的 Au-S 或 Au-N 键结合在金纳米颗粒表面,或者在拉曼微球表面修饰羧基后再以 1-(3-二甲氨基丙基)-3-乙基碳二亚胺盐酸盐 /N-羟基琥珀酰亚胺(EDC/NHS)为交联剂,将抗体标记在拉曼微球表面。Xiao R 等将拉曼微球用 3-巯基丙酸进行羧基修饰,再用 EDC/NHS 将抗体标记在拉曼微球表面(图 2-16-8b)。Xiuli Fu 等利用离子和疏水相互作用将检测抗体吸附在拉曼微球表面,以紫外-可见光谱吸收带红移、动态光散射测定的粒径增大和特征拉曼位移处信号峰明显增强作为判断抗体固定在拉曼微球上的依据。

此外,还有一种方法是在拉曼微球表面包裹多聚物涂层,利用抗体中氨基、羧基或硫醇基与多聚物表面基团的反应,将抗体固定在拉曼微球上。聚多巴胺是一种生物聚合物,可以通过多巴胺的自聚合形成,有较好生物相容性和稳定性的多巴胺在拉曼微球表面自聚合形成保护层,不仅能提高拉曼微球的稳定性,而且有助于抗体分子在拉曼微球表面的固定。Changlong Sun 等采用聚多巴胺将抗体固定

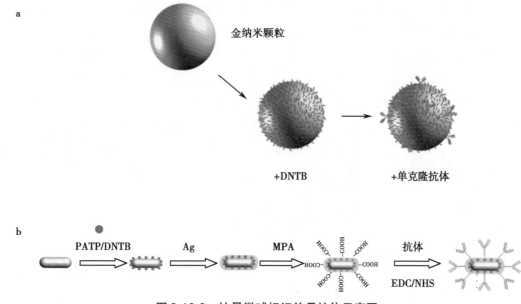

图 2-16-8　拉曼微球标记信号抗体示意图

在金纳米棒上，利用其对癌细胞较高的特异性，辅助检测并消融癌细胞。Xiangru Bai 等在拉曼微球表面包裹多聚 -L- 赖氨酸涂层，以 EDC/NSH 为交联剂，将抗体标记在拉曼微球上，通过紫外－可见光谱分析证实抗体的成功标记，并利用磁分离原理同时检测血清中 α- 胎蛋白、癌胚抗原和铁蛋白三种肝癌抗原。

在拉曼微球表面可修饰巯基、氨基等不同的基团，这使得金属纳米颗粒在生命化学分析和医学领域有广泛的应用，抗体标记的增强基底利用抗原 - 抗体特异性相互作用不仅提高了检测的选择性，也拓宽了应用领域。

二、固定捕获抗体的载体

在最近的几十年里，基于拉曼发光免疫分析的载体经历了从固相（金属和非金属）到液相（磁性和非磁性）、纸载体到微流控的快速发展。早期，拉曼发光免疫分析通常在固体表面进行，一般抗体或适配体首先通过化学键固定在载体上，然后待测物被载体上的抗体或适配体捕获，最后，利用拉曼微球免疫探针对载体捕获的待测物进行定量分析。载体是特定生物分子相互作用、待测物分离的基础。每一种载体在制造、操作、检测性能和总体成本方面都有自己的特点。载体的多样性为分析蛋白质、疾病生物标志物、离子、毒素、细菌、病毒、细胞等提供了更大的选择空间。

（一）非金属载体

非金属载体包括玻璃板、石英板、砂纸等，可以用抗体或适配体进行修饰，成为捕获待测物的载体。虽然大多数都是没有特殊纳米结构的载体，自身也并无拉曼增强能力，为了达到较高检测灵敏度通常需要与金 / 银纳米棒、金纳米星等具有极强拉曼增强能力的纳米材料联合使用，但因其易用性及普遍性，在研究中仍然倍受欢迎，其中，由于玻璃易于制备、均匀性高且成本低等特点，化学改性载玻片成为最流行的抗体固定载体之一。

纸张由于低成本、易携带和使用等优点，成为传统载体的潜在替代品，待测液体通过纸张的毛细管作用实现检测。常用纸张作为载体的拉曼发光免疫分析技术往往与层析技术联合使用，不仅提高检测灵敏度和特异性，还可以加快检测速度。张迪等制备了三种银核金壳双金属纳米粒子，并嵌入三种不同的拉曼报告分子，构建了一种基于核壳结构 SERS 拉曼微球的侧向免疫层析多元检测，用于肌红蛋白、心肌肌钙蛋白 I 和肌酸激酶同工酶三种心肌标志物的快速定量检测（图 2-16-9a、b），检测限分别为 3.2pg/ml、0.44pg/ml 和 0.55pg/ml，又采用此方法构建了对呼吸道感染疾病的 11 种非典型病原体核酸进行同时检测的 SERS 侧向层析微阵列试纸条，微阵列是以可扫描的方式将特定分析探针固定在诸如玻璃等光滑底板上的二维排列，这种方法从空间上进行分离，实现对引起呼吸道感染的 11 种病原体核酸的定量检测（图 2-16-9c）。梁家杰等以硝酸纤维素膜为载体，将偶联了信号抗体和含 4MBA 的拉曼微球（McAb-Ag-4MBA）喷在结合垫上，抗原 Cr^{3+}-EDTA-BSA 和羊抗鼠二抗分别包被在醋酸纤维素膜特定区域分别作为检测线和质控线，开发了一种检测 Cr^{3+} 的高灵敏度、重现性良好的方法（图 2-16-10）。该方法将 SERS 和免疫层析结合起来，可提高灵敏度和检测速度，允许对实际样品进行多次稀释，排除基质中其他物质的干扰。

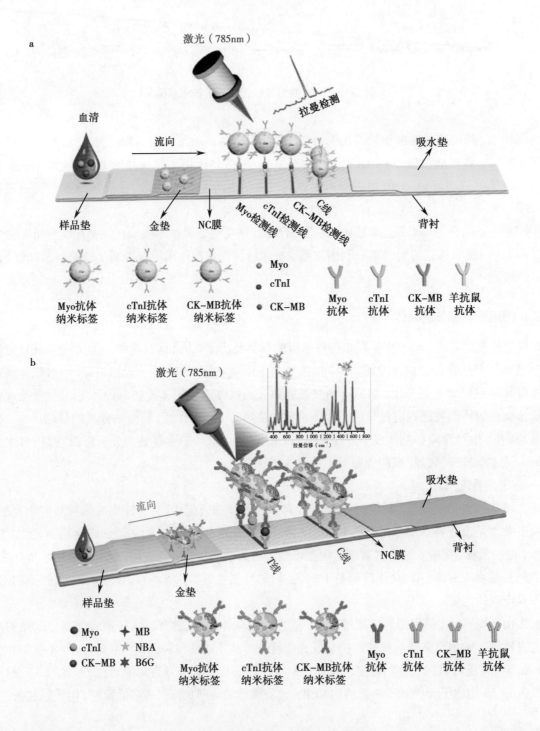

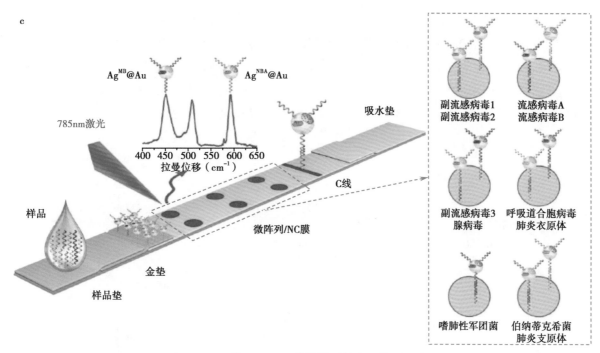

图 2-16-9　基于 SERS 拉曼微球的多元检测示意图

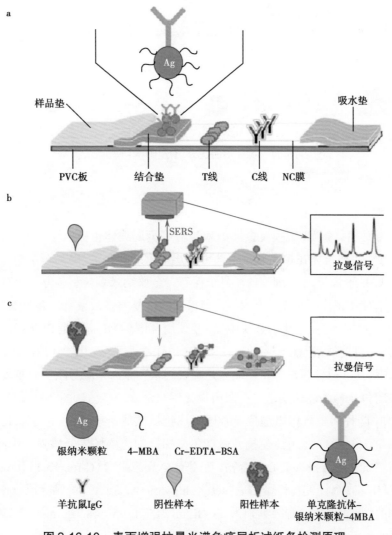

图 2-16-10　表面增强拉曼光谱免疫层析试纸条检测原理

由于砂纸具有粗糙的表面,也可作为一种载体。Lu Zhou 等在碳化硅砂纸表面覆盖银膜作为固相载体进行生物标志物的检测。以 Si 纳米颗粒作为拉曼报告分子,将信号抗体固定在包裹 SiO₂ 涂层的硅纳米颗粒表面,制备纳米硅免疫探针,再将捕获抗体固定在碳化硅砂纸上的 Ag 膜上,得到 SiC@Ag SERS 增强基底(图 2-16-11)。免疫探针、增强基底与待测物形成夹心结构,用于检测人血清样本中的前列腺特异性抗原、甲胎蛋白和糖链抗原 19-9,最低检测限分别为 1.79fg/ml、0.46fg/ml 和 1.3×10⁻³U/ml,该方法灵敏度极高。

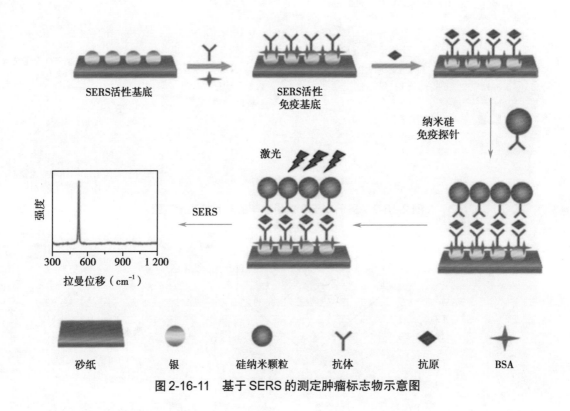

图 2-16-11 基于 SERS 的测定肿瘤标志物示意图

(二)金属载体

除上述非金属载体外,金膜、银膜及金属纳米颗粒等金属载体也被广泛应用于拉曼发光免疫分析。金膜、银膜的制备方法需要首先在单晶硅片上蒸镀一层 Ni-Cr 黏合层,随后再蒸镀一层数百纳米厚度的金或银层,工艺简单,易于执行,且性质均一、易于保存。金属纳米颗粒制备方法相对简单,成本较低,银或金纳米颗粒是目前使用最广泛的金属载体,具有很强的拉曼增强效果且制备方法简单,不需要复杂设备,易于储存,适于大规模制备,相比于金属电极,其使用范围更为广泛,是 SERS 研究的重要材料之一。随着纳米技术的发展,目前纳米颗粒制备方法主要有:电化学还原法、化学还原法、光化学法、微乳液法、化学置换法、激光刻蚀法和热分解法等。但缺点是金属纳米颗粒易团聚导致实验重复性较低。

Ruipeng Chen 等以一种功能化纳米多孔阳极氧化铝(AAO)为载体(图 2-16-12),修饰四种捕获抗体形成 2×2 测试阵列,四种信号抗体修饰拉曼微球形成拉曼微球免疫探针,由于氧化铝膜的高表面积与体积比,及其对等离子体耦合的影响,使拉曼微球免疫探针的电磁场显著增强。检测时,待测物和拉曼微球免疫探针及捕获抗体结合形成夹心复合物,可用于 C 反应蛋白(C-reactive protein,CRP)、白细胞介素 -6(interleukin-6,IL-6)、血清淀粉样蛋白 A(serum amyloid A,SAA)、降钙素原(procalcitonin,PCT)四种炎症生物标志物的同时检测,检测限分别为 53.4fg/ml、4.72fg/ml、48.3fg/ml 和 7.53fg/ml。该方法比传统试剂盒方法积累的免疫复合物更多、灵敏度高、特异性好。

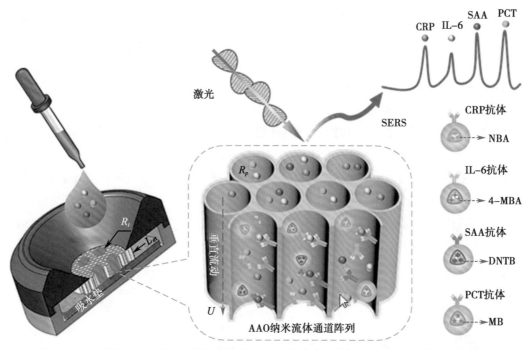

图 2-16-12　基于 AAO 传感膜检测具有 RERS 纳米标记的四种炎症生物标志物示意图

（三）液相磁珠载体

液相体系中抗体和抗原之间免疫反应更快，固相载体有被液相微珠取代的趋势。微球用于富集液体样本中的待测物分子，包括硅珠、聚苯乙烯珠、磁珠等。磁质纳米颗粒具有优异的性能，如高表面积体积比、易于制造、低毒和易于生物共轭等，在免疫分析中很受欢迎，可以通过各种化学方法合成从纳米到微米大小的磁性颗粒，在典型的磁敏免疫分析中，重复的清洗过程可以简单而快速地完成。对于高通量检测，多个用特定抗体或适配体修饰的微珠被用于同时检测液相中的多种待测物，磁珠通常被应用于这种反应体系，以便更容易实现分离或富集。相对于固相载体，磁性材料主要有以下三个方面优点：①磁珠相对表面积较大，使其能捕获更多待测物，从而提高检测灵敏度；②在外加磁场时，待测物可以有效地从反应液中磁分离富集，而去除外加磁场时又无磁残留，可富集浓缩待测物使其浓度提高，并直接用作 SERS 检测，有效提高检测灵敏度和特异性；③反应复合物可以通过磁场聚集到小区域内，进一步放大拉曼信号。磁珠载体主要包括多聚物或二氧化硅包覆的磁珠、贵金属金/银壳包覆的磁珠。

常见的磁性载体是 Fe_3O_4 和 Fe_2O_3 微球。虽然这些磁性纳米颗粒表面具有丰富的官能团，可以直接用于生物改性，但建议首先在磁珠上涂一层保护层（如二氧化硅、金属或聚合物）。例如，在这些磁性微球的表面存在羟基，使其易于与硅烷试剂反应，因此，硅壳可以涂在磁性微球的表面。二氧化硅纳米壳的包覆不仅提高了磁珠的稳定性和生物相容性，而且使其更便于在磁珠上进行生物偶联，因此，硅包覆磁性纳米颗粒被广泛应用于各研究领域。

在拉曼发光免疫分析中，磁珠也可以被修饰上捕获抗体，与待测物和拉曼微球免疫探针形成复合物，利用外加磁场达到分离的目的，提高检测灵敏度和特异性，磁珠也可以包裹金或银纳米壳，以形成磁性/金属纳米复合材料。梁毅等将 Fe_3O_4 纳米颗粒的磁性和纳米银的强 SERS 效应结合，制备了一种新型的 SERS 活性载体。这种载体是四氧化三铁/银（$Fe_3O_4@Ag$）核壳纳米颗粒上包覆了一层多孔 TiO_2 膜的纳米复合物（$Fe_3O_4@Ag@TiO_2$），这种纳米复合物不仅具有超顺磁性，也具有使常见的有机物染料如 R6G 和结晶紫产生表面增强拉曼散射效应的能力，并且其稳定性比 Fe₃O₄@Ag 核壳纳米颗粒好，为分离和富集提供了很好的手段。

刘江美等采用共沉淀法和化学还原法分别制备了具有 SERS 活性的 Fe₃O₄/Ag 磁性纳米粒子，Ag、Au 纳米粒子和 Au@Ag 核壳纳米粒子，分别对 2- 噻吩甲酸、杀线威、亚胺硫磷等含硫化合物分子进行检测，并采用密度泛函理论计算和结构优化，获得了其常规拉曼光谱和 SERS 的特征谱图，进一步从理论和实测角度研究了纳米增强基底上含硫化合物 2- 噻吩甲酸、杀线威、亚胺硫磷的拉曼光谱特性。Yang Sun 等采用 4MBA 标记 Au，并与甲型流感病毒 IgG 信号抗体偶联形成拉曼微球免疫探针，再将 Fe₃O₄ 纳米粒与 Au 桥接，形成 Fe₃O₄/Au，通过 Au-N 键将甲型流感病毒 IgG 捕获抗体固定在 Fe₃O₄/Au 表面形成磁性免疫基底。当拉曼微球免疫探针和磁性免疫基底与 H3N2 禽流感病毒混培养后，即可形成"三明治"夹心结构，利用外加磁场即可从复杂的基质中富集和分离病毒，使样品处理简单化（图 2-16-13），采用拉曼光谱仪测定时也可减少基质的干扰，提高方法的灵敏度和准确性。

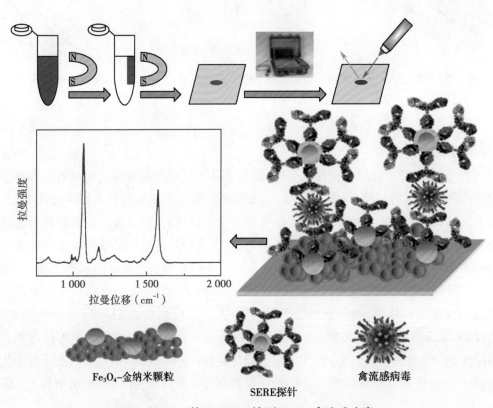

图 2-16-13　基于 SERS 检测 H3N2 禽流感病毒

李萍等在 Fe₃O₄ 纳米粒子外包覆一层 SiO₂，并通过化学镀的方法长出银种子颗粒，最后通过甲醛和氨水在超声条件下快速还原出花状外壳，制备出外壳上有凸起银棒的具有典型纳米尖端结构的磁性银花拉曼微球，具有很强的拉曼增强性能，并将这种磁性纳米银花拉曼微球用于检测食品中农药及三聚氰胺、苏丹红等非法添加剂，牛奶中抗生素和雌激素，该检测技术简单方便，灵敏度高，检测范围广。经表面修饰后的磁性银花拉曼微球还可用于抗生素及雌激素的检测。同样 Xiaoxian Liu 等报道了一种新型的基于表面增强拉曼散射的侧流免疫分析，利用功能化 Fe₃O₄@Au 磁性拉曼微球对感染的两种生物标志物进行超灵敏和同时分析，可以定量分析未处理血液样本中的 SAA 和 CRP。

　　Kang Yang 等建立了一种基于竞争性拉曼发光免疫分析和磁分离检测氯霉素的方法。首先将氯霉素抗体修饰在羧基磁珠表面,将氯霉素 -BSA 抗原与拉曼微球结合形成拉曼微球免疫探针,当二者与样本中游离的氯霉素相遇时,游离氯霉素与磁珠表面抗体结合为优势反应,在外加磁场的作用下,被磁珠捕获的拉曼微球发生聚集,而未与磁珠结合的拉曼微球免疫探针留在溶液中,直接测定溶液中拉曼信号的强度(图 2-16-14)。此时清液中的拉曼信号强度与样本中氯霉素的含量呈正相关,而被磁珠捕获的拉曼信号与样本中氯霉素的含量呈负相关。

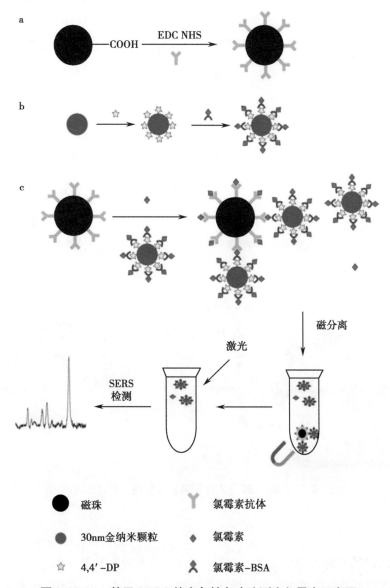

图 2-16-14　基于 SERS 的竞争性免疫法测定氯霉素示意图

(四)微流控

　　随着芯片技术的发展,具有响应快、低样品消耗、高通量筛选能力和便携性的微流控技术引起人们的关注,微流控芯片是一个多学科高度交叉的综合学科,是以在微米或纳米尺寸空间对流体进行操控为主要特征的技术平台,微型化、试剂用量少、快速高效以及易于与其他装置集成是微流控芯片的主要优势。微流控和表面增强拉曼两种技术有不同的优势,二者相结合,创造了性能更好的微流控免疫分析系统,为多学科的发展提供了更加广阔的平台。

　　Agnieszka Kamińska 等制备了三种融合了不同小分子的拉曼微球，分别标记 IL-6、IL-8 和 IL-18 信号抗体作为拉曼微球免疫探针，Ag-Au 双金属基底标记 IL-6、IL-8 和 IL-18 的捕获抗体，利用一个具有三个通道的微融合 SERS 装置可以同时检测和分析血浆中三种白细胞介素水平（图 2-16-15），最低检测限分别为 3.8pg/ml、7.5pg/ml 和 5.2pg/ml。Rongke Gao 等在金纳米颗粒上标记小分子并修饰了信号抗体形成拉曼微球免疫探针，在磁珠上标记捕获抗体，二者与待测抗原形成免疫复合物，利用微流控系统进行检测，嵌入在基于液滴的微流体系统中的磁棒通过磁效应将液滴分成两部分，游离的拉曼微球被液滴带走，而磁珠被捕获的免疫复合物进入检测系统（图 2-16-16），并将该方法应用于前列腺特异性抗原的检测。Namhyun Choi 等利用同样的原理建立了鼠疫 F1 抗原的检测方法（图 2-16-17）。这种基于 SERS 的磁分离微流控系统全自动流体控制，简化了洗涤步骤，集分离和分析于一体，提高了检测效率，有望成为复杂样本的检测手段。

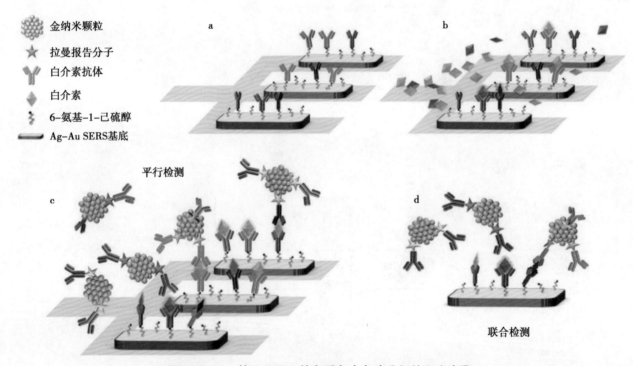

图 2-16-15　基于 SERS 的多重复合免疫分析的顺序步骤

　　吕泽远以金纳米粒子作为 SERS 基底，在基底上修饰了异硫氰酸酯 - 孔雀石绿作为拉曼报告分子，并固定前列腺特异性抗原信号抗体作为拉曼微球免疫探针，又在磁珠上修饰了前列腺特异性抗原捕获抗体，二者与待测物（前列腺特异性抗原）共同组成"三明治"夹心复合物，然后利用制备的带有磁性卡槽收集功能的免泵微流控芯片进行磁分离，再进行 SERS 检测（图 2-16-18）。该方法用于人血清中前列腺特异性抗原的检测限为 0.01ng/ml，可以在 5 分钟内完成，无需人工孵育和注射泵。

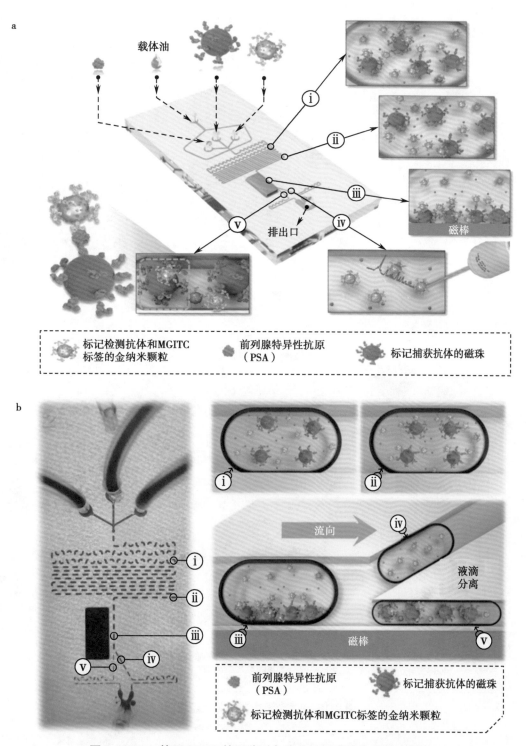

图 2-16-16　基于 SERS 的无洗磁免疫分析微液滴传感器示意图

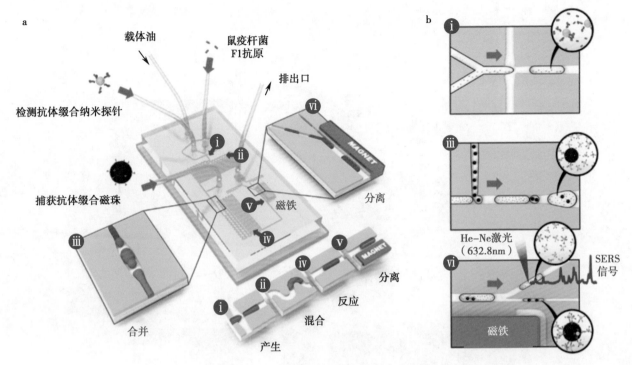

图 2-16-17　集成微流体通道的设计示意图

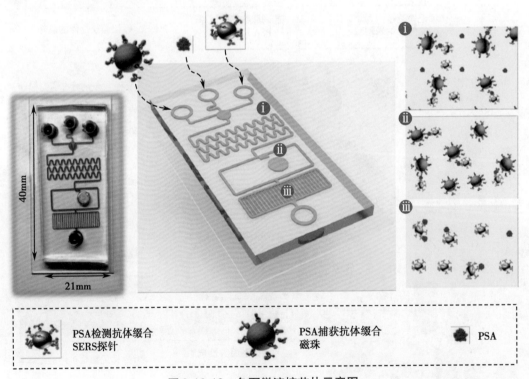

图 2-16-18　免泵微流控芯片示意图

三、检测

（一）激发源

拉曼散射是一种可以表征分子结构振动的指纹光谱，与用何种波长的激发光照射无关，理论上，一种物质用任一波长的激发光照射得到的指纹光谱都是一致的，且该光谱具有唯一性。实际应用中，通常选择较长波长（如 633nm、785nm、甚至 1 064nm）的激发光作为检测时的激发源，可以大幅降低反应体系中潜在荧光物质被激发出荧光的概率，从而降低荧光对拉曼散射光的干扰。激发光的波长越长，这种概率越低。785nm 激光是最常用的，通常拉曼波段在 200～3 200cm^{-1} 之间，对应波长在 790～1 050nm之间。

（二）信号探测器

拉曼光谱仪一般选用电荷耦合元件（charge-coupled device，CCD）作为探测器，CCD 探测器是一种硅基多通道阵列探测器，可以探测紫外光、可见光和近红外光。因为其是高感光度半导体器件，适合分析微弱的拉曼信号，再加之 CCD 探测器允许进行多通道操作，可以在一次采集中探测到整段光谱，所以很适合用于检测拉曼信号。

（三）拉曼光谱与数据分析

如图 2-16-19 所示，含 4MBA 的拉曼微球的拉曼光谱具有唯一性，横坐标为波数，纵坐标为拉曼信号强度。通过分析软件首先确定主峰的位置，代表待测物是什么，而高度则代表了待测物含量的多少。

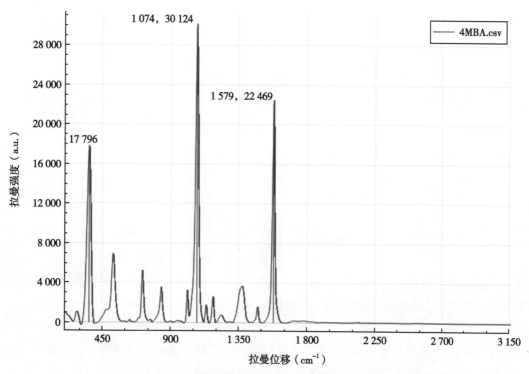

图 2-16-19　含 4-巯基苯甲酸（4MBA）的拉曼微球的拉曼光谱

（四）多重检测

多重联检具有成本低、通量高、灵活组合的特点，在当前检验科样本量不断攀升且医保控费越来越严格的大环境下，高通量且低成本的多重联检必然会大放异彩。图 2-16-20 清晰呈现了拉曼发光免疫分析实现多指标联检的关键点是制备出具有各自特征拉曼光谱的拉曼微球，5 种拉曼微球的特征拉曼光谱主峰无交叉重叠，与其他小峰也无交叉重叠，所以可用于最多 5 重联检，可满足临床绝大部分免疫项目的联检数目需求。

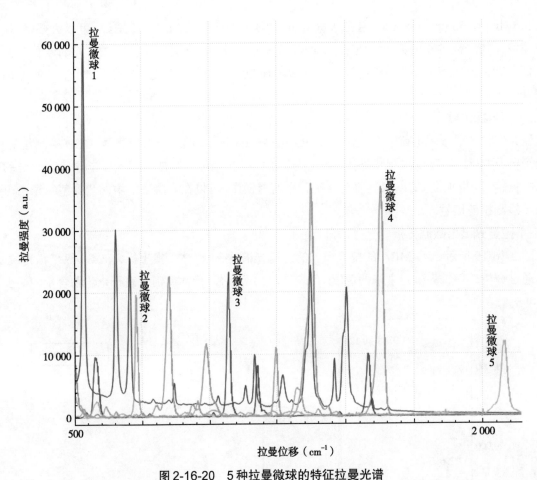

图 2-16-20　5 种拉曼微球的特征拉曼光谱

第四节　肿瘤分子影像

拉曼发光免疫分析是近年来快速发展的一种痕量检测技术,利用其高灵敏度和特异性等特点,根据特定生物分子的差异,包括核酸、胶原蛋白、磷脂和苯丙氨酸的增加,以及血浆中氨基酸和糖含量百分比的减少,广泛应用于疾病的早期辅助诊断,尤其是肿瘤的诊断、成像和治疗等。

Cristina L Zavaleta 等展示了 10 种不同拉曼报告分子标记的拉曼微球在活体小鼠静脉注射后在肝脏中积累,利用无创 Raman 成像系统,成功识别了所有拉曼微球并进行了分析。证明在与某种特定疾病相关的情况下,靶向拉曼微球可以提供更灵敏的检测多重生物标记的巨大潜力。这可用来模拟在活鼠体内用多靶向 SERS 检测肿瘤异种移植模型所发生的情况,还有可能在局部诊断中发挥重要作用,如腹腔镜手术下的疾病检测、肿瘤、内窥镜手术等。

周延玲等采用银溶胶和多巴胺制备了同时具有荧光和表面增强拉曼的银复合纳米粒子[Ag(Mpy)/PDAx(R6G)](图 2-16-21),将这种具有双成像能力的复合纳米粒子与人结肠癌(HT-29)细胞共培养,检测结果表明荧光信号(R6G)主要分布在细胞质中,SERS 信号(Mpy)主要分布在靠近细胞膜的局部细胞质区域,且该信号与 R6G 的荧光信号不重合。证明了这种复合纳米粒子可以实现活细胞的荧光及 SERS 成像,并且可以应用于药物控制释放。

为了准确区分正常大脑和致密癌症以及癌症细胞侵袭的大脑,Michael Jermyn 等开发了一种手持接触式拉曼探测技术(handheld contact Raman spectroscopy probe technique),利用正常脑组织与癌细胞侵袭脑组织的 SERS 图谱对比,用于在人脑中局部检测癌细胞(图 2-16-22、图 2-16-23),该技术的敏感性为 93%,特异性为 91%。这种拉曼微球免疫探针能够检测到之前无法检测的广泛侵袭性脑癌细胞。这种术中检测技术可能实现实时对细胞群体进行分类,并辅助手术切除和决策。

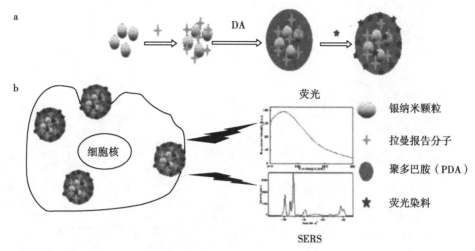

图 2-16-21　具有荧光 /SERS 双成像能力的 Ag(Mpy)/PDAx(R6G)复合纳米粒子的制备

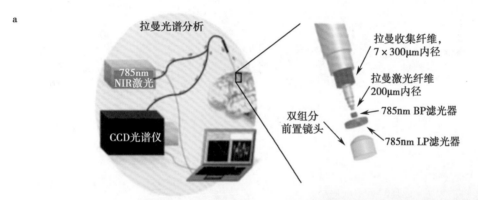

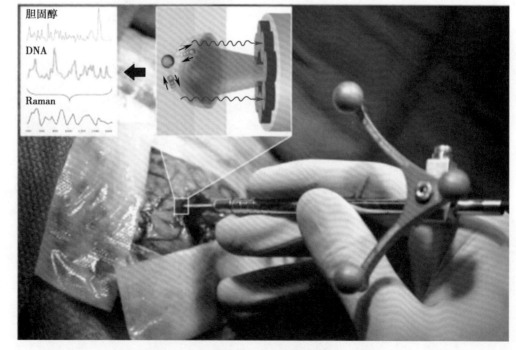

图 2-16-22　拉曼光谱学中的手持式接触光纤探针

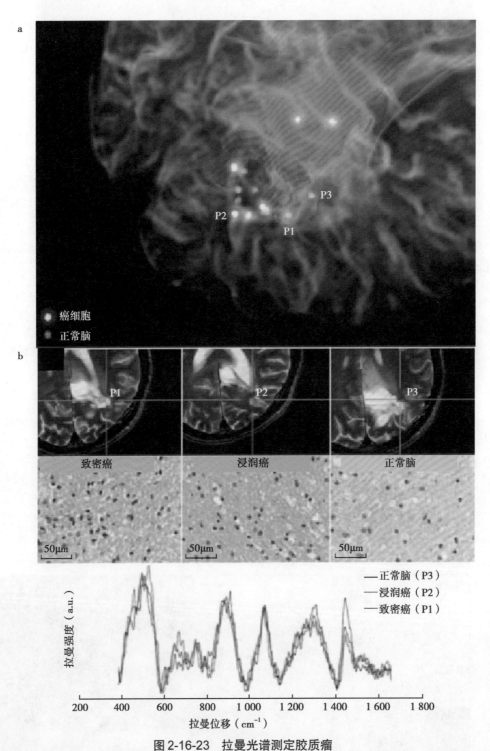

图 2-16-23　拉曼光谱测定胶质瘤

注：a. 黄色样本位置表明癌细胞的存在；蓝色位置呈阴性；b. P1、P2 和 P3 分别是致密癌、浸润癌和正常大脑。

Ximei Qian 等研究了基于聚乙二醇化的金纳米粒子及其表面增强拉曼散射效应在体内肿瘤靶向检测的生物相容性与安全性。共轭拉曼微球能靶向人类癌细胞和异种移植物肿瘤模型中的肿瘤生物标记物，利用 SH-PEG 和异功能 PEG（SH-PEG-COOH）的混合物制备靶向拉曼微球。表皮生长因子受体 - 抗体与异功能 PEG 的暴露末端片段发生共价共轭，从而达到检测的目的（图 2-16-24）。将这种拉曼微球注入动物皮下或肌肉即可实现肿瘤生物标志物的快速、无损检测。

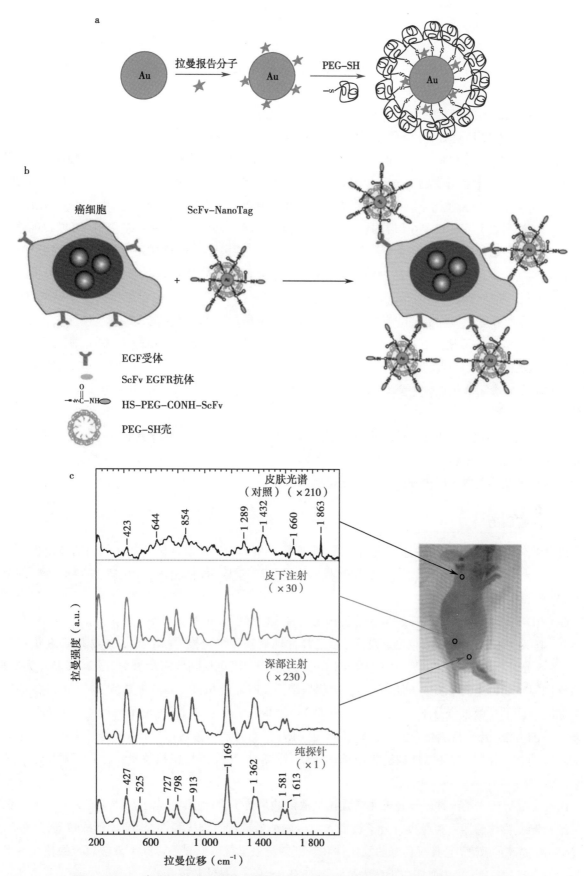

图 2-16-24　表皮生长因子受体 - 抗体与异功能 PEG 的暴露末端片段发生共价共轭

注：a. 用于体内肿瘤靶向和光谱检测的金纳米颗粒的制备；b. 利用抗体偶联 SERS 纳米颗粒的癌细胞靶向和光谱检测；
c. 金纳米颗粒注入活体动物皮下和深层肌肉部位后获得的体内 SERS 光谱。

第五节　其他应用领域

SERS 的快速发展和广泛应用应归功于它的几个特点：第一，拉曼散射一次可以同时覆盖很广波数的区间，可对多种物质进行分析，而且可以区分分子结构相近的物质，快速获取分子特征光谱，且 SERS 的振动峰清晰尖锐、分辨率高，可用于多组分检测。第二，生物大分子多处在水溶液环境中，研究其在水溶液中的结构对于了解生物大分子结构与性能的关系非常重要。水的拉曼散射强度很微弱，干扰小，可以作为一些生物样品和化合物的理想溶剂，甚至可以用于活体中生物物质的检测。第三，SERS 较普通拉曼光谱信号增强了 $10^4\sim10^{15}$ 倍，具有非常高的检测灵敏度，用于微量和痕量分析，可以实现单分子水平的分析检测，有望成为超痕量检测的定量分析工具。第四，不需要对样品进行烦琐的前处理程序，不仅操作简单，而且不会损伤样品，从而能够获得样品最真实的信息。单细胞拉曼光谱能提供细胞内核酸、蛋白质、脂质含量等大量信息，可在不损伤细胞的条件下实时动态监测细胞内分子结构变化，可以对细胞、病毒等进行原位检测分析。随着科学技术的发展，已经出现便携式 SERS 检测仪，激发波长也可根据实际需要在可见光到近红外光中选择，有效降低了拉曼光谱的荧光背景，极大增强了 SERS 强度。因此，SERS 可以实现实时、现场分析检测。第五，拉曼光谱技术还具有可透过玻璃和塑料等包装材料、可非接触检测等优点，被越来越广泛地应用于表面科学、材料表征、痕量检测及生命科学等多个领域。

与红外光谱相比，水对拉曼光谱的干扰更少，使得拉曼光谱的应用领域更加广泛。近年来，基于拉曼光谱法操作便捷、快速、无损、需要样品量少等优点，其广泛应用于多领域的现场快检分析，基于 SERS 的检测新技术及应用成为国内外研究的热点问题。

一、生物医药

SERS 作为一种高灵敏、快速的检测手段，常被用于疾病的诊断及探讨药物在体内的作用机理。目前，拉曼发光免疫分析技术已在生物化学和生物医学领域广泛应用，如蛋白质、疾病生物标志物、细菌和病毒、细胞和毒素的检测。

COVID-19 席卷全球时，Yong Yang 等提出了一种人类血管紧张素转换酶 2 功能化的倾斜 45° 角的金纳米棒，作为一种极其敏感的拉曼微球，可以选择性地捕获和快速检测 SARS-CoV-2 病毒 S 蛋白的表达，只需 5 分钟就可检出被污染水中的 SARS-CoV-2，检测下限可达到单病毒水平（图 2-16-25），为快速、灵敏检测冠状病毒提供了新的方法，对实现冠状病毒的实时监测和预警具有重要意义。Ying Ma 等基于携带硼酸基团的拉曼报告分子（DTDPA-DMAPA）对糖蛋白的高亲和力，提出了一种通过免疫分析法检测糖蛋白的方法，首先将糖蛋白抗体标记在固相载体上，当其捕获糖蛋白后，通过糖结构和拉曼微球上硼酸基团的相互作用，拉曼微球被糖蛋白抗体捕获（图 2-16-26），然后根据拉曼信号强度对糖蛋白进行定量。

Bing Liu 等研究了一种以核壳表面增强拉曼散射纳米粒子为标记，以光子晶体微珠为载体的蛋白质超灵敏检测生物传感器。拉曼报告分子被嵌入双金属纳米颗粒的金核和银壳界面，形成拉曼微球，增强拉曼信号，提高灵敏度，且具有良好的稳定性和较低的背景干扰。刘晃等以新型双金属金银核壳纳米砖作为拉曼微球，建立了以牛血清白蛋白为待测物的 SERS 高灵敏检测方法。

Dakota A Watson 等构建了一个拉曼光谱流式细胞仪，联合使用四种拉曼微球，获得待测物的荧光和拉曼光谱。通过流式细胞仪数据分析软件的虚拟带方法和主成分分析法，可以区分四种不同的拉曼微球

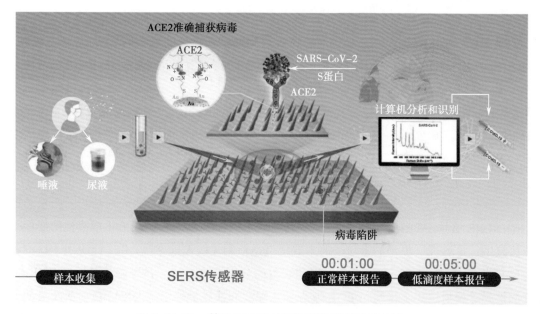

图 2-16-25　基于 SERS 检测新型冠状病毒 S 蛋白

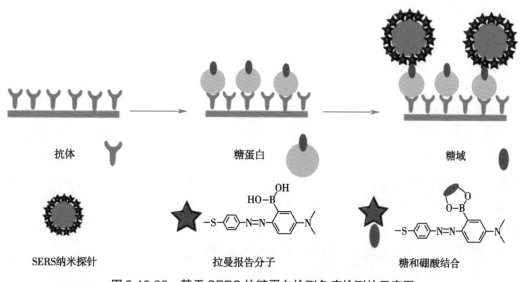

图 2-16-26　基于 SERS 的糖蛋白检测免疫检测的示意图

标记的待测物光谱。该研究展示了从流动样本中检测单个粒子的拉曼光谱的可能性,也是一种使用多参数拉曼微球的流式细胞术方法。John P Nolan 等也开发了一种基于核壳结构拉曼微球的拉曼流式细胞仪,用于悬浮或贴壁细胞的多参数单细胞分析。将拉曼报告分子标记在拉曼微球上,提供 SERS 特征信号,然后用聚合物涂层覆盖进行保护,用于偶联抗体或其他待测物分子,拉曼流式细胞术采用高分辨率的光谱流式细胞仪,能够测量完整的 SERS 光谱,可以同时测定多个单细胞。

　　针尖增强拉曼光谱(tip-enhanced Raman spectroscopy,TERS)是在纳米表征技术的基础上发展起来的一种近场光学显微技术,是非传统 SERS 增强基底的代表。将金丝或银丝作为显微镜的针尖,通过控制针尖与分析表面的距离来实现 SERS 效应,当二者距离很小而进入隧道状态(约 1nm),将激发光聚焦于针尖与分析表面区域时,利用电磁场增强效应获得目标分子的 SERS 信号;当针尖离开分析表面 100nm 左右而脱离隧道状态,目标分子的 SERS 信号基本消失。在小范围内探测分析物时,具有良好的 SERS 增强效应，改善了 SERS 重现性差等问题。Dou Tianyi 等利用 TERS 对单个病毒进行了鉴定和结构表征。利用原子力显微镜红外光谱和 TERS 提供的有关复杂生物标本结构的互补信息快速、可靠地识别病毒，探测单纯疱疹病毒 1 型和噬菌体 MS2 病毒粒子的结构组织，揭示了病毒表面蛋白质二级结构和氨基酸组成。

另外，壳层隔绝纳米粒子增强拉曼光谱（shell-isolated nanoparticle-enhanced Raman spectroscopy, SHINERS）也渐渐引起研究者的关注，SHINERS 即在高 SERS 活性的金纳米粒子表面包覆化学惰性且极薄致密（厚度为 1～5nm）的二氧化硅壳层，制备出 $Au@SiO_2$ 壳层隔绝的纳米粒子。在实验中，只需将 SHINERS 粒子作为拉曼信号的"放大器"铺在待测物表面，每个壳层隔绝纳米粒子都相当于 TERS 中的金属针尖，在被测基底表面上产生成千上万个 TERS 针尖，获得所有金属纳米颗粒共同产生的增强拉曼光谱，其 SHINERS 信号较 TERS 增强了 2～3 个数量级；并且，金属纳米颗粒被化学惰性薄层保护而不与待测物直接接触。这种壳层隔绝纳米粒子的主要优点是检测灵敏度非常高，并广泛应用于检测各种材料最表层的化学组分，使 SERS 提升为更为通用和实用的分析检测方法。张海鹏等采用 SHINERS 技术检测乳腺浸润性导管癌组织和正常乳腺组织，发现了乳腺浸润性导管癌组织 DNA、蛋白质及类胡萝卜素与正常乳腺组织的差异，不同类型的乳腺组织最大增强的特征峰不同。Zdaniauskiene 等采用 SHINERS 以二氧化硅壳层的球形金纳米粒子为基底，揭示了酵母细胞铁色素的发光特征。

二、食品安全

人类物质文明不断发展，活动范围不断扩大，经济增长逐年上升，随之带来诸多问题，如农兽药残留和食品非法添加剂的使用，以及食品和公共卫生不达标等，给人类和动物的健康和生命安全带来很多威胁，开发快速、高灵敏的检测毒性物质的方法迫在眉睫。

王文彬等在修饰 4-NTP 的金纳米粒子表面还原特定厚度的 Ag 层，合成具有强拉曼活性的、内部包裹有 4-NTP 的金核银壳结构拉曼微球，表面修饰金黄色葡萄球菌肠毒素 B 抗体后，在微孔板上实现了肠毒素 B 拉曼检测，该方法的最低检测限为 1.3ng/kg，相比传统的双抗体夹心酶联免疫吸附测定（ELISA）方法降低了 25 倍，可用于牛奶中低含量金黄色葡萄球菌肠毒素 B 的检测。此外，食品中的非法添加剂如瘦肉精（盐酸克伦特罗、苯乙醇胺 A、莱克多巴胺）、广谱抗生素硝基呋喃类药物、水产品中孔雀石绿、肉品中吩噻嗪类药物、乳制品中三聚氰胺，以及食品掺假和添加的抗氧剂、糖精及一些致病菌，均可采用拉曼发光免疫分析测定。该方法还可用于测定水果蔬菜表面的农药残留，如福美双、啶虫脒、多菌灵、三唑磷和甲基对硫磷等。

除标记拉曼发光免疫分析外，无标记的拉曼分析过程更简单，也可应用于疾病诊断、生化检测和环境、食品安全等多个领域。Gilda Cennamo 等制备了一种无标记的纳米金属颗粒，通过检测阿尔茨海默病、轻度认知受损和健康受试者泪液的 SERS 光谱，揭示了乳铁蛋白和溶酶蛋白成分差异，是一种无损的、高灵敏度的方法，可用于临床辅助诊断和区分阿尔茨海默病与其他形式的痴呆。鲍莹等用铝离子诱导银纳米粒子聚合产生热点，采用相同的纳米粒子分别对牛血清白蛋白、细胞色素 C、肌红蛋白、过氧化氢酶、溶菌酶 5 种蛋白进行 SERS 定量分析，信号增强效果比传统聚合体提高了约 100 倍，检出限可低至 0.03ng/ml，重现性较好。此外，还有文献报道利用健康人和患者体液中蛋白质构象的动态拉曼光，可辅助诊断神经退行性疾病，如帕金森病、食管癌、肺癌、乳腺癌等。

Leilei Wu 等将金纳米颗粒镶嵌在一种新型骨架材料上形成金基底，采用无标记的 SERS 分析方法检测食品中新球菌和酸性橙Ⅱ的方法，新球菌和酸性橙Ⅱ的最低检测限可达到 0.401 5mg/L 和 0.054 6mg/L，分析速度快，灵敏度高。Mi Li 等以 β- 环糊精为还原剂和稳定剂，制备银纳米粒子，采用 SERS 对蒽、芘和苯并芘等多环芳烃进行检测，SERS 底物可用于四种多环芳烃的定量检测和混合物的定性鉴别，方法简单、快捷。Qin Wang 等采用表面增强拉曼光谱法快速测定有机磷农药，方法灵敏可靠。钟洁等制备了金包裹二氧化硅壳层纳米粒子（$SiO_2@Au$），对溶液中多氯联苯和汞离子进行 SERS 痕量检测。

第六节　问题与展望

近年来，表面增强拉曼散射与抗原抗体特异性反应相结合成为免疫分析新技术的研究热点，高灵敏度、高特异性与多指标联检的特点使拉曼发光免疫分析具有比现有技术更广阔的应用前景。然而，作为一项新技术，拉曼发光免疫分析尚未成熟，截至目前，全球范围内还未推出基于该技术的成熟仪器与配套试剂产品，在产业化的道路上，面临的主要问题是拉曼报告分子的筛选与合成及拉曼微球的合成。

一、拉曼微球的合成

拉曼微球的组成成分较复杂，包含金、银贵金属、无机物和有机小分子。合成的中间步骤或最终的产物容易发生聚沉，导致后续抗体标记无法进行，在放大生产时更容易出现聚沉问题，所以摸索出可稳定规模化生产单分散状态、粒径形态均匀一致的拉曼微球工艺是个挑战。

二、拉曼报告分子

拉曼报告分子是拉曼微球拉曼散射信号的物质基础，拉曼散射光的强弱首先取决于拉曼报告分子的自身结构，同时又与其是否处于"热点"结构中密切相关。筛选或合成拉曼散射信号更强的小分子是持续改善检测灵敏度的必由之路，这将是一项艰苦而又长期的基础工作。绝大多数小分子的特征拉曼光谱都集中在 $300\sim1\,700cm^{-1}$ 波段，非常拥挤，光谱重叠严重；而在 $1\,800\sim3\,200cm^{-1}$ 波段，即所谓的拉曼光谱"沉默区"，需要给予更多关注，合成出仅在该波段内有特征拉曼光谱的小分子，能更有效地拓展联检重数。

三、展望

虽然拉曼发光免疫分析技术还未完全成熟，相信经过众多研究者共同持续的努力，上述主要问题很快会得到解决，并将在以下几方面取得新的突破。

（一）单个抗原抗体免疫反应事件的检测

1997 年 Nie 和 Emory 首次报道了基于 SERS 的罗丹明单分子检测，这为拉曼发光免疫分析技术实现单个抗原抗体反应事件的检测奠定了理论与实践基础。如果在合成拉曼微球时将罗丹明或其他拉曼报告分子掺入其中并使其处于"热点"结构，经激光照射，单个拉曼微球中成百上千的拉曼报告分子就可发出散射光，所以理论上，单个抗原介导生成的含拉曼微球的"三夹心"复合物经激光照射，可以检测到拉曼报告分子的拉曼散射光。

（二）流式拉曼

其他章节已详细讲述了 Luminex 流式荧光技术，其核心技术为聚苯乙烯微球的荧光编码。2 种或 3 种不同的荧光染料具有相同的激发光波长，但发射光波长不同，因此很容易被区分开。通过调整不同荧光染料的比例，可以形成 100 重（10×10）或 500 重（$10\times10\times5$）荧光编码微球，再结合另一报告荧光（与编码荧光的激发和发射波长不同），可以对几百个不同指标同时进行检测，极大地提高检测通量。

拉曼发光免疫分析，若单靠不同拉曼报告分子相互不重叠的特征性拉曼光谱的组合实现多重检测，联检数目相对有限，预计不超过 10 重联检，尚不能满足临床个别特殊项目和研究的联检需求。为解决此问题，可以参考流式荧光技术的思路，如图 2-16-20，选用 4 种小分子（有各自的特征性拉曼光谱，且主峰相互不重叠）以不同比例掺入磁核金银壳微球中，可产生 10 000 种编码的微球，再选用另一种小分子合成拉曼微球用于定量。与流式荧光技术不同的是，流式拉曼仅用一只激光器既可解码磁核金银壳微球又可给出拉曼微球的定量信号，光路比流式荧光简单得多，相应的成本也低很多，且检测通量是流式荧光无法比拟的。当然流式拉曼技术构想的实现将面临诸多技术挑战。

（三）联用技术的开发

拉曼发光免疫分析技术除了单独使用，也可以与其他技术平台联用，使其拥有更广泛的应用。复杂体系的 SERS 定量分析准确度不仅由目标物浓度决定，还受样品中其他具有 SERS 响应的组分、增强基底的物理性质（如颗粒尺寸、形状、聚集程度）、测试条件等因素影响，使用传统的基于峰高或峰面积的单变量 SERS 定量法有时较难获得准确结果。化学计量学方法与 SERS 定量技术相结合，可从大量数据中快速提取有用的化学信息，有效消除干扰组分对获取目标信号的影响以及原始数据中可能的实验误差，提高定量的准确度和可靠性。

（李久彤　宋百灵　周雪雷）

参考文献

[1] NIMA Z A, BISWAS A, BAYER I S, et al. Applications of surface-enhanced Raman scattering in advanced bio-medical technologies and diagnostics[J]. Drug Metabolism Reviews, 2014, 46（2）: 155-175.

[2] 王迪. 表面增强拉曼光谱法在 6- 苄基腺嘌呤、汞和罗丹明 B 检测中的应用 [D]. 长春: 吉林大学, 2016.

[3] 张鹏. 血液中循环肿瘤细胞的捕集与 SERS 成像检测及其相关蛋白质组学研究新技术的开发 [D]. 上海: 复旦大学, 2014.

[4] DUMONT E, DE BLEYE C, SACRÉ P, et al. From near-infrared and Raman to surface-enhanced Raman spectroscopy: progress, limitations and perspectives in bioanalysis[J]. Bioanalysis, 2016, 8（10）: 103-1077.

[5] 荣振. 热点效应表面增强拉曼散射免疫检测新技术及其应用研究 [D]. 北京: 中国人民解放军军事医学科学院, 2016.

[6] JOSEPH M M, NARAYANAN N, NAIR J B, et al. Exploring the margins of SERS in practical domain: An emerging diagnostic modality for modern biomedical applications[J]. Biomaterials, 2018（181）: 140-181.

[7] WEI H, HOSSEIN ABTAHI S M, VIKESLAND P J. Plasmonic colorimetric and SERS sensors for environmental analysis[J]. Environmental Science: Nano, 2015, 2（2）: 120-135.

[8] 缪绪超. 基于滤膜 SERS 技术的甲状腺肿瘤患者血浆拉曼光谱研究 [D]. 福州: 福建师范大学, 2019.

[9] NI J, LIPERT R J, DAWSON G B, et al. Immunoassay Readout Method Using Extrinsic Raman Labels Adsorbed on Immunogold Colloids[J]. Analytical Chemistry, 1999, 71（21）: 4903-4908.

[10] 程劼, 韩彩芹, 谢建春, 等. SERS 的煎炸食品中丙烯酰胺速测方法研究 [J]. 光谱学与光谱分析, 2020, 40（4）: 1087-1092.

[11] 王晓辉, 徐涛涛, 黄轶群, 等. 表面增强拉曼光谱结合不同纳米基底快速检测酸性橙Ⅱ[J]. 光谱学与光谱分析, 2020, 40（1）: 136-141.

[12] 李小灵, 贾慧颖, 徐蔚青, 等. 一种新型银溶胶的制备、表征及其 SERS 活性的研究 [J]. 光散射学报, 2004, 16（1）: 27-30.

[13] 谢金美. 基于血清 SERS 技术的非霍奇金淋巴瘤鉴别诊断研究 [D]. 哈尔滨: 哈尔滨工业大学, 2020.

[14] 周荣阁. 利用血清表面增强拉曼光谱技术筛查肺癌 [D]. 大连：大连理工大学，2014.

[15] 祁新迪. 新型拉曼探针的制备及其在肿瘤标志物检测中的应用 [D]. 青岛：青岛科技大学，2015.

[16] 蒋思文，李霞，张月皎，等. 不同粒径、超均匀球形金纳米粒子合成及其表面增强拉曼散射效应研究 [J]. 光谱学与光谱分析，2016，36（1）：99-103.

[17] 李明心. 基于贵金属纳米颗粒的表面增强拉曼散射免疫层析分析方法的研究 [D]. 苏州：苏州大学，2015.

[18] 陈文蔷. 面向肿瘤细胞诊疗的 SERS 探针构建及其应用研究 [D]. 南京：南京邮电大学，2016.

[19] WEBSTER T，JOHNSTON J，TAYLOR E，et al. Improved molecular fingerprint analysis employing multi-branched gold nanoparticles in conjunction with surface-enhanced Raman scattering[J]. International Journal of Nanomedicine，2016（11）：45-52.

[20] 倪冰楠. 纵横比可调的纳米金棒的制备研究 [D]. 上海：华东师范大学，2015.

[21] NOLAN J P，SEBBA D S. Surface-Enhanced Raman Scattering（SERS）Cytometry[J]. Methods in Cell Biology，2011（102）：515-532.

[22] 胡新毛，陈振宜，陈娜，等. 金纳米二聚体 SERS 基底的近场光学特性分析 [J]. 科技与创新，2016，65（17）：15-16，18.

[23] FU X L，WANG Y Q，LIU Y M，et al. A graphene oxide/gold nanoparticle-based amplification method for SERS immunoassay of cardiac troponin I[J]. Analyst，2019（5）：1582-1589.

[24] HU F H，ZENG C，LONG R，et al. Supermultiplexed optical imaging and barcoding with engineered polyynes[J]. Nature Methods，2018，15（3）：194-200.

[25] LI T D，ZHANG R，CHEN H，et al. An ultrasensitive polydopamine bi-functionalized SERS immunoassay for exosome-based diagnosis and classification of pancreatic cancer[J]. Chemical Science，2018，9（24）：5372-5382.

[26] NING C F，TIAN Y F，ZHO W U，et al. Ultrasensitive SERS detection of specific oligonucleotides based on Au@AgAg bimetallic nanorods[J]. Analyst，2019（9）：2929-2935.

[27] 韩裕汴. 金属纳米 /SiO$_2$ 复合结构作为超灵敏性 SERS 检测平台的应用 [D]. 合肥：中国科学技术大学，2014.

[28] 梁毅. 核壳型 Ag@SiO$_2$ 纳米颗粒 SERS 标记物的合成及其在生物分析中的应用 [D]. 长沙：湖南大学，2008.

[29] 赵冰，陈雷. SERS 免疫检测探针的设计与制备 [J]. 吉林师范大学学报（自然科学版），2017，38（3）：1-6.

[30] WEI C，XU M M，FANG C W，et al. Improving the sensitivity of immunoassay based on MBA-embedded Au@SiO2 nanoparticles and surface enhanced Raman spectroscopy[J]. Crossref，2017（175）：262-268.

[31] 刘楠楠. 基于金壳层材料的 SERS 基底制备及其免疫检测研究 [D]. 长春：东北师范大学，2013.

[32] WANG Z Y，ZONG S F，WU L，et al. Sers-activated Platforms for Immunoassay：Probes，Encoding Methods，and Applications[J]. Chemical Reviews，2017，117（12）：7910-7963.

[33] 乔飞燕. DNA/ 抗体修饰的生物活性纳米复合物的制备研究 [D]. 兰州：兰州大学，2007.

[34] 高嘉敏，张卓旻，李攻科. 表面增强拉曼光谱定量分析技术研究进展 [J]. 分析测试学报，2016，35（12）：1647-1653.

[35] 宋国亮，丁明星. 胶体金免疫层析技术若干问题浅析 [C]// 全国兽医外科第 13 次学术研讨会、小动物医学第 1 次学术研讨会暨奶牛疾病第 3 次学术讨论会论文集. 2006.

[36] YANG Y，ZHU J，ZHAO J，et al. Growth of Spherical Gold Satellites on the Surface of Au@Ag@SiO$_2$ Core-Shell Nanostructures Used for an Ultrasensitive SERS Immunoassay of Alpha-Fetoprotein[J]. ACS Applied Materials & Interfaces，2019（3）：3617-3626.

[37] MAURER V，FRANK C，PORSIEL J C，et al. Step-by-step monitoring of a magnetic and SERS-active immunosensor assembly for purification and detection of tau protein[J]. Journal of Biophotonics，2020，13（3）：201960090.

[38] XIAO R，WANG C W，ZHU A N，et al. Single functional magnetic-bead as universal biosensing platform for trace analyte detection using SERS-nanobioprobe[J]. Biosensors and Bioelectronics，2016（79）：661-668.

[39] SUN C L，GAO M X，ZHANG X M. Surface-enhanced Raman scattering（SERS）imaging-guided real-time photothermal ablation of target cancer cells using polydopamine-encapsulated gold nanorods as multifunctional agents[J]. Analytical and Bioanalytical Chemistry，2017，409（20）：4915-4926.

[40] BAI X R，WANG L H，REN J Q，et al. Accurate Clinical Diagnosis of Liver Cancer Based on Simultaneous Detection of Ternary Specific Antigens by Magnetic Induced Mixing Surface-Enhanced Raman Scattering Emissions[J]. Analytical Chemistry，2019（4）：2955-2963.

[41] 张迪. 高灵敏多靶标试纸条的制备及应用研究 [D]. 南京：东南大学，2019.

[42] HAISCH C. Raman-based microarray readout: a review[J]. Analytical and Bioanalytical Chemistry，2016，48（17）：4535-4545.

[43] 梁家杰. 基于金、银纳米材料的新型免疫学检测技术的建立与评价 [D]. 广州：暨南大学，2015.

[44] ZHOU L，ZHOU JUN，ZHAO FENG，et al. Immunoassay for tumor markers in human serum based on Si nanoparticles and SiC@Ag SERS-active substrate[J]. Analyst，2016（8）：2534-2541.

[45] 陈帅. 抗原的磁分离及其表面增强拉曼光谱检测 [D]. 苏州：苏州大学，2011.

[46] CHEN R P，DU X，CUI Y J，et al. Vertical Flow Assay for Inflammatory Biomarkers Based on Nanofluidic Channel Array and SERS Nanotags[J]. Small，2020，16（32）：2002801.

[47] 刘江美. 纳米活性基底上含硫化合物的表面增强拉曼光谱及在分析测定中的应用 [D]. 杭州：浙江工业大学，2016.

[48] SUN Y，XU L，ZHANG F D，et al. A promising magnetic SERS immunosensor for sensitive detection of avian influenza virus[J]. Biosensors and Bioelectronics，2017（89）：906-912.

[49] 李萍. 新型 SERS 基底在食品安全检测中的应用研究 [D]. 北京：中国人民解放军军事医学科学院，2016.

[50] LIU X X，YANG X S，LI K，et al. Fe_3O_4@au Sers Tags-based Lateral Flow Assay for Simultaneous Detection of Serum Amyloid a and C-reactive Protein in Unprocessed Blood Sample[J]. Sensors and Actuators：B Chemical，2020（320）：123850.

[51] YANG K，HU Y J，DONG N. A novel biosensor based on competitive SERS immunoassay and magnetic separation for accurate and sensitive detection of chloramphenicol[J]. Biosensors and Bioelectronics，2016（80）：373-377.

[52] 李博伟，陈令新. 基于表面增强拉曼光谱微流控芯片的研究进展 [J]. 分析测试学报，2015，34（3）：302-307.

[53] KAMIŃSKA A，WINKLER K，KOWALSKA A，et al. SERS-based Immunoassay in a Microfluidic System for the Multiplexed Recognition of Interleukins from Blood Plasma: Towards Picogram Detection[J]. Scientific Reports，2017（1）：10656.

[54] GAO R K，CHENG Z Y，DEMELLO A J，et al. Wash-free magnetic immunoassay of the PSA cancer marker using SERS and droplet microfluidics[J]. Lab on a Chip，2016，16（6）：1022-1029.

[55] CHOI N，LEE J，KO J，et al. Integrated SERS-Based Microdroplet Platform for the Automated Immunoassay of F1 Antigens in Yersinia pestis[J]. Analytical Chemistry，2017，89（16）：8413-8420.

[56] 吕泽远. 应用 SERS 和免泵微流控芯片进行前列腺癌标记物的痕量检测 [D]. 合肥：合肥工业大学，2019.

[57] 白玮，步鹏，郭江红，等. 表面增强拉曼光谱技术在肿瘤病理中的应用 [J]. 世界最新医学信息文摘，2017，17（92）：166.

[58] ZAVALETA C L，SMITH B R，WALTON I，et al. Multiplexed imaging of surface enhanced Raman scattering nanotags in living mice using noninvasive Raman spectroscopy[J]. Proceedings of the National Academy of Sciences of the United States of America，2009，106（32）：13511-13516.

[59] 周延玲. 聚多巴胺 / 银复合纳米粒子的制备及其在细胞荧光 /SERS 双成像与药物控释中的应用 [D]. 上海：上海师范大学，2017.

[60] JERMYN M，MOK K，MERCIER J，et al. Intraoperative brain cancer detection with Raman spectroscopy in humans[J]. Science Translational Medicine，2015，7（274）：19.

[61] QIAN X M，PENG X H，ANSARI D，et al. In vivo tumor targeting and spectroscopic detection with surface-enhanced Raman nanoparticle tags[J]. Nature Biotechnology，2008，26（1）：83-90.

[62] YANG Y，PENG Y S，LIN C L，et al. Human ACE2-Functionalized Gold "Virus-Trap" Nanostructures for Accurate Capture of SARS-CoV-2 and Single-Virus SERS Detection[J]. Nanomicro Lett，2021（13）：109.

[63] MA Y，PROMTHAVEEPONG K，LI N. Gold Superparticles Functionalized with Azobenzene Derivatives：SERS Nanotags with Strong Signals[J]. ACS Applied Materials & Interfaces，2017，9（12）：10530-10536.

[64] LIU B，NI H B，ZHANG D，et al. Ultrasensitive Detection of Protein with Wide Linear Dynamic Range Based on CoreShell SERS Nanotags and Photonic Crystal Beads[J]. ACS Sensors，2017，2（7）：1035-1043.

[65] 刘晃，陈怡. 基于金银核壳纳米砖的无标记法 SERS 检测牛血清白蛋白 [C]//2019 第四届生物与生命科学国际会议论文集. 2019：45-49.

[66] WATSON D，BROWN L，GASKILL D F，et al. A flow cytometer for the measurement of Raman spectra[J]. Cytometry Part A，2008，73（2）：119-128.

[67] NOLAN J P，DUGGAN E，LIU E，et al. Single cell analysis using surface enhanced Raman scattering（SERS）tags[J]. Methods，2012，57（3）：272-279.

[68] DOU T Y，LI Z D，ZHANG J J，et al. Nanoscale Structural Characterization of Individual Viral Particles Using Atomic Force Microscopy Infrared Spectroscopy（AFM-IR）and Tip-Enhanced Raman Spectroscopy（TERS）[J]. Analytical Chemistry，2020，92（16）：11297-11304.

[69] 成小林，杨琴，赵丹丹，等. 壳层隔绝纳米粒子增强拉曼光谱技术对丝织品上茜草染料的快速分析研究 [J]. 光散射学报，2018，30（1）：24-27.

[70] 张海鹏，吴迪，张湜，等. 壳层隔绝纳米粒子增强拉曼光谱检测乳腺浸润性导管癌组织的生物学特点及其临床意义 [J]. 吉林大学学报（医学版），2014，40（5）：1064-1068，1131.

[71] AGNE Z，TATJANA C，ILJA I，et al. Shell-isolated Nanoparticle-enhanced Raman Spectroscopy for Characterization of Living Yeast Cells[J]. Spectrochimica Acta Part A：Molecular and Biomolecular Spectroscopy，2020（240）：118560.

[72] 杨尹，梁伟伟，王小华，等. 无标记和标记表面增强拉曼光谱技术用于细菌的检测 [J]. 分析科学学报，2019，35（5）：650-656.

[73] 王文彬. 乳及乳制品中主要食源性致病菌的免疫快速检测方法研究 [D]. 无锡：江南大学，2017.

[74] 段贵娇，张健伟，张志彬，等. 表面增强拉曼光谱技术检测食品及农产品中的非法添加剂 [J]. 食品与发酵工业，2019，45（10）：272-277.

[75] CHEN Y S，HUANG C H，JIN Z Y，et al. HPTLC-bioautography/SERS screening nifedipine adulteration in food supplement based on Ginkgo biloba[J]. Microchemical Journal，2020（154）：104647.

[76] 刘杨，申孟，杨宏苗，等. 食品中抗氧化剂检测技术的研究进展 [J]. 粮食与油脂，2020，33（3）：25-27.

[77] 覃文霞，余婉松，郑娟梅，等. 表面增强拉曼光谱快速检测糕点及白酒中糖精钠的研究 [J]. 光散射学报，

2019，31（1）：19-25.

[78] WU L L，PU H B，HUANG L J，et al. Plasmonic nanoparticles on metal-organic framework：A versatile SERS platform for adsorptive detection of new coccine and orange Ⅱ dyes in food[J]. Food Chemistry，2020（328）：127105.

[79] 黎小椿，庞永丰，苏可珍，等. 表面增强拉曼光谱法测定农药残留的研究进展 [J]. 食品科技，2019，44（12）：354-359.

[80] CENNAMO G，MONTORIO D，MORRA V B，et al. Surface-enhanced Raman spectroscopy of tears：toward a diagnostic tool for neurodegenerative disease identification[J]. Journal of Biomedical Optics，2020，25（8）：1-12.

[81] 鲍莹，李洋，国新华. 表面增强拉曼光谱法无标记检测蛋白质 [J]. 光谱学与光谱分析，2018，38（S1）：209-210.

[82] BRULÉ T，BOUHELIER A，DEREUX A，et al. Discrimination between Single Protein Conformations Using Dynamic SERS[J]. Biotech Week，2016（6）：676-680.

[83] 汪跃. 食道癌组织拉曼光谱检测技术研究 [D]. 福州：福建师范大学，2013.

[84] 王艳，崔子健，王燕，等. 基于表面增强拉曼光谱检测技术的肺癌早期诊断研究 [J]. 光散射学报，2013，25（1）：35-41.

[85] 申李胜男，李思敏，李倩，等. 拉曼光谱技术在乳腺癌临床应用方面的研究进展 [J]. 吉林大学学报（医学版），2020，46（2）：413-418.

[86] LI M，YU H，CHENG Y L，et al. Simultaneous and Rapid Determination of Polycyclic Aromatic Hydrocarbons By Facile and Green Synthesis of Silver Nanoparticles as Effective Sers Substrate[J]. Ecotoxicology and Environmental Safety，2020（200）：110780.

[87] WANG Q，LI J W，SONG Y H，et al. Rapid determination of methyl parathion and fenthion residues based on surface-enhanced Raman spectroscopy[J]. Optical Engineering，2020，59（5）：57106.

[88] 钟洁. 基于金壳纳米颗粒的表面增强拉曼光谱技术检测环境中的污染物 [D]. 合肥：中国科学技术大学，2018.

第十七章

氢氘交换质谱技术

第一节 概　述

本章阐述氢氘交换质谱技术，由于该技术具有多功能性和应用范围广等特点，一直是相关领域研究的热点。氢氘交换（HDX）技术利用蛋白质骨架主链酰胺氢原子与环境（重水）中的氘原子发生交换，以氘原子为非干扰性结构探针来探测蛋白质的结构信息（图2-17-1）。

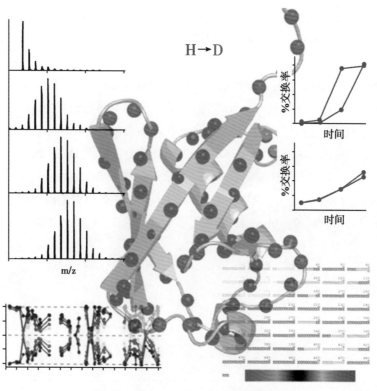

图2-17-1　HDX-MS实验结果展示

　　HDX反应的多功能性与质谱的高灵敏度相结合，使得对极具挑战性的蛋白质系统研究成为可能。HDX与质谱技术的联用（HDX-MS）具有灵敏、样品消耗量低、分析速度快、通量大、无理论分子量上限等优点。此外，标记反应可在几乎所有生理溶液条件下进行，最大限度保证了实验中蛋白质的天然活性状态。

随着生物医药技术的发展，蛋白质作为药物研究中的主要靶点或治疗制剂，逐渐应用于临床上的各种适应证。研究蛋白质的结构变化对理解候选药物的作用方式及功能至关重要，因此在蛋白质类药物设计及生产过程中往往需要进行高级结构表征、抗原表位作图、构象变化及动力学等研究。HDX-MS 技术作为一种高灵敏、快速、高通量的蛋白质结构动力学表征技术，逐渐发展成为学术界和生物制药行业广泛使用的结构分析工具。经过不断发展，HDX-MS 技术日益完善，其应用范围不断扩大。

第二节　氢氘交换技术的发展及理论基础

回顾 HDX 技术发展的历史，最早可以追溯到 20 世纪 30 年代 Urey 在实验室中发现了氢的同位素氘，这一重大科学发现获得诺贝尔化学奖，使重水的制备成为可能，为 HDX 的应用奠定了基础。20 世纪 50 年代，得益于重水的制备，Linderstrøm 等最早将 HDX 方法应用于蛋白质二级结构的研究。1957 年，Haggis 使用红外光谱研究了蛋白质、DNA、核精蛋白和烟草花叶病毒（TMV）的 HDX 行为。1963 年，Englander 使用氚来监测大分子中氢的变化，并研究出一种新的测量溶液中大分子氢交换的方法，即使用葡萄糖凝胶柱对氚化大分子与氚化试剂进行快速分离，实现结合氚的检测。随着核磁共振（NMR）技术的发展，直到 1979 年，Richard 等将 NMR 应用于核糖核酸酶 S 肽 HDX 的研究，提高了蛋白质氢交换测量的结构分辨率。建立一种在慢交换条件下对标记蛋白进行酶切并对标记肽进行色谱分离的实验流程，这一经典方法成为"自下而上"的 HDX-MS 实验的先驱。1982 年，Wagner 等在氢交换研究中首次使用了二维核磁共振技术（2D-NMR），同年 Kossiakoff 提出了中子衍射与 HDX 结合的方法，用于研究胰蛋白酶的构象变化。

随着质谱技术的发展，HDX 与质谱技术的结合促使 HDX 技术得以飞速发展，特别是 19 世纪 80 年代后期，以 ESI 和 MALDI 为代表的软电离技术使大分子化合物可以在保持结构的基础上瞬间从溶液状态转变为气态，使质谱技术应用于大分子化合物的研究成为可能。1986 年快原子轰击（FAB）质谱被用于肽段 HDX 的研究，1991 年电喷雾电离（ESI）质谱被应用于蛋白质 HDX 的研究。1993 年，Zhang 等首次将高效液相色谱（HPLC）与 FAB 质谱偶合，装置示意图如图 2-17-2 所示，用于蛋白质中肽段 HDX 的研究。2001 年，Woods 等开发算法和软件用于处理 HDX-MS 实验中的质谱数据，将数周的数据处理时间减少至几个小时。2006 年，Chalmersde 等搭建了全自动 HDX 系统，HDX-MS 技术进入了新的发展阶段。

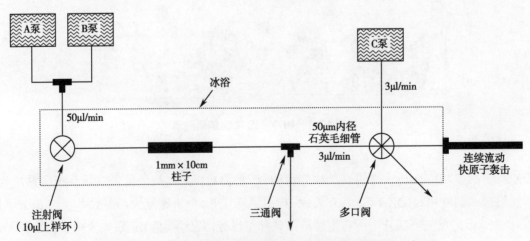

图 2-17-2　高效液相色谱与快原子轰击质谱联用的装置示意图

如图 2-17-3 所示，蛋白质含有多种氢原子，其中与碳原子直接相连的氢基本上不与氘原子进行交换。位于侧链的可交换氢可以与氘原子发生交换，但其交换速率过快，导致无法用质谱进行检测，并且会在分析过程中发生氘与氢的反向交换，对于这一部分氢的 HDX 行为可以通过气相 HDX 实验流程来监测，后续内容会进行详细介绍。HDX-MS 实验中最常见的是监测蛋白质的骨架酰胺氢，这部分氢的交换速率适中，适合用质谱监测。

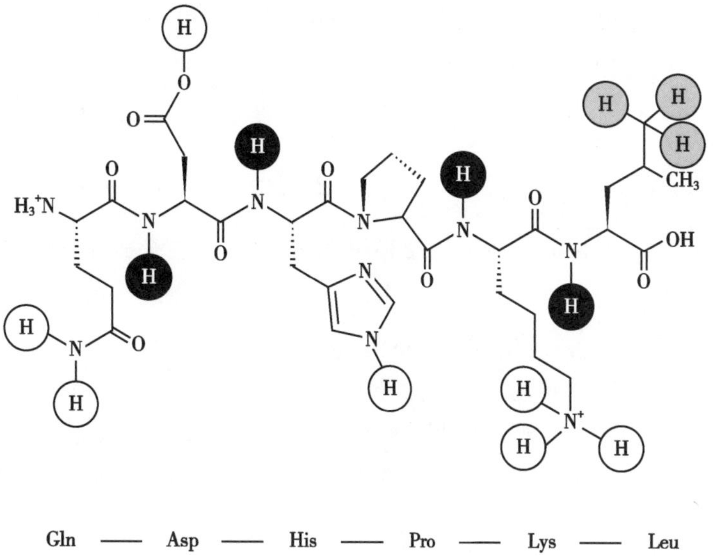

众所周知，当蛋白质分子浸没在重水溶液中时，其表面的氢原子会与重水环境中的氘原子发生交换。HDX 反应的机理是质子供体与质子受体发生有限扩散碰撞形成氢键复合物，随后质子在氢键上进行快速重新分配，当质子转移到质子受体后，复合物解离从而完成交换反应。酰胺氢的 HDX 反应（图 2-17-4）可以被酸（H_3O^+）、碱（OH^-）或水（H_2O）催化。

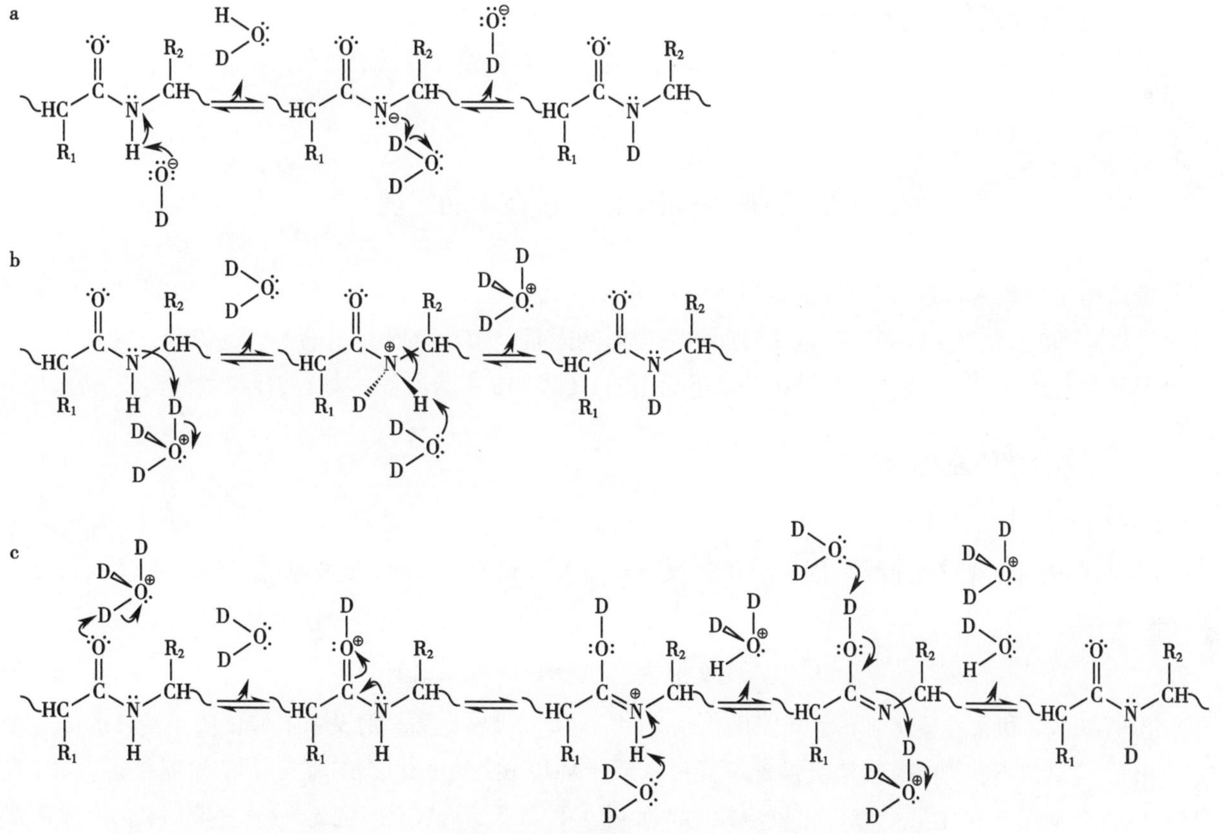

图 2-17-3　蛋白质中的氢

注：在肽段（Gly-Asn-Asp-Ser-Cys-Lys-Pro）示意图上显示可交换的骨架酰胺氢（黑色）和侧链氢（灰色），和不可交换的碳结合氢（白色）。

图 2-17-4　过量重水中碱或酸催化的骨架酰胺氢交换过程

注：a. 碱催化；b. 质子化 N 介导的酸催化；c. 质子化 O 介导的酸催化。

Linderstrøm 的理论模型是 HDX 的理论基础。根据酰胺氢的不同位置，可能会发生一个或多个瞬态高能的构象波动，这会暂时破坏内部酰胺的氢键，并使氢键与溶剂结合而发生 HDX 反应，该过程可由公式 2-17-1 描述，k_{op} 表示构象打开的速率常数，k_{cl} 表示构象关闭的速率常数。

$$\text{cl}(H) \underset{k_{op}k_{cl}}{\overset{k_{op}k_{cl}}{\rightleftharpoons}} \text{op}(H) \xrightarrow{k_{ch}D_2O} \text{op}(D) \underset{k_{cl}k_{op}}{\overset{k_{cl}k_{op}}{\rightleftharpoons}} \text{cl}(D) \qquad (\text{公式 2-17-1})$$

受保护酰胺氢的氢交换速率常数（k_{HX}）由公式 2-17-2 定义，k_{ch} 表示固有的交换速率常数，k_{HX} 表示氢交换速率常数。自然状态下，蛋白质在构象展开后会迅速折叠，因此 $k_{cl} \gg k_{op}$，公式 2-17-2 可近似为公式 2-17-3。考虑极端状况时，当 $k_{cl} \ll k_{ch}$ 时，与化学交换速率相比，闭合速率较慢，因此构象打开时溶剂有足够的时间进入暴露的酰胺框架内，允许在所有位置发生交换反应，这种情况称为 EX1 动力学，见公式 2-17-4。对于大多数生理条件下的蛋白质，自然状态下是比较稳定的，在瞬态构象打开后的重折叠速率与非结构化酰胺的化学交换速率相比要快得多（$k_{cl} \gg k_{ch}$），这种极端情况称为 EX2 动力学，由公式 2-17-5 描述。

$$k_{ch} = \frac{k_{op} \times k_{ch}}{k_{op} + k_{cl} + k_{ch}} \qquad (\text{公式 2-17-2})$$

$$k_{ch} = \frac{k_{op} \times k_{ch}}{k_{cl} + k_{ch}} \qquad (\text{公式 2-17-3})$$

$$k_{HX} = k_{op}(k_{cl} + k_{ch}) \qquad (\text{公式 2-17-4})$$

$$k_{HX} = \frac{k_{op}}{k_{cl}} \times k_{ch} = k_{op} \times k_{ch}(k_{cl} + k_{ch}) \qquad (\text{公式 2-17-5})$$

在该模型中，蛋白质天然状态下具有可交换和不可交换两种构象状态，以及溶液中的蛋白质通过一个或多个动态的构象打开和构象关闭反应在这些状态之间不断相互转换的过程。

第三节 氢氘交换质谱技术的实现

蛋白质中酰胺氢的 HDX 反应受很多因素的影响，包括 pH、温度、序列、离子强度、溶剂、压力、侧链效应等，本节重点介绍 pH、温度和氘化时间这三个影响因素。HDX-MS 技术的实现也依赖于这三个可控的物理参数。此外，本节还会介绍经典的自下而上的 HDX-MS 实验流程，以及其他类型的实验方法。

一、氢氘交换的控制因素

（一）pH

pH 是影响 HDX 的一个重要因素，HDX 反应是一类酸碱催化反应，酰胺氢的交换速率（k_{ch}）符合公式 2-17-6。

$$k_{ch} = k_{int,acid}[H_3O^+] + k_{int,base}[OH^-] + k_{int,water}[H_2O] \qquad (\text{公式 2-17-6})$$

其中，$k_{int,acid}$ 和 $k_{int,base}$ 分别表示酸催化和碱催化的速率系数，$k_{int,water}$ 则表示水催化质子转移的固有系数。由公式 2-17-6 可知，酰胺氢交换速率高度依赖于环境 pH 的变化。pH < 2.5 时，酸催化为主导；当 pH > 3.0 时，质子转移主要受碱催化反应控制。如图 2-17-5 所示 pH 位于 2.5～3.0 之间时，交换速率最小（约比 pH 7.0 时低 105 倍），称为 pH$_{min}$。因此进行猝灭时，可以将 pH 立刻调整为 pH$_{min}$，尽可能地降低 HDX 反应的速率，为后续的液质（LC-MS）分离检测提供充足的时间。值得注意的是，生理环境下

（pH 7.0～7.4），HDX 几乎完全由碱催化控制，$k_{int,acid}$ 和 $k_{int,water}$ 的影响可以忽略不计。

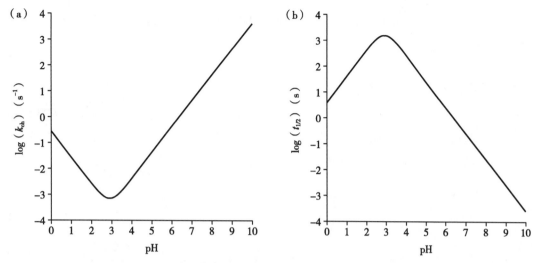

图 2-17-5　无序聚 DL 丙氨酸肽的化学氢交换速率常数（k_{ch}）及半衰期（$t_{1/2}$）与 pH 的关系

实验中以 pH 计的读数（pH_{read}）来表示各种氘与质子混合物的实验条件，玻璃电极对质子和氘的检测不同，这导致 pH_{read} 与实际的 pD 值有所差异。它们之间的关系如公式 2-17-7 所示。

$$pD = pH + 0.4 \tag{公式 2-17-7}$$

（二）温度

除 pH 外，温度也是影响交换速率的重要因素。生理条件下，HDX 的活化能约为 17kcal/mol，环境温度每增加 10℃，交换速率约增加 3 倍。根据公式 2-17-8 可以预测交换速率 k_{ch} 随温度变化的关系。

$$k_{ch}(T) = k_{rc}(293) \exp\left(-\frac{Ea}{R}\left[\frac{1}{T} - \frac{1}{293}\right]\right) \tag{公式 2-17-8}$$

其中，$k_{rc}(293)$ 代表 293 K 时 $k_{int,acid}$、$k_{int,base}$ 或 $k_{int,water}$ 的交换速率常数；Ea 则是酸、碱或水催化 HDX 的活化能；R 是气体常数 $0.001\,986\,kcal \cdot mol^{-1} \cdot K^{-1}$。当温度从 25℃ 降低至 0℃，交换速率约降低 14 倍。温度降低，分子动能和扩散速度减小，蛋白质骨架酰胺 HDX 速率也随之减小。

从图 2-17-6 碱催化条件下的化学交换速率常数与温度的关系中可以看出，在猝灭条件下（pH=2.5, 0℃），HDX 速率最小，不易发生反向交换。因此，为了提高实验的重现性，实验过程中应精确控制 pH 和温度，减少反向交换。进行多次的 HDX 重复实验时，应尽可能精确地保持实验温度的一致（±2℃），避免出现误差。

（三）时间

时间是 HDX 实验中一个重要的变量，交换时间序列的选择是设计 HDX-MS 实验的关键步骤之一。将样品稀释在重水溶液中来触发 HDX 反应时，在高浓度重水溶液中，样品的反向交换是最小的，此时 HDX 反应可以看作是单向的。因此，样品中被氘取代的酰胺氢的数量会随时间的推移而增加，直到可交换酰胺氢达到最大的交换量。

根据蛋白质样品的性质选择一个合适的时间序列是确

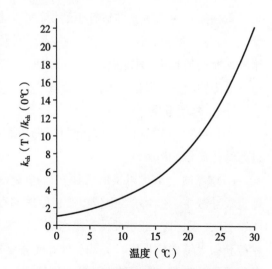

图 2-17-6　碱催化条件下的化学交换速率常数 k_{ch} 与温度的关系

保 HDX-MS 实验成功的关键,往往需要结合研究者的经验。对于没有相关文献参考的蛋白质样品,在 HDX-MS 实验中需要设定一个能够完整覆盖蛋白质动力学预测谱图的时间序列。通常应包括较短的时间(小于 1 分钟)和较长的时间(10~100 分钟)。通过调整温度及 pH,可以有效扩大时间尺度。然而,需要考虑的是蛋白质样品在相关 pH 或温度下是否是稳定的。

二、氢氘交换-质谱技术的一般工作流程

经典的自下而上的 HDX-MS 实验流程的应用范围较为广泛。实验流程中,首先将完整的蛋白浸没在重水环境中进行 HDX,然后在酸性条件下进行猝灭和酶切,最后进行质谱的检测,该流程呈现见图 2-17-7。自下而上的 HDX-MS 实验流程相对更简单也更易于操作。

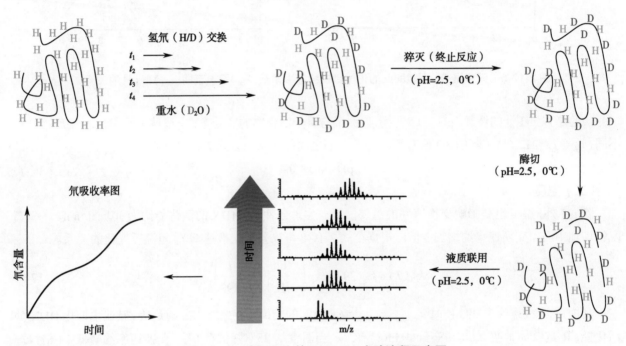

图 2-17-7　自下而上的 HDX-MS 实验流程示意图

蛋白质在进入质谱前进行了酶切,所以蛋白质样品的尺寸不再受到限制,理论上该流程没有分析质量上限,这使得更大尺寸的蛋白质样品的分析成为可能。然而这种方法的空间分辨率不足,因为其受限于酶切肽段的长度,只能提供肽段级别的分辨率,通常为 4~10 个氨基酸。按照通用的研究策略,以下对自下而上实验中涉及的实验步骤及技术细节进行简要介绍。

(一)样品准备

HDX-MS 的样品制备一般包括蛋白质表达,标准的蛋白质纯化程序,以及最后使用尺寸排阻色谱来进行纯化质量的控制。

HDX-MS 一般可以采取三种方式制备氘标记样品。最简单的是将水溶液中的蛋白质直接稀释在氘标记缓冲液中,这种方法中蛋白质初始的储存浓度要保持在较高水平,因为当用重水对样品进行稀释以触发 HDX 反应时,通常要保证重水的比例大于 90% 以保证标记效果,这需要样品具有较高的初始浓度,才能获得足够的信噪比。另外一种是先将蛋白质冻干,然后将其重新复溶到氘标记缓冲液中,但部分蛋白质不易被冻干。最新的方法是在氘标记缓冲液中对蛋白质进行微透析,但该方法成本比较高。

根据每次分析的样本量要求,典型的蛋白质样本浓度可以从 1μM 到 500μM 不等,随着质谱灵敏度

的提高,一般每次注射 10～100pmol 的样品即可获得理想的 HDX 结果。当然,不同蛋白质样品的信号强度是不同的,实际上样量需要根据实际情况进行优化。

(二)溶液配制

除了上述氘标记缓冲溶液,在 HDX-MS 实验中,通常还需要配制平衡缓冲溶液、猝灭缓冲溶液、稀释溶液等,其中猝灭缓冲液的配制较为重要。

在 HDX-MS 实验流程中,通过加入酸性的猝灭溶液和控制温度来终止 HDX 反应。猝灭溶液中使用的酸通常是三氟乙酸或甲酸,因为这些酸与基质辅助激光解析(MALDI)和电喷雾电离源(ESI)质谱兼容,也可以通过添加少量强酸(通常是盐酸)或强缓冲溶液(如甘氨酸或磷酸盐)稀释。为了保证蛋白质酶切的效率,在猝灭溶液中通常可以加入变性剂如盐酸胍(GdnHCl)、还原剂三(2- 羧乙基)膦(TCEP)、二硫苏糖醇(DTT)、尿素(Urea)、洗涤剂等。

此外,需要注意的是,由于 pH 是 HDX-MS 实验中控制 HDX 的关键参数之一,保证溶液配制过程中 pH 测量的重现性和准确性对 HDX-MS 实验的成功实施至关重要。

(三)氢氘交换反应

HDX 反应包括氘标记过程和终止氢氘交换反应过程(即猝灭过程)。氘标记包括交换反应和非交换反应。交换反应指在猝灭前将蛋白质进行标记,非交换反应指蛋白质与过量的氘原子反应,交换完全后将样品稀释到与氘化前相同的缓冲液中进行氢氘反向交换。目前大部分研究采用交换反应,因为对于大分子量或不稳定蛋白质,采用非交换实验容易产生假阳性结果。

如图 2-17-8 所示,氘标记包含连续标记和脉冲标记两种策略。HDX-MS 研究通常采用连续标记,即天然蛋白质连续暴露于氘标缓冲液中,通过质谱监测氘摄入量与标记时间的函数关系。标记时间至少跨越四个数量级,单位须由秒跨度到小时。脉冲标记即蛋白质受到某种干扰如添加化学变性剂、形成复合物、改变 pH 或温度后发生变性,变性的蛋白质在氘代缓冲液中进行短时间快速标记(通常为 10 秒或更短)。该方法在 HDX-MS 中主要用于短寿命折叠中间体的监测与表征。

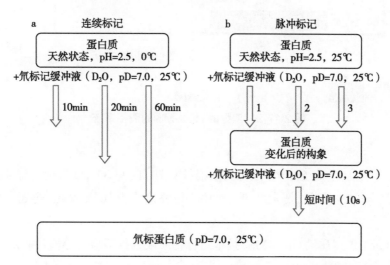

图 2-17-8 HDX-MS 实验流程中的连续标记(a)和脉冲标记(b)

(四)酶切

在线酶切是 HDX-MS 研究蛋白质高级结构的关键步骤,该步骤非常具有挑战性。蛋白质在猝灭条件下(0℃和 pH＝2.5)的酶解过程必须快速,因此为了提高酶解效率和结构信息分辨率,须在短时间内对蛋白质实现最大程度的裂解。酶切温度一般为 10～20℃,提高酶切柱的压力和适当的延长酶解时间可以提高肽段序列覆盖率和冗余度。同时可以尝试使用不同类型的蛋白酶包括胃蛋白酶、蛋白酶XIII、根硫磷素（蛋白酶ⅩⅧ型）、血浆蛋白酶、真菌ⅩⅢ、真菌ⅩⅥ、内芬太素、ⅩⅢ型蛋白酶和ⅩⅧ型蛋白酶、黑曲霉原内蛋白酶（AN-PEP）以及混合型酶等来提高酶切效率。

（五）液相分离

虽然在猝灭条件下，HDX速率已经降至较低水平，氘标记样品与液相色谱中的流动相接触仍可导致出现反向交换。因此，保持色谱分离步骤的温度尽可能接近0℃和pH=2.5很重要。此外，在保证分离度的情况下尽可能缩短液相运行时间，也可以有效减少反向交换。

HDX-MS的液相系统通常包括控温模块、固定化在线酶切色谱柱、蛋白脱盐柱（Trap）、分析色谱柱等（图2-17-9）。蛋白质样品在低温条件下通过固定化酶切柱进行在线酶切，酶解产生的肽段混合物首先进入Trap柱进行脱盐浓缩，将前述步骤中带入的对后续质谱分析有影响的盐杂质除去，最后进行反相色谱短梯度洗脱，将在线酶切产生的肽段梯度洗脱分离。

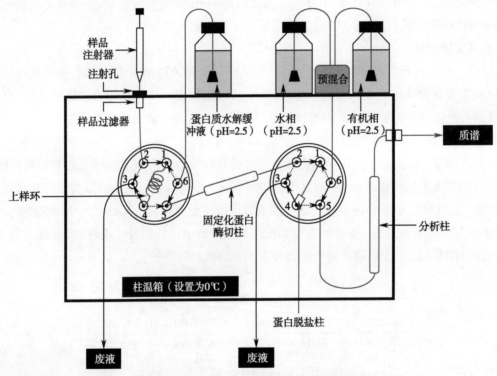

图2-17-9　典型的HDX-MS的液相系统

（六）质谱检测

经过液相分离的洗脱肽段被ESI电离，再由四极杆-飞行时间（Q-TOF）检测器进行质量监测。根据氢与氘之间的质量差异，MS可通过测定肽段质量中心位移来监测HDX变化，再通过相关软件进行后续的数据处理步骤。

研究表明，使用离子淌度质谱（IMS-MS）技术对标记肽段进行多维度分离，可以大幅提高HDX实验中肽图的覆盖率。

（七）数据处理

数据解析是HDX-MS实验中最复杂的步骤。获得大量质谱数据之后，需要软件对不同时间点的标记肽段进行详细分析。首先识别质谱中单个肽的准确分子量和同位素分布建立目标蛋白质的完整肽库，通过比较不同时间点标记和未标记肽段计算其吸收速率，最后通过比较不同状态下蛋白质的氘摄入水平对蛋白质构象变化进行表征，并将氘吸收水平产生变化的肽段映射到蛋白质空间结构中进行可视化（图2-17-10），从而对其结构或功能进行分析。

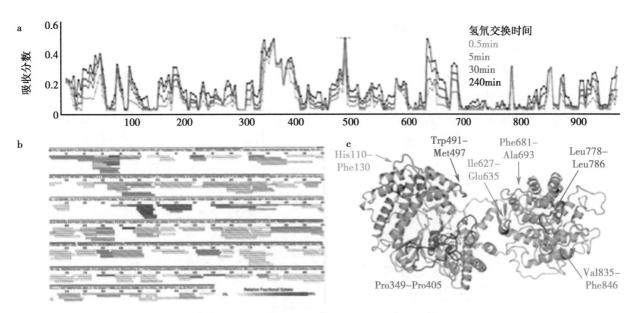

图 2-17-10　HDX-MS 技术几种常见形式的结果图
注：a. 蝴蝶图；b. 肽图；c. 功能映射图。

在过去十多年中，HDX-MS 在仪器创新和软件开发方面取得了显著进展。数据处理和分析软件的发展使科学家们能够在快速高效处理数据的同时实现大量数据的管理。已经有许多软件包可用于 HDX-MS 数据的处理和分析，包括 ProteinLynx Global Server（PLGS）、DynamX、HDX Workbench、Mass Spec Studio、HX Express、Pymol、HDX-Analyzer、MSTools、ExMS 等，商业化的信息处理平台为分析人员节省了大量的数据处理时间。

（八）回交的考察

回交是 HDX 技术的关键问题，即反向交换。当样品处于低浓度重水环境，即使在终止条件下，还是会有低水平的 HDX 反应发生，由于此时重水浓度非常低，因此，反应以氘原子向氢原子交换为主，这样的交换称为反向交换。在保证实验条件一致的情况下，所有样品的反向交换水平是一样的，因此，研究人员不需要确定实验过程中的反向交换水平，而只需分析相同肽段在不同状态下的相对 HDX 率差异就可以得出相应结论。然而，过高的反向交换会显著减少这种差异水平，最终得出不正确的结论。因此，在 HDX-MS 实验过程中需要尽可能减少反向交换。绝大多数的反向交换发生在氘代肽段的质谱分析过程。公式 2-17-9 可以用来校正反向交换，D_{corr} 是校正的氘交换量，m_{expt} 是实验确定的肽的质量，m_0 为未氘化对照组中肽的质量，m_{100} 为完全氘化时肽的质量，N 是肽段中可交换酰胺氢的数量。

$$D_{corr} = \frac{m_{expt} - m_0}{m_{100} - m_0} \times N \qquad （公式 2-17-9）$$

氘代肽段的质谱分析常用两种方法：LC-ESI-MS 和 MALDI-TOF-MS。如果使用 LC-ESI-MS 检测，液相分离过程容易发生反向交换，因此，液相分离必须在低温下（0～4℃）进行，并且要尽可能减少分离时间（控制在 15 分钟以内）；如果使用 MALDI-TOF-MS 检测，样品与基质共结晶过程非常容易发生反向交换，必须尽量缩短共结晶时间，科研人员常常通过优化基质溶剂、减少样品点样量，以及使用真空干燥等方法控制样品共结晶时间。

三、其他类型的工作流程

（一）"自上而下"的实验流程

得益于自上而下的质谱方法的发展，1994 年，Anderegg 等最早提出了自上而下的 HDX-MS 实验流程,将氘化的完整蛋白直接用碰撞诱导解离(CID)技术碎裂成气相碎片,从而直接对蛋白质整体的 HDX 情况进行分析。如图 2-17-11 所示,与自下而上的方法相比,自上而下的实验流程不用进行样品的猝灭以及酶切等步骤,标记后的蛋白质直接被碎裂成氘标记的气相碎片,最后进行数据分析。由于没有蛋白酶水解步骤,可以很大程度降低反向交换。然而,早期使用 CID 技术进行气相碎裂时出现明显的氘 "游走"现象,严重干扰实验结果。使用 CID 碎裂技术,该流程通常无法提供较大的多肽和蛋白质的高覆盖率肽图,进而导致其分辨率受限,这在根本上制约了早期自下而上的 HDX-MS 实验流程的发展和应用。

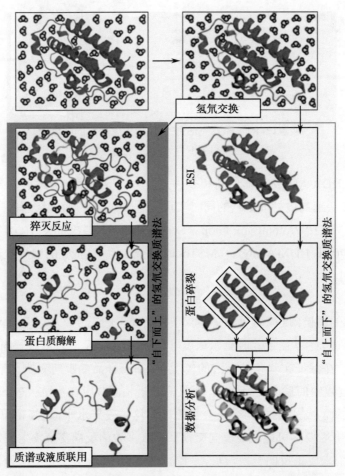

图 2-17-11　自下而上和自上而下的 HDX-MS 实验流程原理

　　气相碎裂过程中氘"游走"现象,导致获得的碎片离子信息无法真实地再现原始肽段中的氘标记位点,这极大地制约了早期自上而下 HDX-MS 技术的发展。有研究者使用内标对气相碎裂过程中的游走现象加以观察。随后科学家们开始转向其他的气相解离技术,最为成功的是电子捕获解离(ECD)和电子转移解离(ETD)技术。相比于 CID 这种"慢"离子激活技术,ECD 和 ETD 引发的肽段碎裂更快速和高效,并且其碎裂效率不随肽段长度而迅速衰减,目前广泛用于自上而下 HDX-MS。

　　自上而下 HDX-MS 与 ECD 或 ETD 技术相结合可以获得接近氨基酸级别的分辨率。2009 年,Pan 等使用马肌红蛋白作为模型来评估自上而下 HDX-MS 与 ECD 结合的适用性。研究发现,ECD 可以有效避免氘标记的"游走"现象,获得的平均分辨率小于两个氨基酸。2010 年,Sterling 等采用自上而下的 HDX-MS 实验流程结合 ETD 串联质谱测定醋酸铵溶液中牛泛素的 HDX 速率常数。通过在样品中添加 1% 间硝基苯甲醇使 ESI 液滴中的蛋白质发生快速变性,取代猝灭步骤。结果表明这种自上而下的

HDX-MS 与 ETD 串联质谱相结合的方法可以获得类似于使用 NMR 的空间分辨率和显著更高的灵敏度（图 2-17-12）。

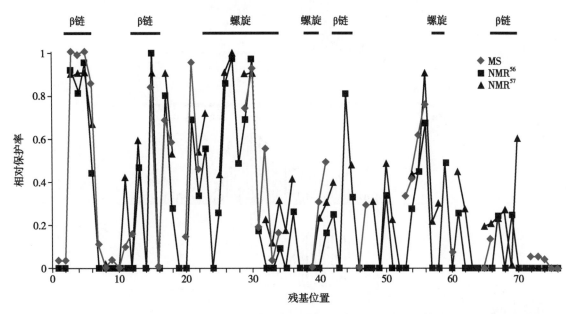

图 2-17-12　通过 MS（红色）和 NMR（黑色）获得的蛋白质序列中单个残基的 HDX 结果的比较

与经典的自下而上的 HDX-MS 实验流程相比，自上而下的研究策略往往可以提供一些独特的信息。众所周知，蛋白质离子在质谱中经常表现出双峰和复杂的多模态同位素分布，自上而下的 HDX-MS 实验流程提供了一个独特的机会来可视化和表征不同的构象状态。蛋白质不同的构象状态可以根据其氘含量的差异进行区分，溶液状态下的蛋白质酶解几乎总会导致肽段的氘含量与骨架酰胺的被保护程度的差异性，也就是说这一过程可能会导致蛋白质骨架酰胺的特定构象与肽段氘吸收量之间的相关性丧失。另一方面，自上而下的 HDX-MS 流程允许选择具有特定氘吸收水平的离子，这表明该方法可以对选定的特定构象进行蛋白质高阶结构的研究，这也是自下而上方法所不具备的。2013 年，Wang 等使用自上而下 HDX-MS 与 ECD 相结合的方法对小的调节蛋白泛素进行构象研究。实验结果表明，该流程可以为选择的特定构象生成主链酰胺保护图，从而排除溶液中蛋白质样品其他状态的干扰（图 2-17-13）。

虽然自上而下的 HDX 作为一种以特定构象方式探测蛋白质高阶结构的工具十分具有吸引力，但对于较大型蛋白质样品来说，该流程需要非常高的灵敏度，实现起来往往是困难的。此外，气相碎裂中的二硫键解离具有挑战性，这会在一定程度上导致序列覆盖率的降低。尽管自上而下的 HDX-MS 技术面临诸多挑战，但其解决蛋白质高阶结构和动力学相关复杂问题的能力，使其具有巨大的发展潜力。

（二）"中下"的实验流程

为了克服自上而下 HDX-MS 实验中蛋白质样品的尺寸限制，研究者开发了一种中下的 HDX-MS 工作流程，该工作流程将自上而下和经典自下而上的部分流程进行组合，首先对完整蛋白质进行标记，随后进行酸性条件下的猝灭和酶切，再使用 ETD 或 ECD 技术将酶解肽段进行气相裂解，进而获得完整蛋白的 HDX 信息。

2016 年，Pan 等首次报告了一种中下的 HDX-MS 实验流程（图 2-17-14），该流程包括使用非特异性胃蛋白酶在低 pH 条件下进行限制性酶解，然后在低温下进行 HPLC 分离，最后进行 ETD 碎裂等步骤。研究者使用该流程对治疗性抗体赫赛汀进行了中下 HDX-MS 实验分析，该方法在接近单残基水平下测定了糖基化对赫赛汀的结构影响，突破了自上而下 HDX-MS 方法的蛋白质样品尺寸限制。

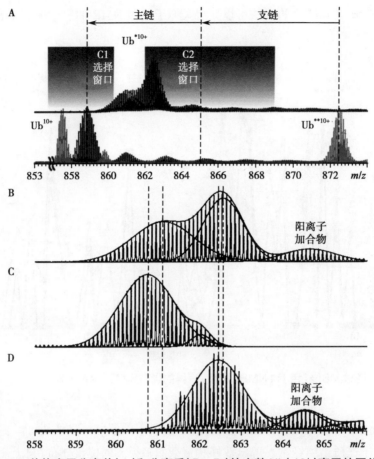

图2-17-13 前体离子分离前(A)和分离后(B～D)的完整Ub(10⁺)离子的同位素分布

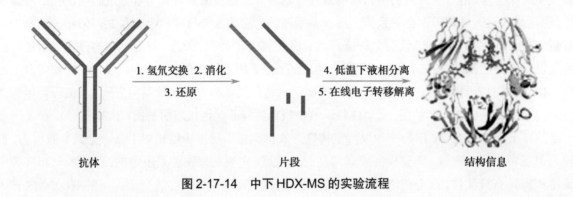

图2-17-14 中下HDX-MS的实验流程

2018年,Karch等使用自上而下与中下HDX-MS相结合的实验流程对异质的蛋白质复合物和蛋白质/DNA复合物的结构和动力学进行了分析(图2-17-15),进一步扩展了中下HDX-MS实验方法的应用范围。

（三）气相HDX实验流程

气相HDX(gas-phase HDX)是一种快速、灵敏、无干扰的分析方法,用于提供生物分子结构特性的信息,与质量分析相辅相成。气相HDX是通过将氘化气体注入质谱仪,与去溶剂化离子反应,实现位于侧链及与氧、氮、硫等杂原子相连氢的氘交换。研究表明,氘代气体可以引入质谱仪的不同位置,实现气相HDX(图2-17-16)。Beeston等证明了气相HDX-MS可以用来监测在溶液相HDX-MS中无法观测的蛋白质二级结构的微小变化。

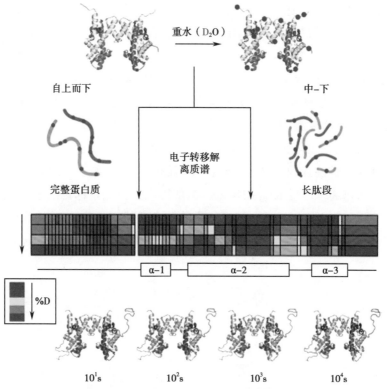

图 2-17-15　自上而下与中下 HDX-MS 相结合的实验流程

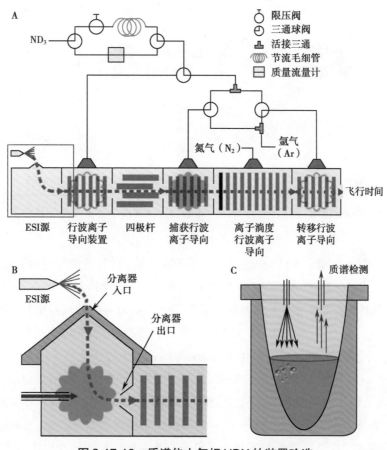

图 2-17-16　质谱仪上气相 HDX 的装置改造

注意：A. 将纯化的 ND₃ 气体注入仪器的各个部分进行气相 HDX；B. 锥孔区域气相 HDX-MS 的装置；C. ND₃/D₂O 溶液介导的气相 HDX。

实现气相HDX的一种方法是使用纯化的ND₃代替重水溶液,ND₃气体可以注入质谱仪的不同位置。1994年,Hemling等开发了一种简单的气相HDX方法,只需对离子源的管道进行微小改动,将ND₃全部或部分取代质谱的雾化气或气帘气即可实现高效的气相HDX。Kamel等使用这种方法确定了五种四环素的ESI质谱图中主要碎片离子的结构和形成机制。气相HDX反应也可以发生在质量分析器中。1998年,Kaltashov等描述了一种将ND₃气体注入基质辅助激光解吸电离四极杆离子阱(MALDI/quadrupole ion trap)质谱的Trap池来进行气相HDX的实验流程。

此外,有研究将ND₃气体注入行波离子导向装置(T-wave ion guide)中进行气相HDX。Rand等报道了一种将ND₃气体选择性注入四极杆飞行时间质谱的四个行波离子导向装置之一的可控气相HDX流程(图2-17-17),即可以通过改变ND₃的量或行波的速度来控制氘标记的程度,将气相HDX和电子转移碎裂(ETD)质谱结合来气相氘标记肽和蛋白质的单个氨基酸残基。Rand等在后续研究中,使用该装置对泛素、细胞色素c、溶菌酶和脱细胞肌红蛋白进行了气相HDX研究,进一步证明了该流程的快速和高效。

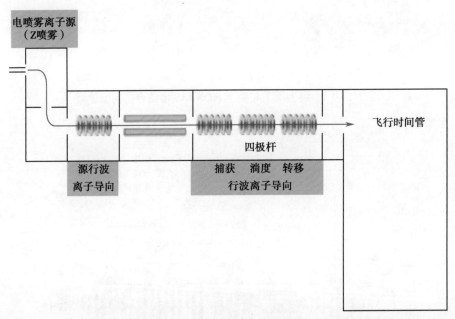

图2-17-17 Synapt G2四极杆飞行时间(Q-Tof)质谱的四个行波离子传导装置(TWIGs)

为了避免有害和腐蚀性ND₃气体进入气相HDX-MS实验,研究者使用一种强碱性的液体试剂氘化氨水溶液(ND₃/D₂O)代替ND₃气体,通过ND₃气体饱和的N₂气流将ND₃注入质谱仪进行气相HDX。Mistarz等使用这种气相HDX装置对天然溶液状态下的蛋白质复合物的高阶结构和结合界面进行研究,证明了这种方法的可行性。进行气相HDX-MS的仪器设置,重点是肽和蛋白质离子气相HDX-MS期间的技术实施、设置验证和控制测量。2014年,Mistarz等描述了一种在电喷雾电离(ESI)之后立即在质谱仪内进行ND₃介导的毫秒气相HDX的简单装置(图2-17-18),并在三台商用质谱仪上成功实施,验证了其可行性。研究者还比较了亮氨酸脑啡肽和谷氨酸纤维蛋白肽B的溶液相和气相氘摄取,证实了这种气相HDX-MS方法允许标记位于侧链、N端和C端的与杂原子相连的非酰胺氢。2016年,Mistarz等利用气相HDX实验流程研究了天然溶液状态下蛋白质复合物的高级结构和结合位点。

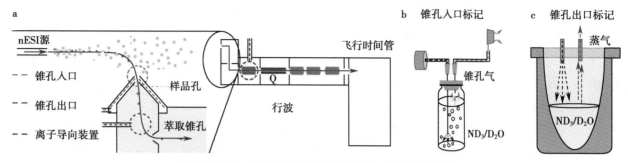

图 2-17-18 离子源内气相 HDX-MS 的装置示意图

（四）时间分辨 HDX 实验流程

通常情况下，溶液相的 HDX 是在数秒到数小时的时间尺度范围内，然而在实际案例中，某些蛋白质的交换非常迅速，可能小于 1 秒，这使得蛋白质在第一次检测前就完成了 HDX，导致常规 HDX-MS 可能无法监测某些重要的生物学过程。此外，在更短的时间尺度范围内，影响结合位点准确性的变构效应可能会被抑制。气相 HDX 实验通常可以实现毫秒级的 HDX，相关研究进展已经在气相 HDX 的研究进展中进行了描述，由于蛋白质结构在气相和液相状态下的差别，以及仪器设备的限制，使得气相 HDX 的应用十分有限，此部分主要介绍溶液相状态下的毫秒级 HDX 实验流程。

2003 年，Wilson 等介绍了一种基于电喷雾电离质谱（ESI-MS）的在线研究瞬态溶液相过程的新型装置（图 2-17-19）。该装置具有两个同心毛细管，允许两种溶液的毫秒级混合，从而启动相关反应，方法称为时间分辨电喷雾电离质谱（TRESI-MS）。如图 2-17-20 所示，基于毫秒级的质谱研究策略，Rob 等将 TRESI-MS 与微流控芯片结合，在微流控芯片上进行蛋白质的猝灭和酶解，实现了时间分辨的 HDX-MS 技术（TRHDX-MS），非常适合于亚秒级 HDX 标记和快速构象动力学研究。

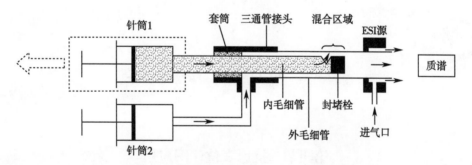

图 2-17-19 用于时间分辨 ESI-MS 的实验装置示意图

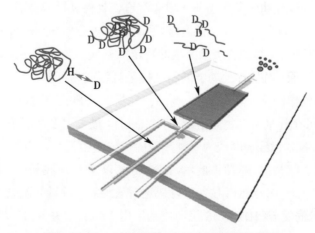

图 2-17-20 时间分辨 HDX 实验装置示意图

Zhu 等使用 TRHDX-MS 获得 Tau 蛋白的结构信息和构象变化情况。Lento 等研究铜绿假单胞菌 K122-4 菌株（ΔK122）的单体和二聚体状态之间发生的结构变化。Resetca 等将 TRHDX-MS 应用于蛋白质 - 配体相互作用的研究，鉴定了转录因子信号转导子和转录激活子 3（STAT3）与小分子抑制剂的相互作用。

抗原抗体结合表位的识别可能受到变构效应的干扰。为了区分变构效应，2017 年 Deng 等在基于 HDX 毫秒时间分辨电喷雾电离质谱技术（TRESI-HDX）的基础上，设计了如图 2-17-21 所示的"动力学"毫秒级 HDX 工作流程，通过缩短整个流程的响应时间来抑制变构效应的发生。该流程采用微流体设备，通过芯片上胃蛋白酶消化和电喷雾电离实现毫秒级的 HDX 标记时间。肌红蛋白 / 抗肌红蛋白的模型系统显示，在较短的"动力学"工作流程标记时间（200ms），表位信号已较为明显，但变构位点的信号远低于阈值。

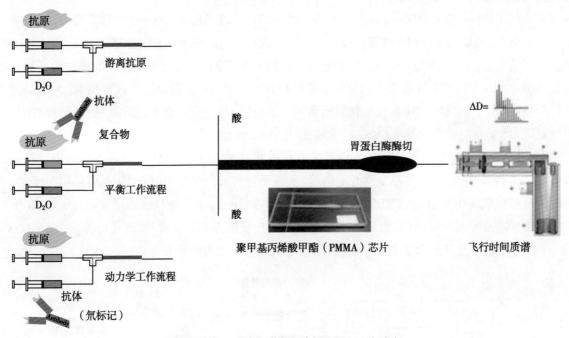

图 2-17-21　"动力学"毫秒级 HDX 工作流程

第四节　抗原表位作图应用

基于抗体的生物药物的设计和研发是当前一项非常迫切且极具挑战性的任务，其中关键的一环就是鉴定抗原表面被抗体互补决定区特异性识别的区域，称为抗原表位作图（epitope mapping）。到目前为止，对于大多数抗原 - 抗体相互作用，其密切接触区域的特定氨基酸序列仍然未知。这一领域亟须实验技术的突破使快速揭示溶液中抗原 / 抗体行使功能的相互接触区域成为可能。与传统技术相比，氢氘交换技术与质谱技术的联用在表位作图方面具有灵敏、样品消耗量低、分析速度快、通量大、无理论分子量上限等优点。此外，标记反应可在几乎所有生理溶液条件下进行，最大限度保证了实验中蛋白质天然活性状态的保持。现代 HDX-MS 技术已经逐渐成为一种高效的表位作图工具。

Enrico Malito 等评估了肽扫描、噬菌体展示、HDX-MS 以及 X 射线晶体学四种表位作图技术，如图 2-17-22 所示，与其他方法相比，HDX-MS 技术可以快速有效地展示除脯氨酸之外的近乎完整的抗原表位信息。随着 HDX-MS 技术的发展，HDX-MS 已经成功应用于疾病相关蛋白、病毒装配体、过敏原蛋白甚至多克隆抗体等的表位研究。

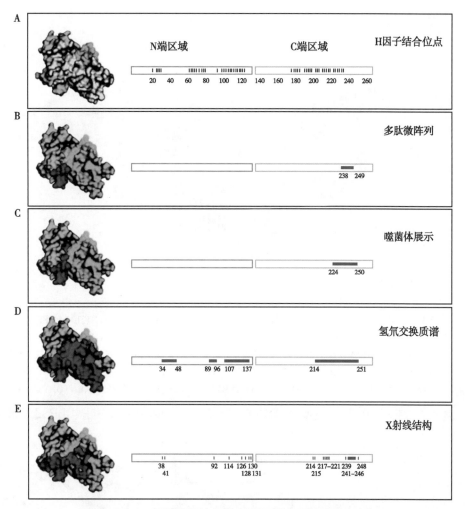

图 2-17-22　不同技术绘制的 H 因子结合蛋白（fHbp）表位

注：A 中黄色为 H 因子在 fHbp 上的结合位点。B～E 红色表示不同方法获得的抗原表位结果，
即 B 肽扫描法，C 噬菌体展示，D HDX-MS 法，E X 射线晶体衍射法。

在疾病相关蛋白的表位研究中，应当注意到 HDX-MS 技术对广谱性中和抗体开发的能力。Chen 等使用 HDX-MS 等技术报道了间日疟原虫 Duffy 结合蛋白（PvDBP）的广谱中和表位（图 2-17-23）。鉴定了三种抑制性单克隆抗体（mAbs 2D10、2H2 和 2C6）和一种非抑制性单克隆抗体（3D10）的表位。此外，研究者通过 HDX-MS 技术鉴定了疟原虫红细胞膜蛋白、白喉毒素等疾病相关蛋白的广谱性表位，这些工作对于抗体药物研发以及改进疫苗设计尤为重要。2019 年 Puchades 等使用 HDX-MS 探索各种药物分子对血凝素（HA）的主要抗原位点，在药物研发的早期阶段鉴定出有希望的候选药物。2020 年 Huang 等应用 HDX-MS 对分子相关蛋白 A（MICA）的四种单克隆抗体 mAb2、mAb36、mAb39 和 mAb40 进行了候选抗体评估。

鉴于 HDX-MS 对复杂体系的处理能力，通过 HDX-MS 进行多抗表位作图具有独特的价值。Zhang 等使用 HDX-MS 技术对山羊血清中纯化的多克隆抗体的水解 Fab 片段与坚果过敏原 Ana o 2 进行表位作图。实验鉴定出游离抗原的 186 种水解肽，其序列覆盖率为 96%，当添加 Fab 后其覆盖率降低为 90%。该工作表明 HDX-MS 可以识别在表位定位中发挥重要作用的潜在表位区域，这些表位更能代表在体内复杂生物反应条件下被识别的抗原表位。

抗原与多克隆抗体片段反应后，由于体系的复杂性导致序列覆盖率下降。为了解决这一问题，Zhang 等设计了一套低温 HDX 系统（图 2-17-24），通过在更低的温度条件下延长液相的分离时间，改善肽段的

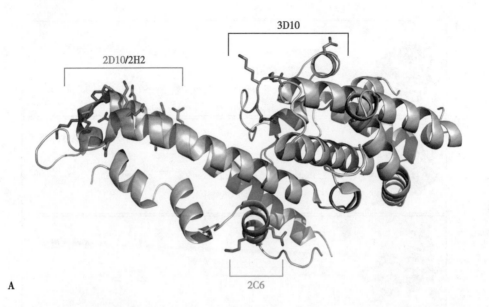

NTVMKNCNYKRKRRERDWDCNTKKDVC I PDRRYQLCMKELTNLVNNTDTNFHRDI TFRKLYLK
RKL I YDAAVEGDLLLKLNNYRYNKDFCKDI RWSLGDFGDI IMGTDMEG I GYSKVVENNLRS I F
GTDEKAQQRRKQWWNESKAQ I WTAMMYSVKKRLKGNF IWI CKLNVAVNI EPQ I YRWI REWGRD
YVSELPTEVQKLK EKCDGK I NYTDK KVCKVPPCQNACKSYDQ WI TRKKNQWDVLSNKF I SVKN
AE KVQTAGI VTPYDI LKQ ELDEF NEVAFENE INKRDGAY I ELCVCSVEEAKKNTQEVVTNVDN

图 2-17-23 单克隆抗体 2D10、2H2、2C6 和 3D10 在间日疟原虫 Duffy 结合蛋白(PvDBP)上的表位映射结果

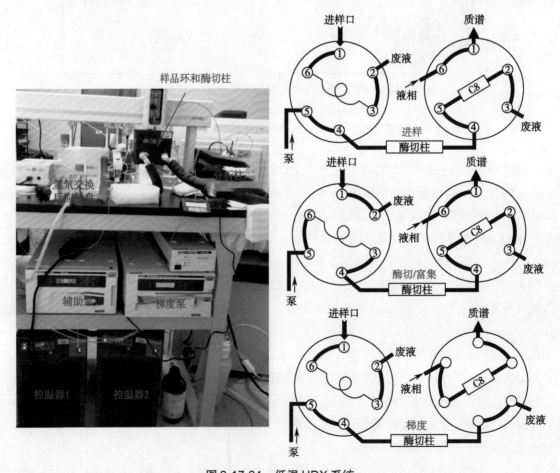

图 2-17-24 低温 HDX 系统

注:两个不同温度下的阀门控制样品的注入、酶切和液相分离。

分离效果,以提高复杂体系下的序列覆盖率,与普通 HDX 系统相比序列覆盖率提升至 100%。Ständer 等也展示了如何将 HDX-MS 技术用于多克隆抗体表位定位的研究(图 2-17-25),使用该工作流程识别了位于 H 因子结合蛋白(fHbp)N 端和 C 端的四个免疫原性区域,并提供了对抗体相对丰度和亲和力的见解。上述研究体现出 HDX-MS 在多抗表位作图领域的独特优势。

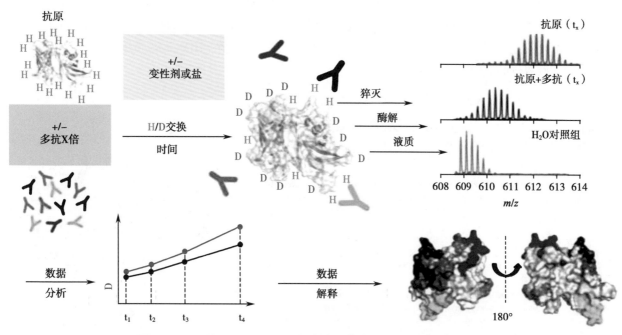

图 2-17-25　将 HDX-MS 用于多克隆抗体表位定位研究的工作流程

除此之外,研究者成功将 HDX-MS 应用于病毒的表位研究领域。2013 年 Bereszczak 等将 HDX-MS 应用到病毒衣壳的表位研究中,对两种重要单克隆抗体片段 Fab E1 和 Fab 3120 和乙型肝炎病毒(HBV)衣壳中核心抗原(HBcAg)的表位进行研究(图 2-17-26)。得益于高分辨率 Q-Tof、超高效液相色谱以及优化的数据处理软件的应用,此项研究首次使用 HDX-MS 技术对质量高达 6 MDa 的完整病毒 - 抗体复合物进行表位研究,其中装配 HBV 衣壳的 Cp149.3CA 单体共获得 67 条水解肽,序列覆盖率达到 98%。2020 年,Meng 等通过 HDX-MS 发现了抑制性抗体所识别的鼻病毒和其他肠道病毒独特的治疗脆弱性位点。2021 年,Adhikari 等利用 HDX-MS 鉴定了抗体在寨卡病毒包膜蛋白结构域Ⅲ上的表位区域。大量研究结果显示出 HDX-MS 技术应用于病毒装配体领域表位作图的巨大潜力。

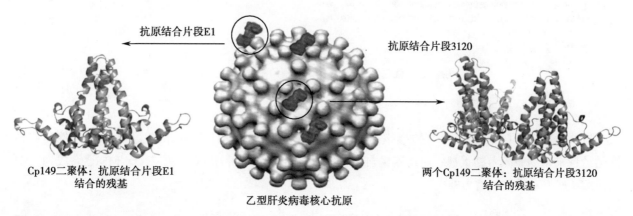

图 2-17-26　使用 HDX-MS 方法获得的抗原结合片段 E1(粉色)和抗原结合片段 3120(蓝色)与乙型肝炎病毒(HBV)衣壳中核心抗原(HBcAg)的结合区域

对过敏原-抗体复合物的表位作图可以获得抗原表位参与免疫应答的重要信息,这对进一步降低过敏原免疫疗法和患者脱敏的风险具有重要的指导意义,HDX-MS 技术对过敏原治疗性表位鉴定的相关研究也日益增加。2011 年 Zhang 等使用 HDX 技术对单体质量为95kDa 的三聚体腰果 11S 球蛋白过敏原 Ana o 2 进行表位作图(图 2-17-27),通过胃蛋白酶和蛋白酶ⅩⅢ对单克隆抗体 2B5、1F5 和 Ana o 2 的复合物进行双重顺序消化,获得了良好的蛋白质序列覆盖率。得益于高分辨率质谱,更快的液相分离系统,HDX-MS 技术首次对大型过敏原-抗体复合物进行了表位作图。虽然结构性表位数据可以提供比 HDX-MS 方法更为详细的过敏原信息,但晶体学和 cryo-EM 等方法通常较复杂,HDX-MS 技术的优势在于可以快速获得过敏原表位的关键信息。

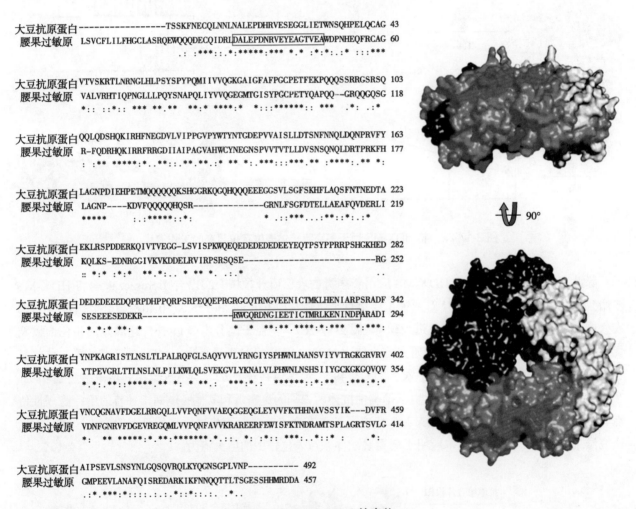

图 2-17-27　Ana o 2 的表位

注:紫色和红色分别对应 HDX 识别的 2B5 和 1F5 表位。

随着对靶向蛋白相互作用治疗方案需求的迅速增高,抗体与抗原相互作用的复杂性、多样性和重要性已经越来越为研究者的重视。通过测量自由抗原和结合抗原之间 HDX 变化,HDX-MS 逐渐成为生物制药领域研发和设计的有力补充。

第五节　抗体表征应用

近年来，全球生物医药产业快速增长，单克隆抗体药作为生物药的一个重要分支，具有靶向性强和毒副作用低、疗效显著的特点。经过近 40 年的发展，抗体类药物研发投入和销售额逐年增加。据统计，目前每年抗体类药物上市规模约占美国 FDA 批准新药的五分之一，2021 年美国 FDA 批准了第 100 个单克隆抗体产品，全球单抗药市场已经突破千亿美元。

与小分子不同，蛋白质的高级结构和构象动力学与其作为治疗剂的功效密切相关。因此，蛋白质疗法的兴起带来了独特的挑战，促使开发能够在强大的药物发现和开发环境中表征蛋白质结构、动力学和相互作用的新分析工具。目前，单克隆抗体占用于治疗疾病的生物制药蛋白的大部分。由于其分子量大、结构复杂性高，对其结构的表征具有挑战性。HDX-MS 在复杂的单克隆抗体分子的构象和动力学表征方面发挥着重要作用。

2013 年，Houde 等将 HDX-MS 技术用于重组单克隆抗体免疫球蛋白 γ1（IgG1）的分析（图 2-17-28），获得了有关 IgG1 构象、动力学以及蛋白质修饰引起的构象变化、储存条件变化等信息。Rose 等通过 HDX-MS 发现 CH3 结构域中 Y407 的突变显著影响 IgG 抗体构象和糖基化。2014 年，Zhang 等使用 HDX-MS 结合结构建模的方法讨论了常见化学修饰，如蛋氨酸氧化、天冬氨酸异构化和天冬酰胺脱酰胺等对单克隆抗体构象的影响。2014 年 Pan 等报道了一种用于单克隆抗体和相应抗体 - 药物偶联物（antibody-drug conjugates，ADCs）直接比较的 HDX-MS 工作流程（图 2-17-29），用于理解药物结合对 ADCs 构象和动力学的影响。

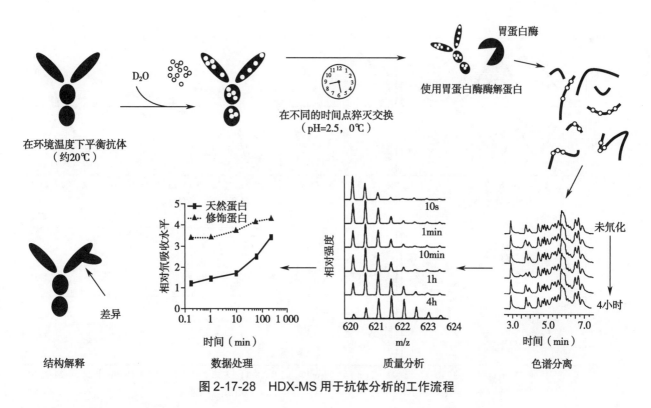

图 2-17-28　HDX-MS 用于抗体分析的工作流程

HDX-MS 在生物仿制药物的可比性研究中发挥了重要作用，其特别适合对生物制药进行构象比较。利妥昔单抗用于治疗非霍奇金淋巴瘤和慢性淋巴细胞白血病，Visser 等报道了将 HDX-MS 用于生物仿制药利妥昔单抗（GP2013）与原研药对比的方法。可比性分析中 HDX-MS 结果表明，GP2013 和原研药即使使用不同的制造工艺也保持了相同的构象。Pan 等使用 HDX-MS 对贝伐单抗（BEV）与其生物仿制药的可比性进行了评估（图 2-17-30）。实验中三种 BEV 样本之间的 HDX 行为不存在明显差异，表明 BEV 与两种生物仿制药的高阶结构不存在差异。Fang 等使用 HDX-MS 证明了英夫利昔单抗（Remicade®）及英夫利昔单抗生物仿制药（Inflectra®）在高阶结构上的相似性。

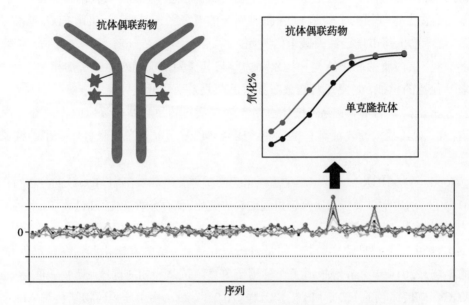

图 2-17-29　使用 HDX-MS 进行单克隆抗体和相关抗体 - 药物偶联物对比

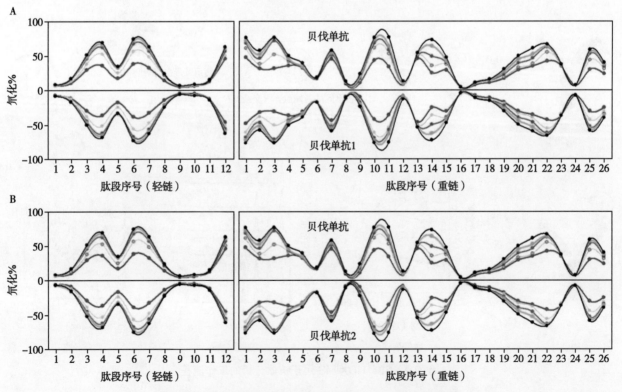

图 2-17-30　三种 BEV 样本肽段的平均 HDX 水平镜像图

注：每次比较两个 BEV 样本。A. BEV 和 BEV1 的对比；B. BEV 和 BEV2 的对比。五个 HDX 的时间点分别为 20s（红色）、4min（橙色）、20min（深绿色）、1h（青色）和 4h（黑色）。

在体外环境中蛋白质极易受到环境影响而发生聚集。单克隆抗体药物在表达、纯化及储存过程中，很有可能因为发生聚集而影响药物的生产工艺，甚至对患者产生毒性。HDX-MS 对理解单克隆抗体药物的聚集行为具有独特优势。Zhang 等使用 HDX-MS 对贝伐单抗在冻融和热应力状态下的聚集机制及聚集后的结构进行了分析，结果表明贝伐单抗在冻融应力下表现出天然聚集，而在热应力下表现出非天然聚集。Manikwar 等使用 HDX-MS 技术探讨了药物辅料蔗糖和精氨酸对单克隆抗体聚集行为的影响。Lacob 等将 HDX-MS 与其他生物物理方法相结合，研究单克隆抗体的聚集效应。Oyama 等使用 HDX-MS 与其他方法结合讨论了胶体和构象稳定性与单克隆抗体中聚集体形成的关系。

HDX-MS 实验的数据通常以"镜像图"或"蝴蝶图"（图 2-17-31）的形式来展现，可以轻松直观地比较不同样品的空间和时间条件下的 HDX 特性，进而获得包括单克隆抗体在内的蛋白质治疗剂的高阶结构和构象等信息。HDX-MS 在生物药物的相关研究中已经展现出了强大的优势。

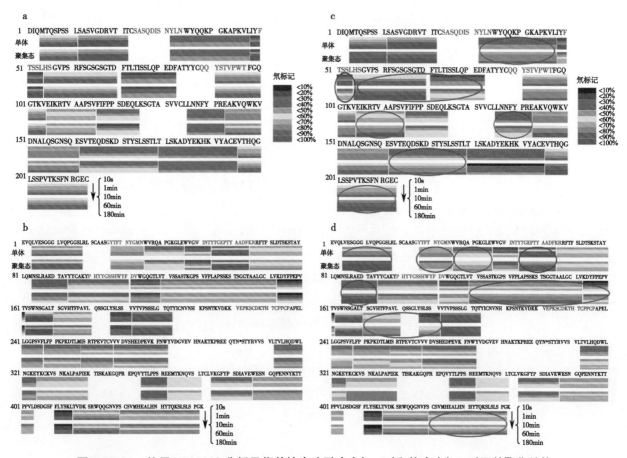

图 2-17-31　使用 HDX-MS 分析贝伐单抗在冻融应力（a,b）和热应力（c,d）下的聚集结构

第六节　诊断试剂标准化应用

体外诊断（in vitro diagnostic，IVD）试剂是指在疾病的预测、预防、诊断、治疗监测、预后观察和健康状态评价过程中，用于人体样本体外检测的试剂、试剂盒、校准品、质控品等，可以单独使用，也可以与仪器、器具、设备或系统组合使用。体外诊断试剂是疾病诊断与治疗的重要辅助手段，提高体外诊断试剂的分析性能和临床性能，促进诊断试剂的标准化对提升体外诊断试剂和检验医学质量具有十分重要的意义。

诊断试剂标准化的关键是标准物质的研发，由于蛋白质分子的特殊性，监测该类标准物质的高级结构（higher order structure，HOS）变化十分重要。Groves 等使用 HDX-MS 技术与离子淌度质谱（IMS-MS）相结合（图 2-17-32）监测美国国家标准技术研究所（NIST）单克隆抗体标准物质 RM 8761 的高级结构变化。RM 8761 用于对药物生产商和监管机构的现有和新开发分析方法的适用性和稳定性进行基准测试。研究者描述了一种新的统计方法，并基于实验数据建立了区分测量可变性和显著结构变化的阈值。

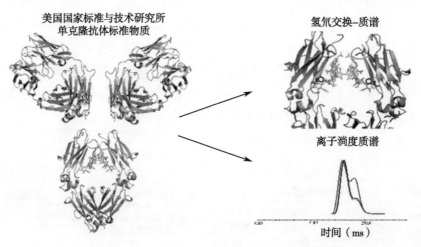

图 2-17-32　对单克隆抗体标准物质 RM 8761 高级结构变化的评估

经过多年发展，体外诊断试剂涉及众多学科门类，新方法新技术层出不穷。免疫比浊法、酶联免疫法、免疫荧光法、胶体金法、化学发光法等已经在检验医学领域发挥了巨大作用。中国体外诊断行业经过多年的发展，陆续涌现出了一大批国产体外诊断试剂生产企业，极大丰富了临床检测的选择性，但随之而来的不同品牌试剂盒间定量结果的不一致性给疾病的准确诊断带来了巨大挑战。诊断试剂通常是基于免疫反应的原理进行测定，不同品牌试剂盒所使用的抗体不同，其所对应的抗原表位不同可能导致抗体对血清中抗原的抓取效率的差异，这可能最终导致不同品牌试剂盒间定量结果的差异性。因而对试剂盒中的抗体进行表位定位研究，获得用于定量分析的优势表位十分重要。

试剂盒的组成往往是较为复杂的，试剂盒中可能包含多种抗体，抗体的类型也可能是单克隆抗体或多克隆抗体，这给试剂盒内抗体的表位定位带来了巨大挑战。HDX-MS 在表位作图领域具有独特优势，对于多克隆抗体或单克隆抗体均具有良好的表位定位能力，因而可以将 HDX-MS 技术应用于诊断试剂盒的表位定位研究。通过 HDX-MS 表位作图，筛选出适用于试剂盒定量的抗体，从而指导体外诊断试剂的设计和生产，促进诊断试剂标准化。

第七节　问题与展望

一、基质中蛋白质的检测

HDX-MS 不能对复杂基质中的蛋白质样品进行分析。由于 HDX-MS 实验要求样品具有尽可能高的纯度，以降低图谱复杂性，从而有效地对肽段进行识别和鉴定。所以在进行 HDX-MS 实验之前对蛋白质样品进行必要的前处理，如纯化等是保障实验成功的关键。尽管 HDX-MS 实验是在溶液状态进行相关反应，接近于生理状态，然而，当蛋白质处于基质中时与被纯化后相比可能完全处于不同的状态，因此所获得的结果可能并不代表真实生理条件下的蛋白质状态。

二、蛋白质糖基化的干扰

HDX-MS 对糖基化蛋白的分析有困难，主要原因如下：①糖基化蛋白具有蛋白酶抗性，从而导致酶解效率降低；②酶解的糖肽在常规反向高效液相色谱上的保留能力差；③糖肽的质谱信号差，对糖肽的鉴定造成影响；④糖肽会出现 HDX 伪像问题，给实验带来干扰。综合以上原因，HDX-MS 对糖基化蛋白的分析仍具有挑战性。

三、其他问题

HDX-MS 实验还面临诸多挑战，如氢氘反向交换问题、蛋白质复合物增溶问题、蛋白质中二硫键的蛋白酶抗性及二硫键连接导致的谱图复杂问题、无法探测蛋白质结构的问题以及数据处理方面的问题。这些问题极大地制约了 HDX-MS 技术的应用与发展。

四、展望

（一）正交方法的开发

仅使用 HDX-MS 进行研究时通常难以获得全部表位相关信息。在进行蛋白质结构的研究时，HDX-MS可以灵敏快速地追踪到蛋白质的结构变化，然而由于其本身的局限性，无法阐明蛋白质的结构，这需要与冷冻电子显微镜（cryo-electron microscopy，cryo-EM）、X- 射线晶体学（X-Ray crystallography）等可以直接获得蛋白质结构的方法结合，从而对目标蛋白进行准确详细的分析。使用 HDX-MS 进行表位作图时，多种表位技术的正交有利于加深对蛋白质表位的深入理解，提供比单一方法更为完整的表位图像，正交方法可以对表位作图结果进行验证和补充，使表位信息更完善。通过与肽扫描（pepscan）、噬菌体展示（phage display）、酶联免疫吸附测定（ELISA）和表面等离子体共振分析（surface plasmon resonance technology，SPR）等多种表位作图方法与 HDX-MS 组合，不仅可以定位抗原表位，还可以获得抗原 - 抗体特异性、亲和力、结合的化学计量比、表位关键残基等其他重要的表位相关信息。HDX-MS 技术与其他正交方法的结合将对 HDX-MS 实验数据进行有力补充和证明。

（二）与其他技术的联用

HDX-MS 与其他多种技术的联用可以解决特定问题。Calvaresi 等将尺寸排除色谱（SEC）与 HDX-MS联用（图 2-17-33），实现在色谱分离和质谱检测之前在线快速从样本中清除不需要的杂质。他们使用该装置成功地在线去除了蛋白质 - 脂质系统中的脂质成分，在表位作图过程中在线去除了抗原中可能产生干扰作用的抗体等，提高了 HDX-MS 对复杂样品的分析能力。

复杂样品的 HDX-MS 实验，需在低温条件下进行快速液相梯度分离，这种情况下，液相色谱的分离能力较差，从而降低了 HDX-MS 分析复杂样品的能力。而毛细管电泳（CE）不会受到低温的不利影响，因此 HDX-MS 技术与 CE 的联用将大大提高 HDX-MS 对复杂体系的分析能力。Black 等展示了集成的微流体设备，将 CE 与电喷雾电离（ESI）相结合用于 HDX-MS 实验，可进行非常快速和高效的分离。

此外，HDX-MS 与其他生物质谱技术如交联质谱（cross-linking mass spectrometry，CX-MS）、非变性质谱（native mass spectrometry）和共价标记质谱（covalent labeling mass spectrometry，CL-MS）联用，将拓展和加深对蛋白质 / 蛋白复合物结构和动态信息的认识，为靶向药物设计提供结构和方法学基础。未来，HDX-MS 技术与更多有发展前景的分析技术的偶联将会被开发出来，这些偶联技术将充分利用 HDX-MS的技术优势，进一步拓展 HDX-MS 的应用范围，尤其是对更具有挑战性的复杂系统的分析和研究，从而激发出 HDX-MS 技术的巨大潜力。

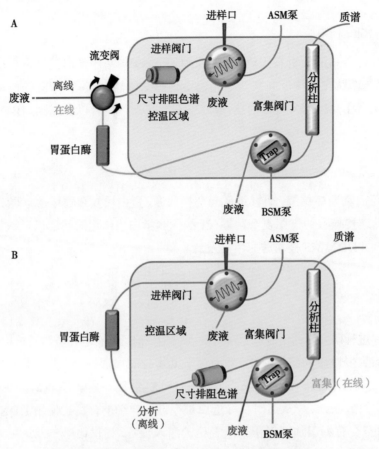

图 2-17-33　两种 SEC/HDX-MS 配置的示意图

注：A 装置 1：手动操作外部阀门使 SEC 洗脱物流入酶切柱或废液。
B 装置 1：手动操作外部阀门使 SEC 洗脱物流入酶切柱或废液。

（宋德伟）

参考文献

[1] KONERMANN L, PAN J, LIU Y H. Hydrogen exchange mass spectrometry for studying protein structure and dynamics[J]. Chem Soc Rev, 2011, 40（3）: 1224-1234.

[2] HVIDT A, LINDERSTROM-LANG K. Exchange of hydrogen atoms in insulin with deuterium atoms in aqueous solutions[J]. Biochim Biophys Acta, 1954, 14（4）: 574-575.

[3] HAGGIS G H. Proton-deuteron exchange in protein and nucleoprotein molecules surrounded by heavy water[J]. Biochim Biophys Acta, 1957, 23（3）: 494-503.

[4] ENGLANDER S W. A Hydrogen Exchange Method Using Tritium and Sephadex: Its Application to Ribonuclease[J]. Biochem, 1963, 2（4）: 798-807.

[5] ROSA J J, RICHARDS F M. An experimental procedure for increasing the structural resolution of chemical hydrogen-exchange measurements on proteins: application to ribonuclease S peptide[J]. J Mol Biol, 1979, 133（3）: 399-416.

[6] KOSSIAKOFF A A. Protein dynamics investigated by the neutron diffraction-hydrogen exchange technique[J]. Nature, 1982, 296（5859）: 713-721.

[7] VERMA S, POMERANTZ S C, SETHI S K, et al. Fast atom bombardment mass spectrometry following

hydrogen-deuterium exchange[J]. Anal Chem，1986，58（14）：2898-2902.

[8] KATTA V，CHAIT B T. Conformational changes in proteins probed by hydrogen-exchange electrospray-ionization mass spectrometry[J]. Rapid Commun Mass Spectrom，1991，5（4）：214-217.

[9] ZHANG Z，SMITH D L. Determination of amide hydrogen exchange by mass spectrometry：a new tool for protein structure elucidation[J]. Protein Sci，1993，2（4）：522-531.

[10] WOODS V L，HAMURO Y. High resolution，high-throughput amide deuterium exchange-mass spectrometry（DXMS）determination of protein binding site structure and dynamics：Utility in pharmaceutical design[J]. J Cell Biochem，2001，84（S37）：89-98.

[11] CHALMERS M J，BUSBY S A，PASCAL B D，et al. Probing protein ligand interactions by automated hydrogen/deuterium exchange mass spectrometry[J]. Anal Chem，2006，78（4）：1005-1014.

[12] EIGEN M. Proton Transfer，Acid-Base Catalysis，and Enzymatic Hydrolysis. Part I：ELEMENTARY PROCESSES[J]. Angew Chem Int Ed，1964，3（1）：1-19.

[13] PERRIN C L. Proton exchange in amides：Surprises from simple systems[J]. Acc Chem Res，1989，22（8）：268-275.

[14] BERGER A，LOEWENSTEIN A，MEIBOOM S. Nuclear Magnetic Resonance Study of the Protolysis and Ionization of N-Methylacetamide1[J]. J Am Chem Soc，1959，81（1）：62-67.

[15] CLARKE J，ITZHAKI L S，FERSHT A R. Hydrogen exchange at equilibrium：a short cut for analysing protein-folding pathways?[J]. Trends Biochem Sci，1997，22（8）：284-287.

[16] HVIDT A，NIELSEN S O. Hydrogen exchange in proteins[J]. Adv Protein Chem，1966（21）：287-386.

[17] KONERMANN L，TONG X，PAN Y. Protein structure and dynamics studied by mass spectrometry：H/D exchange，hydroxyl radical labeling，and related approaches[J]. J Mass Spectrom，2008，43（8）：1021-1036.

[18] MIRZA U A，CHAIT B T. Effects of anions on the positive ion electrospray ionization mass spectra of peptides and proteins[J]. Anal Chem，1994，66（18）：2898-2904.

[19] ENGLANDER S W. Hydrogen exchange and mass spectrometry：A historical perspective[J]. J Am Soc Mass Spectrom，2006，17（11）：1481-1489.

[20] ENGLANDER S W，DOWNER N W，TEITELBAUM H. Hydrogen exchange[J]. Annu Rev Biochem，1972，41（1）：903-924.

[21] COALES S J，SOOK Y E，LEE J E，et al. Expansion of time window for mass spectrometric measurement of amide hydrogen/deuterium exchange reactions[J]. Rapid Commun Mass Spectrom，2010，24（24）：3585-3592.

[22] WANG L C，KRISHNAMURTHY S，ANAND G S. Hydrogen Exchange Mass Spectrometry of Proteins. Hydrogen Exchange Mass Spectrometry Experimental Design：Fundamentals，Methods，and Applications[M]. Chichester：Wiley，2016.

[23] BROWN K A，WILSON D J. Bottom-up hydrogen deuterium exchange mass spectrometry：data analysis and interpretation[J]. Analyst，2017，142（16）：2874-2886.

[24] NARANG D，LENTO C，WILSON D J. HDX-MS：An Analytical Tool to Capture Protein Motion in Action[J]. Biomedicines，2020，8（7）：224.

[25] 马凌云，孙浩峰，刘健仪，等. 氢氘交换质谱技术在蛋白质类药物研究领域的应用 [J]. 生命科学仪器，2021，19（3）：20-28.

[26] WEI H，MO J，TAO L，et al. Hydrogen/deuterium exchange mass spectrometry for probing higher order structure of protein therapeutics：methodology and applications[J]. Drug Discov Today，2014，19（1）：95-102.

[27] MASSON G R, BURKE J E, AHN N G, et al. Recommendations for performing, interpreting and reporting hydrogen deuterium exchange mass spectrometry (HDX-MS) experiments[J]. Nat Methods, 2019, 16 (7): 595-602.

[28] GROVES K, CRYAR A, COWEN S, et al. Mass Spectrometry Characterization of Higher Order Structural Changes Associated with the Fc-glycan Structure of the NISTmAb Reference Material, RM 8761[J]. J Am Soc Mass Spectrom, 2020, 31 (3): 553-564.

[29] ZHENG J, STRUTZENBERG T S, REICH A, et al. Comparative Analysis of Cleavage Specificities of Immobilized Porcine Pepsin and Nepenthesin II under Hydrogen/Deuterium Exchange Conditions[J]. Anal Chem, 2020, 92 (16): 11018-11028.

[30] WALES T E, FADGEN K E, GERHARDT G C, et al. High-speed and high-resolution UPLC separation at zero degrees Celsius[J]. Anal Chem, 2008, 80 (17): 6815-6820.

[31] ENS W, STANDING K G. Hybrid quadrupole/time-of-flight mass spectrometers for analysis of biomolecules[J]. Bio Mass Spectro, 2005 (405): 49-78.

[32] SCIGELOVA M, MAKAROV A. Orbitrap mass analyzer-Overview and applications in protcomics[J]. Proteomics, 2006, 6 (S2): 16-21.

[33] GATTIKER A, BIENVENUT W V, BAIROCH A, et al. FindPept, a tool to identify unmatched masses in peptide mass fingerprinting protein identification[J]. Proteomics, 2002, 2 (10): 1435-1444.

[34] HUNT D F, YATES J R, SHABANOWITZ J, et al. Protein sequencing by tandem mass spectrometry[J]. P Natl Acad Sci USA, 1986, 83 (17): 6233-6237.

[35] SUN H, MA L, WANG L, et al. Research advances in hydrogen-deuterium exchange mass spectrometry for protein epitope mapping[J]. Anal Bioanal Chem, 2021, 413 (9): 2345-2359.

[36] KAVAN D, MAN P. MSTools-Web based application for visualization and presentation of HXMS data[J]. Int J Mass Spectrom, 2011, 302 (1-3): 53-58.

[37] WALES T E, ENGEN J R. Hydrogen exchange mass spectrometry for the analysis of protein dynamics[J]. Mass Spectrom Rev, 2006, 25 (1): 158-170.

[38] LIAO W L, DODDER N G, MAST N, et al. Steroid and Protein Ligand Binding to Cytochrome P450 46A1 as Assessed by Hydrogen-Deuterium Exchange and Mass Spectrometry[J]. Biochemistry, 2009, 48 (19): 4150-4158.

[39] MANDELL J G, FALICK A M, KOMIVES E A. Measurement of amide hydrogen exchange by MALDI-TOF mass spectrometry[J]. Anal Chem, 1998, 70 (19): 3987-3995.

[40] PINGERELLI P L, OZOLS V V, SALEEM H, et al. The calcium-modulated structures of calmodulin and S100b proteins are useful to monitor hydrogen/deuterium exchange efficiency using matrix-assisted laser desorption ionization time-of-flight mass spectrometry[J]. Eur J Mass Spectrom, 2009, 15 (6): 739-746.

[41] ANDEREGG R J, WAGNER D S, STEVENSON C L, et al. The mass spectrometry of helical unfolding in peptides[J]. J Am Soc Mass Spectrom, 1994, 5 (5): 425-433.

[42] KALTASHOV I A, BOBST C E, ABZALIMOV R R. H/D Exchange and Mass Spectrometry in the Studies of Protein Conformation and Dynamics: Is There a Need for a Top-Down Approach?[J]. Anal Chem, 2009, 81 (19): 7892-7899.

[43] DEMMERS J A A, RIJKERS D T S, HAVERKAMP J, et al. Factors affecting gas-phase deuterium scrambling in peptide ions and their implications for protein structure determination[J]. J Am Chem Soc, 2002, 124 (37): 11191-11198.

[44] EYLES S J, KALTASHOV I A. Methods to study protein dynamics and folding by mass spectrometry[J]. Methods, 2004, 34(1): 88-99.

[45] SYKA J E P, COON J J, SCHROEDER M J, et al. Peptide and protein sequence analysis by electron transfer dissociation mass spectrometry[J]. P Natl Acad Sci USA, 2004, 101(26): 9528-9533.

[46] PAN J, HAN J, BORCHERS C H, et al. Hydrogen/Deuterium Exchange Mass Spectrometry with Top-Down Electron Capture Dissociation for Characterizing Structural Transitions of a 17kDa Protein[J]. J Am Chem Soc, 2009, 131(35): 12801-12808.

[47] STERLING H J, WILLIAMS E R. Real-Time Hydrogen/Deuterium Exchange Kinetics via Supercharged Electrospray Ionization Tandem Mass Spectrometry[J]. Anal Chem, 2010, 82(21): 9050-9057.

[48] MIRANKER A, ROBINSON C V, RADFORD S E, et al. Investigation of protein folding by mass spectrometry[J]. FASEB J, 1996, 10(1): 93-101.

[49] WANG G, ABZALIMOV R R, BOBST C E, et al. Conformer-specific characterization of nonnative protein states using hydrogen exchange and top-down mass spectrometry[J]. P Natl Acad Sci USA, 2013, 110(50): 20087-20092.

[50] PAN J, ZHANG S, CHOU A, et al. Higher-order structural interrogation of antibodies using middle-down hydrogen/deuterium exchange mass spectrometry[J]. Chem Sci, 2016, 7(2): 1480-1486.

[51] KARCH K R, CORADIN M, ZANDARASHVILI L, et al. Hydrogen-Deuterium Exchange Coupled to Top- and Middle-Down Mass Spectrometry Reveals Histone Tail Dynamics before and after Nucleosome Assembly[J]. Structure, 2018, 26(12): 1651.

[52] BEESTON H S, AULT J R, PRINGLE S D, et al. Changes in protein structure monitored by use of gas-phase hydrogen/deuterium exchange[J]. Proteomics, 2015, 15(16): 2842-2850.

[53] HEMLING M E, CONBOY J J, BEAN M F, et al. Gas phase hydrogen / deuterium exchange in electrospray ionization mass spectrometry as a practical tool for structure elucidation[J]. J Am Soc Mass Spectro, 1994, 5(5): 434-442.

[54] KAMEL A M, FOUDA H G, BROWN P R, et al. Mass spectral characterization of tetracyclines by electrospray ionization, H/D exchange, and multiple stage mass spectrometry[J]. J Am Soc Mass Spectro, 2002, 13(5): 543-557.

[55] KALTASHOV I A, DOROSHENKO V M, COTTER R J. Gas phase hydrogen/deuterium exchange reactions of peptide ions in a quadrupole ion trap mass spectrometer[J]. Proteins, 1997, 28(1): 53-58.

[56] RAND K D, PRINGLE S D, MORRIS M, et al. Site-Specific Analysis of Gas-Phase Hydrogen/Deuterium Exchange of Peptides and Proteins by Electron Transfer Dissociation[J]. Anal Chem, 2012, 84(4): 1931-1940.

[57] RAND K D, PRINGLE S D, MURPHY J P, et al. Gas-Phase Hydrogen/Deuterium Exchange in a Traveling Wave Ion Guide for the Examination of Protein Conformations[J]. Anal Chem, 2009, 81(24): 10019-10028.

[58] MISTARZ U H, BROWN J M, HASELMANN K F, et al. Probing the Binding Interfaces of Protein Complexes Using Gas-Phase H/D Exchange Mass Spectrometry[J]. Structure, 2016, 24(2): 310-318.

[59] MISTARZ U H, RAND K D. Installation, validation, and application examples of two instrumental setups for gas-phase HDX-MS analysis of peptides and proteins[J]. Methods, 2018(144): 113-124.

[60] MISTARZ U H, BROWN J M, HASELMANN K F, et al. Simple Setup for Gas-Phase H/D Exchange Mass Spectrometry Coupled to Electron Transfer Dissociation and Ion Mobility for Analysis of Polypeptide Structure on a Liquid Chromatographic Time Scale[J]. Anal Chem, 2014, 86(23): 11868-11876.

[61] WILSON D J, KONERMANN L. A capillary mixer with adjustable reaction chamber volume for millisecond time-resolved studies by electrospray mass spectrometry[J]. Anal Chem, 2003, 75(23): 6408-6414.

[62] ROB T, LIUNI P, GILL P K, et al. Measuring Dynamics in Weakly Structured Regions of Proteins Using Microfluidics-Enabled Subsecond H/D Exchange Mass Spectrometry[J]. Anal Chem, 2012, 84(8): 3771-3779.

[63] ZHU S, SHALA A, BEZGINOV A, et al. Hyperphosphorylation of Intrinsically Disordered Tau Protein Induces an Amyloidogenic Shift in Its Conformational Ensemble[J]. PloS One, 2015, 10(3): e0120416

[64] LENTO C, WILSON D J, AUDETTE G F. Dimerization of the type IV pilin from Pseudomonas aeruginosa strain K122-4 results in increased helix stability as measured by time-resolved hydrogen-deuterium exchange[J]. Struct Dynam-US, 2016, 3(1): 012001.

[65] RESETCA D, HAFTCHENARY S, GUNNING P T, et al. Changes in Signal Transducer and Activator of Transcription 3(STAT3)Dynamics Induced by Complexation with Pharmacological Inhibitors of Src Homology 2(SH2)Domain Dimerization[J]. J Bio Chem, 2014, 289(47): 32538-3254

[66] DENG B, ZHU S, MACKLIN A M, et al. Suppressing allostery in epitope mapping experiments using millisecond hydrogen / deuterium exchange mass spectrometry[J]. Mabs, 2017, 9(8): 1327-1336.

[67] MALITO E, BIANCUCCI M, FALERI A, et al. Structure of the meningococcal vaccine antigen NadA and epitope mapping of a bactericidal antibody[J]. P Natl Acad Sci USA, 2014, 111(48): 17128-17133.

[68] CHEN E, SALINAS N D, HUANG Y, et al. Broadly neutralizing epitopes in the Plasmodium vivax vaccine candidate Duffy Binding Protein[J]. P Natl Acad Sci USA, 2016, 113(22): 6277-6282.

[69] LENNARTZ F, BENGTSSON A, OLSEN R W, et al. Mapping the Binding Site of a Cross-Reactive Plasmodium falciparum PfEMP1 Monoclonal Antibody Inhibitory of ICAM-1 Binding[J]. J Immuno, 2015, 195(7): 3273-3283.

[70] ZHU S, LIUNI P, ETTORRE L, et al. Hydrogen-Deuterium Exchange Epitope Mapping Reveals Distinct Neutralizing Mechanisms for Two Monoclonal Antibodies against Diphtheria Toxin[J]. Biochemistry, 2019, 58(6): 646-656.

[71] PUCHADES C, KUKRER B, DIEFENBACH O, et al. Epitope mapping of diverse influenza Hemagglutinin drug candidates using HDX-MS[J]. Sci Rep, 2019, 9(1): 4735.

[72] HUANG R Y C, KUHNE M, DESHPANDE S, et al. Mapping binding epitopes of monoclonal antibodies targeting major histocompatibility complex class I chain-related A(MICA)with hydrogen/deuterium exchange and electron-transfer dissociation mass spectrometry[J]. Anal Bioanal Chem, 2020, 412(7): 1693-1700.

[73] ZHANG Q, NOBLE K A, MAO Y, et al. Rapid Screening for Potential Epitopes Reactive with a Polycolonal Antibody by Solution-Phase H/D Exchange Monitored by FT-ICR Mass Spectrometry[J]. J Am Soc Mass Spectrom, 2013, 24(7): 1016-1025.

[74] ZHANG Q, YANG J, BAUTISTA J, et al. Epitope Mapping by HDX-MS Elucidates the Surface Coverage of Antigens Associated with High Blocking Efficiency of Antibodies to Birch Pollen Allergen[J]. Anal Chem, 2018, 90(19): 11315-11323.

[75] STANDER S, GRAUSLUND L R, SCARSELLI M, et al. Epitope Mapping of Polyclonal Antibodies by Hydrogen-Deuterium Exchange Mass Spectrometry(HDX-MS)[J]. Anal Chem, 2021, 93(34): 11669-11678.

[76] BERESZCZAK J Z, ROSE R J, VAN DUIJN E, et al. Epitope-distal Effects Accompany the Binding of Two Distinct Antibodies to Hepatitis B Virus Capsids[J]. J Am Chem Soc, 2013, 135(17): 6504-6512.

[77] MENG B, LAN K, XIE J, et al. Inhibitory antibodies identify unique sites of therapeutic vulnerability in rhinovirus and other enteroviruses[J]. P Natl Acad Sci USA, 2020, 117(24): 13499-13508.

[78] ADHIKARI J, ZHAO H, FERNANDEZ E, et al. Hydrogen-deuterium exchange mass spectrometry identifies spatially distinct antibody epitopes on domain Ⅲ of the Zika virus envelope protein[J]. Int J Mass Spectrom, 2021, 56(1): e4685

[79] ZHANG Q, WILLISON L N, TRIPATHI P, et al. Epitope Mapping of a 95kDa Antigen in Complex with Antibody by Solution-Phase Amide Backbone Hydrogen/Deuterium Exchange Monitored by Fourier Transform Ion Cyclotron Resonance Mass Spectrometry[J]. Anal Chem, 2011, 83(18): 7129-7136.

[80] HOUDE D, ENGEN J R. Conformational analysis of recombinant monoclonal antibodies with hydrogen/deuterium exchange mass spectrometry[J]. Methods Mol Biol, 2013(988): 269-289.

[81] ROSE R J, VAN BERKEL P H C, VAN DEN BREMER E T J, et al. Mutation of Y407 in the CH3 domain dramatically alters glycosylation and structure of human IgG[J]. Mabs, 2013, 5(2): 219-228.

[82] ZHANG A, HU P, MACGREGOR P, et al. Understanding the Conformational Impact of Chemical Modifications on Monoclonal Antibodies with Diverse Sequence Variation Using Hydrogen/Deuterium Exchange Mass Spectrometry and Structural Modeling[J]. Anal Chem, 2014, 86(7): 3468-3475.

[83] PAN L Y, SALAS-SOLANO O, VALLIERE-DOUGLASS J F. Conformation and Dynamics of Interchain Cysteine-Linked Antibody-Drug Conjugates as Revealed by Hydrogen/Deuterium Exchange Mass Spectrometry[J]. Anal Chem, 2014, 86(5): 2657-2664.

[84] VISSER J, FEUERSTEIN I, STANGLER T, et al. Physicochemical and Functional Comparability Between the Proposed Biosimilar Rituximab GP2013 and Originator Rituximab[J]. BioDrugs, 2013, 27(5): 495-507.

[85] PAN J, ZHANG S, BORCHERS C H. Comparative higher-order structure analysis of antibody biosimilars using combined bottom-up and top-down hydrogen-deuterium exchange mass spectrometry[J]. Biochim Biophys Acta Proteins Proteom, 2016, 1864(12): 1801-1808.

[86] FANG J, DONEANU C, ALLEY W R, JR., et al. Advanced assessment of the physicochemical characteristics of Remicade(R) and Inflectra(R) by sensitive LC/MS techniques[J]. Mabs, 2016, 8(6): 1021-1034.

[87] ZHANG A, SINGH S K, SHIRTS M R, et al. Distinct Aggregation Mechanisms of Monoclonal Antibody Under Thermal and Freeze-Thaw Stresses Revealed by Hydrogen Exchange[J]. Pharm Res, 2012, 29(1): 236-250.

[88] MANIKWAR P, MAJUMDAR R, HICKEY J M, et al. Correlating excipient effects on conformational and storage stability of an IgG1 monoclonal antibody with local dynamics as measured by hydrogen/deuterium-exchange mass spectrometry[J]. J Pharm Sci, 2013, 102(7): 2136-2151.

[89] IACOB R E, BOU-ASSAF G M, MAKOWSKI L, et al. Investigating Monoclonal Antibody Aggregation Using a Combination of H/DX-MS and Other Biophysical Measurements[J]. J Pharm Sci, 2013, 102(12): 4315-4329.

[90] OYAMA H, KOGA H, TADOKORO T, et al. Relation of Colloidal and Conformational Stabilities to Aggregate Formation in a Monoclonal Antibody[J]. J Pharm Sci, 2020, 109(1): 308-315.

[91] SUN H, LIU J, P XIAO, et al. Epitope mapping of antibodies in C-reactive protein assay kits by hydrogen-deuterium exchange mass spectrometry explains differential results across kits[J]. Anal Bioanal Chem, 2022(414), 3875-3884.

[92] CALVARESI V, REDSTED A, NORAIS N, et al. Hydrogen-Deuterium Exchange Mass Spectrometry with Integrated Size-Exclusion Chromatography for Analysis of Complex Protein Samples[J]. Anal Chem, 2021, 93(33): 11406-11414.

[93] BLACK W A, STOCKS B B, MELLORS J S, et al. Utilizing Microchip Capillary Electrophoresis Electrospray Ionization for Hydrogen Exchange Mass Spectrometry[J]. Anal Chem, 2015, 87(12): 6280-6287.

第十八章

无标记免疫分析

第一节 免疫浊度分析

近年来，随着检验技术的不断进步，血浆蛋白的检测方法已由最初的试管沉淀反应、琼脂凝胶扩散试验，发展到现代免疫分析技术。早在 1938 年，Libby 在实验中就把光浊度测定原理应用到抗原抗体反应中，由于当时蛋白纯化技术不完善，浊度分析发展受到局限。1959 年，Schultze 和 Schwick 建立了透射免疫比浊法，用比浊计检测溶液抗原抗体形成免疫复合物后的浊度变化，并实现对 9 种血浆蛋白的定量分析。1967 年 Ritchie 用激光散射测定补体 C3 和触珠蛋白形成免疫复合物的浓度，通过定量测定与入射光具有一定角度的散射光强度来评估计算补体 C3 和触珠蛋白的含量，并命名散射比浊法。但这些检测技术均为终点检测法，检测的是抗原抗体反应的第二阶段，耗时较长，需 2～3 小时。1977 年，Sternberg 在前人的基础上建立了速率散射比浊法，该方法只需检测抗原抗体反应的第一阶段，大大缩减了检测时间，并实现了微量抗原的定量测定。

免疫浊度分析（turbidity immunoassay）是将液相内的免疫沉淀反应与现代光学测量仪器、自动化检测系统相结合，对液体中微量抗原、抗体和小分子半抗原等进行定量检测的一项技术。可溶性抗原与相应抗体在缓冲液中特异结合，当二者比例适合时，会形成一定大小的免疫复合物微粒，引起溶液浊度的改变，利用现代光学测量仪器对浊度进行测定，通过与校准曲线比对实现待测抗原的定量分析。

一、免疫浊度分析的检测原理

（一）抗原抗体反应的理论基础与特点

抗原抗体反应是指抗原与相应抗体在体内或体外发生的特异性结合反应。抗原抗体结合反应具有特异性、比例性、可逆性、阶段性特征。特异性由抗原抗体的分子空间结构决定，抗原决定簇与抗体分子超变区之间具有结构互补性和亲和性，引发抗原抗体的特异性结合，特异性是抗原抗体反应的最主要特征。比例性是指抗原与抗体发生可见反应需遵循量比关系，只有当二者浓度比例适当时才出现可见反应，若比例超出此范围，反应速度和沉淀物量都会迅速降低甚至不出现抗原抗体反应。可逆性是指免疫复合物形成后，因抗原抗体是以非共价键形式结合，形成的复合物并不牢固，在一定条件下又可解离重新恢复为抗原与抗体，且解离后的抗原抗体仍保持原来的理化特征和生物学活性。阶段性是指抗原抗体反应过程可分为两个阶段，第一个阶段为抗原抗体的特异结合阶段，此阶段是抗原与抗体间互补的非共价结合，反应迅速，可在短时间内迅速完成，一般不出现肉眼可见的反应现象；第二个阶段是受正、负电荷吸引，免疫复合物由小变大的过程，此阶段反应较慢，时间从数分钟、数小时至数日不等，为可见反应阶段。

（二）朗伯 - 比尔（Lambert-Beer）光透射理论

当一定波长的光线通过溶液时，溶液中的微小粒子可以吸收、散射和折射入射光，使通过溶液后的光强度减弱，根据朗伯 - 比尔定律，该现象可用公式 2-18-1 表示：

$$A = \log_{10}(I_0/I_t) = klc \qquad （公式 2-18-1）$$

其中，A 为吸光度，I_0 为入射光强度，I_t 为透过光强度，k 为粒子的摩尔吸收系数，l 为光程长度，c 为粒子的浓度。由公式可以看出，在某一特定反应体系中，其粒子摩尔吸收系数和光程都是定值，吸光度与粒子的浓度呈正相关。

（三）光散射理论

当一定波长的光线通过溶液时，溶液中的微小粒子会对光线产生折射和衍射从而形成散射光，散射光的方向呈球形，可在溶液的各个方向上检测到。入射光波长和微粒大小均可以影响散射光的强度，当微粒直径小于入射光波长的 1/10 时，发生瑞利散射（Rayleigh scattering），由于微粒细小，均匀受到光波作用，散射光在各个方向上的分布比较均匀；当微粒直径大于入射光波长的 1/10 至略小于入射光波长时，发生德拜散射（Debye scattering），散射光强度显著不均匀分布，随着颗粒直径的增大，前向散射光强于后向散射光；当微粒直径接近或大于入射光波长时，发生米氏散射（Mie scattering），散射光强度分布更加不均匀，前向散射光远大于后向散射光。临床中使用散射免疫比浊法测定的免疫复合物粒子直径一般为 35～100nm，多属于瑞利散射，英国物理学家 Rayleigh 通过对小分子溶胶系统进行研究，总结出粒子与光散射相关因素的公式（公式 2-18-2）。

$$I_\theta = \frac{24\pi^3}{\lambda^4} N v^2 I_0 \left(\frac{n^2 - n_0^2}{n^2 + 2n_0^2} \right)(1 + \cos^2\theta) \qquad （公式 2-18-2）$$

其中，I_θ 为与入射光成 θ 角度处散射光的强度；λ 为入射光波长；N 为单位体积内粒子数目；v 为单个粒子的大小；I_0 为入射光的强度；n 为粒子的折射率；n_0 为溶剂的折射率；θ 为光信号检测器与入射光的角度。由公式可以看出，在某一特定反应体系中，入射光的波长和强度、免疫复合物微粒大小与折射率、溶剂的折射率、光信号检测器与入射光线的角度都是定值，散射光强度与单位体积内粒子的数目正相关，即与免疫复合物粒子的浓度呈正相关。

二、免疫浊度分析类型

根据检测光路的不同，免疫浊度分析可分为透射免疫比浊法和散射免疫比浊法。部分免疫浊度分析过程中，反应体系需要加入胶乳微粒，称为免疫胶乳比浊法。

（一）透射免疫比浊法

1. 定义　透射免疫比浊法是在免疫浊度分析中，通过对透射光的强度进行检测，实现待测抗原定量分析的一种检测方法。

2. 技术流程　可溶性抗原与相应抗体在缓冲液中特异结合形成免疫复合物粒子，入射光通过反应后的混合液时，受到体系中免疫复合物粒子吸收、反射和折射而减弱，用光学仪器检测与入射光处于同一直线方向上透射光的强度，计算吸光度，由朗伯 - 比尔光透射理论可知，吸光度值与免疫复合物的浓度呈正相关。在抗体过量的情况下，免疫复合物的浓度与待测抗原的含量亦呈正相关，用一系列已知浓度抗原标准品与其对应的吸光度制作校准曲线，即可通过测定待测抗原的吸光度计算待测抗原的浓度。

3. 注意事项　①一般免疫复合物粒子大小在 35～100nm 之间，被紫外线照射可获得最大吸收峰，选择 290～410nm 范围波长的光线测定效果较好，临床检测中常选择波长为 340nm 的入射光。②若由于免疫复合物粒子较小或浓度低，导致不易形成明显浊度，影响检测准确性，可通过挑选大分子抗体增大免疫复合物粒子，也可把增浊剂加入反应体系，降低免疫复合物溶解度，加快复合物的形成速度并增加溶液的浊度。

4．方法学评价　透射免疫比浊法能在全自动生化分析仪上进行检测，操作简单，结果较准确，重复性好，灵敏度比单项免疫扩散试验高5～10倍。但该方法是在抗原抗体反应的第二阶段进行检测，耗时较长，目前多用增浊剂加速免疫复合物的形成。此外，免疫复合物浓度较低时，对光通量影响不大，因而灵敏度比散射免疫比浊法低。

（二）散射免疫比浊法

1．定义　散射免疫比浊法是在免疫浊度分析中，通过对与入射光成一定角度的散射光强度进行检测，实现待测抗原的定量分析。

2．技术流程　可溶性抗原与相应抗体在缓冲液中特异结合形成免疫复合物粒子，入射光通过反应后的混合液时，粒子对入射光进行折射和衍射形成散射光，用光学仪器检测与入射光成一定角度（通常在5°～50°）上散射光的强度，由瑞利散射理论可知，散射光强度与免疫复合物的浓度呈正相关。在抗体过量的情况下，免疫复合物的浓度与待测抗原的含量呈正相关，用一系列已知浓度抗原标准品与其对应的散射光强度制作校准曲线，即可通过测定待测抗原的散射光强度计算对应的浓度。

3．散射免疫比浊法分类　散射免疫比浊法可分为终点散射比浊法和速率散射比浊法。

（1）终点散射比浊法：在散射免疫比浊分析中，当抗原抗体反应达到平衡时，测定反应体系的散射光强度。在抗原抗体反应的第一阶段，反应体系散射光信号波动较大，若使用此时的光信号会导致计算结果误差较大。终点散射比浊法的光信号检测避开反应初期的不稳定阶段，选择最佳时段读数，将误差降到最低。终点散射比浊法分为预反应阶段和反应阶段。在预反应阶段，加入少量待测抗原（约1/10的样本）与抗体反应，几秒钟后检测第一次散射光信号；在反应阶段，加入全量的待测抗原，2分钟后检测第二次散射光信号，用第二次散射光信号减去第一次散射光信号，得到免疫复合物粒子的散射光信号峰值，再减去本底值（空白对照），通过与校准曲线比对计算待测抗原浓度。

1）注意事项：①光信号读取时间至关重要，若在抗原抗体反应初期检测，散射光信号不稳定，误差大，若在絮状沉淀形成后检测，散射光强度降低，导致待测抗原实测浓度偏低；②保持抗体过量，一般抗体结合待测抗原的能力应达到正常血清中待测抗原浓度的50倍以上，若发现抗原过量，及时稀释重新检测。

2）方法学评价：终点散射比浊法可实现自动化检测，灵敏度高于透射免疫比浊法，达到微克（μg/L）水平。但该方法检测的是抗原抗体反应的第二阶段，耗时较长，不适用于快速检测，且需扣除本底。

（2）速率散射比浊法：在散射免疫比浊分析中，测定免疫复合物单位时间内形成最快时间段的散射光信号值。待测抗原与抗体混合瞬间即发生反应，在抗体过量的情况下，待测抗原与抗体形成免疫复合物的速度是由慢变快，达到峰值后，再逐渐减慢，形成速率峰，峰值对应的单位时间内，体系产生的免疫复合物含量最大，散射光信号变化也最大，速率峰的峰值与抗原浓度呈正相关。检测待测抗原峰值时散射光信号，通过与校准曲线比对可以计算待测抗原的浓度。

1）注意事项：速率峰出现的时间与抗体的浓度及其亲和力有关，选用高纯度、高亲和力的抗体可以缩短反应时间，多数抗原抗体反应的速率峰时间出现在20～25秒。

2）方法学评价：速率散射比浊法具有快速（30～60秒完成检测）、灵敏度高（可达ng/L水平）、精密度高、特异性强、稳定性好、检测范围宽、易于实现自动化的优点。但该方法对抗体质量要求较高，且检测仪器与试剂成本较高。

（三）免疫胶乳比浊法

免疫浊度分析中，当免疫复合物粒子较小或浓度比较低时难以形成浊度，影响检测效率；此外，若待测抗原分子大小非常不一，如载脂蛋白（a），目前发现的最具多态性的人类蛋白质，其分子量在25万～80万Da

之间,会导致形成的免疫复合物粒子产生不一致的光散射和光吸收,影响结果的准确性。免疫胶乳比浊法可以有效解决这些问题,该技术将抗体先吸附到大小适中、均匀的胶乳颗粒上,当抗体与相应抗原结合后,引发胶乳颗粒凝集。单个胶乳颗粒直径小于入射光波长,不阻碍光线透过,当两个或两个以上胶乳颗粒凝集时,便可使透射光减弱和散射光增强,且变化的大小与胶乳颗粒凝聚的程度呈正相关。因此,在胶乳免疫比浊法中,抗原抗体结合后反应体系的透射光强度与待测抗原浓度呈负相关,而散射光强度与待测抗原浓度呈正相关,引入胶乳颗粒作为载体,可明显提高免疫浊度分析的灵敏度,最高可达 pg/L,故该方法又称为胶乳颗粒增强比浊法(PETIA)。

免疫胶乳比浊法近年来发展迅速,该方法的关键在于胶乳颗粒的性质,自 1955 年 Vanderhoff 等用乳液聚合法首次合成直径为 2~30μm 的聚苯乙烯乳胶微球,随着材料技术的进步,目前可以采用无皂乳液聚合、种子乳液聚合、微乳液聚合、细乳液聚合、分散聚合、辐射乳液聚合、"活性"或可控自由基乳液聚合等方法合成不同分子量、粒径、结构以及带有不同功能基团的各类微球。免疫胶乳比浊法的应用十分广泛,例如传统的透射免疫比浊法灵敏度较低,耗时较长,而与胶乳技术的结合应用,大大提高了灵敏度和检测效率,使透射免疫比浊法在全自动生化分析仪上普遍展开。

1. 注意事项

(1)首先选择合适的胶乳颗粒,颗粒必须均一,直径稍小于入射光波长,目前常选用直径为 200nm 的胶乳颗粒和 340nm 波长的入射光。

(2)胶乳颗粒的存放问题,胶乳颗粒材料常为聚苯乙烯,其带有负电荷,能物理性吸附蛋白质,需用干净器皿保存,并添加保护剂,以避免杂质颗粒的干扰,提高稳定性。

(3)胶乳颗粒与抗体以化学交联反应结合时,容易引发抗体失活而出现免疫胶乳颗粒轻度自凝,或抗体活性降低影响结果的准确性。

2. 方法学评价　免疫胶乳比浊法可以克服因免疫复合物粒子大小不均或浓度偏低产生的影响,具有操作简便、快速、高灵敏度(可达 pg/L)特点。

三、免疫浊度分析的主要影响因素

免疫浊度分析作为一种非放射性同位素和非酶标记的均相免疫测定技术,因其具有无污染、易于自动化、适合大批量检测的优点,在实践中得到不断发展和推广,已经广泛应用于临床,为了保证检验结果的准确性,应密切注意以下几方面问题。

(一)选择高质量的抗体

抗体须具有高特异性、高亲和力和高效价的特点。在抗体类型的选择上,以家兔为代表的小型动物注射抗原后制备的 R 型抗体,亲和力较强,抗原抗体结合后不易发生解离,而以马为代表的大型动物注射抗原后制备的 H 型抗体,亲和力弱,抗原抗体结合后极易解离,故免疫比浊分析中一般选择 R 型抗体。

(二)警惕钩状效应的发生

在定量抗体中不断加入待测抗原,当形成免疫复合物的含量达到最大时,若继续加入待测抗原,免疫复合物含量不增反减,称为后带现象,后带现象的产生会使待测抗原的检测结果减小。反之,若在定量抗原中不断加入过量待测抗体,也会产生类似的结果——前带现象,前带现象的产生会使待测抗体的检测结果减小。后带现象和前带现象统称为钩状效应,实际工作中,受限于检验方法和试剂制备条件,钩状效应难以避免,但工作中应认真细心,善于总结经验,及时发现钩状效应,可通过稀释样本等方法处理,最终获得准确的结果。

(三)去除伪浊度的影响

在免疫浊度分析中,除了免疫复合物形成浊度以外,还有一些其他因素会形成浊度,引起透射光和散射光强度发生改变,进而影响检测结果的准确性。这些因素主要包括:①标本不规范,标本有脂血、溶血、黄疸、反复冻融等情况,可以采用彻底离心标本或更换新鲜合格标本等方式避免。②试剂质量不合格,试剂被污染或过期,抗体发生交叉反应等,可通过严格把控试剂质量避免。③增浊剂浓度过高,增浊剂如聚乙二醇(PEG)可促进免疫复合物的形成,提高检测的灵敏度,且PEG的作用效果与其浓度密切相关,PEG浓度过低时不能促进免疫复合物微粒的形成,PEG浓度过高时则会引起非特异性蛋白大分子的凝聚,例如12%浓度的PEG可引起IgG抗体发生沉淀,20%以上浓度的PEG可引起白蛋白(Alb)发生沉淀,增浊剂在使用时必须选择合适的浓度。④反应杯不干净也会影响检测的浊度,要求尽量使用一次性反应杯,重复使用反应杯时一定要彻底洗干净,一旦发现异常,及时更换反应杯。

(四)使用恰当的缓冲液

缓冲液的pH值、电解质和温度均会影响反应体系中抗原抗体的结合。①酸碱度一方面会影响抗原抗体的亲和力,影响免疫复合物的形成;另一方面,pH值过高或过低均会导致反应体系中蛋白质变性析出。此外,当pH接近抗原的等电点时,即使没有抗体存在,也会引起抗原非特异性凝集,影响检测结果,免疫浊度分析时常常把pH值控制在6～8之间。②电解质的性质和浓度会影响免疫复合物形成和稳定,以下阴离子按照促进免疫复合物形成递增次序排列:$SCN^- < ClO_4^- < NO_3^- < Br^- < CL^- < SO_4^{2-} < HPO_3^- < PO_4^{3-}$,阳离子中钠离子有利于免疫复合物的形成与稳定,但若电解质浓度过高,可导致蛋白质盐析形成伪浊度,实际分析中常使用一定浓度的磷酸盐作为缓冲液。③抗原抗体反应必须在适宜的温度中进行,一定范围内,温度升高可增加抗原抗体分子间的碰撞机会,加速抗原抗体复合物的形成,加快可见反应,若温度高于56℃,可导致已结合的抗原抗体再解离,甚至变性或破坏;温度越低,结合速度越慢,但结合牢固,易于观察。免疫浊度分析反应温度一般为15～40℃,通常最适为37℃。

(五)选择合适波长的入射光

免疫浊度分析中,若反应体系中除免疫复合物粒子以外的其他因素吸收入射光,运用透射免疫比浊法进行检测得到的抗原浓度会假性增高,而运用散射免疫比浊法进行检测得到的抗原浓度会假性降低,因此选择的入射光必须使免疫复合物粒子对光的吸收较大,同时尽量减少反应体系中其他成分的干扰。

四、免疫浊度分析的临床应用

免疫浊度分析早期可以定量检测体液中部分蛋白的含量,用于免疫系统疾病、风湿疾病等的辅助诊断。随着技术的不断发展进步,各种仪器设备的发明更新,尤其是特种蛋白仪的研发应用,使免疫浊度分析的应用场景越来越广,目前已经广泛应用于体液中各种特殊蛋白质和小分子药物的检测。主要应用如下:

1. 免疫功能监测　免疫球蛋白IgA、IgG、IgM,补体C3、C4等。

2. 载脂蛋白的监测　载脂蛋白A1、载脂蛋白B、脂蛋白α等。

3. 炎症指标监测　C反应蛋白、α1酸性糖蛋白、触珠蛋白、铜蓝蛋白、降钙素原、脂蛋白相关磷脂酶A2等。

4. 风湿指标监测　类风湿因子、C反应蛋白、抗链球菌溶血素O等。

5. 肾脏功能监测　微量白蛋白、β2微球蛋白、中性粒细胞明胶酶相关脂质运载蛋白等。

6. 营养状况监测　白蛋白、前白蛋白、转铁蛋白等。

7. 肿瘤疾病监测　本周蛋白、甲胎蛋白、癌胚抗原。

8. 血凝系统的检测　抗凝血酶Ⅲ、D二聚体等。

9. 药物浓度的检测　卡马西平、苯巴比妥、奎尼丁、妥布霉素等。

10. 其他　免疫浊度分析可以用于一些细菌抗体和激素的浓度测定。

第二节　基于免疫传感器的无标记免疫分析

免疫分析根据标记与否，可分为标记免疫分析和无标记免疫分析。标记免疫分析法是指在抗原或抗体标记放射性核素、化学发光剂、金属离子、酶、荧光素和电信号物质等，经过理化分离步骤（如分离、洗涤等），通过检测标记物的信号间接实现定量分析。标记免疫分析法中，应用最广泛的是酶联免疫分析法（ELISA）。ELISA 方法操作简单、实验设备简单、应用范围广泛，能定性及定量分析。目前已开发了许多商品化 ELISA 试剂盒，但 ELISA 方法也存在分析时间长、试剂消耗量大、灵敏度不足、外界干扰因素较多、无法实现精确测定痕量物质等问题。无标记免疫分析法根据抗体与抗原之间的特异性反应，形成免疫复合物的理化性质发生改变，直接进行分析测定。发生免疫反应前无需先对抗体或抗原进行标记，也没有分离过程，避免了因标记过程以及多次分离步骤导致抗体或抗原失活等问题。无标记免疫分析法具有检测成本低、分析速度快、操作简单等显著优势，在疾病诊断、药物分析、环境监测和食品安全等方面已得到广泛应用。免疫传感器是 20 世纪 90 年代由 Henry 等提出的基于抗原抗体间特异性反应的一种新型生物传感器。免疫传感器由于其免疫分析的高特异性，再与多种高灵敏的传感技术结合，研究人员设计出各种类型的免疫传感器，广泛应用于生命科学分析、医学临床诊断、食品安全、环境监测等领域。

一、基于免疫传感器的无标记免疫分析原理

免疫传感器以免疫生物分子为敏感元件，通过特异性免疫反应前后的物理、化学变化，由换能器转换为与待测物浓度相关电信号、光信号、热信号、声信号、质量信号等，再经过信号处理系统，最终实现对免疫目标分子的检测。无标记免疫传感器在分析检测过程中无需预先对抗体或抗原进行标记，可实现对生物样品的直接测定。

二、基于免疫传感器的无标记免疫分析技术流程

基于免疫传感器构建的无标记分析技术分为很多类型，以下简单从电化学免疫传感器和化学发光免疫传感器介绍无标记免疫分析技术流程。

电化学免疫传感器是免疫传感器的一个重要分支，免疫分析结合电分析技术（如循环伏安法、脉冲示差伏安法、方波伏安法等）而形成的一类新型生物传感器。电化学免疫传感器因仪器简单、易微型化、灵敏度高、成本低等优点而备受关注。电化学免疫传感器根据测量信号不同主要分为电位型、阻抗型和电流型免疫传感器。其中电流型免疫传感器是目前应用最广泛的电化学免疫传感器。蓝庆春等以廉价金属铜和其氧化物纳米颗粒组装而成一种三维铜@氧化亚铜（Cu@Cu$_2$O）网状结构凝胶，凝胶展示出明显的类过氧化物酶催化活性。在苯胺 - 过氧化氢检测体系，在酸性介质中，具有高效催化活性的 Cu@Cu$_2$O 凝胶可以代替辣根过氧化物酶（HRP）催化苯胺发生聚合反应产生聚苯胺电化学信号。通过链霉亲和素将该 Cu@Cu$_2$O 凝胶材料功能化后，将生物素化的抗体固定于该固相界面，抗原 - 抗体特异性反应形成的免疫复合物会抑制 Cu@Cu$_2$O 催化，阻碍该酶聚合反应，而引起电化学信号强度降低。根据其电化学信号变化和目标分析物的线性关系可以对目标分析物进行灵敏检测。

化学发光免疫传感器同样是免疫传感器的一个重要组成。钟艺红等通过将捕获抗体和化学发光探针（HRP）共固定于具有良好生物相容性的金纳米粒子 - 壳聚糖（AuNPs-Chitosan）的固相复合界面，捕获

抗体与抗原的特异性结合将在传感界面形成免疫复合物,该复合物可有效阻碍化学发光底物向 HRP 界面的扩散,并抑制酶催化的化学发光反应,从而引起化学发光信号的减弱。利用化学发光信号变化和目标抗原浓度之间的线性关系,可实现快速无标记化学发光检测。

三、基于免疫传感器的无标记免疫分析的应用

免疫传感器具有高度的特异性、灵敏度和稳定性等优点,目前已广泛应用于生物分析、临床医学、食品安全、环境监测等领域。以下简单列举其在临床肿瘤标志物检测中的应用。钟艺红等基于自行合成的 Cu/Cu/Cu$_2$O 八面体纳米酶的化学发光法无标记免疫法,同时检测 CEA、CA125、CA19-9,检测限(LOD)和线性范围见表 2-18-1。蓝庆春等基于自行合成的 Fe-MOF 和 rGO@PS NSs 的电极修饰材料的电化学无标记免疫法检测 CA125 和 AFP 的性能见表 2-18-1。

表 2-18-1 基于免疫传感器的无标记免疫分析的应用

项目	合成物	检测方法	检测限	线性范围
CEA	Cu/Cu/Cu$_2$O 纳米酶	无标记化学发光	0.25pg/ml	0.001 0～75ng/ml
CA19-9	Cu/Cu/Cu$_2$O 纳米酶	无标记化学发光	1.4×10^{-4}U/ml	0.001 0～240U/ml
CA125	Cu/Cu/Cu$_2$O 纳米酶	无标记化学发光	2.0×10^{-4}U/ml	0.001 0～500U/ml
CA125	Fe-MOF	无标记电化学发光	1.5×10^{-2}U/ml	0.050～140U/ml
AFP	rGO@PS NSs	无标记电化学发光	0.03ng/ml	0.1～100ng/ml

四、基于免疫传感器的无标记免疫分析技术优势与发展

传统的无标记免疫分析方法是通过利用沉淀、凝聚等理化性质改变来检测抗原或抗体分子,但这些方法存在精度低、耗时、难以痕量检测等缺陷。近年来,无标记免疫分析通过光学、电化学、压电和表面扫描等分析技术发展了一些无标记免疫分析法,比如表面等离子共振、石英晶体微天平、电化学阻抗和原子力显微镜等。这些无标记免疫分析技术试剂消耗量减少,步骤更简便,分析精度高,适用于痕量检测分析。但这些分析技术往往需要昂贵的仪器,因而限制了其实际应用。各种类型免疫传感器的出现,加上其免疫分析的高特异性和高灵敏度,未来会得到广泛应用。

第三节 基于液晶生物传感器的免疫分析

液晶是一种比较特殊的物质状态,处于液体和晶体之间,其将液体的流动性和连续性以及晶体分子的有序性和光学各向异性集于一身,通常以具有各向异性的流体形式存在。液晶具有双折射性、圆偏振光二色性和旋光性、磁效应、压电效应、红外光学性质和电光效应等。由于液晶具有的独特性质,使得液晶技术广泛运用于光电器材、纳米材料、化工、医药、血液相容性材料、组织工程和生物传感器等方面。

液晶生物传感器主要使用相列型液晶 5CB(4- 氰基 -4- 戊基联苯),液晶分子的取向会因表面微小的地貌和化学结构变化而变化,从而呈现出不同的光学信号。此外,液晶具有一定的光学信号放大作用,当局部的液晶分子取向发生改变时,周围液晶分子的取向也会受到影响。因此,利用液晶具有双折射特性构建的液晶生物传感器,具有构造简单、成本低、无须标记、响应快速、所呈现的光学信号肉眼可观等优点,在生物检测方面具有应用价值,已经应用于氨基酸、蛋白、核酸和重金属等检测。

一、基于液晶生物传感器的免疫分析原理

液晶生物传感器主要利用液晶分子具有的双折射特性构建，决定于液晶分子排列取向的变化。构建液晶生物传感器，需要先采取一定手段来修饰传感器基底，使其能够诱导液晶分子有序排列，利用目标分子与组装膜之间较强的相互作用，如酸碱作用、配位作用、抗原抗体特异性结合等使目标分子能够有选择性地在组装膜表面发生键合，而非目标分子则不具有这种强的相互作用，不会扰乱液晶分子的取向。根据固定目标分子前后传感器基底的形貌发生变化，导致液晶分子取向发生变化，从而液晶分子的双折射能力也发生了改变，传输出的光学信号也就发生变化，这些可以通过偏光显微镜的图像明显观察到，从而实现对目标分子的检测。

二、基于液晶生物传感器的免疫分析技术流程

人类 β 防御素 -2（HBD-2）是防御素抗菌肽家族的一员，HBD-2 首先从发炎的皮肤中分离出来，是第一个在与微生物接触时被转录水平调控的 β 防御素。霍文静等介绍了以下两种基于液晶生物传感器的免疫分析技术检测 HBD-2。

（一）基于直接免疫分析原理的非标记液晶生物传感器检测 HBD-2

在酸处理（羟基化）的玻片表面修饰 3- 氨丙基三乙氧基硅烷（APTES）/ 二甲基十八烷基 [3-（三甲氧基硅基）丙基] 氯化铵（DMOAP）混合自组装膜（氨基化），具有烷基长链的 DMOAP 能够诱导液晶分子垂直取向，从而产生全黑的偏光显微图像。而 APTES 为短链烷基，不能有效诱导液晶分子垂直排列，单独组装会出现明显的亮斑，从而产生背景干扰。为了使基底固定有足够的氨基与戊二醛交联且不产生背景干扰，故采用 APTES/DMOAP 混合自组装。APTES 中的氨基与戊二醛（GA）中的一个醛基反应后作为功能分子将 HBD-2 抗体固定于经修饰的下玻片表面。先在经过醛基化处理的玻片表面固定 HBD-2 抗体，HBD-2 抗体作为传感器的识别元件，然后滴加不同浓度的 HBD-2，HBD-2 与 HBD-2 抗体特异性结合后，扰乱了液晶的取向导致光学信号发生变化。当未加入 HBD-2 时，由于组装的 HBD-2 抗体体积较小，不足以扰乱液晶的垂直取向，从而出现全黑的偏光显微图像。而当存在 HBD-2 时，其能与固定在基底表面的 HBD-2 抗体特异性结合，当达到一定量时会扰乱液晶分子的有序排列，造成光学信号的改变，从而实现对 HBD-2 的快速无标记检测。

（二）基于竞争免疫原理的非标记液晶生物传感器检测 HBD-2

通过（APTES＋GA）/DMOAP 自组装膜对玻片进行化学功能化，将 HBD-2 固定在玻片表面，然后将 HBD-2 抗体与不同浓度的 HBD-2 混合溶液滴加至玻片表面。此时传感器基底固定的 HBD-2 和待测液中的 HBD-2 竞争结合 HBD-2 抗体上的有限结合位点。当不存在 HBD-2 抗体时，液晶 5CB 分子处于垂直排列，偏振光无法透过，液晶池在偏光显微镜下呈现均一的黑色。当存在 HBD-2 抗体时，由于 HBD-2 与 HBD-2 抗体之间的特异性结合导致液晶的垂直方向受到干扰，在交叉偏振光下可观察到光学图像。由于待测样品中 HBD-2 浓度不同，与底物表面结合的 HBD-2 抗体数量也发生了变化，根据液晶池在偏光显微镜下光学成像的不同程度，实现对 HBD-2 的特异性检测。

三、基于液晶生物传感器的免疫分析应用

王莹等提出了一种基于适配体的液晶生物传感器检测肺表面活性剂蛋白 A（SP-A）的新方法，该检测平台用于检测 SP-A，简单易操作，具有较高的特异性和灵敏度，检测限为 5nmol/L。He 等在缺血修饰白蛋白抗原（IMA）与抗体（anti-IMA）结合的基础上，研究了一种新型的液晶生物传感器用于检测缺血修饰白蛋白。传感器结合了抗体的高特异性和液晶分子的光信号放大作用，对 IMA 的检测限为 50μg/ml。

Yang 等设计了一种用于重金属离子的高选择性和敏感性检测的新型液晶生物传感器。为了提高金属离子干扰液晶取向的能力，该传感器利用靶诱导的 DNA 构象变化，增强靶分子对液晶分子取向的干扰，从而产生放大的光信号。Hg^{2+} 是一种典型的重金属离子，具有独特的性质，可以特异性结合到两个 DNA 胸腺嘧啶（T）碱基上。在 Hg^{2+} 存在下，特异性的寡核苷酸探针形成了从发夹结构到复合物的构象重组。通过捕获探针修饰的三甲氧基硅基丁醛 /N,N- 二甲氧基 -N- 十八烷基（3- 氨基丙基）三甲氧基硅基氯（TEA/DMOAP）包覆的底物上，偶联类络合物结合在一起，可使液晶分子的取向发生变化，从而影响液晶池在偏光显微镜下的成像。结果表明，该传感器检测灵敏度高，对 Hg^{2+} 的检测限低至 0.1nmol/L。霍文静等建立的基于液晶生物传感器的非标记直接免疫和竞争免疫检测 HBD-2 的最低检测限分别为 4.95ng/ml 和 0.53ng/ml，线性范围分别为 5～150ng/ml 和 1～10ng/ml。

四、基于液晶生物传感器的免疫分析技术优势与发展

液晶是一种处于液体和晶体之间的特殊物质状态，其结合了液体的流动性和晶体的光学各向异性，因其具有这种物理性质被用作敏感元件来构建液晶生物传感器。液晶传感器主要利用液晶的双折射特性，通过改变传感器基底膜的组装情况来控制液晶分子的取向，使得其在偏光显微镜下显示出不同的光学信号，进而达到检测目标物的目的。对比其他检测方法，该方法具有构造简单、成本低、无须标记、响应快速、所呈现的光学信号肉眼可观等优点，在生物检测方面具有潜在应用价值。随着液晶生物传感器的发展，其已应用于酪氨酸、胆固醇、白蛋白、核酸、抗原、毒素重金属离子、天蚕素 B 等物质检测。相信未来基于液晶生物传感器的免疫分析技术会得到更好的发展。

（王坤 冯杰 高艳红 颜光涛）

参考文献

[1] 王炜, 毛远丽, 胡冬梅. 生化检验技术与应用 [M]. 北京：科学出版社, 2021：5-7.

[2] 涂海霞, 韩忠燕, 李妍, 等. 胶乳增强免疫比浊法检测脂蛋白相关磷脂酶 A2 的性能分析 [J]. 中国临床研究, 2019, 32（10）：1412-1416.

[3] 蔡爱华, 李启平, 陈丽娟, 等. 中性粒细胞明胶酶相关脂质运载蛋白检测试剂盒（胶乳免疫比浊法）检测性能验证 [J]. 中国食品药品监管, 2019（12）：54-57.

[4] 孔维菊, 次平, 林杰, 等. 生化分析仪检测胶乳免疫比浊法 AFP 的性能验证评价 [J]. 临床与病理杂志, 2021, 41（05）：984-990.

[5] 闫红娟. 胶乳增强透射免疫比浊法与电化学发光免疫分析法检测癌胚抗原结果比对 [J]. 标记免疫分析与临床, 2019, 26（02）：358-360.

[6] 马菊芬, 张艳果, 郭李娜, 等. 两种血清降钙素原检测方法检测细菌感染结果比较 [J]. 中华医院感染学杂志, 2020, 30（11）：1673-1677.

[7] 吴晓, 郭炯浩. 丽水地区 M 蛋白血症 236 例临床分析 [J]. 中国卫生检验杂志, 2021, 31（14）：1758-1760.

[8] 颜楠, 韩峰, 刘家云. 关于 D- 二聚体检测中假阳性与假阴性问题的探讨 [J]. 检验医学与临床, 2021, 18（16）：2424-2427.

[9] 陈文举, 高琳, 顾婉红. 胶乳免疫比浊法检测血清幽门螺杆菌抗体的临床应用 [J]. 检验医学, 2019, 34（03）：244-245.

[10] 陆欣. 基于 MOF 模拟酶的无标记型化学发光成像多元免疫分析 [D]. 扬州：扬州大学, 2021.

[11] 钟艺红. 基于纳米酶的无标记化学发光成像多组分免疫分析新方法 [D]. 扬州：扬州大学，2019.

[12] 蓝庆春. 新型无标记电化学免疫传感器的构建及其在肿瘤标志物检测中的应用 [D]. 扬州：扬州大学，2020.

[13] 霍文静. 非标记液晶生物传感器检测人类 β 防御素 -2 的方法研究 [D]. 西安：陕西科技大学，2019.

[14] WANG Y，WANG B，ZHANG Q，et al. Detection of pulmonary surfactant protein A by using aptamer-based liquid crystal biosensor[J]. Analytical Methods，2018，10（24）：1-6.

[15] YANG S，WU C，TAN H，et al. Label-Free Liquid Crystal Biosensor Based on Specific Oligonucleotide Probes for Heavy Metal Ions[J]. Analytical Chemistry，2013，85（1）：14-18.

第三部分

标记免疫研发与评价

第一章

标记免疫产品的立项策划

标记免疫产品是以临床应用为目的,所以必须关注临床使用的安全性和有效性。标记免疫产品的适用范围广泛,涉及最广的是医疗机构的检验科、病理科及特定的临床科室,如变态反应科、急诊科、妇产科、心内科、移植科、重症监护室等。目标科室的确定可以准确定位产品的目标客户,进而确定和公司现有的销售渠道是否一致。对医学用途、患者群体、预期用户、流行病学的研究等,有助于指导公司预估产品市场定位。产品临床性能的需求应听取临床专家的原则性建议,这对新产品的差异性设计具有重要的指导意义,差异性的设计会成为产品未来在市场上的竞争优势。在产品立项时应考虑该产品预期的用途及设计理念,进而了解对应的医疗器械分类、注册检测和临床试验的要求,估计相应的上市周期及成本等。对于创新型产品,由于注册分类不确定,有时甚至没有已上市的产品做临床试验对照,在立项阶段需考虑由此引起的验证和确认的复杂性及不确定性,以及潜在的上市过程延长、注册成本增加等因素。

应了解掌握标记免疫产品适用的法律法规、国家标准、行业标准、标准物质及产品注册技术审查指导原则等。需要考虑注册临床考核试验方案的可行性,如阳性样品的可得性、特殊型别的覆盖率、对照产品的选择,过低的阳性样品率有可能造成临床试验周期过长或者注册失败。

密切关注国家药品监督管理局发布的临床试验豁免目录,研究产品临床豁免的可能性。

拟在中国上市的创新产品需要关注国际上类似产品上市情况。在国际上尚未获批的创新产品需充分考虑产品注册的复杂性及不确定性,包括专利情况,可以考虑申请特殊审批或优先审批注册路径。

第一节　立　项　原　则

一、产品性能需求的确定

新产品立项之初,应对国内外相关或者类似产品的方法学、反应原理、参数、方法学限制等进行分析。根据分析结果,同时考虑适用的国家标准、行业标准对产品技术指标方面的要求,确定拟研制产品的预期用途、功能和性能指标。另外,根据产品注册的临床试验要求(适用时),考虑选择可能的临床试验对照产品。在制定性能需求时,应综合考虑产品成本、临床需求等,选择适宜的技术。

二、知识产权管理

为保护公司的技术创新成果,保证公司的合法权益,加速技术成果转化,在产品立项之初就应该考虑知识产权管理策略,对于开发过程中的知识产权申请和管理确定方向。同时,应由专业人员对相关产品和技术的专利使用情况进行研制,以规避专利冲突等问题。

三、战略发展的匹配性

选择的项目应与公司的总体发展和长期战略保持一致,应考虑与公司的技术平台开发能力、供应商体系、生产制造能力、市场营销体系相匹配,进而优化成本,发挥技术和生产的规模效应,发挥渠道的整合能力,实现业务的可持续发展。

第二节 策划流程

策划流程见图3-1-1,共分为8个部分。首先是接到项目的相关建议,而后进行资料汇编,根据背景资料考虑是否进行市场调查,进行可行性分析,在收集部分原料、标本的情况下,做前期的策划阶段小试。通过以上准备,进行立项申请,开展部门立项会进行评审,如果未通过评审直接进行项目策划归档封存,通过评审则需要进行开发设计方案及风险管理计划的编写,部门审核后进行存档。

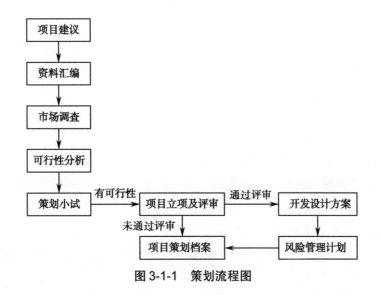

图 3-1-1 策划流程图

一、项目建议

根据市场需求编写项目建议,项目建议书由项目负责人编写,需说明产品开发的原因及预期需要达到的目标,在临床上起到什么作用。

其中筛选项目来源包括四个方面:

1. 销售过程中发现一些比较有市场的产品,可由销售部门提出。

2. 市场部在项目引进或者参加外部相关会议时,发现一些比较有市场的产品,需要技术部门协助的,可由市场部门提出。每年的销售年会时,市场部应收集销售人员的新产品需求。

3. 研发技术部经过相关资料收集,项目存在技术可行性与市场,可由研发技术部门提出。

4. 外单位与公司或者机构的合作项目。

二、资料汇编

资料汇编是对诊断试剂研究前的一个资料收集整理,综合描述项目研究背景。以疟疾诊断试剂为例,介绍资料汇编的内容。

(一)疾病背景介绍

疾病的发现、症状,引起疾病的病毒及其分子生物学特征,病毒的免疫抗原表位。疟疾是疟原虫寄生于人体所引起的传染病,经蚊虫叮咬或输入带疟原虫者的血液而感染,不同的疟原虫分别引起间日疟、三日疟、恶性疟及卵圆疟。疟疾主要表现为周期性规律发作,全身发冷,发热,多汗,长期多次发作后可引起贫血和脾肿大。儿童发病率高,多数于夏秋季节流行,疟疾流行于 102 个国家和地区,特别是在非洲,东南亚和中、南美洲的一些国家,恶性疟死亡率极高。

(二)症状体征

四种人体疟疾典型的临床发作大体相似,可分为潜伏期、发冷(寒战)期、发热期、出汗期和间歇期。

(三)疾病严重程度

凶险型疟疾主要见于恶性疟,其他三种疟疾极少见到凶险型。

(四)化验检查

疟疾的检查是依据 WHO 标准,采用实验室诊断作为疟疾病例确诊的基础。

1. 诊断原则　根据流行病学史(曾于疟疾传播季节在疟疾流行区住宿,夜间停留或近 2 周内有输血史),发病时有周期性发冷、发热、出汗等临床症状,脾肿大等体征,结合实验室结果,予以诊断。

2. 诊断标准　根据原卫生部和全国疟疾专家咨询委员会所制定的疟疾诊断标准,凡符合以下任何一项即为疟疾:血液中查到疟原虫;临床症状典型;抗疟药物治疗有效。

三、市场调研

在研发技术部门完成资料汇编后,如为重要市场产品且经过前期资料汇编仍然不能充分确定市场概况及销售容纳情况时,可以提出进行市场调查的申请。市场部制定市场调查问卷初稿,应具有客观性、真实性和统计意义,市场调查的内容至少包括(可根据实际情况进行):

1. 国内临床单位或血站对本项目的开展情况　国内外体外诊断厂商都是采用渠道分销的方式,分销商掌握终端市场。一般而言,具有良好渠道网络的公司分两类:一类是进口代理起家,转自主研发的厂家。此类厂家的渠道掌握着中高端的优质客户,如果自产产品性能可以满足临床需求,借助建立多年的渠道关系,前景看好。第二类是在体外诊断领域研发多年的实力生产厂家。体外诊断的主要应用场景是医院检验科、体检中心等,产品使用相对集中,因此不同细分领域的渠道可以复用,国内此类厂家的渠道多在中低端医院。

在国家基础医疗大面积推广和分级诊疗的政策引导下,价格合理、性价比高的厂家前景看好。从全球来看,体外诊断市场发展速度一般和所对应的医疗器械市场规模与增速呈协同发展态势。

2. 如果已经有项目销售情况,可对已经批准的文号厂家性能情况、阳性检出情况、每月检测用量、收费情况及试剂销售价格等进行调查。

四、可行性分析

(一)项目产品的国际、国内市场需求分析

市场部根据调查结果进行分析,并提出项目市场分析报告、预计的产品研究完成时间及收益、产品市场前景。

2020 年体外诊断市场尤其是分子诊断市场需求猛增，行业迎来井喷式发展。数据显示，2019 年中国体外诊断市场规模突破 900 亿人民币，已经成为全球体外诊断（IVD）增速最快的市场之一（图 3-1-2）。

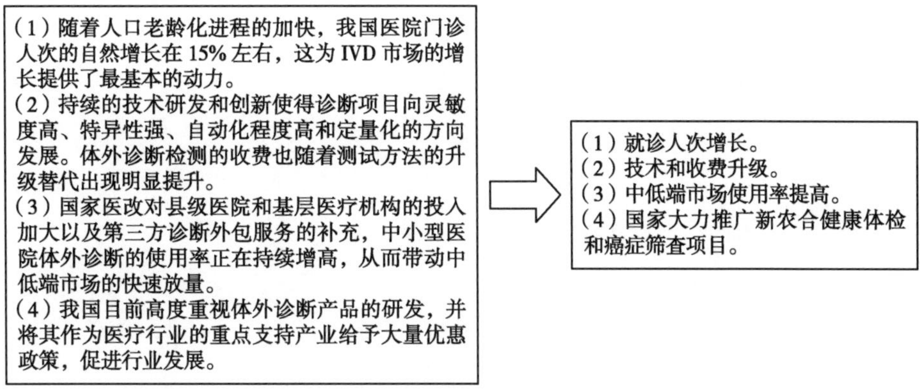

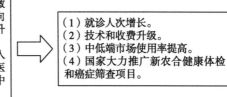

图 3-1-2　国内体外诊断市场发展趋势

政策背景变动同样会造成行业经营环境变化，统一招标、挂网采购使得产品价格下行压力长期存在，两票制或将重新分配行业利益链。为了应对市场变化，行业整合趋势有望加速进行：向上游原料发展，控制试剂成本，提高产品质量；加强仪器研发生产能力，提高试剂依存度；向下游拓展渠道，强化渠道控制，布局终端市场。

国际体外诊断市场行业集中度较高，已形成了 5＋X 的行业格局，五家大型企业占据了市场份额的 51%。国内行业集中度相对较低，规模较大的几家企业占国内市场的份额不足 20%，相对于国外企业，国内企业替代进口概率增大。

（二）产品技术实施的可行性、难点及概要的技术路线

应对产品原料情况进行说明，自产或者外购，是否稳定批批提供；产品工艺有无技术难点或批量生产稳定性都应该纳入考虑范围，技术实施可行性与团队能力及特点有较大关系，如果市场可行度高，资金允许，而现有团队力量不够，则需要招聘挖掘所需人才。

（三）项目开展的财务预算

预算包括小试、中试、临床费用（包括对照试剂、第三方试剂、样品、原料、特殊辅料等价格）、预定的项目组员及技术背景，前期调研各类费用，如试制材料、产品设计、鉴定、评审、人工、临床试验、不可预见费用等。为了维持正常生产经营活动，企业必须具备一定数量的最低周转资金，包括各种必备的存货、必要的现金和银行存款、应收账款及预付款项等。该阶段流动资金估算采用分项详细估算法进行测算，对存货、现金、应收账款、应付账款的最低周转天数，参照同类企业的平均合理周转天数并结合该阶段的运行特点确定。

五、策划小试

开展上述工作之前或许已经收到部分原料、标本，或者在进行可行性分析后收集到部分原料、标本，可进行策划阶段原料验证。

详细的策划小试方案见第三部分第二章"标记免疫产品的研发"相关内容。

六、风险管理计划

评审小组对风险管理计划的完成情况逐一进行检查，通过对相关风险管理文档的检查，认为检测试剂盒风险管理计划已基本落实实施。

风险管理计划确定了风险管理活动范围、参加人员及其职责和权限的分配、基于公司决定可接受风险方针的风险可接受性准则，包括在伤害发生概率不能估计时的可接受风险准则、风险管理活动计划等内容。

（伍 波）

第二章

标记免疫产品的研发

研发单位应有成熟的平台、成熟的工艺流程和熟练的工作人员,研发过程中应考虑利用现有技术。单位专家、顾问在研发方面应具有丰富的经验,能对研发过程提供有效帮助。

单位负责人负责下达《设计开发任务书》,批准项目设计方案、设计开发评审、设计开发验证报告和试产总结报告等;研发技术部门负责设计、开发过程的策划、组织、协调、实施工作,主导设计开发的策划、输入、输出、评审、验证、确认、更改、转换等工作;生产转换部门负责新产品的加工试制和中试、试产,参与设计开发的评审、转换、验证、确认、更改工作;采购人员负责新产品设计开发过程中所需原材料的采购,供应商的管理;质量控制部门参与设计开发的评审、转换、验证、确认、更改工作及新产品检验和试验。研发过程中会对产品生产过程中所需的原料进行综合考虑,采购员的经验丰富,公司应有多家稳定的供应商,包括进口试剂供应商和国产试剂供应商,原材料供应稳定,保证其来源的稳定性和可靠性。

研发过程中,所有产品预计使用的原材料均遵循经济可行的原则进行采购,以便控制产品成本。根据采购价格进行成本核算,成本控制在公司可接受范围内。在产品生产过程中,有严格的过程控制组,例如在产品原材料采购过程中,公司制定严格的采购控制流程,保证采购的原材料合格。同时在产品生产的每一个环节,都有过程控制小组实时监督以及质检部门的严格检验把关,保证产品质量合格,降低产品出现不合格的风险。生产工艺流程的研究、产品生产环境和生产条件的确定(主要是温度和湿度)及制定产品的质检规范化流程等工作必不可少。

第一节　项目研发内容

对国内外同类试剂的优缺点进行分析,确定本产品的技术特点先进性及技术创新点。以癌胚抗原检测试剂盒(吖啶酯化学发光)为例。

其一,产品技术特点。采用化学发光免疫分析法体外定量测定人血清或血浆中癌胚抗原(CEA)的含量。样本或校准品中癌胚抗原(CEA)与生物素化抗 CEA 抗体、链霉亲和素磁珠和吖啶酯标记的抗 CEA 抗体结合后,形成磁珠 - 待测物 - 吖啶酯复合物,测定其相对发光强度(RLU)。根据校准曲线即可算出样本中癌胚抗原(CEA)的含量,样本 RLU 值随癌胚抗原(CEA)浓度的增加而升高。

其二,工艺难点。CEA 生物素试剂与吖啶酯试剂的标记制备:制备的生物素试剂能否达到产品灵敏度、均匀性和稳定性的要求;制备的吖啶酯试剂能否达到产品灵敏度、均匀性和稳定性的要求。

整个研发流程包括研究方案确定、原料收集申请、标本收集申请、试剂采购申请通过审核,研发人员收到原料与标本,参考方案开展试验。对各因素是否合适的评价可以依据:阳性检出率、阴性检出率等、P/N、阳性标本 OD 值、线性回归 R^2 值,在比较 2 个条件的相似性上,可以用线性相关性系数 R 分析。(如图 3-2-1)

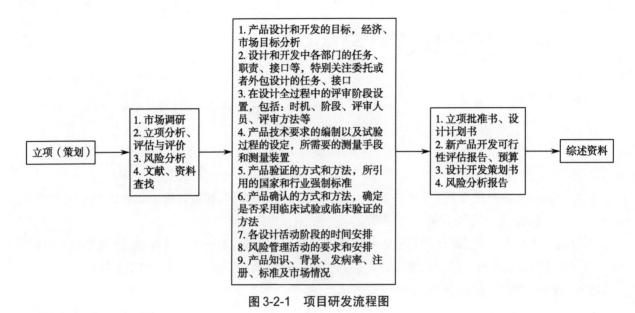

图 3-2-1 项目研发流程图

一、原料研究

对原料本身的各项研究,是小试中最为重要的环节之一。产品质量受原料的客观因素影响比较大,需要摸清原料特点,掌握使用规律,寻找项目最合适的原料搭配,如果未发现合适原料需要再寻找原料。

在进行原料研究时,可以先选择与待研究项目原理、步骤类似的一个产品工艺,进行原料研究,各个平台需要研究的内容有以下要求,先后顺序供参考。

(一)粗品原料的前处理

对一些粗品原料,例如初腹腔积液、原倍病毒、低浓度胶体金原料等,需要研究不同的纯化、浓缩方法。纯化方法有:盐析、离子交换、凝胶过滤、亲和层析,浓缩方法有:透析、超滤、超速离心、切向流(TFF)。

(二)不同厂家原料比较

收集该产品的特异性原料至少 3 家,如果该产品在其他平台上经过研究,已经有性能稳定的原料,可使用相同原料。需要比较 3 个以上不同批次,非特异性原料(二抗、生物素、亲和素)至少 2 家原料,各厂家原料进行对比,例如 TOX-IgM 产品的研发,TOX 抗原至少寻找 3 家以上,抗人 IgM 至少寻找 2 家,采购的抗人 IgM 性能比较稳定,可以选择单抗或者多抗进行比较。

(三)反应原理的选择

反应原理选择不能忽视,不同原料在不同原理上的性能评价结果可能不一样,所以在初期研究时必须考虑,这是产品模型的基础。

1. 在以检测 IgM 为目标物质时,捕获法与间接法的选择。

2. 在夹心法中,包被、标记为一个抗体或者多个抗体的选择。

3. 在检测总抗体时,夹心法与阻断法、竞争法的选择。

4. 在竞争法检测抗体时,包被方法上,直接包被抗原与一包抗体再包抗原的选择。

5. 在以多肽为抗原的间接法上,直接包被多肽与 Biotin 亲和素 + 多肽 -Biotin、BSA- 多肽等方法的选择。

（四）原料最佳使用浓度研究

包被原料与标记原料需要经过棋盘滴定法确定使用浓度，包被原料需要从高到低浓度与标记原料从高到低浓度进行梯度交叉。RIBA 产品不同原料包被在不同线上，各包被原料要有各自梯度，酶标原料可选择较高、较低 2 个浓度与包被进行搭配。以数份确认阳性与阴性标本进行试验，如果已经收集到特殊标本（假阳、灰区、漏检），也需要放入。选择 2～3 个较优条件后，考核可以稍扩大，阳性标本 20 例左右，阴性 50 例左右。

原料研究完成之后，需出具原料评估，其内容包括以下几方面：

1. 原料的生物活性评估 在完成原料厂家选择、原理选择、浓度选择之后，把选择的一个或者多个较优条件进行性能扩大试验，考核内容包括灵敏度、特异性、稳定性。

2. 灵敏度特异性考核 对于检测出的阳性标本需要用其他厂家试剂验证，以计算阴性检出情况。如果该项目有国家盘，在完成以上评估后，需要用国家盘进行评估，通过国家盘考核方为合格。

3. 原料加速稳定性考核 在原料初步研发阶段，需要考察原料的稳定性，研制成成品进行评价，包括胶体金产品、酶免产品、免疫渗漏法产品、免疫印迹法产品、酶法纸条产品、化学发光法产品等，包被与免疫标记原料都需要进行考核。

4. 原料的物理特性检测 肉眼观察原料外观，是否澄清，什么颜色，是否有絮状物、沉淀等，可以用 A280（nm）紫外光吸收法检测未标记原料的蛋白浓度，用 SDS-PAGE 方法检测未标记原料的分子量、蛋白纯度。

5. 原料的保存条件研究 原料保存条件的研究关系到原料的保存期限，为防止因保存不当而失效，对于一些不稳定原料，如病毒、细菌、毒素等需要进行保存条件的研究，包括保存液及保存温度的研究。保存液的选择有：50% 甘油，不同 pH 的 PBS，CB、甘油、小牛血清混合液，DMSO 有机溶液等。保存条件选择包括：室温，2～8℃，−15℃ 以下，−70℃ 以下等。

6. 原料供应商评估 通过研究，如果仍然有 2 对以上优秀搭配，至此可以根据原料的性价比进行考虑，优先考虑价格便宜的原料。另外务必评估原料的供应稳定性是否存在风险，参考该公司的信誉、规模及市场口碑，关键是持续供应合格原料。如果不能，则需在规定日期内完成原料的更换，这是产品质量稳定的关键。经过以上评估确定的原料，需要向采购人员申请获得以下相关资料：厂家的资质证明、采购合同、采购发票、供方提供的产品质量证明。

原料研究输出的报告包括原料检验报告、原料研究报告等。

二、工艺研究

完成原料研究之后，下一步进行工艺研究。如果原料更换了供应厂家，不同原料与其适配的工艺会有区别，产品工艺需要重新研究。工艺研究分为工艺的建立及反应体系的建立，分别有：原料的活化处理，包被载体、包被条件、标记方法，包被液配方、封闭液配方、稀释液配方的选择，反应底物选择，反应步骤、反应时间、加样方式等的研究。

原料研究时有暂定的工艺，在此工艺基础上分别对各因素进行比对，可以用系统法，各因素之间进行交叉，也可以逐步更换方法，如包被载体有 3 种，包被液有 3 个条件，封闭液有 3 个条件，系统法为 27 个条件。逐步替换方法是在确定包被载体后进行包被液的选择，之后是封闭液的选择。系统法所得结果更加严谨、客观，但工作量大，而且对操作的准确性要求较高；逐步替换方法可能会丢失最优条件，但工作量少，研究者可以根据项目需求进行选择。如最终确定的原料有缺陷时，应用系统法试验，尽量弥补原料不足。要求关键工艺需要有重复验证，结果一致方可确定。

如果现有配方不能满足产品需求，配方需要重新调整，影响抗原与抗体结合的因素有：离子种类，

pH，保护类蛋白、封闭类试剂，活性剂种类，稳定剂、防腐剂种类以及上述物质的浓度。

（1）pH 范围：pH 一般在 5～11 之间。

（2）离子种类：NaCl、KCl、Na_2HPO_4、NaH_2PO_4、$CaCl_2$、Na_2CO_3、$MgCl_2$。

（3）封闭类试剂：蔗糖、Casain、山羊血清、EDTA、BSA、NBS、人血清、小鼠腹腔积液。

（4）活性剂、还原剂种类：TX-100、Tween-80、Tween-20、NP-40、Chaps、SDS、PVP、DTT、巯基乙醇。

（5）稳定剂：氨基比林、海藻糖、硫酸镁和明胶、尿微量白蛋白、PEG、EDTA、山梨醇、氨基酸类。

（6）防腐剂种类：ProClin 300、硫柳汞、双抗、NaN_3。

可以应用单组分的浓度试验或正交试验方法进行，首先选择影响项目性能的组分因素，再进行浓度的进一步研究。

工艺研究输出的报告包括原料、工艺建立报告，工艺研究报告等。

三、质控方法研究

合适的质控方法是产品质量的保障，能使项目从研发期到生产期较好地平稳过渡，防止质量漂移。质控方法研究主要包括企业参考品、评价盘及其标准的研究、建立，还包括其他质控方法的研究，如是关键控制点，则要求进行研究，比如 TB-IGRA 项目的刺激管抗原研究。如果待测蛋白还有其他特殊成分，需要研究不同的蛋白检测方法。核酸会影响 A280 紫外吸收光法检测，PEG 化蛋白用 lorry 法检测会有黄色沉淀，甘油、乙酸、去污剂和一些碱性缓冲系统影响 Bradford 法检测，含蔗糖、NH_4^+、尿素和 β- 巯基乙醇严重影响 BCA 法检测等。蛋白纯度检测，采用 SDS-PAGE 方法时，还原性电泳与非还原性电泳的选择，不同胶浓度 8%、10%、12% 的选择。

企业参考品及评价盘的研究包括质控品收集，背景确认，设计、稀释基质液选择，浓度确认，稳定性试验，配制分装、组套、贴签，标定，建立标准等。

在提交样品收集报告后，需要持续跟踪样品的收集情况。样品收集负责人是质控部质量主管，发现有收集困难时，项目研发人员需要协调各方一起解决。样品是试剂研究的先决条件，进度及背景影响到研究速度及方向的正确性。

（一）样品收集

标本收集一般指收集阳性标本，如果有条件，可以考虑阴性和阳性标本一起收集，对样品收集的要求如下。

1. 要求选择有批文的主流试剂厂家检测的阳性结果的标本。

2. 如果可能，要有明确的临床诊断背景及其他方法平台的检测结果，如 EV71 项目需要考虑疱疹液的核酸结果或病毒培养结果。

3. 标本数量，阳性至少 50 例以上，如果是 IgM 检测试剂研发，尽量收集同一病例的双份血。

4. 标本类型，可以考虑包括试剂检测标本类型，血清、血浆甚至全血、粪便等；或者选择病毒培养液、重组抗原、单克隆抗体等。

5. 标本体积，要求不少于 0.5ml。

6. 标本编号，每份标本需要单一编号，且需要与原始背景对应。

（二）样品确认

标本收集后，为确保背景的正确性，需要采购与背景相同的试剂或其他厂家试剂进行验证，标本可以分为三类。

1. 阳性样品　经过两个以上有批文厂家验证都是阳性，如有临床诊断背景，也需要判断为阳性，此类可以划分为阳性样品，用于灵敏度考核。

2. 阴性样品 经过两个以上有批文厂家验证都是阴性,如有临床诊断背景,也需要判断为阴性,此类可以划分为阴性样品,用于特异性考核。

3. 不确定样品 经过两个以上有批文厂家验证,有阴性也有阳性,且临床背景不明确,此类样品划分为不确定样品,可应用于符合率的考核,不可用于灵敏度、特异性考核。

(三)质控品的组成要求

1. 对企业参考品的组成要求 阳性不低于 5 例(P1～P5),阴性不低于 10 例(N1～N10),最低检出量参考品 S1～S4,从高到低梯度稀释,S5 为基质液,如果为双目标物质检测,可以设置两个系列,精密性参考品 CV 1 份。在设置企业参考品时,尽量考虑质控品的延续性,选择批量库存大的样品。阳性样品需要有代表性,比如 HCV 阳性参考品,需要设置不同片段 NS3、NS4、CORE 等的单片段或混合片段的阳性,HEV-IgM 阳性参考品考虑感染后不同发病时期,早期、急性期、恢复期等标本。设置需要包括高、中、低值标本,阴性样品需要包括含有高阴标本及容易交叉的样品,比如 EV71 项目设置 CA16 阳性交叉样品。最低检出量参考品中 S1～S4 标准可以定为至少检出 3 份,为防止新产品注册检测时的偏差,设置时要求检出 4 份。

2. 对评价盘的组成要求 评价盘标本一般以阳性标本为主,其次是漏检标本、假阳性标本以及相似病症特殊的易交叉标本。新项目在研究之初就需要把不同原料反应不一致标本及不同工艺有差别标本进行留样逐步放入评价盘中。

(四)稀释基质液选择、浓度确认、配制

基质液选择首先要求考虑应用的稳定性,其次要与检测对象样品类型尽量一致,常见的基质液有人血清、20%NBS、40%NBS、2%BSA、PBS、生理盐水、冻干保护液等。

浓度选择要求标本被稀释后包括高、中、低值的标本,依照设计及初步的浓度摸索试验确定浓度,在小样浓度选择之后,需要配制大样,加入 ProClin 300(1/500～1/1 000),病毒可以考虑用双抗,配制需要有配制记录,在试验记录中记录配制过程、稀释液体积、标本量、标本原始编号等。

(五)质控品稳定性试验

稳定性试验要求在质控品分装前进行,质控品在 2～8℃放置 1 周、-15℃以下反复冻融 3 次、5 次、37℃放置 1 周后与 -15℃保存的比对,一般要求稳定性大于 80%,特殊情况除外。如果不合格,需要从样品、稀释液、稀释浓度分析,再进行设计。根据稳定性试验确定质控品的保存条件及使用注意事项。

(六)分装、贴签、组套

稳定性试验合格后,需要对质控品大样进行分装,如项目的加样方式为 5～20μl,为防止多次使用而造成污染,建议分装量不超过 0.5ml。分装过程中,要防止污染及样品混淆,完成一种质控品分装后,需要把本质控品装袋后清场,并统计个数,防止不同类质控品混淆。根据分装日期及公司质控品管理规程,确定质控的有效期。标签内容要求包括名称(产品缩写 + 编号)、批号、贮存条件、贴签名称、批号、首次开启日期(2011 版 GMP 要求)。质控品贴号标签后即可组套,完成后需要清点完整套数及剩余质控品,根据分装数,检查是否有差错,如有问题需要纠正。

(七)标定

如该项目有国家盘(包括中检院盘及临检中心盘),则需要把企业参考品、评价盘平行同次与国家盘进行标定,标定所用的试剂至少需要 2 个批次以上原料生产的 3 配对试剂进行标定。与国家盘的试验需进行 1～2 次,企业参考品标定的有效数据不能低于 10 套,评价盘不低于 3 套。

另外,通过标定的质控品与国家盘最终是不同标本,在不同条件下可能反应不一致,有可能出现通过质控品标准而不通过国家盘。在原料和工艺发生变化时,需要重新进行标定。我们可以通过不同条件多因素,平行比对质控品与国家盘关键样品,采用相关性统计,找出与国家盘最相关的质控品。

（八）建立标准

企业参考品数据的统计方法及标准：根据标定试验，当国家盘通过标准时，企业盘、评价盘关键阴性、阳性质控品此时的 OD 值或显色分值，设定通过国家盘时的质控品标准。根据有效数据，阳性与高阴性质控品用"均值 + 1.5/2/2.5 SD"方法进行统计，确定标准范围的上限及下限，如为酶免产品，需要确定到小数点后 1 位，大于 OD 值 1.5 的质控品建议不设置上限，其他阴性样品要求 OD 值不大于 0.3。

评价盘数据的统计方法及标准：对于确认阳性或者阴性质控品需要确定检出率要求，对于不确定质控品需要确定符合率要求，具体的范围值可以不做要求。

输出的报告包括质控品建立报告和标定记录。

四、性能研究

性能评估是为明确现有产品在灵敏度、特异性、稳定性等方面的性能状况，确定各自产品的优点与缺点。性能评估在完成原料研究、工艺研究、质控品研究之后进行，如果可能，采用多批次，可以根据具体情况再进行调整。

1. 灵敏度检测数据及分析 公司内部评价盘或外部试用的结果，评价的阳性标本数不少于 100 例，特殊项目的标本要求可以调整。

2. 特异性检测数据及分析 小产品特异性标本不低于 1 000 例，大产品特异性标本不低于 2 000 例，实验异常标本需要进行验证实验。

3. 最低检出量研究 定量产品需要考核，用 0 单位试验 20 孔，计算出 V+2SD，根据校准品曲线计算对应定量值。

4. 干扰因素研究 包括易混疾病标本、黄疸、高脂、溶血、新鲜血等。另外，完成既往特殊干扰因素影响实验，比如 HTLV 及 TP 的加酶放置实验、cAb 及 eAb 加酶放置实验等。

5. 精密性研究 包括成品批内、批间精密性，批间至少要求 3 批。

6. 与其他厂家比较 最好选择市场反馈较好的 2 家以上竞争产品，可以对评价盘进行评价，如果评价盘数目较多，可以选择关键样品进行评价，需要包括阴性和阳性样品。此步骤是临床考核参比试剂及第三方试剂选择的依据。

输出的报告包括产品性能研究报告、临床启动申请。

第二节 项目整体研发

一、项目立项及评审

1. 任务内容分析 策划、小试、中试、临床研究、现场考核 / 质量体系考核、注册检测、资料归纳整理、资料申报等任务内容及负责人员。

2. 性能目标 灵敏度、特异性、稳定性、中试、临床考核、三批检验，根据产品的定位而制定，国内先进或国际领先。

3. 时间管理 各阶段预计时间及项目总时间。

4. 财务预算 各阶段预计费用及项目总费用统计。

5. 对以上内容总结概括，并开展部门立项讨论会进行立项讨论。

6. 评审结果的记录

（1）通过立项：需要记录评审员的补充建议，并保存评审员签名。

（2）未通过立项：需要纪录未通过的原因，包括市场因素、技术因素或资金因素，以便条件时机变化时，再次确定是否立项。

二、开发设计方案

项目通过立项后，编写开发设计方案，包括小试、中试、临床研究的方案及研究使用的物料清单。预前设计方案，收集原料、样品，甚至生产用的场地准备等，对于需要申报批文产品，需按照《临床研究指导原则》做好临床考核方案，确定考核类别单位，考核标本类型及数量及参比试剂等。标本收集由质控部质量主管负责，临床考核方案由注册部负责策划。

设计开发活动共分策划、输入、输出、转换和确认五个阶段，对每个阶段都要进行评审、验证、确认和设计转换活动。

（一）设计开发策划

1. 设计开发项目的来源

（1）公司研发技术部或售后部根据国内外市场动向，有针对性地开展市场调研，收集市场情报。例如电子报刊杂志、展览会等，在需要时购回参考样品，向技术部提出新产品开发或产品改进的建议。

（2）顾客委托设计与定型产品改良的产品，由技术部与顾客充分沟通，并收集相关资料。在情况允许的条件下，由顾客提供参考样品，以供技术部参考。

2. 设计开发项目的立项

（1）研发技术部技术人员根据顾客或售后部意见提出项目"设计开发建议书"和并准备相应资料，开展市场调研，确定立项可行性进行。项目调研完成后，由研发技术部负责调研人员填写"设计开发调研审批表"，经研发技术部经理初步审核后，召集生产部、售后部、研发技术部、质量部和综合部等，对调研结果进行评审、确认，然后报总经理批准。

（2）通过审核和确认后，由总经理向研发技术部项目负责人下达"设计开发任务书"。

（3）研发技术部根据"设计开发任务书"，确定项目负责人，将设计开发策划的输出转化为"设计开发计划书"，其内容包括以下方面。

1）设计开发项目的目标和意义，技术指标分析。

2）确定设计开发策划、输入、输出和转换确认的划分和主要工作内容，以及适合每个阶段的评审、验证、确认和设计转换活动。

3）识别和确定各部门设计开发的活动和接口，明确各阶段部门、人员的职责，评审人员的组成以及各阶段预期的输出成果。

4）确保设计开发输出到设计开发输入的可追溯的方法。

5）所需的资源，包括必要的人员能力。

6）保证主要任务和阶段性任务的策划安排与整个项目一致。

7）产品技术要求的制定、验证、确认和生产活动所需的测量装置。

3. 风险管理活动

（1）资源配置需求，如人员、信息、设备、资金保证等及其他相关内容，如产品技术要求的制定、验证、确认和生产活动所需的测量装置。

（2）研发技术部负责组织开展立项项目的风险管理活动，对进行风险管理的必要性做出评价，由各部门专业技术人员对提交的"风险管理计划"予以确认，并保存相关记录。

（3）按照策划安排实施设计开发。在实施的过程中，当偏离计划而需要修改计划时，应对计划重新评审和批准。

（4）研发技术部应对设计开发的过程形成文件和记录，并保存和更新设计开发策划的文件和记录。

（二）设计开发输入

设计开发输入的内容应完整、清楚，能够被验证或确认，并且不能互相矛盾。

根据产品预期用途所确定的功能、性能、可用性和安全要求，主要来自顾客或市场的需求与期望，一般应包含在合同、订单或"设计开发任务书"中。

1. 设计开发输入内容

（1）根据预期用途所确定的功能、性能、可用性和安全要求。

（2）适用的法规要求和标准。

（3）适用的风险管理的一个或多个输出。

（4）适当时，来源于以前类似设计的信息。

（5）产品和过程的设计开发所必需的其他要求。

2. 风险管理控制措施

（1）项目负责人组织研发技术部负责人、生产部相关人员、质量管理部相关人员和总经理对设计开发输入进行评审，对其中不完善、含糊或矛盾的要求做出澄清和解决，确保设计开发的输入满足"设计开发任务书"的要求。

（2）设计开发的输入应形成文件，并由项目负责人编制"设计开发输入表"，组织相关部门对输入内容进行评审，以确保输入是充分和适宜的，由总经理批准，并附有各类相关资料。

（三）设计开发输出

设计开发输出应该满足输入的要求。设计开发人员根据"设计开发任务书""设计开发计划书"等开展产品的设计工作，并编制相应的设计开发输出文件。

设计开发输出的方式应适合对照设计开发输入进行验证的方式提出，以便于证明满足输入要求，为生产运作提供适当的信息。

设计开发输出文件因产品不同而不同，可包括硬件和软件部分。

1. 设计开发输出内容

（1）采购信息，如原材料、包装材料、组件和部件技术要求。

（2）生产和服务所需的信息，如产品图纸（包括零部件图纸）、工艺配方、作业指导书、环境要求等。

（3）包含或引用产品接收准则。

（4）产品技术要求。

（5）产品检验规程或指导书。

（6）规定产品特性，该特性对于产品的安全和正确使用是必需的，如产品使用说明书、包装和标签要求等。产品使用说明书应与注册申报和批准文件一致。

（7）标识和可追溯性要求。

（8）提交注册审批部门的文件，如研究资料、产品技术要求、注册检验报告、临床评价资料（如有）、医疗器械安全有效基本要求清单等。

（9）样机或样品。

（10）生物学评价结果和记录，包括材料的主要性能要求。

2. 风险管理控制措施

项目负责人邀请技术部负责人、生产部相关人员、质量管理部相关人员和总经理对设计开发输出进行评审,确保符合输入的要求。

项目负责人整理输出文件,并填写"设计开发输出表"报研发技术部、生产部、质量管理部审核,总经理批准后才能发放,并保存相关记录。

(四)设计开发评审

1. 在设计开发的适当阶段应依据"设计开发计划"安排,进行系统、综合评审,由项目负责人组织相关人员和部门开展。

2. 应在"设计开发计划书"中明确评审的阶段、达到的目标、参加人员及职责等,并按照计划进行评审。

3. 评审的目的是评价设计开发的结果满足要求的能力及对内外部资源的适宜性,满足总体设计输入要求的充分性及达到设定目标的有效性,识别并提议必要的措施。

4. 根据需要也可安排计划外的适当阶段评审,但应提前明确时间、评审方式、参加人员及职责等。评审的参加者应包括与所评审的设计开发阶段有关的职能代表以及其他专业人员。

5. 项目负责人根据评审结果,填写"设计开发评审表",对评审做出结论,报研发技术部负责人审核、总经理批准后发到相关部门,根据需要采取相应的改进或纠正措施,研发技术部负责跟踪记录措施的执行情况,填写在"设计开发评审表"的相应栏目内。评审记录应包括所评审的设计、参加者和评审日期。

(五)设计开发验证

1. 为确保设计开发输出满足输入要求,应依据策划文件的安排对设计开发进行验证,保留验证结果和结论及必要措施的记录。

2. 研发技术部应将验证计划形成文件,验证计划包括方法、接收准则,适当时应包括包含样本量原理的统计方法。

3. 如果预期用途要求医疗器械连接至或通过接口连接至其他一个或多个医疗器械,验证应包括证实连接或通过接口连接时设计输出满足设计输入的要求。

4. 根据评审通过的设计开发初稿安排生产部制作样品,质量管理部负责对样品进行检测或送权威检测机构进行试验,并出具检测报告。对样品的部分设计或功能、性能,可引用已证实的类似设计的有关证据,作为本次设计的验证依据。

5. 应当结合策划的结果,在适宜阶段进行设计开发验证,确保设计开发输出满足输入的要求,可采用已证实的类似设计进行比较、计算验证、模拟试验等。

6. 应当保持设计开发验证记录、验证结果和任何必要措施的记录;若设计开发验证采用的是可供选择的计算方法或经证实的设计进行比较的方法,应当评审所用方法的适宜性,确认方法是否科学有效。

7. 项目负责人综合中试产品所有验证结果,编制"设计开发验证报告"记录验证的结果及跟踪措施,确保设计开发输入中每一项性能、功能指标都有相应的验证记录。

8. 中试产品验证通过后,研发技术部负责组织相关部门对批量试生产的可行性进行评审,报研发技术部负责人审核、总经理批准后,生产部进行批量试生产。

9. 当设计阶段输出工作形成结果时,研发技术部应根据设计输出的相关文件及样品,组织本部门相关人员进行安全性、可靠性及有效性的设计验证,以证实设计阶段输出是否满足设计阶段输入的要求,最终验证结果应形成结论,内容包括参加人员、时间、肯定性结论。

10. 技术部综合上述情况,填写"试产总结报告",报研发技术部负责人审核、总经理批准后,作为批量生产的依据。

(六)设计开发确认

1. 为确保产品能满足规定的应用要求或预期用途要求,应依据"设计开发计划书"的安排对设计开发进行确认。

2. 应保持确认结果和任何必要措施的记录。确认可采用临床评价或性能评价。进行临床试验时应当符合医疗器械临床试验法规的要求并提供相应证明材料。对于需要进行临床评价或性能评价的医疗器械，应当能够提供评价报告和材料。

3. 研发技术部应将确认计划形成文件，包括方法、接收准则，适当时应包括包含样本量原理的统计方法。

4. 设计确认应选择有代表性的产品进行。有代表性的产品包括最初的生产单元、批次或其等同品，应记录用于确认的产品选择的理由说明。

5. 作为设计开发确认的一部分，研发技术部应按照适用的法规要求进行医疗器械临床评价或性能评价。用于临床评价或性能评价的医疗器械不视为放行给顾客使用。

6. 如果预期用途要求医疗器械连接至或通过接口连接至其他一个或多个医疗器械，确认应包括证实连接或通过接口连接时已满足规定的应用要求或预期用途。

7. 确认应在向顾客放行产品使用前完成。

8. 应当保持设计开发确认记录，包括注册检验报告、临床评价或临床试验报告，保持确认结果、结论和任何必要措施的记录。

（七）设计开发转换

1. 应当在设计开发过程中开展设计开发到生产的转换活动，以确保设计开发输出在成为最终生产规范前经验证适合制造并确保生产能力能满足产品要求。应记录转换的结果和结论。

2. 应当在设计开发过程中开展设计转换活动，以解决可生产性、部件及材料的可获得性、所需的生产设备、操作人员的培训等。

3. 设计转换活动应当将产品的每一项技术要求正确转化成与产品实现相关的具体过程或程序。

4. 设计转换活动的记录应当表明设计开发输出在成为最终产品规范前得到验证，并保留验证记录，以确保设计开发的输出适合生产。

5. 应当对特殊过程的转换进行确认，确保其结果适用于生产，并保留确认记录。

6. 项目转换过程中的验证通常为物料小试验证和中试放大规模的验证，在满足产品质量风险和成本风险可控的前提下，亦可以直接进行商业化生产规模验证。

7. 项目转换应当形成相应的转换报告，经相关部门审核其有效性和完整性后，报总经理批准。

（八）设计开发文件归档

1. 通过设计开发确认后，项目负责人将所有的设计开发输出文件进行整理并归档。为每个医疗器械类型或医疗器械保留设计开发文档，该文档应包含或引用形成的记录以证明符合设计开发要求，该文档还应包含设计开发更改的记录。

2. 研制条件，包括配合使用的设备、仪器和试剂应当满足研究所需，研制所用的设备、仪器和试剂应当保存使用记录。

3. 研制过程中主要原料、中间体、重要辅料应当明确来源，其数量、使用量及剩余量应保存记录。

4. 工艺研究、技术要求/分析性能研究、稳定性研究、检验、临床试验/评价（包括预实验）研究、参考值研究等各个阶段的样品数量、贮存条件、留样、使用或销毁情况应当保存记录，样品试制量应满足从事研究所需要的数量。

5. 产品开发过程涉及的需要保存的记录。

6. 设计开发项目的技术文件，应当参照质量管理体系文件的要求进行控制。项目技术文件在项目结束时统一整理进行归档保存。电子版、纸质版均由研发技术部负责存档。

（九）设计开发更改

1. 研发技术部应确定更改对医疗器械功能、性能、可用性、安全、适用的法规要求及其预期用途等的重要程度。

2. 研发技术部应识别设计开发的更改，更改在实施前应经过评审、验证、适用时确认和批准。

3. 设计开发的更改发生在设计开发、生产和保障的整个周期中，设计开发人员应正确识别和评估设计更改对产品原材料使用、生产过程、使用性能、安全性、可靠性等方面带来的影响。

4. 设计开发的更改提出部门应按照"变更管理工作介绍"执行并附资料，报研发技术部负责人或相关部门负责人及总经理批准后方可进行更改。

（1）对设计开发初稿的更改：在设计开发过程中，设计开发人员对产品设计更改应填写"变更申请单"，并附上相关资料，报研发技术部负责人批准后方可进行修改。

（2）对设计开发正稿的更改：产品定型后如需更改设计，更改申请人可填写"变更申请单"，提交技术部进行初步评价，并附上相关资料，研发技术部组织生产部、质量部、售后部负责人召开产品设计更改技术分析会确定更改可行性，并分别由部门经理签字确认后，报总经理批准。由总经理批准后方可进行更改。

5. 当更改涉及供应商、原材料及零件、主要技术参数和功能、性能指标的改变，可能影响医疗器械产品安全性、有效性或人身安全及相关法律法规要求时，应当评价因改动可能带来的风险，必要时采取措施将风险降低到可接受水平，并满足法规的要求。应对更改进行适当评审、验证和确认。

6. 评审更改对在制的或已交付的组成部件和产品的影响，以及对风险管理的输入或输出和产品实现过程的影响。设计开发更改的实施应符合医疗器械产品注册的有关规定；设计更改的内容和结果涉及改变医疗器械产品注册证（备案凭证）所载明的内容时，企业应当进行风险分析，并按照相关法规的规定，申请变更注册（备案），以满足法规的要求。

7. 研发技术部应保留更改及其评审和任何必要的措施的记录。

8. 设计开发更改应在实施前进行批准，并符合医疗器械产品和标记免疫产品注册的有关规定。

三、项目策划档案

档案是公司技术积累、市场积累、经验积累的财富，档案管理影响公司各个方面的工作，是有序化、规范化管理的重要环节。

（一）项目立项前准备

1. 产品有外来信息和资源时应积极尝试。

2. 应及时对所有临时／外来项目进行备案管理。

3. 已备案项目如初步评价良好需深入推进的，应申请立项并评审。

（二）立项后程序

如果项目通过立项，文档归为开发设计文档中的一部分内容，由负责项目的工程师整理归档，主管复核，及时交给本部门档案管理员存档备案。

（三）档案管理原则

1. 完备性原则　各类文件必须按档案分类要求全部齐全，不可缺少其中任何一卷。

2. 准确性原则　所有文档的内容必须准确，不可随意编写不准确的内容。

3. 及时性原则　所有文档必须及时交给档案管理员存档备案。

（伍 波）

第三章

标记免疫产品的计量溯源和参考物质

第一节　与量值溯源有关的术语和定义

国际计量学指南联合委员会（JCGM）于 1997 年成立，现在由国际计量局（BIPM）、国际电工委员会（IEC）、国际临床化学联合会（IFCC）、国际标准化组织（ISO）、国际理论化学和应用化学联盟（IU-PAC）、国际理论物理和应用物理联盟（IUPAP）、国际法制计量组织（OIML）和国际实验室认可合作组织（ILAC）8 个国际组织联合组成。JCGM 下设两个工作组，第一工作组是"测量不确定度表示（GUM）"工作组，其任务是促进 GUM 的使用并为 GUM 的广泛应用制定补充件及其他文件，由意大利国家计量院的 Brich 博士负责；第二工作组是"国际计量学基本概念和通用术语（VIM）"工作组，负责 VIM 的维护和修订，并促进 VIM 的使用，由 BIPM 的局长 Giacomo 博士负责。

VIM（ISO/IEC Guide 99）是指国际计量局联合有关国际组织共同制定的国际计量学词汇，目前由JCGM 负责维护和修订。VIM 第一版由 BIPM 与 IEC、ISO、OIML 共同编撰，1984 年出版；第二版编写者增加了 IFCC、IUPAC、IUPAP 三个组织，1993 年出版；第三版编写者增加了 ILAC，2007 年出版；2012 年JCGM 发布了第三版 VIM 的修订版。

我国国家计量技术规范 JJF1001《通用计量术语及定义》中的相关术语原则上与国际计量学词汇 VIM保持一致，1991 年我国发布 JJF1001 第一版（对应 VIM，ISO/IEC: 1984），1998 年发布第二版（对应 VIM，ISO/IEC: 1993），2011 年发布第三版（对应 VIM，ISO/IEC: 2007）。随着 VIM 版本的更新，不少计量学术语发生了较大变化，定义更为严密和准确，而有些术语则为适应不同观点的认识而有所折中。

长期以来医学界和计量界在计量学术语的使用和解释上存在差异，新版 VIM 首次涵盖了化学和医学测量，并纳入计量溯源性、测量不确定度、标称特性相关的概念，而且很多术语根据不同观点产生了一种折中方案，在使用时应加以注意。本节中与检验医学量值溯源有关的计量学概念、术语按 VIM 中计量学词汇的顺序介绍，对 VIM 中未包含的术语按 JJF 1001、GB/T 19000 和 GB/T 21919 文件中出现的顺序编写。

1. 量　现象、物体或物质的特性，其大小可用一个数和一个参照对象表示。

【VIM 1.1】（JJF 1001—2011 3.1）

2. 国际单位制　由国际计量大会（CGPM）批准采用的基于国际量制的单位制，包括单位名称和符号、词头名称和符号及其使用规则。

【VIM1.16】（JJF 1001—2011 3.13）

3. 量值　全称量的值，简称值，是指用数和参照对象一起表示的量的大小。

【VIM 1.19】（JJF 1001—2011 3.20）

4. 标称特性 不以大小区分的现象、物体或物质的特性。

【VIM 1.30】(JJF 1001—2011 3.32)

5. 测量 通过实验获得并可合理赋予某量一个或多个量值的过程。

【VIM 2.1】(JJF 1001—2011 4.1)

6. 被测量 拟测量的量。

【VIM2.3】(JJF 1001—2011 4.7)

7. 测量程序 根据一种或多种测量原理及给定的测量方法,在测量模型和获得测量结果所需计算的基础上,对测量所做的详细描述。

【VIM2.6】(JJF 1001—2011 4.6)

8. 参考测量程序 是在校准或表征标准物质时为提供测量结果所采用的测量程序,其适用于评定由同类量的其他测量程序获得的被测量量值的测量正确度。

【VIM2.7】

9. 原级参考测量程序 简称原级参考程序,是指用于获得与同类量测量标准没有关系的测量结果所用的参考测量程序。物质的量咨询委员会 - 化学计量对于此概念使用术语"原级测量方法"。两个下级概念的术语"直接原级测量程序"和"比例原级参考测量程序"的定义由 CCGM 给出(第五次大会,1999 年)。例如:测量在 20℃时从 5ml 吸液管放出的水量,对由吸液管流到杯中的水称重,取加水后杯子的质量减去起始空杯的质量,并按实际水温对质量差进行修正,用体积质量(质量密度)得到被测的水量。

【VIM2.8】

10. 测量结果 是指与其他有用的相关信息一起赋予被测量的一组量值。

【VIM2.9】(JJF 1001—2011 5.1)

11. 量的真值 简称真值,是指与量的定义一致的量值。

【VIM2.11】(JJF 1001—2011 3.21)

12. 约定量值 又称量的约定值,简称约定值,是指对于给定目的,由协议赋予某量的量值。

【VIM 2.12】(JJF 1001—2011 3.22)

13. 测量准确度 简称准确度,是指被测量的测得值与其真值间的一致程度。

【VIM2.13】(JJF 1001—2011 5.8)

14. 测量正确度 简称正确度,是指无穷多次重复测量所得量值的平均值与一个参考量值间的一致程度。

【VIM2.14】(JJF 1001—2011 5.9)

15. 测量精密度 简称精密度,是指在规定条件下,对同一或类似被测对象重复测量所得示值或测得值间的一致程度。

【VIM2.15】(JJF 1001—2011 5.10)

16. 测量误差 简称误差,是指测得的量值减去参考量值。

【VIM2.16】(JJF 1001—2011 5.3)

17. 系统测量误差 简称系统误差,是指在重复测量中保持不变或按可预见方式变化的测量误差的分量。

【VIM2.17】(JJF 1001—2011 5.4)

18. 测量偏移 简称偏移,是指系统测量误差的估计值。

【VIM2.18】(JJF 1001—2011 5.5)

19．随机测量误差　简称随机误差，是指在重复测量中按不可预见方式变化的测量误差的分量。

【VIM2.19】(JJF 1001—2011 5.6)

20．重复性测量条件　简称重复性条件，是指相同测量程序、相同操作者、相同测量系统、相同操作条件和相同地点，并在短时间内对同一或相类似的被测对象重复测量的一组测量条件。

【VIM2.20】(JJF 1001—2011 5.14)

21．测量重复性　简称重复性，是指在一组重复性测量条件下的测量精密度。

【VIM2.21】(JJF 1001—2011 5.13)

22．期间精密度测量条件　简称期间精密度条件，是指除了相同测量程序、相同地点，以及在一个较长时间内对同一或相类似被测对象重复测量的一组测量条件外，还可包括涉及改变的其他条件。

【VIM2.22】(JJF 1001—2011 5.11)

23．期间测量精密度　简称期间精密度，是指在一组期间精密度测量条件下的测量精密度。

【VIM2.23】(JJF 1001—2011 5.12)

24．复现性测量条件　简称复现性条件，是指不同地点、不同操作者、不同测量系统，对同一或相类似被测对象重复测量的一组测量条件。

【VIM2.24】(JJF 1001—2011 5.15)

25．测量复现性　简称复现性，是指在复现性测量条件下的测量精密度。

【VIM2.25】(JJF 1001—2011 5.16)

26．测量不确定度　简称不确定度，是指根据所用到的信息，表征赋予被测量量值分散性的非负参数。

【VIM2.26】(JJF 1001—2011 5.18)

27．定义的不确定度　由于被测量定义中细节量有限所引起的测量不确定度分量。

【VIM 2.27】(JJF 1001—2011 5.24)

28．测量不确定度的 A 类评定　简称 A 类评定，是指对在规定测量条件下测得的量值用统计分析方法进行的测量不确定度分量的评定。

【VIM2.28】(JJF 1001—2011 5.20)

29．测量不确定度的 B 类评定　简称 B 类评定，是指用不同于测量不确定度 A 类评定的方法对测量不确定度分量进行的评定。

【VIM2.29】(JJF 1001—2011 5.21)

30．标准不确定度　全称标准测量不确定度，是指以标准偏差表示的测量不确定度。

【VIM2.30】(JJF 1001—2011 5.19)

31．合成标准不确定度　全称合成标准测量不确定度，是指由在一个测量模型中各输入量的标准测量不确定度获得的输出量的标准测量不确定度。

【VIM2.31】(JJF 1001—2011 5.22)

32．相对标准不确定度　全称相对标准测量不确定度，是指标准不确定度除以测得值的绝对值。

【VIM2.32】(JJF 1001—2011 5.23)

33．不确定度报告　对测量不确定度的陈述，包括测量不确定度分量及其计算与合成。

【VIM2.33】(JJF 1001—2011 5.25)

34．目标不确定度　全称目标测量不确定度，是指根据测量结果的预期用途，规定作为上限的测量不确定度。

【VIM2.34】(JJF 1001—2011 5.26)

35．扩展不确定度　全称扩展测量不确定度，是指合成标准不确定度与一个大于 1 的数字因子的乘积。

【VIM2.35】(JJF 1001—2011 5.27)

36．包含区间　基于可获得的信息确定的包含被测量一组量值的区间,被测量值以一定概率落在该区间内。

【VIM2.36】(JJF 1001—2011 5.28)

37．包含概率　在规定的包含区间内包含被测量的一组值的概率。

【VIM2.37】(JJF 1001—2011 5.29)

38．包含因子　为获得扩展不确定度,对合成标准不确定度所乘的大于1的数。通常用符号 k 表示。

【VIM2.38】(JJF 1001—2011 5.30)

39．校准　是指在规定条件下的一组操作,其第一步是确定由测量标准提供的量值与相应示值之间的关系,第二步则是用此信息确定由示值获得测量结果的关系,这里测量标准提供的量值与相应示值都有测量不确定度。

【VIM 2.39】(JJF 1001—2011 4.10)

40．计量溯源性　通过文件规定的不间断的校准链,将测量结果与参照对象联系起来的测量结果的特性,校准链中的每项校准均会引入测量不确定度。

【VIM2.41】(JJF 1001—2011 4.14)

41．计量溯源链　简称溯源链,是指用于将测量结果与参照对象联系起来的测量标准和校准的次序。

【VIM2.42】(JJF 1001—2011 4.15)

42．测量模型　简称模型,是指测量中涉及的所有已知量间的数学关系。

【VIM2.48】(JJF 1001—2011 5.31)

43．影响量　是指在直接测量中不影响实际测量、但会影响示值与测量结果之间关系的量。

【VIM 2.52】(JJF 1001—2011 4.8)

44．修正　是指对估计的系统误差的补偿。

【VIM2.53】(JJF 1001—2011 5.7)

45．测量系统　是指一套组装的并适用于特定类型量在规定区间内给出测得值信息的一台或多台测量仪器,通常还包括其他装置,例如试剂和电源。

【VIM 3.2】(JJF 1001—2011 6.2)

46．示值　是指由测量仪器或测量系统给出的量值。

【VIM4.1】(JJF 1001—2011 7.1)

47．测量区间　又称工作区间,是指在规定条件下,由具有一定的仪器不确定度的测量仪器或测量系统能够测量出的一组同类量的量值。

【VIM4.7】(JJF 1001—2011 7.7)

48．测量系统的灵敏度　简称灵敏度,测量系统的示值变化除以相应被测量值变化所得的商。

【VIM4.12】(JJF 1001—2011 7.12)

49．分辨力　是指引起相应示值产生可觉察到变化的被测量的最小变化。

【VIM4.14】(JJF 1001—2011 7.14)

50．检出限　是指由给定测量程序获得的测得值,其声称的物质成分不存在误判概率为 β,声称的物质成分存在误判概率为 α。

【VIM4.18】(JJF 1001—2011 7.18)

51．准确度等级　是指在规定工作条件下,符合规定的计量要求、使测量误差或仪器不确定度保持在规定极限内的测量仪器或测量系统的等别或级别。

【VIM4.25】(JJF 1001—2011 7.26)

52. 最大允许测量误差　简称最大允许误差，又称误差限，是指对给定的测量、测量仪器或测量系统，由规范或规程所允许的，相对于已知参考量值的测量误差的极限值。

【VIM4.26】(JJF 1001—2011 7.27)

53. 参考物质 / 标准物质　是指具有足够均匀和稳定的特定特性的物质，其特性被证实适用于测量中或标称特性检查中的预期用途。

【VIM5.13】(JJF 1001—2011 8.14)

54. 有证标准物质　是指附有由权威机构发布的文件，提供使用有效程序获得的具有不确定度和溯源性的一个或多个特性量值的标准物质。

【VIM5.14】(JJF 1001—2011 8.15)

55. 标准物质的互换性　是指对于给定标准物质的规定量，由两个给定测量程序所得测量结果之间关系与另一个指定物质所得测量结果之间关系一致程度表示的参考物质特性。

【VIM5.15】(JJF 1001—2011 8.16)

56. 参考量值　简称参考值，是指用作与同类量的值进行比较的基础的量值。

【VIM5.18】(JJF 1001—2011 8.19)

57. 计量（metrology）　实现单位统一、量值准确可靠的活动。

(JJF 1001—2011 4.2)

58. 计量学　测量及其应用的科学。

(JJF 1001—2011 4.3)

59. 比对　在规定条件下，对相同准确度等级或指定不确定度范围的同种测量仪器复现的量值之间比较的过程。

(JJF 1001—2011 4.9)

60. 示值误差　测量仪器示值与对应输入量的参考量值之差。

(JJF 1001—2011 7.32)

61. 测量仪器的检定　计量器具的检定，简称计量检定或检定，是指查明和确认测量仪器符合法定要求的活动，包括检查、加标记和/或出具检定证书。

(JJF 1001—2011 9.17)

62. 强制周期检定　根据规程规定的周期和程序，对测量仪器定期进行的一种后续检定。

(JJF 1001—2011 9.21)

63. 检定证书　证明计量器具已经检定并符合相关法定要求的文件。

(JJF 1001—2011 9.31)

64. 检测　对给定产品，按照规定程序确定某一种或多种特性、进行处理或提供服务所组成的技术操作。

(JJF 1001—2011 9.46)

65. 实验室认可　对校准和检测实验室有能力进行特定类型校准和检测所做的一种正式承认。

(JJF 1001—2011 9.47)

66. 能力验证　利用实验室间比对确定实验室的检定、校准和检测的能力。

(JJF 1001—2011 9.48)

67. 期间核查　根据规定程序，为了确定计量标准、标准物质或其他测量仪器是否保持其原有状态而进行的操作。

(JJF 1001—2011 9.49)

68．溯源等级图　一种代表等级顺序的框图,用以表明测量仪器的计量特性与给定量的测量标准之间的关系。

（JJF 1001—2011 9.58）

69．量值传递　通过对测量仪器的校准或检定,将国家测量标准所实现的单位量值通过各等级的测量标准传递到工作测量仪器的活动,以保证测量所得的量值一致。

（JJF 1001—2011 9.60）

70．管理体系　建立方针和目标并实现这些目标的体系。

（GB/T 19000—2008 / ISO 9000：2005 3.2.2）

71．质量管理体系　在质量方面指挥和控制组织的管理体系。

（GB/T 19000—2008 / ISO 9000：2005 3.2.3）

72．质量方针　由组织最高管理者正式发布的关于质量方面的全部意图和方向。

（GB/T 19000—2008 / ISO 9000：2005 3.2.4）

73．质量目标　在质量方面所追求的目的。

（GB/T 19000—2008 / ISO 9000：2005 3.2.5）

74．验证　通过提供客观证据对规定要求已得到满足的认定。"已验证"一词用于表明相应的状态,表明某一规定项目能够满足特定要求。

（GB/T 19000—2008 / ISO 9000：2005 3.8.4）

75．确认（validation）　通过提供客观证据对特定的预期用途或应用要求已得到满足的认定。

（GB/T 19000—2008 / ISO 9000：2005 3.8.5）

76．参考测量实验室　实施参考测量程序并提供带有规定不确定度的结果的实验室。

（GB/T 21919—2008 / ISO 15195：2003 3.6）

第二节　标记免疫诊断产品计量学溯源的要求与理解

一、参考物质

体外诊断是指通过化学、物理或生物学等基础分析手段,将从人体中取出的样本（血液、体液、组织等）进行分析检测,从而对人体的生理、病理状态进行评估的活动。体外诊断的分析检测过程需要相应的仪器和试剂,而仪器和试剂的组合即构成体外诊断系统。由于市场需求巨大,同一个体外诊断项目可拥有众多的诊断系统制造商,同时由于技术发展的差异,也催生同一诊断项目出现不同检测原理的体外诊断试剂,造成检测结果不一致。但临床使用场景需要检测结果在不同的检测系统之间尽量保持一致,以缩小检测结果之间的差异,提高不同检测系统间的可比性。建立参考系统是实现这一目的的有效途径。

欧盟委员会于1998年通过了98/79/EC体外诊断医疗器械指令（以下简称欧盟指令）。欧盟指令中规定,必须用可得到的参考测量程序和/或可得到的高级参考物质来保证体外诊断试剂所使用的产品校准品赋值的溯源性,该指令使得量值溯源在临床检测结果的质量保证方面得以广泛应用。此后,国际标准化组织相继出台了ISO 17511和ISO 18153标准,对临床检验结果的溯源性提出明确的路径和要求。国际计量委员会（CIPM）、国际临床化学与检验医学联合会（IFCC）、国际实验室认可合作组织（ILAC）联合成立了检验医学溯源联合委员会（JCTLM）,对现有的参考测量程序和参考物质进行规范和审查,公布符合要求的参考测量程序和参考物质，促进全球范围检测结果的标准化。

对于检测结果的标准化，JCTLM 要求检测结果的溯源性由参考测量程序、参考物质和参考实验室构成的参考系统来实现。参考物质是参考系统不可或缺的关键环节。参考物质和有证参考物质的概念于1977 年由国际标准化组织（ISO）首次提出，随后国际标准化组织（ISO）/ 参考物质委员会（REMCO）经过不断修正，在新发布的 ISO 17034（2016 年第 1 版）和导则 35（2017 年第 4 版）中对参考物质给出的定义为：参考物质是具有一种或多种规定特性足够均匀且稳定的材料，已被确定其符合测量过程的预期用途。同时，对参考物质的用途做出了明确说明，参考物质可以用于测量系统的校准、测量程序的评估、给其他材料的赋值和质量控制。在参考物质中，采用计量学上有效程序测定的一种或多种规定特性的参考物质 / 标准样品（RM），并附有证书提供规定特性值及其不确定度和计量溯源性的陈述，称为有证参考物质。

在临床检验过程中，使用产品校准品对测量程序进行校准。产品校准品是在校准函数中用作独立标示值的参考物质。因此，产品校准品的本质也是参考物质。在临床检验中，用于校准的校准物质根据溯源等级的不同可以分为一级校准品、二级校准品、制造商工作校准品（制造商主校准品）和制造商产品校准品。

日常工作中，除了有证参考物质外，还有中国食品药品检定研究院发布的体外诊断试剂国家参考物质，这类参考物质大部分未申报有证参考物质。中国食品药品检定研究院是体外诊断试剂国家参考物质的主要研制单位。

中国食品药品检定研究院下属参考物质和标准化管理中心负责医疗器械（含体外诊断试剂）的参考物质管理工作，组织开展相关参考物质计划、研究、制备、标定、审核、分发和质量监测等工作；开展参考物质相关新方法、新技术及其标准化研究工作。下属体外诊断试剂检定所负责体外诊断试剂参考物质研究和标定工作。

随着经济全球化，分析质量保证和分析质量管理越来越受到重视。与分析质量保证和分析质量管理相关的标准、指南和指令，如 ISO 17025《检测和校准实验室能力的通用要求》，ISO 15189《医学实验室质量和能力的专用要求》等，通过认证认可的形式广泛用于各种分析测量的实验室中。

参考物质作为一种计量标准具有特殊的功能和作用。尤其在实验室质量控制方面，参考物质的使用不受仪器、设备、实验室规模大小的制约，只要具备检测能力，就可以实现质量控制目的。体外诊断试剂作为疾病预防、诊断、治疗检测、预后观察、健康状态评价以及遗传性疾病预测的主要工具，其质量控制非常重要，无论在实验室内部质量控制过程中，还是实验室间质量评价过程中，对检测系统各参数评价、检定、校准仪器，对检测试剂的精密度和准确度评价等环节，体外诊断试剂国家参考物质作为质量控制手段尤为关键，现阶段体外诊断试剂国家参考物质供应尚不能完全满足质量控制的需要。

我国从 20 世纪 80 年代开始研制临床检验用参考物质，起步较晚，相关国家标准较为滞后，目前从国家参考物质资源共享平台查询到体外诊断试剂用有证参考物质大约 160 种，而依据国家卫健委颁布的《医疗机构临床检验项目目录（2013 版）》，当前临床实验室可以开展 1 465 个检测项目，因此现有的参考物质远远满足不了临床需求。为了做好体外诊断试剂国家参考物质研制相关工作，中国食品药品检定研究院于 2017 年 2 月向社会广泛征集体外诊断试剂参考物质新品种的需求，后续收集到近百家企业参考物质需求 759 种，需求品种及类别主要为：传染病类、肿瘤标志物类、激素类、蛋白质类、小分子代谢物类、个体化诊断类、化学药物类。

标记免疫诊断检测系统除会用到有证参考物质（表 3-3-1），还会用到各类企业内部用参考物质，如准确度控制品、溯源控制品、线性控制品、稀释控制品、检测限控制品（LOB、LOD、FS 或 LOQ）、精密性控制品、阴性参考品、阳性参考品、C50 系列控制品及各类临床样本盘。

表 3-3-1　标记免疫类有证参考物质清单

中文全称	标物编号	厂家
甲胎蛋白	AFP	NIBSC
	BCR-486	IRMM
	150542	中国食品药品检定研究院
载脂蛋白 A1	BCR-393	IRMM
	GBW（E）090620	北京市医疗器械检验所
补体 C3	ERM-DA470k/IFCC	IRMM
补体 C4	ERM-DA470k/IFCC	IRMM
癌胚抗原	73/601	NIBSC
C 反应蛋白	85/506	NIBSC
	SRM 2924	NIST
	ERM-DA474/IFCC	IRMM
	360039	中国食品药品检定研究院
胱抑素 C	ERM-DA471/IFCC	IRMM
	360046	中国食品药品检定研究院
铁蛋白	150540	中国食品药品检定研究院
纤维蛋白原	09/264	NIBSC
糖化血红蛋白	JCCRM411	日本临床检验委员会
超敏 C- 反应蛋白	ERM-DA474/IFCC	IRMM
免疫球蛋白 A	ERM-DA470k/IFCC	IRMM
	67/086	NIBSC
免疫球蛋白 E	11/234	NIBSC
免疫球蛋白 G	ERM-DA470k/IFCC	IRMM
	67/086	NIBSC
免疫球蛋白 M	ERM-DA470k/IFCC	IRMM
	67/086	NIBSC
胰岛素	GBW（E）090925	北京市医疗器械检验所
尿微量白蛋白	ERM-DA470k/IFCC	IRMM
前白蛋白	GBW（E）090619	北京市医疗器械检验所
总前列腺特异性抗原	17/100	NIBSC
	17/102	NIBSC
	150543	中国食品药品检定研究院
血清淀粉样蛋白 A	92/680	NIBSC
转铁蛋白	07/202	NIBSC
	SRM 909c	NIST
	ERM-DA470k/IFCC	IRMM
尿转铁蛋白	ERM-DA470k/IFCC	IRMM
β2- 微球蛋白	ERM-DA470k/IFCC	IRMM
α2 巨球蛋白	ERM-DA470k/IFCC	IRMM
α1- 酸性糖蛋白	ERM-DA470k/IFCC	IRMM
α1- 抗胰蛋白酶	ERM-DA470k/IFCC	IRMM

续表

中文全称	标物编号	厂家
结合珠蛋白	ERM-DA470k/IFCC	IRMM
人类免疫缺陷病毒抗体	02/210	NIBSC
人类免疫缺陷病毒抗体和 p24 抗原	90/636	NIBSC
	16/210	NIBSC
风疹病毒抗体	67/182	NIBSC
	RUBI-1-94	NIBSC
弓形虫 IgG 抗体	01/600	NIBSC
	13/132	NIBSC
甲型肝炎病毒 IgM 抗体	97/646	NIBSC
乙型肝炎病毒表面抗原	07/288	NIBSC
抗乙型肝炎病毒表面抗原	07/164	NIBSC
	95/522	NIBSC
人皮质醇	SRM 921a	NIST
肾素	68/356	NIBSC
血管紧张素Ⅱ	SRM 998	NIST
呼吸道合胞病毒 IgM 抗体	16/284	NIBSC
雌二醇	BCR-576	IRMM
	BCR-577	IRMM
	BCR-578	IRMM
催乳素	83/573	NIBSC
睾酮	SRM 971a	NIST
孕酮	ERM-DA347	IRMM
	BCR-348R	IRMM
人促卵泡生成素	92/512	NIBSC
	83/575	NIBSC
	10/286	NIBSC
	92/510	NIBSC
人促黄体生成素	78/556	NIBSC
	78/554	NIBSC
	81/535	NIBSC
	96/602	NIBSC
25 羟基维生素 D	SRM 972a	NIST
甲状旁腺激素	15/304	NIBSC
	95/646	NIBSC
	82/632	NIBSC
甲状腺球蛋白抗体	65/093	NIBSC
	88/638	NIBSC
甲状腺素	IRMM-468	IRMM
三碘甲状腺原氨酸	IRMM-469	IRMM
结核分枝杆菌特异性细胞免疫反应	PPDT	NIBSC

中文全称	标物编号	厂家
人生长激素	80/505	NIBSC
游离β人绒毛膜促性腺激素	18/244	NIBSC
人C-肽	13/146	NIBSC
性激素结合球蛋白	08/266	NIBSC
抗缪勒管激素	16/190	NIBSC

国内标准物质的主要研制机构及产品：

（一）中国计量科学研究院

中国计量科学研究院（以下简称"中国计量院"）成立于1955年，隶属国家市场监督管理总局，是国家最高的计量科学研究中心和国家级法定计量技术机构，担负着确保国家量值统一和国际一致、保持国家最高测量能力、支撑国家发展质量提升、应对新技术革命挑战等重要而光荣的使命。目前中国计量科学研究院共研发2 000余种标准物质，其中代表国家最高溯源等级和研制水平的一级标准物质888种，二级标准物质1 124种，目前以每年近百种的研发速度保持增长。在高纯物质、食品、无机溶液、有机溶液、生物纳米、新材料、气体等领域具有较强优势。

（二）中国食品药品检定研究院

中国食品药品检定研究院标准物质和标准化管理中心负责药品、医疗器械、化妆品及有关包装材料与容器的标准物质管理工作。组织开展相关标准物质计划、研究、制备、标定、审核、分发和质量监测等工作。开展标准物质相关新方法、新技术及其标准化研究工作。

（三）国家卫生健康委员会临床检验中心

国家卫生健康委员会临床检验中心（NCCL），1982年成立于卫生部北京医院。NCCL以临床检验质量控制与改进为主要工作方向，承担卫生部委托的全国临床检验质量管理与控制工作，运行全国临床检验室间质量评价计划，建立、应用临床检验参考系统，开展相关科学研究。NCCL建立运行重要常规检验项目参考方法，研制标准物质。目前运行约30种重要常规检验项目的（候选）参考方法或指定比对方法（参考测量或校准），参考测量工作遵循ISO/IEC 17025和ISO 15195管理体系，部分项目经过CNAS参考实验室认可。目前研制约40种常规检验项目的标准物质，被有关部门批准为国家一级或二级标准物质。

此外，还有其他生物技术公司专注于标准物质及血清盘的研发、生产和销售。

二、参考方法/参比方法

根据ISO 17511—2003，常规检测结果的溯源性通过不断交替出现的测量程序和测量标准（校准品）而建立，这些程序和校准品通常具有不断降低的测量不确定度特点。计量学溯源链应从相反方向的降序校准等级进行描述，即从计量最高参考到终端用户结果的描述。完整的校准等级和指向SI的计量学溯源如图3-3-1所示。

SI单位是计量学可溯源的理想终点，计量学溯源性应尽可能指向SI测量单位（基本单位或导出单位）。在图3-3-1中，右侧代表测量程序，其中又分为一级参考测量程序、二级参考测量程序、制造商常设测量程序等。

首先区分两个概念：测量方法和测量程序。测量方法是指"进行测量时所用的，按类别叙述的一组操作逻辑次序"，即根据给定的测量原理去实施测量时，概括说明的一组合乎逻辑的操作顺序，测量方法也就是测量原理的实际应用。测量程序是指"进行特定测量时所用的，根据给定的测量方法具体叙述的

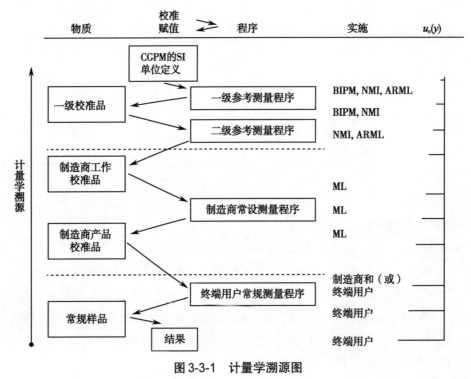

图 3-3-1　计量学溯源图

注：CGPM 国际计量大会；BIPM 国际计量局；NMI 国家计量机构；ARML 经认可的参考测量
实验室（可以是独立的实验室或制造商实验室）；ML 制造商实验室。

一组操作"，换句话说，测量程序是根据给定的方法对某特定量实施测量时，所规定的具体的、详细的操作步骤，通常记录在文件中并足够详细，以便操作者能够进行测量。有时习惯上测量程序也称为测量方法，但应注意二者实际上是有区别的。测量原理、测量方法、测量程序是实施测量时所需的三个重要因素。测量原理是实施测量过程中所应用的科学基础，测量方法是测量原理的实际应用，而测量程序是测量方法的具体化。

参考测量程序（reference measurement procedure，RMP），也称参考方法，一般由某个实验室建立和发表，并被国际计量委员会合作框架下的国际专业科学组织或国家计量机构批准，常用于对参考物质赋值或校准下一层级的测量程序。参考测量程序又可以分为一级参考测量程序、二级参考测量程序。

一级参考测量程序在 ISO 17511—2003 中的定义为：具有最高计量学特性的参考测量程序，其操作能够被充分描述和理解，可用国际单位制（SI）单位表示完整的不确定度，不必使用测量的量的测量标准为参考，结果即可接受。简言之，一级参考测量程序是一个基于特异的、无需同量校准物而能溯源至 SI 单位且具有低不确定度的测量程序。一级参考测量程序一般由国际/国家计量机构或国际科学组织批准，该程序一般在国际或国家计量机构或经认可的校准实验室内运行。一级参考测量程序的作用为鉴定一级校准物或为一级校准物定值。一级校准物是测量单位的实物体现，其具有尽可能小的测量不确定度。物质的量顾问委员会（CCQM）将一级参考测量程序定义为具有最高计量学特性的方法，并有条件地确认以下测量原理可能会作为一级参考程序：同位素稀释质谱（ID/MS）法、库仑法、滴定法、重量法，用于重量摩尔渗透浓度测定的冰点降低测量等。

二级参考测量程序，具有参考测量程序的一般属性，一般在国家计量机构或经认可的参考测量实验室中建立和运行，二级参考测量程序不是一种固定定义的测量程序，例如，上文所述的同位素稀释质谱法在一个溯源链里可以作为一个二级参考测量程序，同样也可以作为一个常规测量程序，这由该程序在溯源链中的应用所决定。

2002 年由国际计量局（BIPM）、国际临床化学与检验医学联合会（IFCC）和国际实验室认可委员会（ILAC）联合组成国际检验医学溯源联合委员会（JCTLM, http://www.jctlm.org/），秘书处设在 BIPM。该组织收录各种公认参考物质、参考测量程序及参考测量服务提供者信息，并建立数据库（https://www.bipm.org/jctlm/），供访问者免费查询。在该数据库中，可以查询到已收录的各种参考测量程序信息，且该数据库会持续更新（表 3-3-2）。

表 3-3-2　JCTLM 数据库信息汇总

序号	分析物类别	分析物数量	参考物质数量	参考测量程序数量	参考测量原理（方法）
1	非多肽类激素	19	23	33	ID-LC/MS/MS、ID/GC/MS
2	蛋白类	34	31	24	ID-LC/MS、ID/MS、HPLC、LC/MS、优化的免疫比浊法
3	非电离金属	31	57	19	ID/ICPMS（同位素稀释 - 电感耦合等离子体质谱）、RNAA（放射化学中子活化分析）、INAA（仪器中子活化分析）
4	药物类	29	33	15	ID-LC/MS、LC/MS/MS、ID-LC/MS/MS、ID/GC/MS
5	维生素	14	11	10	ID-LC/MS、LC/MS/MS、ID-LC/MS/MS
6	代谢物与底物	59	91	49	ID-LC/MS、ID-LC/MS/MS、ID/GC/MS、同位素稀释表面增强的拉曼散射
7	酶学	7	4	7	动力学分光光度法
8	电解质	7	30	41	离子色谱法、电感耦合等离子体（同位素稀释）扇形场质谱分析、电感耦合等离子体质谱、FAAS（火焰原子发射光谱法）、电量分析法、原子吸收、ID/TIMS（热表面电离同位素稀释质谱法）
9	核酸	2	7	0	/
10	凝血因子	1	1	0	/
11	血细胞计数	1	0	2	流式细胞术
12	血型	3	3	0	/
总计		207	291	200	/

在表 3-3-2 中可以清晰看到，可作为参考测量方法的有同位素稀释质谱法、离子色谱法、动力学分光光度法等。其中应用最广泛的是同位素稀释质谱法，普遍适用于多种类型物质的参考测量方法。目前免疫诊断检测标记系统所用到的参考方法见表 3-3-3、表 3-3-4、表 3-3-5 及表 3-3-6。

表 3-3-3　非肽类激素参考测量方法 / 程序

分析物	参考测量方法 / 程序	适合的基质	测量原理 / 技术
醛固酮	血清醛固酮 DGKC 参考方法	冻干、新鲜或冷冻人血清或血浆	ID/GC/MS
	根特大学醛固酮参考测量程序	冻干、新鲜或冷冻人血清	ID/GC/MS
皮质醇	根特大学皮质醇参考测量程序	冻干、新鲜或冷冻人血清	ID/GC/MS
	血清皮质醇 DGKC 参考方法	冻干、新鲜或冷冻人血清或血浆	ID/HPLC/MS 和 ID/GC/MS
	皮质醇 NIST LC/MS 参考方法	冻干、新鲜或冷冻人血清	ID/LC/MS
	皮质醇 Mayo 玛雅参考方法	血浆、缓冲液	LC/MS/MS

续表

分析物	参考测量方法 / 程序	适合的基质	测量原理 / 技术
17β- 雌二醇	血清 17β- 雌二醇 DGKC 参考方法	冻干、新鲜或冷冻人血清	ID/GC/MS
	根特大学雌二醇参考测量程序	冻干、新鲜或冷冻人血清	ID/GC/MS
	17β- 雌二醇 NIST LC/MS/MS 参考方法	新鲜或冷冻人血清	ID/LC/MS/MS
	血清 17β- 雌二醇 GPHCM 参考测量方法	冻干、新鲜或冷冻人血清	ID/LC/MS
	血浆 17β- 雌二醇 Mayo 玛雅参考测量方法	人血浆	LC-MS/MS
17β- 雌二醇（总）	总 17β- 雌二醇 CDC ID LC-MS/MS 参考测量程序	冻干、新鲜或冷冻人血清	ID LC-MS/MS
雌三醇（未结合）	血清雌三醇 DGKC 参考方法	冻干、新鲜或冷冻人血清或血浆	ID/GC/MS
	血清雌三醇 GPHCM 参考测量方法	冻干、新鲜或冷冻人血清	ID/LC/MS
雌酮	血浆雌酮 Mayo 玛雅参考测量方法	人血浆	LC-MS/MS
游离甲状腺素	根特大学血清游离甲状腺素的参考测量程序	冻干、新鲜或冷冻人血清	ID/LC/MS
17α- 羟孕酮	17α- 羟孕酮玛雅参考方法	人血清	LC/MS/MS
19- 去甲雄酮	尿液 19- 去甲雄酮 LGC 参考程序	尿液	ID/GC/MS
去甲雄酮	去甲雄酮 NIST LC/MS/MS 方法	新鲜或冷冻人尿液	ID/LC/MS/MS
孕酮	血清孕酮 DGKC 参考方法	冻干、新鲜或冷冻人血清或血浆	ID/GC/MS
	根特大学孕酮参考测量程序	冻干、新鲜或冷冻人血清	ID/GC/MS
	孕酮 NIST LC/MS/MS 方法	新鲜或冷冻人血清	ID/LC/MS/MS
睾酮	血清睾酮 DGKC 参考方法	冻干、新鲜或冷冻人血清或血浆	ID/GC/MS
	根特大学睾酮参考测量程序	冻干、新鲜或冷冻人血清	ID/GC/MS
	血清睾酮 NIST ID-LC/MS 方法	新鲜或冷冻人血清	ID-LC/MS
	血清睾酮 HAS ID-LC/MS/MS 参考测量程序	冻干、新鲜或冷冻人血清	ID-LC/MS/MS
	血清睾酮 NMIA 参考测量程序	冻干、新鲜或冷冻人血清	ID/MS
总睾酮	血清总睾酮 CDC 定义方法	冻干、新鲜或冷冻人血清	ID-LC/MS/MS
总甲状腺素	根特大学总甲状腺素参考测量程序	冻干、新鲜或冷冻人血清	ID/GC/MS 和 ID/LC/MS/MS
	血清总甲状腺素 DGKC 参考方法	冻干、新鲜或冷冻人血清或血浆	ID/HPLC/MS 和 ID/GC/MS
	血清总甲状腺素 NIST 参考方法	冻干、新鲜或冷冻人血清	ID/LC/MS
	血清总甲状腺素 LGC 参考程序	冻干血清	ID-LC/MS/MS
总三碘甲腺原氨酸	根特大学总三碘甲腺原氨酸参考测量程序	冻干、新鲜或冷冻人血清	ID/GC/MS 和 ID/LC/MS/MS
	总三碘甲腺原氨酸 NIST LC/MS/MS 参考方法	人血清	ID-LC/MS/MS

表 3-3-4　维生素和微量元素参考测量方法 / 程序

分析物	参考测量方法 / 程序	适合的基质	测量原理 / 技术
(24R)，25- 二羟基维生素 D_3	血清 (24R)，25- 二羟基维生素 D_3 NIST 参考测量程序	新鲜或冷冻人血清	ID-LC/MS/MS
叶酸	叶酸 CDC LC/MS/MS 参考方法	人血清	LC/MS/MS
	叶酸 NIST LC/MS/MS 参考方法	人血清	LC/MS/MS
5- 甲酰四氢叶酸	叶酸 CDC LC/MS/MS 参考方法	人血清	LC/MS/MS
25- 羟维生素 D_2	根特大学 25- 羟维生素 D_2 参考测量程序	冻干、新鲜或冷冻血清	ID/LC/MS
	血清 25- 羟维生素 D 代谢物 CDC 参考测量程序	冻干、新鲜或冷冻人血清	ID-LC/MS/MS
25- 羟维生素 D_3	根特大学 25- 羟维生素 D_3 参考测量程序	冻干、新鲜或冷冻血清	ID/LC/MS
	血清 25- 羟维生素 D 代谢物 CDC 参考测量程序	冻干、新鲜或冷冻人血清	ID-LC/MS/MS
5- 甲基四氢叶酸	叶酸 CDC LC/MS/MS 参考方法	人血清	LC/MS/MS
	叶酸 NIST LC/MS/MS 参考方法	人血清	LC/MS/MS

表 3-3-5　药物参考测量方法 / 程序

分析物	参考测量方法 / 程序	适合的基质	测量原理 / 技术
对乙酰氨基酚	血清对乙酰氨基酚 LC-MS/MS 罗氏定量方法	新鲜或冷冻人 EDTA 血浆、人肝素锂血浆、人血清（无凝胶管）	LC/MS/MS
卡马西平	基于 LC-MS/MS 的血清卡马西平定量候选参考方法	新鲜或冷冻人血清	LC-MS/MS
环孢菌素 A	全血环孢菌素 A ID LC-MS/MS 参考测量方法	冷冻人全血（EDTA，CDT）	ID/MS
洋地黄碱	血清洋地黄碱 DGKC 参考方法	冻干、新鲜或冷冻人血清	ID/LC/MS
	洋地黄碱 INSTAND 参考测量程序	冻干、新鲜或冷冻血清或血浆	ID-LC/MS/MS
地高辛	地高辛 DGKC 参考方法	冻干、新鲜或冷冻人血清	ID/LC/MS
	地高辛 INSTAND 参考测量程序	冻干、新鲜或冷冻血清或血浆	ID-LC/MS/MS
伊维莫司	全血伊维莫司 ID LC-MS/MS 参考测量程序	冷冻人全血（EDTA，CDT）	ID/MS
庆大霉素	庆大霉素 LC-MS/MS 定量法	新鲜或冷冻人血清或血浆	LC-MS/MS
拉莫三嗪	拉莫三嗪药物 NIST 方法	人血清	ID-LC-MS/MS
苯巴比妥	苯巴比妥药物 NIST 方法	人血清	ID-LC-MS/MS
苯妥英钠	苯妥英钠药物 NIST 方法	人血清	ID-LC-MS/MS
西罗莫司	全血西罗莫司 ID LC-MS/MS 参考测量方法	冷冻人全血（EDTA，CDT）	ID/MS
他克莫司	全血西他克莫司 ID LC-MS/MS 参考测量方法	冷冻人全血（EDTA，CDT）	ID/MS
茶碱	茶碱 DGKL 参考方法	冻干、新鲜或冷冻血清、血浆或校准溶液和其他生物物质	ID/GC/MS
	根特大学茶碱参考测量程序	冻干、新鲜或冷冻人血清	ID/GC/MS
	茶碱 INSTAND 参考测量程序	冻干、新鲜或冷冻血清或血浆	ID-GC/MS
托吡酯	抗癫痫药物 NIST 方法	人血清	ID-LC-MS/MS
万古霉素	罗氏 / 慕尼黑大学血清万古霉 LC-MS/MS 定量方法	新鲜或冷冻人全血	LC-MS/MS

表 3-3-6 代谢物和底物参考测量方法 / 程序

分析物	参考测量方法 / 程序	适合的基质	测量原理 / 技术
高半胱氨酸	血清高半胱氨酸 NIST GC/MS 参考方法	冻干、新鲜或冷冻人血清	ID/GC/MS
	血清高半胱氨酸 NIST LC/MS 参考方法	冻干、新鲜或冷冻人血清	ID/LC/MS/MS
	血清高半胱氨酸 NIST LC/MS/MS 参考方法	冻干、新鲜或冷冻人血清	ID/LC/MS/MS
25 羟 - 维生素 D_2	25 羟 - 维生素 D NIST 方法	血清、血浆	ID-LC-MS/MS
25 羟 - 维生素 D_3	25 羟 - 维生素 D NIST 方法	血清、血浆	ID-LC-MS/MS
5- 甲基四氢叶酸	血清叶酸 NIST LC/MS 参考方法	冻干、新鲜或冷冻人血清	ID/LC/MS

（一）参考方法在标记免疫中的应用举例

如图 3-3-1 所示的量值溯源链，参考测量程序在测量结果的量值溯源中起到承上启下的作用，是关键的一个环节。在标记免疫产品中，非多肽类小分子激素、小分子药物类相关产品，其检测结果可以溯源至同位素稀释质谱法，而更多的标记免疫产品如肿瘤标志物等，因当前技术发展有限，暂时没有相对应的高等级的参考测量方法。

同位素稀释质谱法包含同位素稀释液相色谱串联质谱法、同位素稀释气相色谱串联质谱法等，其中较为常见且应用较为广泛的是同位素稀释液相色谱串联质谱法。同位素稀释液相色谱串联质谱法本质上是一种原子计数方法，在待测样品中加入已知量的稳定同位素化合物（同位素稀释剂）作为内标，使其与样品充分混合；含有内标的样品经过前处理富集纯化后，在液相系统中梯度流动相的推动下流经液相系统色谱柱，实现待测物的分离，质谱系统根据离子的质荷比对待检物及内标分离、捕获分析，形成具有一定保留时间和良好峰型的色谱峰，仪器积分计算色谱峰的峰面积，通过比较待测物与其内标的峰面积，测得混合后样品中该元素同位素丰度比例，即可计算出待测物在样品中的浓度，实现待测物的定性和定量分析。

以检测临床样本中睾酮含量为例，临床样本中睾酮的物质的量浓度测量结果通常采用标记免疫方法检测获得。该项目标记免疫检测结果的准确度可以溯源至更高等级的参考方法与参考物质。目前国际检验医学溯源联合委员会（JCTLM）列出多个睾酮参考测量程序，包括德国临床化学会（DGKL）、比利时根特大学（UGent）、美国国家标准和技术研究院（NIST）、美国疾病预防控制中心（CDC）以及澳大利亚国家计量院（NMIA）建立的睾酮参考测量程序，这些参考测量程序均基于同位素稀释质谱技术。

如图 3-3-2 所示，临床样本睾酮的测量结果可以溯源至厂家标记免疫产品的校准品，厂家标记免疫产品的校准品可以溯源至制造商企业一级校准品（或称制造商主校准品），企业一级校准品的量值可以溯源至同位素稀释液相色谱串联质谱测量程序，该程序的校准品溶液是通过最高等级的有证参考物质（NMIA M914）经一级参考测量程序称重法得到。测量结果的量值溯源路径清晰、明确，确保了测量结果的可靠性。

（二）参比方法在标记免疫中的应用举例

基于液相色谱 / 气相色谱串联质谱平台开发的检测方法，因其质谱定量原理，被公认为金标准方法。临床检验中部分标记免疫项目，理论上其对应的高等级的测量方法，可以是同位素稀释液相色谱串联质谱法，但由于各科学研究机构、医学校准实验室暂未对相应项目在质谱平台上开发检测方法，或者开发的是用于检验的临床质谱方法，并未将其方法申请为参考测量程序，因此这一类型的同位素稀释液相色谱 / 气相色谱串联质谱检测方法有一个约定俗成的名称：参比方法。参比方法作为一种金标准方法，暂未获得认可，但有潜力成为真正的参考测量程序，其在量值溯源传递过程中的作用等同于参考测量程序，在溯源链中也在同一个校准等级上。

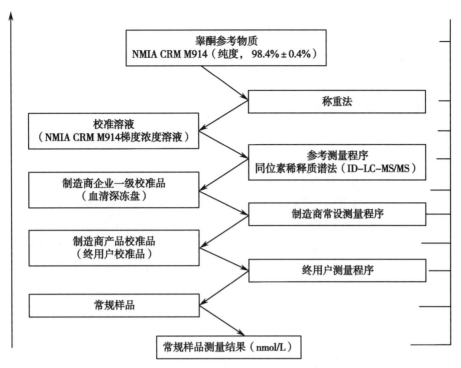

图 3-3-2　血清/血浆中睾酮测量结果的量值溯源图

参比方法在标记免疫产品量值溯源中的应用也较为常见。例如，硫酸脱氢表雄酮项目（图 3-3-3），临床检测以标记免疫产品检测为主，其相应的液相色谱串联质谱法作为制造商选定测量程序，校准企业一级校准品，进而将量值传递到产品校准品，最终实现临床检验结果的可溯源性。

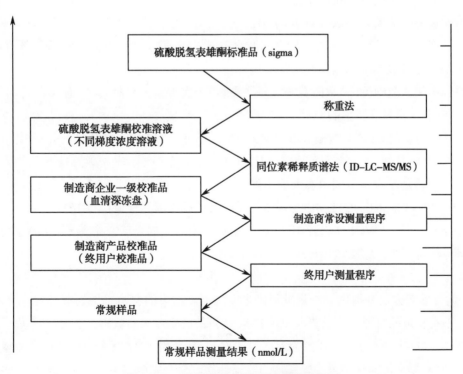

图 3-3-3　硫酸脱氢表雄酮的量值溯源图

三、参考实验室

（一）什么是医学参考实验室

检验结果的准确性，是临床医生对疾病进行诊断和治疗的重要依据。临床检验结果准确，具有跨时空的可比性，是防病治病的需要，也一直是检验医学界的工作目标。实现检验结果准确性和可比性的重要手段是建立和保证检验结果的溯源性。量值溯源标准化体系，即医学参考系统由参考物质、参考测量程序、参考测量实验室和参考区间组成，其中医学参考实验室是参考系统的核心。

参考实验室又称标准实验室，是能够运行参考方法（又称标准方法）并能提供带有测量不确定度结果的实验室。相较于普通实验室，参考实验室出具的结果不确定度更小、准确程度更好、溯源级别也更高。所以参考实验室一般用来进行量值溯源和传递活动、出具参考物质（又称标准物质）、同时建立和运行参考方法、培养相关高级技术人才。参考实验室有多个类别，以从事医学参考测量为目的的参考实验室即医学参考测量实验室。目前，国际检验医学溯源联合委员会（JCTLM）将临床医学可溯源测量项目分为8类：代谢物和底物类、电解质类、酶学类、糖化血红蛋白类、蛋白类、非肽类激素类、甲状腺激素类、治疗药物类。各测量项目类中进入 JCTLM 列表的医学参考实验室数量分别为 12、5、12、6、3、5、2、2 个，尽管从事参考测量项目类别不同，这些参考实验室均为医学参考实验室。

（二）为什么要建立医学参考实验室

欧洲议会和理事会 1998 年 10 月签署、2003 年 12 月生效的体外诊断器具指令（Directive 98/79/EC）是全球公认的检验医学终极目标，医学参考实验室建设是实现该目标的关键。该指令的一项关键内容是要求体外诊断器具的参考物质和/或质控物质定值的溯源性必须通过已有的高一级的参考方法和/或参考物质予以保证。这是一项法律文件，各方必须执行。为了配合该指令的实施，1999 年国际标准化组织（ISO）起草了 5 个相关标准：ISO 17511、ISO 18153、ISO 15193、ISO 15194 和 ISO 15195，2003 年颁布实施。我国已将这 5 个标准等同转化为我国的国家标准，并在随后各个标准进行修订时跟随修订，我国检验医学及相关产业也遵循这些标准运行至今。

医学参考实验室作为实现 Directive 98/79/EC 体外诊断器具令要求的关键环节，建立的目的就是要在我国数量巨大的常规检验实验室与国际基准检测实验室之间建立一条量值溯源和量值传递的纽带。通过医学参考实验室建设实现我国检验医学与国际检验医学的接轨，提升临床检验结果的质量，保证各医学实验室检验结果的准确可比，从而实现检验结果的"一次检验、全球承认"，意义重大。

（三）国内外医学参考实验室的现状

2002 年 6 月，为更好地实施 Directive 98/79/EC，由国际计量学会（CIPM）、国际临床化学与实验室医学联合会（IFCC）和国际实验室认可组织（ILAC）发表联合声明，成立国际检验医学溯源联合委员会（JCTLM），其宗旨是在全球范围内实现检验结果的标准化与一致化。JCTLM 下设执委会，负责监督JCTLM 的运作。IFCC 主席任 JCTLM 执委会主席，秘书处设在国际计量局（BIPM）。执委会包括两个工作组：WG1 和 WG2。其中 WG1 负责评审并以 JCTLM 列表形式向全球公布满足其相关技术要求的一级参考物质和参考测量程序；WG2 负责评审并以 JCTLM 列表形式向全球公布满足其相关技术要求的国际医学参考实验室。

理论上，运行参考方法并提供带有测量不确定度的测量结果的实验室均为参考实验室，但参考实验室运行在国际上有特定的管理与技术要求。JCTLM 认可的医学参考实验室至少应满足以下三方面要求：①通过以 ISO/IEC 17205 结合 ISO 15195 为标准的评审；②应使用 JCTLM 列表中的参考测量程序/方法；③应定期参与 IFCC 举办的医学参考实验室能力验证活动。只有完全满足上述要求，才能根据 JCTLM 的程序（WG2 工作组），被评审和公布为医学参考实验室。截至 2021 年，我国有 10 家机构的 86 个项目进入 JCTLM 的参考服务列表,其中包含国家卫生健康委员会临床检验中心、上海市临床检验中心、北京航天总医院、南通大学附属医院、广东省中医院五家科研和医疗机构。

我国医学参考实验室的建设始于 2003 年。根据 IFCC 网站信息(www.dgkl.ref_de:81),截至 2021 年我国共有 59 家企事业单位的医学实验室从事参考测量工作,其中 18 家实验室来自各级科研和医疗机构,41 家来自体外诊断企业单位。中国的医学参考实验室认可评审工作始于 2007 年,由中国合格评定国家认可中心(CNAS)负责评审。评审的主要依据与 JCTLM 一致,针对不同领域,CNAS 还组织国内专家制定了一些相关技术要求。2011 年 CNAS 正式启动我国医学参考实验室评审。北京航天总医院参考实验室是中国第一个获 CNAS 认可的医学参考实验室。截至 2021 年年底,我国已有 23 家企事业单位的参考实验室通过 CNAS 评审成为我国国家级医学参考实验室。

(四)医学参考实验室的作用与价值

1. 医学参考实验室是实现与国际检验医学接轨的桥梁和纽带 由于来源于人体的临床检验样品成分高度复杂、稳定性差、样品量有限、样品数目巨大、时效要求高等特点,发展和应用微量、简便、易自动化的方法(常规方法),是检验医学过去几十年发展的重要特征。方法的多样化和生物样本的特征不可避免地带来检验结果的可靠性和可比性问题,如何确定这些检验方法、结果的准确可比,并实现医学检验实验室间的互认?近几年,国际各方逐渐达成共识并积极推进,即构建统一的医学参考系统是实现上述目标的关键。医学参考系统由参考物质、参考测量程序、参考测量实验室和参考区间组成,其是建立检验医学结果溯源性与准确可比的基础。医学参考实验室是医学参考系统的核心,只有按一定管理体系运行的医学参考实验室才能保证利用参考物质、参考测试程序提供量值溯源服务的质量和获得承认。因此,通过 JCTLM 评审的医学参考实验室是实现我国与国际检验医学接轨的桥梁和纽带,将极大推动我国相关医疗产业的发展和提高核心竞争力。

尽管目前国内的医学参考实验室已初步形成一定的数量和规模,但相较于我国地域广阔、人口众多的基本国情来说,无论是实验室数量、相关标准规范数量、参考物质种类和品质、技术人才的储备和设备物料的供应远不能满足社会需求。尤其是相关标准方法和参考物质更是进展缓慢,绝大部分体外诊断生化项目面临无源可溯的现状。在此情况下,建立完善的服务机制,提供精准的可溯源产品,应对类似 SARS、埃博拉、新冠病毒感染等重大突发性疫情的需求,实现检验结果"一次检测,全球承认"的目标,医学参考实验室的工作发展要求迫在眉睫且意义重大。

2. 医学参考实验室建设是我国临床医学发展的战略需要 多年来,体外诊断领域国际知名厂家协同国际标准化组织在国内已经逐步形成垄断局面,抑制国内行业和本土厂家的健康发展。同时国内各体外诊断检测机构和厂家水平参差不齐,间接导致行业发展缓慢。近年随着医改、分级诊疗、扶持国产企业等国家政策的推动,国产替代进口将成为未来十年医疗器械各分支行业的主旋律。

另外,《国家中长期科学和技术发展规划纲要(2006—2020 年)》提出我国科学技术发展的总体部署。针对人口健康问题提出研究预防和早期诊断关键技术,显著提高重大疾病诊断和防治能力。临床检验结果是疾病诊断和临床正确用药的重要前提。检验结果质量不佳,一方面可能影响患者病情的诊治,另一方面亦可能导致过度用药、重复检测,造成对社会有限医疗资源的巨大浪费。目前我国尚缺乏有关统计,虽不可套用数字,但检验质量对卫生体系的影响显而易见。医学参考实验室的建立,将促进检验结果医院间甚至国际间的互认,这对于减少重复检测所造成的浪费、减少因错误结果而增加患者经济负担、减少对国家有限医疗资源的浪费都将发挥巨大作用。

医学参考实验室建设的目的就是要在我国数量巨大的常规检验实验室与国际基准检测实验室之间建立一条量值溯源和量值传递的纽带。通过医学参考实验室建设提升和带动我国常规检验实验室的质量,保证各医学实验室检验结果的准确可比。

3. 医学参考实验室的建设可以极大推动我国相关医疗产业的发展和提高核心竞争力 通过医学参考实验室的建设，可从根本上扭转国外企业对我国体外诊断试剂、医疗检测仪器的垄断，提高体外诊断产品生产企业研发新产品的能力和积极性，提高产品的市场竞争能力，带动体外诊断产品产业的发展，同时也能从根本上促进我国医学检验方法的革新和进步，降低临床诊断和体检费用，这不仅惠及我国14亿多人口的身体健康和医疗保健，成为我国目前推行医改的重要技术保障条件，也将为我国体外诊断产品打开国际市场奠定坚实的技术基础。

此外，医学参考实验室是医学检测领域的制高点，体现了国家基础科学的实力，在参考物质、参考测量程序方面更是检测设备和试剂市场竞争的核心能力体现。

4. 医学参考实验室建设是我国医学检验依法实施科学监管的基础 在体外诊断领域，针对医学检验的仪器和试剂主要由国家药监局负责市场准入；目前计量部门是针对在用仪器进行计量管理，在技术层面开展计量检定和校准，同时也开展型式评价（部分市场准入的功能）。国家卫生健康委员会临床检验中心则负责临床实验室的室间质量评价工作。

计量部门在开展临床实验室在用测量仪器的检定和校准中主要存在参考物质缺乏、参考物质适用性不佳的情况。同时由于参考物质价格昂贵，多数情况下选用厂家的质控物，使得真正的计量控制难以实现。此外，无医学参考实验室的现状严重制约了对我国临床检验实验室的监督、评价和管理。医学参考系统特别是医学参考实验室的建立对于完善医学参考测量的技术基础，完善在法律框架下的行政监管、认可约束、行业自律的医学临床检验实验室管理体制将发挥重要作用。

5. 医学参考实验室的产出 医学参考实验室是我国临床医学领域最重要的基础设施建设，是惠及14亿多人口健康的民生工程之一，对带动我国临床医学的发展具有特殊战略意义，其将在卫生行政部门、计量部门、临床检验质量控制机构、临床实验室和诊断试剂生产机构等临床检验各关键质量控制环节发挥重要作用。此外，还将在检测设备、检测试剂研发领域影响我国相关产业的布局和竞争能力。

医学参考实验室的主要产出含以下四种形式：①医学参考物质；②检测项目的参考方法／试剂盒；③量值溯源服务；④高级技术人员。

（1）医学参考物质是医学参考实验室的重要产品输出形式：参考物质又称标准物质，是指适用于校准、对其他物质赋值或标称特性检查、具有一种或多种足够均匀和稳定特性的物质，是可直接应用于体外诊断行业的实用性标准，在医学检验结果的量值溯源中具有重要意义。

理想的医学检验溯源链是患者的检验结果能溯源到SI单位。国际上常用的临床检验项目有400～600个，能溯源至SI单位的只有25～30个，主要是一些化学定义明确的小分子化合物，包括电解质类（如钾、钠、氯、镁、钙、锂离子等）、代谢物类（如胆固醇、甘油三酯、葡萄糖、肌酐、尿酸、尿素等）和某些甾体类激素及甲状腺激素。除上述少量项目外，其余多数临床检验项目因被测物质（主要是生物大分子类）的复杂性（如混合物、异构体等），其一级参考测量程序的建立和一级参考物质的制备非常困难，其量值溯源只能停止在较低水平。上述能溯源至SI单位的检验项目的参考物质多由美国NIST、德国临床化学会（DGKC）和欧共体标准局（BCR）（现参考物质与测量研究所，IRMM）建立和保持。不能溯源至SI单位的检验项目的参考物质主要来自有关国际组织，如世界卫生组织（WHO）、国际临床化学联合会（IFCC）等。目前，JCTLM已发布与医学检验相关的参考方法约50项，参考物质200余种，而医疗机构的检测项目有近2 000项，所以并不是所有的检测项目都有参考物质，且有些参考物质无法及时获得，不能满足IVD企业建立参考系统对参考物质的需求，尤其是对有证参考物质的需求，从而影响医学量值溯源的发展。

我国临床医学参考物质的研究明显晚于欧美发达国家，目前可用于临床医学检验的有证参考物质资源极度匮乏，可持续供应的参考物质数量相当有限，远不能满足国内市场的巨大需求。尽管近年国家项目也在资助医学参考物质的研究工作，但由于医学参考物质研制及生产工艺相当复杂，工作进展缓慢。

据国家卫生健康委员会统计，目前全国三级医院 1 300 余家，二级医院 6 500 余家，独立医学实验室 200 余家。涉及的临床医学实验室数量将以万计，每天检验项目（次）数以亿计的实验室有 3 000~4 000 家，这些实验室都将受益于医学参考实验室的建设。根据国内外相关研究资料，临床医学实验室正常运转的质量控制费用约占实验室消耗性成本的 10%，其中约 3% 成本为参考物质成本支出。粗略估计，我国各级医学实验室每年参考物质消耗的成本超过十亿元。我国自加入 WTO 后，医学实验室认可工作逐步得到普及，医学实验室管理日趋完善，参考物质特别是有证参考物质的消耗将逐年增加，这是一个巨大的潜在市场。

（2）检测项目的参考方法 / 试剂盒：一级参考测量程序是具有最高计量学特性的参考测量程序，其操作可被完全描述和理解，所有的不确定度可用国际单位制 SI 单位表示，并主要由国家计量机构和某些参考实验室建立和维持。在临床检验领域发挥主要作用的是二级参考测量程序，虽然其由一级测量程序导出，但是高度特异、精密，更适合复杂生物样品分析。此外，还有一类国际约定参考测量程序，虽然得出的结果不能溯源至 SI 单位，但被广泛承认。能溯源到 SI 单位的参考物质均建立了相应的一级和二级参考测量程序，这些参考测量程序多由一个或多个医学参考实验室联合开发，已通过 JCTLM 的评审进入 JCTLM 列表。我国医学参考实验室建设起步较晚，部分学者也在进行医学检验参考方法研究工作，但目前尚无我国学者研制的参考方法进入 JCTLM 列表。

通过研究参考方法开发临床检验试剂盒是医学参考实验室的另一重要产出。国外著名检验生产企业的试剂盒不少来源于参考方法的相同测量原理，这为研发试剂盒赢得检验市场带来巨大优势。粗略估计，我国检验医学领域每年试剂盒销量超过千亿，70% 以上为进口产品，通过医学参考实验室开发参考方法、研发拥有自主知识产权的高质量国产试剂盒可从根本上扭转我国体外诊断产品特别是高端体外诊断产品被国外产品垄断的现状，不仅可带来巨大的经济效益，还可从根本上改变我国体外诊断市场的战略布局。

（3）量值溯源服务：医学参考实验室通过向相关机构提供量值溯源服务形式为国家从战略高度实施体外诊断行业监管发挥重要作用。为参考物质赋值、进行方法学评价是医学参考实验室为待用体外诊断产品资质审批者（如原国家食品药品监督管理局）、在用体外诊断产品管理者（各级计量院）、临床实验室质量监管机构（国家卫健委临床检验中心、CNAS）提供科学评判依据的形式。通过提供量值溯源服务，一方面可改变目前国内许多体外诊断产品无源可溯的状况，极大提高优质国产品牌的竞争力，质优价廉的国产体外诊断产品将大大降低检验成本，进而减轻患者负担、为国家节约资源。同时，产品竞争力的提高，将直接刺激产品出口的增长，不仅利于企业的发展，而且有利于国家外汇储备，对促进民族产业发展发挥重要作用。另一方面，可明显提升实验室测量质量，大幅度减少复测和误测的总体卫生费用支出，减轻患者经济负担、节约国家有限的医疗资源。目前我国尚缺乏相关统计数据，根据欧美国家的经验，该费用十分惊人，德国花在重复测量的经费大约是 1.5 亿美元 / 年。

（4）培养高级技术人员：通过医学参考测量实验室的建设可培养一批精通医学参考测量和实验室管理的高级综合性技术人才，对带动本单位和相关行业的发展将发挥重要作用。

6. 医学参考实验室的建立、运行与管理　随着科技的发展，检验医学近 40 年发展迅猛。由于来源于人体的临床检验样品成分的高度复杂、不稳定、样品量有限、检测数目巨大、时效要求高等特点，不可回避的带来检验结果急需标准化和一致化的问题。Directive 98/79/EC 为检验医学领域指明了发展方向，医学参考实验室将在未来检验医学良性发展中发挥重要作用。医学参考实验室作为近年检验医学领域的新生事物发展潜力巨大，一方面与其职能和特殊定位有关，另一方面也与检验医学领域的发展形势有关。目前，一些发达国家已建立不同类型的医学参考实验室，涉及医学参考测量的各个领域。我国相对起步较晚，2005 年后我国北京、上海、深圳、广州、四川等发达城市陆续成立一批医学参考实验室，但医学参考测量类别多局限于酶学类、代谢物和底物类、糖化血红蛋白和蛋白类、电解质类、非肽类激素类、甲状腺激素类和治疗药物类等，其他参考测量领域尚属于空白阶段。我国拥有 14 亿多人口，建立和发展我国的医学参考实验室是检验医学领域的一个重要课题。

根据 JCTLM 分类，临床医学可溯源测量项目分为 8 类：代谢物和底物类、电解质类、酶学类、糖化血红蛋白类、蛋白类、非肽类激素类、甲状腺激素类和治疗药物类。医学参考实验室根据其成立的预期目的也随之分为 8 类。有些参考实验室可能不局限于单一测量目的，实验室在设立之初应充分论证，做好规划。不同类别参考实验室由于其用途不同，在实验室设计时应充分考虑人员、机器、原料、方法、环境等因素对实验室硬件、软件的需求，合理配置资源。同时还应考虑实验室未来发展，预留一定的发展空间。

ISO 17025《检测和校准实验室能力认可准则》和 ISO 15195《检验医学领域参考测量实验室的特定认可要求》是国际公认的医学参考实验室的运行和管理要求。人员、机器、原料、方法、环境是实验室运行与发展的关键因素，通过建立和运行适宜的实验室质量管理体系，合理控制实验室可变因素，使实验室始终在可控范围内运行并能提供满足预期质量要求的测量产品是医学参考实验室的管理目标。

医学参考实验室的运行与管理主要依据实验室质量管理体系。实验室质量管理体系通常以文件形式存在于实验室管理者办公场所和实验现场。医学参考实验室的质量管理体系通常由四级文件组成：质量手册、程序文件、标准操作规程 / 作业指导书和记录。质量手册是描述实验室的质量方针、质量目标、实验室组织结构、实验室管理的法律法规要求等实验室运行的纲领性文件，一般由管理要素和技术要素组成，是实验室运行的总则、纲领和要求，也是实验室独立运行的科学依据。程序文件是实验室为实现质量手册的要求、目标建立的程序、方法，涉及实验室管理的各环节与因素，是实验室运行与管理的依据，也是实验室实施科学管理的具体方法、措施。标准操作规程 / 作业指导书是实验室实施参考测量活动的具体程序与方法，一般包括仪器标准操作规程和参考方法操作规程，前者通常依据厂家的使用说明书结合本实验室具体情况建立；后者主要来源于国际、国家相关机构推荐的参考方法。某些特殊情况下，也可使用厂家或自建的参考方法，但一般应有明确的理由并给定适用范围。有些参考实验室将质量管理体系中的程序文件与标准操作规程 / 作业指导书合并为一级文件，这样形成的质量管理体系将包含三级文件。记录是参考实验室科学实施参考测量活动的客观证据，是质量管理体系文件的重要组成部分，应涉及实验室所有活动。

第三节　标记免疫分析仪器的计量

随着世界科技变革，我国医学诊疗技术得以迅猛发展，大量医疗设备被用于临床诊断及治疗，医疗器械的质量控制及保障是保证诊疗活动中患者安全的重要环节。国家对医疗机构用于诊疗的医疗器械出台了一系列管理办法，包括对计量法中规定需要管理的计量器具的定期检定、校准，对医疗器械管理条例中规定的生命支持类设备进行预防性维护与质量控制管理等。

1985 年 9 月 6 日，第六届全国人民代表大会常务委员会第十二次会议通过的《中华人民共和国计量法》中明确指出，用于医疗卫生中的许多仪器设备应进行法制计量，随着医疗卫生事业的蓬勃发展和各种大型医疗设备在临床上的应用，每年医疗机构在设备维护使用上的费用日益增长。国家考虑到医疗机构医疗器械使用的经济负担，2020 年 10 月 26 日市场监管总局调整了《实施强制管理的计量器具目录》，用于临床检验的仪器设备均已不在最新的目录中。但这并不代表应用于临床检验设备不再需要计量，相反，为了得到准确可靠的临床结果，为了检验结果的互认一致、可比，管理者和使用者应该主动对相关设备进行校准。

一、免疫诊断技术在临床中的应用

免疫诊断是以免疫学为基础，利用抗原或抗体与各种能够通过放射性、光电等原理定量的物质如放射性元素、酶、吖啶酯等相结合，然后通过抗原与抗体间的高效结合对人体内的抗体或抗原进行定量测试，广泛用于多种疾病的诊疗。

免疫分析技术主要形成了放射免疫、荧光免疫、酶免疫、化学发光、胶体金、免疫比浊和均相免疫分析等几个重要分支。其中，化学发光免疫分析是目前世界公认的先进免疫诊断技术，广泛应用于肿瘤标志物、传染病、内分泌功能、激素等方面的诊断，已成为免疫诊断技术的主流。化学发光免疫分析仪指通过发光剂对抗体进行直接标记施行免疫分析法所需的分析仪器。化学发光免疫分析的原理为：化学反应检验过程中，部分化学基经氧化作用呈激发态，当返回原始基态时同步发射固定波长的光子，在需进行免疫分析的抗体或抗原上标记此类化学基团，由此形成的非放射免疫分析统称为化学发光免疫分析。目前市场上化学发光免疫分析仪种类繁多，可按以下分类方式区分：①按照仪器的检测自动化程度可分为全自动和半自动两种；②按照分离技术可分为磁珠分离和塑料孔板两种；③按照发光方法可分为酶促发光、化学发光和电化学发光三种；④按照仪器与试剂的适配性分为封闭型产品与开放型产品两种，免疫诊断产品90%以上为封闭型产品。

二、免疫分析仪的注册计量及相关标准

化学发光免疫分析仪的结构一般由主机和计算机两部分组成。其中主机为仪器的运行反应测定部分，主要由材料配备模块、液路模块、温度控制模块、机械传动模块、光路检测模块、电路控制模块等组成。材料配备模块包括反应杯、样品盘、试剂盘、清洗液、废液等在仪器上的贮存和处理装置；液路模块包括过滤器、密封圈、真空泵、管道、样本探针及试剂探针等；温度控制模块包括孵育器等；机械传动模块包括传感器、运输轨道、机械臂等；光路检测模块包括光电倍增管；电路控制模块包括电源和线路控制板。计算机为仪器的核心部分和控制中心，包括计算机和随机软件，主要用于仪器的程控操作、检测结果的数据处理和指示判定。

由于免疫分析仪组成结构复杂，运行条件要求高，我国原国家食品药品监督管理总局针对不同的分析仪颁布了相应的行业标准，这些行业标准加强了医疗器械计量管理，通过上市前对各个厂家不同型号仪器的检测评估其在临床检验工作中的使用情况是否符合相关技术指标的性能要求，例如全自动发光免疫分析仪相关要求包括外观、加样正确度与重复性、反应区温度控制的正确度和波动度、光检测装置部分、仪器噪声、发光值的线性、发光值的重复性、发光值的稳定性、携带污染、临床项目的批内精密度、分析仪主要功能、环境试验要求、安全要求、电磁兼容性要求等。分别对仪器的电源安全性、重要部件、临床检测性能及软件功能进行计量测试，通过评估来确保仪器的使用性能。以下为临床免疫设备的一些相关行业标准：① YY/T 1529—2017《酶联免疫分析仪》；② YY/T 1533—2017《全自动时间分辨荧光免疫分析仪》；③ YY/T 1174—2010《半自动化学发光免疫分析仪》；④ YY/T 1582—2018《胶体金免疫层析分析仪》；⑤ YY/T 1304.1—2015《时间分辨荧光免疫检测系统第 1 部分：半自动时间分辨荧光免疫分析仪》；⑥ YY/T 1155—2019《全自动发光免疫分析仪》；⑦ YY/T 1441—2016《体外诊断医疗器械性能评估通用要求》。

三、免疫分析仪临床使用中的计量及相关要求

临床实验室工作中想要获得准确、可靠的结果存在许多影响因素,其中测量的溯源性和校准是重要因素之一。中国合格评定国家认可委员会制定的《医学实验室质量和能力认可准则的应用要求》和《测量结果的计量溯源性要求》中,为证明实验室在技术上具备一定的检测能力,提出了测量溯源性方面的要求。

免疫分析仪是目前临床检测中应用最广泛的仪器,鉴于免疫分析仪的复杂化、精密化,使用科室应针对其整个运行周期如购置前的选型和考察,购置后安装验收、粘贴唯一标识、操作培训、使用、日常的质量控制管理、校准、核查、保养、维修、移交等,以及仪器报废的论证工作,建立仪器设备档案及一整套完整的管理体系。设置专职计量员负责协调分析仪的周期计量检测工作,保证分析仪在计量规定周期内的有效使用。同时,还应建立相关的计量管理制度:①计量器具的购买制度;②计量器具的使用制度;③计量器具的复检制度;④计量器具的维修制度;⑤计量器具的监督制度;⑥计量器具的报废制度;⑦计量器具的登记制度;⑧计量人员的岗位责任制度。

计量员应配合使用科室在仪器投入临床应用前对仪器的各项性能指标进行验证,确保达到临床使用的要求,并符合相关文件的规定。所需验证(但不限于)的性能参数包括:正确度、精密度、测量区间、检出限、分析特异性、参考区间等。同时应请具有相关资质的计量机构、第三方校准机构对其硬件系统进行校准。如无相关规定也可请制造商按其校准程序,至少对分析设备的加样系统、检测系统和温控系统进行校准,使用制造商的溯源性文件与校准材料,计量学溯源性应追溯至可获得的较高计量学级别的参考物质或参考程序,至少按照制造商要求的频次实施校准或验证;若由实验室自行验证或建立校准方法,使用的校准材料应适合检测系统,如果可能,应溯源至参考方法或已知值的参考物质,包括校准物的数量、类型和浓度,以及校准/验证的可接受界限及频次。

在仪器的使用过程中,保障医疗设备的可靠运行,降低故障发生率,关键在于平时的维护保养。特别是免疫分析仪使用频率高,对环境条件要求比较严格,如何监控其日常计量特性、如何做好日常质量控制显得尤为重要,同时要做好定期校准计划并监督实施。由于免疫分析仪的特殊性,在使用过程中一旦发生问题,会危及群众身体健康甚至生命,同时给医疗机构造成重大经济损失。计量员应配合设备的使用部门做好日常维护保养,购买专业的标准器具做好日常的质量监控工作,如果发现设备异常,及时联系厂家维修,经计量部门或厂家校准后,才能重新投入临床使用。自1985年计量法实施,计量部门对医学计量这门新兴学科的发展越来越重视,而医学计量作为民生计量中的一部分,在很大程度上成为国家提出的"健康中国"战略的重要保证。仪器的计量工作保证了临床医疗技术的可靠性、安全性、合理性、有效性。中国计量科学研究院在质检公益行业专项"免疫诊断和分子诊断仪器校准技术及标准物质研究"中,共研制了48个免疫诊断和分子诊断设备校准用标准物质及计量标准,起草了众多常用免疫体外诊断设备的计量技术规范,有效解决了检验医学中免疫分析仪、全自动酶联免疫分析仪等临床常用的重要诊断仪器的校准和量值溯源问题。以下为免疫仪器相关的部分计量标准:① JJF 1849—2020《微孔板化学发光分析仪校准规范》;② JJF 1265—2010《生物计量术语及定义》;③ JJF 1752—2019《全自动封闭型发光免疫分析仪校准规范》;④ JJG 861—2007《酶标分析仪检定规程》。

由此可以看出,医疗设备在其一个生命周期内,离不开计量管理。

四、小结

综上所述,对于免疫分析仪的管理,首先,由各医疗机构内部管理部门建立完整的量值溯源体系,并在这个前提下,认真完成检定/校准工作,以保证实验室使用的免疫分析仪的量值均可溯源到国家基准,

这样不仅可保证这些量值的准确可靠,还可保证量值的一致性,使各医疗机构医用计量器具所提供的检查结果互认,并降低由于再次检查带来的资源浪费和健康损害。其次,计量员应配合设备使用部门,做好设备的日常保养和质量控制工作,做好日常数据监测,发现问题及时反映,以有效降低设备的事故发生。因此,医疗机构的发展除了需要完善的管理制度、优秀的技术人才和高科技的医疗设备,还需要广大医学计量工作者全力配合,在技术与管理上提供坚强有力的保障。

第四节　标记免疫分析诊断产品的标准化与一致化路径

一、测量结果的等效性与计量学溯源

(一)测量结果的等效性

测量结果的等效性通常指同一份样本使用不同的体外诊断产品/方法测量时测得值的一致性。即使测量值存在差异,但这种差异应不影响临床解释,这是 ISO 17511 的要求。

测量稳定性有时与测量结果的等效性意义相似,也是评价测量的统计属性,表明相同的结构正在某些特定的组中被测量。具有稳定性和等效性的测量结果在医疗实践中可以用于相同的诊断和监测目的,即使有时不同实验室、不同方法对同一份样本给出的测量结果并不相同。在经典测量理论中,测量稳定性也是测量质量的评价指标。

在检验医学领域,对于绝大多数大分子物质的测量,即使测量结果是可溯源的,但也并不一定是等效的。免疫学测量方法是常见的例子,特别是当使用标记免疫分析产品测量时,由于采用免疫原理捕捉分析物,不同制造商的产品中针对分析物的抗体通常会结合到不同的表位,使用不同表位的测量可能导致不同的医学解释。尽管大多数测量是为了表征生物标志物分子结构的特定部分,这些部分与通过测量生物标志物的浓度或活性获得的诊断信息有最显著的关系。糖化血红蛋白的标准化说明了这项任务所需要的大量工作,但也充分说明计量工作在医学领域应用的优势。

(二)测量结果的计量学溯源

在检验医学领域,计量学溯源作为实现测量结果等效性的基础,对临床诊断、治疗决策、疗效监测、正确遵守临床指南、医学大数据分析以及避免患者在不同医疗机构间就诊时的重复检查至关重要。为了获得等效的测量结果,需要将测量结果溯源到一个共同的测量标准,该标准作为所有测量结果的共同参考,应不受时空影响。将测量结果与一个共同的测量标准联系起来是计量学溯源的本质。具有计量学溯源性的测量结果可以在不同国家、实验室和测量系统之间进行比较,并且可以在较长时间内进行准确分析,因为它们基于共同的测量标准。要实现这一目标,必须详细描述测量结果计量学溯源的等级,包括参考物质、参考测量程序和溯源等级中所有步骤的测量不确定度。与物理学的溯源一样,检验医学测量的溯源链中任何环节的断裂都会导致测量结果失去计量学溯源性。

1. 溯源性的概念　"溯源性"一词起源于拉丁语,意思是"源自于",即项目的历史。检验医学中的"溯源性"通常指"计量学溯源性",与其他如"样品溯源性""文件溯源性""仪器溯源性""材料溯源性"等不同,应加以区分。计量学溯源性是指通过文件规定的不间断的校准链,将测量结果与参照标准联系起来的测量结果的特性,校准链中的每项校准均会引入测量不确定度。根据定义,溯源性是测量结果的一个属性,可以通过记录的不间断的校准链与参考标准相关联,每增加一次校准都会增加测量的不确定度。

经典计量学溯源性的定义对于物理测量是全面的,但当应用于检验医学时,其应包含更多含义,也

更加复杂。在检验医学中,计量学溯源通常指与规定的计量基准(测量标准)建立文件化和可验证的关系(溯源),这个溯源关系必须包括以下内容:① SI 单位的定义;②有证参考物质;③参考测量程序的结果;④国际通用参考物质的定值;⑤国际一致化参考物质的定值。一个通用的计量基准是获得有计量学溯源性测量结果的前提。在实现计量学溯源的过程中,对测量结果有重大贡献的每个输入量值都需要在计量学上进行溯源。每个输入量是测量不确定度的重要组分,这些输入量的溯源性和测量必须基于稳固的质量基础设施。国际质量基础设施网(INetQI)(https://www.bipm.org/en/liaison- partners/inetqi)列出了检验医学溯源的重要质量基础设施,包括各组织(公共和私人),以及支持和提高商品、服务和过程的质量、安全和环境可靠性所需的政策、相关法律和监管框架和实践,其依赖于计量、标准化、鉴定 / 评估、合格评定和市场监督。

2. 影响测量结果溯源性的关键因素 测量结果具有溯源性的标志是具有认证到一个计量基准的校准等级和溯源不确定度。在检验医学领域,支撑测量结果具有溯源性的重要质量基础来源于计量学、标准化、鉴定 / 评估、合格评定和市场监督,重要基础设施包括:①满足预期用途的测量系统和测量方法。②实验室有完整的质量管理体系。③当实验室通过 ISO 15189 认可时应定期接受外部检查 / 评估。④实验室定期参加用可互换材料和/或参考物质或由参考测量程序定值的正确度室间质量评价活动。⑤测量结果的监测和溯源性文件。

由计量学溯源等级和测量不确定度定义的测量结果的计量学溯源性不能保证测量不确定度满足预期用途,需要一系列的质量基础设施证明其能满足测量结果的预期用途和质量。上述重要的质量基础设施中,满足预期应用的测量系统、使用有证参考物质或参考测量程序是实现计量学溯源的前提,而外部认可和定期修订的质量体系是避免错误的必要基础。基于正确度的室间质量评价结果是对实验室测量结果质量和计量学溯源性的客观证明。

过去曾认为检验医学的溯源取决于参考系统,包括参考物质、参考测量程序和参考测量实验室网络。随着标准化研究的深入,人们越来越清晰地认识到单纯依靠参考系统实现检验结果的计量学溯源性是远远不够的,JCTLM WG-TEP 主席 Elvar Theodorsson 教授在《检验医学测量结果的计量学溯源性与等效性》一文中曾用"房屋图"来表述检验医学的溯源性架构(图 3-3-4)。

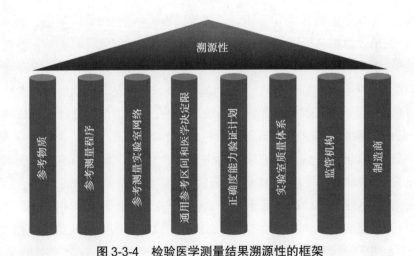

图 3-3-4 检验医学测量结果溯源性的框架

图 3-3-4 形象描述了与检验医学测量结果溯源性相关的重要因素。事实上,计量学溯源不仅是一个学术问题,其对全球监管机构变得越来越重要,如欧盟体外诊断器具指令指出:"校准品和/或控制物质的值必须溯源至高等级的参考测量程序和/或可获得的参考物质。"2017 年欧盟委员会对此法规进行更新,

发布了 2017/745 和 2017/746 二个重要的体外诊断产品监管文件。对"高等级参考物质"概念的引入意味着可以建立对 SI 的溯源性，也可以建立对国际通用参考物质定值和指定的国际一致化参考物质的溯源性。由此可见，IVD 医疗器具产品的溯源性已上升到法规层面。

此外，持续运行并定期审查的质量体系文件也是实现检验医学测量结果溯源性的重要保障设施。实验室员工的持续培训、测量程序的适宜性评价与验证、工作人员的知识与技能、内部与外部质量控制以及实验室质量体系定期接受外部独立评价是支持测量结果的等效性和可转移性的溯源性的重要条件。

计量学溯源性的建立也取决于国际约定和国家 / 国际提供的适当参考物质和参考测量系统的水平。每个实验室需要建立和保持对这些物质的溯源性，这也是 ISO 17025—2017 和 ISO 15189—2012 的要求。在这方面，监管机构给实验室和制造商都提出了明确的要求。上述两个医学实验室相关的能力认可准则中列出了实验室技术能力与所声称的计量溯源性的具体要求条款，医学实验室必须遵照执行。

二、标记免疫分析诊断产品的特点与计量学溯源性的建立

（一）标记免疫分析诊断产品的特点

在检验医学领域，标记免疫分析诊断产品通常是指基于标记免疫分析技术开发的一系列用于人体样本中微量或痕量物质（ng/ml 水平以下）检测的 IVD 产品，包括校准品、质控品、检测试剂、分析仪器等。

标记免疫分析技术通常是指利用抗原抗体的特异性反应和标记技术的放大效应提高定性和定量分析检测灵敏度的技术，这类测量技术基本原理相同，仅因标记物的不同而最终测量所发出的信号而异，根据是否使用放射性元素标记分放射标记免疫分析技术和非放射标记免疫分析技术，后者又细分为酶联免疫分析技术（EIA）、化学发光免疫分析（CLIA）、时间分辨荧光免疫分析（TRFIA）以及电化学发光免疫分析（ECLIA）等。20 世纪 80 年代后，伴随着一系列环境保护法规的颁布和科技发展，非放射标记免疫分析技术发展迅速，特别是计算机技术和自动化的引入大大加速了这项技术在临床医学领域的推广应用。其显著特点是灵敏度高，样本一般无需前处理可直接测量，简便易行，对技术人员和实验场所无特定要求。目前非放射标记免疫分析技术是我国各级医疗机构实验室人体各类样本中微量物质（ng/ml 以下）测量的主要分析技术，广泛用于基础医学研究和临床诊疗。

过去人们普遍认为标记免疫分析技术由于采用抗原和抗体结合进行测量，特异性强，但随着测量科学发展和一系列可识别分子结构的精密分析仪器如各种类型质谱仪等的应用，各类带有空间结构和变体的小分子代谢物和大分子蛋白质等的准确测量成为 21 世纪检验医学的焦点和热点问题。目前普遍认为各 IVD 制造商标记免疫诊断产品所使用的抗原、抗体识别表位的差异是导致医学实验室使用不同标记免疫分析诊断产品对同一样本相同项目测量结果不一致的最重要原因之一。

（二）标记免疫分析诊断产品计量学溯源性的建立

目前，除酶联免疫方法试剂盒外，我国绝大多数基于非放射标记免疫分析技术的体外诊断产品均为配套系统，即仪器、试剂、校准品等均来自同一个制造商。使用此类体外分析诊断产品时，检验结果的计量学溯源主要通过校准或方法学比较实现。这类产品的计量学溯源性建立是基于完整的测量系统。校准品或比较方法（参比方法）的计量学等级决定了其检验结果的溯源等级。针对每种分析物溯源路径的不同，ISO 17511 给出了各类分析物检验结果量值溯源的六种模型。目前，医学实验室采用标记免疫分析技术测量的分析物可以分为两大类：一类是小分子物质，如激素、维生素、氨基酸、药物、元素等；另一类是大分子蛋白类物质。小分子物质通常通过校准可以溯源到 SI 单位，溯源模型为 ISO 17511—2020 的模型 1。大分子蛋白类物质除糖化血红蛋白外，目前很少有可以直接溯源到 SI 单位的物质。大分子蛋白绝大多数需要通过 ISO 17511—2020 的模型 5 和模型 6 进行溯源，溯源等级低。其中模型 5 也称为检验结果的一致化模式，ISO 21151—2020 主要介绍了此种溯源模式，目前认为其也是检验医学标准化的一种方法。

在医学实验室，绝大多数检验项目特别是大分子物质没有有证参考物质，无法溯源到 SI 单位的"测量标准"，因为在校准品和患者样本中存在"基质效应"，最典型的表现是分析物的测量缺乏特异性。事实上，导致分析物测量缺乏特异性的原因很复杂，除基质效应外，分析物本身存在多种变异体形式，如转铁蛋白等；大分子蛋白存在不同功能表位，导致"抗体"很难有特异性；对分析物分子表位的认知不足等也是导致标记免疫分析诊断产品缺乏特异性、无法实现计量学溯源的重要原因。

标记免疫分析诊断产品计量学溯源性的建立有三种方式。

1. 溯源到 SI 单位　建立溯源到 SI 单位的前提条件是：分析物的分子以单一分子形式存在于人体样本中；纯品形式的分析物分子可通过称重法制备参考物质。激素、元素等小分子物质通常符合上述条件，能够溯源到纯物质称重法，从而建立对 SI 单位的溯源性。

2. 溯源到国际通用参考物质　生物体中的大分子通常受到翻译后的修饰，包括酶的裂解和偶联反应，如糖基化等，这意味着分析物在生物体中以多种分子形式存在。因此，一种含有高浓度分子的人体组织提取物，包括其所有潜在的多种分子形式，通常用于制造分析物的参考物质。不能产生代表分析物的单一分子形式，不可能建立对 SI 单位的溯源性，许多这样的分子需要参考物质。为了满足这类分析物的溯源性需求，采用先进的纯化和鉴定技术制备了国际通用参考物质。利用生物测定法测定其生物功能，以确定其生物活性。然后根据约定分配一个国际单位（IU），例如，一个国际单位被分配给 1mg 组织制备的制剂。一旦定义，IU 被传递给所有进一步的 IS 制剂，最好使用生物测定法。由于净化技术的改进，代表该单位的参考物质的量通常会随着时间的推移而减少。分析物的国际单位通常被定义为生物功能而不是化学结构，因此是可变化的目标，直到确定唯一化学结构的生物活性和/或分析物的诊断特性。如果这样的发展是可能的，测量可以追溯到 SI，这是一种理想的情况。

当一种生物、生物技术或合成来源物质的活动由世界卫生组织以国际单位（IU）定义时，则该单位为 IU/L。例如含有蛋白质、蛋白质激素、抗原的材料。如果相同的参考物质在全球范围临床研究的测量方法中用于确定参考区间和医学决定限，这些物质也可以用作校准的参考物质。如果使用不止一种这样的材料来测量相同的分析物，则必须通过一致化协议来一致化结果，以便临床指南能正确应用。

3. 溯源到国际一致化参考物质　即使使用了国际一致化参考物质，通常也无法获得测量系统之间的等效性。但当使用天然人体样本时，可互换的国际一致化参考物质就可以使两个或多个测量系统间的测量结果一致化。然后，在满足最终测量结果间的等效性时，将一些天然人体样本用在一致化工作中，以包括尽可能多的影响常规测量结果的因素。在天然人体样本中测量结果达到等效性，两个或多个体外诊断测量系统特定分析物的测量结果就实现了一致化。使用国际通用校准品可以在测量系统间实现等效性，但这并不能保证在天然人体样本中存在等效性和一致化。因此，仍然需要使用"所有程序平均值（APTM）"（用 IU 表示）作为替代参考测量程序，将复杂和异质大分子溯源到国际通用校准品。APTM 来自与天然人体样本指定方法比较研究的数据，在该研究中，尽可能多的相关常规测量系统的参与有助于通过其对平均值的贡献来确定国际一致化参考样本定值。这种比较研究的方法也称分割样本多方法比较研究。使用一致化协议时，患者样本的"所有程序平均值"靶值 Panel 在一致化过程中至关重要，其主要优点是包含血液中影响测量的典型变异成分，又具有互换性，且最大限度地包含常见的患者样本。

依据国际通用校准品校准的测量系统定值后的 APTM（以 mIU/L 表示）panel，将作为一个新的适宜的溯源性参考物质。此时，国际通用参考物质的国际单位转移到 APTM panel。为了保持其溯源性，新的一致化参考物质的校准必须是可持续的，所涉及的测量系统应保持稳定。通过这种方式，国际单位通过使用适当数量的天然人体样本类似方法比较研究，从第一个 panel 转移到下一个 panel。但第一个 panel 始终是参考 panel。

三、标记免疫分析诊断产品的标准化/一致化的路径

ISO 17511—2020 为检验医学标准化做了清晰明确的指引。针对检验医学领域定量测量项目常见的六种测量模式，给出六种溯源模型。溯源等级不同，测量结果的可靠性不同。理想的情况是检验结果能溯源至 SI 单位的参考物质和/或参考测量程序，小分子代谢物如激素、氨基酸、药物浓度、维生素，大分子蛋白如糖化血红蛋白等，这类项目已实现标准化。其他大分子如凝血因子、蛋白质、蛋白质激素等，需要更复杂的标准化策略。但这类项目的标准化与测量技术和方法关联度高。标记免疫分析诊断产品的标准化与其他类型诊断产品的标准化一致，其量值溯源路径遵从 ISO 17511 和 ISO 21151。

（一）标记免疫分析诊断产品的校准等级

术语"标准化"是指通过溯源到高等级参考标准在不同测量系统之间实现等效结果。术语"一致化"是指在没有给定的完全适宜的有证参考物质或参考测量程序时，通过将溯源到国际一致化参考物质作为最高水平的计量学溯源来实现的标准化。一致化是实现标准化的手段之一。标记免疫分析诊断产品的校准等级与通过其获得的测量结果的校准等级一致。

ISO 17511—2020 描述了测量系统的全部六个校准等级（模型 1～模型 6），以满足校准到"更高等级参考"的计量学溯源性要求。前 3 种需要有适当的参考物质和参考测量程序，这种模式已经实践了20 余年，其余 3 个校准等级都需要使用一致化协议满足测量的计量学溯源性要求，无论是否有参考物质、通用校准品或参考测量程序。表 3-3-7 列出了检验医学中校准等级的六种模型和每个校准等级模型的特征。

表 3-3-7　ISO 17511—2020 定义的六种校准等级模型及其特征

校准等级模型	模型特征
模型 1	具有可溯源到 SI 单位的原级参考物质和参考测量程序的测量方法
模型 2	被测量由参考测量程序定义，但没有可溯源到 SI 单位的原级参考物质
模型 3	被测量由使用可溯源到 SI 单位的特殊主校准品进行校准的参考测量程序定义
模型 4	有证参考物质或具有基于国际共识的定值协议的国际通用校准品，但没有参考测量程序的测量方法
模型 5	既没有参考测量程序，也没有有证参考物质或国际通用校准品的测量方法
模型 6	无法计量溯源到通用参考的测量方法，其计量学溯源性只能针对测量方法的制造商所选择的校准品这种情况下，需要一个通用的共识协议，以便在不同的测量系统和分析测量方法中使结果在功能上是相等的。这种情况显然包括无法使用模型 1～模型 5 中的溯源方案标准化的测量 基于这种一致化协议的测量系统结果的标准化结果提供了特定测量系统中使用的校准器对该特定协议的计量可追溯性 使用全球一致化协议的标准化需要一个权威国际机构的参与和管理，以实现不同测量系统结果之间的等效性，满足在医疗决策中使用结果的要求

（二）标记免疫分析诊断产品的标准化/一致化路径

标记免疫分析诊断产品的标准化/一致化事实上是通过检验结果的标准化/一致化呈现。对于绝大多数标记免疫分析诊断产品而言，其标准化/一致化的路径与其检验结果的标准化/一致化路径一致。

既往文献中，检验结果的标准化/一致化指无论采用哪一种方法、哪一个 IVD MD 产品，对于同一个样本应该获得等效、一致的检验结果。为了实现这一目的，2002 年由 IFCC、BIPM、ILAC 共同成立了 JCTLM，旨在推动全球医学实验室检验结果的等效一致。随后 ISO 发布与检验结果标准化相关的 ISO 17511、

ISO 18153、ISO 15193、ISO 15194 和 ISO 15195 五个重要文件。随着检验医学标准化研究的深入，国内外专家发现检验医学标准化比传统的物理、化学领域的标准化更复杂，不仅提出了一些新概念如互换性等，也提出了一些新的溯源理论如通过检验结果一致化实现标准化的方法等，这些研究成果在 ISO 17511—2020 和 ISO 21151—2020 两个重要标准化文件中均已呈现。图 3-3-5 是 ISO 17511—2020 文件中完整计量溯源到 SI 单位的检验结果溯源模型，其他溯源等级的检验结果溯源模型在 ISO 17511—2020 文件中有清晰的描述。

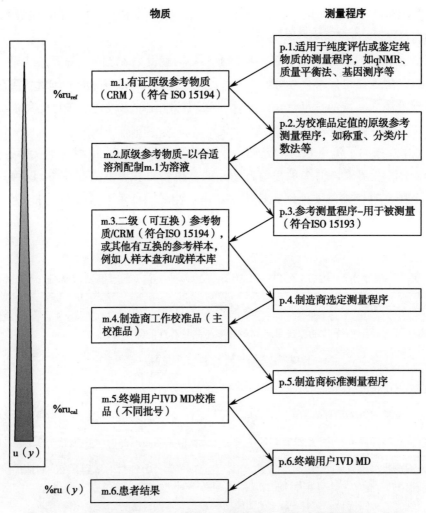

图 3-3-5　ISO 17511—2020 模型 1 校准等级—完整计量溯源到 SI 单位

1. 标记免疫分析诊断产品的标准化路径　在医学实验室，完整的溯源链必须包括：SI 单位的定义；参考物质的认证值；参考测量程序的结果；国际通用校准品定值；国际一致化参考物质定值等。此外，还需要建立一个特定的校准等级，如果使用的测量模型的校准等级每个步骤中涉及多个输入量，且每个输入量对测量结果有重大贡献，那么该输入量也应具有计量学溯源性。建立与校准等级相适应的详细且易于执行的参考文献也是标准化的重要内容。参考文献必须包括建立校准等级的时间，以及有关该参考文献的任何其他相关计量信息，例如校准等级中的第一次校准何时执行等。下列内容也需要包含在参考文献中：①被测量的定义；②对测量系统和使用的有证参考物质测量性能的完整描述；③测量不确定度的测量结果；④对测量系统满足预期用途评价的验证；⑤用于建立溯源状态的测量系统和测量标准相关的内部质量保证程序的细节；⑥测量系统或参考物质参加正确度能力验证计划的详细时间节点。溯源过程中使用的校准品必须有互换性,互换性评价建议使用 Miller 等描述的 IFCC 互换性评价方法。

2. 标记免疫分析诊断产品的一致化路径 一致化是指在没有适合目的的高等级参考物质或参考测量程序时,通过在校准等级中应用国际约定的一致化方案使得相同测量在 2 个或更多 IVD-MD 间获得人体样本等效值的方法。

当参考物质或样品没有基质效应,并且有适当的"参考标准"和可互换的参考物质时不需要一致化。"参考标准"可以是 SI 单位的定义、参考物质的认证值、参考测量系统的结果、国际通用参考物质或国际一致化参考物质。当没有适当的"参考标准"可用时,或者在有适当"参考标准"的溯源性等级中发现导致缺乏溯源性的基质效应时,就需要进行一致化。

通过一致化协议实现标准化的方法需要建立一个标准,即 ISO 21151—2020《体外诊断医疗器械 - 建立校准物和人样品赋值计量学溯源性的国际一致化方案的要求》。同时,也需要权威国际机构 ICHCLR(https://www.harmonization.net)的参与和管理。这种标准化方法适用于 ISO 17511—2020 文件中的校准等级模型 5,以及当有有证参考物质或国际通用校准品但不能满足预期需求如溯源链中的二级标准物质与天然患者样本无互换性时。

一致化方案的建立和实施是一个或多个一致化机构、IVD-MD 制造商及监管机构间的一种合作。ISO 21151—2020 文件给出了一致化方案的主要流程和一致化的路径(图 3-3-6 和图 3-3-7)。

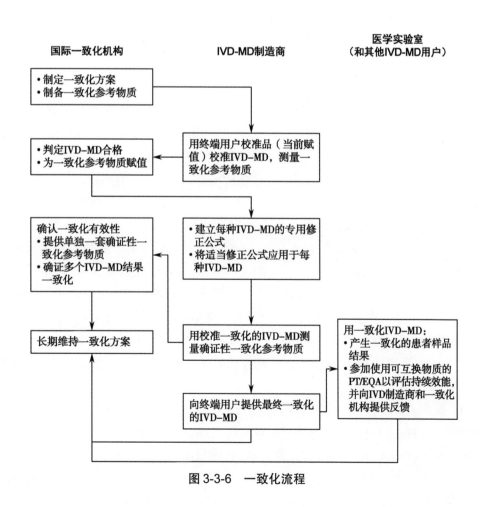

图 3-3-6 一致化流程

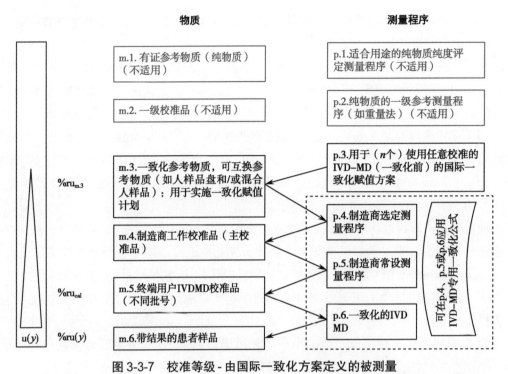

图 3-3-7　校准等级 - 由国际一致化方案定义的被测量

注：无有证参考物质；不可溯源至 SI。物质[m.1]和[m.2]及测量程序[p.1]和[p.2]不适用。

四、标记免疫诊断产品标准化/一致化面临的挑战

检验医学中，通常会测量一个已知的与临床问题的正确答案相关的生物标志物，回答一些与人体健康状态相关的问题，如患者是否健康？是否有风险或患病？是否通过治疗得到了改善？采集患者血液、尿液等各种类型的样本，采用化学、免疫、分子等各类型方法测量生物标志物的浓度，并使用参考物质进行校准。当测量系统的原理是基于对"目标分析物"的替代物检测时，例如一个大分子蛋白质中的一个肽表位，而不是整个蛋白质分子或整个蛋白质分子片段时，建立计量学溯源性会面临相当大的挑战。同样，测量系统使用的校准品可能包含一个同源分子，也是人体样本中"分析物"的替代物。两种或两种以上采用免疫化学测量原理的测量系统都声称可以测量单一蛋白质如 PSA 的浓度，尽管它们使用的抗体都只对"分析物"的 4~8 个氨基酸特异性结合，能识别目标分子多个特征的测量系统比单纯识别一个特征的测量系统具有更高的特异性，例如：ID-LC-MS/MS 方法既识别目标分子的色谱特征，也识别样品离子化后目标分子特定分子质量的分子碎片。来自不同测量系统的测量结果的等效性也可以在非常特异的（但不相同）测量原理中获得，例如患者血浆中蛋白激素的测量，理论上质谱测量方法与免疫分析法可以得到等效的结果，尽管测量值不同，因为每个测量系统的被测量不同，例如由于特异性抗体与目标分子的不同分子表位结合，以及由于翻译后处理导致的分子异质性，但仍可获得等效的测量结果。

理想状态下，每个测量系统的定量测量结果都应可溯源到 SI 单位，这样不同测量系统的测量结果具有等效性。事实上，只有当"分析物"可以通过化学结构、核酸序列等唯一方式识别并测量时才有可能实现 SI 单位的溯源，也只有这样的"分析物"才能在不同测量系统间获得等效的测量结果。检验医学领域只有极少数生物标志物可以找到这种方式，因为拟测量的"分析物"需要以单一的形式在健康和疾病个体中存在。实际情况是维持人体正常生理功能至关重要的一些大分子在体内通常存在几种分子形式，这是导致不同测量系统的测量结果缺乏等效性的重要原因。

促甲状腺素（TSH）是临床诊断甲状腺疾病的重要生物标志物，分子量约为30 000Da，是一种大分子糖蛋白，其分子结构非常复杂，由两个亚基组成：a和β。β亚基携带TSH特异性免疫和生物学信息，而a链携带物种特异性信息，与叶泌素、叶酸和促性腺激素的α链具有相同的氨基酸序列。成熟的TSH分子是被硫化物和/或唾液酸分子覆盖的复杂碳水化合物结构，其合成需要来源于TSH a和β亚基信号肽的特异性酶切，以及随后的甘露糖修剪和进一步添加核糖、半乳糖和唾液酸。TSH在碳水化合物侧链的翻译后修饰与活化和疾病相关，这意味着不可能所有患者血浆中TSH都是单一和稳定的TSH形式，因为人体的酶活化和糖基化过程会产生多种形式，这些过程受健康和疾病生理代谢的影响。此类生物标志物通过"国际一致化参考物质"建立溯源性是可能的，例如WHO参考材料和/或约定的参考测量方法，但在上述情况下不可能溯源到SI单位。对于检验医学中所有不可能溯源到SI单位和缺少一致化参考物质的分析物的溯源必须单独处理，可以通过一致化协议建立溯源性，拟测量的"分析物"可能只是实际"分析物"的一部分而并非其全部。一些不同体外诊断测量系统声称测量相同的"分析物"，但由于其测量基于不同的测量原理，有时会导致对同一人体样本或参考物质的不同测量结果，主要原因可能来源于测量特异性的差异，包括拟"分析物"的三级分子结构、微异质性或化学构型。因此，必须在校准等级的所有层级上（图3-3-7 p.4、p.5、p.6步骤）进行一致化活动，避免由校准等级中不同层级的不同测量系统之间的测量差异或变化造成患者测量结果缺乏一致性的问题，其本质是识别并尽量减少被测量分析物和拟测量分析物之间的差异，这一点对校准品或人体样本中分析物存在微异质性（如亚型和翻译后修饰）的病例尤为重要。

国内外研究发现，医学实验室要获得有计量学溯源性和等效性的测量结果，面临的挑战可能主要来源于以下几方面：①基质效应；②无法以一种独有和单一测量的方式测量的分析物；③分析物存在分子异质性，如转铁蛋白、LH、FSH、TSH；④拟测量的分子存在不同表位的特异性；⑤缺乏与医学相关的分子表位的知识，例如生物活性或最佳诊断特性；⑥在健康和疾病个体中存在分子翻译后修饰的变化，如月经周期中的LH和FSH。

第五节　标记免疫诊断产品参考物质测量不确定度的评估

标记免疫诊断试剂是一类特殊的、基于免疫检验技术研发的用于测量人体蛋白抗原（肿瘤标志物）、激素、药物小分子等疾病标志物检测的产品，既可定性，又可定量，在临床疾病的诊断、治疗监测、预后等发挥着举足轻重的作用。其反应原理是利用抗原和抗体的特异结合反应，将不同的示踪物与特异性抗原或抗体交联，通过示踪物含量或活性，间接测定目的抗原或抗体。理论上讲，只要能得到特异抗体，任何一种抗原物质均可建立其免疫测定方法，同样，只要能得到足够纯度的特定天然抗原或基因工程抗原甚至合成多肽，也可以建立相应特异抗体的免疫测定方法。特定的抗原抗体确定后，仍需要通过一定的检测方法将示踪物进行跟踪测量，这个过程中用到不同的化学发光技术，包括直接化学发光、酶促化学发光、电化学发光和发光氧通道等，因此对于同一检测指标来说，各厂家研发选择的抗原抗体、检测技术不尽相同，导致不同厂家测量项目的试剂、校准品不能开放使用，一般为配套使用。

化学发光免疫检测试剂厂家较多，不同厂家生产的试剂灵敏度与特异性存在一定差异，选择高质量的试剂是保证结果准确的因素之一。如何保证同样的检测项目不同的检测系统结果能准确、统一依然是目前行业标准化面临的最大问题，从目前的研究成果看，最有效的手段是建立和保证检验结果的溯源性。溯源性这个计量学术语在临床检验领域受到广泛重视源于1998年签署、2003年生效的欧盟关于体外诊断器具的指令，要求临床检验产品必须保证其结果的溯源性。目前，由于核酸、抗原、抗体等生物材料的检测方法多样,一致性差,缺乏参考方法,结果无法溯源至 SI 单位。世界卫生组织提出国际生物参考物质的概念,特指那些不能用化学或物理量表示强度的诊断用品,在生物方法试验时确保其效价或活性在不同条件下得出相对一致性结果。国际生物参考物质一般采用国际单位定义,在多家实验室协作定值的基础上,由 WHO 审核发布。根据 ISO 17511 对体外诊断校准品和控制物赋值的计量学溯源性要求,此类参考物质具有最高的计量特性,可用于对二级参考物质校准和定值,在生产企业、监管机构及科研单位产品研发、质量评价中应用广泛,在临床检测系统标准化和质量控制方面不可替代。

在校准传递方案中,校准品作为独立变量值,目的是校准某一测量系统,从而建立此系统测量结果的计量学溯源性,因此参考物质亦是校准品的一种,是根据赋值程序在计量学等级上的不同,名称不同,一级校准品、二级校准品一般为高等级的参考物质,而校准品通常理解为制造商提供的检测系统专用产品。

一、参考物质的量值溯源

参考物质应按照 ISO 17511—2020 的规定建立溯源性,包括定义被测量、设计校准等级、保证溯源链各环节所用测量程序和测量标准的适用性,参考本章第三节相关内容。

在溯源链中,较高级别的参考物质、参考测量程序和参考实验室构成了参考系统,ISO 17511—2020 版提出了 6 种溯源模式,分别为:①具有一级参考测量程序和一级校准物、能在计量上溯源到 SI 单位;②无一级参考物质,但有参考测量程序,被测量由参考测量程序定义,能溯源到 SI 单位;③具有一级参考物质,具有参考测量程序,被测量由参考测量程序定义,能溯源到 SI 单位;④具有国际约定且符合 ISO 15194 规定的校准物(非一级),无参考测量程序,不能溯源到 SI;⑤国际一致化方案所支持的计量学溯源性,既没有国际约定参考物质,也没有国际约定参考测量程序,不能溯源到 SI;⑥被测量溯源到制造商内部定义的校准物。

模式①中涉及常规的大部分检验项目,如电解质、代谢物、甾体激素和一些甲状腺激素,标记免疫分析项目中的蛋白类激素、某些抗体和肿瘤标志物等属于模式④,不能溯源到 SI 单位,一般使用 WHO 国际标准物质的测量项目。

二、参考物质的制备

标记免疫分析项目一般为蛋白类,属生物大分子,具有一定的空间结构,当存在于不同的基质溶液时,特性不同,也可理解为同一种蛋白质在相同测量条件下由于所在基质的不同可表现出不同特性,通常称为基质效应。在临床实验室测量的样本通常为人血清,为减少基质效应,应优先考虑使用与测量样本一致的基质做参考物质候选基质,相比较小分子的化学纯度,标记免疫分析参考物质免疫纯度更重要,不应含有与被测物质有交叉反应的物质。基质同时应有足够的稳定性、均匀性。

国际和国内的标记免疫类一级参考物质多为冻干粉末,诊断试剂厂家的主校准品一般为液态,商品校准品一般为冻干粉末。如为冻干粉末,制备过程需要根据不同参考物质的要求进行配制、稀释、分装、冻干和熔封,有些参考物质需要加入保护剂等物质,这类物质一般对参考物质的活性、稳定性等没有影响,但可能对基质效应有一定干扰。制备工艺需要特别关注以下注意事项。

(一)分装

分装是参考物质制备过程中非常重要的一个步骤,保证完整分装过程的条件对每一份参考物质来说都是相同的,需要在分装过程中保持温度、湿度恒定,避免光照,并且在分装过程中以相同间隔时间抽取1%~2%的样品,称量空瓶及分装后瓶,计算差值求出分装精度。

（二）冻干

冻干的最适条件应用同一批少量参考物质进行预实验，条件成熟后进行整体冻干，在分装后立即进行，该步骤的关键因素是冷冻的速度和温度。

（三）熔封

熔封是保证参考物质稳定性的重要因素，从干燥器中取出安瓿到熔封的时间越短越好，避免吸收水分。

三、参考物质的性能评估

为确保参考物质在应用过程中的不满意结果不归咎于参考物质本身的变异，必须进行均匀性和稳定性检验，临床使用的参考物质还应评价基质效应。

（一）均匀性

均匀性是参考物质的基本属性，是对参考物质总体空间分布的一种评价，是参考物质研制的重要内容之一。如果通过检验具有规定量的样品，被测量的特性均在规定的不确定度范围内，则认为该参考物质对这一特性来说是均匀的。均匀性可分为瓶间均匀性和瓶内均匀性两种，瓶间均匀性指瓶与瓶之间的差异，瓶内均匀性指一瓶中的差异，"瓶"指最小包装单元。抽样是做好均匀性检验的前提，抽样方法和抽样量应保证所取样本能够代表整体样本。均匀性不仅与参考物质本身各特性量值间差异有关系，也与检测方法有关。按照国家一级参考物质技术规范有关规定，对于均匀性好的样品，总体单元数小于 500 时，抽取样本不少于 10 个；总体单元数大于 500 时，抽取样本不少于 15 个，平行测定参考物质的免疫活性，以瓶间精密度为参数评估均匀性是否良好。

（二）稳定性

参考物质的稳定性指在规定的时间间隔和环境条件下，参考物质的特性量值保持在规定范围内的性质，是用来描述参考物质特性量值随时间、环境条件影响保持不变的能力。参考物质在应用的过程中，必须具有一定时间间隔内的稳定性。根据 ISO Guide 35，可进行长期稳定性（保存条件）和短期稳定性（使用条件）评估，必要时需增加反复冻融稳定性评估。

参考物质应在适当的条件下保存，使其免疫活性和浓度保持稳定，影响参考物质稳定的因素包括但不限于以下方面：

1. 基质中的酶、细菌污染、pH 变化、氧化、潮湿等因素都可导致参考物质变性，而且这些变化可因高温和光照加速。

2. 在保存过程中发生聚合反应等分子结构的变化，可使参考物质失活。

3. 保存条件不适当也可以影响参考物质的稳定性，如反复冻融可降低标准品的免疫活性等。

（三）准确度

参考物质需要具有准确计量的或严格定义的标准值，标准值与真值的偏离不超过计量不确定度。定值有许多有效的途径，包括一个或多个实验室用一种或多种方法进行测量，具体选择哪种方式取决于参考物质的类型、最终使用要求、所用方法的质量等。

（四）基质效应

根据国内外研究相关经验，临床用参考物质的互换性是参考物质研究的一个重要问题。在临床检验分析中，基质指一个物质系统中除被分析物之外的所有成分，基质常对分析物的分析过程产生显著干扰，并可能影响分析结果的准确性，CLSI 的 EP14 文件从两个角度对基质效应进行了定义：其一，标本中除分析物外的其他成分对分析物测定结果的影响；其二，样本基质的理化性质对分析物结果准确性的影响。

临床实验室的日常工作是测量患者新鲜血浆或血清，测定方法的最佳条件是依据新鲜血浆或血清建立的，因此理想的参考物质应和实验室所用的临床标本具有一致的反应特性。根特大学的 Linda Thienpont 理学博士在 2010 年 10 月 AACC 年会的总结发言中提到"互通性"时这样解释："意味着在不同分析方法中，参考物质的表现必须与患者样本类似，这是实现一致性必不可少的条件。尽管许多分析方法声称标化到 WHO 标准，但他们并没有给出彼此一致的检测结果，这是一个很大的问题。我们强调将自然样本作为一致性的载体。"

目前临床用的校准品一般都经过加工处理，因为加入稳定剂、冻干等处理过程，均不是日常检验的新鲜患者标本，这是造成基质效应的重要因素，并且与分析方法的特异性也紧密相关，这些因素对基质效应的影响或正或负，需要深入研究。

四、参考物质的赋值

标记免疫分析技术用参考物质分为定性和定量两种，本部分仅讨论定量标记免疫分析用参考物质。国家标准品或厂家主校准品的定值需要先明确是否有国际参考测量程序或一级参考物质，检验医学溯源联合委员会由国际计量局、国际临床化学与检验医学联合会和国际实验室认可合作组织 3 个权威国际组织组成。其下设的工作组之一 WG-1 负责建立参考测量程序和参考物质的研究，按一定标准对现有参考测量程序和参考物质进行鉴别和评审，并公布符合要求的参考测量程序和参考物质。到目前为止，与标记免疫分析有关的参考测量程序有十几种，国际参考物质已达数十种，但由于标记免疫分析方法的迅速发展，很多标记免疫分析方法还没有国际参考物质。

定值方法如选用参考测量程序，一般选择通过实验室网络使用同一种参考测量方法进行测量的方式定值。在进行正式定值前，必须对实验室运行的参考测量程序进行方法学评估。采用此类方法定值一般为一级校准品、二级校准品。

工作校准品和产品校准品一般会选择量值传递的方式，即使用上一级的标准物质，与工作校准品或产品校准品同时进行分析比较，采用协作定值的方法，一个方法多家具有相同型号仪器的实验室、一个方法多台型号相同的仪器等，指定共同使用某型号的试剂盒及检测程序。在正式定值前，一般会进行预实验。通常情况下，校准品的定值会依据临床标本的检测结果经过几次检测和调整。

五、参考物质的测量不确定度评估

量值溯源与测量不确定度评估是一对密不可分的定量测量特性。参考物质作为量值溯源的物质基础，必然属性是具有合理的测量不确定度。不确定度是指表征合理赋予被测量的值分散性的参数，是与测量结果相联系的参数，无论是一级参考物质、二级参考物质，还是厂家主校准品、工作校准品或产品校准品，其不确定度的评估都至少包含三部分，定值部分，制备参考物质的不均匀性部分，参考物质运输、保存、使用过程的不稳定性部分。具体评定内容如下。

（一）评定流程

第一步是确定被测量和目标不确定度；第二步是识别不确定度来源，确定评估方案；第三步是量化不确定度分量；第四步是计算合成不确定度和扩展不确定度。

1. 被测量和目标不确定度　明确被测量，包括量在特定医学决定中的预期应用、生物样品基质和任何有关被分析组分，这些在初期参考物质制备时应充分考虑；目标不确定度应依据检验质量对临床应用后果的影响、检验项目的生物学变异和目前的技术水平考虑，通过选择合适的制备工艺和科学的定值方法，尽可能地减小或消除影响因素，将不确定度控制在目标不确定度范围内。

2. 不确定度来源　不确定度来源应包含定值部分、制备参考物质的不均匀性部分及参考物质运输、保存、使用过程的不稳定性部分，见图 3-3-8。

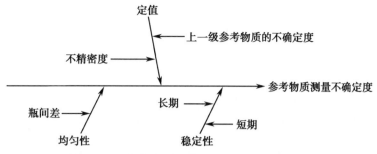

图 3-3-8　参考物质测量不确定度来源因果图

采用参考测量程序定值方案时,定值部分的不确定度是联合赋值,因此采用实验室测量数据的标准偏差进行计算。单个参考测量结果的不确定度评定,其来源很多,包括试剂配制、复融样本、标准溶液配制、测量过程等多个方面,涉及的具体分量包括天平称量、pH 调节、移液器准确度等,对于参考物质不确定度的评定,各实验室独立的测量结果不确定度已包含在测量结果的分散性中。

对于采用协作标定的方法定值方案时,除采用实验室测量数据的标准偏差进行计算外,还应包含上一级参考物质的测量不确定度。

以上不确定度来源并非限制方案,也可结合具体产品情况适当增加不确定度来源。

(二)评定方法

依据 ISO Guide 35 计算参考物质的扩展不确定度: $U_{CRM} = k\sqrt{u_{char}^2 + u_{bb}^2 + u_{lts}^2 + u_{sts}^2}$,式中 k 为扩展因子,u_{char} 为定值标准不确定度,u_{bb} 为瓶间均匀度标准不确定度,u_{lts} 为长期稳定性标准不确定度,u_{sts} 为短期稳定性标准不确定度。

1. 不均匀性引入的标准不确定度计算　以产品校准品为例,通常为成批生产,批内瓶间均匀性引入的测量不确定度为均匀性不确定度的重要分量,瓶内均匀性往往因为使用时为溶液,且不是多次使用,因此可忽略。

均匀性实验所选用的测量方法精密度应能反映瓶间差异,且不劣于定值方法的精密度,并且规定保证均匀性的最小取样量,建议不高于校准配套试剂盒时的取样量,不需要对数据进行修正。

每个包装单元分别测量至少 3 次。考虑测量系统随时间等因素引起的波动,3 次测量之间需要颠倒样品的顺序,例如 1-3-5-7-9-11-13-15-2-4-6-8-10-12-14-15-14-13-12-11-10-9-8-7-6-5-4-3-2-1-2-4-6-8-10-12-14-1-3-5-7-9-11-13-15。

如参考物质存在 2 个以上浓度时,需要对每个浓度的参考物质进行均匀性检验;如含有多个测试项目,需要分别评估每个测试项目的均匀性。

瓶间均匀性的标准不确定度计算如下:

(1)单因素方差分析:根据单因素方差分析方法,列出瓶间均匀性实验的 ANOVA 表,得到 MS_{among}、MS_{within} 和 F 值。

(2)计算瓶间方差和瓶间标准差:当 F 值≥1 时,瓶间方差为 $s_{bb}^2 = \dfrac{MS_{among} - MS_{within}}{n}$,瓶间标准差为 $s_{bb} = \sqrt{s_{bb}^2}$,瓶间均匀性的标准不确定度 u_{bb} 就相当于瓶间标准差;当 F 值<1 时,计算标准偏差 S_H,标准偏差 $S_H = \sqrt{\dfrac{MS_{within}}{n}} \sqrt[4]{\dfrac{2}{v_{MS_{within}}}}$,瓶间均匀性的标准不确定度 u_{bb} 就相当于瓶间偏差。

2. 不稳定性引入的标准不确定度计算　参考物质的稳定性包括长期稳定性和短期稳定性。长期稳定性是制造商规定条件下的贮存稳定性,短期稳定性包括运输稳定性和使用稳定性。一般长期稳定性引入的测量不确定度是构成不稳定性测量不确定度的主要分量,当运输和保存条件会对参考物质的特性产生影响时,短期稳定性引入的分量不可忽略不计。

依据 ISO Guide 35 有两种基本的稳定性实验设计。一种是经典稳定性研究,即同一批号的参考物质保存在相同条件下,在不同时间进行测量,是实验室在复现性条件下的测量结果,此种方法容易受到测量系统不稳定的影响。另一种是同步等时稳定性研究,即同一批号的参考物质保存在相同条件(参考物质不产生变化)的前提下,在同一时间进行测量,是实验室在重复性条件下的测量结果,此种方法可明显降低参考物质本身变化之外因素引起的测量变异。具体选择视方法精密度和参考物质稳定性来定。加速稳定性研究或从相似体外诊断试剂获得的经验,仅可考虑用于估计最初的失效期,不能替代实时稳定性实验。可参照文献资料等经验,结合使用需求初步确定校准品的预期稳定时效,按照先密后疏的原则在预期稳定时效的至少 5 个时间间隔内,随机抽取至少 2 个最小包装单元的参考物质用于稳定性检验,每个包装单元分别测量 3 次。

用于稳定性检验的测试系统可选择与均匀性检验相同的测试系统,精密度不低于定值系统,并具有良好的灵敏度和稳定性,需要特殊注意的是每次实验操作和实验条件应保持一致。

稳定性的标准不确定度计算如下:

(1) 统计分析:按照 ISO Guide 35 规定的稳定性的统计分析方法进行分析,对稳定性实验数据进行线性分析,最后可通过回归系数的显著性检验判断变化趋势是否有统计学意义,当证明参考物质稳定时,方可进一步计算不稳定性引入的标准不确定度。

(2) 评估稳定性方法:评估参考物质是否稳定的有效性检验基本公式为:$y = a + bx_i + \varepsilon$,$y$ 为参考物质贮存不同时期后的赋值;a 为回归方程式的截距,$a = \bar{y} - b\bar{x}$;b 为回归方程式的斜率,$b = \dfrac{S_{xy}}{S_{xx}}$,$S_{xy} = \sum\limits_{i=1}^{n} x_i y_i - \dfrac{1}{n}\left(\sum\limits_{i=1}^{n} x_i\right)\left(\sum\limits_{i=1}^{n} y_i\right)$,$S_{xx} = \sum\limits_{i=1}^{n} x_i^2 - \dfrac{1}{n}\left(\sum\limits_{i=1}^{n} x_i\right)$;$x_i$ 为时间;ε 为偶然误差。当 $|b| < t_{(0.95, n-2)} \times S(b)$ 时,可判断斜率稳定,即参考物质是稳定的。

(3) 评估不稳定性引入的不确定度分量:首先计算斜率 $b = \dfrac{\sum (x_i - \bar{x})(y_i - \bar{y})}{\sum (x_i - \bar{x})^2}$,截距 $a = \bar{y} - b\bar{x}$,通过斜率和截距可计算出方差 $S^2 = \dfrac{\sum (y_i - a - bx_i)^2}{n - 2}$,斜率不确定度 $S_b = \dfrac{S}{\sqrt{\sum (x_i - \bar{x})^2}}$,标准不确定度计算公式为:$u_{lts} = S_b \times$ 适用期。

3. 参考物质定值引入的标准不确定度计算 根据不同的预期用途,参考物质定值方案有两种。一种是采用参考测量程序联合定值的方式,一般为一级、二级校准品。另一种是采用量值传递联合定值的方式,一般为工作校准品或产品校准品。通常定值引入的测量不确定度主要来自参考测量程序或工作校准品及定值过程。

(1) 采用参考测量程序联合定值:此方式一般为厂家一级校准品赋值,定值实验室在进行正式定值前,必须对建立的实验室参考测量程序进行方法学评估,至少 3 家实验室参加定值,定值的标准不确定度计算公式为 $u_{char} = \dfrac{SD}{\sqrt{n}}$。

(2) 采用量值传递联合定值:此方式一般为工作校准品和产品校准品赋值,选择的测量系统应足够精密、特异和稳定,并通过测定参考物质、工作校准品等方式确认测量系统的正确度。在严格控制的实验条件下操作,多次测定,对数据进行技术和统计分析得到校准品的赋值;赋值后需进行赋值确认,依次选用方法学比对或测量参考物质等方法,如偏移结果超出制造商规定允许范围,应首先检查赋值过程,如有仪器故障、人为操作错误等需及时纠正并重新赋值,否则需考虑方法特异性和校准物基质效应问题,必要时可考虑对赋值进行修正。

1)工作校准品引入的相对不确定度:$u_{wcal,rel} = \dfrac{U_{wcal}}{k \times C_{wcal}}$

2)产品校准品定值引入的相对不确定度:分两种模式:①单一实验室单一型号设备,按照 $\overline{\overline{X}} = \dfrac{\sum\limits_{i=1}^{m}\sum\limits_{j=1}^{n_i} x_{ij}}{\sum\limits_{i=1}^{m} n_i}$

计算总平均值,精密度引入的相对不确定度为 $u_{char1} = \dfrac{SD}{\sqrt{n}}$;②多型号设备和/或多家实验室,首先通过平均值一致性检验各组数据之间有无系统偏差,有系统偏差或系统偏差超出制造商规定允许范围,需要分别定值。无系统偏差,且各组数据等精度,按照 $\overline{\overline{X}} = \dfrac{\sum\limits_{i=1}^{m} W_i \overline{x}_i}{\sum\limits_{i=1}^{m} W_i}$ 计算总平均值,精密度引入的相对不确定度为

$u_{char1} = \dfrac{SD}{\sqrt{n}}$。

3)定值引入的相对不确定度:按照 $u_{char,rel} = \sqrt{u_{wcal,rel}^2 + u_{char1,rel}^2}$ 评估,标准不确定度为 $u_{char} = u_{char,rel} \times \overline{x}$。

4. 校准品扩展不确定度计算　校准品合成不确定度的计算公式为:$u_{cal} = \sqrt{u_{char}^2 + u_{bb}^2 + u_{lts}^2 + u_{sts}^2}$,短期稳定性引入的不确定度因干冰冷链运输不考虑,公式修订为:$u_{cal} = \sqrt{u_{char}^2 + u_{bb}^2 + u_{lts}^2}$,扩展不确定度按照以下公式进行计算:$U_{cal} = k \times u_{cal}$(其中 k 取 2,置信区间近似于 95%)。

5. 不确定度的报告　用户需要时,制造商应向用户提供校准品赋值的不确定度,并能提供各不确定度分量结果和不确定度的评定过程。

若校准品测量不确定度小于预先设定的目标不确定度,校准品定值的溯源性得以确认,否则应分析查找原因,改进制备工艺或测试系统,重新进行校准品赋值和不确定度评定,另外校准品换批时需要重新评定不确定度。

（三）评估实例

1. 醛固酮二级校准品测量不确定度的评估　醛固酮项目的二级校准品,冰冻人血清基质,采用 JCTLM 推荐的参考测量程序进行赋值,不确定度评估的来源应包含定值部分、不均匀性部分及长期保存的不稳定性部分,评定其测量不确定度过程如下。

（1）均匀性引入的测量不确定度:均匀性实验所选用的测量方法有很好的精密度,变异系数均小于 4%,不需要对数据进行修正。均匀性数据见表 3-3-8。

表 3-3-8　醛固酮二级校准品均匀性测量结果

支数	重复测量次数			均值 /(pg·ml⁻¹)	标准差 /(pg·ml⁻¹)	CV/%
	结果 1/(pg·ml⁻¹)	结果 2/(pg·ml⁻¹)	结果 3/(pg·ml⁻¹)			
1	138.07	152.94	156.35	149.12	9.72	6.52
2	138.38	143.79	147.19	143.12	4.44	3.10
3	139.45	146.74	147.88	144.69	4.57	3.16
4	144.62	154.35	150.88	149.95	4.93	3.29

支数	重复测量次数			均值/(pg·ml⁻¹)	标准差/(pg·ml⁻¹)	CV/%
	结果1/(pg·ml⁻¹)	结果2/(pg·ml⁻¹)	结果3/(pg·ml⁻¹)			
5	140.56	148.96	153.64	147.72	6.63	4.49
6	142.51	146.89	151.90	147.10	4.70	3.19
7	136.99	147.95	153.85	146.26	8.56	5.85
8	141.20	144.25	144.58	143.34	1.86	1.30
9	145.75	146.45	145.24	145.81	0.61	0.42
10	137.98	152.04	153.07	147.70	8.43	5.71
11	142.89	150.14	144.60	145.88	3.79	2.60
12	145.47	151.54	142.79	146.60	4.48	3.06
13	140.77	152.98	154.24	149.33	7.44	4.98
14	145.83	159.26	147.59	150.89	7.30	4.84
15	143.56	149.04	143.55	145.38	3.17	2.18

计算统计结果见表 3-3-9。

表 3-3-9　醛固酮二级校准品统计结果

差异源	离均差平方和	自由度	均方	F 值	P 值	临界 F 值(0.05)
组间	222.753 88	14	15.910 99	0.453 28	0.940 47	2.037 42
组内	1 053.056	30	35.101 87			
总计	1 275.81	44				

具体评估结果见表 3-3-10。

表 3-3-10　醛固酮二级校准品均匀性的标准不确定度结果

样品	MS_{among}	MS_{within}	n	u_{bb}/(pg·ml⁻¹)	$\bar{x}$/(pg·ml⁻¹)	$u_{bb,rel}$/%
一级校准品	35.10	15.91	3	1.74	146.86	1.18

（2）稳定性引入的测量不确定度评估：醛固酮二级校准品稳定性结果见表 3-3-11。

表 3-3-11　醛固酮二级校准品 -70℃保存稳定性数据

保存时间	第 1 支/(pg·ml⁻¹)	第 2 支/(pg·ml⁻¹)	第 3 支/(pg·ml⁻¹)	均值/(pg·ml⁻¹)	SD/(pg·ml⁻¹)	CV/%
0 个月	142.62	145.70	146.03	144.78	1.88	1.30
1 个月	147.21	147.91	146.70	147.27	0.61	0.42
2 个月	144.33	151.64	146.05	147.34	3.83	2.60
3 个月	146.93	153.06	144.22	148.07	4.53	3.06
6 个月	145.00	150.53	144.99	146.84	3.20	2.18

1）醛固酮二级校准品稳定性：常规保存条件设计为 -70℃以下，对按要求保存的醛固酮二级校准品稳定性测量数据进行统计分析，结果表明二级校准品的适用期为 6 个月，由长期稳定性引入的不确定度分量由公式 $u_{lts} = S_b \times$ 适用期计算。

2）醛固酮二级校准品长期稳定性的标准不确定度：具体评估结果见表 3-3-12。

表 3-3-12　醛固酮二级校准品长期稳定性引入的标准不确定度结果

样品	b	b_0	S^2	S_b	$u_{lts}/(pg\cdot ml^{-1})$	$\bar{x}/(pg\cdot ml^{-1})$	$u_{lts,rel}/\%$
一级校准品	0.23	146.31	1.69	0.28	1.69	146.86	1.15

3）醛固酮二级校准品长期稳定性引入的标准不确定度：采用评估样本最大值，即 $u_{lts,rel}$ 为 1.15%。

（3）醛固酮二级校准品定值引入的测量不确定度：醛固酮二级校准品共 6 家实验室定值，定值结果均值为 147pg/ml，SD 为 5.88pg/ml，CV 为 4.01%，醛固酮二级校准品定值的标准不确定度计算公式为 $u_{char}=\dfrac{SD}{\sqrt{n}}$，评估结果 u_{char} 为 2.4pg/ml，$u_{char,rel}$ 为 1.63%。

（4）合成及扩展不确定度评定：分别计算醛固酮二级校准品的合成不确定度和扩展不确定度，具体如下。

1）合成标准不确定度（u_{cal}）：合成标准不确定度的计算公式如下 $u_{cal}=\bar{x}\times u_{cal,rel}$，$\bar{x}$ 为醛固酮二级校准品的认定值；$u_{cal,rel}$ 为醛固酮二级校准品的相对合成不确定度，按公式进行计算：$u_{cal,rel}=\sqrt{u_{bb,rel}^2+u_{lts,rel}^2+u_{char,rel}^2}$，具体计算结果见表 3-3-13。

表 3-3-13　醛固酮二级校准品合成标准不确定度结果

不确定度分量	$u_{bb,rel}/\%$	$u_{lts,rel}/\%$	$u_{char,rel}/\%$	$u_{cal,rel}/\%$	$u_{cal}/(pg\cdot ml^{-1})$
一级校准品	1.18	1.15	1.63	3.96	5.82

2）扩展不确定度评定：按照以下公式进行计算：$U_{cal}=k\times u_{cal}$（其中 k 取 2，置信区间近似于 95%），醛固酮二级校准品扩展不确定度为 12pg/ml。

（5）醛固酮二级校准品定值表达：醛固酮二级校准品的认定值及不确定度评定结果为（147±12）pg/ml，$k=2$。

2．甲状腺素产品校准品测量不确定度的评估　某厂家甲状腺素（TT₄）的产品校准品，冻干粉，通过与上一级的参考物质同时进行分析比较的方法量值传递进行赋值，同时进行均匀性和长期稳定性均评估，因此不确定度评估的来源应包含定值部分、不均匀性部分及长期保存的不稳定性部分，评定其测量不确定度如下。

（1）均匀性引入的测量不确定度：均匀性数据见表 3-3-14。

表 3-3-14　TT₄产品校准品均匀性测量结果

支数	重复测定次数			均值/(nmol·L⁻¹)	标准差/(nmol·L⁻¹)	$CV/\%$
	结果 1/(nmol·L⁻¹)	结果 2/(nmol·L⁻¹)	结果 3/(nmol·L⁻¹)			
1	230.4	232.9	232.9	232.1	1.4	0.62
2	232.2	232.5	232.2	232.3	0.2	0.07
3	232.1	230.4	234.9	232.5	2.3	0.98
4	233.5	233.6	234.1	233.7	0.3	0.14
5	232.4	233.8	233.8	233.3	0.8	0.35
6	233.4	233.8	233.9	233.7	0.3	0.11
7	232.3	232.0	233.7	232.7	0.9	0.39

支数	重复测定次数			均值/(nmol·L⁻¹)	标准差/(nmol·L⁻¹)	CV/%
	结果 1/(nmol·L⁻¹)	结果 2/(nmol·L⁻¹)	结果 3/(nmol·L⁻¹)	均值/(nmol·L⁻¹)	标准差/(nmol·L⁻¹)	CV/%
8	233.6	232.4	233.3	233.1	0.6	0.27
9	232.1	232.7	233.1	232.6	0.5	0.22
10	229.5	233.2	232.7	231.8	2.0	0.87
11	233.1	231.3	233.7	232.7	1.2	0.54
12	232.6	231.9	233.5	232.7	0.8	0.34
13	233.4	232.9	233.2	233.2	0.3	0.11
14	231.6	233.1	234.0	232.9	1.2	0.52
15	231.4	230.7	231.6	231.2	0.5	0.20

统计结果见表 3-3-15。

表 3-3-15　TT_4 产品校准品统计结果

差异源	离均差平方和	自由度	均方	F 值	P 值	临界 F 值（0.05）
组间	19.409 78	14	1.386 413	1.184 293	0.335 594	2.037 42
组内	35.12	30	1.170 667			
总计	54.529 78	44				

具体评估结果见表 3-3-16。

表 3-3-16　TT_4 产品校准品均匀性的标准不确定度结果

样品	MS_{among}	MS_{within}	n	u_{bb}/(nmol·L⁻¹)	$\bar{x}$/(nmol·L⁻¹)	Ru_{bb}/%
产品校准品	1.38	1.17	3	0.27	232.7	0.12

（2）稳定性引入的测量不确定度：产品校准品常规保存条件设计为 4℃冷藏，对按要求保存的 TT_4 产品校准品稳定性测量数据进行统计分析，产品校准品的适用期为 36 个月，由长期稳定性引入的不确定度分量由公式 $u_{lts}=S_b×$ 适用期计算，TT_4 厂家校准品长期稳定性的标准不确定度具体评估结果见表 3-3-17，TT_4 厂家校准品长期稳定性引入的不确定度采用评估样本最大值，即 $u_{lts,rel}$ 为 0.18%。

表 3-3-17　TT_4 产品校准品长期稳定性引入的标准不确定度结果

样品	b	b_0	S^2	S_b	u_{lts}/(nmol·L⁻¹)	$\bar{x}$/(nmol·L⁻¹)	$u_{lts,rel}$/%
产品校准品	0.001 7	95.52	0.084 0	0.010 8	0.39	212.9	0.18

（3）TT_4 产品校准品定值引入的测量不确定度：由两部分组成，分别是工作校准品引入的测量不确定度和产品校准品定值引入的测量不确定度，具体评估结果如下。

1）工作校准品引入的测量不确定度：TT_4 工作校准品定值结果为（154.4±1.5）nmol/L，$k=2$，工作校准品引入的相对不确定度 $u_{wcal,rel}=\dfrac{U_{wcal}}{k×C_{wcal}}$ 为 0.48%。

2）TT_4 厂家校准品定值引入的测量不确定度：采用单一实验室单一型号设备不同台数的赋值方案，赋值均值 266.6nmol/L，SD 为 7.58nmol/L，CV 为 2.84%。

3）TT_4产品校准品定值的标准不确定度评估结果u_{char1}为2.4nmol/L，$u_{char1,rel}$为1.63%。

4）校准品定值引入的相对不确定度按照$u_{char,rel}=\sqrt{u_{wcal,rel}^2+u_{char1,rel}^2}$评估为1.69%，标准不确定度$u_{char}=u_{char,rel}\times\bar{x}$为4.5nmol/L。

（4）合成及扩展不确定度评定：分别计算TT_4厂家校准品的合成不确定度和扩展不确定度，具体如下。

1）合成标准不确定度（u_{cal}）评定：计算公式为$u_{cal}=\bar{x}\times u_{cal,rel}$，$\bar{x}$为产品校准品的认定值；$u_{cal,rel}$为产品校准品的相对合成不确定度，按公式进行计算：$u_{cal,rel}=\sqrt{u_{bb,rel}^2+u_{lts,rel}^2+u_{char,rel}^2}$，具体计算结果见表3-3-18。

表3-3-18　TT_4产品校准品合成标准不确定度结果

不确定度分量	$u_{bb,rel}$/%	$u_{lts,rel}$/%	$u_{char,rel}$/%	$u_{cal,rel}$/%	u_{cal}/（nmol·L^{-1}）
一级校准品	0.12	0.18	1.69	1.70	4.6

2）扩展不确定度评定：按照公式进行计算：$U_{cal}=k\times u_{cal}$（其中k取2，置信区间近似于95%），TT_4产品校准品扩展不确定度为9.2nmol/L。

（5）TT_4厂家校准品定值表达：TT_4厂家校准品的认定值及不确定度评定结果为（266.6±9.2）nmol/L，$k=2$。

六、测量不确定度评估可能遇到的问题

如何合理评定测量不确定度一直是行业内讨论的问题，在不违背基本原则的基础上，不确定度评定过程中可能会遇到各种各样的困难，比如如何识别并去除测量过程中的系统变异、如何证实测量过程已不存在系统变异、被测量的定义、测定步骤的划分、测量过程标准化、重要不确定度分量的确定、计算模型的建立、不确定度计算方法等，要对每一测量环节进行细致研究，发现并找出影响这一环节准确测量的关键因素，通过一系列方法量化每一关键因素对测量产生的影响，这个解决的过程，也是我们对测量认识不断加深、测量过程不断优化、测量质量不断提高的过程。

（陈宝荣　邵　燕　刘春龙　胡　滨　孙慧颖）

参考文献

[1] JCGM. International vocabulary of metrology — Basic and general concepts and associated terms（VIM）：JCGM 200[S]. 北京：安徽科学技术出版社，2012：3.

[2] 国家质量监督检验检疫总局. 通用计量术语及定义：JJF1001—2011[S]. 北京：中国质检出版社，2012：3.

[3] 中华人民共和国国家质量监督检验检疫总局，中国国家标准化管理委员会. 质量管理体系基础和术语：GB/T 19000—2016/ISO 9000：2015[S]. 北京：中国标准出版社，2017：5.

[4] 中华人民共和国国家质量监督检验检疫总局，中国国家标准化管理委员会. 检验医学参考测量实验室的要求：GB/T 21919—2008/ISO 15195：2003[S]. 北京：中国标准出版社，2009：1.

[5] 国家质量监督检验检疫总局. 通用计量术语及定义：JJF 1001—2011[S]. 北京：中国质检出版社，2012：3.

[6] 国家质量监督检验检疫总局. 体外诊断医疗器械制造商提供的信息（标示）第2部分 专业用体外诊断试剂：GB/T 29791.1—2013[S]. 北京：中国标准出版社，2013.

[7] ISO. general requirements for the competence of reference material producers. International Organization for Standardization：ISO 17034[S]. Geneva，2016.

[8] 国家质量监督检验检疫总局. 体外诊断医疗器械生物样品中量的测量校准品和质控物质赋值的计量溯源

性：GB/T 21415—2008[S]. 北京：中国标准出版社，2008.

[9] 孙荣荣，眭国平，陆逊，等. 临床检验中的量值溯源 [J]. 检验医学与临床杂志，2014（11）：144-146.

[10] 王会中，徐蓉. 定量免疫分析技术的应用现状与展望 [J]. 中华检验医学杂志，2017，40（6）：478-480.

[11] 陈伟明. 化学发光免疫分析仪校准方法 [J]. 设备管理与维修，2019，3（25）：50-51.

[12] 张昊，吴刚，姜健军，等. Robust i 系列全自动化学发光免疫分析仪的研究与设计 [J]. 中国医疗器械信息，2019（13）：31-32.

[13] 王军，代蕾颖，杨忠，等. 全自动发光免疫分析仪性能评价技术研究 [J]. 发光学报，2019（01）：125-132.

[14] 中国合格评定国家认可委员会. 医学实验室质量和能力认可准则的应用要求：CNAS-CL02-A001[S]. 北京：中国合格评定国家认可委员会，2021.

[15] 中国合格评定国家认可委员会. 测量结果的计量溯源性要求：CNAS-CL01-G002[S]. 北京：中国合格评定国家认可委员会，2021.

[16] 徐杰，刘东华. 医学计量工作的重要性 [J]. 医疗装备，2018（17）：55-56.

[17] ISO. In vitro diagnostic medical devices: Requirements for establishing metrological traceability of valus assigned to calibrators, trueness control materials and human samples: ISO 17511[S]. Geneva, 2020.

[18] ISO. In vitro diagnostic medical devices: Requirements for international harmonisation protocols establishing metrological traceability of values assigned to calibrators and human samples: ISO 21151[S]. Geneva, 2020.

[19] ISO. Medical laboratories: Requirements for quality and competence: ISO 15189[S]. Geneva, 2012.

[20] ISO. General requirements for the competence of testing and calibration laboratories: ISO 17025[S]. Geneva, 2017.

[21] THIENPONT L M, FAIX J D, BEASTALL G. Standardization of FT_4 and harmonization of TSH measurements - a request for input from endocrinologists and other physicians[J]. Clinical Endocrinology, 2016, 84（2）: 305-306.

[22] THIENPONT L M, VAN UYTFANGHE K, BEASTALL G, et al. Report of the IFCC Working Group for Standardization of Thyroid Function Tests; Part 3: Total Thyroxine and Total Triiodothyronine[J]. Clinical chemistry, 2010, 56（6）: 921-929.

[23] 李金明，刘辉，等. 临床免疫学技术 [M]. 北京：人民卫生出版社，2021.

[24] 李会强，曾常茜，王辉，等. 标记免疫诊断试剂制备技术 [M]. 北京：科学出版社，2020.

[25] 国家药品监督管理局. 体外诊断试剂用校准物测量不确定度评定：YY/T 1709—2020[S]. 北京：中国标准出版社，2020.

[26] 中国合格评定国家认可委员会. 能力验证样品均匀性和稳定性评价指南：CNAS-GL003[S]. 北京：中国合格评定国家认可委员会，2018.

[27] 中国计量科学研究院. 一级参考物质技术规范：JJG 1006—1994[S]. 北京：中国标准出版社，1994.

第四章

体外诊断试剂临床试验

近年来标记免疫分析技术发展迅速,应用于各个领域,基于标记免疫分析原理的体外诊断试剂技术的发展尤为突出。免疫诊断试剂是由特定抗原、抗体或有关生物物质制成的诊断试剂,根据方法学不同可分为凝集反应、沉淀反应、补体结合反应、标记免疫反应等。随着体外诊断技术的发展和体外诊断试剂生产企业研发水平的不断提高,体外诊断试剂临床试验日益增多。部分体外诊断试剂在获得监督管理部门注册许可进入临床使用前,必须要经过临床试验,但目前体外诊断试剂临床试验在实施过程中存在较多问题。本章从体外诊断试剂临床试验项目的政策要求、执行要点以及注意事项进行介绍,为体外诊断试剂临床试验的规范化实施提供参考。

第一节 体外诊断试剂临床试验介绍与要点分析

一、体外诊断试剂临床试验监管主要法律法规

(一)国务院令

《医疗器械监督管理条例》(国务院令第 739 号) 医疗器械直接关系人民群众生命健康。党中央、国务院高度重视医疗器械质量安全与创新发展。2000 年,国务院制定《医疗器械监督管理条例》(以下简称《条例》),于 2014 年、2017 年和 2020 年分别进行了全面修订和部分修改。该《条例》对保障医疗器械质量安全、推动行业健康发展发挥了重要作用。

附则第一百零三条对医疗器械进行了定义:"医疗器械,是指直接或者间接用于人体的仪器、设备、器具、体外诊断试剂及校准物、材料以及其他类似或者相关的物品,包括所需要的计算机软件。"法规明确了体外诊断试剂按照医疗器械进行管理。

(二)注册法规与GCP

1.《体外诊断试剂注册与备案管理办法》(国家市场监督管理总局令第 48 号) 体外诊断试剂行业的基础性法规,确立了体外诊断试剂"分类注册管理"的原则。根据产品风险程度的高低,体外诊断试剂依次分为第三类、第二类、第一类产品。此外,国家法定用于血源筛查的体外诊断试剂和采用放射性核素标记的体外诊断试剂按照药品管理。

2.《医疗器械临床试验质量管理规范》(原国家食品药品监督管理总局令第 25 号) 该规范分总则、临床试验前准备、受试者权益保障、临床试验方案、伦理委员会职责、申办者职责、临床试验机构和研究者职责、记录与报告、试验用医疗器械管理、基本文件管理、附则共 11 章 96 条,自 2016 年 6 月 1 日起施行。

3.《体外诊断试剂临床试验技术指导原则》(国家药品监督管理局通告 2021 年第 72 号)　本指导原则是在《医疗器械监督管理条例》《体外诊断试剂注册与备案管理办法》《医疗器械临床试验质量管理规范》的法规框架下制定的。体外诊断试剂临床试验的开展应符合相关法规、规章的要求。

本指导原则适用于按照医疗器械管理的体外诊断试剂在中国进行的临床试验,用于在中国申请注册。

本指导原则旨在明确临床试验的基本原则和临床试验中需要考虑的关键因素,并对临床试验质量管理提出基本要求,指导申请人的临床试验工作,为技术评估部门对临床试验数据的评估提供参考。

另外,监督机构对于一些有代表性或者特殊的试剂发布了相关指导原则,这些体外诊断试剂产品注册临床试验还应符合这些指导原则的相关要求。

二、体外诊断试剂临床试验流程与要点

根据以上法律法规要求,临床评价是体外诊断试剂注册和备案过程中必不可少的环节。第一类医疗器械产品备案和申请第二类、第三类医疗器械产品注册,均应当提交临床评价资料。

体外诊断试剂临床评价指申请人 / 备案人通过临床文献资料、临床经验数据、临床试验等信息对产品是否满足使用要求或者预期用途进行确认的过程。体外诊断试剂临床试验是指在相应的临床环境中,对体外诊断试剂临床性能进行的系统性研究。国家药品监督管理局制定体外诊断试剂临床试验指南,明确开展临床试验的要求、临床试验报告的撰写要求等。

免于进行临床试验的第二类、第三类体外诊断试剂目录由国家药品监督管理局制定、调整并公布。免于进行临床试验的体外诊断试剂,申请人应当通过对符合预期用途的临床样本进行同品种方法学比对的方式证明产品的安全性、有效性。国家药品监督管理局制定免于进行临床试验的体外诊断试剂临床评价相关指南。

本部分重点讲述需进行临床试验的体外诊断试剂试验流程。体外诊断试剂注册与变更过程中,有如下两种情况需要开展临床试验。

1. 第二类、第三类体外诊断试剂(校准品、质控品除外)的首次注册。

2. 主要原材料供应商变更;变更检测条件、变更阳性判断值或参考区间、增加临床适应证、新增样本类型等涉及临床试验的变更事项。

体外诊断试剂临床试验流程:临床试验前准备(注册检测、比对方法的选择、临床机构的选择以及临床方案制定)→伦理审查→签订临床协议→临床试验审批与备案→临床试验启动→临床试验实施。各环节的法规要求和注意要点如下。

(一)临床试验前准备

1. 注册检测　《医疗器械临床试验质量管理规范》第七条规定:"质量检验结果包括自检报告和具有资质的检验机构出具的一年内的产品注册检验合格报告"。对于其中检验机构的一年内的产品注册检验合格报告,在多中心开展临床试验的情形,是以检验报告出具时间至临床试验牵头单位伦理审查通过时间计算一年有效期;在非多中心开展临床试验的情形,是以检验报告出具时间至每家临床试验机构伦理审查通过时间分别计算一年有效期。

2. 比对方法的选择

(1)新研制体外诊断试剂的比对方法的选择原则:对于新研制体外诊断试剂而言,选择适当的受试者,采用试验用体外诊断试剂与诊断该疾病的"金标准"进行盲法同步比较。"金标准"是指在现有条件下,公认的、可靠的、权威的诊断方法。

(2)"已有同品种批准上市"产品的对照选择原则

1)已上市的临床普遍认为质量较好的同类产品。

2）具有可比性的产品：方法学、预期用途、性能指标（性能应优于或近似于试验产品）、校准品溯源、推荐的阳性判断值/参考区间、样本类型等。

3）检测原理一致。

3. 临床机构的选择原则

（1）资质要求：2019年1月1日起医疗器械（包括体外诊断试剂）临床试验申办者应当选取已经在备案系统备案的医疗器械临床试验机构。

《医疗器械临床试验机构条件和备案管理办法》（2017年第145号公告，以下简称《办法》），明确对符合医疗器械临床试验质量管理规范要求、具备开展医疗器械临床试验相应能力水平的医疗器械临床试验机构施行备案管理。临床试验机构应当具备的条件包括：具有二级甲等以上机构资质、设置专门的临床试验管理部门、人员、管理体系等相关要求；由药品监督管理部门建立医疗器械临床试验机构备案信息系统，用于临床试验机构登记备案、备案管理供各方查询。优先考虑经中国合格评定国家认可委员会（CNAS）依据《医学实验室质量和能力认可准则》（CNAS-CL02等同ISO 15189）或《检测和校准实验室能力认可准则》（CNAS-CL01等同ISO 17025）认可的实验室。

（2）试验需求：考虑配套仪器、对照试剂、样本量等是否满足试验需求。

1）实验室应保证所用检测系统的完整性和有效性。考核系统和对照系统的主要分析性能指标（如准确性、精密度、线性范围等）应满足临床要求。

2）参比系统的试剂、仪器、校准品均应已取得医疗器械注册证；考核系统的仪器、校准品应已取得医疗器械注册证或与考核试剂同步注册，且进度基本一致。

3）参比系统应选择与考核产品方法学原理相同（如同为酶联免疫反应、化学发光免疫反应等）或相似，其方法学分析性能应优于或近似于考核产品。

（3）研究者资质：负责临床试验的研究者应当在该临床试验机构中具有副高及以上相关专业技术职称和资质。

（4）组长单位：《体外诊断试剂临床试验指导原则》要求在多家临床试验机构开展的试验需明确组长单位。

4. 临床试验方案的编写

（1）临床试验方案的编写要求：《体外诊断试剂临床试验技术指导原则》《医疗器械临床试验质量管理规范》及其附件中体外诊断试剂临床试验方案范本对临床试验方案的内容、基本格式、试验方法、样本量等进行了详细要求，临床试验方案应包含以下内容（以《体外诊断试剂临床试验方案范本（征求意见稿）2021》为例）。

1）申办者信息。

2）临床试验机构和研究者列表。

3）产品信息（试验体外诊断试剂基本情况：产品名称、规格、检验原理、组成成分、预期用途、配套仪器及试剂等，同类产品上市情况等）。

4）临床试验的背景资料。

5）临床试验目的。

6）总体设计：①试验设计：包括临床试验机构选择数量及理由、设计类型、比对产品/方法具体信息、不一致结果确认方法具体信息（如有）、配套仪器/系统及其他试剂信息（如有）、受试者选择、样本要求、试验实施过程（方法、内容、步骤）、统计学考虑；②临床试验管理要求：临床试验的质量控制、偏倚的控制措施、临床试验前培训要求、记录管理要求、数据管理要求、样本和仪器管理要求、监查计划等。

7）临床试验的伦理问题及知情同意（伦理方面的考虑，知情同意过程和知情同意书范本）。

8）不良事件可能性的分析以及对不良事件和产品缺陷报告的规定。

9）临床试验方案偏离与临床试验方案修订的规定。

10）临床试验报告应涵盖的内容。

11）保密原则。

12）各方承担的职责。

13）其他需要说明的内容。

（2）临床试验方案的批准：临床试验方案和更改均应经过伦理委员会批准。

（3）临床试验方案需考虑的样本因素

1）样本数量要求：《体外诊断试剂临床试验技术指导原则》对样本数量的要求：①临床试验样本量应满足统计学要求，采用适当的统计学方法进行估算。②临床试验样本量的确定应考虑临床性能的各种影响因素，保证对临床性能的充分评价，如：受试人群应能够代表目标人群的各种特征，考虑到不同亚组中检测性能的评价需要，以及多种被测物（或多种亚型等）检测性能评价的要求，应在估算最低总样本量的基础上，保证各种组别/类型样本的例数满足要求。当体外诊断试剂临床性能预期在不同亚组的人群中有差异，且对某些重要亚组的临床性能需得到准确评价时，应对亚组样本量单独进行统计学估算。

2）样本类型的考虑：应包含体外诊断试剂说明书所述的所有干扰样本类型（应为阴性血清中添加纯干扰物质，或含有干扰物质的阴性样本），各种样本数量没有明确规定，一般2～3例。

参考值在不同年龄、性别人群有不同区间时，纳入病例时应考虑不同年龄段、性别人群的差异，分别纳入有统计学意义数量的不同区间人群，且阴性和阳性病例比例应均衡。

要选择和体外诊断试剂说明书相关的疾病病例。血浆样本要尽量涵盖说明书中所有的抗凝剂类型。试验尽可能使用前瞻性样本（即新鲜样本），可使用部分回顾性样本（即说明书规定条件下保存的样本），应在临床试验方案中说明使用回顾性样本的理由，目前仅包括罕见病例。

3）样本保存条件与检测时间的考虑：样本应在体外诊断试剂说明书规定的样本保存条件下存储，在说明书规定的保存时间内完成检测。

4）样本的溯源性：样本应能溯源至医院的 LIS 系统，至少包含患者 ID、诊断信息（如果试剂参考值涉及性别或年龄的应包含这些信息）。

5）病例的分组：临床试验受试者应来自产品预期用途所声称的适用人群（目标人群），如具有某种症状、体征、生理、病理状态或某种流行病学背景等情况的人群。非目标人群入组可能引入受试者选择偏倚，导致临床试验结果不能反映产品的真实情况。

受试人群应能够代表目标人群的特征，包括人口学特征（性别、年龄）、症状、体征、并发症以及疾病的阶段、部位和严重程度等；同时受试者应排除不适合该临床试验的生理或病理特征。

此外，受试者入组还需根据产品特点考虑其他可能的影响因素，如不同民族、不同种族、不同地域的影响等。

当体外诊断试剂临床性能预期在不同亚组人群中有差异，且对某些重要亚组的临床性能需得到准确评价时，建议采用分层入组的方式，且亚组的样本量应满足统计学要求。

（二）伦理审查要求及流程

1. 伦理审查申请　《医疗器械临床试验质量管理规范》规定，临床试验前，申办者应当通过研究者和临床试验机构的医疗器械临床试验管理部门向伦理委员提交下列文件。

（1）临床试验方案。

（2）研究者手册。

（3）知情同意书文本和其他任何提供给受试者的书面材料。

（4）招募受试者和向其宣传的程序性文件。

（5）病例报告表文本。

（6）自检报告和产品注册检验报告。

（7）研究者简历、专业特长、能力、接受培训和其他能够证明其资格的文件。

（8）临床试验机构的设施和条件能够满足试验的综述。

（9）试验用医疗器械的研制符合适用的医疗器械质量管理体系相关要求的声明。

（10）与伦理审查相关的其他文件。

注：申请资料的模板参见《医疗器械临床试验伦理审查申请与审批表范本》（2016年第58号）。

2. 伦理审查要求

（1）培训：伦理委员会委员应经过培训，应保留培训记录。

（2）记录：伦理审查过程中应保留以下原始记录：审查材料、审查表格、签到表、表决票、会议记录、审查批件、评审记录等。

（三）签订临床协议

伦理审查通过后，与医院签订临床协议，规定试验时间、样本费用、试验费用、临床档案保存费用、伦理审查费用等。

（四）临床试验审批与备案

1. 临床审批　《医疗器械临床试验质量管理规范》规定，列入需进行临床试验审批的第三类医疗器械目录的，还应获得国家药品监督管理局的批准。

2. 临床备案　根据原国家食品药品监督管理总局的规定，开展体外诊断试剂临床试验应当备案。国家药品监督管理局关于临床试验备案有关事宜的公告要求规定，医疗器械临床试验的申办者应当在试验项目经伦理审查通过并与临床试验机构签订协议或合同后，填写《医疗器械临床试验备案表》2份，连同以下材料到省级食品药品监督管理局进行备案：申办者或代理人营业执照复印件、伦理委员会意见复印件、申办者与临床试验机构实施临床试验协议或合同复印件、医疗器械临床试验批件复印件（需进行临床试验审批的第三类医疗器械）。

（五）临床试验启动

1. 准备工作

（1）制定SOP

1）制定要求：①起草：有经验的相关工作人员起草；②审核：医院研究者负责人审核并签字确认；③批准：医院研究者负责人书面批准后生效执行。

注：未经批准不得自行更改和修订。SOP的制订、修改和分发、销毁情况都要有记录留档保存。

2）SOP内容：SOP的一般信息包括SOP名称、编码、页码、版本、起草人、审核人、批准人（签字、日期）、生效日期、修订信息、适用范围。

SOP正文信息包括目的、范围、职责、操作步骤、参考依据、相关记录。

3）临床试验SOP清单见表3-4-1。

（2）其他工作

1）设计病例报告表、知情同意书（如适用）。

2）运送试验产品至临床机构并保证产品质量（冷链运输记录、接收记录）。

3）印制临床试验方案、病例报告表、知情同意书、SOP等。

4）准备研究者文件夹。

表 3-4-1　临床试验 SOP 清单

序号	常规 SOP	序号	其他相关 SOP
1	制定临床试验标准操作规程的 SOP	1	试验参与人员试验开始前培训 SOP
2	临床试验方案设计 SOP	2	试验室仪器设备的维护、保养和校准 SOP
3	受试者知情同意 SOP	3	试验负责人确定的 SOP
4	原始资料记录 SOP	4	监查员监查的 SOP
5	试验数据记录 SOP	5	受试产品的运输、接收、处理、存储、分发、回收与销毁的 SOP
6	病例报告表记录 SOP	6	临床试验用样本来源、编号、保存、使用、留存、销毁的 SOP
7	不良事件处理 SOP	7	研究报告撰写的 SOP
8	严重不良事件处理 SOP	8	资料保存与档案管理的 SOP
9	实验室检测及质量控制 SOP	9	设盲和破盲的 SOP
10	对临床试验专业的质量控制 SOP	10	研究者手册撰写的 SOP
		11	受试产品或体外诊断试剂和材料的准备 SOP
		12	受试者的入选 SOP
		13	数据管理和复核 SOP
		14	数据统计 SOP

5）进行临床中心启动访问。

6）进行试验前访问。

2. 临床试验启动会

（1）介绍临床试验方案、原始记录与病例报告表的填写说明。

（2）对研究者进行临床试验流程与操作 SOP 的培训（签到表、会议纪要、培训记录）。

（3）临床试验用的文件、物料的交接（交接单签字）。

（4）研究者团队的确定和分工（职责分工表与授权签字）。

（5）提出文件归档要求，并提供归档用的文件夹。

（六）临床试验过程

1. 临床试验涉及的记录　临床试验过程中需要填写的记录如下。

（1）试验用品的储存：试剂存储温度记录。

（2）样本收集与分组：填写样本编码表、临床试验受试者筛选入选表、病例报告表、样本收集与分发记录、原始的病例报告单。

（3）样本检测：试验校准与质控记录、样本检测操作规程、数据结果记录、预试验结果统计报告、仪器搬运与使用记录、样本的储存、使用与销毁记录、试剂使用记录。

（4）临床监查：监查访视记录、监查报告。

（5）数据揭盲：揭盲记录。

（6）数据收集与管理：临床数据总结表。

（7）试剂的回收或销毁：试剂回收或销毁记录。

2. 临床试验原始记录的要求

（1）可溯源性

1）临床报告中的数据溯源至仪器保存的原始数据。

2）临床报告中的病例信息溯源至医院 LIS 系统。

（2）一致性

1）伦理审查通过的临床试验方案／知情同意书版本及内容与执行的版本及内容一致。

2）临床试验工作人员的签字或签名章与机构或伦理留存的签名样章表一致。

3）方案中设计的检验方法与统计分析中运用的检验方法一致。

4）试验过程记录的批号与临床试验报告和合格报告中的产品批号一致。

5）试验原始记录中的产品信息（名称、规格等）、操作方法与研究者手册、说明书和临床试验方案、检测报告、临床报告保持一致。

6）注册递交的临床报告、临床试验方案的版本号、内容与临床试验机构保存的资料一致。

7）试验原始记录中的病例信息与病例报告表、原始病历一致。

8）试剂与样本的运输、接收、储存、分发记录中的数量要一致。

9）临床报告中的原始数据（数据内容、筛选、入选、完成例数）与临床单位保存的原始数据一致。

（3）真实性：如时间冲突、记录与实际不符、签字人错误等。

（4）完整性：确保涉及的记录的完整性。

三、体外诊断试剂临床核查

国家药品监管机构先后发布《体外诊断试剂临床试验技术指导原则》《医疗器械临床试验质量管理规范》《医疗器械临床试验机构条件和备案管理办法》等相关要求，制定《医疗器械临床试验现场检查程序》《医疗器械临床试验现场检查要点》，并于 2018 年 6 月起草《医疗器械临床试验检查要点及判定原则（征求意见稿）》，不断完善临床核查相关的指导性文件。自 2015 年下半年开始，国家药品监督管理局每年对在审项目实施临床试验数据监督抽查。同时，要求各省级药监局高度重视，落实医疗器械临床试验监督抽查工作要求。

（一）临床核查要点

临床监督抽查主要围绕临床试验的真实性和合规性开展，以下判定为真实性问题。

1. 编造受试者信息、临床数据。

2. 临床数据不能溯源。

3. 试验用医疗器械不真实。

4. 瞒报不良事件。

5. 注册提交的资料与临床中心保存的资料不一致。

6. 其他真实性情形。

（二）处罚措施

按照《医疗器械监督管理条例》（国务院令第 739 号）进行处理。

（三）临床核查发现的问题

1. 试验过程未按临床试验方案进行

（1）试验报告的统计方法与方案设计不一致，统计学负责人签字非方案中规定人员。

（2）纳入满足排除标准的受试者，在报告中未剔除。

（3）随访记录表内容与方案要求不符。

（4）样本重复使用，但方案中未提重复使用的情况。

2. 监查记录表或检查报告不规范

（1）未体现监查内容。

（2）监查记录的日期与实际发生情况不符。

（3）无研究者签字。

3. 原始记录存在问题

（1）受试者原始记录与研究病例、住院病例记录不符。

（2）部分原始数据缺失。

（3）研究记录后补或誊写。

（4）临床试验原始数据收集表、病例报告表存在无研究者签字或研究者笔记不同现象。

（5）病例报告表或记录表中有修改，但无研究者签字及修改时间。

（6）病例报告表设计过于简单、填写不规范、无法从原始病历中溯源。

（7）试验中生成的检测报告未保存或仪器上的试验数据丢失。

（8）仪器数据库或原始打印报告无定标或质控结果。

（9）表单设计不合理，如接收、回收记录在同一张表上，只有一个签字及时间。

（10）临床机构存档资料丢失。

4. 时间逻辑性问题

（1）临床备案日期晚于临床试验开始日期。

（2）伦理审查批件批准日期晚于临床试验开始入组日期。

（3）研究者临床试验方案与试验用医疗器械使用和维护的培训记录日期晚于临床试验开始日期。

（4）伦理审查时间晚于知情同意书签署时间。

随着生物医药科技突飞猛进的发展，新技术、新方法被大量应用，体外诊断试剂同现代检验医学一起发展壮大。体外诊断试剂是临床疾病预测、预防、诊断、治疗监测、预后观察和健康状态评价的重要手段，是临床医学研究的重要基础，是现代检验医学重要的组成部分。体外诊断试剂应用于临床、指导临床治疗的有效性、安全性是通过临床试验来确证的，试验的数据和结果是药品监管部门进行审批注册的重要依据。做好体外诊断试剂的临床试验是提升体外诊断试剂质量的必要环节，是提高我国卫生健康水平的有力保证。

第二节　体外诊断试剂临床试验伦理学问题

伦理学亦称道德哲学，是以道德为研究对象的科学。医学伦理学是研究医学实践中关于道德问题的科学，是关于医学道德的学说和理论体系。医学本质上是技术性与伦理性的高度统一。医生道德观和价值观体现在医疗过程中的每一个环节，贯穿于医疗活动的每一个领域。因历史的惨痛教训，使人们在关注医学研究获益同时，更关注医学研究的科学性及对人类受试者的保护等伦理问题。医学伦理的基本原则是不伤害、有利、尊重及公正原则。随着生物医药技术的迅速发展，医学伦理审查的重要性日益凸显。伦理委员会为研究者提供伦理方面的建议，以帮助确定研究方案是否充分保护可能的与实际的人类受试者。

一、体外诊断试剂临床试验的伦理要求

相较于药物和医疗器械临床试验，国内体外诊断试剂临床试验起步较晚，法规和监管尚不成熟。《赫尔辛基宣言》是临床试验必须遵守的伦理学准则。《赫尔辛基宣言》全称《世界医学大会赫尔辛基宣言》，该宣言制定了涉及人体对象医学研究的道德原则，是一份包括以人作为受试对象的生物医学研究的伦理原

则和限制条件，也是关于人体试验的第二个国际文件，比《纽伦堡法典》更加全面、具体和完善。目前体外诊断试剂临床试验监管主要遵循《体外诊断试剂临床试验技术指导原则》（以下简称《原则》）。《原则》规定："临床试验应当遵循《世界医学大会赫尔辛基宣言》的伦理准则和国家涉及人的生物医学研究伦理的相关要求，应当经伦理委员会审查并同意。研究者需考虑临床试验用样本，如血液、尿液、痰液、脑脊液、粪便、阴道分泌物、鼻咽拭子、组织切片、骨髓、羊水等的获得和试验结果对受试者的风险，提请伦理委员会审查，确保临床试验不会将受试者置于不合理的风险之中，并按要求获得受试者（或其监护人）的知情同意。"

2016 年 10 月 21 日，国家卫生和计划生育委员会颁布了《涉及人的生物医学研究伦理审查办法》（以下简称《办法》），指出两种情况经伦理委员会审查批准后可免除签署知情同意的情形，一是利用可识别身份信息的人体材料或者数据进行研究，已无法找到该受试者，且研究项目不涉及个人隐私和商业利益；二是生物样本捐献者已经签署了知情同意书，同意所捐献样本及相关信息可用于所有医学研究。

二、体外诊断试剂临床试验涉及的伦理问题

（一）体外诊断试剂临床试验可能给受试者带来的风险

1. 受试者的招募　为了进行某项诊断所进行的受试者招募，必须严格按照知情同意的过程进行，受试者必须充分知情，自主决定参加。向受试者进行招募所需要的任何材料都必须经过伦理审评同意后，方可执行。尤其是补偿费用，应有一个较明确的制定标准，特别要考虑过度引诱的因素。

研究儿童或未成年人疾病的诊断和治疗具有重要意义，该类群体在生理、病理方面有特殊性，为保护儿童和未成年人的利益，对于涉及他们的临床试验伦理审查，需要考虑得更为周全。涉及未成年人的研究，主要在以下几个方面重点审查：①严格评估预期的受益和风险：首先，需权衡试验方法和过程本身对受试者的受益和风险；其次，需要考虑研究对受试人群日后可能产生的潜在受益和风险，严格评估两方面的利弊。②知情同意的特殊性：对于儿童或未成年人参加的临床试验，除获得其父母或法定代理人的知情同意外，在儿童或未成年人有能力表达同意时，也应获得他们本人的同意。

2. 诊断结果　由于拟注册的体外诊断产品并未获得上市，其诊断结果及依靠其所产生的诊断结论并不具有法律地位。故此，除特殊情况外这类产品不能用于疾病的诊断，也不能作为任何诊断或治疗的依据（特殊情况：如虽未上市，但是可能是检测的唯一方法，并有助于挽救生命、减少痛苦）。

3. 额外采血/取样　若由于参加了一项临床研究，受试者所接受的过程（诊断、治疗）多于其进行常规诊疗的过程，此时的知情同意将不可以免除。同时需要考虑这些额外的诊断治疗费用应由申办方支付以及适度的补偿。

4. 隐私泄露　由于临床研究需要采集受试者的相关信息（生物样本来源、受试者疾病诊断情况），研究者和申办方应确保这些信息始终处于可控状态，试验方案中必须明确这些信息能被什么样的人接触到，以及接触到什么程度。同时需明确若该项研究可能会公开发表，在公开的资料中对受试者隐私会如何保护。

临床试验如对于可识别身份信息的人体材料或者数据进行研究，原则上应获得受试者的授权；若客观上不能获得受试者的授权，则应由伦理委员会代为授权，研究方可进行。这些数据在获取或公开发表时，特别需要对一些可辨识信息进行处理，以避免泄露受试者的个人隐私。

5. 科技发展的风险　除非明示出所有潜在的风险并让受试者充分了解，否则不应允许诱导受试者一次性签署未来长时间段的使用授权。

（二）体外诊断试剂临床试验可能给研究者（操作者）带来的风险

1. 操作损伤　包括由于仪器操作给研究者带来的不便，如漏电、漏水等；由于配套试剂的毒性作用给操作者带来的潜在风险。

2. 病原体感染　由于被检测的样本中可能存在传染性病原物质，可能导致研究者试验过程中有被感染的潜在风险。试验过程中研究者需严格遵守实验室管理规范和操作规程，注意做好安全防护措施。

三、伦理审查关注点

（一）免除知情同意

由于体外诊断试剂临床试验样本量大、周期短，相较于药物和医疗器械，申办方投入较少，签署知情同意书在执行上非常困难，申办方往往按照《原则》（2014版）中规定"采用临床检测剩余样本""不作为临床诊断用途""几乎不会对患者产生风险"等理由申请免除知情同意，因此，医疗机构及体外诊断试剂临床试验申办方通常关注免除知情同意的问题。《原则》和《办法》均对免除受试者的知情同意作出规定，目前体外诊断试剂临床试验基本在医疗机构进行，医疗机构接受国家药品监督管理局和国家卫生健康委员会双重监管。然而，《原则》和《办法》相关规定不够详细，同时存在冲突之处。

首先，《原则》（2014版）中规定"如客观上不可能获得受试者的知情同意"可获取免除知情同意，对于"客观上不可能"未作出详细的规定和解释。《办法》给出了解释"已无法找到该受试者"，目前受试者个人信息登记较为详细，"已无法找到该受试者"在现阶段几乎不可能。同时在《办法》中具有限定条件"研究项目不涉及个人隐私和商业利益"，该限定条件在医疗机构伦理审查时存在较大分歧。部分医疗机构认为体外诊断试剂临床试验行为并不直接产生商业利益，从而接受免除知情同意；但部分医疗机构却认为申办方进行体外诊断试剂临床试验是后续产品上市销售形成商业利益的关键性步骤之一，继而拒绝免除知情同意。

其次，《原则》（2014版）对于"该临床试验对受试者几乎没有风险"规定可以免除知情同意，然而在《办法》中该项并不属于免除知情同意的条件。《原则》和《办法》规定不一致会导致医疗机构伦理委员会把握的原则标准各不相同。由于体外诊断试剂临床试验中通常不能采取盲法，受试者的可识别身份信息也极易被暴露。

值得注意的是，在最新发布的《体外诊断试剂临床试验技术指导原则》（2021版）中，并未提及免除知情同意。

（二）免除知情同意审查处理办法

利用既往保留、储存的生物标本进行研究，即通常所说的生物标本的二次利用，必须提交伦理审查批准后方可实施，并由伦理委员会审查决定是否可免除知情同意。在目前我国缺乏完善的保护个人隐私和信息的法律法规情况下，伦理审查是一个重要的保护受试者的措施。为了避免没有知情同意过程导致的风险，近年有学者提出"事先知情同意预授权"，即对在临床诊疗中获得的健康信息和离体样本，若今后可能对其进行研究，应在临床诊疗时就征求患者意见：是否同意将来的医学研究利用其健康信息和保存的离体样本，给予患者自主选择的机会。然后，对获得同意的健康信息和离体样本进行标记。将来使用这些样本开展研究时，研究者向医院伦理委员会核实患者的事先知情同意预授权，医院伦理委员会审查确认"本次研究是否符合原知情同意许可的研究范围"，研究者即可根据研究方案开展利用患者健康信息或离体样本的研究。2014年，上海医药临床研究中心起草了《上海重大疾病临床生物样本库伦理管理指南》，建议对新收集的样本采用"一次总体同意"的模式，强调对受试者隐私、相关数据的保密。

2015年，美国卫生与人类服务部（Department of Health and Service，DHHS）提出"泛知情同意"的概念，即针对出于其他目的采集的生物标本，如临床诊疗过程中或某一特定研究过程中，有计划保留/储存这些生物标本用于将来的研究，都需要获得患者/受试者签署的知情同意书，无论样本收集过程中是否能保障身份去识别化。"泛知情同意"告知患者/受试者：①笼统描述哪类研究机构将使用这些生物标本，可能将开展怎样的研究，以及研究中可能获知的信息；②可能无法获知使用生物标本研究的具体信息，包括其研究目的；③生物标本及其产生的数据可能被多家研究机构共享。获得"泛知情同意"的做法，使患者事先知道他们的标本有可能被用于研究，并有机会自主做出是否同意的决定。由此可见，随着法规的不断完善，涉及人体的生物标本研究和利用的增加与监管不断深入，几乎不再有免除知情同意的情况，如何有效落实受试者知情、提高伦理委员会的审查效力和效率是关键。

（三）未来体外诊断试剂临床试验伦理的关注点

由于体外诊断试剂产品具有专业跨度大、技术更新快、临床使用目的各异等特点，现阶段各医疗机构伦理委员会在项目审查时对于是否免除知情同意往往没有统一标准，伦理委员会伦理审查工作将面临严峻挑战。

未来体外诊断试剂临床试验伦理关注重点应在于监管。伦理委员会应建立伦理审查工作制度或操作规程，并符合六大原则，即知情同意原则、控制风险原则、免费和补偿原则、保护隐私原则、依法赔偿原则、特殊保护原则。对于提出免除知情同意申请的项目，要充分考虑其获益与风险，确保受试者利益不被侵犯，且信息及隐私受到保护的前提下方可批准。对于不予免除知情同意的项目，需要按照法规要求对知情同意书的内容进行审查，且确保审查的方案／知情同意书版本及内容与执行的版本及内容一致。

无论临床试验是否需要签署知情同意，临床试验进入实施阶段后，应根据具体项目时限定期开展监督检查和跟踪评估。监督其项目实施中是否如申办方方案中描述"采用临床检测剩余样本"；临床试验开展过程中是否采用临床试验结果直接对患者进行诊断，而不是如方案中描述的"不作为临床诊断用途"；实施中是否对患者个人隐私进行有效保护，是否做到了"几乎不会对患者产生风险"。伦理委员会作为保障受试者利益的直接组织，一方面保障临床研究的良性发展，促进新产品的研发，为全人类的健康造福；另一方面也防止临床试验对受试者造成不必要的伤害。

同时，相关监管机构应对于目前伦理审查中的问题寻找解决办法。政策层面应建立完善的伦理审查标准和规范，制定并不断完善伦理委员会标准操作规程和制度。相应的伦理机构应提高研究者对伦理审查的认识并加强辅导，加强伦理委员会的教育和培训，重视相关学科人才的培养。医学事业的进步和发展离不开临床研究和临床试验，伦理委员会和相关伦理制度促进了医学实践和医学研究的健康化、规范化发展。伦理制度的落实切实保障了受试者的尊严、利益和健康，促进了生物医学事业的不断发展。

第三节　人类遗传资源申报审批与体外诊断试剂临床试验

一、人类遗传资源定义

人类遗传资源包括人类遗传资源材料和人类遗传资源信息。人类遗传资源材料是指含有人体基因组、基因等遗传物质的器官、组织、细胞等遗传材料；人类遗传资源信息是指利用人类遗传资源材料产生的数据等信息资料。

人类遗传资源材料主要包括：

1. 器官：包括心、肝、脾、肺、肾、血管、胰腺、脑、骨髓等。

2. 组织：包括皮肤、角膜、组织标本、手术样本等。

3. 细胞：包括各种细胞。

4. 制备物：包括 DNA、mRNA、基因组 DNA。

5. 重组 DNA 构建体：如重组 DNA。

6. 血液：包括血细胞及全血样品。

人类遗传资源信息主要包括：提供者的个人信息、临床信息、生物学信息（基因信息、影像信息、蛋白信息、代谢信息、生物标志物信息）等。

人类遗传资源是可单独或联合用于识别人体特征的遗传材料或信息，是开展生命科学研究的重要物质和信息基础，是认知和掌握疾病的发生、发展和分布规律的基础资料，是推动疾病预防、干预和控制策略开发的重要保障，已成为公众健康和生命安全的战略性、公益性、基础性资源。

二、人类遗传资源的保护和利用现状

2019 年 6 月 10 日《中华人民共和国人类遗传资源管理条例》正式公布，从加大保护力度、促进合理利用、加强规范、优化服务监管等方面对人类遗传资源管理作出新规定。相应的处罚更为明确，要求也更严格，除明确规定罚款金额以外，对情节严重甚至特别严重的，将一定期限甚至永久禁止从事涉及我国人类遗传资源的活动，并对相关责任人予以处分和处罚、记入信用记录等处理。

此前，我国曾于 1998 年制定了《人类遗传资源管理暂行办法》，暂行办法的施行对有效保护和合理利用我国人类遗传资源发挥了积极作用。2012 年上升到立法层面，国务院法制办制定《人类遗传资源管理条例（送审稿）》，明确将管理对象从基础研究扩展到临床试验领域，针对外资背景申办的非遗传家系和特定封闭人群的药物临床研究。

2015 年 7 月，科技部发布《人类遗传资源采集、收集、买卖、出口、出境审批行政许可事项服务指南》，要求外企在中国开展的所有新药临床试验都纳入审批范围的规定。只要是从中国患者采集的样本，包括但不限于全血、血清、血浆、组织、唾液、尿液、头发等样本都属于遗传资源。所有外企参与的临床试验都必须在中国人类遗传资源管理办公室审批后才能启动，无论是否出口出境。

现有的管理体系包括：

（1）国务院科学技术行政部门：负责全国人类遗传资源管理工作。

（2）国务院其他有关部门：在各自的职责范围内，负责有关人类遗传资源管理工作。

（3）省级人民政府科学技术行政部门：负责本行政区域人类遗传资源管理工作。

（4）省级人民政府其他有关部门：在各自的职责范围内，负责本行政区域有关人类遗传资源管理工作。

三、《中华人民共和国人类遗传资源管理条例》解读

（一）条例架构

条例共六章 47 条。

第一章总则　共 10 条，分别就立法目的、人类遗传资源概念、管理范围、主责部门、特殊资源保护、鼓励科研应用、禁止境外组织和个人、保障公共利益、保障个人权益、禁止买卖等进行了规定。

第二章采集和保藏　共 6 条，从采集（保藏）审批条件、知情同意、保藏标准化、安全性、开放性进行了规定。

第三章利用和对外提供　共 12 条，从鼓励研究应用、鼓励国际合作、合法从事生物技术与临床研究、外方必须以合作方式开展工作、合作研究必备的审批条件、合作项目变更、中方利益保障、办理遗传材料出境、遗传信息对外提供等做了具体规定。

第四章服务和监督　共 7 条，规定了科技部和地方科技部门的管理与监督职责，包括方便申请人措施、依靠专家评审审批时限（20 日）、监督检查方式、单位和个人权力等。

第五章法律责任　共10条,对单位的处罚从几十万元到几百万元以上不等。对法定代表人、主要负责人、直接负责的主管人员和其他责任人员依法给予处分,并罚50万元以下罚款,禁止1～5年活动。违规单位和人员信用信息向社会披露,并承担民事责任及刑事责任。

第六章附则　共2条,对保密管理、实施日期做了规定。

（二）制定条例的宗旨和目的

1. 有效保护和合理利用我国人类遗传资源。

2. 维护公众健康。

3. 维护国家安全和社会公共利益。

（三）国家管理人类遗传资源的措施

科技部审批、备案与登记。

1. 许可　采集、保藏、国际合作、出境。

2. 备案　为获得药品、医疗器械在中国上市许可,国际合作临床试验;人类遗传资源信息向国外组织、个人等提供。

3. 登记　开展人类遗传资源调查,重要家系、特定地区人群资源申报登记。

（四）禁止与除外

1. 禁止外国组织、个人及其设立或实际控制的机构在中国采集、保藏、向境外提供我国人类遗传资源(与中方合作方式开展活动)。

2. 禁止买卖人类遗传资源。

3. 临床诊疗、采供血服务、查处违法犯罪、兴奋剂检测和殡葬等活动采集、保藏器官、组织、细胞等人体物质及开展相关活动,不属于条例管理范围。

（五）合作利用

1. 鼓励利用资源开展合作研究。

2. 国际合作申请由双方共同提出。

3. 不能危害我国公众健康、国家安全和社会公共利益。

4. 中外双方法人合作,具备研究基础和能力,方案合理。

5. 目的、内容明确,合法,期限合理。

6. 资源种类、数量与研究内容相符,来源合法。

7. 合作研究各自国家伦理审查。

8. 成果归属、利益分配合理,记录、数据信息完全向中方开放。

9. 保证中方单位及人员实质性参与研究。

（六）材料出境

合作研究项目遗传材料出境须获得合作研究许可,样本出境时办理出境许可没有危害(公众、国家、社会),条件包括:

1. 独立法人申请。

2. 境外合作机构明确、出境用途清楚。

3. 来源合法。

4. 伦理审查。

5. 同时需按照相关法律规定办理海关手续。

（七）信息对外提供和开放使用

1. 人类遗传资源信息对外提供或开放使用,备案并备份。

2．可能危害公众、国家、社会的要通过科技部门审查。

3．国际合作产生的资源信息双方共用。

（八）监督执法检查采取的措施

1．进入现场检查。

2．询问相关人员。

3．查阅复制有关资料。

4．查封、扣押有关人类遗传资源。

5．鼓励举报、投诉。

（九）科技部主要处罚清单

1．第三十六条　未许可采集（保藏、开展国际合作，未经审查对外提供或共享数据信息，国际合作临床试验前未备案人类遗传资源种类、数量及用途）（50万～500万元，违法所得100万元以上处违法所得5～10倍罚款）。

2．第三十七条　提供虚假材料或其他欺骗手段获得许可（50万～500万元罚款，责任人及单位5年内无资格再提申请）。

3．第三十九条　采集、保藏、利用、对外提供我国人类遗传资源未通过伦理审查；采集未经提供者事先知情同意，或者采取隐瞒、误导、欺骗等手段取得同意；违反相关技术规范；信息对外提供和开放使用未向国务院科学技术行政部门备案或者提交信息备份（没收违法所得，处50万元以上100万元以下罚款，违法所得在100万元以上的，处违法所得5倍以上10倍以下罚款）。

4．第四十条　保藏过程中来源和使用信息记录不全；保藏未提交年度报告；未及时国际合作研究情况报告（活动结束6个月内）（处50万元以下罚款，警告）。

四、行政审批和备案

（一）法规规定管理内容

1．第三十六条

（1）未经批准，采集我国重要遗传家系、特定地区人类遗传资源，或者采集国务院科学技术行政部门规定种类、数量的人类遗传资源；

（2）未经批准，保藏我国人类遗传资源；

（3）未经批准，利用我国人类遗传资源开展国际合作科学研究；

（4）未通过安全审查，将可能影响我国公众健康、国家安全和社会公共利益的人类遗传资源信息向外国组织、个人及其设立或者实际控制的机构提供或者开放使用；

（5）开展国际合作临床试验前未将拟使用的人类遗传资源种类、数量及其用途向国务院科学技术行政部门备案。

2．第三十七条　提供虚假材料或者采取其他欺骗手段取得行政许可。

（二）管理方式：行政审批和备案

1．采集审批

（1）适用范围：适用于在中国境内从事的中国人类遗传资源采集活动，包括重要遗传家系、特定地区人类遗传资源和国务院科学技术行政部门规定种类、数量的人类遗传资源的采集活动的规范和管理。

（2）重要遗传家系：患有遗传性疾病或具有遗传性特殊体质或生理特征的有血缘关系的群体；患病家系或具有遗传性特殊体质或生理特征成员五人以上；涉及三代。

（3）特定地区人类遗传资源：在隔离或特殊环境下长期生活，并具有特殊体质特征或在生理特征方面有适应性性状发生的人群遗传资源；不以是否为少数民族聚居区为划分依据。

（4）科技部规定种类、数量的人类遗传资源：种类是指罕见病、具有显著性差异的特殊体质或生理特征的人群；数量是指累积 500 人以上。

特别提示：申请方为中方单位。

2. 保藏审批

（1）适用范围：适用于在中国境内从事中国人类遗传资源保藏活动、为科学研究提供基础平台的事项的规范和管理。

"保藏"是指将来源合法的人类遗传资源保存在适宜环境条件下，保证其质量和安全，用于未来科学研究的行为，不包括实验室检测后按照法律法规要求或临床研究方案约定的临时存临行为。

（2）保藏审批要点：①申请方为中方单位；②区分保藏和临时存储；③伦理审查针对保藏活动；④保障来源合法合规（伦理批件、知情同意书、行政审批）；⑤适用的知情同意书；⑥持续性管理。

3. 国际合作审批

（1）适用范围：适用于对利用中国人类遗传资源开展国际合作科学研究的规范和管理。

（2）国际合作审批要点：①外资定义相对严格，港澳台资视为外资；②同一国际合作科学研究，涉及两个以上中国国内法人单位的，应当合并办理报批手续，不得拆分报批；③医疗机构（组长单位）通过伦理审查即可办理报批手续；④变更申请涉及的变更事项应在获得同意变更决定后方可开展；⑤适用条件下，可以采用备案制；⑥单独的出境审批。

4. 出境审批

（1）适用范围：适用于对利用中国人类遗传资源开展国际合作科学研究，或者因其他特殊情况确需将中国人类遗传资源材料运送、部寄、携带出境的规范和管理。

（2）出境审批要点：①鼓励在国内完成相关研究，出境具备必要性；②申请方为中方单位；③人类遗传资源信息的对外提供不适用于出境审批；④在国合作项目中获批出境计划的，仍需申请出境审批，以获取人类遗传资源出境证明；⑤需要针对出境样本的知情同意书；⑥分批执行时不可超出额度。

5. 国际合作临床试验备案

（1）适用范围：适用于为获得相关药品和医疗器械在我国上市许可；在临床机构利用我国人类遗传资源开展国际合作临床试验；不涉及人类遗传资源材料出境。

（2）国际合作临床试验备案要点：①在临床机构的解读：所涉及的人类遗传资源仅在临床机构内采集、检测、分析和剩余样本处理等；所涉及的人类遗传资源在临床机构内采集，由临床机构委托的单位进行检测、分析和剩余样本处理等。临床机构应与其委托单位签署正式协议，明确委托检测和分析的人类遗传资源材料的种类、数量、检测内容、转运方式、剩余样本和数据信息处理方式等，并对其委托的活动负责。②超过 500 人，备案同时需要申报采集。

6. 信息对外提供或开放使用备案

（1）适用范围：适用于将人类遗传资源信息向外国组织、个人及其设立或者实际控制的机构提供或开放使用。

（2）信息对外提供或开放使用备案要点：①申请方应为中方单位；②申请人登录网上平台提交信息备份；③先完成备份再申请备案。

五、其他主要相关法律法规条例

（一）刑法修正案

《中华人民共和国刑法修正案（十一）》于 2020 年 12 月 26 日第十三届全国人民代表大会常务委员会

第二十四次会议通过。

在刑法第三百三十四条后增加一条,作为第三百三十四条之一:违反国家有关规定,非法采集我国人类遗传资源或者非法运送、邮寄、携带我国人类遗传资源材料出境,危害公众健康或者社会公共利益,情节严重的,处三年以下有期徒刑、拘役或者管制,并处或者单处罚金;情节特别严重的,处三年以上七年以下有期徒刑,并处罚金。

(二)《生物安全法》

第七十九条:违反本法规定,未经批准,采集、保藏我国人类遗传资源或者利用我国人类遗传资源开展国际科学研究合作的,由国务院科学技术主管部门责令停止违法行为,没收违法所得和违法采集、保藏的人类遗传资源,并处五十万元以上五百万元以下的罚款,违法所得在一百万元以上的,并处违法所得五倍以上十倍以下的罚款;情节严重的,对法定代表人、主要负责人、直接负责的主管人员和其他直接责任人员,依法给予处分,五年内禁止从事相应活动。

六、临床试验的相关要点

2017 年 10 月发布《科技部办公厅关于优化人类遗传资源行政审批流程的通知》,明确"为获得相关药品和医疗器械在我国上市许可,利用我国人类遗传资源开展国际合作临床试验的优化审批流程",鼓励多中心临床研究设立组长单位,一次性申报;临床试验成员单位认可组长单位的伦理审查结论,不再重复审查等。2020 年 10 月《中国人类遗传资源管理办公室关于进一步优化人类遗传资源行政审批流程的通知》中提到,国际合作科学研究审批提交伦理审查批件和临床试验批件、通知书或备案公布材料时间,由在线预申报时提交延后至正式受理时提交,进一步提高审批效率。

2020 年 1 月发布《中国人类遗传资源管理办公室关于对部分行政审批项目实施简化审批流程的通知》,对于人类遗传资源国际合作科学研究活动变更及人类遗传资源材料出境两种情况的行政审批项目实施简化审批流程,进而于 2020 年 2 月开始在科技部官网公示相关"简化流程审批结果",进一步缩短项目的审批时限。

国家不断充实监管服务体系,不断提升监管服务能力,人类遗传资源的概念也在逐步细化。医疗机构应加强对临床试验中人类遗传资源的管理,使相关管理制度、工作流程能够与时俱进,多方位确保相关工作合法合规,保障医疗器械临床试验工作的规范性,同时对结果的真实、科学、可靠和可溯源具有重要意义。

第四节　体外诊断试剂临床试验监查

一、临床试验监查

临床试验监查的定义为"监督临床研究进展的行为,确保其按照临床研究计划、书面程序、国际标准和相应药政要求开展、记录和报告"(ISO 14155)。临床试验监查的目的是保证在临床试验中受试者的权益受到保障;保证试验记录与报告的数据准确、完整无误;保证试验遵循已批准的方案和有关法规。临床试验监查的内容如下。

1. 在试验前确认临床试验机构已具有适当的条件。

2. 在试验前、中、后期监查临床试验机构和研究者按照法规、GCP 和临床试验方案执行。

3. 确认 ICF 的签署、试验进展及受试者的随访情况,确认 CRF 的填写正确,并与原始资料一致。

4. 确认受试者的中止退出情况均已记录。

5. 确认所有的 AE、并发症均记录，并按照要求在规定时间内报告。

6. 监查试验用体外诊断试剂的运输、接收、处理、储存、分发、回收与销毁。

7. 监查试验用样本的来源、保存、使用、留存、销毁的过程。

8. 监督试验相关设备的定期维护和校准。

9. 确保提供给研究者的试验相关文件是最新版的。

临床试验监查的种类包括：研究机构资质监查拜访（site qualification visit，SQV）；研究机构启动的监查拜访（site initiation visit，SIV）；研究进行中研究机构常规监查拜访（site qualification visit，SQV）；试验项目结束时研究机构监查拜访（site qualification visit，SQV）。

二、研究机构资质监查拜访

1. 研究机构资质监查拜访前，临床监查员（clinical research associate，CRA）应熟知本试验适应证属于哪一相应学科领域。

2. 应选择获得资质认可的医疗机构。

3. 研究机构资格的最后审定将取决于研究前临床研究机构的实地监查拜访。

4. 典型的研究机构资质监查拜访包括如下内容。

（1）实地考察研究环境和研究用设备情况。

（2）与参加临床试验的研究者、合作研究者会面。

（3）评价受试者资源。

（4）评价研究者团队对 GCP 的理解等。

优秀的研究机构应满足人员配备与培训符合要求；实验室设备齐全、工作情况良好；预期有足够数量的受试者；参与研究人员熟悉试验要求。

三、研究机构启动的监查拜访

（一）目的

1. 使研究团队的每位成员都熟悉试验的要求和步骤。

2. 确保研究团队成员从试验方案的专属性、SOP、GCP 和监管要求等各方面明确试验项目中各自的角色和责任。

3. 落实研究者对义务的理解和有充分时间履行自己的职责。

4. 确保各项准备工作已经完成，如文件和试验用记录表格等。

5. 确保临床试验项目物资均准备到位，符合使用标准。

6. 再次确认研究机构试验相关人员和设备环境均符合试验项目的标准和要求。

7. 向研究机构人员明确试验项目进行期间监查活动的计划和要求。

（二）主要内容

1. 与关键研究人员会面，确认研究人员的职责和角色。

2. 研究方案介绍　包括入组及排除标准、试验项目程序；关键程序和时间表的解释；研究产品介绍、适用范围、操作方法、要求以及技术指标；评价标准；受试者脱落管理。

3. 研究产品管理　检查和清点；标签和包装的描述；储存条件；发放和使用要求。

4. 安全性信息报告　不良事件管理；SAE 的报告和程序。

5. 实验室检测　检查项目正常值范围；样品处理程序；中心实验室管理程序及样品运送程序。

6. 病例报告表　CRF 填写指南；典型问题及错误类型；数据修正程序；电子 CRF 填写要求。

7. 监查要求　监查频率；监查准备；监查内容。

8. 问题解答。

9. 研究者简历　培训记录。

10. 项目监管　伦理跟踪审查；定期进度报告。

四、研究进行中研究机构常规监查拜访

CRA 的监查活动通常可分为两类：①现场监查活动：核查中心是否遵循研究方案和 GCP 要求进行试验的关键活动，内容包括监查研究进展、核查源文件、解决疑难问题、培训中心研究者。②内部监查活动（非现场）：通常发生在两次现场监查间，内容包括研究进展、后续未解决问题的解决、审阅已经收到的文件资料、保持与研究中心的交流和接触。

临床试验监查步骤如下。

1. 监查拜访前（准备工作）　监查拜访前准备工作见表 3-4-2。

表 3-4-2　准备工作步骤及事项

准备步骤	准备事项
了解研究状态	进度情况、总结上次监查的问题是否已经解决
预约访问	预约访问时间、地点，了解目前的项目状态（招募状态、是否有新的试剂及物资供应、是否有新的研究者需要培训），告知监查的目的，确定需要 / 可以见到研究者
计划访问	列出监查访问的内容、目标，准备本次监查所需的文件
交流 CRA 的需要	询问研究者准备下列文件：筛选表、CRF、源文件、ICF、样本记录表、项目文件夹、其他需要核实的文件
事务性安排	交通、住宿
准备材料	合理安排时间，有充分的时间处理突发问题；既往的监查报告；研究人员联系簿、未答复的数据疑问；SOP 相关表格；参考资料（研究者手册、产品操作要求等）

2. 监查拜访中（监查职责）　监查访问的步骤安排如下。

（1）确认研究者按已批准的方案进行临床试验（包括所有修订版本），确认所有受试者在入组参加试验前均签署了知情同意书（伦理豁免除外），确认研究者已获得最新版本的研究者手册。

（2）确认研究者已收到试验所需的其他文件和物品。

（3）确认研究者和参与研究的人员都熟悉试验方案及方案要求，确认所有参加试验人员均被授权，未经授权人不得参与试验。

（4）确认所有入组的受试者都符合方案要求（入排标准），确认病源的来源充足，同意参加且符合条件，符合方案要求，可找到。

（5）确认原始资料和其他资料记录准确、完整、及时并保存完好，确认研究者提交的所有报告、记录、通知和申请文件等准确、完整、真实、及时并注明日期签名，可确认到项目。

（6）确认 CRF 填写真实准确完整、与原始资料一致，方案要求的数据正确反映在 CRF 中，并与原始记录一致。按方案规定记录 AE、SAE、合并用药和间发疾病。如实记录受试者未做的随访和检查。已入组的受试者已退出或失访在 CRF 中记录，说明所有错误与遗漏均已修改、确认签名和日期。

（7）确认有无违背方案的情况，若有已记录并通知申办方和研究机构。

（8）确认研究中心、研究者、环境和设施。

（9）确认研究者 GCP 和相关法规和试验方案培训情况。

（10）确认生物样本收集流程的合规性。

（11）确认或更新实验室检测参考值范围、相关设备校正与校正记录和 SOP。

（12）检查完善研究者试验文件夹。

（13）确认监查到的问题已汇总并向研究者汇报。

访问的频率和时间规划需考虑的要点包括：试验方案的复杂性；被评价疾病的属性；研究中心人员的经验；计划招募受试者的数量；入组速度；SOP 要求；申办方的要求；监查员的经验和效率。根据实际进展状况可调整监查频率，通常包括以下情况：异常高的招募活动；较多的 SAE；自上次监查后未招募新的受试者；试验数据问题较多；严重的方案偏移或突发事件（表 3-4-3）。

表 3-4-3　访问计划表

访问周期	访问内容、目标
第一次监查访问	时间：中心第一次筛选入组受试者
	目标：确保研究者正确执行方案；尽早发现和解决研究方案非依从性问题可以减少试验项目继续进行中出现必要的错误和 CRA 的额外校正工作；梳理试验在中心执行的程序
后续监查访问	时间：根据方案及实际情况调整
	目标：监查方案的执行；招募情况；GCP；数据质量等，如果受试者随访间隔较长可根据方案的间隔进行频率调整
终点核查访问	时间：一般在最后一例受试者完成最后一次访视后的 2 周内进行
	目标：可以和关闭中心的监查访问合并进行

3. 监查拜访后（问题跟踪）　对监查中发现问题进行总结，与相关人员进行问题沟通。

五、试验项目结束时研究机构监查拜访

目的：确保 GCP 和项目操作问题及时被发现，受试者安全性和临床数据与源文件匹配性和输入病历报告系统中数据的准确性，以及未决项目问题能得到解决。

时间：推荐在最后一例受试者出组后进行，主要包括但不限于如下内容。

1. 伦理审查及批件　历次试验文件的修改已经获得伦理批件、试验文件修改申请报告与伦理批件对应保存、伦理批准后的新版本文件正确使用与保存。

2. 项目完成情况

（1）计划入组例数、筛选例数、入组例数、脱落例数、剔除例数、完成例数。

（2）试验过程盲态情况、有无破盲。

（3）AE/SAE 事件发生相关性及处理救治报告情况。

3. 试验数据核查

（1）ICF 核查：受试者与研究者已签字、签署日期一致、签署的日期是否在实验室检查前、代签人已注明与受试者的关系、代签率＜10%。

（2）筛选表核查：序号与就诊时间前后顺序一致、ICF 签署时间与就诊时间顺序一致、随机编号与入组时间顺序一致。

（3）CRF 核查：研究者已及时、完整、准确地将数据记录在案；所有数据与原始数据一致可溯源；入组受试者符合入选标准，不符合排除标准；各类问题附有原因说明；逻辑错误已纠正；错误数据修改规范；字迹清晰可辨；各种时间记录准确；合并用药合理且未违背方案规定；确定 AE/SAE 事件已记录和报告；检查 / 化验报告收集齐全；研究者完成姓名与日期签署。

4. 体外诊断试剂管理

（1）体外诊断试剂接收记录：名称、型号、规格、接收日期等。

（2）体外诊断试剂发放使用记录：发放时间、数量和发放日期准确、发放人已经签署姓名和日期。

（3）体外诊断试剂清点记录：递送与发放数量对应、外包装完好、包装破损数量。

（4）生物样本采集、存储、运输记录完整和合规：受试者与样本的溯源性，采集合规，保存符合要求，运输和接收记录完整。

（5）体外诊断试剂温度保存记录：项目名称、中心名称、诊断试剂名称、温度记录、温度记录日期、记录人姓名和日期等记录完整准确。

5. 试验操作流程

（1）临床试验的操作均按试验流程规定进行，均无错项、漏项与违背项。

（2）所有更新的试验操作均在伦理审查批准日期之后。

6. 研究人员变更

（1）研究人员变更已向机构和伦理委员会备案。

（2）研究者职责分工表已将新加入研究人员进行登记更新，新加入的研究者已在研究者签名样张中签名。

（3）所有需研究者签字文件上的签字与研究者职责分工签名样张中人名一致。

7. 试验备案

（1）备案核查：项目已在相应级别的试剂监督管理局登记与备案，涉及申办方所在省市药监局已备案并已获得备案回执。

（2）机构备案核查：项目所有试验文件已备案；项目中所有发生的记录文件已通过机构审核。

（3）伦理备案核查：需经伦理委员会审查的所有试验文件均已审核完毕并均获得批件 / 批复。所有伦理批件 / 批复件与伦理审查申请报告及伦理回执均一一对应并完整存档。

（4）研究文件夹备案核查：项目所有试验文件均已按研究者文件夹所需目录置入与保护，各类修改文件已更新在册，更新后的文件版本号与版本日期无误，各类文件版本使用正确。

8. 支出试验经费核查

9. 试验文件的核查

依据性文件（如国家药品监督管理部门备案文件、申办方资质、产品检测及自测报告、委托书、方案、ICF、CRF、研究者手册、实验室质控证明、实验室检测正常范围值等）需要核查申办人资质性文件、医疗器械注册产品标准、文件更新及更新版本与日期、证明文件的效期及检测值更新等是否与现存的文件内容一致。

记录性文件（如筛选表、入组代码鉴认表、ICF、CRF、产品发放记录等）需要核查研究者和受试者是否及时、完整、准确地将试验中产生的数据记录在案。

试验结束关闭中心步骤：撰写研究中心关闭函，加盖公章后发送到每个机构管理者、伦理委员会和主要研究者手中，同时获得研究中心关闭函接收的接收人签字回执。递送关闭函，告知试验已圆满结束，感谢机构在此次试验中的支持等。将所有试验相关的文件递送机构请求验收立档。与研究者、机构管理人员沟通药品监督管理局现场核查事宜。

第五节　体外诊断试剂临床试验质量管理

临床试验质量管理为了保护医疗器械临床试验过程中受试者权益并保障其安全,保证医疗器械临床试验过程规范,结果真实、科学、可靠,包括方案设计、实施、监查、核查、检查、数据采集、记录、分析总结和报告等过程。

在我国,体外诊断试剂按照医疗器械进行管理,相较于药物和医疗器械临床试验,体外诊断试剂临床试验存在较多差异。2017 年中共中央办公厅、国务院办公厅印发《关于深化审评审批制度改革鼓励药品医疗器械创新的意见》,鼓励我国药品医疗器械产业结构调整和技术创新,提高产业竞争力。目前,体外诊断试剂遵循 2021 年发布的《体外诊断试剂注册与备案管理办法》及《体外诊断试剂临床试验技术指导原则》,对体外诊断试剂临床试验的管理越来越严格。2016 年 6 月原国家食品药品监督管理总局发布的《医疗器械临床试验现场检查要点》中第二部分体外诊断试剂临床试验现场检查要点明确了体外诊断试剂临床试验质量控制的重点,新开展体外诊断试剂临床试验需根据该部分内容规范临床试验全过程。

一、质量管理要点

临床试验特别是多中心临床试验是一个复杂过程,其质量控制是临床试验结果可靠的保证。目前,对于很多临床试验,申办者、研究者甚至监督管理者只注重提供研究经费以及资料总结两个方面,缺乏临床试验过程中的质量控制和监督,这是当前临床试验水平不高的重要原因之一。

临床试验的质量是临床试验是否能达到试验设计目的的关键。质量监控的关键包括:①各级研究人员认识到质控的重要性;②主要研究人员对质控的高度重视。

保证临床试验的质量是通过临床试验的质量控制和质量保证来进行的:①临床试验质量控制(quality control,QC)指用以保证与临床试验相关活动的质量达到要求的操作性技术和规程。主要通过制定临床试验标准操作规程(SOP),确保临床试验自始至终遵循 SOP 的操作规程。②临床试验的质量保证(quality assurance,QA)指为保证临床试验项目的数据产生、记录、报告及研究过程都符合相关法规和试验方案要求所建立的有计划的系统活动。已经建立的系统、过程及质控步骤,以保证试验的执行和数据的生成符合临床试验规范。包括将要遵循的规定如道德和专业行为、标准操作规范、报告及专业人员的资格。

临床试验的质量保证主要通过独立于临床试验部门的质量保证部门实施。稽查员应按照 SOP 进行系统检查,起到了解、反馈指导、评价和确认的作用。只有实施良好的质量控制,才能达到较好的质量保证。

质量控制以产品为导向,确保临床试验的程序和结果符合预期。质量保证以程序为导向,确保临床试验完成过程中方法正确合规。两者双轨并行,保证临床试验质量。

二、质量控制的目标

(一)可靠性

又称重复性、精确性,其对立面是随机误差,也叫抽样误差,故在研究中应尽量采取措施减少抽样误差。

（二）真实性

即准确度，指临床试验实施中所获取的有关数据必须符合受试对象相关临床观察和检测的真实情况，也即采用数据的准确性、可靠性。

（三）可比性

即均衡性，其对立面是不均衡性。在试验组和对照组比较时，除处理因素不同之外，其余非处理因素均应齐同（一般达不到绝对相同）。

（四）完整性

资料的完整性指收集的资料包括与药物有效性、安全性评价相关的一切重要的个体特征和临床资料。

三、临床试验标准操作规程

1. 临床试验标准操作规程（SOP）指为有效实施和完成临床试验中每项工作所拟定的标准和详细操作规程。SOP 应是可操作的，有详细的操作步骤以便遵从。

2. 临床试验前应对所有参试人员进行相关 SOP 培训，并在试验开始阶段认真监查 SOP 的执行情况，在执行中应对 SOP 的适用性和有效性进行系统检查，对确认不适用的 SOP 进行修改和补充。

3. 临床试验过程的每项工作都应根据 GCP、相关法规及管理规定、工作职责、技术规范和试验方案的要求制定标准操作规程。

4. 在临床试验过程中，申办者、CRO 及研究者均应制定相应的 SOP。

四、问题及提升措施

（一）试验设计和前期准备

1. 机构及人员保障　随着时代的变迁，我国临床试验机构（以下简称"机构"）在资格认定、机构建设以及监管方面都有了质的飞越，同时也推动了我国临床试验不断创新发展和整体水平的提升。机构和人员是决定临床试验是否合规的基础，具有完整的临床试验管理机构是保障临床试验在合规下完成整个临床试验的基础；受过培训及具有专业知识和经验的研究人员是临床试验顺利完成的保障。随着《医疗器械临床试验机构条件和备案管理办法》的出台，医疗器械临床试验机构管理也逐渐规范化。在法规不断完善和更新的阶段，现场核查中依然存在很多问题，常见问题主要包括：①参与试验的人员分工不明确，申办方和研究者作为临床试验开展的主导人员，缺乏对开展 IVD 临床试验相关流程的了解，多数申办方认为只要向试验机构提供与试验相关的资料或试验所需的仪器设备等即可，试验全程未见监查员或委派的监查员对相关试验过程进行监查；②研究者对临床试验质量管理规范不熟悉，培训机制不完善，与申报方之间缺乏交流和沟通，对 IVD 临床试验的操作规程不熟悉，对试验 IVD 产品特性不了解，忽略试验质量，不能有效规避临床试验中存在的潜在问题；③监查及临床数据记录趋于形式化，不能客观详细反映整个试验的质控过程，直接导致临床试验质量下降。

上述问题提示申办方及临床试验机构，在临床试验开展过程中应加强对相关研究人员《医疗器械临床试验质量管理规范》《体外诊断试剂临床试验技术指导原则》及相关法律法规、政策、SOP 的培训，提高各类人员对 IVD 临床试验专业水平的认识，同时应注重科研态度的培养，试验前做到熟悉试验方案，了解产品特性，试验中做到遵循试验方案、遵守 SOP，从而保证临床试验质量。

2. 伦理委员会及审查　伦理委员会审查是整个临床试验的重要环节，现场核查中发现的常见问题包括：①伦理委员会批件中未见伦理批件号、伦理委员会主任委员或副主任委员签名，无伦理委员会委员参会人员签到表和委员会讨论记录；②临床试验伦理审查申请与审批表未填写日期或无伦理委员会盖章；③临床试验方案审核日期、临床试验合同签订日期、临床试验启动会时间等晚于伦理审查上会时间；④申办方与临床试验开展机构无法提供伦理审批合格的临床试验方案等。

纵观体外诊断试剂临床试验的整个伦理审查体系，相对于药物临床试验其发展尚不成熟，目前均基本以药物临床试验的方法为参照标准，伦理审批也一般在药物临床试验伦理委员会开展审查，忽视体外诊断试剂临床试验独有的特性。体外诊断试剂临床试验在整个临床试验领域起步相对较晚，相关法规政策正在逐步完善，某些伦理委员会因缺乏体外诊断试剂临床试验审查经验，甚至对产品特性了解甚少，减弱了临床试验伦理委员会作为审查医疗器械临床试验最首要环节的审查能力，致使相关研究人员在试剂操作中遇到问题找不到合理依据，临床试验质量下降。

如何提高伦理委员会对体外诊断试剂临床试验的审查质量？首先，建议各伦理委员会从参与研究的实际情况出发，借鉴国内外医院伦理委员会对体外诊断试剂临床试验审查的经验，邀请在体外诊断试剂临床试验方面有经验的相关人员作为伦理委员会成员参会，并拟定一套适合本医院开展体外诊断试剂伦理审查的操作规程；其次，建议对伦理委员会成员及医院各层级研究人员开展体外诊断试剂临床试验相关法律法规、政策知识的培训，提高其伦理方面的认识，并在审查过程中针对不同产品的特点进行持续完善和改进；最后，建议伦理委员会成员全方面了解整个临床试验的流程，加强伦理审查力度，对临床试验方案中涉及的每个关键环节进行严格把关，确保临床试验的质量。

3. 试验设计

（1）试验方案：部分 IVD 临床试验中，申办者与研究者之间缺乏有效沟通，未严格按照《体外诊断试剂临床试验技术指导原则》的要求制定临床试验方案及撰写临床试验报告。常见问题：试验方案未体现临床试验具体操作方法，未明确样本选择依据、入选标准、排除和剔除标准、样本采集量、样本处理过程等相关信息，未依据不同产品的特性及说明书内容制定明确具体的操作规程。严格参照《体外诊断试剂临床试验技术指导原则》和相应试剂品种的注册技术审查指导原则设计科学、严谨的试验方案。根据诊断试剂的类别、原理与预期用途，选择合适的方法和对照。制定样本选择的入选和/或排除标准，注意拟收集的样本应具有代表性，减少偏倚，明确样本的分布和数量要求，同时兼顾干扰因素的考量。

（2）标准操作规程（standard operating procedure，SOP）与模板：建立各项工作的 SOP 和数据记录模板，保证试验实施时有章可依，从源头确保试验记录的完整性。试验涉及的操作内容可参考《医疗器械临床试验现场检查要点》中的体外诊断试剂临床试验现场检查要点执行。SOP 需根据试验产品特性制定，如即时检验（point-of-care testing，POCT）类试剂应考虑受试者自测情况。

IVD 临床试验中临床样本的入选受产品的预期用途、性能指标等影响，因此，方案中应规定严格的入选标准及排除标准。

（3）伦理学审核：需制定该项目的知情同意书，获得伦理委员会批准。进行试验前充分告知受试者试验内容，方可开始样本、资料等内容的收集。

（4）统计分析方法：统计设计和分析实施均应由具有专业资格和经验的人员完成，根据试验方法选择合适的统计分析方法。《体外诊断试剂临床试验技术指导原则》中对样本量有相关规定，特殊试验项目需要结合临床或药效学评价计算样本量，年龄及性别等因素对检测结果有差异时，需要设计亚组分析。

（5）法规要求：申办者应选择有资质且具有与试验产品相适应的专业技术人员、仪器、场地和样本的试验机构。开始试验前申办者应向所在地省（自治区、直辖市）药品监督管理部门备案，符合《中华人民共和国人类遗传资源管理条例》的需向科技部进行相应申报。

（二）试验实施

1. 试验开始前需召集相关人员进行试验方案和操作的专门培训　试验的主要研究者和项目核心成员需要经过临床试验质量管理规范（good clinical practice，GCP）培训。主要研究者根据研究团队中成员的资质和能力、经验进行分工。如需要根据检查结果选择合适受试者和/或样本，则样本收集、编盲和检测这 3 个环节应由不同的技术人员完成，以确保试验处于盲态；若不符合免除知情同意过程情况时，需安排获取知情同意和评价疗效的医生和采血护士参与培训和分工，以确保他们能配合好试验的开展。

2．根据已设定入选和/或排除标准收集样本 检查标本质量和信息完整程度，已纳入的样本不得随意剔除。为保证选择样本的充分分布，若方案中无规定则不应收集相同受试者不同时间采集的样本入组。

3．获得知情同意一定要在受试者进入试验和采集样本前 由于参与诊断试剂试验的检查是免费的，有时无法录入医院信息系统（hospital information system，HIS）和/或检验信息系统（laboratory information system，LIS），因此，采样时间无法在检查报告及医院的信息系统中查询，应建立事先设计好的采样时间表，由护士或其他采样者填写。

4．收集药效学和金标准的原始病历 药效学样本需要与受试者核对使用药物，记录合并用药，确认是否符合入选和/或排除标准，避免误将不符合方案规定的样本收集进入试验。药效学评估应由相应科室的研究医生完成，且在完成评估前，研究医生不能获知诊断试剂检测的结果，以免形成偏倚。

5．收集纳入的样本应按照规定的温度条件进行保存 需要明确温度范围的上限和下限，使用的温度记录仪应为合格且经校验，完成收集后依据制定好的 SOP 进行编目。

6．体外诊断试剂的运输条件应符合说明书要求和产品特定 低温产品需要冷链运输，同时监测并记录过程温度；配合使用的检测设备仪器运输到试验机构后，应由申办厂家的工程师安装和调试，并对试验中负责仪器操作的研究人员进行培训，建立使用记录。

7．按照试验方案和试剂说明书要求进行样本检测 每批样本检测时应同时完成质量控制实验和线性范围实验，出现结果不一致时，应按照方案预先规定进行第三方复核。

8．数据保存 开展临床试验的试剂有时需要用到申办厂家所提供的检测设备，这类设备不能联接 LIS，或由于试验结果不能上传到 LIS 中。因此，为了日后检查的溯源要求，应及时导出数据或采用截屏、拍照的方式保存试验结果，然后将数据以只读方式刻盘保存。

监查与质控贯穿整个临床试验的过程，包括申报企业的监查、机构质控、承担科室的质控。有些申报企业将临床试验工作委托给第三方（合同研究组织，CRO），但目前国内 CRO 参差不齐，部分 CRO 都将主要精力放在了临床试验进度上，往往忽略临床试验的质量，监查人员对整个试验流程不熟悉，监查记录不能客观、完全、真实地反映整个临床试验的过程等各种问题。常见问题包括：①试验报告未对样本检测情况进行监查，或只描述"试验中存在的问题"而无"问题处理结果或反馈"；②样本复测记录表显示有多个复测样本，而监查记录中却显示无复测情况；③试验开展前未进行预实验；④临床试验中预实验的样本重复利用，预实验完成后又入组正式临床试验等。

（三）试验数据总结与报告

1．试验数据核对 依照试验方案和统计分析计划实施数据分析，再次核对是否符合入选和/或排除标准，不符合标准的样本不应纳入统计分析，同时符合标准的样本不能无故剔除。

2．临床总结报告 完成统计分析后，由研究者根据统计分析结论给出临床结论，完成临床总结报告。总结报告的内容务必和试验过程完全一致，如试剂批号、实际收集并检测的样本数量以及第三方复核检测等情况。

3．试验资料整理 分门别类整理好试验相关的各类文件，包括研究者文件夹、原始病历、知情同意书（如适用）、检测报告等原始数据文件以及试验过程文件等。

4．受试者隐私保护 为保护受试者隐私，应将包括受试者姓名等可识别信息的文件仅保存在研究中心，申办者保存和递交审批的文件应用编号代替隐私信息。

经过实践与探索，在体外诊断试剂临床试验质量管理中，通过以生物样本溯源、检测结果溯源、小结报告溯源三大溯源要素为重点，以知情同意合规性审核、入排标准审核、试剂及生物样本保存合规性审核为审核要点，以点带面的全面质量控制，可以基本涵盖体外诊断试剂临床试验全过程的关键环节，使临床试验全过程得到有效控制。

在我国，体外诊断试剂临床试验的法规依据、试验设计、试验周期、样本来源与医疗器械/药物临床试验有着较多的差异，并且体外诊断试剂临床试验的实施与药物临床试验比较尚不成熟。近年来国家药品监督管理局医疗器械技术审评中心相继出台了部分领域 IVD 的注册技术审查指导原则，比如，抗甲状腺过氧化物酶抗体测定试剂、EB 病毒核酸检测注册技术审查指导原则等，在临床评价部分对受试者人群选择、样本量等有了更明确的规定，对方案的设计和实施有明确的指导意义。临床试验机构按照医疗器械临床试验的质量标准要求开展体外诊断试剂临床试验，进行体外诊断试剂临床试验质量管理，提高研究人员研究意识、法规意识，做好试验前培训指导工作，严格要求，规范管理，才能保证整个体外诊断试剂临床试验过程科学规范，结果真实可靠。

（刘涵轩　颜光涛）

参考文献

[1] 王辉，陈静，李幼平，等. 中国临床研究伦理的发展与变革 [J]. 中国循证医学杂志，2018，18（08）：769-775.

[2] 向宇，谢囡，刘云，等. 伦理委员会审查临床试验方案的常见问题及对策 [J]. 中国临床药理学杂志，2013，29（02）：158-160.

[3] 吴建元，方坤，叶伦，等. 体外诊断试剂临床试验的伦理审查与监管 [J]. 医学与哲学，2018，39（04）：35-36，39.

[4] 赵强元，刘敏，齐永志，等. 体外诊断试剂临床试验免除知情同意的伦理学探讨 [J]. 国际检验医学杂志，2014，35（18）：2425-2426.

[5] 所伟，杨克旭，林阳. 医疗器械临床试验的伦理审查要点 [J]. 中国医学伦理学，2017，30（07）：856-858.

[6] 张晓燕，朱丹丹，高关心，等. 医疗器械临床试验中的人类遗传资源质量管理体系构建的探讨 [J]. 中国医药生物技术，2021，16（02）：161-165.

[7] 甄守民，曹燕，姚旭，等. 我国人类遗传资源国际合作现状及管理对策 [J]. 医学信息学杂志，2019，40（08）：47-52.

[8] 宁宣凤，吴涵，黎辉辉，等.《中华人民共和国人类遗传资源管理条例》简析 [C]// 上海市法学会.《上海法学研究》集刊：数字经济法治文集. 上海：上海市法学会，2020.

[9] 侯春花，田丽娟. 国际合作临床试验中我国人类遗传资源申报审批现状分析 [J]. 中国新药与临床杂志，2019，38（07）：404-408.

[10] 吕漫，白敦耀，陈奕，等. 体外诊断试剂临床试验质量控制关键点探讨 [J]. 中国医疗器械杂志，2020，44（05）：436-438，462.

[11] 李晓华，李立丰，冯宗斌，等. 体外诊断试剂临床试验质量保证措施研究 [J]. 中国医学装备，2021，18（01）：122-125.

[12] 金菁，徐维锋，何本霞，等. 体外诊断试剂临床核查常见问题分析 [J]. 分子诊断与治疗杂志，2021，13（09）：1553-1556.

[13] 曾田荷，贺宝霞. 体外诊断试剂临床试验的质量控制 [J]. 中国药事，2020，34（11）：1299-1303.

第五章

标记免疫产品的评价

第一节　标记免疫产品的临床前试验评价

一、临床前试验评价概述

新开发的试剂在定型后,要进行全面、系统的性能评价,性能评价的目的是建立或确认其性能特征指标。通过性能评价得出性能特征指标,制造商判断这些指标是否满足预先设置的要求。性能特征指标一旦被确定,就会被制造商作为产品的性能声明,提供给用户、监管机构等。体外诊断试剂的性能分为分析性能和临床性能,分析性能和临床性能都是支持体外诊断试剂预期用途的必要证据。按照我国相关法规要求,第二类、第三类体外诊断试剂在注册时均需提供分析性能评价资料和临床性能评价资料。

分析性能是指体外诊断医疗器械检测或测量特定分析物的能力,分析性能包括精密度、正确度、准确度、检出限与定量限、线性区间与可报告区间、分析特异性等指标。分析性能评价是对检测系统检测患者标本可能具有的误差大小进行估计,评估的过程就是设计各种实验对检测系统各种类型的误差(系统误差、随机误差)进行估计。如果任一类型误差过大,检测系统将无法被临床接受。分析性能一般是制造商在工厂实验室完成,所使用的样本有临床患者样本,但也可以用标准物质、质控品或其他经过处理的样品。制造商在对体外诊断医疗器械进行性能评价时,其计划、实施、评价和文件化等相关过程应符合国家相关法规和标准的要求。制造商应规定所有管理和实施体外诊断医疗器械性能评价相关人员的责任和相互关系,并确保具备充足的资源。设计评价方案并进行测试,做好相关记录,所有文件和记录作为该产品技术文件的一部分。性能评价的负责人应对性能评价结果最终评定和审查,并形成评价报告。本节将对精密度、正确度、检出限、线性、分析特异性等主要分析性能的评价要点进行介绍。

临床性能是指体外诊断医疗器械与其预期使用(临床检测目的、目标人群、预期使用者)相适应,产生与特定临床状况或生理病理过程/状态相关联的反应的能力。诊断准确度(包括诊断灵敏度、诊断特异性、阳性预测值、阴性预测值、似然比等评价参数)是评价临床性能的指标。临床性能是通过临床性能评价完成的,良好的临床性能是保证产品临床应用的基础。按照我国法规要求,根据产品特点和风险,医疗器械临床评价途径是多元化的,有临床试验(境内临床试验、境外临床试验)获得的直接证据,与已上市产品的比对、真实事件数据等经验数据,科学文献获得的证据等多种方式。对于体外诊断试剂而言,临床评价途径分为两种情况:第一种情况是进行临床试验,即第二类、第三类体外诊断试剂要在相应的临床环境中,对其临床性能进行系统性研究;另一种情况是列入免于进行临床试验目录的第二类、第三类体外诊断试剂,无须进行临床试验,但是申请人或备案人要通过对涵盖预期用途及干扰因素的临床样本的评估、综合文献资料等非临床试验方式对体外诊断试剂的临床性能进行评价,申请人或备案人应当保证评价所用的临床样本具有可追溯性。

图 3-5-1 是体外诊断试剂性能评价实验流程,一个性能评价从制定目标开始,在开始时就要确定评估的具体某项性能的可接受标准;然后制定实验方案,每个性能评估的方法、程序、关注的重点要素不一样,因此实验方案也不一样;按照实验方案进行实验;采用合理方法进行数据统计和分析;形成性能评价报告;性能评价最后结束于制造商基于性能评价报告做出本产品性能特征指标的决策。

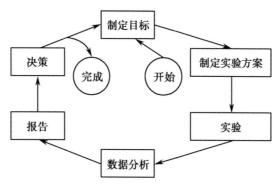

图 3-5-1　性能评价实验流程

二、体外诊断试剂分析性能评价

(一)精密度

医学实验室对患者样品进行检验,一般情况下对每份样品只做一次检验就发出报告,因此要求检验结果必须具有良好或足够的精密度,这也是将精密度列为产品或检验程序分析性能第一要素的原因。

测量精密度的定义为"在规定条件下,对同一或相似被测对象重复测量得到测量示值或测得量值间的一致程度",精密度反映的是测量程序的随机测量误差。精密度是一个定性概念,对于其数字表达,使用术语不精密度,以标准差或变异系数定量表达。操作者、测量仪器、测量方法、试剂批号、校准品批号、实验地点、环境条件和时间这些变化因素会对精密度产生影响,因此精密度又可分为 3 种情况,重复性(又称为批内精密度、序列内精密度)和再现性(又称为实验室间精密度、室间精密度)为两种极端情况的精密度,界于重复性和再现性之间的精密度称为中间精密度。重复性是指在一组(相同)测量条件下的测量精密度,包括相同测量程序、相同操作者、相同测量系统、相同操作条件和相同地点,并且在短时间内对同一或相似被测对象重复测量。在评估体外诊断试剂时,重复性代表基本不变的测量条件下产生的最小变异。再现性是指在包括不同地点、不同操作者、不同测量系统的测量条件下对同一或相似被测对象重复测量的测量精密度。在评估体外诊断试剂时,通常选择再现性来代表最大改变的条件(实验室间或仪器间)产生的测量结果变异。

精密度评价的流程一般为:影响因素分析→实验方案设计→预实验→正式实验→数据检查和分析→结果报告,以下对各个步骤分别阐述。

1. 影响因素分析　分析天、分析批、试剂批号、校准品批号、校准周期、操作者、仪器、实验室等因素均会对测量结果产生影响。在进行精密度评价前,可通过文献、类似产品的信息、用户反馈、已有经验、风险分析、调研、预实验数据等途径识别潜在的影响因素,并判断哪些因素会对待评价的精密度产生较大影响。一般情况下,没有必要对各影响因素进行单独评估,而是采用平衡嵌套设计将各相关因素整合在一起进行考虑,例如分析天、分析批中将校准周期、操作者、实验环境等因素包括进去。

2. 实验方案设计　CLSI EP05-A3、我国医药行业标准和卫生行业标准对精密度实验设计大致相同,重复性和实验室内精密度评价设计:在同一个条件下(如同一个实验室,同一台仪器)进行 20 天(可为非连续天）测试，每天 2 个分析批，每批重复测量 2 次，即 20×2×2 实验设计；实验室间精密度评价设计：3 个实验室，进行 5 天（可为非连续天）测试，每天 1 个分析批，每批重复测量 5 次，即 3×5×5 实验设计。这 2 种实验方案均采用了双因素方差分析模型。应尽可能保证数据集的平衡和完整，对于缺失的数据应及时增加测试天数和/或重复测试结果，避免出现不平衡的数据集而增大数据处理的复杂性。

用于评价精密度的样品，其均匀性、稳定性应能满足评价要求，并能反映医学实验室实际测试样品的特征，一般采用混合的患者样品。当样品不易获得或不稳定时，也可采用商品化的质控品。样品浓度应包括测量区间内低、中、高至少 3 个浓度水平，适用时应有医学决定水平附近的测量点。

3. 预实验和正式实验　正式实验前建议先进行预实验，例如进行简单的重复性实验，目的是检查测量系统是否按照预期进行工作。精密度评价实验的整个过程中，应保证仪器设备稳定运行，可用质控品进行监测，应做好记录，记录包括实验步骤、数据、结果等，对任何与规定程序的偏差、非预期结果应予以关注和记录。实验过程中应实时检查数据的完整性和有效性。注意不能没有任何原因就随意剔除数据，但当确认该数据是由于操作失误、仪器异常（如漏吸样）、样品异常（如有气泡）等原因造成的错误数据，则可以剔除，此时应及时重复进行该实验或增加分析批以补充数据。若剔除数据较多时，应评估测量系统性能的稳定性及此时进行性能评价的适宜性。

4. 数据检查和分析　在实验结束后，对整套数据进行完整性检测，可通过格拉布斯（Grubbs）检验、极端学生化偏差（ESD）法或其他方法识别统计离群值。需注意的是：即使被确定为统计离群值，也不一定被剔除，原则上离群值剔除越少越好，否则可能会使得精密度评估结果过小，与实际不符。

在数据集平衡的情况下，可采用方差分析进行数据分析，计算 SS（平方和）、MS（均方）、DF（自由度）等参数，最后得出重复性的 SD 和 CV、实验室内精密度的 SD 和 CV、实验室间（仪器间）精密度的 SD 和 CV。必要时，给出精密度评价结果（标准差或变异系数）的 95% 置信区间，可采用 χ^2 分布计算置信区间。这些计算可以通过 excel、spss 等软件进行。

5. 结果报告　性能评价的负责人应撰写评价报告。评价报告中应包含精密度评价的方案、数据和评价结果。

（二）正确度

测量正确度是评价均匀样品的系列测量结果中系统测量误差的性能特征。正确度是一个定性概念，但测量偏倚可以被评估。一般情况下，对测量系统进行精密度评价且符合要求后，才进行正确度评价，有三种正确度评价方法，第一种是分析具有被测量参考量值的适当参考物质，第二种是使用患者样品进行方法学比对，第三种是采用回收实验。对正确度进行评价，估计偏倚，其目的是确定偏倚的大小并根据需要进行校正。注意，正确度要与"准确度"进行区分。准确度是测得量值与被测量的真量值间的差异，测量误差包括由测量偏倚估计的系统测量误差分量和由标准差估计的随机测量误差分量，准确度是正确度和精密度的组合。

1. 使用参考物质的正确度评价　推荐的参考物质包括：具有互换性的有证参考物质或国家/国际标准品、参考品；具有互换性的正确度控制物质；具有互换性的能力验证（PT）物质或室间质量评价（EQA）物质；参考方法赋值的临床样品。在重复性条件下测试参考物质，计算偏倚（B），必要时计算偏倚的置信区间（公式 3-5-1）。

$$B=\bar{X}-\mu \qquad (公式 3-5-1)$$

式中：$\bar{X}$ 为测试结果的算术平均值；μ 为参考物质的被测量的标示值。

大多数情况下，使用参考物质的正确度评价方法对标记免疫试剂并不适用。标记免疫检验大多数被测量的定义不足够明确，例如 TSH、hCG、PSA、cTn I、BNP、CEA、LH 等，这些被测量具有复杂的分子形式，往往是几种分子的混合物，并且在某些病理生理条件下还会发生改变。例如，表 3-5-1 列出了 hCG 的

6 种异构体，如用于怀孕妇女监测，则血清中 intact hCG 是主要成分，尿液中 hCG 的主要成分是 hCGβcf。当 hCG 用于绒毛膜癌的监测，分别测定总的 hCG 和 hCGβ 则具有更好的临床价值。

表 3-5-1　hCG 的六种异构体形式及与 IFCC 命名、WHO 的参考品对应关系

hCG 异构体	IFCC 命名	WHO 编号 [a]
全段 hCG（intact hCG）	hCG	IRR 99/688
缺刻 hCG（nicked hCG）	hCGn	IRR 99/642
hCG β 亚基（hCG beta-subunit）	hCGβ	IRR 99/650
缺刻 hCG β 亚基（nicked hCG beta-subunit）	hCGβn	IRR 99/692
hCG β 核心片段（hCG beta core fragment）	hCGβcf	IRR 99/708
hCG α 亚基（hCG alpha-subunit）	hCGα	IRR 99/720

注：[a] 可向英国国家生物制品检定所获得。

2. 使用患者样品的正确度评价　使用患者样品的正确度评价方法是标记免疫试剂性能评价常用的方法，可参考 CLSI EP09c、我国医药行业标准和卫生行业标准进行。患者样品尽可能使用未经处理的样品，样品不应对比较方法和待评价产品产生已知干扰，一般情况下样品数量不少于 100 份，分析物浓度应尽可能在测量区间内均匀分布。对比较方法有以下要求：具有与待评价产品相同的单位或能够转换成相同的单位，比待评价产品更低的不确定度。比较方法优先选择参考测量程序或标准方法，但由于参考方法对于标记免疫试剂而言，可获得性非常有限，因此实际应用中多选用已得到临床验证的另外一个品牌的标记免疫试剂，实际上此种正确度评价方法得出的不是真正的偏倚，而是两种方法间的系统误差。同时使用比较方法和待评价产品对患者样品进行测试，无论是比较方法还是待评价产品，每个样品可进行一次测试，也可重复多次测试，重复测试的目的是减小测量的随机误差。

测试结束后，绘制散点图或偏差图检查数据，可以直观判断样品是否覆盖了预期的测量区间、检测是否存在离群值，并且可以对两种方法的差异有初步了解并决定如何描述两种方法的差异特点。散点图用 x 轴表示比较方法测量结果，y 轴表示待评价产品测量结果。偏差图用 x 轴表示被测物浓度，y 轴表示待评价产品与比较方法间的差值。如果比较方法是参考测量程序，则偏差图的 x 轴一般用比较方法的测量结果。如果比较方法不是参考测量程序，则可用待评价产品与比较方法的均值作为 x 轴。为了判断两个方法间的差异是否恒定或与浓度成比例，偏差图的 y 轴可以用两个方法测量结果的差值，也可用差值的百分比。

根据差值的特点，偏差图有以下几种情况：①差值恒定变化（SD 恒定），即两个方法间的差值是恒定的；②差值成比例变化（CV 恒定），即两个方法间的差值与浓度成比例；③差值混合变化，通常为低浓度时差值恒定而高浓度时差值与浓度成比例；④偏倚随浓度改变，即两个方法间的差值以线性方式改变；⑤两个方法间的差值呈非线性。

可用广义极端学生化偏差（extreme studentized deviate，ESD）方法检验离群值，离群值的数量不应超过 5%，具体方法可参考相应标准。

对于差值恒定（SD 恒定）或者差值成比例变化（CV 恒定）的偏差图，如果两种程序间的差值呈正态分布，则利用差值平均值作为估算的偏倚；如果呈非正态分布，则用中位数作为估算的偏倚。

回归分析类型通常包括线性回归方法（OLR）、加权最小二乘法（WLS）、Deming 回归和 Passing-Bablok 回归分析方法等。应根据方法间差值的变化特性（SD 恒定、CV 恒定、差值混合变化）选择适当的模型拟合。SD 恒定：推荐使用 OLR、Deming 回归；CV 恒定：推荐使用 WLS 或其他方法（如加权 Deming 回归）；

差值混合变化：推荐使用 Passing-Bablok 或其他方法（如加权 Deming 回归）。

必要时，计算医学决定水平处偏倚及其 95% 置信区间。

3. 回收实验 严格意义上回收实验不是一种评价正确度的方法。但医学检验情况复杂，新方法、新靶标、新产品不断推出，在没有合适的比较方法情况下，只能采取回收实验。预先准备标准溶液，标准溶液可以直接选用合适的高浓度参考物质，若无参考物质，也可用与被测量一致的纯品进行配制，配制时应采用重量法，以减小配制过程中的不确定度。选择合适浓度的临床样品作为基础液。将不同体积量的标准溶液加入基础液中，配制成至少 3 个不同浓度的回收样品，覆盖待评价产品的测量区间，测试并计算回收率。

（三）空白限和检出限

检测方法的下限是评价方法质量的一个重要性能指标，该指标在很大程度上体现了测量系统的检测能力，尤其是当分析物在低浓度水平有重要临床意义时，检测方法的下限尤为重要。描述方法下限的指标有多个，比如空白限、检出限、定量限等。此处主要介绍空白限和检出限。简单来讲空白样本的期望上限即空白限（LoB），方法可检测到的最低被测物浓度即检出限（LoD）。

空白样本单侧 95% 分布的上限为 LoB（图 3-5-2），对于空白样本，其测量结果的 95%（取 $\alpha = 0.05$）落在或低于 LoB，图 3-5-2 中截断的空白样本分布反映了一些仪器 0 以下结果不报出。

空白限针对的是空白值，而检出限是对低浓度水平样本而言，图 3-5-3 为空白限与检出限的关系图。对于被测量含量等于 LoD 的样本，其测量结果的 95%（取 $\beta = 0.05$）超过 LoB。空白限主要用于减少 I 类和 II 类错误，I 类为假阳性，指空白单侧 5% 概率的存在为假阳性；II 类错误为假阴性，指低浓度分析物 5% 的概率被检测为空白样本。

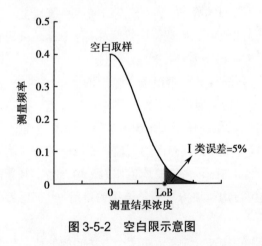

图 3-5-2 空白限示意图

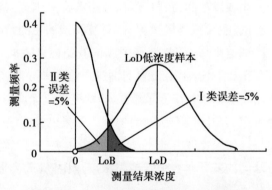

图 3-5-3 空白限与检出限关系示意图

检出限的评价方法有多种，此处阐述了经典的方法，评价流程为：样品制备→实验→数据分析统计→结果报告。

1. 样品制备 制备一组（4～6 个）空白样品和一组（4～6 个）低浓度水平样品。空白样品为不含被测量的人源样品，可以直接为人源样品，或对人源样品技术处理得到。如空白人源样品不易获得，也可以寻找可行替代物，例如样品稀释剂、缓冲液、生理盐水、纯水、蛋白质溶液和类似的基质等。检出限样品为天然低浓度水平人源样品，若不易获得，可采用稀释或加标样品以得到期望的低浓度样品，前提同样要求样品在测量过程中与天然人源样品表现相似。

2. 实验 在分析仪上多天内使用多个试剂批号对空白样品和低浓度水平样品的重复测量，尽量保证每个试剂批号得到至少 60 个空白样品测试结果和 60 个低浓度水平样品测试结果。

3. 数据分析统计 每个分析批结束时，检查测量结果，以便发现可能的处理错误或结果缺失。若为样本不足、仪器处理错误、样本识别混淆等原因引起的异常值,可重新测试,尽量在同一日完成重新测试。最终测试结果可通过格拉布斯(Grubbs)检验统计离群值,允许剔除1个离群值。

对实验结果进行统计学分析,判断是否为正态分布(可利用商业软件进行),进而确定使用参数分析法或非参数分析法计算空白限。空白限一般呈非正态分布,此种情况下采用非参数分析法,将数据按大小升序排列 $X_{(1)}, X_{(2)}, \ldots, X_{(i)}$,依据排列好的数据估计百分位数所在位置的值,如果该值为非整数则进行线性插入。

$$RP = N(p/100) + 0.5 \qquad\qquad (公式3-5-2)$$

式中:RP 为排位;N 为测试结果的个数;p 为合适的百分位数,通常为95。

例如:$N = 40$,第95百分位数为38.5,则 $LoB = X(38) + 0.5[X(39) - X(38)]$;如 $N = 45$,第95百分位数为43.25,则 $LoB = X(43) + 0.25[X(44) - X(43)]$。

对低浓度水平样本测试结果进行统计学分析,判断其是否呈正态分布,同时开展方差齐性检验。若低浓度水平样本的测试结果呈正态分布且方差齐,则按参数分析法计算检出限。具体方法:由多个低浓度水平样本的测试结果计算出合并标准差 SD_Z。多个低浓度水平样本的合并标准差按公式3-5-3、公式3-5-4和公式3-5-5计算。

$$SD_z = \sqrt{\frac{\sum_{i=1}^{N}(n_i - 1)SD_i^2}{\sum_{i=1}^{N}(n_i - 1)}} \qquad\qquad (公式3-5-3)$$

$$k = \frac{1.645}{1 - \left(\dfrac{1}{4(L-N)}\right)} \qquad\qquad (公式3-5-4)$$

$$LoD = LoB + kSD_Z \qquad\qquad (公式3-5-5)$$

式中:

n_i——第 i 个低浓度水平样本的结果数;

SD_i——第 i 个低浓度水平样本的标准差;

SD_Z——N 个低浓度水平样本的合并标准差;

k——正态分布的第95百分位数的乘数(1.645为β=0.05时,正态分布第95百分位数的界值,如果β改变,该数值随之变动);

N——低浓度水平样本的数量;

L——所有试剂批号中所有低浓度水平样本结果的总数;

$L–N$——表示估计的 SD_Z 的自由度。

若低浓度水平样本的测试结果呈非正态分布,可将数据转化成其他形式(例如对数形式)再进行统计分析。如果转化后的数据也呈非正态分布,则使用非参数分析法计算检出限。

4. 结果报告　使用2个或多个试剂批号的研究,则对每个试剂批号的数据独立计算得到每个试剂批号的检出限,并选择最大值作为试剂的报告检出限。

（四）线性

测量系统的线性描述测量示值或测量结果关于样品的指定值符合直线的能力。体外诊断试剂,特别是标记免疫试剂,得到测量结果的线性通常是在任意直线化数学运算已应用于测量示值后评价。非线性是系统性测量偏倚的贡献因素。没有单一统计量代表非线性可接受程度。

在进行线性评价实验前,需设定待评价项目的目标不确定度或允许误差(偏倚、不精密度)。线性的评价流程见图3-5-4。

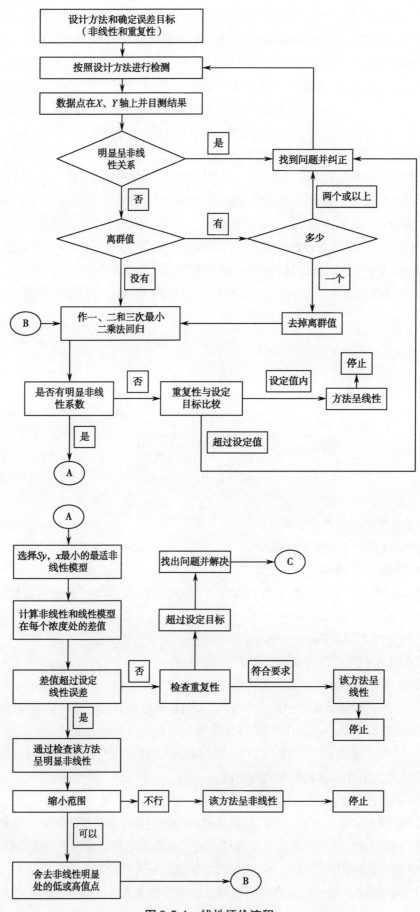

图 3-5-4 线性评价流程

1．样品制备　进行线性评价实验所需样品的基质应与临床样品相似，但不可采用含有对测量方法具有明确干扰作用物质的样品，如溶血、脂血、黄疸或含有某些特定药物的样品。宜使用浓度为至少超过预期线性区间上限120%的临床样品，以及接近或位于线性区间下限的低浓度样品。高浓度样品的选择应按照以下优先级进行：可获得的天然单人份临床样品，可获得的混合临床样品或在临床样品中添加分析物（加入量不超过总体积的1/10），商业质控品、校准品或线性物质。低浓度样品的选择应按照以下优先级进行：可获得的天然单人份临床样品，处理过的临床样品，推荐的稀释液、生理盐水、水溶液等。

2．实验　宜使用等间距或等比例稀释方法进行线性实验，如预期测量范围较宽，进行9~11个稀释点，每个稀释点2~4个重复。

3．数据分析统计　通过离群值检验方法对实验数据进行检验。如果确定是分析或技术问题，纠正后补做实验；若仅有1个离群值，应剔除并补充数据；如果出现1个以上离群值，应进行故障排除，重新实验。

以线性样品的理论浓度或稀释度作为X轴，以实测浓度作为Y轴，对数据组进行多项回归分析，得到一阶、二阶与三阶多项式。一阶多项式为直线，二阶多项式表示上升曲线或下降曲线，三阶多项式表示S形曲线（在测量区间两端具有明显的非线性）。各阶方程的数学模型见表3-5-2。

表3-5-2　一阶、二阶、三阶多项式数学模型

阶数	多项式	回归自由度（R_{df}）
一阶	$Y = b_0 + b_1 X$	2
二阶	$Y = b_0 + b_1 X + b_2 X^2$	3
三阶	$Y = b_0 + b_1 X + b_2 X^2 + b_3 X^3$	4

多元回归方程中以b_i表示的系数为回归系数。二阶方程中的b_2和三阶方程中的b_2、b_3为非线性系数。对回归方程进行线性检验就是对每个非线性系数作t检验，判断回归系数与零是否有显著性差异。如非线性系数无统计学显著性，则数据组被认为具线性，此时可对数据组进行精密度检验，精密度符合线性判断要求时，数据分析结束并得出结论为数据组具有统计学线性或一阶线性。如任一非线性系数具有统计学显著性，数据组则为非线性。此时应进行临床标准的线性与非线性检验。

上述多项式回归分析主要是利用统计学方法进行线性判断，统计学标准的线性可称为一阶线性，对数据组的要求很高。对于在临床实验室中使用的测量方法，在其临床应用实践中允许有一定的非线性不确定度或误差，此时通过对统计学标准的非线性程度进行判断，可得到临床标准的线性。然后再通过与设定的允许不精密度比较，判断数据组的不精密度是否符合要求，如符合要求，则本项目线性区间得以建立。

当判定为临床不可接受的非线性时，应考虑从以下两方面进行处理：排查线性实验所使用的样品准备是否适宜、是否存在干扰物质、检测系统校准是否正常等情况，并加以改进；判断造成非线性的点是在中间段还是在两端，若在两端，则需试着缩小预设范围，重新寻找合适样本再次进行实验。

（五）分析特异性

分析特异性表征的是测量系统的能力，用指定的测量程序，对一个或多个被测量给出的测量结果互不依赖也不依赖于接受测量的系统中任何其他量。在免疫化学测量程序中缺少特异性可能由于交叉反应。缺乏特异性可被称为分析干扰，因此，分析特异性可以用干扰的多少和强度从反面说明。特别要注意分析特异性不能与诊断特异性相混淆。

对于标记免疫试剂，干扰是经常遇到的情况。实际工作中会发现某个特定患者的检验结果出现异常高值或定性检测异常强阳性，有时也会发现异常低值或定性检测阴性，这些异常结果与患者临床表现不符，这种情况往往是干扰引起。分析干扰是体外诊断试剂使用过程中造成测量误差的一个主要原因，因

此制造商在产品研发过程中要设计干扰实验来识别干扰物并评价干扰物造成的影响。一般有两种干扰评价方法，一种是加样回收试验，即将可能的干扰物加到有关样品中，观察干扰影响；另一种是临床样本比对试验，待评价方法与高特异性比较方法同时测试各个具有代表性的样本，评估偏倚。两种方法各有其优点及内在局限性，同时使用时可互相补充。

1. 加样回收试验　干扰物浓度一般伴随着某一分析物浓度给出，同时在干扰物筛选前应确定干扰标准，即某一分析物浓度处的偏倚要求应符合临床可接受水平。根据所检测项目特点确定潜在干扰物，干扰物可能来自内源或外源物质。评价样品的分析物浓度水平，一般情况下选择参考值范围的上限附近或下限附近，以及医学决定水平处进行评价。对于定性试剂通常选择 C5 和 C95 两个分析物浓度水平。干扰物质加到样品中后的浓度应达到病理标本可能出现的最高浓度值。

对于标记免疫试剂，要考虑以下几种干扰物。

（1）常见的异常标本：例如溶血、黄疸及脂血，对免疫比浊法的吸光度测定会有影响。另外也要避免出现严重溶血，血红蛋白中含有血红素基团，其有类似过氧化物的活性，在以 HRP 为标记酶的免疫测定中，如果血清标本中血红蛋白浓度较高，则较容易在温育过程中吸附于固相，从而与后面加入的 HRP 底物反应而产生检测信号，造成假性升高。

（2）患者群体中嗜异性抗体：异嗜性抗体是指在人、动物、植物、微生物间存在一种低纯度的共同抗原即嗜异性抗原，机体通过接触动物、饮食、感染或治疗性抗体应用，这些嗜异性抗原可刺激机体产生与种属特异性无关的嗜异性抗体，这些抗体可与免疫检测中的抗体产生结合，即会干扰相应的免疫检测结果。常见的嗜异性抗体有人抗不同动物的抗体、类风湿因子、病毒等微生物引起的抗体等。有研究表明，天然的嗜异性抗体（IgG）可分为两类，一类（85% 的假阳性由其引起）可结合于山羊、小鼠、大鼠、马和牛 IgG 的 Fab 区域，但不与兔 IgG 的 Fab 区结合；另一类（15% 的假阳性由其引起）可结合于小鼠、马、牛和兔 IgG 的 FC 区表位，但不与山羊和大鼠 IgG 的 FC 区表位结合。嗜异性抗体可通过交联固相和标记的单抗或多抗而出现假增高 / 假阳性或假降低 / 假阴性。在类风湿患者、其他疾病患者以及正常人血清中，常含有较高或不同浓度的类风湿因子，类风湿因子一般为 IgM 型，亦有 IgG 和 IgA 型，具有与变性 IgG 产生非特异结合的特点，在免疫测定中，其可与固相上包被的特异抗体 IgG 以及随后加入的标记的特异抗体 IgG 结合，从而出假增高 / 假阳性结果，尤其是在捕获法 IgM 型特异抗体的测定中表现最为明显，此时固相包被的抗体为抗人 μ 链抗体，IgM 型 RF 的存在可使其大量结合于固相。嗜异性抗体为天然存在的多聚体特异性抗体，通常是低亲和力的抗体。

（3）自身抗体：自身抗体是指针对自身组织、器官、细胞及细胞成分的抗体，如抗甲状腺球蛋白、抗胰岛素、抗甲状腺激素抗体等，能与其相应靶抗原结合形成复合物，在相应抗原物质的免疫测定方法中可干扰相应抗原或抗体的测定。

（4）患者群体中常见的治疗药物：例如患者使用泼尼松龙治疗，会干扰皮质醇的测定。

（5）与分析物存在交叉反应的物质：结构差异小的物质有可能引起较大的干扰，例如测定 hCG 时会受到血清中 LH、FSH 和 TSH 等交叉反应物质的干扰。

（6）补体：在固相免疫测定中，来自哺乳动物的固相特异抗体和标记二抗均有激活人补体系统的功能。一方面，固相抗体和标记二抗可因为其在固相吸附及结合过程中，抗体分子发生变构，从而其 Fc 段的补体 C1q 结合位点被暴露出来，这样 C1q 就成为一个中介物将二者交联起来，从而出现假增高 / 假阳性结果。另一方面，固相抗体也会因为活化补体的结合，封闭抗体的抗原表位结合能力，而引起假阴性结果或使定量测定结果偏低。

（7）抗试剂成分的抗体：机体可能出现一些抗试剂成分如抗辣根过氧化物酶（HRP）抗体、抗钌抗体以及抗链霉亲和素抗体（anti-streptavidin antibodies）等。

（8）生物素（biotin）：较多免疫测定系统使用生物素－亲和素或链霉亲和素（streptavidin）系统，如果患者标本含有较高浓度的生物素，自然会干扰检测系统的检测，一种情况是对竞争抑制试验中通过抑制抗原抗体反应结合物分离，导致结合物丢失，引起假增高结果；另一种情况在双抗体夹心检测模式中，因标本的生物素会与固相亲合素结合，而引起假降低结果。

（9）外源性干扰：标本处理过程中的添加物，例如抗凝剂、防腐剂，还有被动获得的外源抗体或抗原。

评价很多可疑干扰物质在相对较高浓度下所产生的干扰，称为"干扰筛查"。将可疑干扰物质加入基础样本池，计算实验样本相对于对照样本测量结果所产生偏倚，称为"配对差检验"。如果观察到临床显著性影响，可以认为此种物质为干扰物质，需要进一步评估干扰物质浓度与干扰程度的关系，可再进行剂量－反应实验以确定干扰物质浓度与干扰程度的关系，称为"干扰效果评价"。

2. 以患者样本评价干扰效果　由于干扰筛查存在明显的局限性，无论筛查实验如何广泛，在患者标本中都可能遇到未考虑到的干扰，所以分析相关患者群体的标本，评价标本间内在的变异性，可以减少这种情况发生。理想情况下，比较方法选用参考测量程序，如果无参考测量程序，宜选用比待评价方法精密度和特异性更好的方法。实验样本的选择原则：来自具有相关疾病的患者标本，例如心脏病；服用相关药物的患者标本；尿毒症患者的标本，其血液可能含高浓度的内源性代谢物或药物；其他可识别的成分，例如溶血、黄疸及脂血。还要选用一组对照样本：未服用相关药物的患者标本；具有可疑干扰物质正常浓度的标本；具有相同或相似诊断的患者标本；分析物浓度分布与实验标本相似的标本等。使用待评价试剂与比较方法分析实验样本和对照组样本，实验及对照组的样本数一般是 10～20 个。以比较方法所测得分析物浓度为 X 轴，以两种方法间的偏倚为 Y 轴，作图。应用线性回归分析计算每组数据的 Sy, x 值。评价偏倚，结果可能为正偏倚、负偏倚或无偏倚。将实验标本与对照标本的结果比较，评价它们之间是否存在系统偏倚，如果存在系统偏倚，计算实验组偏倚的上限与对照组平均偏倚的差值，此值与干扰标准相比较，以评价是否存在有临床意义的干扰。

（六）稳定性

体外诊断试剂的稳定性反映了其随时间变化维持性能特征一致的能力，稳定性会影响产品的性能，从而对患者的检验结果产生影响。与正确度、准确度、精密度、检出限、线性等其他常见的性能特征不同，产品稳定性很少由客户直接测试评估，制造商承担了更多责任。体外诊断试剂研发和制造中一个重要的方面就是初始设计产品的稳定性，然后确定并验证投放市场产品的失效期。稳定性研究分为两种，一是实时稳定性研究，将体外诊断试剂置于制造商规定的条件下建立或验证试剂保存期的实验，包括效期稳定性、运输稳定性、使用稳定性三种情况；另一种是加速稳定性研究，通过设计剧烈环境条件增加化学和/或物理降解、变化的速度，从而预测体外诊断试剂保存期的研究。稳定性评价一般遵循 4 步：定义稳定性操作→拟定测试计划→执行计划→分析数据并文件化。

1. 定义稳定性操作　进行稳定性研究，首先要明确：什么样的度量标准被认为是揭示产品变化的关键指标，对每一个度量指标允许多大的变化可接受，结果分析中所需的统计置信度和统计功效。制造商选择的度量指标应是最能揭示一个产品在保存期内质量、安全或功效发生潜在最大变化的指标，可以是物理、生物、化学、微生物指标，例如颜色、pH、颗粒大小、沉淀物、长菌、纯度等，也可以是性能指标，例如被测量漂移、检出限、精密度、回收率、干扰偏倚等。被测量漂移是定量体外诊断时间稳定性评价的一项传统度量指标，它直接反映了在特定条件（例如时间、温度）下体外诊断试剂产品测量校准品、质控品或临床样品中被测量含量的改变，这种改变可以用绝对偏差或相对偏差表示。可以通过将测试数据与初始测试结果（对照条件）进行比较，或者通过对研究中所有测试点观察到的被测量含量（y 轴）相对于时间（x 轴）的回归分析来评估测量漂移，然后获得稳定性持续时间，例如，回归线的单侧 95% 置信区间与预先确定的允许漂移相交的点作为稳定性持续时间。用于评估测量漂移的样品包括配套的校准品和至少三个额外的样品,额外的样品可以是商用质控品、混合人体样品或已知的含有稳定待测物的其他合适材料,样品浓度要考虑产品的测量区间和医学决定水平。关键度量指标的可接受标准可以来源于设计输入、预期用途、已建立的质量目标、相似产品的历史数据、现有产品的典型性能等。

2. 稳定性研究的类型 实时稳定性研究分为三种。第一种为保存期研究,用于确定最终客户包装中的 IVD 试剂的失效期。保存期包括从产品生产出来算起,直到可供使用的最后一天。第二种为运输稳定性,制造商应验证规定的运输条件不影响体外诊断试剂的失效期,如果模拟运输条件,实验方案的设计应基于对运输条件的认知。如果无法获知,则应对实际的运输条件进行调查以作为模拟运输的基础,例如考虑到运输时间、预期温度、湿度的影响。第三种为使用稳定性,使用稳定性应能反映日常使用条件,分为在机稳定性、复溶稳定性、开瓶稳定性等。

加速稳定性的主要用途包括:比较不同产品配方或包装系统的相对有效性;建立设计风险分析的稳定性失败模式知识;评估产品配方或生产工艺、工序发生变化的影响;通过使用阿伦尼乌斯公式或其他可以预测所研究产品的数据分析来提供产品稳定性的初始估测。

3. 稳定性研究设计 有经典设计和同步设计两种方案。经典设计要求在研究开始时即将产品置于规定的储存条件下,然后在规定的时间点取出产品进行测试,优点是在指定的时间点能较快出结果,及时反映稳定性的变化;缺点是在每个时间点测试时,样品、仪器、实验室环境、试剂、操作人员可能有变化,这些变化都会被引入试剂的稳定性变化中。另一种方法是同步设计,其可以以交错起始或交错结束模式完成。同步交错结束设计类似于经典设计,即在研究开始时将产品放置在测试储存条件下,然后在整个研究期间规定时间点取样测试。不同之处在于,当产品取出时,将其置于假定的稳定储存条件(例如−70℃)直至研究结束。交错起始模式仅颠倒了设计。同步设计的优势在于所有的试剂样品都可以在一个批次中进行测试,这可显著减少稳定性评估的不确定性。使用同步设计既有前提条件也有严重缺陷,前提条件是产品必须能够经受至少一个冻结 / 解冻循环,或者可以找到稳定的储存条件来保存材料直至最后的测试日。缺点是直到研究结束才能得到最终结果,早期无法发现产品不稳定。

4. 稳定性测试计划 在测试之前拟定测试计划非常重要,该计划包含研究目标(即保存期,使用寿命和 / 或运输模拟)、研究方案(例如经典或同步,实时和 / 或加速)、验收标准、产品批次的数量和标识、产品储存地点和环境条件、待测样品(如样品数量、来源、储存)、使用的检测系统、测试时间表、测试量(例如测试点的数量、每个时间点的重复测试数)、抽样计划(指定如何从生产批次中选择测试产品)、实验方案和数据分析等内容。

检测批次的最少数量应取决于评价目的,还应遵守法规要求,一般而言对于一个新的体外诊断试剂的保存期的评价(即实时稳定性评价),需要 3 个批次;体外诊断试剂保存期延长的变更,需要 3 个批次;模拟运输,需要 1 个批次;体外诊断试剂使用稳定性,需要 1 个批次。

三、临床试验

体外诊断试剂的临床试验是指在相应的临床环境中,对体外诊断试剂的临床性能进行的系统性研究。作为体外诊断试剂批准上市前重要的验证和评价工作之一,体外诊断试剂临床试验的质量直接关系到注册评审过程中管理部门对产品的印象和态度,因此体外诊断试剂临床试验方案设计尤为重要。

(一)临床试验设计

根据临床试验过程中试验用体外诊断试剂检测结果对受试者的影响,体外诊断试剂临床试验主要包括两种设计类型:观察性研究和干预性研究。

观察性研究(observational study),指在没有任何干预措施的自然状态下客观地观察和记录研究对象的现状及其相关特征,并对结果进行描述和对比分析,客观反映事物的实际情况。体外诊断试剂观察性研究的临床试验中，采用试验用体外诊断试剂对样本进行检测，同时受试者还会接受常规临床诊断和实验室检测，试验用体外诊断试剂检测结果不用于患者的管理，不影响临床决策；临床试验中通过评价该检测结果与确定受试者目标状态的临床参考标准（或其他方法）判定结果的一致性，确认产品临床性能。

观察性研究包含横断面研究和纵向研究。横断面研究，亦称现况研究（prevalence study），是运用某种手段获取特定时间、特定范围内某人群在某时间点的信息。体外诊断试剂的观察性研究主要涉及横断面研究，即评价单一时间点采集样本的检测结果与临床参考标准（或其他方法）判定结果的一致性。例如，某些用于微生物抗原检测的体外诊断试剂，采集某一时间点的样本进行考核产品检测与临床参考标准微生物培养，以评价考核产品的准确性及与临床参考标准结果的一致性。此外，有些产品需要进行纵向数据研究（包括随访调查和疾病监测），即需要多个时间点采集样本的检测结果才能评价产品临床性能，为长时间连续动态观察。例如，某些用于治疗监测的体外诊断试剂，在临床试验中应对受试者及其样本中的被测物进行治疗前后多个时间点的观测，以证明被测物检测结果的变化与病情发展、治疗效果的相关性。临床试验方案应根据被测物特点、疾病进程等明确受试者观测时间、临床评价指标等。

一般情形下，观察性研究中采用试验用体外诊断试剂与临床参考标准进行比较研究，评价试验用体外诊断试剂检测结果与受试者目标状态的相关性，临床评价指标一般包括临床灵敏度和临床特异度等。临床参考标准指现有条件下临床上可获得的能用来确定受试者目标状态的最佳方法，通常来自临床和实验室的医学实践，包括：现有条件下公认的、可靠的、权威的疾病诊断标准（如组织病理学检查、影像学检查、病原体分离培养鉴定、长期随访所得的结论等），疾病诊疗指南中明确的疾病诊断方法，行业内专家共识或临床上公认的、合理的参考方法等。临床参考标准可能是一种方法，也可能是多种方法相结合。

对于境内已有同类产品上市的体外诊断试剂，临床试验亦可采用试验用体外诊断试剂与已上市同类产品（对比试剂）进行比较研究的方法，评价两种方法检测结果的一致性，评价指标通常包括阳性符合率、阴性符合率等。对比试剂在预期用途、适用人群、样本类型、检测方法、检测性能等方面应与试验用体外诊断试剂具有较好的可比性。

为了更加全面地评价体外诊断试剂的临床性能，临床试验中有时需要将与临床参考标准的比较研究与境内已上市同类产品的比较研究相结合，对产品的临床性能进行综合评价，从而支持有关预期用途的所有声称内容。例如，某 B 族链球菌核酸检测试剂盒，可选择境内已批准上市的同类产品作为对比试剂或选择病原体分离培养鉴定作为临床参考标准，采用试验用体外诊断试剂与之进行对比试验研究，评价试验用体外诊断试剂的临床性能。若选择境内已上市产品作为对比试剂，除与同类产品的对比试验之外，应再选择一定量的样本与病原体分离培养比对，评价试验用体外诊断试剂的临床灵敏度和特异性。

对于目前临床上不存在或无法获得适当的临床参考标准，或临床参考标准尚不能全面评价产品临床性能，同时境内亦无同类产品上市的情况，设计临床试验方案时，应在证明产品临床意义的同时，依据现有临床实践和理论基础，建立目前公认、合理的方法，进行比较研究，进一步确认产品临床性能。

临床试验对比方法的选择应根据产品预期用途、样本类型、检测结果报告方式以及临床参考标准和对比试剂的可获得性等因素综合考虑，临床试验结论应能够支持预期用途声称的内容。临床试验方案中应描述对比方法的选择依据。

体外诊断试剂变更注册的临床试验一般采用变更后产品与变更前产品进行比较研究；变更前后产品性能发生显著变化或增加临床适应证等情形，亦可采用与临床参考标准或境内已上市同类产品进行比较研究的方法，证明变更后产品的临床性能。

　　某些体外诊断试剂，临床试验设计中可能遇到需要特殊考虑的情形，例如：某些情况下，试验用体外诊断试剂与对比试剂由于样本采集、处理、保存等差异导致不能使用同一份样本进行检测（例如适用样本为拭子样本，但两种方法适用的拭子材质和保存液不同），此时可针对每位受试者进行两次样本采集，并分别进行试验用体外诊断试剂和对比试剂的检测，两次采集样本的顺序应遵循随机原则。需要注意的是，一般仅在一次样本采集不会影响下一次样本采集时才考虑此种试验方法。

　　干预性研究中，试验用体外诊断试剂检测结果将用于患者管理或指导治疗，通过评价治疗效果或患者受益，为支持体外诊断试剂安全性、有效性的判定提供证据。例如，某些检测肿瘤相关突变基因靶点的体外诊断试剂，其检测结果将用于指导肿瘤患者的靶向用药，并通过观察疾病进展或缓解程度来评价治疗效果，以验证试验用体外诊断试剂指导靶向用药的临床意义。

　　1. 临床试验方法　一般情况下，体外诊断试剂临床试验方法的设计是根据产品本身的特性而定的。

　　某些新的标记免疫产品所检测的靶标物质比较创新，市面上暂无已上市同类产品。对于此类新研制的体外诊断试剂，应根据体外诊断试剂产品预期用途，选择合适的受试者及其样本，采用体外诊断试剂与临床诊断"金标准"进行盲法比对检测，以此证明产品的有效性及准确性，及其临床性能可以满足产品预期用途。特别是某些用于罕见病辅助诊断的标记免疫体外诊断试剂，因其适应证的特殊性，需与临床诊断结论等"金标准"方法进行对比，证明产品安全、有效、准确。

　　某些产品选择对比试剂时，国内暂无已上市同类产品，但国外已有同类产品注册上市，可考虑征求相关管理部门意见，是否可使用国外已上市同类产品作为对比试剂。如 RSR Limited 公司注册水通道蛋白抗体（AQP4 Ab）检测试剂盒（酶联免疫法）用于罕见病视神经脊髓炎（NMO）的辅助诊断，因其产品适应证的特殊性，国内暂无已上市同类产品，对比试剂选择日本某上市产品（水通道蛋白 4 抗体检测试剂盒）。

　　免疫类体外诊断试剂的发展历史比较长远，这也意味着标记免疫类产品种类更多，应用更广。如进行临床试验的体外诊断试剂有已上市同类产品，可选择合适的受试者及其样本，采用该体外诊断试剂与已上市同类产品进行同步检测、比较，以证明该体外诊断试剂与已上市同类产品灵敏度、特异度等相关性能指标非劣效，可以满足产品预期临床用途。涉及多个样本类型的，应注意不同样本类型之间是否符合"同源"，是否具备可比性。

　　对注册变更申请的体外诊断试剂，应根据注册变更的内容，评估变更内容对产品性能的影响，并纳入一定数量的临床样本，使用变更后产品与变更前产品或已上市同类产品，进行盲法同步检测，以证明变更后的产品与已上市同类产品等效，可以满足临床检测的要求。

　　对比方法无论选用现有条件下公认的、可靠的、权威的、临床广泛认同的"金标准"方法，或已经过临床试验验证且经官方认定的已上市同类产品，在对照方法的选择上，应满足在预期用途、适用人群、样本类型、检测性能等方面与试验用体外诊断试剂具备较好的可比性。

　　2. 偏倚的控制　临床试验中的偏倚是指在临床试验方案设计、实施及结果分析时，有关影响因素所致的系统误差，导致对试验用体外诊断试剂安全性、有效性的评价偏离真值。

　　（1）建立各项操作的标准操作规程（SOP），减少信息偏倚。

　　（2）研究过程中，临床监查员（CRA）将定期进行试验机构现场监查访问，做好质量控制与监查工作，确保研究者严格按照试验方案进行操作、实施并对纸质病例报告表（CRF）进行原始数据核查（SDV），以确保与原始资料内容一致。以上措施贯彻在整个研究的实施阶段，以减少过失或操作误差。

　　（3）统一不同临床试验机构试验操作和判读标准。

　　（4）临床试验完成时，做好数据保管与整理工作，当发现数据问题时，数据分析员通过数据质疑表对数据进行核对确认，避免记录误差。

3. 受试者的选择 临床试验方案中应根据试验用体外诊断试剂的预期用途、目标人群和检测要求等合理确定临床试验受试者选择要求和样本收集方法，包括：受试者入组/排除标准、受试者分层入组（如需要）、样本收集的前瞻性和回顾性设计等。

（1）临床试验的受试人群：临床试验受试者应来自产品预期用途所声称的适用人群（目标人群），如具有某种症状、体征、生理病理状态或某种流行病学背景等情况的人。非目标人群入组可能引入受试者选择偏倚，导致临床试验结果不能反映产品的真实情况。

受试人群应能够代表目标人群的特征，包括人口学特征（年龄、性别）、症状、体征、并发症以及疾病的阶段、部位和严重程度等；同时受试者应排除不适合该临床试验的生理或病理特征。

根据以上要求合理设定受试者入组/排除标准，并在临床试验过程中采取适当的措施确保只有符合标准的人方能入组。

此外，受试者入组还需根据产品特点考虑其他可能的影响因素，如不同民族、不同种族、不同地域的影响等。例如用于乙型肝炎病毒分型检测试剂，某些病毒分型在汉族人群基本不存在，在我国新疆及其他国家人群分布更为典型。

举例来说，用于疾病辅助诊断、鉴别诊断的产品，受试者应来自具有疑似症状或有相关流行病学背景的人，包括具有目标疾病状态的受试者和不具有目标疾病状态的受试者。具有目标疾病状态的受试者应能够覆盖疾病状态的全部特征，包括症状典型和非典型、疾病的分型、分期、病程的长短、病情的轻重等，以评价产品的临床灵敏度；不具有目标疾病状态的受试者需包括具有相同或相似症状、易与目标疾病状态相混淆的其他疾病病例等，以评价产品的临床特异度；此外还应考虑纳入可能对检测产生干扰的样本等。

（2）受试者分层入组：随机化的作用是将患者间可能存在的混杂因素平衡在各个组中，从而避免干预措施对研究结果的判断。临床上常用的随机化方法有简单随机、区组随机和分层随机。当体外诊断试剂临床性能预期在不同亚组人群中有差异，且对某些重要亚组的评价结果需得到准确验证时，建议采用分层入组的方式，且亚组的样本量应满足统计学要求。

分层入组是将目标人群划分为预先设定的非重叠的不同亚组，针对每个亚组分别入组受试者。例如，某些基于化学发光原理的性激素检测试剂，因不同性别、不同年龄的人群，对应的阳性判断值有显著差异，根据需要按性别（男性、女性）和年龄（低于或高于特定年龄）对目标人群进行分层。分层入组方式不仅确保了对重要亚组的充分评价，还有利于获得更准确的性能结果。

（3）样本收集的前瞻性和回顾性设计：前瞻性研究是根据产品预期用途和方案设计要求而进行的研究，根据方案设计要求挑选受试者，遵循随机、对照、重复的原则，随机选择研究对象，结果具有未知性。如果受试者样本的收集是按照该临床试验方案规定的要求进行，则该受试者样本为前瞻性收集的样本。

在前瞻性临床试验中，受试者入组和样本收集过程能够得到良好控制，可以保证受试人群具有充分的代表性，能够反映目标人群的特征，从而保证临床试验结果的准确可靠。

如果受试者样本来自其他研究的样本集或无特定用途的样本集，例如其他临床试验样本集、临床检验的剩余样本、生物样本库等，则该样本对于本次临床试验为回顾性收集的样本。

有些情况下，可在样本收集的前瞻性设计中补充部分回顾性收集的样本，例如某些稀有样本，采用前瞻性设计很难在有限的时间内收集到足够数量的样本，此时可考虑从生物样本库中入组样本。如检测人类基因型的试剂某些突变基因型十分罕见，可采用尽可能增大总样本量或适当纳入回顾性样本的方式。但应注意避免引入偏倚：①试验过程中，经过编盲后，试验操作者和结果判读者应不能区分回顾性收集的样本和前瞻性收集的样本；②回顾性收集的样本储存、处理等应符合要求；③纳入回顾性收集的样本可导致具有罕见症状的受试者在临床试验受试人群中的比例显著高于自然状态下在目标人群总体中的比例,这个潜在偏倚应在统计分析中加以考虑。

临床试验中如果采用回顾性收集的样本,应当注意,在确认受试者符合入组/排除标准的同时,还应充分考虑并论证可能的选择偏倚等问题,例如:①受试人群是否能够代表目标人群的各种特征(而不仅是最典型的特征);②样本是否来自足够大的样本集从而在一定程度上实现抽样的随机性要求;样本集中的样本是否存在非随机的样本剔除;③样本是否具有充分的受试者临床信息;④定量检测的临床试验中,样本是否能够覆盖整个检测范围;⑤样本是否为产品适用的样本类型,且保存条件和时间满足被测物稳定性要求等。如不能充分避免选择偏倚,则应考虑采用前瞻性收集的样本。

4. 临床试验机构和研究者　体外诊断试剂临床试验机构应当选择已按照《国家食品药品监督管理总局 国家卫生和计划生育委员会关于发布医疗器械临床试验机构条件和备案管理办法的公告》(2017 年第145 号)要求在"医疗器械临床试验机构备案管理信息系统"备案的临床试验机构,具备临床试验所需的专业技术水平、组织管理能力、伦理审查能力并具有与所开展临床试验相适应的条件等。具体包括但不限于:常规开展相关检测项目和/或疾病诊疗项目,具有相关诊断结果解读和疾病处置能力,具有防范和处理临床试验中突发事件和严重不良事件的应急机制和处置能力;具有能够满足临床试验需要的受试人群;具有必备的实验室检测条件,满足相关的检测实验室资质认定要求(如有)等。临床试验机构应能够确保相关临床试验严格按照方案实施,并能够配合产品注册申报过程,包括进行必要的补充试验、配合临床试验真实性核查等。申办者应根据产品特点及其预期用途,综合不同地区人群差异、流行病学背景、病原微生物的特性等因素选择具有代表性的机构开展临床试验,包括受试人群的代表性、临床条件(预期使用环境和使用者)的代表性等。

临床试验主要研究者应选择在"医疗器械临床试验机构备案管理信息系统"备案的研究者,应具有设计并实施相关临床试验的能力、具有试验用体外诊断试剂所要求的专业知识和经验,了解必要的临床试验法规要求,同时有充足的时间进行/参与临床试验项目,具有调配人员、仪器的能力。参与临床试验的人员经培训后应熟悉相关检测技术的原理、适用范围、操作方法等,并能对检测结果进行正确判读。对于有特殊要求的检测人员应有相关培训证明,如 PCR 证等。

5. 临床评价指标的选择　在器械临床试验中,评价指标反映器械作用于受试对象而产生的各种效应,根据试验目的和器械的预期效应设定。在临床试验方案中应明确规定各评价指标的观察目的、定义、观察时间点、指标类型、测定方法、计算公式(如适用)、判定标准(适用于定性指标和等级指标)等,并明确规定主要评价指标和次要评价指标。其中主要评价指标是与试验目的有本质联系的、能确切反映器械疗效或安全性的指标,应尽量选择客观性强、可量化、重复性高的指标,应是专业领域普遍认可的指标,通常来源于已发布的相关标准或技术指南、公开发表的权威论著或专家共识等。一般情况下,主要评价指标仅为一个,用于评价产品的疗效或安全性,当一个主要评价指标不足以反映试验器械的疗效或安全性时,可采用两个或多个主要评价指标。次要评价指标是与试验目的相关的辅助性指标,在方案中需说明其在解释结果时的作用及相对重要性。

指标类型通常包括定量指标(连续变量,如血压、血糖值)、定性指标(如有效和无效、阴性和阳性)、等级指标(如优、良、中、差)等。

在体外诊断试剂临床试验中临床评价指标应在临床试验的设计阶段确定,并在临床试验方案中予以明确,临床试验评价指标通常包括定性检测的诊断准确性或检测一致性,以及定量检测。

对于定量检测的体外诊断试剂评价指标一般涉及相关系数、回归方程、医学决定水平处的偏倚、ROC 曲线下面积等。

对于定性检测的体外诊断试剂分以下两种情况:

(1)与临床参考标准进行比对的定性试剂(诊断准确性)主要评价指标包括:灵敏度、特异度、预期值、似然比、ROC 曲线下面积、总符合率及其 95%*CI*、*Kappa* 值及其 95%*CI* 等。

（2）选择已上市同类产品为参比试剂（检测一致性）的评价方法主要评价指标包括：阳性符合率、阴性符合率、总符合率及其 95%*CI*、*Kappa* 值及其 95%*CI* 等。

另外，诊断试验评价指标分为两类，即先验诊断概率指标和后验诊断概率指标。

（1）先验诊断概率指标系在已知受试者为患病或非患病的条件下，推断诊断结果为阳性或阴性的概率，如灵敏度和特异度、诊断符合率、比数积（或称诊断优势比）、*Kappa* 系数、诊断似然比、约登指数等。

（2）后验诊断概率指标系在已知诊断结果为阳性或阴性的条件下，推断受试者患病或非患病的概率，如阳性预测值和阴性预测值、信息量等。

先验诊断概率指标在研究中多用于选择人群；后验诊断概率指标在研究中则多用于随机人群。后验指标由于难以获得人群患病率指标，因此在应用中被大大限制。

6. 样本量要求与估算 《体外诊断试剂临床试验技术指导原则》相关要求规定：申请人或临床研究者应根据产品临床预期用途以及与该产品相关疾病的临床发生率确定临床试验的样本量和样本分布，在符合指导原则有关最低样本量要求的前提下，还应符合统计学要求。各临床试验机构样本量和样本分布应相对均衡。

罕见病及用于突发公共卫生事件的体外诊断试剂可酌减样本量，但应说明理由，并满足评价的需要。

相应的一般要求与特殊要求如下：

（1）一般要求

1）第三类产品：临床试验的总样本数至少为 1 000 例。

2）第二类产品：临床试验的总样本数至少为 200 例。

（2）特殊要求

1）采用核酸扩增方法开展病原体检测的体外诊断试剂：临床试验总样本数至少为 500 例。

2）与麻醉药品、精神药品、医疗用毒性药品检测相关的体外诊断试剂：临床试验总样本数至少为 500 例。

3）流式细胞仪配套用体外诊断试剂：临床试验总样本数至少为 500 例。

4）免疫组织化学抗体试剂及检测试剂盒：与临床治疗、用药密切相关的标志物及其他具有新的临床意义的全新标记物，临床试验总样本数至少为 1 000 例；临床使用多个指标综合诊治的标志物之一，与辅助诊断、鉴别诊断、病情监测、预后相关的标志物，临床试验总样本数至少为 500 例。

5）用于血型检测相关的体外诊断试剂：临床试验总样本数至少为 3 000 例。

6）新研制体外诊断试剂产品的临床试验样本量要求同第三类产品。

7）变更事项相关的临床试验：涉及产品检测条件优化、增加与原样本类型具有可比性的其他样本类型等变更事项，第三类产品临床试验总样本数至少为 200 例，第二类产品临床试验总样本数至少为 100 例，并在至少 2 家（含 2 家）临床试验机构开展临床试验；变更抗原、抗体等主要原材料的供应商、阳性判断值或参考区间的变化及增加临床适应证等变更事项，应根据产品具体变更情况，酌情增加临床试验总样本数。

8）国家药品监督管理局制定发布的体外诊断试剂具体指导原则对临床试验例数有规定的，应参照相应指导原则确定样本数。

符合统计学要求需要应用统计分析方法来估算相应的样本量，临床试验收集受试人群中的疗效／安全性数据，用统计分析将基于主要评价指标的试验结论推断到与受试人群具有相同特征的目标人群。为实现样本（受试人群）代替总体（目标人群）的目的，临床试验需要一定的受试者数量（样本量）。样本量大小与主要评价指标的变异度呈正相关，与主要评价指标的组间差异呈负相关。

样本量一般以临床试验的主要评价指标进行估算,需在临床试验方案中说明样本量估算的相关要素及其确定依据、样本量的具体计算方法。确定样本量的相关要素一般包括临床试验的设计类型和比较类型、主要评价指标的类型和定义、主要评价指标有临床实际意义的界值、主要评价指标的相关参数、I类错误率(检验水准)和II类错误率(检验效能)以及预期的受试者脱落和方案违背的比例等。主要评价指标的相关参数根据已有临床数据和小样本可行性试验(如有)的结果来估算,需要在临床试验方案中明确这些估计值的确定依据。一般情况下,I类错误概率 α 设定为双侧 0.05 或单侧 0.025,II类错误概率 β 设定为不大于 0.2,预期受试者脱落和方案违背的比例不大于 0.2,申请人可根据产品特征和试验设计的具体情形采用不同的取值,需充分论证其合理性。

对于诊断类产品临床试验样本量估算可按定性资料与定量资料进行划分。

(1)诊断类产品临床试验(定性资料)样本量估算

1)采用单组目标值法的样本量计算公式(所需样本量大且发生率 P 不太接近 1 或 0 时)(公式 3-5-6)。

$$n = \frac{\left[Z_{1-\alpha}\sqrt{P_0(1-P_0)} + Z_{1-\beta}\sqrt{P_0(1-P_0)}\right]^2}{(P-P_0)^2} \qquad (\text{公式 } 3\text{-}5\text{-}6)$$

其中 P 为试验仪器预期的灵敏度/特异度,P_0 为临床可接受的最低灵敏度/特异度。

2)采用单组目标值法的样本量计算公式(所需样本量大且发生率 P 接近 1 或 0 时)(公式 3-5-7)。

$$n = \frac{\lg(\alpha)}{\lg(1-P_0)} \qquad (\text{公式 } 3\text{-}5\text{-}7)$$

其中 P_0 为临床可接受的最低灵敏度/特异度,α 为一类错误。

(2)诊断类产品临床试验(定量资料)样本量估算:采用定量资料等效性检验配对设计的样本量计算公式(公式 3-5-8)。

$$n = \frac{(Z_{1-\alpha} + Z_{1-\beta/2})^2 \sigma^2}{(\delta - |\varepsilon|)^2} \qquad (\text{公式 } 3\text{-}5\text{-}8)$$

其中 δ 为界值,在此定义为正数,为两组的实际差值。

当然还有以抽样调查设计的诊断试验,其评价指标为灵敏度和特异度,用灵敏度计算阳性组的样本量,用特异度计算阴性组的样本量。

阳性组/阴性组样本量的计算公式见公式 3-5-9。

$$n = \frac{Z_{1-\alpha/2}^2 P(1-P)}{\Delta^2} \qquad (\text{公式 } 3\text{-}5\text{-}9)$$

其中 n 为阳性组/阴性组样本量,$Z_{1-\alpha/2}$ 为标准正态分布的分位数,P 为灵敏度或特异度的预期值,Δ 为 P 的允许误差大小,一般取 P 的 95% 置信区间宽度的一半。

7.临床试验的统计学分析　临床试验结果的统计分析应建立在正确、完整的数据基础上,按照临床试验方案规定的临床评价指标,采用规定的统计学方法对数据进行分析,从而评价体外诊断试剂的临床性能。

体外诊断试剂的统计分析一般包括统计描述和统计推断,其中统计推断又分为:①参数估计:在保证评价指标 95% 置信区间的宽度满足期望值的前提下,证明灵敏度、特异度、相关系数、回归方程等评价指标的水平。②假设检验:对统计学指标提出无效假设及备择假设,通过假设检验确认产品临床性能。

统计分析之前需根据产品的具体情况,考虑对不同指标采用不同的描述方法,正确反映其数量特征,并对统计推断的应用条件进行验证,合理选择参数估计和假设检验方法。如有必要,应对获得的数据集进行分层统计。

对于有确定估计目标的诊断试剂临床试验,可采用参数估计(含 95% 置信区间估计)的方法证明临床评价指标不低于目标值。目标值应为行业广泛认可的评价标准,一般依据相关检测试剂的风险判定和临床需求等因素进行设定,应在临床试验方案中明确临床性能评价的可接受标准。

对于半定量诊断试剂临床试验,可分别评价两个系统各分段区间的一致性,并采用 *Kappa* 检验以及各分段区间试验数据的符合率进行验证,阳性/阴性符合率及其 95% 可信区间应满足临床要求。

对于定量诊断试剂临床试验,应至少进行以下数据分析:

(1)绝对偏倚图:考核系统与参比系统每个样本测定值之差与相应两系统测试均值作散点图,观察并分析各点的绝对偏倚分布情况(差值 - 均值)。

(2)相对偏移图:考核系统与参比系统每个样本测定值之比值与相应两系统测试均值作散点图,观察并分析各点的相对偏倚分布情况(比值 - 均值)。

(3)回归分析:考核系统每个样本测定值与相对应的参比系统测定值作散点图(以考核系统作 *Y* 轴,参比系统作 *X* 轴)。目测数据分布的均匀性,对线性段作相关分析,原则上要求 $r \geqslant 0.975$,不满足时应扩大样本量再评价,若仍然达不到此要求应有充分合理的解释,并进行相应的"分布偏倚法"分析。

(4)医学决定水平处的预期偏倚及其可信区间(公式 3-5-10)。

$$\left[\hat{B}_{c,low}\hat{B}_{c,high}\right]=\hat{B}_c \pm 2S_{y \cdot x}\sqrt{\frac{1}{2N}+\frac{(X_c-\bar{x})^2}{\sum\sum(x_{ij}-\bar{x})^2}} \qquad (公式 3-5-10)$$

(5)计算医学决定水平处的预期偏倚,与事先设定的允许偏倚进行比较,如果医学水平处的偏倚在允许的偏倚内,则考核试剂可被接受。

当然对于定量检测试剂临床试验,按照预设的统计学分析标准,可能出现离群值,应在统计分析时进行敏感性分析,即对包括和不包括离群值的两种情况进行比较分析,研究不同情况下的结果是否不一致及产生不一致的直接原因。

对于定性诊断试剂临床试验应进行以下数据分析:

(1)阳性符合率、阴性符合率、总体符合率及其 95%(或 99%)置信区间。

(2)以交叉表的形式总结两种试剂的定性检测结果,对定性结果行四格表卡方或 *Kappa* 检验以验证两种试剂定性结果的一致性。

(3)对以上资料进行 *Kappa* 的一致性检验,*Kappa* 系数 $\geqslant 0.75$,为高度一致,认为两系统等效;*Kappa* 系数 $\geqslant 0.4$,认为一致,但需进行进一步相关统计学分析;*Kappa* 系数 < 0.4,则认为两系统不一致,两系统不等效。

(4)试验用体外诊断试剂与参比试剂检测结果不一致的样品,应选择临床参考标准或其他合理的方法进行确认。研究者应对不符合的情况进行综合分析,说明是否影响对产品临床性能的判定,但确认结果不应纳入原有的统计。

(二)临床试验质量管理

体外诊断试剂临床试验应符合《医疗器械临床试验质量管理规范》的相关要求,保证临床试验过程规范,结果真实、科学、可靠和可追溯,并维护受试者权益。临床试验质量管理应涵盖临床试验的全过程,包括临床试验的方案设计、实施、监查、核查、检查,以及数据的采集、记录,分析总结和报告等。临床试验质量管理情况包括:临床试验过程管理、临床试验人员资质与授权管理、受试者与知情管理、生物样本管理、试验用体外诊断试剂与仪器管理、数据与记录管理等。

1. 临床试验过程管理

(1)试验用体外诊断试剂的生产应已定型,临床试验中使用的产品应当在符合相关质量管理体系要求的条件下生产。临床试验前，试验用体外诊断试剂应当有合格的自检报告及具有资质的检验机构出具的一年内的注册检验报告。

（2）开展临床试验前，应严格参照《体外诊断试剂临床试验技术指导原则》和相应品种的注册技术审查指导原则设计科学、严谨的试验方案。根据诊断试剂的类别、原理与预期用途，选择合适的方法和对照。制定样本选择的入选和/或排除标准，需注意拟收集的样本应具有代表性，减少偏倚，明确收集的分布和数量要求，同时兼顾干扰因素的考量。建立各项工作的 SOP 和数据记录模板，保证试验实施时有章可依，从源头确保试验记录的完整性。试验涉及的操作内容可参考《医疗器械临床试验现场检查要点》中的体外诊断试剂临床试验现场检查要点执行。SOP 需根据试验产品特点制定，如某些基于免疫层析技术的即时检验（point-of-care testing，POCT）类试剂应考虑受试者自测情况及非医学相关背景的受试者对试验用试剂说明书的理解情况，临床试验过程中需对此情况证明其产品具备受试者自测的可行性，其检测结果与专业背景的临床工作者检测结果一致性无显著差异。

（3）各临床试验机构原则上应同期开展临床试验，即在相同的时间阶段和产品生命周期的相同时间节点开展临床试验，如在时间阶段上有较大差异，应有合理的解释，确认采用同一临床试验方案，并进行偏倚和中心效应分析。

（4）临床试验方案应当经过各临床试验机构伦理委员会的审批后方可实施。

2. 临床试验人员资质与授权管理

（1）参与临床试验的相关人员应当经过临床试验方案、标准操作规程、病例报告表填写、试验用产品相关操作等培训，并形成相应记录。

（2）主要研究者根据研究团队成员的资质和能力经验进行分工。如需要根据检查结果选择合适受试者和/或样本，则样本收集、编盲和检测这 3 个环节应由不同的技术人员完成，以确保试验处于盲态；若不符合免除知情同意过程情况，则需安排获取知情同意和评价疗效的医生和采血护士参与培训和分工，以保证试验的顺利开展。

3. 受试者与知情管理

（1）应当在受试者入组临床试验、采集样本前获取受试者知情同意，并保留知情过程记录，受试者和负责知情的研究者在知情同意书上同时签署姓名及日期。

（2）对于无民事行为能力或限制行为能力的受试者入组临床试验，应当尽量获取本人知情同意，无法获取本人意愿的，由监护人代为签署知情同意书，并注明与受试者的关系。

（3）修订版知情同意书执行前需再次经伦理委员会同意。修订版知情同意书报临床试验机构后，所有未结束试验流程的受试者如受影响，都应当签署新修订的知情同意书。

4. 生物样本管理

（1）临床试验样本应由开展试验的临床试验机构提供，样本必须去标识/匿名化，应共同制定保密措施，并体现在试验方案或试验环节标准操作规程（SOP）中，如在样本入组后、进入检测前，销毁含有受试者信息的原始条码，贴上随机编号的临床用样本编号条码，作为受试者源文件唯一的溯源编号，使得样本收集者、复核者、检测者、数据统计者各自独立，样本信息仅样本收集者及复核者知晓，有效避免检测者提前知道受试者情况造成的偏倚，也避免了个人信息的泄密。同时，每一份样本应可溯源至唯一受试者（如有特殊情况应在方案和报告中说明），通过记录样本来源的鉴认代码表或筛选入选表，可在实验室信息系统（LIS）或医院信息系统（HIS）中溯源到受试者的姓名、住院号/门诊号、身份证号、联系地址和联系方式、临床诊断等关联记录。

（2）样本类型及预处理样本的类型应与方案中规定测定的样本类型一致，根据已设定入选和/或排除标准收集样本，检查样本质量和信息完整程度，已纳入的样本不得随意剔除。为保证选择样本的充分分布,若方案中无规定则不应收集相同受试者不同时间采集的样本入组。

（3）样本应在方案规定的温度条件下保存,试验过程中进行温度储存记录。样本使用记录与试剂使用记录应一一对应。

（4）临床用样本回收或销毁时间应在确认临床样本检测、复测完成后。样本销毁时应按照科室 SOP 规定丢入医疗废弃物专用黄色垃圾桶,并且应在其他研究者监督的情况下操作。操作结束后填写"临床试验样本回收与销毁清单",操作人及监督人均需签名确认。

5. 试验用体外诊断试剂与仪器管理

（1）试验用体外诊断试剂来源应当核查检验报告及说明书,对照试剂应当核查注册证明性文件、购入发票、进口试剂的通关证明等。

（2）试验用体外诊断试剂由申办者提供,申办者应参照国家药品监督管理局有关医疗器械说明书和标签管理的规定,对试验用体外诊断试剂进行适当标识。研究者应确认接收到的试剂的名称、规格/型号、批号、数量、接收人姓名、地址、运送日期、运输条件、储存条件、储存时间、有效期等是否符合要求,是否有合格的出厂检验报告。

（3）临床试验中体外诊断试剂的使用由临床试验机构和研究者负责,研究者应保证相关体外诊断试剂仅用于该临床试验的受试者,在试验期间按照要求储存和保管试验用体外诊断试剂,在临床试验后按照国家有关规定和与申办者的协议对试验用体外诊断试剂进行处理。上述过程需由专人负责并记录。研究者不得把试验用体外诊断试剂转交任何非临床试验参加者。

（4）检测仪器及校准品均应已取得医疗器械注册证,若为试验试剂所配套的检测仪器、校准品应已取得医疗器械注册证或与检查试剂同步注册,且进度基本一致。温湿度记录仪、移液枪等对试验结果精确度产生影响的配套仪器,应核查有效期内的校准证明。

（5）试验试剂系统和比对检测系统都应建立适当的质控程序,应保证检测结果的可靠性,从而最大限度地控制试验误差。临床试验中所使用的关键仪器设备均应由专人管理,具有仪器设备维护记录及定期校验报告。仪器设备要有与临床试验吻合的使用记录。

6. 数据与记录管理

（1）在临床试验中,研究者应确保将任何观察与发现均正确完整地予以记录。临床试验的原始记录至少应当包括:所使用的试剂和仪器的信息,包括名称、规格/型号、批号/系列号、数量、接收日期、使用情况及剩余试剂的处理等;受试者筛选入选记录、受试者基本信息（如性别、年龄、入组时间等）、临床诊疗信息、样本检验记录以及不良反应记录等;临床试验用样本来源、编号、保存、使用、留存、销毁等各环节的完整记录。相关记录应有记录者的签名及日期,必要时由相关人员对记录进行复核。

（2）临床试验原始记录不得随意更改;确需作更改时应说明理由,签名并注明日期。

（3）临床试验数据应具有可追溯性,临床试验报告、病例报告表（如有）、临床试验数据表以及临床试验中的检验报告（如有）等文件中的数据均应一致且可以追溯至原始检验记录。

（4）对于即时读取结果的胶体金类体外诊断试剂,或临床试验数据保存于申办者提供的检测设备的情况,应当及时导出数据或采用截屏、拍照的方式保存试验结果,并以只读方式刻盘保存。

（5）对显著偏离临床试验方案或者在临床可接受范围以外的数据应当加以核实,由研究者进行必要的说明。

（三）其他特殊情况

对于某些体外诊断试剂,临床试验中可能遇到需要特殊考虑的情形。

1. 具备自测用途的体外诊断试剂,临床试验中除需评价检测试剂临床性能以外,还需评价无医学背景使用者对产品说明书的认知能力,并证明无医学背景使用者与专业检验人员检测结果的一致性。

2. 与指导用药相关产品的临床试验,除需进行被测物检测准确性评价以外,还需评价检测结果对临床用药和患者管理的指导效果,以证明检测试剂可以使患者有更大的临床获益。

3. 疗效监测、预测、预后判断等用途的体外诊断试剂临床试验,应对受试者进行多个时间点的重复观测(随访),以证明其预期用途和适用人群等。研究者应根据疾病病程明确受试者随访时间、评价指标等。

4. 疾病筛查类产品(例如用于胎儿染色体非整倍体疾病产前筛查的检测试剂等)应进行前瞻性的临床试验,针对筛查人群纳入受试者,以相关疾病的临床诊断标准(包括受试者随访结果)为对照,证明产品的灵敏度、特异度、阳性/阴性预期值、似然比、相对风险值等临床性能指标满足要求。

5. 某些情况下,试验用体外诊断试剂与对比试剂由于样本采集、处理、保存等差异导致不能使用同一份样本进行检测(例如适用样本为拭子样本,但两种方法适用的拭子材质和保存液不同),此时可针对每位受试者分别采集样本并进行试验用试剂和对比试剂的检测,两次采集样本的顺序应遵循随机原则。需要注意的是,一般仅在一次样本采集不会影响下一次样本采集时才考虑用此种试验方法。

第二节　标记免疫产品的上市后再评价

一、上市后再评价的概述

目前并没有针对免疫诊断试剂和仪器专门制定的上市后再评价的文件,而免疫诊断产品也属于体外诊断产品的一种,体外诊断产品的上市后再评价系统和规则也同样适用于免疫诊断产品,因此本节上市后再评价部分的描述以体外诊断产品的整体情况为主。

(一)上市后再评价简介

根据《医疗器械不良事件监测和再评价管理办法》,医疗器械产品,包括体外诊断(IVD)产品,上市后再评价是指对已注册或已备案、上市销售的医疗器械的安全性、有效性进行重新评价,并采取相应措施的过程。

IVD 的再评价工作主要由以下几个主体实施:医疗器械上市许可持有人为主要责任者和实施者;国家、各省(自治区、直辖市)药品监督管理部门负责本行政区域内医疗器械不良事件检测和再评价的监督管理工作;IVD 产品使用单位(医院、第三方实验室及其他医疗卫生机构)和医疗器械经营企业建立本单位医疗器械不良事件监测工作制度,医疗机构还应将医疗器械不良事件及时向持有人和检测机构报告。通过持有人自查、政府部门监督、使用者反馈等环节,针对产品出现的或可能出现的不良事件进行主动研究、持续跟踪、评价、及时反馈,并采取措施进行预防、纠正和改进,以尽可能减少医疗器械产品使用风险和保证公共医疗卫生安全的全部过程。

通过上市后主动再评价,以及对不良事件的监管、上报、调查和处理等手段,从而减少医疗器械产品的潜在伤害,最终达到维护个人和公共健康的目的。

(二)上市后再评价的重要性

医疗器械被批准上市时,虽然已经过系统的上市前开发、验证和风险评价以及严格的审批过程,认为其已知风险和已知收益相比已经被控制在一个可以被接受的水平,但由于上市前研究存在设计简单、时间短、观察病例少的问题,或者随着医学发展,当初设计所依据的医学理论已过时,都难以为医疗器械的市场推广提供学术支持,需要按照最新的医学理论重新开展上市后再评价工作。因此 WHO 和各国的医药卫生管理机构在完善上市前审批制度的同时也越来越重视医疗器械产品的上市后评价。

当前我国医疗器械行业正处于快速发展时期，也是医疗器械风险高危时期，但我国与医疗器械产品相关的立法过程却无法与行业的快速发展相匹配。因此，健全医疗器械上市后再评价体系进而最大限度降低产品使用风险，从而保障产品使用安全已成为当务之急。

（三）国内体外诊断产品上市后再评价的发展和现状

1. 体外诊断产品上市后再评价的发展

（1）开端：2000年1月4日中华人民共和国国务院令第276号首次颁布实施了《医疗器械监督管理条例》。该条例中明确规定"国家对医疗器械实施再评价及淘汰制度""对不能保证安全有效的医疗器械，由省级以上人民政府药品监督管理部门撤销其产品注册证书。被撤销产品注册证书的医疗器械不得生产、销售和使用；已经生产或进口的，由县级以上地方人民政府药品监督管理部门负责监督处理。"由此揭开了我国对医疗器械进行上市后再评价的序幕。

（2）推动：2001年，医用聚丙烯酰胺水凝胶、角膜塑形镜等医疗器械产品的安全性问题引发社会对医疗器械产品使用安全的广泛关注，也推动了医疗器械不良事件检测工作的发展。2002年12月，由原国家食品药品监督管理总局牵头，在北京、上海两个直辖市和广东省等地区开展医疗器械不良事件监测试点工作。通过试点加强对建立医疗器械上市后再评价监测制度重要性和紧迫性的认识，为医疗器械不良事件报告体系的建立，相关管理模式和工作程序制定打下了坚定的基础。同时也在全国锻炼和培养了一支医疗器械不良事件监测的管理队伍、技术队伍和专家队伍。此后，医疗器械不良事件监测工作在全国启动。

（3）形成：2004—2006年，原国家食品药品监督管理总局先后发布了《关于印发医疗器械不良事件监测试点工作总结和医疗器械不良事件监测近期工作安排及技术要求的通知》和《关于进一步加强医疗器械不良事件监测有关事宜的公告》，提出医疗器械不良事件监测和召回工作的程序和技术要求，建立个例报告和企业汇总报告制度。在《医疗器械注册管理办法》《医疗器械生产监督管理办法》《医疗器械经营监督管理办法》等政策法规中，也对医疗器械不良事件检测做出了相应规定。2007年国务院颁布的《关于加强食品等产品安全监督管理的特别规定》中进一步强调了企业上市后主动评价相关行为的重要性和必要性。2008年12月，卫生部和国家食品药品监督管理总局联合印发《医疗器械不良事件监测和再评价管理办法（试行）》。2014年新修订的《医疗器械监督管理条例》中也将医疗器械再评价、不良事件报告和召回制度作为上市后监管的三个手段。

（4）正规：2018年8月31日，国家市场监督管理总局和国家卫生健康委员会联合发布《医疗器械不良事件监测和再评价管理办法》，并于2019年1月1日起正式施行。这一系列政策法规的发布为我国全面建立和完善医疗器械不良事件监测和再评价体系提供了法律依据，使该项工作进入一个新的历史发展阶段。

多年来，我国不良事件管理体系按照"围绕一个目标，注重两个借鉴，建立三个体系，实现四个结合"的基本思路进行建设和推广。其中的"一个目标"是指：建立起一套科学、规范、及时、高效、覆盖医疗器械生产企业、经营企业、医疗机构、社会公众和政府部门，涉及报告收集、评价、干预、控制各环节的不良事件监测和管理的完整体系。"两个借鉴"是指：借鉴国际发达国家开展医疗器械上市后监测的成功做法、借鉴我国近年来开展药品不良反应监测经验和技术基础。"三个体系"是指：法规体系、行政体系、技术体系。"四个结合"是指：与产品注册及标准工作相结合、与产品上市后再评价工作相结合、与生产质量体系管理工作相结合、与生产企业日常监督工作相结合。

各级食品药品监督管理部门按照以上指导原则，统一部署，建立或确定相关内设机构，开展医疗器械不良事件监测技术和管理工作，并与卫生行政主管部门等建立了良好的协调和合作机制。

我国上市后再评价的发展从2000年开始至今，取得了巨大的发展成果，通过建立健全政策法规等文件规范各主体的责任和义务。但到目前为止，我国的上市后再评价现状依然存在一些问题：①我国医疗器械产业处于高速发展阶段,同时医疗器械(包括 IVD 试剂)的安全性问题也非常凸显。医疗器械产品上市后再评价和监测体系的健全完善需求非常迫切。②目前我国针对医疗器械产品(包括 IVD 试剂)的上市后再评价体系仍然以不良事件的监测与反馈为主,由持有人主导的上市后主动评价和研究行为相对缺失。③医疗器械生产企业作为产品使用安全第一负责人,在当前的不良事件监测体系中缺乏主动性。④对于 IVD 试剂,目前我国并没有独立的有针对性的上市后再评价和监测体系。⑤由于认识不充分,缺乏教育、宣传,缺乏上报奖励机制等原因,社会各界上报不良事件的积极性、主动性不高,导致一些不良事件的漏诊。

2. 中国体外诊断产品上市后再评价现状

(1)缺乏针对性的监测方法:我国将 IVD 认为是可以单独使用或与仪器、器具、设备或系统组合使用的、体外检测的试剂、试剂盒、校准品和质控品等产品。针对 IVD 试剂,主要技术特征在于其准确性、灵敏性和特异性。因此监测重点应紧抓其准确性、灵敏性和特异性,然而目前没有针对性的监测体系,往往导致诊断试剂显示数值不准确,或诊断结果出现假阳性、假阴性等情况,造成错误诊断和错误治疗。

(2)IVD 产品持有人缺乏主动性:由于近年来 IVD 产业的迅速发展,国家医药卫生监督管理机构对医疗器械产品的上市后再评价工作也日益重视,不断通过发布新的法律法规来加强管理和监督。但总体来说,IVD 在我国仍然属于新兴行业,流程和规范尚不完善,这是 IVD 产品持有人对上市后再评价缺乏积极主动性的主要因素之一。但是,IVD 产品持有人作为 IVD 产品的生产者和受益者,理应承担起对产品的责任。2017 年全国上报的可疑医疗器械不良事件报告中,IVD 持有人、经营企业报告数量不足 20%,仍有待提高。

(3)监督管理部门缺乏能动性:某些地方的医疗器械不良事件监测工作仍停留在被动收集和转报阶段,开展主动检测和深入调查的力度不够,无法获得有效信息。有些仓促发布的不良事件监测信息没有经过规范、科学的整体评价和趋势分析,难以发挥真正的指导作用。同时,部分地方监督管理部门与生产企业、经营企业和医疗机构之间缺乏互动交流,监管方既无法使监测信息得到提炼,也无法发挥管理的促进作用。从上述现象来看,我国对 IVD 产品上市后再评价的工作尚未形成成熟的、系统化的流程,上市后再评价的监督管理仍有很大的改进空间。

二、体外诊断产品上市后再评价体系现状和运行模式

(一)体外诊断产品上市后再评价的适用范围和侧重点

1. 体外诊断产品上市后再评价的适用范围　虽然 IVD 类医疗器械通常不与人体直接接触,仅使用采集自人体的各种标本(体液、细胞、组织标本等),对其中的特定目标物质或结构进行检测,使用安全行相对较高,但仍然可能由于本身的性能不达标或失效而造成检测结果不准确,进而引起严重的医疗不良事件。因此,所有类别的 IVD 产品都应该属于上市后再评价的适用范围。

2. 体外诊断产品上市后再评价针对的重点因素　①可能导致检测结果偏移或错误的外部因素,例如,可影响结果准确性和精密度的干扰因素、环境影响、错误操作等。②可能导致检测结果偏移或错误的内部因素,例如,在特定情况下受外部影响而改变特性的原料(例如某些体外诊断试剂中的生物活性物质必须在低温保存,且具有十分有限的效期,超过效期则 IVD 性能将不再稳定),不够合理或易受影响的产品设计等。③可能导致使用者处于危险境地的因素,例如,不合理而可能造成危险的产品设计;因风险分析不足而易受环境影响,造成安全隐患的产品设计或部件等。

因此,对 IVD 产品的上市后再评价工作,应主要针对以上三方面因素重点展开。

(二)中国现行体外诊断产品上市后再评价体系的构成

由于中国现行 IVD 产品并无单独的上市后再评价体系,因此对于 IVD 产品的上市后再评价工作与

其他医疗器械产品的上市后再评价基本一致。整个上市后再评价体系主要由四大责任主体及其针对IVD产品上市后使用的安全性、有效性所实施的研究、调查、监测、报告和处理过程构成。

现行体系中的四大责任主体包括：①作为管理和监督机构的国家药品监督管理局（包括其下属的各级药品监督管理局及指定的国家、省、市各级监测机构）；②作为产品生产方和负有最大产品安全职责的IVD产品持有人和生产企业；③作为产品使用者和处于不良事件反馈第一线的产品用户；④作为IVD产品市场主要渠道和重要反馈中介的经营企业。

以上四大责任主体也是当前我国整个IVD行业的主体，囊括了IVD产品的研发、生产、销售、使用和监督管理的所有环节，在产品上市后再评价体系中各自承担着极其重要的职责。

（三）体外诊断产品上市后再评价的运行模式

按照《医疗器械不良事件监测和再评价管理办法》，我国现行IVD产品的上市后再评价主要包括IVD产品上市后"主动再评价"和"有因再评价"。

有因再评价的主要事件包括不良事件的上报和处理、定期风险评价、药品监督管理部门责令或直接组织的再评价。其中不良事件的处理按不良事件严重程度和影响范围，可以分为个例不良事件和群体不良事件。

从实施环节来区分，又可以分为不良事件的反馈、监测和上报，不良事件（或可能不良事件）信息的收集分析，产品纠正预防措施的发布和实施，产品的召回或设计更改，以及纠正预防措施实施监督等环节。

通常由IVD产品用户在使用过程中发现不良事件。IVD用户直接或通过IVD产品经营企业将不良事件向持有人反馈。同时IVD产品用户、经营企业和IVD产品持有人均需要按国家相关法规向监测机构上报不良事件的相关详细信息。持有人负责对不良事件进行细致的调查，找出事件发生的根本原因，并给出纠正预防措施，或对产品实施召回和进行设计更改。再由持有人直接或通过经营企业将纠正预防措施在产品用户端实施，或从产品用户端按规定范围进行产品召回和设计更改。整个过程，从不良事件上报到预防措施的实施均由国家及各级监测机构进行监测。

主动再评价指持有人在对产品上市后使用的主动研究或监测中，发现可能的使用风险，进而直接通知用户，同时上报对应级别的监测机构。随后持有人再根据主动研究的结果适当采取纠正预防措施或实施产品召回。

值得注意的是，主动再评价在我国当前的IVD产品市场中极少发生。能在IVD产品上市后采取主动安全研究的持有人仍然以进口产品为主。这与我国IVD持有人起步较晚、企业规模较小、生存形势严峻等状况有很大关系。同时，国内缺乏相关的政策法规，也是造成企业对相关研究缺乏主动性的主要原因之一。

三、体外诊断试剂上市后主动再评价的实施

（一）上市后主动再评价的定义和重要性

IVD产品上市后主动再评价是由IVD持有人所主导的，对获准上市的IVD产品在上市销售后，针对产品的安全性、有效性，以预防和纠正不良事件为目的而开展的主动监测及评价研究活动。包括数据信息收集、数据分析整理、问题分析与研究、纠正预防措施的制定和实施四个过程。

IVD持有人作为IVD产品的研发、生产主体，主导IVD产品从市场调研、设计研发、生产转移，到临床试验、申报注册的全过程。因此，持有人具有更全面的信息来源，更充足的研究资源，对于自己的IVD产品具有更深刻、准确的认知和把握。同时，持有人天然具有主动保证自己所生产的IVD产品的使用安全性、有效性的责任和义务。这种天然优势和责任构成了持有人作为上市后主动再评价实施主体的充分必要条件，也决定了在整个IVD产品上市后再评价体系中，由持有人所主导的上市后主动再评价活动对于提高IVD产品使用安全性、有效性，减少不良事件发生，保障广大人民群众生命和健康安全，

具有重要的意义。

因此，建议建立 IVD 产品持有人切实有效的上市后主动再评价机制，对已上市的产品进行密切、高效的监测、评价和研究，从而保证产品使用安全、有效。

（二）上市后主动再评价体系的建立

IVD 持有人应借鉴发达国家企业的相关经验，结合企业自身规模、人力和物力，以及自身 IVD 产品的种类和特点，分层分级、因地制宜地建立上市后主动再评价体系。基本的持有人上市后再评价体系应包括上市后产品信息和数据收集，数据整理及分析，问题分析与研究，纠正预防措施的制定和实施共四个主要机制及相关的配套过程。持有人应根据所生产的产品特点，收集市场数据、科研数据、使用单位反馈数据，建立相应的数据库，通过理论分析及实际调研，预测产品风险，预判可能发生的不良事件，预测不良事件的发生率。这些过程中的工作既可以由已有的多个职能部门合作实施，也可以成立专门的上市后主动再评价部门，在相关职能部门的协助下主导实施。

对于具有较高安全风险的Ⅲ类 IVD 产品及创新型 IVD 产品，无论持有人的规模大小，建议建立专门的上市后主动再评价部门，根据产品的覆盖范围，以适当的频率主动收集产品上市后信息，整理分析数据，对产品存在的潜在安全隐患进行评估。必要的情况下，应积极主动与经营企业及 IVD 产品使用者沟通，采取必要的纠正预防措施，开展上市后主动再评价工作。

对于安全风险级别较低的Ⅱ类及Ⅰ类 IVD 产品，中小规模的持有人由于企业规模限制，可以在自身研发部门、售后服务和技术支持部门的构架内，建立自己的上市后主动再评价体系。由售后服务或技术支持部门负责收集产品相关数据和客户反馈信息。然后由投诉处理、技术支持和产品研发等多部门协作，针对产品的特点，进行数据和信息的分析整理，总结和定义产品存在的或可能存在的问题。再由技术支持、生产、研发等相关技术部门针对问题研究和制定纠正预防措施，由售后服务部门负责推广实施。对于大型持有人则应建立专门的上市后主动监测及研究部门，在售后服务、技术支持、产品生产、产品研发等职能部门的协助下，主导更加规范和有计划性的上市后主动再评价工作。

对于创新型 IVD 产品，即产品主要工作原理、作用机理为国内首创，产品性能或安全性与同类产品相比具有根本性改进，在技术上处于国际领先水平，并且具有显著的临床应用价值的 IVD 产品，无论属于哪种安全风险级别，都应在企业内部建立适当规模的上市后评价团队。团队的主要职能是针对创新型 IVD 产品上市后的使用安全性开展主动评价活动。该类评价应着重关注产品的创新原理、创新结构、创新效能等带来的不确定风险。

持有人的上市后主动再评价工作应着重体现其计划性和预见性。无论是已上市一段时间的老产品，还是刚上市的新产品，都应纳入上市后主动再评价计划，有针对性地实施上市后再评价工作，以保证能在第一时间对可能出现的不良事件进行预警，或者对出现的不良事件立即做出及时有效的反应，减少或避免严重不良事件的发生。

国家应在当前法律法规的基础上，考虑逐步建立并完善相应的 IVD 产品上市后主动再评价的法律法规，完善上市后主动再评价的监管机制，保证 IVD 产品持有人上市后主动再评价工作能切实有效开展，保证患者及用户使用 IVD 产品的安全性和有效性，促进 IVD 行业生态健康发展。

四、上市后有因再评价

上市后有因再评价包括不良事件的上报与处理、定期风险评价报告和药品监督管理部门责令或直接组织的再评价，共三个环节。

（一）不良事件的上报与处理

根据《体外诊断产品研发与评价专家共识》，IVD 产品的不良事件定义为：获准上市的质量合格的

IVD产品在正常使用情况下发生的不能满足预期用途，导致检测结果延迟、偏离或错误，从而误导医疗诊断，致使患者或用户延误治疗或接受错误治疗，造成相应人体伤害的各种有害事件。

主要流程包括：

1. IVD使用单位建立不良事件监测管理制度，包括不良事件的鉴别、记录、核实与上报。

2. IVD使用单位向持有人和监管部门上报产品不良事件。

3. 持有人应对收到的每个不良事件进行原因分析，采取相应的纠正预防措施，以防止其再次发生。

4. 持有人在必要的地方考虑采取不同的纠正预防措施。对于简单问题可以直接进行纠正，修改使用说明或产品标识等。对于原因复杂、无法直接纠正的问题，可以考虑对使用中的IVD产品进行额外检测，召回和隔离存货等。

（二）定期风险评价报告

持有人应对上市IVD产品安全性进行持续研究，对产品的不良事件报告、监测资料和国内外风险信息进行汇总、分析，评价该产品的风险与受益，记录采取的风险控制措施，撰写上市后定期风险评价报告。

（三）药品监督管理部门责令或直接组织的再评价

持有人未按规定履行医疗器械再评价义务的，省级以上药品监督管理部门应责令持有人开展再评价。必要时，省级以上药品监督管理部门可以直接组织开展再评价。

五、上市后第三方再评价的实施

（一）上市后第三方再评价概述

1. 上市后第三方再评价的定义和目的　上市后第三方再评价是指由国家监督管理机构及IVD产业相关行业学会、协会或企业发起的，并委托第三方医学检验机构实施的，由若干IVD生产企业参加的，针对特定IVD产品的质量或性能进行检验的评价活动。该评价活动的目的是对企业所生产的IVD产品的质量或使用安全性进行检定和评价，并通过公布结果来促进IVD行业的健康发展。

上市后第三方再评价是在监管部门的监管和生产企业对不良事件报告之外的，对上市销售的IVD产品使用和安全的另一种监管手段。

2. 上市后第三方再评价的特点和优势　上市后第三方再评价的执行者为第三方医学检验机构，可以是第三方独立实验室，也可以是大型综合性医院的医学检验中心。

第三方独立实验室的定义：对取自人体的标本进行临床检验，并出具检验结果的医疗机构，该机构可同时开展病理学检查。第三方独立实验室是经国家认证认可监督管理部门会同国家药品监督管理部门认定的检验机构。

相对于国家监督管理机构下属的检验单位，第三方独立实验室和大型综合性医院的医学检验中心更专注于医学检验科学，本身对于检验结果有更客观、更高标准的追求。这是上市后第三方再评价的最大特点和优势。

第三方医学检验机构对于监管部门和生产企业具有相对更高的独立性，因此在工作中能更好地保持独立、客观的态度。同时，作为IVD产品的使用者，第三方医学检验机构对相关IVD产品的性能和使用安全性，始终保持高度关注。这种关注必然成为他们在作为IVD产品第三方再评价实施者时，获得最真实结果的内在源动力。

3. 上市后第三方再评价与其他评价体系的区别　上市后第三方再评价与各级医疗器械检验所负责的医疗器械抽样监督和飞行检查，以及国家卫健委临床检验中心所主导的全国临床实验室室间质量评价（EQA）不同。

医疗器械抽样监督和飞行检查是国家药品监督管理机构主导的,针对 IVD 生产企业进行的质量抽检行为。其抽检项目以行业标准或企业自行制定的产品技术要求为基准,项目相对固定。EQA 是由国家机构发起的,针对医院临床检验中心的检验能力开展的质量评价活动。以医院临床检验中心而不是 IVD 生产企业为评价对象,目的是提高临床检验中心的检验技术水平。

(二)上市后评价对第三方实验室的要求

1. 增加数量　上市后第三方再评价一直存在第三方医学检验机构数量不足的问题。为解决此类问题,2020 年国家药品监督管理局认证了一批国家重点实验室,其中包括对体外诊断试剂和仪器进行检验的第三方实验室,主要有首都医科大学附属北京天坛医院、北京市医疗器械有检验所、河南省医疗器械检验所等,可以一定程度缓解第三方检验实验室数量不足的问题。

2. 提高可信度　IVD 生产企业数量庞大、企业参差不齐等问题,也决定了在我国实施 IVD 产品上市后第三方再评价的复杂性。为了保证具有足够的技术能力,建议第三方医学检验机构应在日常工作中和上市后第三方再评价工作中积极接受行业和社会的监督,逐步建立优秀的社会公信力。

六、定量免疫诊断产品上市后再评价的性能验证方案

按照计量器具管理的要求,参考国家《发光免疫分析仪校准规范》、美国临床实验室标准化委员会(NSSCL)EP9-A 和 EP9-A2、ISO 17511、ISO 18153、ISO 15189、ISO 17025 及国家其他规定的标准操作程序,从关键模块性能、临床专业化技术性能和溯源性三方面对定量免疫诊断产品进行上市后评价。

(一)关键模块的性能评价

1. 孵育系统　免疫反应需要孵育过程,孵育温度为 37℃,温度控制准确且波动小是免疫反应的基本保证,能够保证反应充分、结果准确。

(1)孵育系统评估的基本原则

1)操作者必须熟悉方法和/或仪器工作原理,了解并掌握仪器的操作步骤和各项注意事项,能在评估阶段维持仪器的可靠和稳定。

2)用于评估试验的样品采用水。

(2)评估方法

1)在实施此项评估工作时,必须由同一个或一组操作者在同一台仪器上进行,应使用相同来源的水。

2)每天至少让仪器持续工作 8 小时,每隔 1 小时检测水温,共测定 20 个工作日。

3)按数据记录模板进行记录。

4)根据数据记录,绘制每日孵育温度曲线图,统计每天和全程 20 天的孵育温度均值、SD、CV。

(3)数据统计

1)每天孵育温度的均值(μ),见公式 3-5-11。

$$\mu_i = \frac{\chi_1 + \chi_2 + \ldots + \chi_8}{8} \qquad \text{(公式 3-5-11)}$$

式中 i 为第几天(取值为 1~20)。

2)每天孵育温度的标准差(σ),见公式 3-5-12。

$$\sigma_i = \sqrt{\frac{1}{7} \sum_{i=1}^{8} (\chi_i - \mu_i)^2} \qquad \text{(公式 3-5-12)}$$

式中 i 为第几天(取值为 1~20)。

3）每天孵育温度的变异系数（CV），见公式3-5-13。

$$CV_i = \frac{\mu_i}{\sigma_i} \times 100\%$$ （公式3-5-13）

式中i为第几天（取值为1～20）。

4）20天孵育温度的均值（μ），见公式3-5-14。

$$\mu = \frac{\chi_{i1} + \chi_{i2} + \ldots + \chi_{i8}}{160}$$ （公式3-5-14）

式中i为第几天（取值为1～20）。

5）20天孵育温度的标准差（σ），见公式3-5-15。

$$\sigma = \sqrt{\frac{1}{159} \sum_{i=1}^{160} (\chi_i - \mu)^2}$$ （公式3-5-15）

式中i为第几天（取值为1～20）。

6）20天孵育温度的变异系数（CV），见公式3-5-16。

$$CV = \frac{\mu}{\sigma} \times 100\%$$ （公式3-5-16）

2. 加样系统　选用合适容器加水，结合天平精确称量测定仪器加样正确度与精密度。各型号仪器的样品针和试剂针量程差异大，针对不同的加样量要求也有区别，加样量越小对仪器要求越高。样品量与试剂量存在固定比例，多或少都会影响免疫反应是否充分。

（1）加样系统评估的基本原则

1）操作者必须熟悉方法和/或仪器工作原理，了解并掌握仪器的操作步骤和各项注意事项，能在评估阶段维持仪器的可靠和稳定。

2）用于评估试验的样品采用水。取样体积设定5个临床常用的取样水平，分别为5μl、10μl、50μl、100μl、200μl。

（2）评估方法

1）在实施此项评估工作时，必须由同一个或一组操作者在同一台仪器上进行，应使用相同来源的水。

2）选用合适容器加水，结合天平精确称量测定仪器加样准确度与精密度。

3）每天选两个取样体积，每天每个取样体积测定两批，每批重复2次，每天上午进行第一批精密度测试，每天下午完成第二批精密度测试，每个水平测定8个工作日，共测定20个工作日。

4）按数据记录模板进行记录。

5）根据数据记录，统计相对误差和精密度。

（3）数据统计

1）相对误差的计算见公式3-5-17。

$$E\% = \frac{\sum\limits_{i=1}^{32} \chi_i - T}{T} \times 100\%$$ （公式3-5-17）

式中i为第几天检测（取值为1～20）；T为理论体积值。

2）批内精密度的计算见公式3-5-18。

$$S_{wr} = \sqrt{\frac{\sum\limits_{i=1}^{I} \sum\limits_{j=1}^{2} (X_{ij1} - X_{ij2})^2}{4I}}$$ （公式3-5-18）

式中,I＝总天数(为20);j＝一天内的批数(为2);X_{ij1}＝第i天第j批重复第一次的结果;X_{ij2}＝第i天第j批重复第二次的结果。

批内变异系数计算见公式3-5-19。

$$CV = \frac{S_{wi}}{\text{所有结果均值}} \times 100\% \qquad (公式\ 3\text{-}5\text{-}19)$$

3)批间精密度的计算见公式3-5-20。

$$A = \sqrt{\frac{\sum_{i=1}^{I}(\overline{X}_{i1.} - \overline{X}_{i2.})^2}{2I}} \qquad (公式\ 3\text{-}5\text{-}20)$$

式中,I＝天数(为20,每天2批);$\overline{X}_{i1.}$＝第i天第一批的平均值(重复两次的均值);$\overline{X}_{i2.}$＝第i天第二批的平均值(重复两次的均值)。

4)日间精密度见公式3-5-21。

$$B = \sqrt{\frac{\sum_{i=1}^{I}(\overline{X}_{i..} - \overline{X}_{...})^2}{I-1}} \qquad (公式\ 3\text{-}5\text{-}21)$$

式中,I＝天数(为20);$\overline{X}_{i..}$＝第i天所有结果的均值;$\overline{X}_{...}$＝所有结果的均值。

5)总不精密度

总不精密度评估的标准差公式见公式3-5-22和公式3-5-23。

$$S_T = \sqrt{S_{dd}^2 + S_{rr}^2 + S_{wr}^2} \qquad (公式\ 3\text{-}5\text{-}22)$$

$$S_{dd}^2 = B^2 - A^2/2 \qquad (公式\ 3\text{-}5\text{-}23)$$

总不精密度的变异系数计算见公式3-5-24。

$$CV = \frac{S_T}{\text{所有结果均值}} \times 100\% \qquad (公式\ 3\text{-}5\text{-}24)$$

3.检测系统 仪器的噪声大小直接影响免疫反应的灵敏度。取空白样本检测仪器噪声。目前,免疫检测趋向于微量化,因此噪声越小,检测的灵敏度越高。针对不同厂家仪器可以采用发光剂法和参考光源法评价仪器线性、精密度和稳定性。线性保证仪器检测样本跨度覆盖临床使用,精密度验证测量波动,波动越小说明仪器越稳定,特别是在低值区间,往往是仪器评价的重要指标。同时,由于仪器长时间工作,光源受发热影响较大,水平的参考光源或发光剂4小时、8小时的值与0小时比较,计算相对偏倚,评价仪器连续工作状态。

(1)检测系统评估的基本原则

1)操作者必须熟悉方法和/或仪器工作原理,了解并掌握仪器的操作步骤和各项注意事项,能在评估阶段维持仪器的可靠和稳定。

2)用于评估试验的方法是发光剂法和参考光源法。

(2)评估方法

1)选择至少3个水平的发光值,参考光源或发光剂4小时、8小时的值与0小时的值水平比较,计算相对偏倚,评价仪器连续工作状态。连续检测20个工作日。

2）按数据记录模板进行记录。

3）根据数据记录，统计相对偏倚。

（3）统计分析：相对偏倚的计算见公式3-5-25。

$$E_i\% = \frac{\sum_{\omega=1}^{2} \chi_\omega - \chi_0}{\chi_0} \times 100\% \qquad （公式3-5-25）$$

式中，i = 第几天检测（为1～20）；ω = 某1天内第几次检测（为1或2）；χ_0 = 0小时的发光值。

4. 清洗系统　选取高、低浓度样本作为一组，通过测定连续加样的高值样本清洗后对低值样本的影响，判定清洗是否充分。如携带污染率大，则很容易出现假阳性报告。

（1）清洗系统评估的基本原则

1）操作者必须熟悉方法和/或仪器工作原理，了解并掌握仪器的操作步骤和各项注意事项，能在评估阶段维持仪器的可靠和稳定。

2）用于评估试验的样本是质控品。

（2）评估方法

1）选取高、低浓度样本作为一组，测定连续加样的高值样本清洗后对低值样本的影响，共检测20个工作日。

2）按数据记录模板进行记录。

3）根据数据记录，统计相对偏倚。

（3）统计分析：相对偏倚的计算见公式3-5-26。

$$E\% = \frac{\sum_{i=1}^{20} \chi_i - T}{T} \times 100\% \qquad （公式3-5-26）$$

式中，i 指第几次检测（取值为1～20）。

通过以上对仪器孵育系统、加样系统、检测系统和清洗系统的评价，有助于整体把握仪器的检测性能。

（二）临床专业化技术性能评价

1. 整机性能评价　主要评价硬件性能和软件性能，获得国产品牌的整机性能参数特征及其与国外知名品牌的差距和优势，遴选出性价比高的国产设备。硬件性能指标主要包括操作系统（如中文界面、在线帮助导航、急诊快速检测模块）、试剂贮备（如试剂制冷仓、试剂预热仓）、检测通量、杂散光、温度准确度、吸光度线性范围、吸光度稳定性、吸光度准确度、试剂加样精确度与重复性、样品加样准确性与重复性、样品携带污染率、临床项目批内与批间精密度、工作环境、实验用水等。软件性能指标包括先进性、适宜性、安全性、可靠性、自动化程度、操作简便性、使用成本、维护保养成本等。各项指标的评价严格按照计量器具管理要求，参考国家《发光免疫分析仪校准规范》实施，评价指标如下。

（1）先进性评价：主要考虑功能先进性（在基本功能完备性评估的基础上，重点分析紧密结合临床需求的创新功能）和性能先进性。

重点分析产品的功能、性能及技术是否优于国内外同类产品，主要评价主要性能指标与国内、国际同类设备比较所处的位置。评价时间不低于20天。

（2）适宜性评价：主要评价经济适宜性（性价比、运行成本、配件成本、产品全过程成本等）、环境适宜性(防潮、防尘、易维修、防震、服务配套,水电匹配等)、操作适宜性(易掌握、易操作、误操作防避技术等)、功能适宜性(重点考虑医疗机构服务功能定位等)。

主要评价是否满足医疗机构临床需求、适用于哪个层次的医疗机构,以及需求迫切程度、应用价值等情况。评价时间不低于20天。

(3)安全性评价:重点评价安全性不良反应事件发生率、医护人员操作防护性能、设计中存在的安全隐患因素。

安全性评价主要包括三方面内容,造成严重人员伤害事件数、失效数(造成检测结果不准的次数)及电气安全不良事件数。评价期间,实验人员每日填写仪器安全性评价日常记录表,评价结束后填写仪器安全性评价总结。评价时间不低于20天。

(4)可靠性评价:重点评价故障率(平均无故障时间、首次故障出现时间、宕机率等)和耐用性。

可靠性评价重点评价故障率,实验人员每日填写机器故障日常记录表,评价结束后总结机器故障日常记录表填写仪器安全性评价总结表。评价时间不低于30天。

2. 检测性能的评价 检测性能的评价主要包括专业技术评价、现场应用与性能评价、可靠性评价,主要根据美国临床实验室标准化委员会(NSSCL)EP9-A 和 EP9-A2、ISO 17511、ISO 18153、ISO 15189、ISO 17025 及国家其他规定的标准操作程序实施。

专业技术评价:从两个环节按照国际或国家标准建立临床检验国产设备的量值溯源,一是标准物质或校准品定值,二是样本检测结果,主要评价指标是不确定度,使国产自动免疫定量检测系统所涉及的分析系统进入溯源链,保证检测结果在时间和空间上的准确性和可比性,为检测结果的互认提供理论与数据支撑。

现场应用与性能评价:从临床免疫分析系统的主要组分(仪器、试剂、校正物、样本种类、操作程序)和次要组分(操作人员、标本采集、配套离心机等)入手,建立标准化的程序和方法,主要包括校准程序、校准方法、校准物的种类/数量/来源、校准间隔、校准验证及标准等,评价分析系统的方法学特征,应包括准确度、精密度、线性范围、干扰因素、参考区间、医学决定水平、危急值等,最终形成一套评价分析系统完整性和有效性的评价方案、体系和技术平台。

可靠性评价:重点研究分析前、分析中和分析后三个阶段的质量控制。分析前阶段的评价指标主要包括仪器的保养和维修、标本的采集、运送和保存等;分析中阶段的评价指标主要包括室内质控、室间质控、仪器校准、异常结果的判断与处理等;分析后阶段的评价指标主要是检验报告的审核与提供临床医师开展诊疗活动所需重要信息,保证所发出的检测结果完整、正确、有效、及时,建立异常结果、危重患者、疑难患者等检测结果复核或复查制度,制定和完善危急值处理和报告制度。

(1)批内精密度(表3-5-3)

表3-5-3 批内精密度评估

评估方法	①每个水平的质控品重复测试20次 ②计算均值和 SD、CV 值 ③记录数据
数据分析	①如果重复测定的变异绝对值超出了批内精密度评价标准差的5.5倍,该组数据被拒绝 ②如果发现离群值,需寻找问题原因,并重复该批号的分析物 ③如果超出5%的数值被拒绝,同时没有发现可归属的原因,则评估者必须考虑可能是仪器性能不够稳定,不能保证合理的变异性评价,必须排查找到原因,重新进行测试

数据统计	①求出均值：$\bar{x}=\sum x_i/n$ ②使用下列公式计算出测量值的标准差 S_r $$S_r=\sqrt{\sum (\bar{x}-x_i)^2/(n-1)}$$ ③批内变异系数 CV：$CV=S_r/\bar{x}*100\%$
评价指标	以批内精密度误差的指标要求为判断标准，评价待评估项目的精密度是否满足要求

（2）总精密度（表3-5-4）

表3-5-4 总精密度评估

评估方法	①仪器总精密度评估要求，20天内使用一个批次试剂，在总精密度时间内，若超过校准有效期，则需按照说明书要求定期进行校准 ②样本：使用配套的质控品，因质控品为液体状态没有分装复溶的流程，且在 2~8℃保存，故即取即用 ③每天取出足够的质控品，每个项目每个质控每天测定 2 批，两批间隔时间不短于 2 小时，每批重复 2 次，每天上午进行第一批精密度测试，每天下午测试前完成第二批总精密度测试，共测定 20 个工作日 ④重测：每批测试结果应及时检查离群点，查找原因并把原样本进行重测，使用重测后数据，如果重测样本仍然离群，则此数据不能删除 ⑤按数据记录模板进行记录
数据分析	批内离群点的检查：如每次双份测定的差值超过初步精密度测定时 ±5.5 倍标准差（99.99% 的上限值），这对数据为"离群点"，发现离群点时，应调查并解决问题，然后重做这对数据；如果超过 5% 的批数出现离群点，并且没有指定的原因，应当质疑设备的稳定性
数据统计	在已有的数据模板上自动计算得出批内不精密度、总不精密度
评价指标	以总精密度误差的指标要求为判断标准，评价待评估项目的精密度是否满足要求

（3）线性实验（表3-5-5）

表3-5-5 线性实验评估

评估方法	样品准备： ①整个线性范围的验证，需要选择 5 个浓度水平 ②准备低浓度血清（接近最低检测限），高浓度血清（接近检测范围高限），进行等差稀释；由低浓度血清和高浓度血清得到中间浓度的血清，再由中间浓度血清分别和低浓度、高浓度血清配比成 25% 和 75% 浓度的血清 样品测试： ①配制好的样本按照随机的顺序进行测试 ②在一批内每个样本重复 4 次，一种分析物的全部数据应当在同一天获得 ③按数据记录模板进行记录
数据分析	①判断离群点：以批内精密度 SD 的 5.5 倍为标准，若超过 5.5 倍 SD 则为离群点 ②若发现离群点并且找到分析或技术上的原因，重测该样本；如果出现两个或两个以上无法解释的离群点，则测试系统可能是不精密的，这种情况下应确定原因，如果可能原因排除，重测全部数据
数据统计	以 X 表示各样品的预期值，以 Y 表示各样品的实测验值作图，若全部点在坐标纸上呈明显直线趋势，则对数据进行回归统计，得到 $Y=bX+a$，相关系数 r
评价指标	以线性指标要求为判断标准，评价待评估项目的精密度是否满足要求

（4）试剂批间差（表3-5-6）

表3-5-6 试剂批间差评估

评估方法	用三个批号试剂盒分别测试2个浓度水平的相同样本（正常参考值或参考范围附近样本和高值样本，传染病项目选择阴性样本和阳性样本），各重复10次
数据统计	计算30次测量结果的平均值 M 和标准差 SD，根据公式 $CV=SD/M×100\%$ 得出变异系数
评价指标	三个批号试剂盒之间的批间变异系数 $CV≤10\%$ 则认为满足要求

（5）分析灵敏度试验（表3-5-7）

表3-5-7 分析灵敏度试验评估

评估方法	①使用校准品中的零浓度作为样本 ②对空白样本重复测试20次 ③按数据记录模板进行记录 注意：在进行分析灵敏度测试前尽量不进行其他测试，或对样本针进行强化清洗，避免发生交叉污染
数据统计	计算每个浓度检测限样本的 Mean、SD、CV 值及灵敏度结果并记录在表格中，求出对应的浓度值，即为最低检测限
评价指标	以灵敏度的指标要求为判断标准，评价待评估项目的灵敏度是否满足要求

（6）方法学对比（表3-5-8）

表3-5-8 方法学对比

评估方法	样品准备	测试样品采用患者标本，每种分析物需要80个标本，选择说明书宣称的高浓度干扰物各5例
	样品测试	①定标：正确定标所有待评估项目 ②质控：测试质控，每个浓度水平重复测试2次，对比厂商的质控品数值范围，最终测试结果必须在厂商的数值范围内方可进行下一步测试 ③样本：挑选合适浓度水平的新鲜患者血清样本 ④每天随对比的仪器一起测定当日的患者标本，同一标本在两台仪器上的测定时间间隔小于2小时，在每台仪器上均重复测定1次 ⑤重测：测试结果及时检查离群点，查明原因后，进行重测，若未查明原因不能随意删除结果
数据统计		直线回归分析：对上述 n 个标本，$2n$ 对 $(X_{ij}、Y_{ij})$ 数据以回归方程式 $y=a+bx$ 表示
评价指标		$R^2≥0.9$ 则认为满足要求

（7）参考范围（表3-5-9）

表3-5-9 参考范围评估

评估方法	选择正常健康人群，每个样本重复一次
评价指标	95%的结果在参考范围内则认为满足要求

3．产品可用性验证　产品可用性验证包括产品用户需求验证和产品应用易用性验证。验证产品是否能够满足检验科业务需要以及易用性。检验科操作人员与厂家在进行评估操作时，除每天完成日常工作外，需在评估过程中完成相关内容，评估每项内容时，操作人员需按照使用习惯进行。

临床需完成以下信息的反馈：

（1）在正式评估时间内，医生每天填写"日常维护反馈单""每天质控数据统计""试验结果异常及故障情况反馈单"。

（2）对仪器改进的意见或建议填写"意见或建议"，包括仪器外观及操作软件。该表格和功能评估一起可体现在最终的评估报告里。

（3）医院评估完成后需输出评估报告，评估报告功能内容主要包括两部分：产品易用性（产品使用满足免疫业务的程度），使用的方便性等仪器功能的总结评价。

（4）操作人员的评价：通过操作人员演练，分析设备对操作人员工作质量的要求，主要包括操作人员综合素质能力、异常检测结果判断能力、危急值处理能力、仪器操作能力与水平、仪器维护保养能力、质控操作能力、质控结果判断与处理能力等，建立评判操作人员是否具备全自动生化分析仪操作能力和资质的评价方案和体系。

（5）实验室信息化系统（LIS）的评价：通过人机界面、数据共享、自动化程度、联网性能、统计功能、质控功能、试剂库存等功能模块的性能，评价设备出报告的质量。

（三）溯源性

鉴于全自动发光免疫分析仪器结构的复杂性以及临床和厂家常用的验评方法过度依赖配套试剂盒，指标缺乏可比性，除采用临床样本对检测系统的临床专业化技术性能进行验评外，还应选择具有溯源性的计量标准或国家有证标准物质对候选国产仪器进行验评，标准物质与临床样本验证评价试剂和仪器的临床专业化技术性能采用的验评指标和方案一致。

七、定性免疫诊断产品上市后再评价的性能验证方案

按照计量器具管理的要求，参考美国临床实验室标准化委员会（NSSCL）EP9-A 和 EP15A2、EP17A、EP12、ISO 18153、ISO 15189、ISO 17025 及国家其他规定的标准操作程序，评价免疫系统的准确度、精密度、灵敏度和特异性等。

（一）性能验证前的准备

1．人员培训和方案准备　在性能验证前，操作人员应熟悉待验证的试剂或系统；公司对第三方操作人员进行必要的培训，包括样本的处理和储存、试剂的处理和储存、合理的检测方案、对结果合理的解释以及系统的质量控制等；制定质量保证计划；确定患者样本的数量及强弱（评价重复性）；确定比较的方法。

2．性能验证的合格标准　试剂盒说明书、国际和/或国际标准。

3．性能验证前样本的准备

（1）质控品：使用商品化质控物进行，包括阴性和阳性质控品。

（2）样本的采集和保存：采集时间、保存方式等必须保持一致。

（3）方法比较所用样本数量：取决于评价者的目的。作为最低要求，检测要持续到至少用比较方法获得 50 个阳性样本，并且至少用比较方法获得 50 例阴性样本以确定此种检测方法的特异性。

（二）性能验证的内容

1．准确度验证

（1）监测已知值的参考物质：参考物质来源包括卫生部或 CAP 的室间质评材料；厂商提供的已赋值的参考材料；分析用参考方法或决定方法定值的材料。

（2）方法比较实验：样本数为 100 个，最好阴性和阳性各半，随机盲法重新分号，两种方法同时测定同样的样品，将所有检测结果汇总填表，用 *Kappa* 检验方法分析两种方法检测结果一致性（比如 HBV 酶免法和发光法比对）。

2．精密度验证

（1）批内精密度：同一份样本在同一批次内平行重复检测 10 次，然后计算均值、*SD* 和 *CV*。

（2）批间精密度：同一份样本连续检测 10 天，每天平行检测双孔，然后计算均值、*SD* 和 *CV*。

采用 S/CO 比值（待测样品吸光度和 cut-off 值的比值）进行统计计算；最好选择临界值或弱阳性样本。

（3）判断标准：批内 *CV* < 15%，批间 *CV* < 25%。

3．重复性验证

（1）批内重复性：使用高、中、低三个浓度的样本，在一批检测内重复检测 20 次（孔），计算所得 S/CO 值的均值和 *SD*，计算批内 *CV*。

判断结论：应小于等于实际说明书所标明的批内变异。ELISA 的批内变异 *CV* 应≤10%。

（2）批间重复性：使用高、中、低三个浓度的样本，在 10 天以上时间内单次（孔或管）重复进行 20 批检测，计算所得 S/CO 值的均值和 *SD*，计算批间 *CV*。

（3）判断结论：应小于等于实际说明书所标明的批内变异。ELISA 的批内变异 *CV* 应≤15%。

4．灵敏度

（1）验证方法：取 10～20 份已知真阳性样本，用常规检测方法检测，计算检测阳性的样本占样本总数的比例。

（2）样本来源：临床诊断的阳性患者血清；厂家提供的阳性对照；决定性参考方法检测阳性的样本。以上阳性样本来源紧张时，可以进行稀释使用。

5．特异性

（1）验证方法：选取 20 份健康人血清（一般取自健康体检者），计算检测阳性结果所占比例。

（2）样本来源：体检样本，体检者确认符合要求后即可。

注意：部分项目在健康体检人群中阳性率也很高，此类项目特异性验证很难执行，建议引用厂家说明书，比如：麻疹病毒 IgG、CP-IgG、MP-IgG 等一系列病毒抗体 IgG。因为很难从体检结果确认既往是否有过感染，而 IgG 在体内存留时间长，很难收集到真正意义上的阴性样本。

特异性验证的干扰因素包括：特定病原体以外感染性疾病患者的样本；含有干扰性物质的样本，如类风湿因子阳性、含异嗜性抗体、溶血、脂血、高胆红素样本。

（3）结果判断：非特定病原体感染患者样本均应为阴性。含一定浓度干扰物质的样本检测应为阴性。

（三）性能验证的注意事项

1．方法比较持续时间为 10～20 天。

2．数据收集的检查

（1）每次实验应立即记录所有原始检测数据并复核，以早期发现并分析系统及人为误差的来源。

（2）一旦发现某些结果是由可解释的误差引起，则应将其记录下来，同时，这些结果不能用于数据分析。

（3）如不能确定误差产生的原因，则保留原始结果。

3．不一致结果的处理　　如果比较方法不是 100% 准确，可以用"金标准""参考方法"检测在检测和比较方法间产生差异的样本。

4．参考血清盘

（1）曾经被检测过或被成熟方法检测的，或临床诊断中有意义的临床样本对评价定性方法很有价值。

（2）阳性样本浓度高低不等，具有代表性，可占整个血清盘样本数的50%。

（3）阴性样本可含有干扰物质，可占整个血清盘样本数的50%。

5．操作准备

（1）人员操作及对所制定SOP的遵循性培训。

（2）除操作者外，其他如地点、仪器、试剂、时间等均应相同。

（3）样本准备：日常检测样本，应有一定数量的阳性样本（如30～50份）。

6．人员比对操作步骤

（1）持续时间：10～20天。

（2）测定批数：20批。

（3）结果计算及判断：人员之间的阳性和阴性检测符合率；比较人员间室内质控样本检测的批间变异（CV）。可选择1份弱阳性样本重复检测20孔，以观察不同操作者批内变异的差异。

（4）不同操作者的批间变异，还可通过在实际工作中定期分析总结获得。

（张国军　李国歌　王　军　杨宗兵　王创俊　李建军）

参考文献

[1] 国家药品监督管理局. B族链球菌核酸检测试剂注册技术审查指导原则（2021年第24号）[A/OL].（2021-04-07）[2022-06-03]. https://www.cmde.org.cn/CL0057/22839.html

[2] 张伟. 临床试验设计的基本规范[J]. 临床麻醉学杂志，2016，32（12）：1237.

[3] 吴建元. 体外诊断试剂临床试验样本管理的问题及对策[J]. 国际检验医学杂志，2020，41（1）：124.

[4] 李晓华. 体外诊断试剂临床试验质量保证措施研究[J]. 中国医学装备，2021，18（1）：124.

[5] 国家食品药品监督管理总局. 医疗器械临床试验质量管理规范（国家食药监管总局令第25号）[A/OL].（2016-03-01）[2022-06-03]. https://www.nmpa.gov.cn/directory/web/nmpa/xxgk/fgwj/bmgzh/20160323141701747.html

[6] 刘红淼. 体外诊断试剂临床试验质量控制[J]. 中国新药与临床杂志，2018，37（02）：87-89.

[7] 全国统计方法应用标准化技术委员会. 测量方法与结果的准确度（正确度与精密度）第1部分　总则与定义：GB/T 6379.1—2004[S]. 北京：中国标准出版社，2004.

[8] 全国统计方法应用标准化技术委员会. 测量方法与结果的准确度（正确度与精密度）第2部分　确定标准测量方法重复性与再现性的基本方法：GB/T 6379.2—2004[S]. 北京：中国标准出版社，2004.

[9] 全国统计方法应用标准化技术委员会. 测量方法与结果的准确度（正确度与精密度）第3部分　标准测量方法精密度的中间度量：GB/T 6379.3—2012[S]. 北京：中国标准出版社，2012.

[10] 全国统计方法应用标准化技术委员会. 测量方法与结果的准确度（正确度与精密度）第4部分　确定标准测量方法正确度的基本方法：GB/T 6379.4—2006[S]. 北京：中国标准出版社，2006.

[11] 全国统计方法应用标准化技术委员会. 测量方法与结果的准确度（正确度与精密度）第5部分　确定标准测量方法精密度的可替代方法：GB/T 6379.5—2006[S]. 北京：中国标准出版社，2006.

[12] 全国统计方法应用标准化技术委员会. 测量方法与结果的准确度（正确度与精密度）第6部分　准确度值的实际应用：GB/T 6379.6—2009[S]. 北京：中国标准出版社，2009.

[13] 全国医用临床检验实验室和体外诊断系统标准化委员会. 临床化学体外诊断试剂（盒）：GB/T 26124—2011[S]. 北京：中国标准出版社，2011.

[14] 全国医用临床检验实验室和体外诊断系统标准化委员会. 体外诊断医疗器械 制造商提供的信息（标示）第 1 部分 术语、定义和通用要求：GB/T 29791.1—2013[S]. 北京：中国标准出版社，2013.

[15] 全国医用临床检验实验室和体外诊断系统标准化委员会. 体外诊断医疗器械性能评估通用要求：YY/T 1441—2016[S]. 北京：中国标准出版社，2016.

[16] 全国医用临床检验实验室和体外诊断系统标准化委员会. 体外诊断检验系统 性能评价方法 第 1 部分 精密度：YY/T 1789.1—2021[S]. 北京：中国标准出版社，2021.

[17] 全国医用临床检验实验室和体外诊断系统标准化委员会. 体外诊断检验系统 性能评价方法 第 2 部分 正确度：YY/T 1789.2—2021[S]. 北京：中国标准出版社，2021.

[18] 中华人民共和国国家卫生和计划生育委员会. 临床检验定量测定项目精密度与正确度性能验证：WS/T 492—2016[S]. 北京：中国标准出版社，2016.

[19] Bureau International Des Poides ET Measures. JCGM 200：2012 International vocabulary of metrology-Basic and general concepts and associated terms（VIM）3rd edition[A/OL].（2012）. https://www.bipm.org/documents/20126/2071204/JCGM_200_2012.pdf/f0e1ad45-d337-bbeb-53a6-15fe649d0ff1.

[20] International Organization for Standardization. ISO 23640. In vitro diagnostic medical devices-Evaluation of stability of in vitro diagnostic reagents，First edition[S]. 2011. www.iso.org/standard/54868.html.

[21] Clinical & Laboratory Standards Institute. EP05-A3 Evaluation of Precision of Quantitative Measurement Procedures；Approved Guideline-Third Edition[S]. 2014. https://shop.clsi.org/media/1438/ep05a3_sample.pdf.

[22] Clinical & Laboratory Standards Institute. EP6-A Evaluation of the Linearity of Quantitative Measurement Procedures：A Statistical Approach；Approved Guideline[S]. 2003. https://community.clsi.org/media/1437/ep06a_sample.pdf.

[23] Clinical & Laboratory Standards Institute. CLSI EP07-A2：Interference Testing in Clinical Chemistry；Approved Guideline—Second Edition[S]. 2005. https://community.clsi.org/media/1436/ep07a2_sample.pdf.

[24] Clinical & Laboratory Standards Institute. CLSI EP09c：Measurement Procedure Comparison and Bias Estimation Using Patient Samples[S]. 2018. https://community.clsi.org/media/2293/ep09ed3ce_sample.pdf.

[25] Clinical & Laboratory Standards Institute. EP10-A3-AMD Preliminary Evaluation of Quantitative Clinical Laboratory Measurement Procedures；Approved Guideline-Third Edition[S]. 2014. https://community.clsi.org/media/1434/ep10a3amd_sample.pdf.

[26] Clinical & Laboratory Standards Institute. CLSI EP15-A3：User Verification of Precision and Estimation of Bias；Approved Guideline-Third Edition[S]. 2014. https://shop.clsi.org/media/1431/ep15a3_sample.pdf

[27] Clinical & Laboratory Standards Institute. CLSI EP17-A2：Evaluation of Detection Capability for Clinical Laboratory Measurement Procedures；Approved Guideline—Second Edition[S]. 2012. https://community.clsi.org/media/1430/ep17a2_sample.pdf.

[28] Clinical & Laboratory Standards Institute. CLSI EP25-A：Evaluation of Stability of In Vitro Diagnostic Reagents；Approved Guideline[S]. 2009. https://community.clsi.org/media/1424/ep25a_sample.pdf.

[29] 丛玉隆. 体外诊断产品研发与评价专家共识 [M]. 北京：科学出版社，2020：83.

[30] 冯仁丰. 临床检验质量管理技术基础 [M]. 2 版. 上海：上海科学技术文献出版社，2007.

[31] International Organization for Standardization. ISO 17511：In vitro diagnostic medical devices—Measurement of quantities in biological samples—Metrological traceability of values assigned to calibrators and control materials[S]. 2003. https://www.iso.org/standard/30716.html.

[32] International Organization for Standardization. ISO 15189: Medical laboratories-Requirements for quality and competence[S]. 2012. https://www.iso.org/standard/56115.html.

[33] 全国认证认可标准化技术委员会. 检测和校准实验室能力的通用要求: GB/T 27025—2019[S]. 北京: 中国标准出版社, 2019.

附录

美国食品药品监督管理局关于医疗器械（包括体外诊断产品和设备）的法规和审批流程

医疗器械（包括体外诊断产品和设备）在美国医疗器械市场的销售受到许多监管要求的限制。本附录将简要介绍医疗器械进入美国市场的重要程序及应关注的重点问题。

一、美国食品药品监督管理局简介

美国食品药品监督管理局（The Food and Drug Administration，FDA）是美国联邦政府授权从事食品、药品、医疗器械等健康产品监管的最高执法机关。FDA 负责保护公众健康，确保人类和兽用药品、生物制品和医疗设备的安全性、有效性及安全性审查，确保美国本土生产和进口的药品、食品、生物制品、化妆品和放射性医疗产品的安全。

FDA 是美国联邦政府中最古老的综合性消费者保护机构。自 1848 年以来，联邦政府一直使用化学分析方法监测农产品的安全性，1862 年美国农业部继承了这一职责，后续由 FDA 负责。尽管 FDA 直到 1930 年才以现在的名字为人所知，但其现代监管职能始于 1906 年《纯净食品和药品法》的通过，该法律禁止交易掺假和错误标识的食品和药品。美国农业部化学局的首席化学家哈维·华盛顿·威利（Harvey Washington Wiley）是这部法律背后的推动者，并在早期领导执法工作，提供了消费者此前从未了解的基本保护要素。从那时起，FDA 随着美国社会、经济、政治和法律的变化而变化。考察这些变化的历史，阐明 FDA 在促进公众健康方面所发挥的不断变化的作用，并为评估当前的监管挑战提供了参照。行政组织上，FDA 隶属美国公共卫生服务局（PHS）和卫生与公众服务部（DHHS）。美国公共卫生服务局还负责监督疾病预防控制中心（CDC）、美国国立卫生研究院（NIH）和其他机构。关于 FDA 的更多信息，可以在其官方网站上搜索：https://www.fda.gov。

（一）FDA 发展历史

FDA 是美国历史最悠久的综合消费者保护机构，其对食品和药品的监督始于 1906 年，当时西奥多·罗斯福总统签署了《纯净食品和药品法》。从那时起，国会扩大了 FDA 在保护和促进人类和兽药、生物制品、医疗器械和辐射发射产品、人类和动物食品以及化妆品发展方面的作用。

如今，FDA 是美国家喻户晓的联邦政府机构，拥有 2 万多名员工，是美国政府维护民众健康和卫生安全领域最重要的机构，其权威性对美国甚至全球都有重大影响。然而 FDA 的诞生却是一波三折。FDA 成立之前，美国的药品和食品市场极端混乱。1906 年，记者和作家辛克莱揭露医药食品界乱相的纪实小说《丛林》（The Jungle）出版，轰动全国。政府开展了相关调查，调查结果引起愤怒的民意，最终促成《纯净食品和药品法》以及《肉类检查法》在参议院以高票通过。由哈维·华盛顿·威利（Harvey Washington Wiley）推动并创建了 FDA 的前身。1937 年美国发生了磺胺酏剂中毒事件，造成 107 人死亡。次年，《联邦食品、药品和化妆品安全法》生效，FDA 的功能逐步完善。如今在美国流通领域，每四美元商品价值中,就有一美元由 FDA 所监管。

1. 药品监管历史　1848 年,美国联邦政府就有对毒品的监管,依据是一项只涉及进口毒品的法律。1905 年,美国医学会推出了一种私人的、自愿的手段来控制毒品市场的很大一部分,这个系统存在了半个多世纪。1906 年,西奥多·罗斯福总统签署《纯净食品和药品法》以来,FDA 的药品监管发生了很大变化。

FDA 在食品药品安全监督方面发挥了重要作用。有一个典型的案例:1956 年一种缓解妊娠呕吐的新药"反应停"(沙利度胺,thalidomide)迅速进入欧洲、日本、北美以及拉丁美洲一些国家市场,在全球数十个国家/地区销售。进入美国市场时,FDA 主管审批的科学家凯尔西(Frances Oldham Kelsey)对反应停的副作用持怀疑态度,尽管药品公司不断施加压力,凯尔西博士仍拒绝批准该申请,她认为沙利度胺用作"反应停"的安全性严重缺乏科学上可靠的证据。大约一年后,德国和澳大利亚研究人员将沙利度胺与一系列罕见的严重出生缺陷联系起来——手和脚直接从肩膀和臀部突出("海豹儿"),最终涉及数千名婴儿。FDA 顶住重重压力,始终没有批准该药在美国上市。同期许多国家的孕妇生出"海豹儿",因上肢、下肢短小如海豹而得名。1961 年,科学研究证实,"海豹儿"为孕妇服用"反应停"所致。此时,全世界已经出生了近万名"海豹儿"。由于生产厂家已向上千名美国医生分发了 250 万片"反应停"作为初步的临床试验,FDA 虽然迅速召回了剩余药片,美国仍然出生了 17 名"海豹儿"。但得益于凯尔西的反对和 FDA 的有效监管,绝大多数美国妈妈们逃过一劫。

这场近乎灾难的案例,推动美国通过了一项悬而未决的法案,即 1962 年药物修正案,该法案从根本上改变了药品法规。1962 年 10 月,美国国会通过了联邦 FD&C 法案的 Kefauver-Harris 药物修正案。在销售药物之前,生产厂家不仅要证明安全性,还要为产品的预期用途提供有效性的实质性证据,这些证据必须包括充分和良好控制的研究,这是一项革命性的要求。同样至关重要的是,1962 年的修正案要求 FDA 在药物上市之前明确批准上市申请,这是另一项重大进展。Kefauver-Harris 药物修正案还要求制定新药调查规则,包括对研究对象知情同意的要求。修正案还正式确定了良好生产规范,要求报告不良事件,并将处方药广告的监管从联邦贸易委员会转移到 FDA。如今,美国的药物审查程序在世界范围内被公认为"金标准"。药物在出售之前必须经过严格的安全性、质量和有效性评估。1962 年 8 月 7 日,约翰·肯尼迪总统授予凯尔西"杰出联邦文职服务总统奖"。

2. 医疗和辐射性设备监管历史　随着 1938 年《联邦食品、药品和化妆品法案》的通过,医疗器械受到全面监管。在 20 世纪 60 年代和 70 年代,国会通过《联邦食品、药品和化妆品法案》的医疗器械修正案,回应了公众对医疗器械进行更多监督的愿望。1982 年,FDA 监管医疗器械和辐射发射产品的组织单位合并为设备和放射健康中心(CDRH)。

以下为美国医疗器械立法历史上的里程碑事件,详细信息请参阅各法案的文本。

1906 年:《纯净食品和药品法》(也称《联邦食品和药品法》)

1938 年:《联邦食品、药品和化妆品法案》(FD&C 法案)

1944 年:《公共卫生服务法》

1968 年:《健康和安全辐射控制法》

1976 年:FD&C 法案的医疗器械修正案

1990 年:《安全医疗器械法》(SMDA)

1992 年:《乳腺 X 线照相质量标准法》(MQSA)

1997 年:《食品和药物管理局现代化法案》(FDAMA)

2002 年:《医疗器械用户费用和现代化法案》(MDUFMA)

2007 年:《食品和药物管理局修正案》(FDAAA)

2012 年:《食品和药物管理局安全与创新法案》(FDASIA)

2016 年:《21 世纪治愈法案》

2017 年:《食品和药物管理局重新授权法案》(FDARA)

(二) FDA 相关法律、法规和指南

FDA 的使命是执行美国国会颁布的法律和该机构制定的法规,以保护消费者的健康、安全和减少花费。《联邦食品、药品和化妆品法案》是美国的基本食品和药品法,经过多次修订,逐步完善,严格规范,涵盖全面,目前已被全世界广泛公认。

1. FDA 法律——《联邦食品、药品和化妆品法案》 美国《联邦食品、药品和化妆品法案》于 1938 年通过,授权美国 FDA 监督食品、药品、医疗器械和化妆品的安全。其与其他联邦法律建立了 FDA 运行的法律框架,还规定联邦政府监督和执行这些标准。

2. FDA 法规——美国联邦法规第 21 篇 联邦法规是对联邦政府行政部门和机构在联邦登记册上公布的一般和永久性规则。联邦法规第 21 篇第一章是针对食品和药物管理局的规则。联邦法规每年修订一次,修订后的第 21 篇约在每年的 4 月 1 日发布。第 21 篇第一章详细目录如下。

第 21 篇 第一章 卫生与公众服务部食品和药品管理局

A 分章 总则(第 1~99 部分)

B 分章 供人类消费的食品(第 100~190,191~199 部分)

C 分章 药品:一般(第 200~299 部分)

D 分章 人用药物(第 300~369,370~499 部分)

E 分章 动物药品、饲料及相关产品(第 500~589,590~599 部分)

F 分章 生物制剂(第 600~680 部分)

G 分章 化妆品(第 700~740,741~799 部分)

H 分章 医疗器械(第 800~898 部分)

I 分章 乳腺 X 线照相质量标准法(第 900 部分)

J 分章 放射健康(第 1000~1050 部分)

K 分章 烟草制品(第 1100~1150 部分)

L 分章 美国食品药品监督管理局管理的其他法案实施细则(第 1210~1271,1272~1299 部分),联邦法规包含最新的修订,可以直接通过网络在联邦法规数据库(http://www.ecfr.gov)上进行 3 种类型的搜索。

(1) 按部分和分部编号进行搜索:以所示格式输入整个编号(例如 862.1325)搜索法规。

(2) 选择部分编号:选择适用的部分编号(例如 862)进行搜索。显示的结果将包含您选择的部分编号下所有子部分列,选择子部分以获取该子部分的全文。也可以通过选择结果页面顶部的"部分"链接来获取"部分编号"的完整文本。此搜索可与以下"全文搜索"相结合。

(3) 全文搜索:可以输入单个单词(例如:设备名称)、确切短语(例如:设备功能)或由"和"(AND)连接的多个单词(例如:进口和出口)。如果输入了一个确切短语,则将只检索这些单词在确切顺序中相邻的项目。如果输入由 AND 连接的多个单词,则检索到的项将按任何顺序包含两个搜索单词。我们也可以将"全文搜索"与"选择部分编号"搜索相结合,将检索范围限制为特定的 CFR 部分编号。全文搜索使用真实搜索引擎。注意:全文搜索不包括拼写或使用符号(如连字符、斜线等)的变体。读者可在 FDA 数据库搜索帮助网页中找到针对性的帮助(https://www.accessdata.fda.gov/scripts/ cdrh/cfdocs/cfMAUDE/Verity-help.cfm)。

3. FDA 指导文件(guidance) FDA 遵循其"良好指导实践"法规要求的程序发布 FDA 指导文件。指导文件是为 FDA 工作人员、受监管行业和公众准备的文件,描述该机构对监管问题的解释或政策。指导文件包括但不限于:①受监管产品的设计、生产、标签、销售、制造和测试;②提交材料的处理、内容、评估或批准；③检查和执行政策。指导文件代表了FDA目前对一个主题的想法，其不为任何人创造或授予任何权利，也不为约束FDA或公众而运作。如果该方法符合适用法规和条例的要求，则可以采用。

(三)美国FDA的组织构架

FDA是美国卫生和公众服务部的一个机构，由9个中心级组织和13个总部办公室组成。9个中心级组织分别为：①生物制品评价和研究中心；②器械和辐射健康中心；③药物评价和研究中心；④食品安全与应用营养中心；⑤烟草制品中心；⑥兽药中心；⑦国家毒理学研究中心；⑧监管事务办公室；⑨运行办公室。

1. 美国医疗器械和放射健康中心　美国医疗器械和放射健康中心(CDRH)是FDA下属的一个专业技术中心，主要负责按照FDA医疗器械相关法规要求，开展医疗器械上市前(在美国市场销售，下同)的审评和上市后的监管工作。CDRH既是一个执行机构，也是一个科学组织，致力于负责保护和促进公众健康，并确保患者和医疗器械提供者能够及时和持续地获得安全、有效和高质量的医疗设备和安全的放射性产品。

CDRH制定FDA政策并解决与医疗器械(包括体外诊断和辐射电子产品)的公共健康和安全相关的问题。其评估医疗器械的上市前批准申请，批准产品开发协议和研究器械的豁免请求。CDRH将设备分类为监管类别，制定安全有效性标准和良好生产规范法规，运营上市后监督和合规计划，并为小型制造商提供技术、非财务援助。CDRH还通过电子产品辐射控制计划和其他旨在控制和限制辐射暴露的计划，开展减少人类暴露于危险电离和非电离辐射的计划。CDRH在与辐射和医疗器械技术对人类健康影响相关的物理、生命和工程科学领域开发和实施研究和测试计划，为健康风险评估提供专业知识和分析，并开发新的或改进的测量方法评估产品性能和可靠性的方法、技术、仪器和分析程序。

体外诊断和辐射健康办公室下属于美国医疗器械和放射健康中心，设备和辐射健康中心的产品评估和质量监管办公室，负责体外诊断、放射卫生和乳房摄影质量标准项目。

2. 美国FDA的全球化　在当今世界，其他国家生产的食品和医疗产品相当一部分是美国消费者和患者日常生活中使用的。事实上，全球150多个国家的136 400家外国工厂和设施向美国出口FDA监管的产品。美国进口商品包括：①美国食品供应的10%～15%；②美国消费的53%的新鲜水果、29%的蔬菜和93%的海鲜；③约35%在美国使用的医疗设备。

FDA在确定产品是否经过正确制造、销售和存储，以及确定谁涉及了该产品哪个领域的操作方面面临越来越大的挑战。单个产品的制造可涉及来自不同国家的多个当事方，其在整个过程以不同步骤参与其中。其中有些产品可能被不适当配方或包装、污染、转移、假冒或掺假。作为解决全球化带来的复杂问题战略的一部分，FDA调动了各种方法，包括：①开发新的执法和监管工具；②开展更多国外检查；③加强与外国监管机构和其他利益相关者的合作；④制定国际统一的标准和标准趋同；⑤教育外国行业有关FDA的要求；⑥提高供应链的透明度和强化问责制。

解决这些全球问题的责任分布在整个机构：监管事务办公室进行检查并审查进口产品；FDA的产品中心专注于涉及其受监管产品组合的国际政策和外展活动；全球政策和战略办公室是FDA全范围协调和信息共享的协调中心，也是WHO等多边组织的访问点，解决受管制产品的国际贸易和相互承认协议有关问题，达成促进与全球监管对应方共享信息的安排，并管理FDA在世界各地的驻外办事处。

国际项目之一：关注中国

从2008年开始，FDA在世界各地设立了办事处，在世界各地的战略位置有中国、欧洲、印度和拉丁美洲派驻的工作人员。在向美国出口药品和生物制剂的国家中，中国排名第三；在向美国出口医疗设备的国家中，中国名列第一。美国从中国进口的前三位医疗器械是手术帷幕、不可吸收的止血纱布(ClassⅡ)和手术服。

FDA 中国办事处联系方式：

China Office

Office of Global Policy and Strategy

U.S. Food and Drug Administration

U.S. Embassy

#55 An Jia Lou Road

Chaoyang District，Beijing

100600，China

Tel：+86-10-8531-3000

Fax：+86-10-8531-3131

E-mail：US-FDA-CNO@fda.hhs.gov

二、FDA 医疗器械监管概述

(一) FDA 医疗器械和设备分类

美国联邦法律(《联邦食品、药品和化妆品法案》第 513 条)建立了基于风险的医疗器械分类系统。FDA 根据确保安全和有效性的必要监管级别，将医疗器械(包括体外诊断产品)分为Ⅰ类、Ⅱ类或Ⅲ类。医疗设备的分类决定了其上市前流程。

随着设备分类从Ⅰ类增加到Ⅱ类和Ⅲ类，监管控制也随之增加，Ⅰ类设备受到的监管控制最少，Ⅲ类设备受到的监管控制最严格。每个设备分类的监管控制包括：①Ⅰ类(低至中度风险)：一般控制；②Ⅱ类(中度至高风险)：一般控制和特殊控制；③Ⅲ类(高风险)：一般控制和上市前批准(premarket approval，PMA)。附表 1 概述了器械的等级、监管控制和提交类型。

附表 1　医疗器械分类

分类	风险等级	潜在危害	监管控制	提交类型或豁免
Ⅰ	最小风险	最小潜在危害	一般控制	上市前通知：510(k)或510(k)豁免
Ⅱ	中等风险	高于Ⅰ类危害	一般控制和特殊控制	上市前通知：510(k)或510(k)豁免
Ⅲ	重大风险	用于生命支持、植入设备或存在不合理的疾病受伤风险	一般控制和上市前批准	上市前批准申请(PMA)

注：Ⅲ类医疗器械通常用于维持或支持生命，被植入体内，或存在潜在的不合理的疾病或受伤风险。Ⅲ类设备的例子包括植入式起搏器和乳房植入物，约 10% 的医疗器械属于这一类。

1. 一般控制　除非根据法规明确豁免，体外诊断和所有其他医疗设备均受一般控制。一般控制是 1976 年 5 月 28 日《FD&C 法案》医疗器械修正案的基本条款(权威)，该条款为 FDA 提供了监管设备的手段，以合理确保其安全性和有效性。修正案中的一般控制适用于所有医疗设备，包括体外诊断，其中包括与如下行为有关的规定：

(1)掺假；

(2)错假标记；

(3)设备注册和列表；

(4)上市前通知；禁止设备；维修、更换或退款的有关通告；记录和报告；

(5)受限制设备；

(6)良好的制造实践。

2.特殊控制　特殊控制是对Ⅱ类设备的监管要求。FDA 将仅靠一般控制不足以为设备的安全和有效性提供合理保证的设备划分为Ⅱ类,并为其提供足够的信息建立特殊控制以提供安全性和有效性保证。特别控制措施通常具有设备针对性,包括正式颁布的标准:①上市后质量控制文件;②疗效反馈登记;③特殊标签要求;④上市前(临床试验)研究报告;⑤使用指导文件。

FDA 的医疗器械和放射健康中心(CDRH)负责监管在美国销售的制造、重新包装、重新贴标签和/或进口医疗设备公司。此外,CDRH 还管理辐射发射电子产品(医疗和非医疗产品),如激光、X 射线系统、超声波设备、微波炉和彩色电视。

医疗器械监管控制从Ⅰ类增加到Ⅲ类。医疗器械分类规则定义了一般设备类型的监管要求,大多数Ⅰ类设备不受上市前通知 510(k) 的约束;大多数Ⅱ类器械需要上市前通知[510(k)notification];大多数Ⅲ类器械都需要上市前批准(PMA)。设备分类说明和产品分类数据库的链接可在"医疗设备分类"中找到(https://www.fda.gov/medical-devices/overview-device-regulation/classify-your-medical-device)。

在美国,医疗器械制造商必须遵守 FDA 基本法规要求,试图进入美国市场的境外医疗器械面临企业及产品的双重注册:医疗器械的生产企业(美国/非美国)和初始代销商(进口商)等机构需要在 FDA 进行机构注册(registration)和列表(listing);医疗器械需经过 FDA 的审核许可或批准才可在美国境内上市销售。

(1)机构注册

1)医疗器械制造商(国内和国外)和初始分销商(进口商)必须向 FDA 注册:此过程称为机构注册(联邦法规第 21 篇第一章第 807 部分)。除非 FDA 给予豁免,否则所有机构注册都必须以电子方式提交。所有注册信息必须在每年 10 月 1 日至 12 月 31 日期间进行验证。除注册外,外国制造商还必须指定美国代理商。从 2007 年 10 月 1 日起,大多数机构必须支付机构注册费。

2)FDA 不向医疗器械机构颁发注册证书:FDA 不为已注册的公司提供注册和列表清单信息认证。注册并不表示公司或其产品得到许可或批准。

3)注册为 FDA 提供了医疗器械设施的所在地和在这些机构制造的设备:明确设备的制造地会提高国家应对突发公共卫生事件的能力。

请注意:注册仅意味着 FDA 了解制造商及其设备,制造商不能声称设备已"FDA 批准"或"批准",并且不能在营销或标记设备时使用 FDA 徽标。

(2)医疗器械列表:制造商必须在 FDA 列出其设备,完整的设备列表需包括以下内容。

1)制造商。

2)合同制造商。

3)合同消毒者。

4)新包装商和重新贴标商。

5)规格开发人员。

6)一次性设备后处理商。

7)再制造商。

8)直接销售给最终用户的配件和组件制造商。

9)美国从事"仅出口"设备制造商。

大多数Ⅰ类设备可以自行注册,大多数Ⅱ类、Ⅲ类设备需要提交上市前申请文件。如果设备在美国上市前需要提交上市前申请,机构负责人还应向 FDA 提供上市前申请编号,即 510(k)、De Novo、PMA、PDP、HDE。除非已批准豁免,否则所有注册和列表清单信息必须以电子方式提交。

(二)医疗器械(包括体外诊断器械)进入美国市场的八大途径

Ⅰ类和少量Ⅱ类器械可向 FDA 申请豁免。如果获得豁免,则无需进行上市前审查,但仍需向消费者提供适当的设备标签和信息。此类设备被称为"FDA注册"设备。

根据《21世纪治愈法案》,2019年12月30日FDA发布了一份免于上市前通知的Ⅰ类和Ⅱ类医疗器械清单。FDA表示,这一行动减轻了医疗技术行业的监管负担,并消除了遵守某些联邦法规所需的成本和支出。FDA还公布了受某些限制的Ⅱ类医疗器械(特殊控制)清单,这些器械现在不受1997年FDA现代化法案规定的FDA510(k)上市前通知要求的约束。请注意,Ⅱ类医疗器械和大多数Ⅰ类医疗器械不被免除FDA良好生产规范(GMP)的要求。

请注意,目前下述类别中某些特定的Ⅰ类和Ⅱ类医疗器械有资格获得FDA510(k)上市前通知豁免(不是整个类别):

第862部分 临床化学和临床毒理学装置

第864部分 血液学和病理学设备

第866部分 免疫学和微生物学设备

第868部分 麻醉设备

第870部分 心血管设备

第872部分 牙科器械

第874部分 耳鼻喉装置

第876部分 胃肠病学-泌尿学设备

第878部分 一般和整形外科器械

第880部分 一般医院和个人使用设备

第882部分 神经系统设备

第884部分 妇产科器械

第886部分 眼科设备

第888部分 矫形器械

第890部分 物理医疗器械

第892部分 放射设备

详细内容请查阅FDA公告:

https://www.federalregister.gov/documents/2019/12/30/2019-27394/medical-devices-exemptions-from-premarket-notification-for-class-i-and-class-ii-devices。

如果豁免不适用,医疗设备是低到中等风险,并且市场上已有经FDA许可或批准的实质等效设备(predicate device),则可采用510(k)途径。申请者必须证明新设备与选择的实质等效设备在安全性和有效性方面基本相当,并提供比较数据。除非FDA要求,否则510(k)途径通常不需要临床试验数据。成功通过510(k)审批途径的设备被称为"510(k)许可"设备。

对于低到中等风险器械,市场上没有实质等效设备,如果临床试验数据也没有可靠性保证,医疗设备公司可以与FDA合作探索将设备推向市场的替代途径。替代途径包括De Novo途径、人道主义设备豁免(HDE)、产品开发协议和定制设备豁免(PDP)等。从统计数字上看,大多数医疗器械是通过510(k)审批。尽管FDA在将医疗器械推向市场的过程中进行了严格的努力和控制,但该过程并不完美。推动应用现实生活真实证据和上市后监测数据将继续完善医疗器械格局,以确保患者安全。

对于高风险的Ⅲ类器械或没有市场类似等效器械,则需要上市前批准(PMA)途径。这要求首先向FDA申请研究性器械豁免(IDE);获得豁免后,公司可通过临床试验开始收集数据,这些数据可以作为在后续PMA申请的临床前数据。遵循此途径并被确定为安全有效的设备将获得"FDA批准"标签。

两种最常见的上市前提交形式是上市前通知510(k)和上市前批准(PMA)申请,另一个目前常用上市前提交是"从头开始"请求。这三种上市前提交形式将在下面进行详细介绍。

医疗器械(包括体外诊断器械)进入美国市场的八大途径如下:

1. 上市前通知　上市前通知又称 510(k),该途径是启动医疗设备时最常见的途径。几乎所有Ⅱ类设备和某些Ⅰ类设备需要 510(k),提交 510(k)的目的是向 FDA 提供书面证据,证明医疗器械在安全性和有效性方面与选择的实质等效设备基本相当。实质等效设备是已经合法销售的设备,并且与申请设备具有相同的预期用途和技术特征。通过总结设计控制流程(如设计功能和验证测试)中的信息,将设备与实质等效设备进行对比。FDA 通常在 90 个审批工作日内处理 510(k)申请。如果审批通过,FDA 会签发固定格式的批文通知申请人已获得 FDA 许可,许可证号码为 Kxxxxxx(K + 六位数)。一旦收到 510(k)许可,产品即可进入美国市场。详细申请及审批流程,请参阅附图1"510(k)审批流程图"。

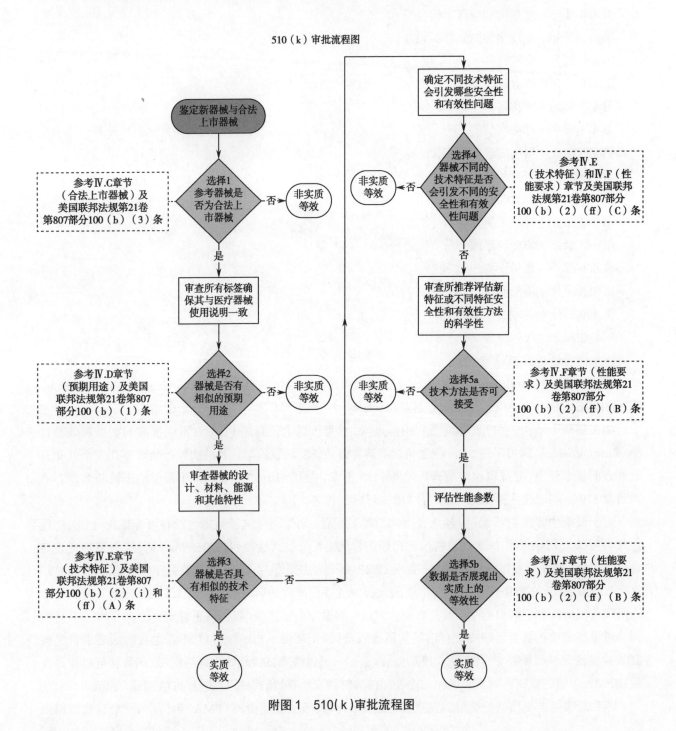

附图 1　510(k)审批流程图

常见问题：谁负责提交510(k)

以下四种类型的人员可能负责提交510(k)，详见附表2。

附表2　提交510(k)

制造商	● 将设备投放美国市场的终端设备制造商 ● 注意：不适用于组件制造商，除非组件将独立进入市场营销
规范开发商	● 专门为他人制造的成品设备制定规范的公司
重新包装或重新贴标的商家	● 需要提交510(k)，如显著改变标签或条件设备，包括修改手册、更改预期用途、删除或添加警告、禁忌证、绝育状态 ● 注意：这种情况很少见，通常是制造商而不是重新包装商或贴标商负责510(k)提交
进口商	● 如果制造商尚未提交，向美国市场推出新设备的进口商可能需要提交510(k)

2. 上市前批准　Ⅲ类设备以及任何无法通过510(k)途径提供与Ⅰ类或Ⅱ类设备实质等效的设备，必须使用上市前批准(PMA)途径。上市前批准是FDA的科学和监管审查过程，用于评估Ⅲ类医疗器械的安全性和有效性。Ⅲ类设备通常是支持或维持人类生命的设备，在防止损害人类健康方面具有重要意义，或医疗器械使用存在潜在不合理的疾病或伤害风险。由于与Ⅲ类设备相关的风险水平较高，FDA已确定仅靠一般和特殊控制措施不足以确保Ⅲ类设备的安全性和有效性。因此，这些设备需要根据FD&C法案第515部分的上市前批准(PMA)申请才能获得上市前批准。

上市前批准是FDA要求的最严格的医疗器械上市申请类型。申请人必须提供足够有效的科学证据，以确保医疗器械对其预期用途是安全有效的。如果不清楚未分类设备是否需要PMA，请使用三个字母的产品代码搜索上市前批准(PMA)数据库和510(k)上市前通知数据库。这些数据库也可以通过单击产品分类数据库网页顶部的超文本链接找到。

上市前批准申请人通常是产品拥有者或以其他方式被授权的代理人。此人可以是个人、合伙企业、公司、协会、科学或学术机构、政府机构或组织单位，或其他法律实体。申请人通常是发明者/开发者，最终落实到制造商。

管理上市前批准的法规依据是美国联邦法规(CFR)第21部分第814部分，医疗器械上市前批准。根据FD&C法案第501(f)条，不符合上市前批准要求的Ⅲ类设备被视为掺假(不合格)产品。

上市前批准(PMA)申请是向FDA提交的科学监管文件。上市前批准过程需要提供足够的科学证据，通常以临床试验形式证明设备的安全性和有效性。PMA申请有一些行政要素，良好和科学的写作是PMA申请获得批准的关键。如果PMA申请缺少管理清单中列出的要素，FDA将拒绝接受PMA申请，并且不会对科学和临床数据进行深入审查。如果PMA申请缺乏有效的临床信息和基于合理科学推理的科学分析，则可能影响FDA的审查和批准。不完整、不准确、不一致、遗漏关键信息和组织不当的PMA申请会导致这些申请的批准或拒绝延迟。制造商应在将PMA申请发送给FDA之前对其进行质量控制审核，以确保其科学合理并以良好的书写格式呈现。请注意以下几点：①技术部分：包含数据和信息的技术部分应允许FDA决定是批准还是不批准申请，这些部分通常分为非临床实验室研究和临床调查。②非临床实验室研究部分：包括微生物学、毒理学、免疫学、生物相容性、压力、磨损、保质期以及其他实验室或动物测试的信息。安全性评估的非临床研究必须按照21CFR第58部分(非临床实验室研究的良好实验室规范)进行。为帮助确定适合某设备的非临床实验研究，请参阅产品分类数据库中针对设备类型确定的适用指导文件和标准，也可以通过预提交从审查部门寻求意见。③医疗器械设计测试：设计测试(构架测试)是早期设备设计过程中的关键步骤，旨在梳理设备中的机械和设计缺陷。有关构架测试信息的详细内容和格式,请参阅 FDA 指导文件"上市前提交的非临床构架性能测试信息的推荐内容和格式"。④临床调查部分:临床调查部分包括研究方案、安全性和有效性数据、不良反应和并发症、设备故障和更换、患者信息、患者投诉、所有个体受试者的数据表、统计分析结果以及临床调查结果。在研究器械豁免(IDE)下进行的任何调查都必须被披露出来。有关 FDA 对临床数据要求的更多信息,请参阅 US FDA 医疗器械临床调查数据的页面以及"FDA 接受临床数据以支持医疗器械申请和提交常见问题解答"指南。

与其他科学报告一样,FDA 在审批过程中也发现了研究设计、研究实施、数据分析、演示和结论方面的问题,FDA 发布了许多对特定医疗设备数据要求的指导文件。在医疗器械开发过程中,研究人员应始终查阅所有适用的 FDA 指导文件、行业标准和推荐做法,研究方案应包括设备特定指导文件中描述的所有适用要素。

上市前批准过程需要提供足够的科学证据,通常以临床试验的形式来证明设备的安全性和有效性。FDA 将在 180 天审批工作日内批准或拒绝申请。如果审批通过,FDA 会签发批准文件,批准证号码为 Pxxxxxx(P+六位数)审核流程。

3."从头开始"途径　如果您正在开发一种风险较低的"新"设备,并且正在努力寻找实质等效的设备,那么"从头开始"途径可能是最佳选择。"从头开始"途径实际上自 1997 年以来一直存在,但因为其不常用,许多人并不知道。由于不存在实质等效设备,无法进行比较,因此公司在标签方面相当于有一张"空白页",可以设定一个特定标准进行设计和生产,这样可以使产品比其他公司更具竞争优势。"从头开始"途径的关键事项之一是,必须通过有力的风险缓解策略来证明设备为低到中等风险。"从头开始"正在成为医疗器械一个越来越重要的上市前途径选择,尤其是涉及新技术的器械。在成功审查"从头开始"提交的设备后,FDA 会为设备创建一个分类,必要时制定法规,并确定未来实质等效设备上市前提交所需的任何特殊控制。生产低到中等风险新型设备的公司考虑"从头开始"途径时有两个选择:公司可以向 FDA 提交 510(k),在收到"非实质等效"的决定后,可以"从头开始"制作产品;或公司可以在不先提交 510(k)的情况下提交"从头开始"请求。通过"从头开始"流程分类的设备可以上市销售并用作未来 510(k)提交的实质等效设备。FDA 将在 120 天审批工作日内批准或拒绝申请,如果审批通过,FDA 会签发授予营销权,授予证号码为 DENxxxxxx(DEN+六位数)。详细申请及审批流程请参阅附图 2"De Novo 审批流程图"。

4. 研究性器械豁免　研究性器械豁免(investigational device exemption,IDE)允许将研究性设备用于临床研究,以收集支持上市前批准(PMA)申请或上市前通知 510(k)提交给 FDA 所需的安全和有效性数据。具有重大风险设备的临床研究必须在研究开始前得到 FDA 和机构审查委员会(IRB)的批准。使用非重大风险设备在临床研究开始前仅必须得到 IRB 的批准。

研究性器械豁免(IDE)是美国《联邦食品、药品和化妆品法案》(FD&C)对仅用于临床试验的医疗器械的管制措施。其主要目的是让研究发展中的医疗器械可以免除以上市销售为目的的器械产品的种种管制,而以较简单的方式让制造商通过临床试验收集安全性和有效性的信息资料,从而为 510(k)和 PMA 申请提供数据支撑。

研究性器械豁免(IDE)允许未获得上市许可或批准的医疗器械在不遵守《联邦食品、药品和化妆品法案》的其他规定情况下用于临床研究。所有研究设备都应属于以下类别之一:重大风险;非重大风险;或 IDE 豁免。

重大风险器械是唯一需要向 FDA 提交 IDE 申请的研究器械,这些设备必须符合完整的 IDE 规定。重大风险设备被定义为对受试验者的健康、安全或福利存在严重风险的潜在风险设备,包括:用作植入物的设备;用于支持或维持人类生命的设备;用于诊断、治疗、减轻或以其他方式预防人类健康损害的设备。

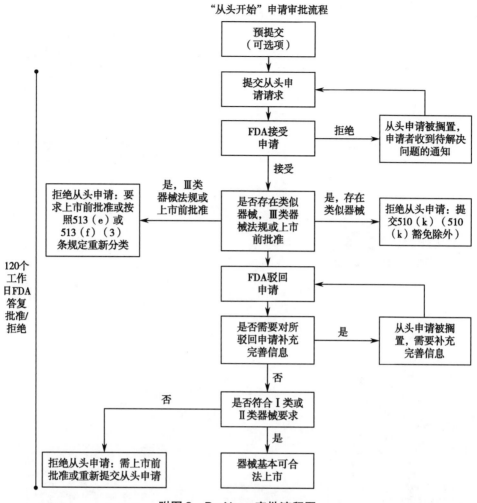

附图2　De Novo 审批流程图

根据定义，非重大风险设备不会对患者构成重大健康风险，并且不需要向 FDA 提交 IDE 申请。其受简化 IDE 规定的约束，并且必须得到机构审查委员会（IRB）的批准。涉及许多诊断设备以及根据其许可/批准的预期用途使用的合法销售设备的调查不受 IDE 法规的约束。

在提交 IDE 申请之前，申请者可以要求与 FDA 讨论（面谈或电话会议），作为提交前流程的一部分，以征求 FDA 对各种临床问题的反馈。讨论内容包括调研计划、设备制造说明、调查员批准证明、机构审查委员会审查信息、调研部门的地点位置、设备收费金额、标签和参加临床试验者签署的知情同意书副本。详细申请及审批流程请参阅附图3"IDE 审批流程图"。

5.人道主义设备豁免　人道主义设备豁免途径适用于旨在治疗或诊断影响小或罕见人群的病症或疾病的设备。该途径涉及两步过程，FDA 必须授予人道主义设备（HUD）豁免，然后设备公司必须向相应的审查中心提交人道主义设备豁免（HDE）申请。另一个重要的要求是，市场上不能有另一种具有相同预期用途的可比设备。FDA 在确定市场上是否有可比设备时，将考虑以下因素：

（1）设备的使用说明和技术特性。

（2）使用该设备进行治疗或诊断的患者群体。

（3）设备是否满足已识别患者群体的需求。

提供这种途径的部分理由是，可能没有足够多的患者群体拥有临床数据以满足 FDA 对安全性和有效性的常规要求。由于这些设备对罕见疾病患者可能非常关键，因此 FDA 将其放在适当的位置以进行适当审查，以确定该设备是否可以销售使用。

研究性医疗器械审批流程图

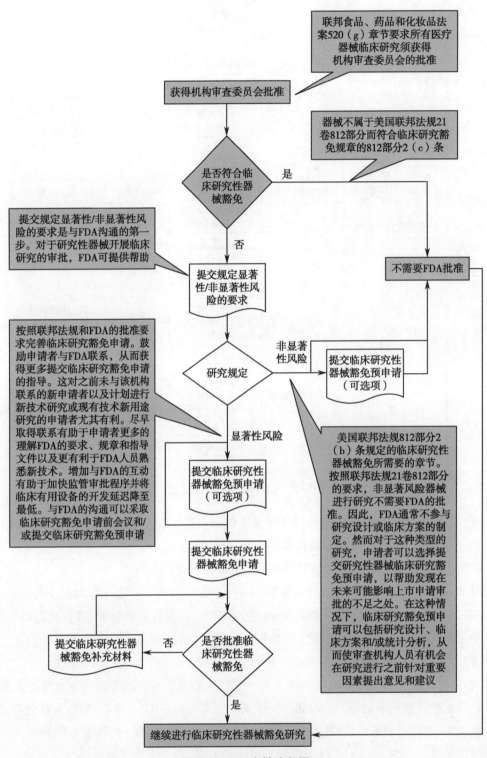

附图3　IDE 审批流程图

人道主义使用设备(humanitarian use device,HUD):一种医疗设备,旨在使患者在治疗或诊断每年影响或表现在美国不超过 8 000 人身上的疾病或病症中受益。

人道主义设备豁免(HDE):HUD 的上市销售申请[《联邦食品、药品和化妆品法案》(FD&C 法案)第520(m)条]。HDE 不受 FD&C 法案第 514 条和第 515 条有效性要求的约束,但有其他相关限制。

根据 1984 年《孤儿药法》(ODA),罕见疾病被定义为影响美国不到 20 万人的疾病或病症。目前在美国，7 000种已知的罕见疾病中只有一部分已经获得批准的治疗方法。根据定义，罕见疾病或病症发生在少数患者中，因此，很难收集到足够的临床证据以满足FDA对安全性和有效性的合理保证标准。

为了应对这一挑战，美国国会在1990年的《安全医疗器械法案》中纳入了一项条款，为用于影响小型（罕见）人群的疾病或病症的产品创造了新的监管途径，即人道主义设备豁免（HDE）计划。

6. 自定制设备豁免（CDE）　如果您正在为特定患者开发定制设备，且设备符合自定义设备路径，但必须满足一组非常狭窄的标准：必须创建或修改设备，以便符合责任医生的临床需求，通常以处方的形式。临床医生不仅必须订购该设备，而且还必须在该医生或牙医的专业实践正常过程中使用。该产品应专门设计用于治疗国内没有其他设备可以治疗的独特病理或生理状况。其必须由组件组装或根据具体情况制造和完成，以满足患者的独特需求。FDA规定，一个公司每年不得生产超过5台特定设备类型的设备。自定制设备免于上市前批准或510（k）提交流程，但公司仍需要遵守一系列规定。

7. 扩展通路程序　扩展通路程序（EAP）通常被称为同情使用或紧急使用条款。其允许在临床试验之外，在重症患者几乎没有其他选择的情况下使用研究设备。尽管通常存在道德考虑因素，但评估此选项作为获得高风险设备早期可行性数据的一种方式可能是合适的，尤其在没有合适动物模型的情况下。与人道主义设备豁免一样，这些数据可用于将来扩展使用标签。

当以下所有条件都适用时，扩展通路程序可能是您可以选择的适当途径：

（1）患有严重的疾病或病症，或其生命立即受到疾病或状况的威胁。

（2）没有可比或令人满意的替代疗法来诊断、监测或治疗疾病或病症。

（3）患者无法参加临床试验。

（4）潜在的治疗益处辩护潜在治疗风险。

（5）提供在研医疗产品不会干扰可能支持医疗产品开发或治疗适应症上市批准的研究性试验。

8. 产品开发协议　产品开发协议（PDP）是上市前批准流程的一个子集，为拥有该技术在行业中非常成熟的设备公司提供了另一条途径。这一途径使公司能与FDA就如何显示设备的安全性和有效性达成早期协议。双方实质上是在创建一个合同，描述设计和开发行动，包括这些行动的结果，以及这些结果的验收标准。公司可以按自己的时间遵循计划，并按商定的时间点向FDA报告。流程结束时，公司被认为已经"完成"了产品开发协议，则通过上市前批准。

（三）正式申请提交前与FDA沟通途径

FDA非常鼓励通过提交申请前流程尽早与FDA讨论相关问题，获得FDA对协议相关特定问题的反馈。FDA可以帮助确定需要哪种申请途径，确定研究风险以及确定临床试验是否必要以防止损失时间和成本等。以下介绍几种与FDA沟通途径。

1. 请求获得医疗设备分类信息　设备制造商面临的挑战之一是在开发设备时如何确定产品分类。对于不适合某一特定类别的设备，问题变得更加复杂。《联邦食品、药品和化妆品法案》第513（g）部分为设备制造商提供了一种手段，以获取有关食品和药品管理局对设备分类的看法的信息。用户可以向FDA提交对分类信息的要求，征求对新设备属的通用类型类别的意见，无论通用类型是否需要510（k）、PMA或其他适用的批准要求。收到513（g）后，FDA将在60天内向请求人提供书面答复。成功利用这一咨询程序，可以确定并可能降低产品分类（相应降低审批过程的严格性），从而加快产品上市时间。513（g）申请需要付费，该费用可享受中小企业折扣。

（1）如何提交513（g）申请：医疗器械公司应以书面形式向适当的CDRH办公室提交513（g）申请，说明申请目的。申请应包含设备和指定用途的说明、任何计划使用的设备标签和营销材料，还应包括申请日期、设备名称、有关设备类别的具体问题、申请者的姓名和联系信息以及签名。食品和药品管理局需要向用户收取信息请求费。在收到支付所有费用（包括设施注册费）之后，FDA将审查申请信息。如果 FDA 确定该申请不符合 513（g）的要求，将退还用户费用。如果产品不符合器械分类要求，FDA 将通知医疗器械企业；如果产品符合要求，FDA 将提供有关其对设备类型和类别的评估以及适用于该设备所属类别的任何要求的信息；还将提供是否需要上市前批准申请（PMA）、510（k）申请或两者都不需要的信息；提供是否已发布了有关此类特定设备的指南以及任何其他可能要求（例如有关辐射发射产品的要求）的信息。但是，FDA 不会提供有关该设备是否实质上等效的信息，不会提供有关设备安全性和有效性的信息，也不会对设备的类别或销售设备的授权做出最终决定。

（2）结论：513（g）机制是设备制造商确定设备开发最佳行动方案的实用有效资源。通过了解如何提交信息以及 FDA 提供的回答，设备制造商可以减少在选择开发路径和确定设备分类时出错的机会。通过使用该机制，设备制造商可以避免在准备申请以供批准时浪费时间和宝贵的资源。

2. 预指定请求　预指定请求（pre-request for designation, Pre-RFD）是一份清晰简洁的书面提交材料，申请者可以通过预申请指定请求流程向组合产品办公室（OCP）要求 FDA 提供对设备、生物制品或组合产品的监管身份或分类的非正式、非约束性反馈。此外，此非正式流程提供有关非组合或组合产品分配到哪一个相应代理中心［药物评估和研究中心（CDER），设备和放射健康中心（CDRH）或生物制剂评估和研究中心（CBER）］的信息，或者如果是组合产品，哪一个产品代理中心将对上市前审查和监管拥有主要管辖权。

（1）如何为产品提交预指定请求：需要提供产品相关信息，并包括与产品相关的任何相关数据。

1）产品描述。

2）旨在用途或使用适应证。

3）制造工艺及所有组件的来源。

4）描述产品如何达到预期的治疗 / 诊断效果。

5）其他相关支持性数据和研究结果。

（2）FDA 如何迅速审查预指定请求：收到预指定请求的 5 个工作日内，组合产品办公室在审查预指定请求提交以确保其有足够信息供初步评估后，发送确认电子邮件，告知 FDA 的评估将继续进行，或详细说明开始评估之前所需的其他附加信息。

组合产品办公室的目标是在收到预指定请求后的 60 天内提供有关预指定请求的反馈完整信息，审查速度取决于所提交信息的质量和充分性。此外，如果您选择提交大量数据，FDA 可能有必要采取超过 60 天的目标，以便充分考虑所提供的信息。如果申请人对几种相关产品的正确分类或分配有一定的疑问，则应分别提交每种产品的预指定请求。

3. 预提交（pre-submission）申请　如果希望在提交医疗器械上市前申请之前，获得 FDA 关于医疗器械的反馈，可以要求与 FDA 讨论有关问题（书面交流、面谈或电话会议），作为正式提交申请前流程的一部分，以征求 FDA 对问题的反馈，并使整个提交过程更加轻松。预提交被称为 Q 提交，是一项可以利用的出色服务，但尚未得到充分利用。FDA 文件《医疗器械提交反馈请求》中明确规定了提交前的指南。

三、体外诊断产品法规概述

体外诊断产品（IVD）是《联邦食品、药品和化妆品法案》第 201（h）条所定义的器械，也可能是受《公共卫生服务法》第 351 条规定的生物制品。与其他医疗器械一样，IVD 也受到上市前和上市后的控制。IVD 通常受到 1988 年临床实验室改进修正案（CLIA'88）的分类。

1. 1988 年临床实验室改进修正案（CLIA'88）　CLIA 指临床检验改进修正计划。CLIA 实验室主要有三个监管机构，分别是医疗保险和医疗补助服务中心（CMS）、疾病预防控制中心（CDC）、美国食品药品管理局（FDA）。通过 CLIA 认证意味着临床实验室试验结果的准确性、可靠性和时效性都得到了 CLIA 国际标准认可。

（1）CLIA'88 为实验室测试建立了质量标准，并为临床实验室建立了认证计划。

（2）CLIA'88 要求根据测试过程中的技术复杂性和报告错误结果的危害风险而有所不同。该法规根据测试方法的复杂性建立了三类测试：①免除测试；②中等复杂性的测试；③高复杂性的测试。

（3）制造商在上市前流程中申请 CLIA'88 分类。

（4）根据 CLIA，仅执行豁免测试的实验室受到最低限度的监管。执行中等或高度复杂测试的实验室受特定实验室标准的约束，标准管理认证，人员、能力测试，患者测试管理，质量保证，质量控制和检查。

2. 体外诊断的监管　CDRH 产品评估和质量办公室（OPEQ）的体外诊断办公室负责体外诊断器械生命周期全部过程。

体外诊断办公室的职责包括：

（1）为办公室的医疗设备产品领域实施 TPLC 模型。TPLC 模型包括实施上市前审查计划［如 510（k）、PMA、HDE、De Novo、IDE］，合规性和质量计划（如企业检查报告、监管审计报告、召回、监管不当行为指控、标签、执法行动）和监督计划（如医疗器械报告、上市后监督研究、安全信号）。

（2）根据医疗器械和卫生技术行业、行业协会、其他联邦机构、其他国家/地区、州机构和公众的要求，为与监管计划相关的问题提供初始支持。

（3）针对办公室计划和政策向 OPEQ 主任及其他中心和机构官员提供建议、协调和咨询。

（4）通过与国家和国际标准委员会互动，参与国家和国际共识标准以及自愿准则的制定。

（5）根据复杂性对测试进行分类，根据申请对豁免请求做出决定，并为临床实验室改进修正案（clinical laboratory improvement amendments，CLIA）、复杂性分类制定规则和指南。

3. 体外诊断产品提交流程　体外诊断产品中最常见的是 510（k）申请。以 510（k）申请为例阐述提交申报流程，以及和 FDA 交流沟通时间表。

（1）体外诊断设备的 510（k）审核流程：对于体外诊断设备，对 510（k）的审查包括对新设备与实质等效设备相比的分析性能特征的评估。

1）新设备的偏差或不准确。

2）新设备的不精确性。

3）分析特异性和敏感性。

通常用于证明实质性等效性的研究类型可能包括以下内容：

4）大多数情况下，使用临床样本（有时辅以精心挑选的人工样本）分析研究足够。

5）对于某些 IVD，分析性能与临床表现之间的联系尚未明确定义。在这些情况下，可能需要提供临床信息。

6）FDA 很少要求对 IVD 进行前瞻性临床研究，但定期要求具有足够实验室和/或临床表征的临床样本，以评估新设备的临床有效性。通常表现为临床敏感性和临床特异性或一致性。

（2）IVD 标签要求：体外诊断产品根据 21CFR 809 部分 B，供人使用的体外诊断产品具有额外的标签要求。在制造商获得 IVD 产品的上市许可之前，必须根据标签法规对产品进行标记。

另请参阅：

设备建议：体外诊断设备的标签要求

https://www.fda.gov/medical-devices/device-labeling/in-vitro-diagnostic-device-labeling-requirements

关于家用体外诊断设备的标签和上市前提交的注意事项

https://www.fda.gov/medical-devices/home-health-and-consumer-devices/home-use-devices

FDA 如何看待 IVD 设备的质量控制

开发质量控制材料或机制的制造商应咨询 21 CFR 862.1660 和 21 CFR 862.9。

其他相关内容请参阅：让世界更健康的全球实验室标准（Global Laboratory Standards for a Healthier World）文献：内部质量控制测试、原理和定义。本指南为实验室质量控制设计、实施和评估提供了定义、原则和方法。

（3）与 FDA 交流沟通时间表

以体外诊断产品中最常见的 510(k) 为例，阐述提交申报流程和 FDA 交流沟通的时间表。FDA 遵循医疗器械用户费用修正案（MDUFA Ⅲ）绩效目标来审查 510(k) 提交。如果质量管理体系符合 FDA 质量体系法规的所有适用部分并且完成了所有提交要素（例如测试、报告、标签），申请提交在几周内即可进行。FDA 需要大约 90 天审查 510(k) 提交，但实际审查时间可长可短。如果中间出现一些问题或申请材料缺失，FDA 可以随时停止"审查时钟"。

附图 4 简要提供了 510(k) 提交过程中事件和交流沟通节点的大概时间。

美国国会批准 2012 年医疗器械用户费用修正案（MDUFA Ⅲ），作为 FDA 安全与创新法案的一部分。医疗器械用户费用修正案代表了美国医疗器械行业和 FDA 之间的承诺，即提高监管流程的效率，缩短将安全有效的医疗器械推向美国市场所需的时间。

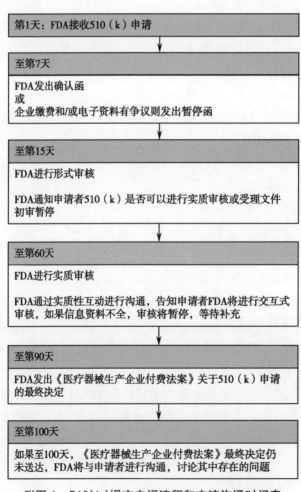

第1天：FDA接收510（k）申请

至第7天

FDA发出确认函
或
企业缴费和/或电子资料有争议则发出暂停函

至第15天

FDA进行形式审核

FDA通知申请者510（k）是否可以进行实质审核或受理文件初审暂停

至第60天

FDA进行实质审核

FDA通过实质性互动进行沟通，告知申请者FDA将进行交互式审核，如果信息资料不全，审核将暂停，等待补充

至第90天

FDA发出《医疗器械生产企业付费法案》关于510（k）申请的最终决定

至第100天

如果至100天，《医疗器械生产企业付费法案》最终决定仍未送达，FDA将与申请者进行沟通，讨论其中存在的问题

附图 4　510(k)提交申报流程和交流沟通时间表

四、参考资料和适用指南

（一）什么是指南

FDA 指南文件是为 FDA 工作人员、受监管行业和公众准备的文件，描述该机构对某一监管问题的

解释或政策。指南性文件包括但不限于与以下方面有关的文件。

1．受监管产品的设计、生产、标签、促销、制造和测试。

2．提交材料的处理、内容和评估或批准。

3．检查和执行政策。

4．指南性文件不为任何人创造或赋予任何权利，也不对 FDA 或公众产生约束力。如果替代方法能满足适用法规、条例或两者的要求，则可使用替代方法。

5．可以使用关键词搜索文件，并通过产品、发布日期、FDA 组织单位、文件类型、主题、草案或最终状态以及评论期来缩小或筛选结果（https://www.fda.gov/regulatory-information/search-fda-guidance-documents）。

例：以下是 FDA 指南数据库中"免疫学和微生物学设备"的搜索结果：

（1）关于报告诊断测试研究结果统计的指导：对生产者和 FDA 工作人员的指导意见。

（2）医疗器械咨询委员会的会议程序，工业和食品及药品管理局工作人员指南。

（3）510（k）对用于设备特征的早期生长反应 1（*EGR1*）基因、荧光原位杂交（FISH）测试系统缩写的内容和格式：工业和食品及药品管理局工作人员指南。

（4）体外诊断（IVD）设备研究：常见的问题包括行业和 FDA 工作人员指南。

（5）将人为因素和可用性工程应用于医疗设备：工业和食品及药品管理局工作人员指南。

（6）评估和报告医疗器械临床研究中特定年龄、种族和民族的数据：工业和食品及药品管理局工作人员指南。

（7）使用真实世界的证据来支持医疗设备的监管决策：工业和食品及药品管理局工作人员指南。

（8）关于在人类中使用异种移植产品的来源动物、产品、临床前和临床问题：行业指南。

（9）根据《联邦食品、药品和化妆品法案》第 522 条进行市场后监测：工业和食品及药品管理局工作人员指南。

（10）在公共卫生紧急情况下的 2019- 冠状病毒疾病测试政策（修订版）：立即生效的临床实验室、商业制造商以及食品和药品管理局工作人员指南。

（二）常用的医疗设备指南

1．510（k）指导性文件　评估上市前通知中的实质等同性［510（k）］：工业和食品及药品管理局工作人员指南：https://www.fda.gov/regulatory-information/search-fda-guidance-documents/510k-program-evaluating-substantial-equivalence-premarket-notifications-510k。

2．上市前批准指导性文件　详见 https://www.fda.gov/medical-devices/premarket-approval-pma/pma-guidance-documents。

3．行业界和食品药品监督管理局工作人员指南　已接收的特殊分类请求的审查，详见 https://www.fda.gov/regulatory-information/search-fda-guidance-documents/acceptance-review-de-novo-classification-requests。

4．行业界和 FDA 工作人员指南　FDA 和行业界对特殊"从头开始"途径审批分类的议案，对 FDA 审查时间和目标的影响详见 https://www.fda.gov/regulatory-information/search-fda-guidance-documents/fda-and-industry-actions-de-novo-classification-requests-effect-fda-review-clock-and-goals。

5．行业界和 FDA 工作人员指南　产品作为药物和设备的分类以及其他产品分类问题详见 https://www.fda.gov/regulatory-information/search-fda-guidance-documents/classification-products-drugs-and-devices-and-additional-product-classification-issues。

6．行业界和 FDA 工作人员指南　在医疗设备上市前批准、特殊分类和人道主义设备豁免中，考虑不确定因素进行效益风险评估：行业界和 FDA 工作人员指南详见 https://www.fda.gov/regulatory-information/search-fda-guidance-documents/consideration-uncertainty-making-benefit-risk-determinations-medical-device-premarket-approvals-de。

7．行业界、FDA 工作人员以及其他利益相关者指南　将自愿提交的患者观点在上市前批准申请、人道主义设备豁免申请和"从头开始"申请中进行审查，并纳入决定摘要和设备标签，详见 https://www.fda.gov/regulatory-information/search-fda-guidance-documents/patient-preference-information-voluntary-submission-review-premarket-approval-applications。

8．组合产品指南文件　详见 https://www.fda.gov/regulatory-information/search-fda-guidance-documents/combination-products-guidance-documents。

9．行业界和 FDA 工作人员指南　创新性设备监管程序详见 https://www.fda.gov/regulatory-information/search-fda-guidance-documents/breakthrough-devices-program。

10．体外辅助诊断设备行业和 FDA 工作人员指南　详见 https://www.fda.gov/regulatory-information/search-fda-guidance-documents/vitro-companion-diagnostic-devices。

11．工业界和 FDA 工作人员体外诊断设备研究指南　常见问题见 http://www.fda.gov/downloads/MedicalDevices/DeviceRegulationandGuidance/GuidanceDocuments/ucm071230.pdf。

12．质量体系（QS）法规/医疗器械良好生产规范　详见 https://www.fda.gov/medical-devices/postmarket-requirements-devices/quality-system-qs-regulationmedical-device-good-manufacturing-practices。

13．用于某些上市前申请审查的质量体系信息　行业和 FDA 工作人员指南详见 https://www.fda.gov/media/71083/download。

五、关键术语中英文对照

1．美国食品药品监督管理局，US Food and Drug Administration（US FDA）

美国食品药品监督管理局（FDA）负责保护公众健康，确保人类和兽用药物、生物制品和医疗设备的安全性、有效性及安全性审查，确保美国本国生产和进口的药品、食品、生物制品、化妆品和放射性医疗产品的安全。

2．美国公共卫生服务局，Public Health Service（PHS）

公共卫生服务局是卫生与公众服务部（HHS）的运营部门，负责促进保护和改善美国人口的身心健康。公共卫生定义为"通过社会的有组织努力预防疾病、延长生命和促进健康的艺术和科学"。

3．美国卫生与公众服务部，The U S Department of Health and Human Services（HHS）

卫生与公众服务部是美国联邦政府的内阁级行政部门，旨在保护所有美国人的健康并提供基本的人类服务。其座右铭是"改善美国的健康、安全和福祉"。

4．美国国立卫生研究院，The National Institutes of Health（NIH）

美国国立卫生研究院是美国卫生与公众服务部的一部分，是美国医学研究机构，致力于改善健康和拯救生命的重要发现。

5．疾病预防控制中心，The Centers for Disease Control and Prevention（CDC）

疾病预防控制中心是美国的国家公共卫生机构，是美国联邦机构，隶属于卫生与公众服务部，总部设在佐治亚州亚特兰大。

6．美国《联邦食品、药品和化妆品法案》，*Federal Food, Drug, and Cosmetic Act*（FD&C）

美国法律按主题编入《美国法典》。《美国法典》仅包含目前颁布的法定语言，正式的《美国法典》由美国众议院法律修订律师办公室维护。法律修订律师办公室审查已颁布的法律，并确定应将法定语言编纂成与主题相关的法律。《联邦食品、药品和化妆品法案》以及随后修订的法规被编纂成《美国法典》第21篇第9章。

7. 《联邦规章法典》, Code of Federal Regulations（CFR）

《联邦规章法典》（CFR）是联邦政府各行政部门和机构在联邦公报上公布的通用和永久性规则的法典。CFR第21篇是美国FDA的规章。CFR的内容每年修订一次，修订后的第21篇大约在每年的4月1日发布，通常在几个月后生效。

《联邦规章法典》（CFR）第21篇可以从美国政府出版局的文件中下载，其中包含了最新的修订版。美国政府出版局各个时期版本的《联邦规章法典》（CFR）也可以直接在http://www.ecfr.gov/上搜索。

8. 《临床检验改进修正案》, Clinical Laboratory Improvement Amendment（CLIA）

CLIA实验室主要有三个监管机构，分别是医疗保险和医疗补助服务中心（CMS）、疾病预防控制中心（CDC）、美国食品药品监督管理局（FDA）。通过CLIA认证意味着临床试验结果的准确性、可靠性和时效性都得到CLIA国际标准认可。

9. 美国医疗器械和放射健康中心, Center for Devices and Radiological Health（CDRH）

CDRH是FDA下属的一个专业技术中心，主要负责按照FDA医疗器械相关法规要求开展医疗器械的上市前审评和上市后监管工作。CDRH既是一个执行机构，也是一个科学组织，致力于保护和促进公众健康，并确保患者和医疗器械提供者能够及时和持续地获得安全、有效和高质量的医疗设备和安全的放射性产品。

10. 体外诊断医疗产品, In Vitro Diagnostic（IVD）products

体外诊断（IVD）产品无论单独使用还是与其他诊断产品组合可用于体外诊断疾病（包括确定健康状况），或用于治愈、减轻、治疗或预防疾病或其后遗症。IVD包括试剂、校准品、对照材料、试剂盒、标本容器、软件、仪器、设备或系统等。

IVD是《联邦食品、药品和化妆品法案》第201（h）条所定义的设备，也可能是受《公共卫生服务法》第351条约束的生物制品。与其他医疗设备一样，IVD也受上市前和售后控制。IVD通常也根据1988年《临床实验室改进修正案》（CLIA'88）进行分类。

11. 上市前通知, Premarket Notification, 又称510（k）

510（k）文件是向FDA递交的医疗器械上市前申请文件，510（k）要求申请者必须把准备申请上市的器械与现在美国市场上一种或多种类似的合法上市器械（predicate device）对比，提交给FDA的信息须表明拟申请上市的器械在安全性和有效性方面与已合法上市器械实质等效。

12. 实质等效设备, Predicate Device（PD）

实质等效设备通常是先前通过FDA监管途径已合法上市的设备。

如何搜索实质等效设备：FDA 510（k）数据库包含根据510（k）流程许可的所有设备，网络上的FDA数据库在每个月的5日或前后更新。设备和产品代码的分类对搜索实质等效设备至关重要。通过在产品代码分类数据库搜索，可以找到设备的分类。如果器械类型已获得FDA的最终分类（例如，21CFR888.1100、关节镜），分类数据库将提供分类面板（例如，骨科器械）、通用名称、产品代码和CFR法规。

可用于查找实质等效设备的信息包括：

（1）类似设备的名称，设备销售所依据的商品名称。

（2）类似设备的制造商。

（3）营销状态，即预修订或后置修订设备。

（4）510（k）号，用于后续修订设备。

（5）设备分类信息，即产品代码、分类法规等。

找到设备的分类后,应该开始在510(k)数据库中进行搜索,可能需要尝试几种搜索数据库的方法。通常,每次搜索最好只填写在线搜索表单中的一个框,搜索引擎搜索文本的完全匹配。因此,建议在"设备名称"框中使用一个描述性单词。

FDA为每个通用类别的设备分配一个唯一的3字母产品代码或"procode",无论其是否已被FDA正式分类。只有FDA生成的产品代码才能与510(k)和其他FDA数据库一起使用。类似设备类型的510(k)通常通过相同的产品代码在510(k)数据库中链接。虽然并不总是正确的,但足够规律,按产品代码搜索设备通常是最有效的。如果知道类似设备的制造商名称,也可以按制造商名称搜索数据库。名称中的连字符或空格可能会有所不同,因此,如果搜索结果为"未找到记录",请尝试制造商名称的不同组合。请注意,510(k)数据库仅包含原始申请信息。也就是说,510(k)数据库维护原始申请人的名称和510(k)中提供的原始商品名称,其不会更新以反映产品的当前所有者或分销商,也不会更改商品名称。

13. 实质等效, Substantially Equivalent(SE)

510(k)要求证明拟在美国销售的新产品与另一种已在美国合法上市的设备具有实质等效性。实质等效意味着新设备与其类似的已合法上市的设备一样安全有效。

14. 510(k)豁免, 510(k)Exemption

FDA已将大多数Ⅰ类医疗器械(保留器械除外)从FDA510(k)上市前通知中豁免,包括1994年12月7日和1996年1月16日公布的联邦公报最终法规豁免的器械。

如果医疗器械属于豁免FDAⅠ类器械的通用类别(如21CFR Parts 862~892),则可能不需要FDA 510(k)上市前通知许可,除非引入了新技术或已经修改/改变/超出了预期用途。

根据《21世纪治愈法案》,2019年12月30日FDA发布了一份Ⅰ类和Ⅱ类医疗器械清单,目前认为这些器械免于上市前通知。这些设备的负责实体将不再需要向FDA申请510(k)许可。FDA表示,这一行动减轻了医疗技术行业的监管负担,并消除了遵守某些联邦法规所需的私人成本和支出。FDA还公布了受某些限制的Ⅱ类医疗器械(特殊控制)清单,这些器械目前不受1997年FDA现代化法案规定的FDA 510(k)上市前通知要求的约束。请注意,Ⅱ类医疗器械和大多数Ⅰ类医疗器械不被免除FDA良好生产规范(GMP)的要求。

15. 《21世纪治愈法案》, 21st Century Cures Act

2016年12月13日签署的《21世纪治愈法案》旨在帮助加速医疗产品开发,更快、更高效地为患者带来新的创新和进步。

该法律建立在FDA工作基础上,将患者的观点纳入FDA决策过程中药品、生物制品和设备的开发中。法案增强了实现临床试验设计现代化的能力,包括使用真实世界的证据和临床结果评估,这将加快新型医疗产品的开发和审查,包括医疗对策。

法案还提供了新的权威,帮助FDA提高招募和留住科学、专业专家的能力,并建立了新的加速产品开发计划,包括:

(1) 再生医学先进疗法为某些符合条件的生物制剂产品提供了新的加急选择。

(2) 创新性设备监管程序,旨在加快对某些创新医疗设备的审查。

此外,《21世纪治愈法案》指示FDA创建一个或多个中心间机构,以帮助协调药品、生物制品和设备中心之间主要疾病领域的活动,并改善组合产品的监管。

16. 良好生产规范, Good Manufacturing Practice(GMP)和质量管理体系(QSR)

GMP指美国FDA根据《联邦食品、药品和化妆品法案》颁布的良好生产规范法规,这些具有法律效力的法规要求药品、医疗器械、某些食品和生物制品的制造商、加工商和包装商采取积极措施,确保其产品安全、纯净和有效。GMP法规要求高质量的制造方法,使公司能够最大限度减少或消除污染、混淆和错误的情况，保护消费者免于购买无效甚至危险的产品。公司不遵守 GMP 法规可能导致非常严重的后果，包括召回、扣押、罚款和监禁。GMP 法规涉及的问题包括记录保存、人员资格、卫生、清洁、设备验证、过程验证和投诉处理。大多数 GMP 要求都是非常通用和开放式的，允许每个制造商单独决定如何最好地实施必要的控制措施，这提供了很大的灵活性，但也要求制造商以对每个业务有意义的方式解释要求。GMP 有时也被称为"cGMP"，"c"代表"当前"，提醒制造商必须采用最新的技术和系统才能遵守法规，用于防止污染、混淆和错误的系统和设备，可能 20 年前是一流的，但按照现行标准，可能还不够。

FDA 监管产品（食品、药品、生物制品和设备）的质量体系被称为当前良好的制造实践（cGMP）。《联邦食品、药品和化妆品法案》第 520（f）条首先授权了第 820 部分对设备的 cGMP 要求。根据该法第 520（f）条，FDA 于 1978 年 7 月 21 日在联邦登记册中发布了最后规则，规定了医疗器械的 cGMP 要求。该条例于 1978 年 12 月 18 日生效，并根据第 820 部分编纂。1990 年 FDA 开始修订 cGMP 法规，以增加《安全医疗器械法》授权的设计控制。

制造商必须建立并遵循质量管理体系（QSR），以确保其产品始终符合适用的要求和规格。QSR 涉及设备设计和验证以及良好生产规范。FDA 的规定还涉及投诉调查和其他监视设备性能的方法。FDA 与制造商合作，帮助其实现法规遵从性，并酌情采取执法行动。为了促进质量设计和制造实践，并提供证明合规性的选项，FDA 实施了诸如质量案例之类的计划。通过这些举措，FDA 与行业和其他利益相关者合作，确定医疗器械质量的障碍，并开发创新方法消除这些障碍，使患者能够获得高质量的医疗器械。

17. 上市前批准，Premarket Approval（PMA）

根据联邦法律，Ⅲ类器械需经上市前批准申请（PMA）批准。上市前批准（PMA）是 FDA 的科学和监管审查过程，用于评估Ⅲ类医疗器械的安全性和有效性。Ⅲ类设备指支持或维持人类生命的设备，在防止损害人类健康方面具有重要意义，或存在潜在的、不合理的疾病或伤害风险。由于与Ⅲ类设备相关的风险水平较高，FDA 已确定仅靠一般和特殊控制措施不足以确保Ⅲ类设备的安全性和有效性。因此，这些设备需要根据 FD&C 法案第 515 部分的上市前批准（PMA）申请才能获得上市批准。PMA 申请人通常是产品拥有者或以其他方式被授权的代理人，可以是个人、合伙企业、公司、协会、科学或学术机构、政府机构或组织单位，或其他法律实体。申请人通常是发明者 / 开发者，最终落实到制造商。

18. 研究器械豁免，Investigational Device Exemption（IDE）

研究器械豁免（IDE）是《联邦食品、药品和化妆品法案》对仅用于临床试验的医疗器械的管制措施，其主要目的是让研究发展中的医疗器械可以免除对于以上市销售为目的的器械产品的种种管制，而以较简单的方式让制造商通过临床试验来收集安全性和有效性的信息资料，从而为 510（k）和 PMA 申请提供数据支撑。研究器械豁免（IDE）允许未获得上市许可或批准的医疗器械在不遵守《联邦食品、药品和化妆品法案》其他规定的情况下用于临床研究。

19. 产品适用范围，Indications for Use（IFUs）

产品适用范围可定义为"您将在什么情况下或什么条件下使用该特定产品或设备"，包括设备设计用于诊断、治疗、预防、治愈或减轻的条件，以及目标患者群体的描述。

20. 意向用途，Intended Use

意向用途（也被译为预期用途）是在设备标签上所标明的使用意图。FDA 定义"意向用途"为法律上公开声明的医疗产品使用意图。产品的意向用途声明非常重要，原因如下：

（1）意向用途将确定其是否会作为医疗产品被监管，进而影响产品将如何被分类及监管。

（2）医疗意向用途声明可以使产品成为一种医疗产品，独立于其产品本身，无论是否认为该产品是一种医疗产品。

意向用途是最常用的短语之一，但经常被误解。其不单纯取决于设计和功能，而是看在设备标签上声明了哪些医疗用途。例如,一台激光器,可用来做机械加工、打印机等,这些是工业用途;如果同一种激光器应用于医疗手术中,它就属于高风险医疗设备。

标签中声称的意向用途将影响设备的分类。例如,一个新的手术刀想进入市场,如果其意向用途是用作外科手术刀(一般用途),这将是一个Ⅰ类设备,但如果它被标明是专用于眼科手术,这将是Ⅲ类医疗设备。后一种意向用途会导致患者面临更大的风险,而制造商将面临更高的监管负担(包括可能的临床试验)和更高的上市费用。

21. 标签,Labeling

标签包括设备上的标签,以及伴随设备的描述性和信息性文献。FDA 根据国会通过的法律授权,制定和管理适用于食品、药品、化妆品、生物制品、放射性产品和医疗设备的法规。与医疗设备标签有关的规定见《联邦规章法典》第21篇第201(m)条,将"标签"定义为:所有标志和其他书写、印刷或图形材料。

(1) 在任何物品或其任何容器或包装上。

(2) 当设备在州际贸易中装运或交付后用于销售时,任何时候都需要伴随该物品。

"伴随"的解释很宽泛,不仅指与产品的实际联系,其延伸到海报、标签、小册子、通告、说明书、指示单、填充物等。"伴随"也包括在装运或交付给州际商业运输后与设备一起带来的标签。

22. 产品全生命周期,Total Product Life Cycle(TPLC)

产品全生命周期(TPLC)数据库整合了有关医疗器械上市前和上市后数据,包括从美国医疗器械和放射健康中心(CDRH)数据库中提取的信息:上市前批准(PMA)、上市前通知[510(k)]、不良事件和召回。

(石德秀　邓子辉　王永强)

中英文名词对照表

中文	英文
1-（对叠氮基水杨酰胺基）-4-（碘乙酰胺基）丁烷	1-（p-azidosalicylamido）-4-（iodoacetamido）butane，ASIB
1,4- 二 -[3′-（2′- 吡啶基二硫基）丙酰胺基]丁烷	1,4-di-[3′-（2′-pyridyldithio）propionamido] butane，DPDPB
1,5- 二氟 -2,4- 二硝基苯或 1,3- 二氟 -4,6- 二硝基苯	1,5-difluoro-2,4-dinitrobenzene or 1,3-difluoro-4,6-dinitrobenzene，DFDNB
1- 环己基 -3-（2- 吗啉乙基）碳二亚胺	1-cyclohexyl-3-（2-morpholinoethyl）carbodiimide，CMC
1- 乙基 -3-（3- 二甲氨基丙基）碳二亚胺盐酸盐	1-ethyl-3-（3-dimethylaminopropyl）carbodiimide hydrochloride，EDC
二丁基乙醇胺	2-（Dibutylamino）ethanol，DBAE
2,2′- 连氮 - 双（3- 乙基苯并噻唑啉磺酸铵盐）	2,2′-azino-di-（3-ehtylbenzthiazolinesulfonate），ABTS
2- 乙酰氨基 -4- 巯基丁酸酰肼	2-acetaMido-4-Mercaptobutanoic acid hydrazide，AMBH
3-（2- 吡啶基二硫代）丙酰肼	3-（2-pyridyldithio）propionyl hydrazide，PDPH
四甲基联苯胺	3,3′,5,5′-tetramethyl-benzidine，TMB
二硫代双（磺基琥珀酰亚胺基丙酸酯）	3,3′-dithiobis（sulfosuccinimidylpropionate），DTSSP
3- 马来酰亚胺基丙酸	3-maleimidopropionic acid，BMPA
4-（4-N- 马来酰亚胺基苯基）- 丁酰肼三氟醋酸盐	4-（4-N-maleimidophenyl）butyric acid hydrazide，MPBH
4-（N- 马来酰亚胺甲基）环己烷 -1- 羧基肼	4-（N-maleimidomethyl）cyclohexane-1-carboxyl- hydrazide，M_2C_2H
4-（对叠氮基水杨酰胺基）丁胺	4-（p-azidosalicylamido）butylamine，ASBA
4,4′- 二氟 -3,3′- 二硝基苯砜	4,4′-difluoro-3,3′-dinitrophenylsulfone，DFDNPS
4- 叠氮 -2- 硝基苯生物素 -4- 硝基苯酯	4-azido-2-nitrophe- nylbiocytin-4-nitrophenyl ester，ABNP
4- 氯 -7- 硝基 -2,1,3- 苯并噁二唑	4-chloro-7-nitro-2,1,3-benzoxadiazole，NBD-Cl
4- 巯基苯甲酸	4-mercaptobenzoic acid，4MBA
4- 甲基伞酮	4-meth-ylumbelliferon，4MU
4- 甲基伞形酮 -β-D - 半乳糖苷	4-methylum-bellifery-β-D-galactoside，4MUG
琥珀酰亚胺氧羰基 -α- 甲基 -α-（2- 吡啶基 - 二硫基）甲苯	4-succinimidyloxycarbonyl-alpha-methyl-α（2-pyridyldithio）toluene，SMPT

续表

中文	英文
S- 乙酰巯基琥珀酸酐	5-((2-(and-3)-S-(acetylmercapto)succinoyl)amino), SAMSA
5′ cDNA 末端快速扩增	5′ rapid amplification of cDNA ends, 5′ RACE
5- 氨基水杨酸	5-aminosalicyclic acid, 5-ASA
5- 羧基四甲基罗丹明琥珀酰亚胺酯	5-carboxytetramethylrhodamine, Succinimidyl Ester, TAMRA-SE
5- 呋喃基喹啉 -3- 羧基醛	5-furoylquinoline-3-carboxyaldehyde, FQ
5- 硫代 -2- 硝基苯甲酸	5-thio-2-nitrobenzoic acid, TNB
6- 氨基喹啉 -n- 羟基琥珀酰氨基甲酸酯	6-aminoquinolyl-N- hydroxysuccinimidyl carbamate, AQC
α-1- 酸性糖蛋白	α-1-Acid Glycoprotein, AGP

A

中文	英文
准确度	accuracy
准确度等级	accuracy class
声波聚焦细胞仪	acoustic focusing cytometers
吖啶酯类化合物	acridinum ester, AE
亲和力	affinity
法国国家艾滋病研究署	Agence Nationale De Recherches Surlesida, ANRS
白蛋白	albumin, Alb
醛固酮	aldosterone, Ald
碱性磷酸酶	alkaline phosphatase, AP
所有程序平均值	all Procedure Trimmed Mean, APTM
等位基因特异性引物延伸	allele specific primer extension, ASPE
同种异型抗原	alloantigens
甲胎蛋白	alpha fetoprotein, AFP
硫辛酸连接酶	alpha lipoic acid, LplA
均相光激化学发光免疫分析技术	amplified-luminescent proximity homogeneous assay linked immunosorbent assay, AlphaLISA
模数转换器	analog-digital converter, ADC
抗体	antibody
抗体依赖性细胞介导的细胞毒作用	antibody-dependent cell-mediated cytotoxicity, ADCC
抗体分泌细胞	antibody-secreting cells, ASCs
抗原	antigen
抗原决定簇	antigenic determinant
细胞凋亡	apoptosis
凋亡小体	apoptotic body
核酸适配体	aptamer

续表

中文	英文
人工抗原	artificial Ag
纳米金	aurum nanoparticles，AuNPs
自身抗原	autoantigens
雪崩光电二极管	avalanche photodiode，APD
亲和素	avidin
B	
背景电解质	background electrolyte，BGE
带通滤片	band pass filter，BPF
B 细胞抗原受体	B-cell receptor，BCR
偏移	bias
生物发光共振能量转移	bioluminescence resonance energy transfer，BRET
生物素	biotin
生物素基琥珀亚胺酯	biotin hydroxysuccinimide，BNHS
大肠杆菌生物素连接酶	biotin Protein Ligase，BirA
生物素 - 亲和素系统	biotin-avidin system，BAS
生物素标记的嵌合探针	biotinylated chimeric probes
双极电极	bipolar electrode，BPE
双马来酰亚胺己烷	bismaleimidohexane，BMH
封闭	blocking
牛血清白蛋白	bovine serum albumin，BSA
C	
小牛肠碱性磷酸	calf intestinal alkaline phosphatases，CIAP
校准	calibration
毛细管等电聚焦	capallary isoelectric focusing，CIEF
毛细管电泳荧光免疫分析	capillary electrophoresis fluorescence immunoassay，CEFIA
毛细管电泳免疫分析	capillary electrophoresis immunoassay，CEIA
毛细管电泳	capillary electrophoresis，CE
毛细管区带电泳	capillary zone electrophoresis，CZE
捕获法	capture sandwich
病例报告表	case report form，CRF
过氧化氢酶	catalase，Cat
细胞周期	cell cycle
细胞介导免疫应答	cell mediated immune response，CMI

续表

中文	英文
细胞动力学	cellular dynamics
中枢免疫器官	central immune organ
有证标准物质	certified reference material
电荷耦合器件	charge-coupled device，CCD
化学发光酶联免疫吸附法	chemiluminescence enzyme immunoassay，CL-ELISA
化学发光酶免疫分析法	chemiluminescence enzyme immunoassay，CLEIA
化学发光免疫分析	chemiluminescence immunoassay，CLIA
嵌合抗体	chimeric antibodies
氯酚 - 红色 -β- 半乳糖苷	chlorophenol red-β-galactoside
甘胆酸	cholylglycine，CG
染色体核型	chromosome karyotype
循环肿瘤细胞	circulating tumor cell，CTC
美国临床实验室标准化委员会	Clinical & Laboratory Standards Institute，CLSI
临床监查员	Clinical Research Associate，CRA
克隆酶供体免疫测定	clone enzyme donor immunoassay，CEDIA
包被	coating
相关系数	coefficient of correlation
变异系数	coefficient of Variation，CV
辅酶标记免疫测定法	cofactor-labeled immunoassay
胶体金免疫层析技术	colloidal gold immunochromatographic assay，GICA
合成标准不确定度	combined standard uncertainty
标准物质的互换性	commutability of a reference material
比对	comparison
竞争法	competitive
完全抗原	complete antigen
构象	configuration
恒定区	constant region，CL
合同研究组织	Contract Research Organization，CRO
质控线	control line
约定量值	conventional quantity value
协同效应	cooperative effects
修正	correction
辅助电极	counter electrode，CE
包含因子	coverage factor

中文	英文
包含区间	coverage interval
包含概率	coverage probability
C 反应蛋白	C-reactive protein，CRP
临界值	cut off value
抗环瓜氨酸肽	cyclic citrullinated peptide，CCP
细胞因子	cytokine，CK
细胞毒性 T 淋巴细胞	cytotoxic T lymphocyte，CTL
D	
密度梯度离心法	density gradient centrifugation
美国卫生与人类服务部	Department of Health and Service，DHHS
二氨基联苯胺	diaminobenzidine，DAB
二色镜	dichroic mirror，DR
二环己基碳二亚胺	dicyclohexyl carbodiimide，DCC
二异丙基碳二亚胺	diisopropyl carbodiimide，DIC
稀释剂	diluents
己二酰亚胺二甲酯	dimethyl adipimidate，DMA
庚二亚胺二甲酯	dimethyl pimelimidate，DMP
DNA 直接杂交法	direct DNA hybridization
二硒醚 - 硒酯连接	diselenide-selenoester ligation，DSL
量值传递	dissemination of the value of quantity
解离 - 增强 - 镧系荧光免疫分析	dissociationenhanced-lanthanide fluoroimmunoassay，DELFIA
双琥珀酰亚胺戊二酸酯	disuccinimidyl glutarate，DSG
二琥珀酰亚胺辛二酸酯	disuccinimidyl suberate，DSS
双琥珀酰亚胺酒石酸酯	disuccinimidyl tartarate，DST
二硫代双（琥珀酰亚胺丙酸酯）	dithiobis（succinimidylpropionate），DSP
斑点酶免疫吸附试验	dot enzyme linked immunosorbent assay，Dot-ELISA
斑点金免疫渗滤试验	dot immunogold filtration assay，DIGFA
染料激光器	dye laser
激光粒度仪	dynamic light scattering，DLS
E	
电化学发光免疫检测技术	electro chemiluminescence immunoassay，ECLIA
电化学酶联免疫吸附法	electrochemical enzyme immunoassay，E-ELISA
电化学发光免疫测定	electrochemiluminescence immunoassay，ECLI

续表

中文	英文
电化学发光	electrochemiluminescence，ECL
发光基团	emitter group
终点散射比浊法	end-point nephelometry
增强发光酶免疫分析	enhanced luminescene enzyme immunoassay，ELEIA
酶受体	enzyme acceptor，EA
酶通道免疫测定法	enzyme channeling immunoassay
酶供体	enzyme donor，ED
酶免疫标记分析技术	enzyme immunolabeling analysis，EIA
酶联免疫斑点分析	enzyme linked immune-spot assay，ELISPOT
酶放大免疫分析技术	enzyme multiplied immunoassay technique，EMIT
酶联免疫吸附试验	enzyme-linked immunosorbent assay，ELISA
EB 疱疹病毒	Epstein-Barr virus，EBV
误差	error
乙二醇双（琥珀酰亚胺琥珀酸酯）	ethylene glycolbis（succinimidylsuccinate），EGS
扩展测量不确定度	expanded measurement uncertainty
扩展不确定度	expanded uncertainty
极端学生化偏差	extreme Studentized deviate，ESD
F	
流式细胞术	flow cytometry，FCM
流动注射分析	flow injection analysis，FIA
荧光染色	fluorecent staining
异硫氰酸荧光素	fluorescein isothiocyanate，FITC
流式细胞荧光分选技术	fluorescence activated Cell Sorting，FACS
荧光酶免疫测定	fluorescence enzyme immunoassay，FEIA
荧光偏振免疫分析	fluorescence polarization immunoassay，FPIA
荧光偏振免疫分析法	fluorescence polarization immunoassay，FPIA
荧光探针	fluorescence probe
荧光猝灭免疫层析	fluorescence quenching immunochromatography，FQIC
荧光共振能量转移	fluorescence resonance energy transfer，FRET
荧光激活细胞分离法	fluorescence-activated cell sorting，FACS
荧光强度	fluorescenceintensity
荧光微球	fluoresein microspheres，FM
荧光素偶联抗体	fluorochrome-coupled antibody
前向散射光	forward scatter，FSC

续表

中文	英文
抗原结合片段	fragment antigen binding，Fab
可结晶片段	fragment crystallizable，Fc
G	
气体激光器	gas laser
基因特异性引物	gene-specific primer，GSP
葡萄糖氧化酶	glucose oxidase，GOD
葡萄糖 -6- 磷酸脱氢酶	glucose-6-phosphate dehydrogenase，G6PDH
金免疫渗滤试验	goldim-munofiltration assay，GIFA
临床试验质量管理规范	good clinical practice，GCP
石墨烯增强拉曼散射	graphene-enhanced raman spectroscopy，GERS
H	
半抗原	hapten
重链	heavy chain
溶血空斑技术	hemolytic plaque forming cell assay，HPF
异嗜性抗体	heterophilic antibody，HA
异嗜性抗原	heterophilic antigens
溯源等级图	hierarchy scheme
高内涵分析	high content analysis，HCA
高效液相色谱法	high performance liquid chromatography，HPLC
高应答品系	high responder
最高占有轨道	highest occupied molecular orbit，HOMO
直方图	histogram
均相电化学发光	homogeneous Electrochemiluminescence，HECL
均相酶免疫分析技术	homogeneous enzyme immunoassay，HEIA
钩状效应	hook-effect
辣根过氧化酶	horseradish peroxidase，HRP
医院信息系统	hospital information system，HIS
人抗动物抗体	human anti animal antibody，HAAA
抗鼠抗体的抗体	human anti-mouse antibodies，HAMA
人类白细胞抗原	human leukocyte antigen，HLA
人血清白蛋白	human serum albumin，HSA
体液免疫应答	humoral mediated immune response，HMI
高变区	hypervariable region

续表

中文	英文
I	
成像流式细胞仪	imaging cytometers
免疫应答基因 -1	immune response，Ir-1
基因座	immuneresponselocus
免疫测定	immunoassay，IA
免疫捕捉 PCR	immuno-capture polymerase chain reaction，IC-PCR
免疫层析试验	immunochromatography assay，ICA
免疫细胞化学	immunocytochemistry
免疫渗滤试验	immunofiltration assay，IFA
免疫球蛋白 G	immunoglobulin G，IgG
免疫组织化学	immunohistochemistry
免疫组化	immunohistochemisty，IHC
免疫胶乳比浊法	immunolatex turbidimetry
免疫磁珠	immunomagnetic beads，IMB
免疫 PCR	immuno-PCR，iPCR
免疫放射分析	immunoradiometric assay，IRMA
原位杂交	in situ hybridization，ISH
原位免疫 PCR	in situ immuno-PCR，IS iPCR
原位缺口转移	in situ nick translation，ISNT
原位 PCR	in situ PCR
原位反转录 PCR	in situ reverse transcription PCR，IS RT-PCR
原位再生式序列复制反应	in situ self-sustained sequence replication reaction，IS 3SR
体外诊断	in vitro diagnostic，IVD
示值	indication
间接法	indirect
电感耦合等离子体发射光谱仪	inductively coupled plasma optical emission spectrometer，ICP-OES
电感耦合等离子体质谱	inductively coupled plasmamass spectrometry，ICP-MS
酶抑制剂标记免疫测定法	inhibitor-labeled immunoassay
白细胞介素 -6	interleukin-6，IL-6
期间核查	intermediate checks
期间测量精密度	intermediate measurement precision
期间精密度	intermediate precision
国际理论和应用化学联合会	International Union of Pure and Applied Chemistry，IUPAC
国际计量学基本概念和通用术语	international vocabulary of metrology—basic and general concepts and associated terms，VIM

中文	英文
胞内 CK 染色法	intra-cellular CK staining，ICS
妊娠期肝内胆汁淤积症	intrahepatic cholestasis of pregnancy，ICP
异鲁米诺	isoluminol
异鲁米诺化合物	isoluminol
同位素稀释质谱	isotope dilution—Mass Spectrometry，ID-MS
J	
J 链	joining chain
K	
酮酸 - 羟胺连接	ketoacidhydroxylamine ligation，KAHA
钥孔血蓝蛋白	keyhole limpet hemocyanin，KLH
L	
实验室认可	laboratory accreditation
实验室信息管理系统	laboratory Information Management System，LIMS
激光诱导荧光	laser-induced fluorescence，LIF
侧向免疫层析	lateral flow immunoassays，LFIAs
离去基团	leaving group
小扁豆凝集素	lens culinaris lectin，LCA
肠膜明串珠菌	*Leuconostoc mesenteroides*
配体	ligand
轻链	light chain
发光二极管诱导荧光	light Emitting Diode Induced Fluorescence，LEDIF
发光二极管	light Emitting Diode，LED
光激化学发光免疫分析	light initiated chemiluminescent assay，LICA
光散射	light scattering
空白限	limit of blank，LOB
检测限	limit of detection，LOD
误差限	limit of error
定量限	limit of quantitation，LOQ
有限稀释法	limiting dilution analysis，LDA
线性范围	linear range
液相色谱串联质谱法	Liquid Chromatography Tandem Mass Spectrometry，ID-LC-MS/MS
局域表面等离子体共振效应	localized surface plasmon resonance，LSPR
长通滤片	long pass filter，LPF

续表

中文	英文
鲁米诺	luminol
淋巴细胞亚群	lymphocyte subpopulation
M	
磁微粒电化学发光	magnetic Electrochemiluminescence，MECL
磁性纳米粒子	magnetic nanoparticles，MNPs
苹果酸脱氢酶	malate dehydrogenase，MDH
管理体系	management system
强制周期检定	mandatory periodic verification
质谱流式细胞仪	Mass Cytometers
抗原 - 抗体最大结合	maximum bounding of antigen-antibody
最大允许误差	maximum permissible errors
测量	measurement
测量准确度	measurement accuracy
测量偏移	measurement bias
测量误差	measurement error
测量模型	measurement model
测量程序	measurement procedure
测量重复性	measurement repeatability
测量复现性	measurement reproducibility
测量区间	measuring interval
测量系统	measuring system
记忆毒性 T 淋巴细胞	memorial CTL，mCTL
优质因数	merit figure，M
计量溯源性	metrological traceability
计量溯源链	metrological traceability chain
计量检定	metrological verification
计量	metrology
毛细管胶束电动色谱	micellar electrokinetic capillary chromatography，MECC
微流控芯片技术	microflu
微粒子酶免疫分析法	microparticle enzyme immunoassay，MEIA
微小残留病灶	minimal residual disease，MRD
M- 马来酰亚胺基苯甲酰 -N- 羟基琥珀酰亚胺酯	m-maleimidobenzoyl-N-hydroxysuccinimide ester，MBS
单克隆抗体	monoclone antibody，McAb
多组分分析物免疫分析	multianalyte immunoasy，MIA

中文	英文
N	
4- 马来酰亚胺基丁酸 -N- 羟基琥珀酰亚胺酯	N-（γ-maleimidobutyryloxy）succinimide ester，GMBS
N,N′- 羰基二咪唑	N,N′-Carbonyl diimidazole，CDI
N,N′- 二琥珀酰亚胺碳酸酯	N,N′-Disuccinimidyl carbonate，DSC
N-（4-［P- 叠氮水杨酰基］丁基）-3′-（2′- 二硫吡啶）丙酸酰胺	N-［4-（p-azidosalicylamido）butyl］-3′-（2′- pyridyldithio）propionamide，APDP
N-5- 叠氮基 -2- 硝基苯甲酰基氧琥珀酰亚胺	N-5-Azido-2-nitrobenzoyloxysuccinimide，ANB-NOS
纳米粒子	nano particle，NP
纳米抗体	nanobody，Nb
纳米磁珠	nanostructured magnetic beads，NMB
萘 -2,3- 二羧基醛	naphthalene-2,3-dicarboxylaldehyde，NDA
自然化学连接	native chemical ligation，NCL
天然抗原	natural Ag
自然杀伤细胞	natural killer cell，NK
近红外	near-infrared，NIR
散射免疫比浊法	nephelometric immunoassay
高通量测序（新一代测序）	next generation sequencing，NGS
N- 羟基琥珀酰亚胺	N-hydroxysuccinimide，NHS
N- 羟基琥珀酰亚胺基 -4- 叠氮基苯甲酸酯	N-hydroxysuccinimidyl-4-azidobenzoate，HSAB
N- 羟基琥珀酰亚胺基 -4- 叠氮基水杨酸	N-hydroxysuccinimidyl-4-azidosalicylic acid，NHS–ASA
烟酰胺腺嘌呤二核苷酸	nicotinamide adenine dinucleotide，NADH
硝酸纤维素	nitrocellulose，NC
标称特性	nominal property
低应答品系	nonresponder
非特异性结合	non-specific binding，NSB
琥珀酰亚胺 3-（2- 吡啶基二硫基）- 丙酸酯	N-succinimidyl 3-（2-pyridyldithio）propionate，SPDP
对甲酰基苯甲酸琥珀酰亚胺酯	N-Succinimidyl 4-formylbenzoate，SFB
N- 琥珀酰亚胺基 -（4- 叠氮基苯基）1,3′- 二硫代丙酸酯	N-succinimidyl-（4-azidophenyl）1,3′-dithio- propionate，SADP
琥珀酰亚胺基（4- 碘乙酰）氨基苯甲酸酯	N-succinimidyl（4-iodoacetyl）aminobenzoate，SIAB
琥珀酰亚胺 6-（4′- 叠氮基 -2′- 硝基苯氨基）己酸酯	N-succinimidyl-6-（4′-azido-2′-nitropheny- lamino）hexanoate，SANPAH
N- 琥珀酰亚胺 -S- 乙酰巯基乙酸酯	N-succinimidyl-S-acetylthioacetate，SATA
N- 琥珀酰亚胺 -S- 乙酰巯基丙酸酯	N-succinimidyl-S-acetylthiopropionate，SATP

续表

中文	英文
三丙胺	n-tripropylamine，TPrA
核酸酶保护的化学物质	nuclease protection assay chemistry
3- 马来酰亚胺丙酸 N- 羟基琥珀酰亚胺酯	N-β-maleimidopropyl-oxysuccinimide ester，BMPS
O	
寡核苷酸连接	oligonucleotide ligation assay，OLA
邻苯二胺	orthopenylenediamine，OPD
卵清蛋白	ovalbumin，OVA
P	
胶乳颗粒增强比浊法	particle-enhanced turbidimetric immunoassay，PETIA
粒子增强比浊抑制免疫分析法	particle-enhanced turbidimetric inhibition immunoassay，PETINIA
对叠氮基苯甲酰肼	p-azidobenzoyl hydrazide，ABH
对叠氮苯基乙二醛	p-azidophenyl glyoxal，APG
PCR 原位杂交	PCR in situ hybridization，PISH
实时定量免疫	PCR quantitative real time immuno-PCR，qIPCR
五氟苯基	pentafluorophenol，PFP
外周血单核细胞	peripheral blood mononuclear cell，PBMC
外周免疫器官	Peripheral immune organ
置换再抽样法	permutation-based resampling criterion，PR
对甲酰基苯氧基乙酸琥珀酰亚胺酯	*p*-formylphenoxyacetate，SFPA
磷酸盐缓冲液	phosphate buffered solution，PBS
磷酸泛酰巯基乙胺转移酶	phosphopantetheinyl transferase，PPTases
光解	photodecomposition
光致发光	photoluminescence，PL
光电倍增管	photomultiplier tube，PMT
压电晶体	piezoelectric crystals
等离子共振酶联免疫吸附法	plasmonic enzyme-linked immunosorbent assays，pELISA
对硝基苯磷酸盐	*p*-nitrophenyl phosphate，*p*-NPP
对硝基苯基 -2- 重氮 -3,3,3- 三氟丙酸酯	p-nitrophenyl-2-diazo-3,3,3-trifluoropropi- onate，PNP-DTP
聚乙二醇	Polyethylene glycol，PEG
多聚赖氨酸	polylysine，PLL
聚苯乙烯	polystyrene
后带	post-zone
藻红蛋白	P-phycoerythrin，PE

续表

中文	英文
精密度	precision
前带	pre-zone
原级参考测量程序	primary reference measurement procedure
原级参考程序	primary reference procedure
降钙素原	procalcitonin，PCT
能力验证	proficiency testing
碘化吡啶	propidium iodide，PI
辅基标记免疫测定法	prosthetic group label immunoassay，PGLA
蛋白质片段互补分析	protein-complementation assay，PCA
Q	
质量保证	quality assurance，QA
质量控制	quality control，QC
质量管理体系	quality management system
量	quantity
量值	quantity value
量子点	quantum dot
R	
兔血清白蛋白	rabbit serum albumin，RSA
放射免疫分析	radiomunoasay，RIA
放射受体分析	radioreceptorassay，RRA
随机误差	random error
速率散射比浊法	rate nephelometry
重组葡萄糖 -6- 磷酸脱氢酶	recombinant glucose 6-phosphate dehydrogenase，rG6PDH
重组均相酶免疫检测技术	recombinant homogeneous enzyme immunoassay，rHEIA
参比电极	reference electrode，RE
参考物质	reference material
参考测量实验室	reference measurement laboratory
参考测量程序	reference measurement procedure
参考值	reference value
相对发光单位	relative light unit，RLU
相对标准不确定度	relative standard uncertainty
重复性	repeatability
重复性测量条件	repeatability condition of measurement

续表

中文	英文
复现性	reproducibility
复现性条件	reproducibility condition
复现性测量条件	reproducibility condition of measurement
分辨力	resolution
逆转录 PCR	reverse transcription PCR，RT-PCR
类风湿因子	rheumatoid factor，RF
S	
扫描电镜	scanning electron microscope，SEM
散点图	scatterplot
临近闪烁分析系统	scintillation proximity assay，SPA
半导体激光器	semiconductor laser
灵敏度	sensitivity
丝氨酸 / 苏氨酸连接	serine/threonine ligation，STL
血清淀粉样蛋白 A	serum amyloid A，SAA
壳层隔绝纳米粒子增强拉曼光谱	shell-isolated nanoparticle-enhanced Raman spectroscopy，SHINERS
短通滤片	short pass filter，SPF
侧向散射光	side scatter，SSC
信噪比	signal-to-noise ratio，SNR
硅光电二极管	silicon photodiodes，SiPDs
单碱基链延伸	single base extension，SBE
单域抗体	single domain
单核苷酸多态性	single nucleotide polymorphisms，SNP
单光子雪崩型光电二极管	single photon avalanche diodes，SPAD
单细胞测序	single-cell sequencing
原始数据核查	source Data Validation，SDV
间隔区寡核苷酸基因分型	spacer oligonucleotide typing
特异度	specificity
光谱流式细胞仪	Spectral Flow Cytometers
斑点形成细胞	spots forming cells，SFCs
标准操作规程	standard operating procedure，SOP
标准不确定度	standard uncertainty
底物标记荧光免疫测定法	substrate-labeled fluorescent immunoassay，SLFIA
琥珀酰亚胺 3-（2- 吡啶基二硫基）- 丙酸酯	succinimidyl 3-（2-Pyridyldithio）Propionate，SPDP
6- 丙酮腙基烟酸琥珀酰亚胺酯	succinimidyl 4-hydrazinonicotinate acetone hydra- zone，SANH

中文	英文
6- 肼基烟酸琥珀酰亚胺酯盐酸盐	succinimidyl hydraziniumnicotinate hydrochloride，SHNH
碘乙酸琥珀酰亚胺	succinimidyl iodoacetate，SIA
琥珀酰亚胺基 -3-（溴乙酰胺）丙酸酯	succinimidyl-3-（bromoacetamide）propionate，SBAP
4-（N- 马来酰亚胺基甲基）环己烷 -1- 羧酸琥珀酰亚胺酯	succinimidyl-4-（N-maleimidomethyl）cyclo- hexane-1-carboxylate，SMCC
4-（4- 马来酰亚胺基苯基）丁酸琥珀酰亚胺酯	succinimidyl-4-（p-maleimidophenyl）butyrate，SMPB
琥珀酰亚胺氧羰基 -α- 甲基 -α-（2- 吡啶 - 二硫基）甲苯	succinimidyloxycarbonyl-α-methyl-α-（2-pyri- dyldithio）toluene，SMPT
磺基琥珀酰亚胺 2-（7- 叠氮 -4- 甲基香豆素 -3- 乙酰胺）乙基 -1,3′- 二硫代丙酸酯	sulfosuccinimidyl 2-（7-azido-4-methylcoumarin- 3-acetamide）ethyl-1,3′-dithiopropionate，SAED
磺基琥珀酰亚胺基 4-（对叠氮基苯基）丁酸酯	sulfosuccinimidyl 4-（p-azidophenyl）butyrate，Sulfo-SAPB
磺基琥珀酰亚胺 -2-（间叠氮 -o- 硝基苯甲酰胺）- 乙基 -1,3′- 二硫代丙酸酯	Sulfosuccinimidyl-2-（m-azido-o-nitrobenzamido）- ethyl-1,3′-dithiopropionate，SAND
磺基四氟苯基	sulfo-tetrafluoro- phenyl，STP
表面增强拉曼光谱	surface-enhanced Raman spectroscopy，SERS
合成抗原	synthetic Ag
系统误差	systematic error

T

中文	英文
目标测量不确定度	target measurement uncertainty
目标不确定度	target uncertainty
灵活性实验室自动化	task targeted Automation，TTA
端粒扩增法	telomeric repeat amplification protocol，TRAP
脱氧核苷酸末端转移酶介导的 dUTP 原位缺口末端标记	terminal deoxynucleotidyl trans-ferase mediated dUTP nick end labeling，TUNEL
末端脱氧核苷酸转移酶	terminal deoxynucleotidyl transferase，TdT
检测线	test line
四氟苯基	tetrafluoro-1-propanol，TFP
四甲基氯化铵	tetramethylammonium chloride，TMAC
四甲基异硫氰酸罗丹明	tetramethylrhodamine isothiocyanate，TRITC
治疗药物监测	therapeutic drug monitoring，TDM
时间分辨荧光免疫测定	time resolved fluorescence immunoassay，TRFIA
时间分辨荧光微球	time-resolved fuorescent nanobeads，TRFN
针尖增强拉曼光谱	tip-enhanced Raman spectroscopy，TERS
全实验室自动化	total laboratory automation，TLA
溯源链	traceability chain

续表

中文	英文
透射电镜	transmission electron microscope，TEM
三丙胺	tripropylamine，TPA
三（羟基甲基）磷化氢	Tris（hydroxymethyl）phosphine，THP
真阳性率	true positive rate
真值	true value
免疫比浊法	turbidimetric immunoassay
A 类评定	type A evaluation
B 类评定	type B evaluation
U	
不确定度	uncertainty
上转换发光技术	up-converting phosphor technology，UPT
脲酶	urease
V	
确认	validation
健全性	validity
可变区	variable region，VL
检定	verification
检定证书	verification certificate
振动样品磁强计	vibrating sample magnetometer，VSM
W	
蛋白质印迹法	western blotting，WB
工作电极	working electrode，WE
工作区间	working interval
X	
异种抗原	xenoantigens
X 射线光电子能谱	X-ray photoelectron spectroscopy，XPS